JN208708

訪問看護基本テキスト

各論編

|監修|

公益財団法人
日本訪問看護財団

|編集|

柏木聖代
沼田美幸
清崎由美子
廣岡幹子
佐藤美穂子
安藤眞知子
平原優美
小沼絵理

日本看護協会出版会

発行に寄せて

1992（平成4）年の老人訪問看護制度開始から4半世紀が経ち，訪問看護は今やわが国の保健・医療・福祉・介護システムに不可欠な中核的サービスとして社会に定着している。

少子・超高齢社会そして多死時代を迎えるわが国は，地域包括ケアシステムの推進に舵を切り，全世代の生活者が病んでも，障がいがあっても，最期まで住み慣れた地域で暮らせる在宅ケアの時代に突入している。

訪問看護は医療・介護等の多職種連携，在宅・施設連携などを基盤とする地域包括ケアの推進力として各方面から役割が期待されているが，一方でジェネラリストとして，子どもから高齢者まで全世代型看護を提供でき，急性期から慢性期，そして人生の最終段階まで寄り添える訪問看護師の質向上と人材の確保が急がれている。

2018（平成30）年4月1日現在，全国の訪問看護ステーションは1万418カ所，訪問看護師は約5.6万人に上る（全国訪問看護事業協会調べ）。ステーションゼロの時代から着実な歩みを紡いできたが，社会の要請に応えるには拡充のスピードを加速することが期待されている。

看護界は地域で活躍する訪問看護師15万人を目指して動き出しているが，人材確保には訪問看護の魅力と真価をもっと発揮するとともに，待遇改善など制度的課題にもまだまだ取り組まなければならないと思われる。

そして，地域包括ケアシステムの成功のためには，ひとえに訪問看護ステーションに働く看護職を増やすだけでなく，医療機関や施設の看護職が主体的に地域とかかわり，時には居宅に赴くなど療養者と家族を支える取り組みをし，互いに連携協働することで地域における「生活と医療・看護介護の確保」が可能になる。

24時間365日体制の在宅ケア，訪問看護をどう整備するか，取り組みが急がれている。

さて，日本看護協会による訪問看護師養成の取り組みを振り返ってみると，1984（昭和59）年に初の「訪問看護従事者のための教育プログラム」を開発し，都道府県看護協会と連携して認定講習会等をスタートし，訪問看護師の養成と質の確保・向上に努めてきた。

1988（昭和63）年には「訪問看護師養成講習会・訪問看護教育カリキュラム」として改訂し，120時間の講習会を開催し本格的な人材養成を行ってきた。1993（平成5）年には保健医療福祉制度の変化に対応し「新・訪問看護教育カリキュラム」（240時間）に改編，訪問看護ステーション制度創設に対応した教育を全国で展開してきた。

2004（平成16）年にはさらに高度医療現場の機能分化による早期退院などの動きや介護保険制度の改革を見据えて，「新たな訪問看護研修カリキュラム　ステップ1・ステップ

I

訪問看護展開のための知識・技術

1 療養生活の支援

2 コミュニケーション技術（面接技術）

3 フィジカルアセスメント

4 リハビリテーション看護

5 服薬管理

1 療養生活の支援

ねらい

セルフケアを重視した在宅での療養生活に必要な環境の調整と日常の生活行動の支援ができる。

目 標

1. 在宅療養におけるすべての支援にセルフケアの視点が含まれることが理解できる。
2. 在宅療養におけるすべての支援に介護予防・重症化予防の視点が含まれることが理解できる。
3. 在宅療養に必要な住環境を整えることができる。
4. 在宅療養における日常生活行動の支援ができる。

1 在宅療養の環境

1 療養環境の調整

1 住環境が在宅療養者や家族に及ぼす影響

在宅療養者や家族にとって，住環境が及ぼす影響は大きい。快適な住環境であれば生活の維持・継続が可能となるが，そうでないと次のような悪影響がある。まず療養者にとっては，①疾病の悪化や合併症の併発，ADL（日常生活動作）など身体機能の低下，②意欲低下などの心理面への影響，③外出できないことによる社会生活への影響などがある。また家族にとっては，①非効率なケアによる介護量の増大，②介護負担がもたらす健康面への影響などがあり，その結果，療養生活が開始できない，あるいは継続できない事態が生じることもある。

高齢者が要介護状態になった際に，介護を受けたい場所は「自宅」が男性では約4割，女性では約3割で，最期を迎えたい場所は「自宅」との答えが半数を超えており[1]，この結果からも在宅療養を支える視点での環境の調整はきわめて重要となる。

2 在宅療養者の居室・トイレ・浴室などの条件

療養者のADLや家屋の構造によって住まい方は変化する。歩行が可能で室内の移動が自由にできる状態であれば，寝室と居間を別にしたような生活ができる。しかし，歩行が困難で車椅子や寝たきりで介護が必要な状態であれば，居間に介護ベッドを配置するなど療養者の健康状態，ADLの自立度や介護のしやすさについても考慮する必要がある。このため，療養者の健康状態と家族の1日の過ごし方，介護の必要性に加え，個性や価値観，生き方など，個の特性に配慮し，最もよい状態になるような環境の調整を行う。

ⓐ 居 室

温度や湿度

生活をする居室の快適さは，夏と冬の温度や湿度によって違ってくる。表Ⅰ-1-1に快適な温度・湿度の目安を示した[2]。

近年，温暖化の影響から熱中症への対策が求められている[3]。療養者の多くは体温調節機能の低い高齢者であり，身体に熱がたまっても気づかず，自ら訴えられず対処行動が

表 I -1-1　快適な室内の温度・湿度の目安

季節	温度	湿度
夏	25～28℃	55～65%
冬	18～22℃	45～60%

できないこともある。また，空気が乾燥するとウイルス感染が起こりやすくなるため，気温や湿度の調整は非常に大切である。一方で気温や湿度の感じ方は個人差が大きいため，換気やエアコンの調整を行う際には，療養者や家族に必要性を説明し同意を得たうえで実施する。加湿器や除湿器の使用も効果的である。その他，ポータブルトイレや尿器，おむつなどを使用している場合は，臭気に配慮し消臭剤を置く場合もある。さらに近隣からの騒音や電車・道路などの交通騒音，隣室でのテレビの音量などの騒音にも留意する。

ベッド（布団）とベッド周辺の調整

療養者の状態に応じて，ベッドの上とベッド周囲の管理が大切である。ベッドの位置は，療養者の視野やADL，トイレなどへの移動を考慮しつつ，本人の意向を踏まえて決めることが望ましい。おむつ交換などの介護が必要な場合には，十分なスペースがあるかについても考慮する。

ベッドや布団上の環境を整える際は，埃や髪の毛，シーツや寝衣の血液，尿・便の汚れ，飲食物による汚れ，ベッド周辺のオーバーテーブルやコップなどの汚れについても留意する。定期的な清掃が必要な場合には，家族や介護職と協力してチームケアを実践する。

また，療養者の身体状況に応じて電動ベッドやエアマット，体位変換器（図 I -1-1）などを適切に選択する。その際は，ベッドや周辺機器では，電動ベッドの作動状況，マットレスやエアマットの機能が適切であるかを確認することも重要となる。身体が自由に動かせない療養者で日中独居となる場合には，ベッドの高さやオーバーテーブル，ベッド柵の位置に加えて，ベッド周囲の日常生活用品（鏡，ティッシュペーパー，ゴミ箱，服薬ボックス，テレビ・エアコンなどのリモコン類など）の位置や収納状況についても配慮する。点滴ラインや酸素チューブなどの医療機器を使用している場合には，ラインが適切に配置されているかについても確認する。さらに，壁にかかる絵や置物，写真などが療養者の癒しや安らぎなどをもたらすこともあるため，細やかなインテリアへの配慮を行う。

図 I -1-1　ベッド環境に関連する福祉用具

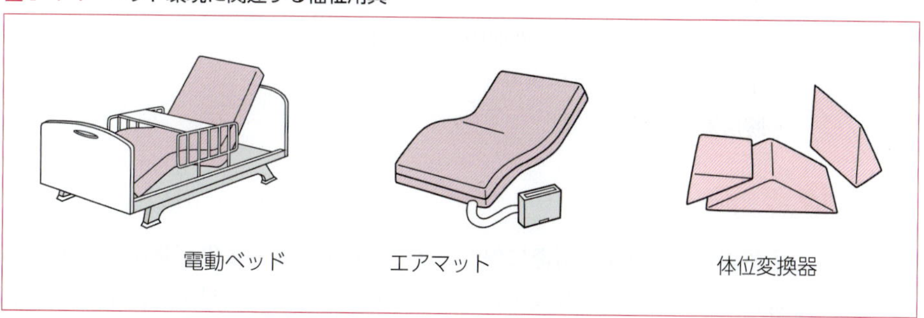

図Ⅰ-1-2 トイレ内の環境整備の例

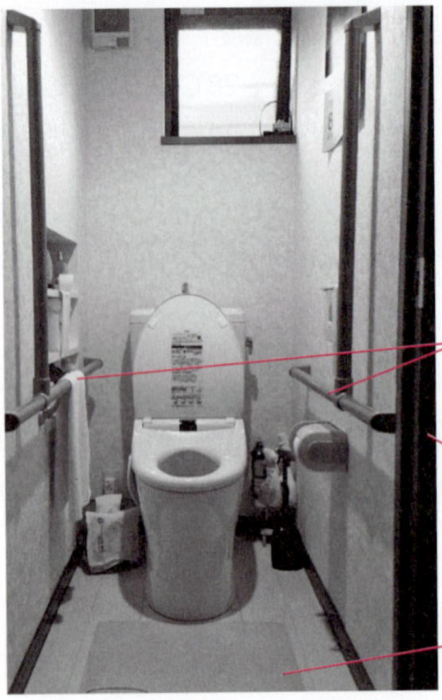

両側手すり設置
引き戸
滑り止めマット

ⓑ トイレ

排泄は基本的・生理的欲求機能であり，できる限りトイレで排泄したいと希望する療養者は多い。また，身体的・心理的・社会的・文化的な側面からもトイレで排泄する意義は大きい。解剖学的にみると，排泄に最適な姿勢は洋式トイレの便座に座り，足を開いて床につき，かかとを2～3cm上げ前傾となる姿勢である[4]。その姿勢をつくるために，障害となっている身体要因を除去するアプローチとともに，居室からトイレへの移動経路，トイレ内の環境整備は重要な支援である。また，環境の整備とともに，移動方法（歩行，車椅子），移動にかかる時間を査定し，一連のトイレ動作での療養者の疲労度を考えておくことも大切である。以下に主な支援内容を示す。

居室からトイレへの移動経路

- 移動方法（歩行，車椅子）の選択と移動にかかる時間の軽減
- 廊下に手すりを設置する
- スロープなどでの段差解消
- 滑らないための床材や室内履きの工夫
- トイレドアの開閉のしやすさ（ドアノブ式をレバーや引き戸に変更）

トイレ内の環境整備（図Ⅰ-1-2）

- 洋式トイレへの変更，座面の高さ調節
- 手すりの設置
- 暖房器具の設置

ⓒ 浴 室

入浴の目的は身体を清潔に保つことであるが，温泉文化が発達した日本では，入浴に心身の癒やし効果や，社交の場としての心理・社会的効果を期待することもある。しか

図Ⅰ-1-3　浴室の環境整備の例

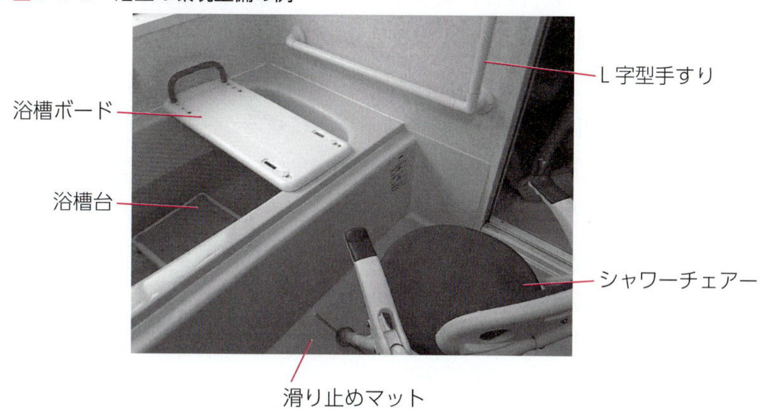

し，同時に浴室は身体機能の低下した療養者にとって，転倒や，入浴に伴う血圧変動など状態変化のリスクを含む場でもあるため，安全への配慮が必要である。浴室の構造によっては，療養者の状態に応じた補助器具の選定や，住宅改修が必要となる場合もあるため，ケアマネジャー（介護支援専門員）や理学療法士・作業療法士，福祉住環境コーディネーターなどの職種との協力が必要である。居室から浴室までの移動，更衣や洗体，浴槽への出入りなどの各動作がスムースになるよう考慮することがポイントである（図Ⅰ-1-3）。

居室から浴室までの移動

- 廊下に手すりを設置する
- 入浴用椅子を利用した移動（キャスター付きシャワーチェアーでの移動）
- 段差解消（スロープ，すのこ）

更衣や洗身のしやすさ

- 座面を高くした洗身用椅子の利用（シャワーチェアー）
- 暖房器具の設置

浴槽への出入り

- 浴槽をまたぐ際の手すり設置
- 浴槽ボードの利用
- すべり止めマット，浴槽台の利用
- バスリフトの利用

3　在宅療養者・家族への社会資源についての情報提供

在宅で療養するうえでの社会資源には，人的資源と物的資源がある。人的資源には，訪問介護や訪問看護などの人的サービスがあり，物的資源には福祉用具の貸与・購入，住宅改修などがある。これらを有効に活用することで，療養者のADLが拡大し自立が促進するとともに，家族にとっても介護にかかる労力を軽減することが可能となり，双方の生活の質（QOL）にも大きな影響を及ぼす。

また，これらは介護保険制度を利用すれば経済的な負担を少なくできる。ベッドや車椅子などの福祉用具は原則レンタル支給となるが，再利用に心理的抵抗感が伴う衛生物品（補高便座やシャワーチェアーなど）や消耗品，使用により形態・品質が変化するものは「特定福祉用具」として購入することになるが，いずれも1～3割負担である。さらに，手すりの設置や段差の解消などの住宅改修を行うときにも必要な手続きをすれば，実際の住宅改修費の7～9割相当が上限20万まで償還払いで支給される。

これらについては，要介護度によって回数や利用できるものに制限があるため，サービスの種類や特性を十分に認識するとともに，ケアマネジャーや福祉用具貸与・販売事業所の福祉用具専門相談員への相談が望ましい。

2　事故防止，安全面の配慮

1　住環境において予測される事故

住環境で問題となる事故は，転倒・転落と入浴時の溺死・溺水である。高齢者は，内的要因や外的要因が複合的に影響し合うことでより転倒・転落しやすくなる。

転倒・転落の内的要因では，まず加齢による筋力や平衡維持能力，運動速度の低下などの身体機能の低下がある。次に脳血管疾患やパーキンソン病，認知症などの身体疾患による症状，服用する薬物の副作用などが考えられる。また転倒への恐怖心から動く意欲が消失し，精神機能が低下することでさらに身体機能が後退する場合もある。

一方，外的要因では，日本家屋の構造上の特徴として，段差が多く，間口や居室が狭い，浴室の洗い場や脱衣場が滑りやすい，浴室が寒いなどがある。

これらの要因により，屋内でも滑り・段差につまずいたり家具にぶつかってよろめくと転倒・転落が起こる[5,6]。転倒・転落の防止策として，療養者の心身の状況をアセスメントすることが重要である。年齢，歩行障害や意識障害，認知症の有無や程度，薬剤の服用状況，睡眠状況（中途覚醒の有無），排泄における行動状況，療養環境など，療養者の個々の状態を多方面からアセスメントし，判断することが必要である。日頃から転倒スコアアセスメントシート（表Ⅰ-1-2）などを活用しリスクを予測するとともに，転倒した際

表Ⅰ-1-2　在宅高齢者用の転倒スコア

あるものにチェックしてください			スコア
質問1	過去1年に転んだことがある	はい・いいえ	（はい　5点）
質問2※	背中が丸くなってきた	はい・いいえ	（はい　2点）
質問3	歩く速度が遅くなってきたと思う	はい・いいえ	（はい　2点）
質問4※	杖を使っている	はい・いいえ	（はい　2点）
質問5※	毎日5種類以上の薬を飲んでいる	はい・いいえ	（はい　2点）

7点以上は「要注意」
質問2※＝骨粗鬆症による円背（腰が曲がっている）／質問4※＝転倒不安がある／質問5※＝持病が多い
［「高齢者訪問看護質指標」を活用した訪問看護師応援サイト．http://plaza.umin.ac.jp/houmonkango/faq070.html］

の対応策についても，療養者や家族と検討しておく必要がある[7)]。

浴槽内での溺水事故対策については，循環器疾患や薬物などの身体的なリスクを考慮するとともに，環境整備が必要となる。

その他，住環境がヒトに与える影響としては，カビやハウスダスト，建材・塗料から有害な化学物質が呼吸器系に侵入し，喘息やアレルギー疾患，免疫力の低下を招くことが報告されている[8)]。感染症を予防するためにも換気や清掃が大切である。

2 各家庭内の住環境に応じ安全面を考慮した環境の調整方法

療養者の１日の行動パターンを把握し，どの活動の際に転倒・転落リスクが高まるかを確認して対策を立てる。移動の際に障害となるのは，床の状態や障害物，戸口や階段などの段差，照明などである。さらに，手すりの設置や歩行の妨げになる障害物の除去，家具の配置換えなどが必要となる場合がある。また転倒した場合でもけがが最小限にとどまるよう転びやすい場所にマットを敷いたり，すぐに助けを呼べるようペンダント型電話装置を利用するなど，予防策を講じておくことも大切である。

一方，家族がおむつ交換などの介護をする際に，十分なスペースが確保できないために不適切な姿勢で行っているような場合がある。したがって状況を把握し，負担の軽減を図るための環境の整備を行う。

さらに，加齢や疾患による将来への影響を予測し，体格や身体・運動機能に応じた環境の調整が求められる。住宅改修や福祉用具の導入にあたっては，療養者の経済状況，住宅種別（持ち家か賃貸か）を考慮し，公費による改修や福祉用具購入の可否を検討するため，理学療法士や福祉用具専門相談員などに相談し，療養者に合ったものを選ぶようにする。費用のかかる住宅改修に際しては，多職種間で互いのもつ情報を共有し，療養者や家族も含めたチームで検討することが必要である。

2 在宅療養における日常生活行動支援

1 食　事

1 在宅療養生活における食生活の特徴

a 口から食べることの意味

食事はすべての人にとって楽しみの一つであり，健康状態を整える意味でもきわめて重要である。単に必要な栄養を摂取するというだけでなく，1日のリズムを整え，食べたいものを楽しく食べられることによる幸福感を味わうことにつながる大切な役割をもっている。最後まで「口から食べること」はその人の尊厳を守り，「生きている価値」として認識される。

数年前まで，食事がとれなくなった高齢者に対して，多くの場合，人工栄養法（胃瘻や中心静脈栄養など）が行われ，食べる楽しみを味わうことができない寝たきり高齢者が増加した。最近では，できるだけ人工栄養法に頼らず，口から食べることが維持できるように支援していこうという動きが高まっている。

b 高齢者の食生活に影響を及ぼす要因

高齢者の食生活は，生活環境や家族構成によっても大きく影響される。独居や高齢世帯では，買い物や調理が難しくなったり，孤食による食欲の低下がみられたりすることで，十分な食事がとれなくなることも多い。また，全身状態の悪化や基礎疾患が原因で食欲が減退し，脱水や低栄養となることでさらに食欲低下を助長するといった悪循環を招いてしまう。脳血管障害や神経難病では，嚥下機能が低下することで，食事摂取量の減少がみられる。筋肉量が減少するサルコペニアによっても，嚥下障害を引き起こすといわれている。そのほかにも，認知症やうつ状態によって食べられなくなる，経済的な理由で肉や魚などが不足しているなど，高齢者の食生活に影響を及ぼす要因は多様であるため，高齢者の食事摂取量が減少した際には，できるだけ早くその原因を突き止め，適切な対応をすることが大切である。

c 低栄養が与える問題

高齢者の低栄養は，徐々に進行するため，周囲に気づかれないことも多い。低栄養状態が続くことにより，免疫力の低下を招き，肺炎や尿路感染症などの感染症や褥瘡のリスクが高くなる。また，低栄養は筋肉を減らす原因となるため，サルコペニアやロコモティブシンドロームへとつながる可能性がある。高齢者の健康的な日常生活を維持するためには，低栄養を防ぐことが最も重要であり，そのためには，住み慣れた地域で予防，医療，介護の専門的なサービス体制を整備し，多職種で協働して日頃の栄養管理を行うことが大切である。

2 在宅療養者の栄養状態および食行動の把握

高齢者では，常食を経口摂取できていても，低栄養，貧血，亜鉛欠乏（Zn 値が 60 μg/dL 未満），低ナトリウム血症（Na 値が 135 mEq/L 未満）などがみられる。日頃の食生活や活動量，生活環境や生活習慣，疾患や治療内容などさまざまな要因との関係を見極め，栄養評価を行う必要がある。

a 栄養アセスメント

日々の栄養アセスメントを実施するためには，食事内容を把握する方法として，食事記録法（diet record）や，食事思い出し法（diet recall），食物摂取頻度法（food frequency method），食事歴法（diet history method）などがあるが，それぞれ記入の負担や精度，信頼度（過小・過大申告など）などさまざまな要因によって誤差が生じやすい。在宅療養にかかわる医療職が共有するには，共通のスクリーニングを使用することをすすめる。

栄養スクリーニングツールには以下のようなものがある。

主観的包括的評価（Subjective Global Assessment：SGA）

SGA は，わが国で最も広く普及している栄養アセスメントツールの一つである。問診と身体所見からのアセスメントで，特別な検査や機器が必要なく，さまざまな環境で使用できるメリットがあるため，多職種間や施設間での情報共有にも有用である。病歴と身体所見の結果から栄養状態を，栄養状態良好，中等度の栄養不良（または栄養不良の疑い），高度の栄養不良の 3 段階に分類して評価する（表 I -1-3）。

表 I -1-3 主観的包括的評価（SGA）

A. 問診・病歴（患者の記録）
①年齢，性別 ②身長，体重，体重減少，体重減少率，過去 2 年間の変化 ③平常時と比較した食物摂取の変化 ④消化器症状（2 週間以上継続しているもの） ⑤身体機能（機能不全の有無），ADL（日常生活動作） ⑥疾患と必要栄養量との関係
B. 身体所見（各項目：0＝正常　1＋＝軽度　2＋＝中等度　3＋＝高度）
⑦皮下脂肪の減少（上腕三頭筋部皮下脂肪厚） ⑧筋肉の減少（大腿四頭筋，三角筋） ⑨浮腫（くるぶし，仙骨部） ⑩腹水 ⑪毛髪の状態など

簡易栄養状態評価表(Mini Nutritional Assessment-Short Form：MNA® Short Form)

MNA®は高齢者の低栄養の特性を踏まえた，高齢者専用のアセスメントツールである(図Ⅰ-1-4)[9]。65歳以上の高齢者の栄養状態を6つの予診項目（最大14ポイント）と12の問診項目（最大16ポイント）で評価する方法で，簡便かつ短時間でアセスメントを行うことができるため，在宅や外来，施設などで使用が可能である。MNA®はスコア化された客観的な指標のため，誰が行っても結果に差が出にくいというメリットがある。MNA®は，各質問項目の点数を合計し，スコアを算出する。12～14点の場合は栄養状態良好，8～11点の場合は低栄養の恐れあり，0～7点の場合は低栄養と評価される。

身体計測指標

栄養アセスメントには，身長，体重，体重指標（body mass index：BMI），体脂肪率，皮下脂肪量や筋肉量などの身体計測が用いられる。その中でも，体重やBMIは最も簡単で誰でも行うことができる栄養スクリーニングである。

BMI　以下の式で求める。

体重（kg）÷［身長（m）］^{2}

一般に，成人の場合BMIが22.0 kg/m^{2}の場合を至適体重，18.5 kg/m^{2}の場合を低体重としている。しかし，厚生労働省の「日本人の食事摂取基準（2015年版）」[10]では，70歳以上の目標とするBMIの範囲を21.5～24.9としている。これは，総死亡率が最も低かったBMIを参考に，虚弱の予防および生活習慣病の予防の両者に配慮した基準設定となっている。WHOの基準を表Ⅰ-1-4に，目標とする範囲を表Ⅰ-1-5に示す。

通常体重　以下の式で求める。

22×身長（m）×身長（m）

通常体重とは，その人の体格で望ましい体重のことで，BMI＝22をもとに計算する。最も健康的な生活ができるともいわれる。

例）身長160 cmの人の場合　22×1.6×1.6＝56 kg

体重減少率　以下の式で求める。

（通常体重－現体重）÷通常体重×100

体重は，通常体重以上を維持できていたとしても，過去数カ月間の著明な体重減少は低栄養を疑う必要がある。高度な栄養障害が疑われる体重減少率は表Ⅰ-1-6に示したとおりである。

表Ⅰ-1-4　BMI評価基準（WHOによる基準）

BMI (kg/m^2)	分類
18.5未満	低体重
18.5以上，25未満	正常体重
25以上，30未満	過体重
30以上，35未満	肥満（Ⅰ度）
35以上，40未満	肥満（Ⅱ度）
40以上	肥満（Ⅲ度）

表Ⅰ-1-5　目標とするBMIの範囲（18歳以上）

年齢（歳）	目標とするBMI (kg/m^2)
18～49	18.5～24.9
50～69	20.0～24.9
70以上	21.5～24.9

［厚生労働省：日本人の食事摂取基準（2015年版）］

図 I-1-4 MNA®-Short Form

簡易栄養状態評価表
Mini Nutritional Assessment
MNA®

Nestlé NutritionInstitute

氏名:　　性別:
年齢:　　体重:　　kg　身長:　　cm　調査日:

スクリーニング欄の□に適切な数値を記入し、それらを加算する。11 ポイント以下の場合、次のアセスメントに進み、総合評価値を算出する。

スクリーニング

A 過去 3 ヶ月間で食欲不振、消化器系の問題、そしゃく・嚥下困難などで食事量が減少しましたか？
0 = 著しい食事量の減少
1 = 中等度の食事量の減少
2 = 食事量の減少なし □

B 過去 3 ヶ月間で体重の減少がありましたか？
0 = 3 kg 以上の減少
1 = わからない
2 = 1～3 kg の減少
3 = 体重減少なし □

C 自力で歩けますか？
0 = 寝たきりまたは車椅子を常時使用
1 = ベッドや車椅子を離れられるが、歩いて外出はできない
2 = 自由に歩いて外出できる □

D 過去 3 ヶ月間で精神的ストレスや急性疾患を経験しましたか？
0 = はい　2 = いいえ □

E 神経・精神的問題の有無
0 = 強度認知症またはうつ状態
1 = 中程度の認知症
2 = 精神的問題なし □

F BMI 体重 (kg) ÷ [身長 (m)]^2
0 = BMI が 19 未満
1 = BMI が 19 以上、21 未満
2 = BMIが 21 以上、23 未満
3 = BMI が 23 以上 □

スクリーニング値：小計 (最大：14 ポイント) □□

12-14 ポイント:	栄養状態良好
8-11 ポイント:	低栄養のおそれあり (At risk)
0-7 ポイント:	低栄養

「より詳細なアセスメントをご希望の方は、引き続き質問 G～Rにおすすみください。」

アセスメント

G 生活は自立していますか（施設入所や入院をしていない）
1 = はい　0 = いいえ □

H 1 日に 4 種類以上の処方薬を飲んでいる
0 = はい　1 = いいえ □

I 身体のどこかに押して痛いところ、または皮膚潰瘍がある
0 = はい　1 = いいえ □

J 1 日に何回食事を摂っていますか？
0 = 1 回
1 = 2 回
2 = 3 回 □

K どんなたんぱく質を、どのくらい摂っていますか？
・乳製品（牛乳、チーズ、ヨーグルト）を毎日 1 品以上摂取　はい □ いいえ □
・豆類または卵を毎週 2 品以上摂取　はい □ いいえ □
・肉類または魚を毎日摂取　はい □ いいえ □
0.0 = はい、0～1 つ
0.5 = はい、2 つ
1.0 = はい、3 つ □.□

L 果物または野菜を毎日 2 品以上摂っていますか？
0 = いいえ　1 = はい □

M 水分（水、ジュース、コーヒー、茶、牛乳など）を 1 日どのくらい摂っていますか？
0.0 = コップ 3 杯未満
0.5 = 3 杯以上 5 杯未満
1.0 = 5 杯以上 □.□

N 食事の状況
0 = 介護なしでは食事不可能
1 = 多少困難ではあるが自力で食事可能
2 = 問題なく自力で食事可能 □

O 栄養状態の自己評価
0 = 自分は低栄養だと思う
1 = わからない
2 = 問題ないと思う □

P 同年齢の人と比べて、自分の健康状態をどう思いますか？
0.0 = 良くない
0.5 = わからない
1.0 = 同じ
2.0 = 良い □.□

Q 上腕（利き腕ではない方）の中央の周囲長(cm)：MAC
0.0 = 21cm 未満
0.5 = 21cm 以上、22cm 未満
1.0 = 22cm 以上 □.□

R ふくらはぎの周囲長 (cm)：CC
0 = 31cm未満
1 = 31cm 以上 □

評価値：小計（最大：16 ポイント） □□.□
スクリーニング値：小計（最大：14 ポイント） □□.□
総合評価値（最大：30 ポイント） □□.□

低栄養状態指標スコア

24～30 ポイント	□	栄養状態良好
17～23.5 ポイント	□	低栄養のおそれあり (At risk)
17 ポイント未満	□	低栄養

Ref. Vellas B, Villars H, Abellan G, et al. *Overview of MNA® - Its History and Challenges.* J Nut Health Aging 2006; 10: 456-465.
Rubenstein LZ, Harker JO, Salva A, Guigoz Y, Vellas B. Screening for Undernutrition in Geriatric Practice: *Developing the Short-Form Mini Nutritional Assessment (MNA-SF).* J. Geront 2001; 56A: M366-377.
Guigoz Y. The Mini-Nutritional Assessment (MNA®) *Review of the Literature – What does it tell us?* J Nutr Health Aging 2006; 10: 466-487.

さらに詳しい情報をお知りになりたい方は、www.mna-elderly.com にアクセスしてください。

表Ⅰ-1-6 高度な栄養障害が疑われる体重減少率

期間	体重減少率（%）
1週間	2%以上
1カ月	5%以上
3カ月	7.5%以上
6カ月	10%以上

表Ⅰ-1-7 サルコペニアの原因

原発性サルコペニア	加齢によるサルコペニア
二次性サルコペニア	• 活動低下によるサルコペニア：廃用性，無重力，不活動 • 低栄養によるサルコペニア：飢餓，エネルギー摂取量不足 • 疾患によるサルコペニア：炎症・基礎疾患

表Ⅰ-1-8 サルコペニア診断基準

握力・歩行速度	握力：男性 26 kg 未満 女性 18 kg 未満 または 歩行速度：0.8 m/秒以下
筋肉量	骨格筋指数：男性 7.0 kg/m^2 未満 女性 5.7 kg/m^2 未満（BIA） 5.4 kg/m^2 未満（DXA）

3 栄養管理に関連した概念

ⓐ サルコペニア（骨格筋減少症）

サルコペニアとは，進行性かつ全身性の筋肉量と筋力の減少によって特徴づけられる症候群で，歩行速度や日常生活に必要なさまざまな身体機能の低下をきたす状態をいう。原因を表Ⅰ-1-7 に，診断基準を表Ⅰ-1-8 に示す。

ⓑ フレイルティ（フレイル）

フレイルティとは，老化に伴う種々の機能低下（予備能力の低下）を基盤とし，さまざまな健康障害に対する脆弱性が増加している状態，すなわち健康障害に陥りやすい状態を指す。フレイルティは要介護状態に至る前段階としてとらえることができ，介護予防との関連性が高い状態といえる。フレイルティに陥った高齢者を早期に発見し，適切な支援によりその進行を遅らせ，状態を改善できる可能性があることが特徴である。

フレイルティは，①体重減少，②疲労感，③活動量低下，④緩慢さ（歩行速度低下），⑤虚弱（握力低下）の5項目を評価基準としており，3つ以上に当てはまる場合に，フレイルティとして診断し，1つまたは2つ該当する場合はフレイルティ前段階とされる。診断的にも，先述のサルコペニアと重なる部分が多く，フレイルティと診断される多くの症例は，サルコペニアである可能性が高い。またフレイルの最重要要因がサルコペニアで

図Ⅰ-1-5　フレイルサイクル

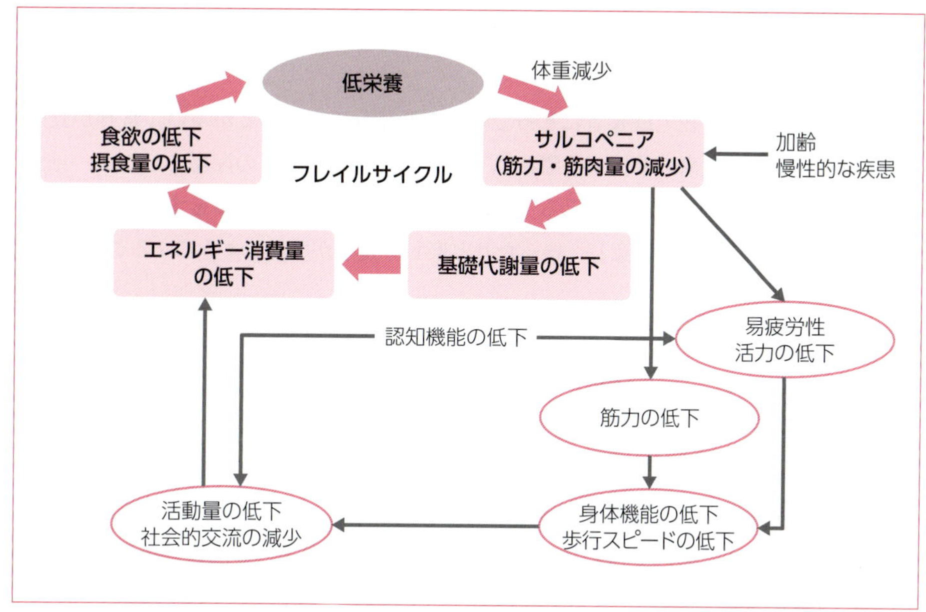

[長寿科学振興財団：健康長寿ネット．https://www.tyojyu.or.jp/net/byouki/frailty/genin.html]

ある。図Ⅰ-1-5 にフレイルサイクルを示す[11]。

c ロコモティブシンドローム（運動器症候群）

日本整形外科学会は2007年に，運動器の障害による移動機能の低下した状態を表す新しい言葉として，ロコモティブシンドローム（locomotive syndrome）を提唱した。人間は運動器に支えられて生きており，運動器の健康には，医学的評価と対策が重要であるということを日々意識してほしい，というメッセージが含まれている。

高齢者は，加齢や運動不足に伴う身体機能の低下，関節や脊椎の疾患，骨折などの多様な要因により運動器に障害が発生する。立って歩く，衣服の着脱やトイレなど，最低限の日常生活動作（ADL）が低下していくことで，健康寿命の短縮，閉じこもり，廃用症候群や，寝たきりなどの「要介護状態」になっていくことが考えられる。介護予防のためにもロコモティブシンドロームにならないような生活改善が必要である。

4　在宅療養者・家族への食生活支援

a 多職種で支援することが大切

在宅療養者は，さまざまな要因から食生活の支援を必要としている。食事を準備する，体調を管理する，環境を整える，その人に合った食形態を検討するなどの課題を解決するために，訪問看護師はもちろんのこと，医師，管理栄養士，言語聴覚士，歯科医師，歯科衛生士，ケアマネジャー，介護職など多くの職種がかかわり，包括的なケアが実施できることが望ましい。食生活については，食事摂取量が保たれているかどうかだけでなく，栄養評価を行い，低栄養になっていないかを見極めて支援することが重要である。

b おいしく食べることを目標にする

食事は，在宅療養者にとって唯一の楽しみであることが多い。常食が食べられない場合でも，食事を準備する際には，嗜好や好物についての配慮をしつつ，見た目や温度にも気づかい，食欲をそそる工夫が必要である。また，食事をする環境を整え，姿勢や介助のペースにも留意し，ゆったりと楽しく食事ができるようにすることが大切である。

c 食べる過程全体を支援する

食べるとは，食物を口に入れる→噛む→飲み込む→消化・吸収する→排泄する，の一連の過程である。食物を口に入れるための運動器に障害がないか，噛むための口腔内に問題がないか，飲み込むための嚥下機能に問題がないか，消化・吸収のための身体面に問題がないか，便秘や下痢をしていないかなど，どこかに障害があると食生活全体に影響が出るため，身体の状況，生活全体の状況と食事との関連性を考えながら支援することが必要である。

d 家族への支援

家族や介護者が，療養者の心身の状態を理解し，適切な食事が準備できるように支援する。特に，制限食が必要な場合には，管理栄養士からのアドバイスを受けるなどして，自己流にならないような配慮が必要である。調理をする際には，できるだけ家族と同じ献立を活用し，療養者の状況に合わせてやわらかく煮たり，刻んだり，とろみをつけるなどの工夫をすることで，療養者も同じ食事を食べているという満足感も味わうことができ，家族の負担も軽減できる。また，摂食能力や動作能力に合わせて介助ができるよう，自助具や食べやすい食器の提案，姿勢や介助の仕方について具体的にアドバイスすることが必要である。

家族からの情報は，多くのヒントが隠されているので，家族が何に困っているのかなど，話を聞くことも重要である。

5 口腔ケアの実施

a 口腔衛生を良好に保つ支援

在宅療養者，高齢者が健康状態を保ち，QOL を維持するために口腔機能管理の重要性が高まっている。口腔衛生状態の悪化が，う蝕，歯周病の発症・重症化，摂食嚥下機能の低下，誤嚥性肺炎，感染症のリスクを高めることは周知のとおりである。「口から食べる」力が低下することで，低栄養が進み，褥瘡の悪化，基礎疾患の回復にも悪影響を与えることになり，要介護度が上がるなど，さまざまな障害となり得る。

早期から歯科医療職が介入し，口腔衛生状態や口腔機能の改善を図ることができるように支援する。通院困難な療養者などへは，地域の訪問歯科に関する情報を提供し，多職種で情報共有ができるように支援する。

b 口腔ケアの習慣を身につける

食べられない原因を探る際に，口腔内に問題がないか観察することが大切である。高齢者自身が口腔内の問題を訴えてくることは少ないため，義歯に問題がないか，傷や潰瘍，口内炎ができていないか，口腔内が汚れていないかなど，家族や支援者が口腔内を観察する習慣をつけることが大切である。口腔ケアは，1回実施すればよいのではなく，毎日の習慣にする必要があるため，介護職や家族に協力してもらい，口腔内の環境を整える支援をする。

6 各種サービスの活用

食事は，毎日繰り返される生活の一部であり，介護者にとっては負担も大きく，各種サービスの利用を検討することが必要になる。

療養者や介護者の意向や地域の社会資源の状況を確認しながら，各種サービスについて情報を提供し，適切なサービスが導入できるように支援する。

利用できる主な資源として，①宅配弁当サービス，②介護保険制度による訪問介護サービス，③地域のボランティアによるサポートなどがある。現在，宅配弁当サービスは，多種多様で，選択の幅が広がっている。冷凍弁当や，温かい弁当の選択のほか，安否確認をしてくれる宅配弁当サービス事業者もある。制限食や食形態に柔軟に対応できる場合もあり，各サービス事業者がどのような対応ができるかを情報収集しておくことで支援の幅が広がる。また，独居や高齢世帯などに限定される場合もあるが，各自治体でも宅配弁当のサービスを行っている。

療養者や家族にとって，どんなサービスを利用するのが最善かを関係者を交えて検討することが必要である。

2 排泄（排尿・排便）

1 在宅療養生活における排泄の特徴

排泄は人が生活していく中で最も基本的な生理的欲求の一つであり，快適・安全な在宅療養生活を継続するためには，療養者やその家族の状況に応じた個別的，かつきめ細かい配慮あるケアが欠かせない。訪問看護実践においてニーズがとても高い援助である。

生理的な現象であることから，排泄のタイミングを予測することは困難であり，また排泄ケアはあらかじめ時間を決めて介入したり，介護者の都合に合わせることができない。排泄介助は24時間の生活の中で頻回にあり，介護者にとって身体的・精神的に負担が大きいケアである。介護者の負担を極力少なくできるよう，介護方法を工夫する必要がある。緩下剤を服用している場合は，下痢で療養者と介護者が困らないよう，緩下剤の量や種類の選定，服用するタイミングなど，きめ細かな気づきと配慮が求められる。

療養者が排泄援助を受ける際には，羞恥心を抱いたり，ケアのあり方によっては尊厳が脅かされることも起こり得る。また療養者が介護者に気兼ねして，排泄回数を抑えるため意図的に水分や食事の摂取量を減らし，脱水や便秘などさまざまな症状を引き起こすこともある。

在宅療養者の排泄行為の自立には，住環境が影響を及ぼすことが多い。居室とトイレまでの移動距離，段差や手すりの有無，車椅子で移動するためのスペースの有無などによっては，トイレでの排泄が困難となる。今まで行けていたトイレに行けなくなる，おむつを使用するようになるといった局面では，療養者は喪失感や自己否定感，スピリチュアルペインを抱くこともある。加齢や疾患などによって排泄援助が必要になったとしても，これまでの排泄スタイルと同じ，もしくはそれに近い方法で排泄できるようなケアや，住宅改修，福祉用具の選定など個別的かつ配慮ある工夫を行い，尊厳が損なわれないようにする。

療養者の気持ちを傾聴し，理解し受け止めながら精神的支援やリハビリテーションを実施し，療養者がもっている力を最大限引き出し，排泄動作の改善や，自立度と自由度の拡大を図るとともに，介護者の負担を緩和できるよう支援していく。介護方法は，それぞれ介護者の健康状態や理解力，介護力，経済状況や生活観などを考慮して工夫する。

近年は高齢の独居生活者が年々増加しており，今後さらに増加することが予測されている。独居生活者の場合，特に安全・安楽な排泄援助を受け，快適で尊厳が擁護された生活を維持できるようなケアが求められる。

2 在宅療養者の排泄状態および排泄行動の把握

a 排泄に関するアセスメント項目

在宅療養者の排泄に関するアセスメント項目を表Ⅰ-1-9 に示す。実にさまざまな視点からのアセスメントが必要であることがわかる。病院や施設と違って，24 時間常に医療・介護の専門職が傍にいることができない在宅ケアだからこそ，1 日を通しての療養者の排泄パターンや，排泄時のタイムリーな排泄援助が安全・安楽に受けられるよう多角的な視点をもってアセスメントすることが必要となる。初回訪問時の情報収集や，多職種連携で共有した情報，清拭やおむつ交換など日常の看護ケアを通してアセスメントを行うとよい。

服用中の薬剤が排泄問題に関与していることも少なくない。疼痛コントロールや鎮咳のために処方されるオピオイド製剤や，抗うつ薬などは便秘になりやすい。抗生物質や抗がん薬は下痢に傾きやすい。また経口水分摂取量が少ないと効果が出にくい緩下剤（酸化マグネシウムなど）を服用している療養者の水分摂取量が非常に少ないことがあり，水分摂取ができるよう日常生活上の支援が大切となる。軟便や下痢で困っている療養者が緩下剤を飲み続けていることも時折見かける。排泄と生活に関する状況と服薬状況とを合わせて丁寧に聞き取り，生活を整えるアプローチが必要となる。

おむつやパッドは毎日数枚消費するものであり，経済的負担が大きくなることがある

表Ⅰ-1-9 排泄に関するアセスメント項目

	排 尿	排 便
排泄状態	排尿回数：日中・夜間 排泄のパターン・リズム 尿の性状：色，におい，清濁，浮遊物，1回量と1日量 排尿障害の有無 ┌ 尿意の有無　尿意の伝達方法 │ 頻尿・排尿時痛・膀胱緊満の有無 │ 失禁の有無 │ 排尿遅延（尿が出るまでに時間がかかる） │ 尿勢（尿の勢い） │ 尿線分割（尿線が1本でなく分かれる） │ 尿線途絶（尿線が排尿中に途絶える） │ 終末滴下（尿の切れが悪い） │ 排尿後尿滴下（排尿直後に尿が出る状態） │ 残尿感の有無 └ 尿閉の有無 陰部の状態：皮膚トラブルの有無など おむつの使用の有無：当て方，交換頻度 カテーテルの使用状況：膀胱留置カテーテル ┌ 蓄尿バッグの使用 └ キャップの使用 間欠自己導尿 間欠式バルーンカテーテル （ナイトバルーンカテーテル）	排便回数 排泄のパターン，リズム 便の性状：形状，色，におい，性状，1回量と1日量，混入物（血液・不消化物）の有無など 排便時の疼痛や出血の有無 腸蠕動音の聴取：金属音の有無など 腹部膨満感の有無：ガス・便の貯留の有無 排便障害の有無：排便困難感・便秘の有無 便意の有無　便意の伝達方法 残便感 失禁の有無 怒責力の程度 おむつの使用の有無：当て方，交換頻度 肛門部の状態：外痔核などの有無 皮膚トラブル 直腸内の狭窄など（必要時） 人工肛門の場合：旧肛門の状態
排泄に影響を及ぼす既往歴	泌尿器科疾患，婦人科疾患，脳血管疾患，腸閉塞や過敏性大腸炎・がんなどの消化器疾患，腎障害， 循環不全，脊髄損傷，骨・神経疾患，糖尿病，認知症	
排泄に影響を及ぼす薬剤	利尿剤，降圧剤（Ca 拮抗薬），排尿障害治療薬，自律神経作用薬，整腸剤，緩下剤，浣腸，止痢剤， 抗生物質，オピオイド製剤，抗がん薬，鎮咳剤，睡眠薬，抗うつ薬，抗コリン薬，輸液の有無	
ADL・排泄動作	麻痺の有無，拘縮の有無，手指の巧緻性，上下肢の筋力 排泄行為の可否：起居動作，座位保持，立ち上がり，立位保持，トイレまでの移動方法， 衣類の着脱，トイレや便座の認識，怒責の可否，後始末	
排泄に関する環境	トイレまでの距離，段差の有無，手すりの有無，トイレの広さ，トイレの様式，ドアの開閉， ポータブルトイレなどの排泄用具使用の有無，温水洗浄便座	
生活状況	水分摂取量，食事内容と摂取量，経腸栄養剤の摂取（胃瘻・腸瘻）， 生活リズム，活動量，不安・緊張状態の有無	
介護方法と介護者の状況	介護者の生活状況と健康状態，経済状況，介護者との関係性， 介護者の介護力（年齢，知識，技術，理解力，判断力，意欲，介護に携われる時間など）， 介護者の排泄援助に関する思い・希望 ポータブルトイレなどの排泄用具を使用している場合は，それの清掃を誰がいつするのか	
療養者の排泄に関する考え方や希望	療養者の希望，おむつや排泄用具利用に対する思い	
社会資源の活用状況	介護保険など，利用している社会保障制度，連携している医療・福祉関係者， インフォーマルな助けの有無（近隣住民や友人などの助け）	

ため，経済状況も把握しながら排泄に関するケア方法を工夫する。

排泄に関することは，プライドや尊厳を傷つけることもあることから，質問する際には言葉を選び，質問するタイミングや場所などに十分気をつけ，安心して話せる環境をつくる。また，介護者にとって排泄ケアは負担が多いケアであるため，家族が実施しているケアについてできていること・頑張っていることをまずは承認し，労うことを忘れてはならない。そのうえで必要なケアについて，その療養者と家族が理解できる言葉や方法を選び，実施可能なケア方法を工夫しながら説明することが必要である。

b 排尿障害に関するアセスメント

膀胱は，平滑筋からなる袋状の器官で，成人の膀胱許容量は300～500 mLである。膀胱内に150～300 mL程度の尿がたまると，膀胱内圧が上昇し尿意を生じる。

排尿障害には，尿を膀胱内にためる機能の障害である蓄尿機能障害と，尿を排出する機能に障害をきたす尿排出機能障害とがあり，尿が漏れる尿失禁や頻尿，尿閉などがある（表Ⅰ-1-10）。尿失禁や頻尿，尿意切迫，排尿困難などの排尿障害を下部尿路症状（lower urinary tract symptoms：LUTS）ともいう。

尿失禁は「不随意に尿が漏れる状態」で，国際尿禁制学会において，病的な尿失禁は「社会的，衛生的に問題となるような客観的な漏れを認める状態」と定義されている[12]。健康な女性から認知症を伴う高齢者の尿失禁まで，幅広い病態を呈しているが，高齢者の尿失禁の頻度は非常に高い。尿失禁が直接生命にかかわる問題になることはないが，日常生活上の活動範囲が制限されるとともに，精神的苦痛も大きく，療養者と家族のQOLを脅かす重大な問題である。

また，脊髄損傷や悪性腫瘍の骨転移に伴う神経障害などによって，自力での排尿が困難な療養者も少なくない。訪問看護師に求められることは，排尿障害の種類や原因を適

表Ⅰ-1-10　排尿障害の種類

分類		種類	内容
蓄尿機能障害		頻　尿	• 日中8回以上，夜間2回以上で，合わせて10回以上/日の排尿がみられる状態 • 脳血管疾患，パーキンソン病，前立腺肥大，膀胱炎などによって生じる • 治療と対応方法：膀胱を広げる薬剤の内服，膀胱訓練，残尿を少なくする
蓄尿機能障害	尿失禁	切迫性尿失禁	• 急に排尿したくなり，我慢できずに漏れてしまう状態 • 脳血管障害やパーキンソン病などの中枢神経疾患や前立腺肥大などによって引き起こされることが多い • 治療・対応方法：抗コリン薬や β_3 受容体作動薬の服用，膀胱訓練
蓄尿機能障害	尿失禁	腹圧性尿失禁	• 急に立ち上がったときや重たいものを持ち上げたとき，くしゃみや咳をした際など，腹圧がかかったときに尿が漏れてしまう状態のこと。尿道括約筋など骨盤底筋群の機能低下によることが多い。女性に多い • 治療・対応方法：骨盤底筋群収縮訓練の指導（骨盤底筋体操），尿道周囲にある外尿道括約筋や骨盤底筋群の筋力をつけることで，症状緩和を図る。保存的な上記訓練で改善しない場合は外科的手術を検討することもある
蓄尿機能障害	尿失禁	機能性尿失禁	• 排尿機能は正常であるが，身体機能や精神機能の低下，高次脳機能障害，認知症などによってトイレの場所がわからない，トイレまで間に合わないなどの理由から尿が漏れてしまう状態。ADL低下のある高齢者に多くみられる • 治療・対応方法：介護方法や生活環境の見直しと環境整備
蓄尿機能障害	尿失禁	溢流性尿失禁	• 多量の残尿や尿閉がある場合に，腹圧が上昇する動作などにより，膀胱内にたまった尿が溢れ出す状態。前立腺肥大や神経因性膀胱などにより生じる。男性に多くみられる • 治療・対応方法：尿が出にくくなる排尿障害を起こす疾患の治療，残尿を少なくする
尿排出機能障害		尿　閉	• 膀胱内に尿が多量に貯留し，尿意があるにもかかわらず排尿できない状態のこと ・急性尿閉：突然起こる尿閉 ・慢性尿閉：残尿量が徐々に増加して起こる尿閉
尿排出機能障害		乏尿と無尿	• 乏尿：1日尿量が400 mL以下になった場合，これは腎機能の急激な低下をきたした急性腎不全に特有の症状 • 無尿：尿量が極端に減少し，1日尿量が100 mL以下になった場合
尿排出機能障害		尿勢低下	尿に勢いがない
尿排出機能障害		排尿遅延	尿が出るまでに時間がかかる
尿排出機能障害		腹圧排尿	腹圧をかけないと排尿できない，排尿が維持できない状態

切にアセスメントし，排尿障害のタイプや原因に合ったケアを検討していくことである。苦痛を最大限取り除き，生活の幅を広げ，療養者と家族が心地よく，生き生きと日常生活を送れるよう，個別的な援助を提供していくことが必要である。

C 排便障害に関するアセスメント

排便状況のアセスメントには，便の形状や量などの把握が欠かせない。在宅ケアの場合，それらの情報を家族や介護職（訪問介護や通所介護など），医師を含む医療職とで共有する必要がある。便の性状はブリストルスケール（BS，図Ⅰ-1-6）を活用したり，便量については手掌大，鶏卵大，母指頭大といった具体的かつチーム全体で共有できる表現方法を統一して活用するとよい。

便　秘

便秘の明確な定義はないが，一般的には3日以上排便がない，もしくは排便回数が2～3回/週以下で，腹部膨満感や排便困難などの不快な症状が生じている状態のことをいう。

在宅療養者は，加齢や活動量減少に伴う腸蠕動の低下や，膀胱直腸障害などによって便秘や排便困難な状況になっているケースが多い。便秘になる原因によって機能性便秘と器質性便秘とに大別される（表Ⅰ-1-11）。在宅療養者では，弛緩性便秘と直腸性便秘が多くみられる。

腸蠕動のアセスメントは，排ガスの有無や腸蠕動音聴取によって行う。正常な腸蠕動音は，5～15秒ごとに不規則な腸音が聴こえる。1分経っても腸蠕動音が聴取できない場合は〈腸蠕動の低下〉が考えられる。5分経っても聴取できない場合は〈腸蠕動の消失〉で麻痺性イレウスを，また金属音が聴取される際は機械性イレウスを疑う。金属音は「キ

図Ⅰ-1-6　ブリストルスケール

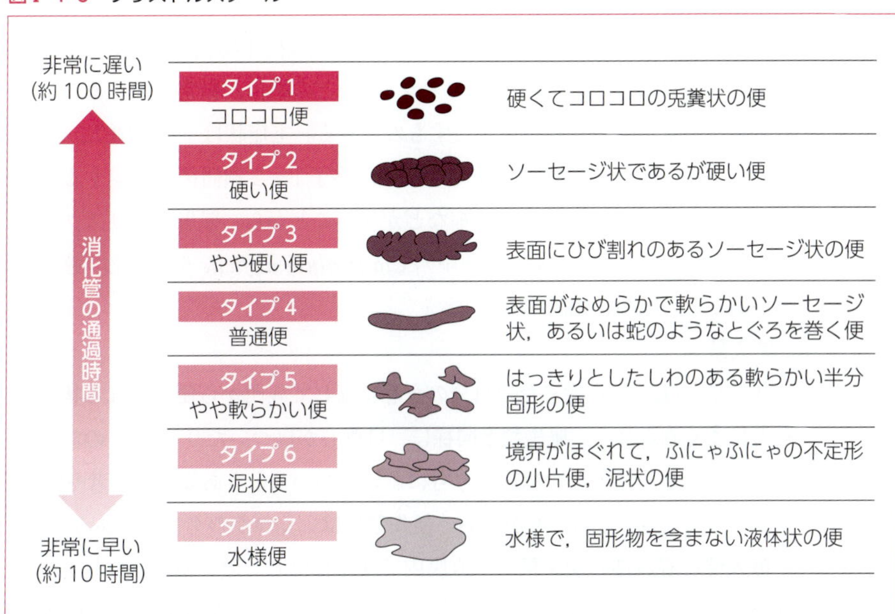

表Ⅰ-1-11 便秘の種類

タイプ		原因
機能性便秘	弛緩性便秘	• 腸の蠕動運動の低下によって，便が大腸を通過する時間が長くなり便が停滞して起こる便秘。最も多くみられるタイプ • 原因は，食物繊維摂取不足，運動量低下や寝たきりなどによる排便に関する筋力低下などがある • オピオイド製剤の副作用である便秘もこのタイプ
	痙攣性便秘	• ストレスなどによる自律神経の緊張に伴い，腸管の収縮が強くなりすぎて（痙攣），腸の内容物の動きが障害され排便困難になっている状態。硬い便がみられ，残便感がある • 女性に多くみられる。食物繊維摂取不足が要因になることもある
	直腸性便秘	• 便が直腸まで来ているがうまく排便できない。または便意を生じないために便秘になっている状態。直腸癌など直腸や肛門にある疾患が原因で起こることがある。認知機能の低下や骨盤底筋の障害なども要因となる。
器質性便秘		• 潰瘍性大腸炎やクローン病など炎症性の腸疾患や，大腸癌，癒着，肛門疾患など狭窄が原因

ーン」「カーン」「ピチンピチン」といった音のことをいうが，これは腸内に通過できない部分がありそれによって腸管が膨らみ，その中を水分が移動するため金属を叩くような高い音が発生する。

下　痢

下痢の定義は，「水様便が排泄される排便障害の症状であり，回数にかかわらず1日の便重量（水分含有量）が200 mL以上になる排便」とされている。

急性下痢と慢性下痢がある。急性下痢の原因にはノロウイルスなどによるウイルス感染や，サルモネラ菌などによる細菌感染，抗生物質や抗がん薬などによる薬剤性の下痢がある。慢性下痢は1カ月以上，下痢が持続する場合をいう。要因は，炎症性腸疾患（潰瘍性大腸炎，クローン病）や，過敏性腸症候群といった腸管疾患に伴うものと，腸管以外の疾患として甲状腺機能亢進症や糖尿病などがある。また下剤の服用や食事・嗜好品といった生活習慣によって起こることもある。

薬剤性下痢には偽膜性大腸炎があるが，これは抗生物質の服用によって *Clostridium difficile*（クロストリジウム　ディフィシル）などの細菌が異常増殖することで，腸内細菌叢に変化が生じ感染性腸炎を起こすものである。主症状は下痢，嘔気，腹部膨満，発熱などである。抗生物質服用中，もしくは服用終了1〜2週間後に発症する。また経腸栄養中の療養者の場合，腸粘膜の萎縮などがあることから，罹患するリスクは高くなる。長引く下痢や症状が強い場合は，便中の *Clostridium difficile* を検査し，適切に対処する必要があるため医師に相談する。

便失禁

便失禁とは，「無意識または自分の意思に反して肛門から便が漏れる状態」をいう。高齢者に多くみられる。尿失禁と同様に，自尊心が傷ついたり，QOLの低下を招きやすい症状であるが，便の場合は尿よりもにおいが強いこともあり，療養者や家族介護者の負担がさらに大きくなることが多い。便失禁にはいくつかのタイプがある（表Ⅰ-1-12）。

嵌入便と溢流性の便失禁　直腸内で便が停滞し，硬い便塊となり，それが直腸内に栓をしたような状態のことを嵌入便という（図Ⅰ-1-7）。便塊によって直腸が膨大し，肛

表Ⅰ-1-12　便失禁の種類

漏出性便失禁	便意を感じることなく気づかないうちに便が漏れてしまうタイプ。内肛門括約筋の収縮力低下によって起こる。高齢者に多い
切迫性便失禁	下痢などで急激に便意を催したときに我慢できずに出てしまう。肛門の手術や出産により外肛門括約筋の収縮力低下によって起こる
腹圧性便失禁	お腹に力がかかったときに出てしまうタイプ
溢流性便失禁	運動量の低下や，寝たきりなどによって引き起こされる弛緩性便秘によって，便の貯留が多くなり溢れ出す状態。嵌入便によって起こることが多い（図Ⅰ-1-7）
機能性便失禁	運動機能障害や認知機能低下などにより排便ができない状態

図Ⅰ-1-7　嵌入便の下剤による下痢および溢流性便失禁の例

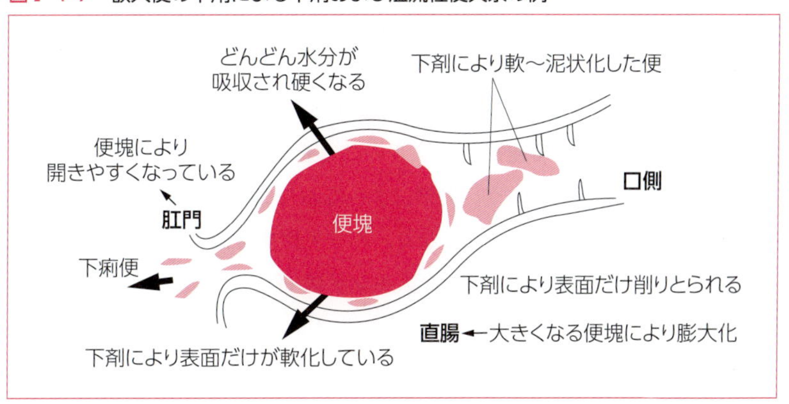

［横山賢二（2004）：便秘・下痢の分類と薬の適応．コミュニティケア，Vol.6 No.13，p.29］

門括約筋が弛緩することで肛門が常に開いた状態になり，停滞している便が溶け出したものや，下剤の服用によって軟化した便が，泥状～水様便となって嵌入便の隙間をぬって流れ出し失禁状態となる。嵌入便が原因で失禁している状態は，溢流性便失禁に含まれる。類似性下痢ともいわれる。

3　在宅療養者・家族への排泄に関する支援

ⓐ 状況に応じた自立促進・自然な排泄スタイルに近づけるために

排尿や排便障害の症状は，加齢やADLの低下などに伴う障害であることが多く，加療しても完全に症状を取り除くことが難しい。また排泄に関することは，尊厳や自尊心，QOLを脅かすリスクもある。よって療養者個々がもっている力を最大限引き出し，活用しながらセルフケアの範囲を広げ，生活機能を再獲得し，自己コントロール感を取り戻せるよう支援する。たとえ寝たきりであっても，できるだけカテーテルは抜去し，ギャッジアップによる座位での排泄や，ポータブルトイレに移乗するなど，本来の排泄スタイルに近づくための視点と姿勢が大切である。

そのために居室やトイレ，廊下などの環境をまずは整える。起居動作，移動動作，座位保持などの機能を確認しながら，状態に合わせて必要な福祉用具の貸与や購入，住宅改修（段差解消・手すり設置など）を行う。ポータブルトイレなど排泄に関する介護用品は，貸与制度はなく購入となる。また，浣腸や摘便などの処置が必要な療養者は，左側臥位がとれるよう居室内のレイアウトを可能な範囲で検討する。

b 失禁のケア

尿意や便意がない場合は，日頃の排泄パターンをみながらなるべく排泄誘導を行う。さまざまなおむつやパッドが販売されているので，吸収量と排泄量をみながら適切な商品を使用できるようアドバイスする。男性で寝がえりが困難な場合，コンドーム型男性用収尿器を活用するのもよい。

スキンケア

失禁が続くとスキントラブルを起こすリスクが高まる。正常な尿はpH6前後であるが，時間が経つとアルカリ性に傾き，皮膚のバリア機能が低下する。一方，便はアルカリ性であるが，水様便であるほど皮膚刺激は強くなり，皮膚トラブルが発生しやすくなる。失禁に関連して起こる皮膚トラブルのことを失禁関連皮膚障害（incontinence-associated dermatitis：IAD）という。失禁によっておむつ内は高温多湿な状態になり，皮膚が浸軟する。浸軟した皮膚は脆弱となり，バリア機能も低下し，軽い摩擦や刺激でも損傷しやすくなっているので，愛護的なスキンケア（洗浄，保湿，保護）を行う必要がある（表Ⅰ-1-13）。

c 排尿障害のケア

排尿障害に対するケアとして，頻尿や切迫性尿失禁には膀胱訓練を，腹圧性尿失禁には骨盤底筋体操を説明する。膀胱訓練は，排尿を我慢することで蓄尿機能を改善する訓練である。また時間を決めるなどして声をかけ，排尿誘導する行動療法もある。

骨盤底筋体操（図Ⅰ-1-8）は，腹圧性尿失禁や切迫性尿失禁，頻尿などの蓄尿障害に対して，骨盤底筋群の収縮と弛緩が繰り返されることで筋力が回復し，排泄障害の症状の回復を期待するものである。体操を継続して実施できるように，必要性の説明と同時にモチベーション維持のための承認と動機づけを支援することが大切である。

尿閉の場合は，カテーテル留置や，間欠自己導尿，間欠式バルーンカテーテルについての説明と支援が必要である。これに関しては，p.294～312で述べる。

d 排便障害のケア

便　秘

食事　食事内容を見直し，水分や食物繊維の摂取を促す。オリゴ糖やビフィズス菌，乳酸菌，納豆やチーズなどの発酵食品を摂取し，腸内環境を整える。可能であれば油類

表Ⅰ-1-13　スキンケアの基本

洗　浄	皮膚のバリア機能を正常に保つため，健常な皮膚のpHに近い弱酸性の洗浄剤を使用する
保　湿	ドライスキンは，皮膚感染症を起こしやすいため，保湿剤でケアする
保　護	皮膚への排泄物の付着を避けるために，皮膚を保護する。撥水性のクリームやオイルなど皮膚被膜材を使用する。ストーマ用品である粉状皮膚保護材を使用することもある。また，亜鉛華軟膏と粉状皮膚保護材を混ぜ合わせて塗擦することもある

図Ⅰ-1-8　腹圧性尿失禁の症状緩和を図る骨盤底筋体操

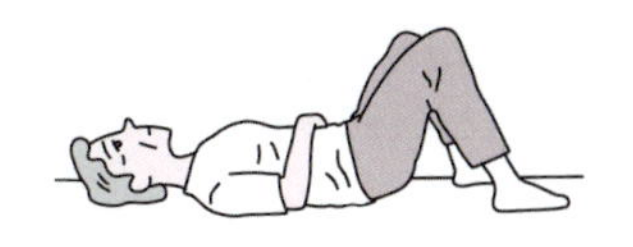

1 あお向けに寝て
足を肩幅に開き，膝を少し立てて肛門をキューッと締めたまま，5つ数える

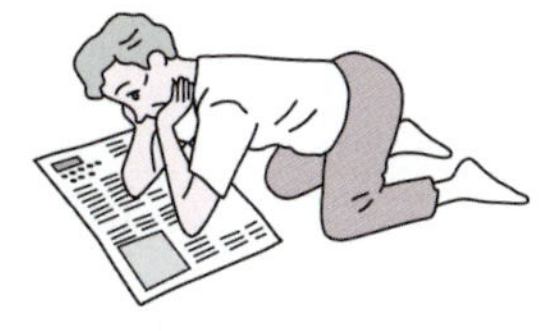

2 膝と肘を床につける
肛門をキューッと締めたまま，5つ数える。床に新聞を広げて読みながらやってみよう

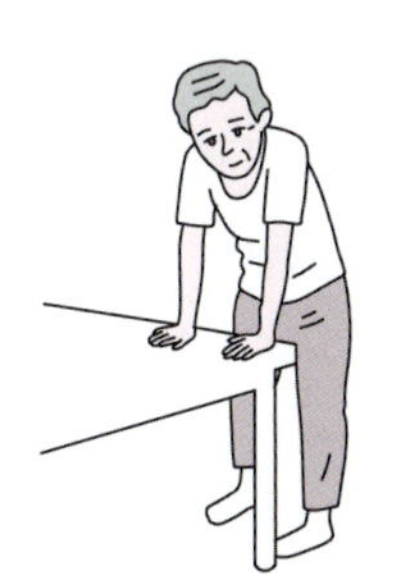

3 机にもたれて
足を肩幅に開き，手を肩幅に開いて机の上につき，体重をのせる。肩とおなかの力を抜き，肛門だけをキューッと締める

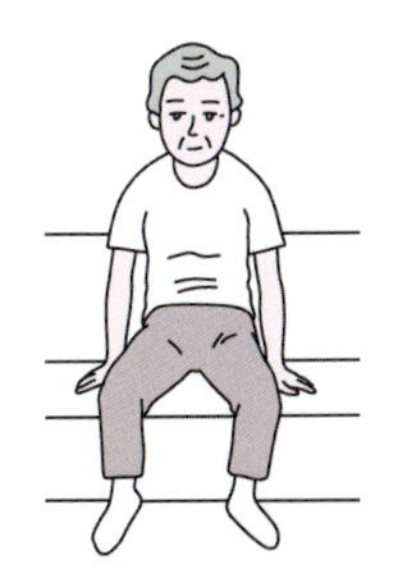

4 いすに座って
床につけた足を肩幅に開き，背筋を伸ばす。肩とおなかの力を抜き，肛門をゆっくりキューッと締めあげる

1. 外陰部に意識を集中して，肛門と膣・尿道を5〜8秒くらいキューッと締める
2. 締めていた部分を緩め，数十秒休む
3. 1，2の動作を繰り返す（目標は1日30〜50回。3〜4回に分けて行い，習慣化して毎日継続することが理想的）

（オリーブオイルなど）を摂取すると便の滑りがよくなり，排便が促進される。また，起床時や食後の水や牛乳などの摂取により，胃結腸反射を促進させ腸を刺激することも効果的である。

運動　活動量の増大を図り，腸蠕動を促進させる。寝たきりであっても車椅子で座位になるなど，できる限り座位や立位になる機会を設ける。またヒップアップや膝立てなど，ベッド上でもできる運動を取り入れる。

腰腹部のマッサージと温罨法　腸の走行に沿って「の」の字にマッサージする。指圧として，親指と人差し指のまたのくぼみ（合谷のツボ）を刺激するのもよい。腹部や腰部の血行促進として温罨法も効果的である。その際には低温やけどに十分に注意する。

排便時の姿勢の工夫　できるだけ座位で排泄できるようADLの拡大を図る。ポジショニングの工夫として，なるべく前屈姿勢をとり，腹圧をかけるとともに直腸肛門角を広げ排便を促す。

薬剤　よく使われる下剤を表Ⅰ-1-14に示す。緩下剤と刺激性下剤を使い分けて調整する。下剤が効きすぎて下痢になると，スキントラブルの原因や介護負担の増大につながるため，排便周期や介護状況などをアセスメントし，薬剤の調整を行う。坐剤を挿

表Ⅰ-1-14 主な下剤の種類

薬物名（商品名）			作用機序	備　考
非刺激性下剤（緩下剤）	塩類下剤	酸化マグネシウム（マグラックス®，マグミット®） 水酸化マグネシウム（ミルマグ®） 硫酸マグネシウム（硫酸マグネシウム水和物） クエン酸マグネシウム（マグコロール®）	浸透圧によって大腸内に水分を引き込み，便の容量を増大させ，便を軟化することで腸の蠕動を促進する	・できるだけ多めの水（コップ 1 杯以上）と一緒に内服すると効果的 ・高 Mg 血症が出現することがある。特に長期内服や腎機能障害などがある療養者には要注意
	膨張性下剤	カルメロースナトリウム（バルコーゼ®）	腸内で水分を引き込み，便の容積を増大させ，腸蠕動運動を促進させる	できるだけ多めの水（コップ 1 杯以上）と一緒に内服すると効果的
		ポリカルボフィルカルシウム（ポリフル®，コロネル®）	小腸や大腸などで水分を引き込み，膨潤・ゲル化する。消化管内水分保持作用および消化管内容物輸送調節作用によって便秘と下痢に効果が出現する	
刺激性下剤	小腸刺激性下剤	ヒマシ油	小腸の粘膜に働きかけ，腸の蠕動運動を亢進させる	そのまま，もしくは水や牛乳などに入れて服用する
	大腸刺激性下剤	センノシド（センノサイド®，プルゼニド®） センナ（アローゼン®，アジャスト®A） ピコスルファートナトリウム（ラキソベロン®）	大腸粘膜を刺激し，腸の蠕動運動を促進させるとともに，水分の吸収を抑制して排便を促す	連用で耐性が増大するため，長期の連用はなるべく避ける。尿が黄褐色や赤色になることがある
		ビサコジル（テレミンソフト®坐薬）	結腸や直腸の粘膜に直接作用することで，排便反射を刺激するまた結腸内の水分の吸収を抑制し内容積を増大させる	
その他	合剤	炭酸水素ナトリウム・無水リン酸二水素ナトリウム（新レシカルボン®）	腸内に炭酸ガスを発生させることで，腸の蠕動運動を亢進させ，排便反射を促す	
		ルビプロストン（アミティーザ®）	腸管内の水分（腸液）分泌を促し，便を軟化させ，排便を促進させる	
	ラクツロース	ラクツロース（モニラック®，ラクツロース®）	大腸に達したところで乳酸菌によって有機酸がつくられ，腸管内が酸性化し，腸の蠕動が亢進し排便が促される	
漢方		大黄甘草湯（だいおうかんぞうとう） 麻子仁丸（ましにんがん）	腸内水分を調整することで排便を促す	
浣腸剤		グルセリン：グリセリン浣腸液50%（ケンエーG浣腸液50%，オヲタ60）	浸透圧によって直腸や肛門の粘膜を刺激し排便を促す。また浸透作用によって便を軟化させ，グリセリンの潤滑作用により排便を促す	連用により耐性が増大し効果が弱まるため，なるべく長期間の連用を避ける。副作用に発疹などの過敏症や，血圧変動などがあるので注意する

肛したことのない介護者が多いため，処方された際には丁寧に挿肛方法を説明する。

浣腸　医薬品医療機器総合機構の「PMDA 医療安全情報」では，グリセリン浣腸の取り扱いについて，注意ポイントが３つ勧告されている（表Ⅰ-1-15）[13]。左側臥位で実施するのが基本であるが，在宅の場合，療養者の状態や住環境などの理由から左側臥位での実施がどうしても困難な場合がある。立位や膝を曲げた中腰などの姿勢で実施すると，

表 I -1-15 グリセリン浣腸に関する取扱い時の注意

i ）立位による浣腸処置時は，直腸穿孔の危険性に注意すること 立位では腹圧がかかり，直腸前壁の角度が鋭角になるため，チューブの先端が直腸前壁に当たりやすく穿孔する危険性がある。また肛門の確認がしにくく，チューブの挿入が目視できない危険性もある
ii ）浣腸時の姿勢 できるだけ左側臥位で慎重に行う。結腸の解剖学的特徴から，浣腸時は左側臥位で行い，チューブは 5 〜 6 cm 挿入する。抵抗を感じたときは，直腸壁に当たっている可能性があるので，無理に挿入せずに少し引き戻す
iii ）浣腸薬のストッパーが直腸内に入り込まないよう，目視しながら行う ストッパーを直腸内に遺残してしまう事故が多く報告されている

［医薬品医療機器総合機構（2012）：PMDA 医療安全情報 グリセリン浣腸の取扱い時の注意について．https://www.pmda.go.jp/files/000143821.pdf より作成］

直腸穿孔を起こす危険性があるため，安全な姿勢を確保して行う必要がある。

溢流性便秘にグリセリン浣腸を行うと，強い腹痛を引き起こすことがある。このようにグリセリン浣腸の実施が困難なケースや，摘便が難しい療養者の場合にオリーブオイルを使って浣腸することもある。医療用オリーブオイルを 30〜50 mL/回，ネラトンカテーテルで注入する[14)]。医療保険の適用になっていないが，グリセリンよりも刺激が少なく，腹痛を起こすことなく便の滑りがよくなり排便が促される。グリセリン，オリーブオイルともに，実施する際は医師と相談し指示のもとで行うようにする。

またイレウスを起こしている，もしくは起こしかけている状態のときにグリセリン浣腸を行うと，腸の蠕動運動が誘発され，激しい腹痛や腸管破裂を引き起こすことがあるため十分注意する。イレウスが疑われる際は，速やかに主治医に報告・相談する。

摘便　直腸に便が停滞し，自力で排出できないときなどに，直腸粘膜を指で刺激し排便反射を促すために行う。痛みや血圧の変動，出血などが見られることがあるので，十分注意して実施する。左側臥位をとって，腹壁の緊張を緩めた状態で行う（図 I -1-9）[15)]。

経肛門的自己洗腸

重症の便秘症や便失禁の療養者に対して，3 カ月以上の初期保存的療法（食事療法・薬物療法・摘便・坐剤・浣腸等）によっても十分な症状改善が得られない場合の治療法で，経肛門的に直腸にカテーテルを挿入し，1〜2 日に 1 回，300〜1,000 mL の体温程度の水を注入して便を排出する排便管理法である。専用の器具が 2016 年 10 月に薬事認証され，2018 年 3 月に「在宅経肛門的自己洗腸指導管理料」が新設された。保険適用は，脊髄障害を原因とする排便障害で，直腸手術の既往がある場合は，大腸穿孔のリスクがあるため除外されている。

下　痢

下痢のケアは，症状緩和，脱水の回避と脱水改善，栄養管理，休息の確保，排泄物の管理などが挙げられる。主な整腸剤と止痢剤を表 I -1-16 に示す。

イリノテカン塩酸塩水和物（トポテシン®，カンプト®）などの抗がん剤の副作用で強い下痢を起こすことがあるので，抗がん剤治療中の場合にも注意を要する。

ノロウイルスなどの感染性下痢の場合は，早く病原体を排出するために止痢剤は服用しない。排泄物や吐瀉物を処理する際には，マスク，グローブ，ディスポーザブルエプ

図Ⅰ-1-9 摘便の方法

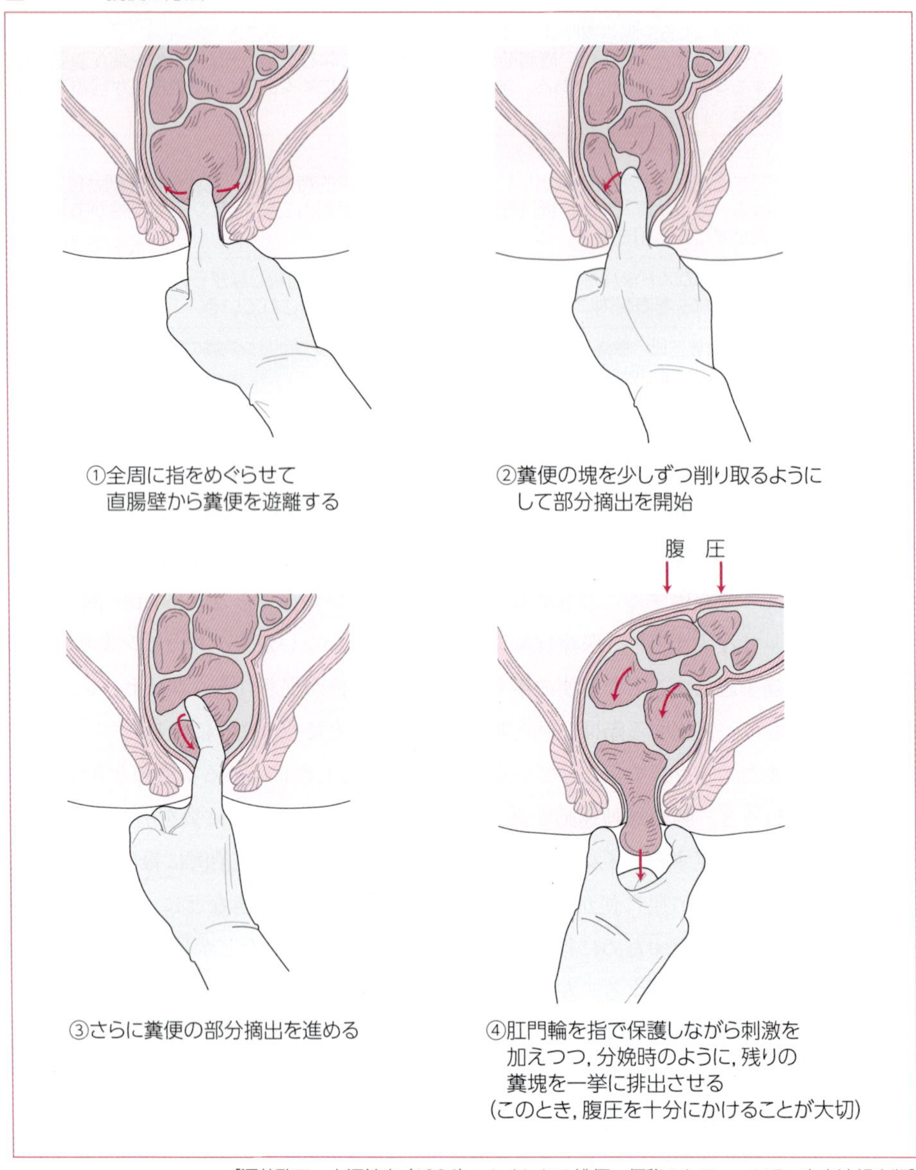

〔河井啓三，大沼敏夫（1996）：よくわかる排便・便秘のケア，p.115，中央法規出版〕

表Ⅰ-1-16 主な整腸剤，止痢剤

	薬物名	商品名
止痢剤	ロペラミド塩酸塩	ロペミン®
	タンニン酸アルブミン	タンナルビン
過敏性腸症候群治療薬	ポリカルボフィルカルシウム	ポリフル®，コロネル®
腸管運動抑制薬	コデインリン酸塩	コデインリン酸
	ブチルスコポラミン	ブスコパン®
整腸剤	ビフィズス菌	ビオフェルミン® ラックビー®
	酪酸菌	ミヤBM®

ロンなどを使用する。便器やトイレのドアノブなどは，0.1％次亜塩素酸ナトリウムで清拭・消毒する。処理後は石鹸と流水で手洗いをする。

4 各種サービスの活用

脳血管障害，パーキンソン病，多発性硬化症等の神経難病や脊髄損傷，高齢者，がんの終末期においては，尿意はあるが排尿動作を行うのが困難なために起こるADL低下に伴い，機能性尿失禁が起こりやすい。療養者の失禁に伴う苦痛や，排泄ケアを行う介護者の労力を可能な限り軽減することを目標として，排泄用具を活用することが求められる。自動排泄処理装置は，排泄物を受ける部分（レシーバーや専用パッド）とそれを溜める部分で構成され，センサーで排泄物を感知して自動的に尿や便を吸引する福祉用具であり，介護保険により機器本体部分は貸与，タンクやチューブ等の交換可能部分は特定福祉用具の購入となる。また，障害者自立支援法の日常生活用具としての給付となり，自己負担が少なく利用が可能となる（図Ⅰ-1-10）。

5 関係職種との連携

a 医師との連携

①在宅における排泄障害の状況について排尿・排便日誌等を利用して報告する
②排泄障害のケアに影響する療養者・介護者の心身の状況を報告する

b 専門外来，医療機関の看護師との連携

①在宅における排泄障害の状況について排尿・排便日誌等を利用して報告する
②排泄障害のケアに影響する療養者・介護者の心身の状況を報告する
③指示や指導内容の変更について情報共有を行う
④相談窓口や担当者，緊急時の連絡方法を確認する

図Ⅰ-1-10　自動排泄処理装置の例

自動排泄処理装置	利点・特徴	欠　点
スカットクリーン 写真は女性用セット 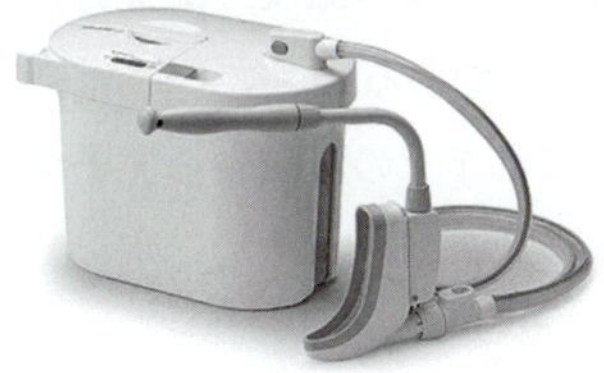 （パラマウントベッド）	3,000 mLまで蓄尿可能 排尿をレシーバー内で感知して自動吸引する	電力を必要とする 吸引時にモーター音を伴う

c 福祉サービス提供者との連携

①在宅における排泄障害のケアの留意点を説明する
②排泄障害のケアに影響する療養者・介護者の心身の状況を報告する
③医療者へ報告が必要な状態（失禁の増悪，腹痛，発熱，疼痛，排泄の異常等）と連絡方法を説明する

3 清 潔

1 在宅療養生活における清潔保持の特徴

a 療養者の身体状況や環境に応じた清潔支援方法

在宅で実施する清潔援助には，入浴，部分浴（足浴，手浴，洗髪），清拭，口腔ケアなどがある。清潔援助の主な目的は，身体を清潔に保ち感染を防止することである。それ以外にも，①全身の皮膚状態や呼吸・循環状態の観察，②気分を爽快にすることで，療養者と看護師とのコミュニケーションを深め信頼関係を構築する，④介護者にとって介護負担の軽減などのさまざまな効果をもたらす支援でもある。

在宅療養者の清潔援助の特徴として，変化する療養者の身体状況や各家庭の環境に応じた援助が求められることが挙げられる。高齢者では何らかの疾患に加えて身体機能や体力の低下に伴いADLの低下がみられ，清潔援助が必要となる。進行性のがん患者の場合には，病状が急に進行して歩行ができなくなり，清潔援助が必要になることもある。看護師は療養者のその日の体調をアセスメントし，療養者が自分で行える清潔行為や疲労感の有無，病状の変化や療養者・家族のニーズなどに応じた清潔援助の方法を常に考慮する必要がある。また，浴室は，家庭ごとに構造が違い，居室から浴室まで距離がある場合や脱衣場が狭く更衣ができないところなどさまざまである。

以上のことから，療養者の身体状況と家庭の環境から必要な清潔援助の内容や方法を総合的に判断し，療養者や家族に説明したうえで選択したケアを実践する。

b これまでの生活習慣を尊重した支援

清潔に対する考え方や価値観は，個人による違いが大きい。毎日入浴したい人から3日に1度でよい人，あるいは認知症があって入浴を嫌がる人までいる。また，入浴の時間についても，「カラスの行水」といわれるほど短い人や，反対に「腰抜け風呂」のように長い人までさまざまである。このように入浴時間や湯の温度，洗身方法，タオルの使用枚数など，人によって細部に至るまで好みの違いがある。

そのため清潔援助を行う場合には，療養者のこれまでの清潔習慣をまず把握し，その人らしい方法で清潔を維持する視点が大切である。

表Ⅰ-1-17　清潔状態・清潔行動を把握するためのアセスメント

項目	内容
療養者の状態	疾患名と病状ステージ，バイタルサイン（循環器・呼吸器状態） 服薬アドヒアランス，衣服の汚れ，皮膚・頭皮の汚れ，爪・眼脂・耳垢の有無，口腔内の状態，臭気など
現在の自立度	ADL（歩行の有無），自分で行える行動範囲，疲労度，意欲
現在の清潔保持状況	入浴・シャワー浴・部分浴（手浴，足浴，洗髪）・清拭などの方法，頻度，要する時間，不安や不満の有無
清潔習慣・価値観	きれい好きかなどの清潔行動に対する認識，これまでの清潔習慣，療養者・家族の希望
住環境	居室から浴室までの移動環境，洗面所や浴室の環境，福祉用具や新たな社会資源の必要性
介護者の状況	介護者の健康状態，体力，清潔保持行動についての考え，介護技術力の有無
社会資源の活用状況	訪問介護，デイサービス，デイケア，入浴サービスの利用の有無，経済状況，サービスの受け入れ，福祉用具や住宅改修の必要性

c 介護者の身体状況や介護力，考え方に応じた支援

介護者がいる場合には，介護者がこれまで行ってきたケア方法を把握し，必要に応じた支援を行う。入浴介助を介護者一人で行っていて腰痛が出現しているような場合には，福祉用具の導入や訪問介護，デイサービスでの入浴など社会的資源の導入を含めた支援が必要となる。

d 家庭にある物や日常生活用品で工夫する

訪問看護では，限られた時間内に安全で確実な清潔援助を行うことが求められる。その際には家庭にある日常生活用品を用いて工夫をすることも多い。洗面器やピッチャーの代用品として，ビニール袋や段ボール，ペットボトルを利用したり，電子レンジで熱布タオルをつくるなどの多くの工夫がある。準備から片づけまでを効率よく短時間に行い，低コストで，介護者の負担が少ないことも重要な視点となる。

2　在宅療養者の清潔状態および清潔行動の把握

療養者の清潔状態や清潔行動について，表Ⅰ-1-17に挙げる項目と内容についてのアセスメントを行い，必要な支援方法を決定する。

3　在宅療養者・家族への清潔に関する支援

a 入浴，シャワー浴

環境の調整

入浴好きな文化をもつ日本人は，長年親しんだ自宅での入浴を希望する人が多い。訪問看護師による入浴介助は，身体状況の変化が予測される場合や医療機器を装着してい

る，または創処置が必要な場合などに，療養者や家族あるいは医師やケアマネジャーから求められることが多い。また，小児の場合には父母や介護職のサポートとして，一緒に入浴介助をすることもある。

入浴介助を行う際には，まず浴室の状況を把握したうえで，療養者の自立度に応じた支援を行う。入浴介助のポイントは，ケアの一連の流れを想起し，転倒リスクに配慮して安全で快適な支援ができるかについて，1つずつチェックすることである。つまり，①居室から浴室までの移動，②脱衣所，③洗髪・洗身スペース，④浴槽への出入り，⑤身体を拭くスペース，⑥居室への移動などである。療養者の状態によっては，浴用椅子を利用して立ち上がり動作への負担を軽くする，キャスター付きのシャワーチェアーを利用して浴室までの歩行負担を減らす，あるいは浴槽内への移動にバスボードを利用するなど，入浴補助具を効果的に利用することで入浴が可能な場合がある。また，脱衣場の環境調整として，夏季は扇風機，冬季は暖房器具を置くなど，療養者個々の身体状況や家屋の状況に応じた配慮が必要である。

療養者の状態をアセスメントしたうえでの入浴・シャワー浴

入浴・シャワー浴介助を行う場合は，主治医の指示内容，禁忌事項を確認し，バイタルサインを測定したうえで，入浴・シャワー浴の可否を判断し，方法を決定する。在宅酸素療法（HOT）を行っている場合は，必要に応じて入浴中や入浴後にバイタルサインの変動がないかを確認し，息苦しさや SpO_2 の低下がある際には湯に浸かる時間を決めることもある。在宅中心静脈栄養（HPN）の場合は，ヒューバー針の交換日に訪問し，抜針した状態で入浴した後に針の再挿入を行うこともある。また，褥瘡や胃瘻，ストーマなどがある場合についても，医療処置の方法について事前に療養者や家族に説明を行っておく。

皮膚の状態に応じた洗浄剤やタオルの選択

洗浄剤や洗身用タオルは，皮膚の状態に応じて選択することが望ましい。特に高齢者の場合は，ドライスキンになりやすく湿疹や痒みなどの症状が出る場合があるため，角質バリア機能を考慮したスキンケアが必要となる。石鹸は弱酸性の洗浄剤をよく泡立てて使用し，皮膚と皮膚が接する部分は洗い残しがないよう伸展させて十分に洗い流す。また，ナイロンタオルでのゴシゴシ洗いは機械的摩擦刺激となり，痒みを増強させる要因となるため使用を避けることが望ましい。しかし，療養者が好む場合には，押さえるようにして皮膚刺激を少なくするなど，皮膚の状態を療養者に説明し使用について検討する。シャワー浴では，足部の保温のために足浴をしながら実施することもある。

入浴後の水分補給と皮膚の保護

入浴後は，温熱作用による発汗と不感蒸泄の増加で水分を喪失するため，水分の摂取（水，お茶，電解質を含む飲料など）を促す。また，皮膚の保湿が必要な場合には，クリームを塗布するなどスキンケアを行う。クリームは何カ所かに点在させて，手のひら全体でできるだけ広範囲に伸ばして皮膚がしっとりするように塗る。

b 清　拭

入浴が困難な場合や入浴サービスが利用できない場合には清拭を行う。清拭は，入浴・

シャワー浴に比べてエネルギー代謝が少なくてすみ，療養者の消耗を少なくするメリットがある。しかし，身体機能が低下した療養者にとっては清拭でも負担が大きいことが予想されるため，保温や疲労感に留意する。清拭時の室温は24±2℃，準備する湯温は50～60℃が適するとされている。個々の家庭では室温が異なることや，居室に湯を運ぶ間に湯温が下がることもあるので，室温の調整やタオル・毛布で療養者の身体を覆い，冷えないようにする。また，濡らしたタオルを電子レンジで温めたものや熱湯でしぼったタオルを背部や胸部に当てて行う「熱布清拭」も効果的である。熱布により皮膚表面温度が上昇し，摩擦刺激によって皮膚血流量の増加が期待でき，療養者に暖かさや快適感をもたらす。ただし，当てる際のタオルの温度には気をつける。熱布清拭後は乾いたタオルで乾拭を行い，皮膚表面温度の低下を防ぐ必要がある。近年の病院では不織布ディスポーザブルタオルや清拭車のおしぼりで清拭するところもあるようだが，熱い湯でしぼった熱布による清拭が生み出す気持ちよさ・爽快感を考慮し，優れた技による清拭援助を心がけたい。

c 陰部洗浄

療養者がトイレに行けない場合や膀胱留置カテーテルを使用している場合，浣腸や摘便などの排泄援助の実施後には，陰部の清潔保持，感染予防のために陰部洗浄を行う。実施時は，石鹸を泡立てて使用し，十分に洗い流すことがポイントである。陰部洗浄ボトルの代用として，ある程度の硬さがあり握りやすい空のペットボトルのキャップに穴を開けて簡易シャワーボトルとすることもある。また，羞恥心への配慮としてカーテンやドアを閉め，大きめのタオルなどで部位を覆う。

d 足　浴

入浴できないときに皮膚の汚れを取り除き清潔にするとともに，爽快感を得られる援助として足浴を行う。末端にある足は血行不良により冷えやすく，時には睡眠障害の要因になることもある。足を温めることで末梢循環が促進され，血流障害の予防や浮腫の改善ができるだけでなく，交感神経・副交感神経を刺激することでリラクセーション効果がある。足浴は心臓への負担や体力の消耗が少ないため，場所を選ばずに簡便に実施できるケアである。より爽快感・リラックス効果を得るためにアロマオイルを用いる場合もある。足浴用の洗面器の代用として，食器用洗い桶や発泡スチロール箱を用いたり，片付けがしやすいようにバケツをビニールで覆う工夫もある。また，皮膚の角質保護のため泡による洗浄も効果的である（図Ⅰ-1-11）。使用する湯の適温は38～40℃だが，療養者の好みに応じて調節できるように，足し湯やかけ湯を準備する。指の間は不潔になりやすく白癬の好発部位であるため丁寧に洗う。足浴に要する時間は，皮膚の浸軟（ふやけ）や体力消耗を考慮して10分程度が望ましい。

e 手　浴

入浴できないときや関節拘縮があり手掌が開かないような場合は，手や指の密着した部分が湿って不衛生になりやすく，臭気が発生したり白癬や褥瘡となる可能性もあるた

図Ⅰ-1-11　シャボンラッピングでの足清拭

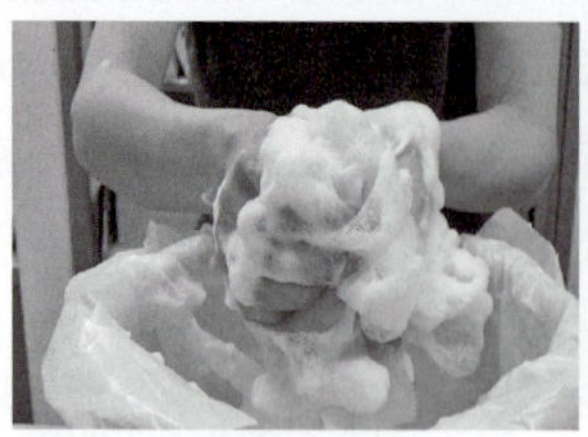
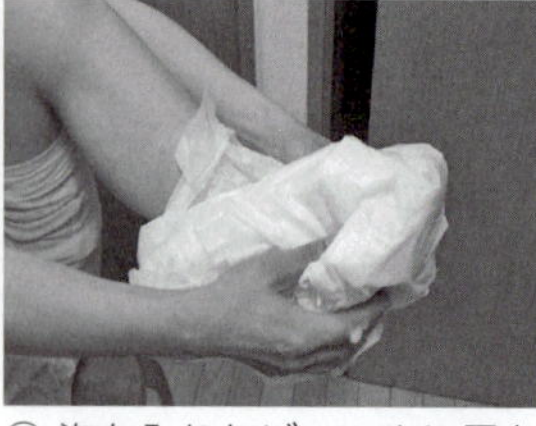
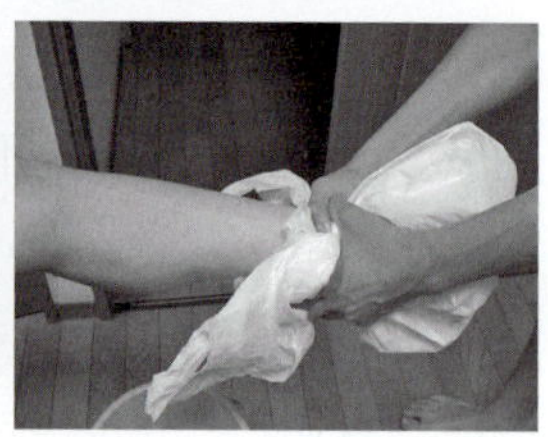
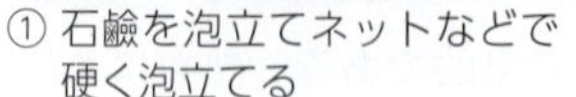

① 石鹸を泡立てネットなどで硬く泡立てる　② 泡を入れたビニールに足を入れてマッサージする　③ ビニールをゆっくりと外す

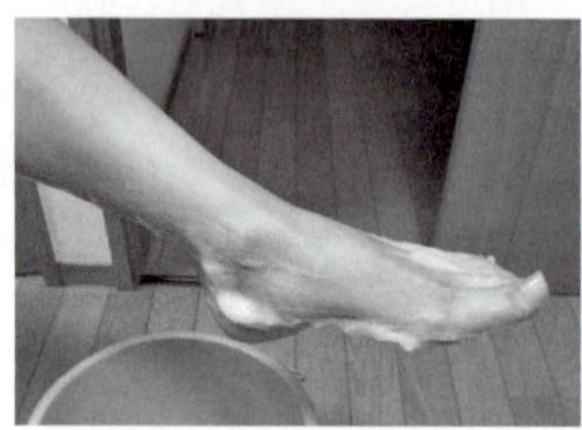
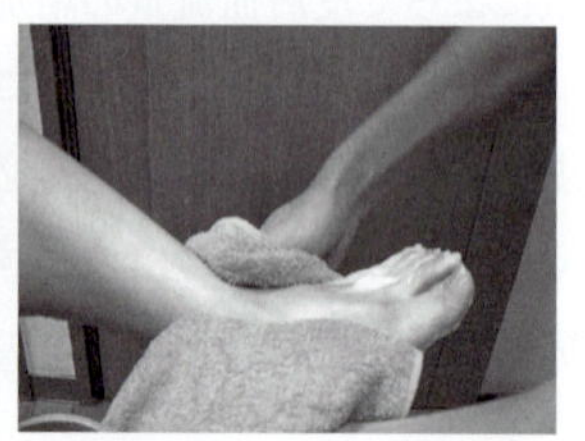
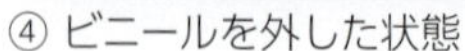

④ ビニールを外した状態　⑤ 石鹸分を洗い流して拭き取る

め，清潔保持，感染防止目的で手浴を実施する。手浴にはリラックス効果や鎮痛効果も認められている。湯の適温は38～43℃の範囲内で療養者の好みの熱さがよい。行う時間は5～10分程度，洗面器内の湯に手掌を入れて温めながらマッサージをしたり，痛みのない範囲で指を広げる運動も効果的である。関節拘縮などで洗面器に手を入れられないときは，ビニール袋に少量の湯と泡立てた石鹸を入れて手を覆い，ビニールの外側からマッサージをする方法もある。終了時に手にかけ湯をして，水分が残らないようによく拭き取る。アロマオイルを使用したり，ハンドマッサージを併用することもある。

f 洗　髪

頭皮・毛髪の皮脂や汗などの汚れを除去することで清潔を保ち，感染を防止するとともに爽快感を得ることが目的となる。仰臥位のまま洗髪する方法には，市販の洗髪器（図Ⅰ-1-12左）の使用や，バスタオルと浴用タオルを重ねて簡易のケリーパッドを作成する方法（図Ⅰ-1-13），紙おむつを用いる方法（図Ⅰ-1-14）などがある。また，ピッチャーの代わりにペットボトルのキャップに穴を開けた簡易シャワーボトルや100円ショップで販売している園芸用口を用いる場合もある（図Ⅰ-1-12右）。シャンプー後にタオルで泡を拭き取ってからすすぐと少ない湯量に抑えることができる。いずれにしろ，療養者の髪の長さや汚れ具合，疼痛の有無や好みに応じた洗髪方法を勘案して最適な方法を選択する。

g 口腔ケア

口腔内の汚れは，食欲低下や誤嚥性肺炎の原因になるため，汚れを除去し清潔を維持することは重要である。また，口腔ケア時に歯ブラシや綿棒，スポンジブラシ，ガーゼなどで舌表面を刺激することで感覚刺激となり，嚥下機能を維持・向上するためのリハビリテーションにつながることもある。口腔ケアを行うときの姿勢は，仰臥位では上体を起

図Ⅰ-1-12　洗髪用品の例

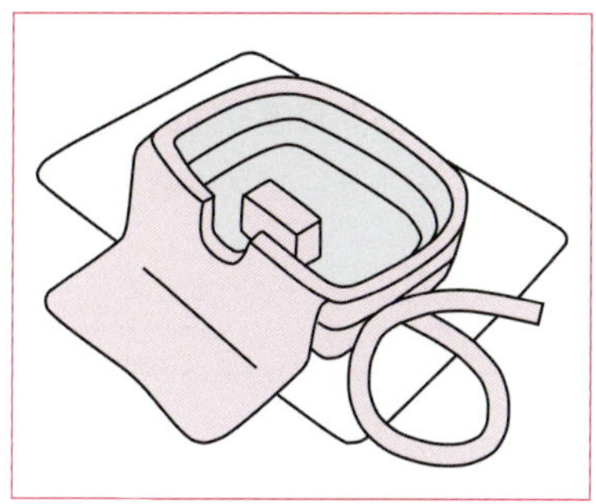

市販の洗髪器

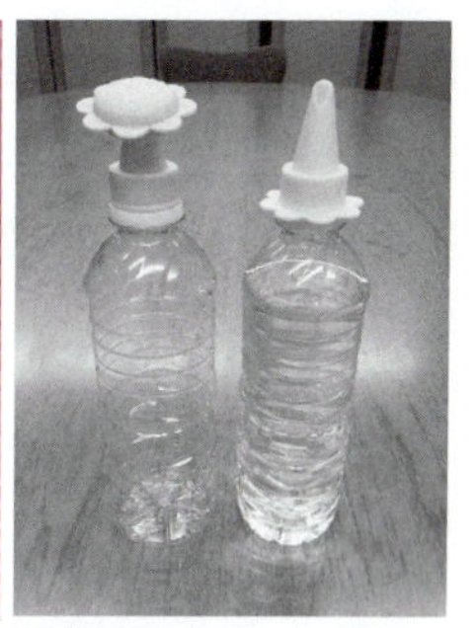

園芸用口をペットボトルに装着した簡易シャワー

図Ⅰ-1-13　タオルでつくるケリーパッドの代用品

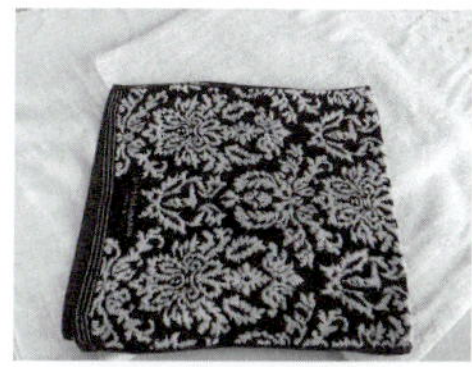

① バスタオル 2 枚と浴用タオルを半分に折り，図のように広げ，端から丸め棒状にする

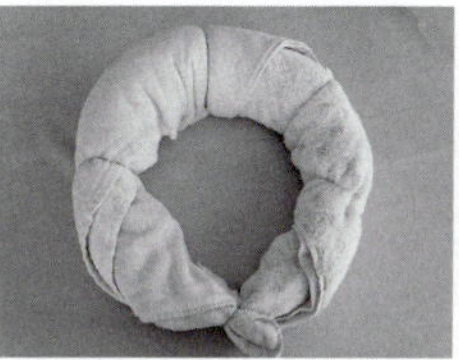

② 円形に整え，タオルの端は輪ゴムで止める

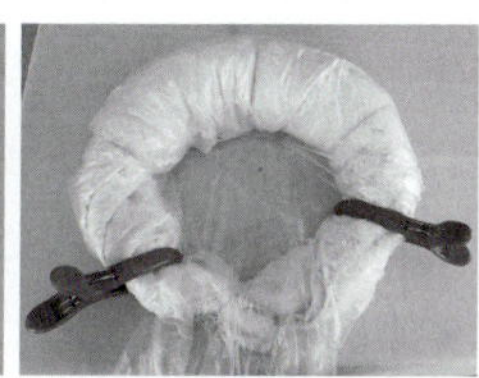

③ ごみ袋で覆い，洗濯バサミで固定する

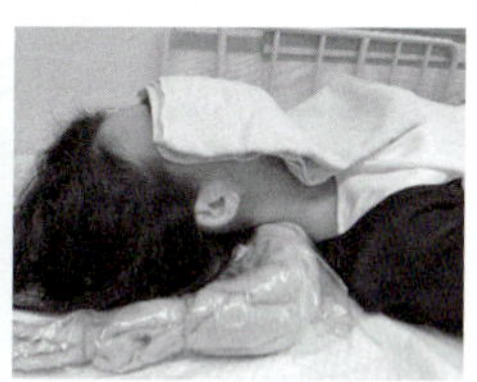

④ 排水バケツがないときには，頭の下に紙おむつを敷いて水分を吸収する

図Ⅰ-1-14　紙おむつのギャザー部分を首下に当てて行う洗髪法

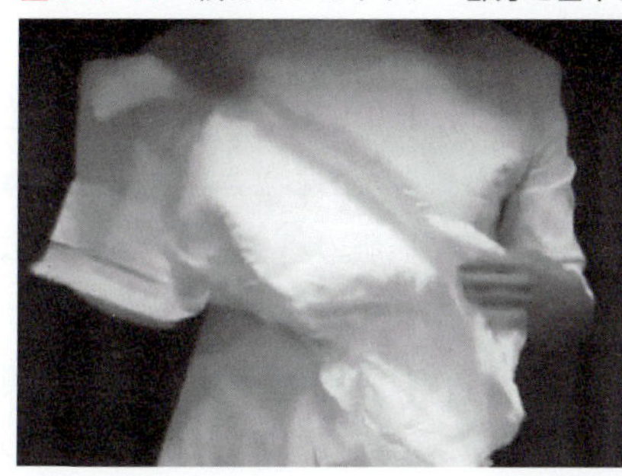

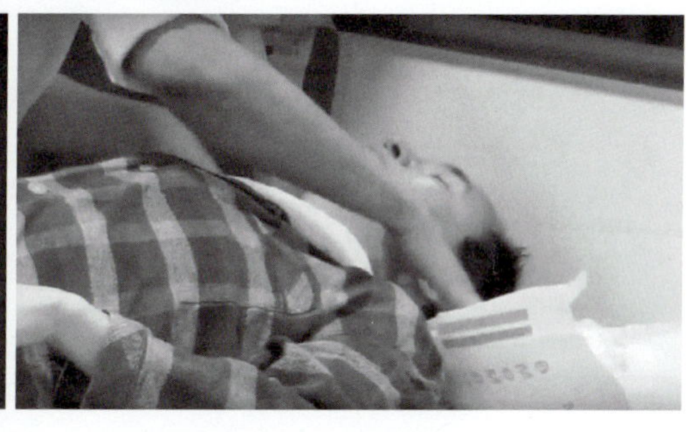

こし，頸部を前屈する。側臥位では健側を下にして，座位では頸部を前屈する。歯ブラシを持てる場合には，療養者自身に行ってもらい，足りない部分を介助する。歯ブラシ以外のスポンジブラシを用いるときには，コップの水で頻回に汚れを洗い，コップの縁で水分を取る。咳嗽は，ガーグルベースンの代用品として，ペットボトルをカットして周囲をビニールテープで覆ったものを使用することもある。咳嗽ができないときには，清潔なガーゼで汚れを拭き取ったり，吸引器を利用する。開口が困難な場合は，口唇や頬の内側に触れつつ，療養者の反応を見ながら少しずつ行う。

4　各種サービスの活用

療養者の清潔を保持するために，シャワーチェアーなどの福祉用具の利用や浴室内に手すりやリフトの設置などの住宅改修が必要となるときは，ケアマネジャーや理学療法士，作業療法士，福祉住環境コーディネーターなどの職種との協力が必要となる。

療養者や介護者の状態によっては，訪問看護や訪問介護の利用について検討する。自宅浴室での支援が困難な場合には，デイサービスやデイケアでの入浴や訪問入浴などの社会資源を活用する。

4 衣生活

1 在宅療養生活における衣生活の特徴

人間にとって衣服は，生理的・心理的・社会的に意義があり必要なものである。生理的には，暑さや寒さ，紫外線などの自然環境や汚れ，細菌から皮膚を守り身体を保護している。例えば気温が低いときには，身体から外界への放熱を防いで体温を快適な状態に維持し，反対に気温が高いときには，汗などを吸収して身体を安全かつ清潔に保っている。また，心理的・社会的には，好みの色やデザインの衣服を着て自分らしさを表現したり，その場にふさわしい衣服によって，社会生活に適合している。このように衣生活は人に特有の生活行為であり，その人なりの生活文化を表現している。これらを踏まえたうえでの，在宅療養生活における衣生活の特徴は以下のようになる。

a 身体状況，心理状況，社会生活への参加状況により衣生活が変化する

療養者の身体状況や１日の過ごし方によって，衣服の選択が変わってくる。臥床する時間が長ければ，寝衣で過ごすことが多くなるが，日中は起きて居間で過ごしたり，デイサービスに参加する，病院に受診をするような機会があるときは，寝衣から日常着や外出着への更衣が必要となり，用途や季節に応じて衣服のバリエーションが広がることになる。

また，療養者の衣生活は，年齢や外出の自立性，おしゃれへの関心度との関係性がみられる。障がいのある人を対象にした衣生活に対する意識調査では，障がいの程度や一人で着脱できるかという着脱動作の自立は影響しないことが明らかとなっている。車椅子などで介助が必要な状況であっても，自分で衣服を選択し購入できるか，おしゃれへの関心があるかといった個別性や個人の価値観の違いが衣生活には影響する[16)]。

このため，訪問看護師は，療養者の病状やADL，心理状況などについて把握するとともに，今後の状態変化や社会生活への参加などの予測を含めてアセスメントを行い，状況に合わせた衣生活のアドバイスができることが望ましい。

b 衣生活を介護者や他者に委ねることが多い

療養者が自分で衣服の選択や購入ができる場合はよいが，家族や介護職などの他者に委ねることも多く，療養者は介護職や家族が準備した寝衣や日常着を着ていることもある。先天性疾患のある若年者で身体の変形がある場合や麻痺がある場合などで，介護者が介護に慣れていない時期には，衣服の選び方がわからず苦慮することもある。そのた

め，療養者と介護者の双方に対して，衣服の選択や購入についての困りごとはないか確認し，療養者の健康状態や障がいの程度を考慮した衣服の整えができるよう，必要に応じて支援する。

c 認知症などでは衣生活の管理についての支援が必要である

高齢者では，加齢に伴い体温調節機能が低下するため衣服の選択は重要となるが，認知症がある場合など，暑い日に何枚も重ね着をしたり，冬季に薄着でいることがある。認知症の人にとっては，転倒防止や風邪を引かないようになどの自己防衛策であったり，服の着方がわからない，お気に入りを着用すると安心できるなど，何らかの理由がある。さらに，物を大切にする価値観から衣服が捨てられず，整理整頓ができずに必要な衣服がすぐに取り出せない場合もある。療養者の衣生活に対する認識やこれまでの習慣を踏まえたうえで，家族やケアマネジャー，介護職と協力し，適切な衣服を選択できるよう日常の管理についての支援を行う。

2 在宅療養者の衣生活の把握

療養者の衣生活の把握は，本人だけでなく介護者の状況や社会資源の活用状況まで，生活全体をとらえた視点で行う。衣生活を支援するうえで必要なアセスメント項目を表I-1-18に示した。

3 在宅療養者・家族への衣生活に関する支援

a 療養者に適した衣服

療養者に適している衣服は，「着ていて心地よい」ことである。具体的には，①伸縮性，②肌ざわり・吸水性，③保温性・通気性，④扱いやすさについて考慮する。衣服に使用される主な繊維の特徴を表I-1-19に示す。

表I-1-18　衣生活支援のためのアセスメント項目

アセスメント項目	内　容
健康状態	呼吸・循環の状態，浮腫の有無，皮膚の状態，発汗の状態
着脱動作の自立度	ADL の状態，認知症の有無，自分で行える範囲
衣生活に対する認識，これまでの生活習慣	衣服に対する価値観（購入方法，洗濯頻度），好みの色や形
現在の衣服の管理	誰が，どのように行っているか（購入から整理整頓），本人の意思は反映されるか
介護者の状況	健康状態・体力，衣服に対する認識，介護技術力，協力者の有無
社会資源の活用状況，社会生活の参加状況	利用している資源（デイサービス・デイケア，通院の有無）かかわっている職種（介護職，理学療法士，作業療法士，ケアマネジャー）

表Ⅰ-1-19 繊維の長所と短所

種類		繊維名	長所・短所
天然繊維	植物繊維	綿	肌触りがよい 汗を吸いやすい 洗濯が容易 乾きにくい
		麻	触ると冷感がある しわになりやすい
	動物繊維	毛	保温性が高い 虫害を受けやすい
		絹	軽くしなやかな感触 虫害を受けやすい
化学繊維		アクリル	軽く保温性がよい 毛玉ができやすく静電気で汚れやすい
		ポリエステル	軽く強い 速乾性がある 吸水性が小さい 静電気を帯びやすい
		ナイロン	伸縮性や弾力性がある 軽く強い 熱に弱い
		レーヨン	肌触りがよい 汗を吸いやすい ぬれると弱くなる 縮みやすい

伸縮性

麻痺や拘縮があり，関節可動域が狭くなっている場合は，適度な伸縮性のあるすべりのよい素材であれば着脱や動作が容易になる。

肌ざわり・吸水性

高齢者の皮膚は乾燥しやすいので，化学繊維の下着だとチクチクした痒みを感じることがある。また身体表面から分泌される汗や皮脂などが吸着できるものがよい。そのため直接肌に触れる肌着は，肌ざわりのよい綿製品，ガーゼ素材などが適している。しかし，綿製品は放湿性が低いため，発汗後はかえって肌ざわりが悪くなるので，発汗の状況により更衣を実施する。

保温性・通気性

高齢者や認知症・うつ傾向がある人，四肢に障害のある人は代謝機能の低下により体感温度が低いことがある。このような体温調節機能が低下している療養者に対しては，保温性が高い衣服や，衣服の間に温まった空気の層がつくれるよう保温性の高い綿とポリエステルの合成繊維素材などを選ぶ。また，保温性が高くても通気性の悪い素材の衣服は，冬季外出時の上着で使用するなど，素材と用途に応じて重ね着による工夫も大切となる。さらにスカーフやマフラーなどの小物を利用するのもよい。

扱いやすさ

衣服の重さや洗濯のしやすさにも留意する。ずっしり重い衣服は着ているだけで負担となるため，体温調整がしやすく，軽くて薄い衣服を重ね着するのもよい。また，持ち運びやすく，洗濯しやすい衣服も便利である。

以上を踏まえ，衣服を購入するときや療養者が着用している衣服が適切であるかどうかをみる際のチェックポイントを表Ⅰ-1-20に示す。

表Ⅰ-1-20 療養者に適している衣服のチェックポイント

- □ 清潔であるか
- □ サイズが合っているか
- □ 着脱がしやすいか
- □ 暑くないか，寒くないか
- □ 汗などの吸湿性，通気性はあるか
- □ 肌ざわりはよいか
- □ 生活動作がしやすいか
- □ 洗濯に強い素材であるか
- □ デザインや好みが合うか
- □ 体型の欠点が目立たないか
- □ 明るい気分になれるか
- □ 価格は見合っているか
- □ その場の雰囲気に適切であるか

b 着やすさを考慮した衣服（図Ⅰ-1-15）の購入

近年では高齢者用品の市場が活発化し，高齢者の体形を考慮したサイズの既製服や，ユニバーサルデザインの発想を取り入れ，障がいのある人も着やすい衣服を扱う店も増えている。また，脳血管障害で片麻痺がある人やおむつ交換のときに着脱が容易にできるよう工夫された改良着は，ここ数年でインターネット上の通信販売が目覚ましく発達している。価格も手ごろで形や色，デザインが工夫され，高齢者が見やすいよう画面の文字が大きく注文しやすい工夫がなされている。

独居高齢者，特に男性では，着心地のよさを考慮した衣服を購入することが少ない。そのため，衣生活情報を他の人と共有できるようなコミュニケーションを促進するなど，衣生活の環境づくりへの支援が必要となる。

訪問看護師は療養者や家族に対して衣服の購入や選択について，個別性に応じたアドバイスができるよう日頃から情報を収集して準備しておくことが望ましい。

c 衣服の着脱についての支援

衣服の着脱に介助が必要な場合は，療養者や介護者に対して，方法や技術をアドバイスする（図Ⅰ-1-16）。更衣は，皮膚を清潔にするとともに，気分を爽快にし，生活にメリハリをつけることができる。言葉のかけ方，羞恥心への配慮，全身の皮膚の確認，障害の理解，介助の技術，改良の必要性などについて，ケアを提供しながら力量を高め，最大限の自立ができるように支援する。

4 各種サービスの活用

身体機能が低下しても，自分の好みの衣服でおしゃれを楽しむ気持ちをもつことは，人が自分らしく生きるうえで大切なことである。

それを支えるためには，地域の薬局やデパート，スーパーにある介護用品販売コーナーを紹介したり，市町村や地域包括支援センターなどで開催される介護教室を紹介するのもよい。また，インターネットのサイト数は年々増えており，今後はさらに利用が広が

図Ⅰ-1-15　着やすさを考慮した衣服

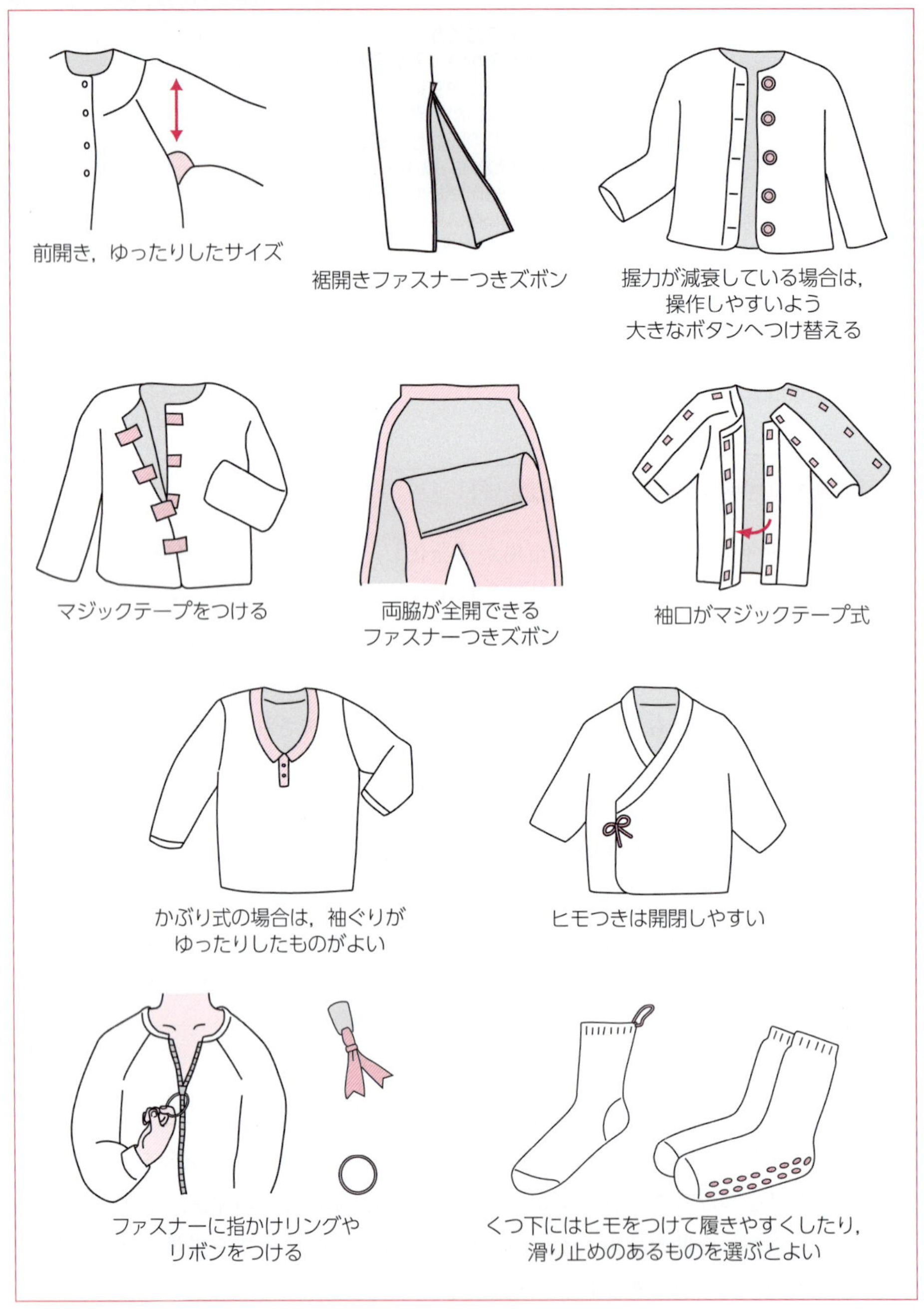

ることが予想される。このためスマートフォンやタブレット，パソコンなどの操作方法を含め衣服の選択の視点や購入方法のアドバイスができるとよい。

このほか，多職種と協働した支援としては，療養者や家族が衣生活で困っている内容をケアマネジャーに伝え，介護用品の販売カタログなどを紹介をしてもらうだけでなく，訪問介護やデイサービス時にも必要な支援を受けられるようにするなど，サービス調整としての重要な役割がある。

図Ⅰ-1-16　衣服の着脱についての支援の例

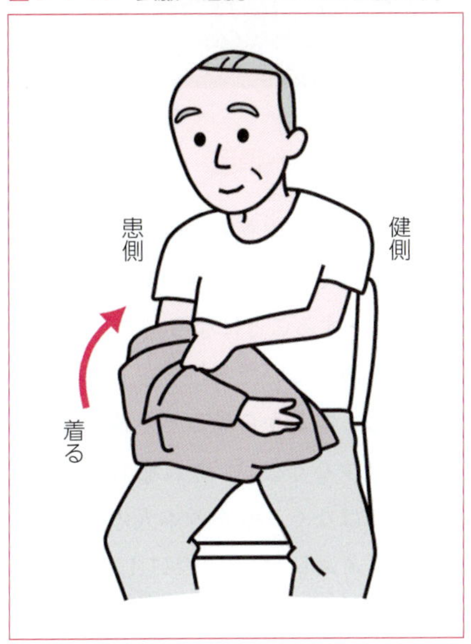

片麻痺がある場合の原則として健側から脱ぎ，患側から着る。

5 睡眠・休養

1 在宅療養生活における睡眠・休養の特徴

睡眠と休養は，生命や日々の生活の質を維持するために必要不可欠な生理機能である。そのため質のよい睡眠と休養をとることが望ましい。しかし，高齢になると総睡眠時間の減少や，ノンレム・レム睡眠もともに減少し，寝つきの悪さ，睡眠が浅くなることに伴う中途覚醒や早朝覚醒などがみられるようになる。その結果，日中に眠気が生じ，昼寝や居眠り（多相性睡眠）をするようになり，昼夜逆転が起こったり睡眠時間が不規則になりやすい。

高齢の在宅療養者においては，「何もすることがない」「刺激が少ない」といった理由などから，昼間に寝てしまい昼夜逆転となることも多い。この先の生活のことや体調が悪化したときのことなどを考え，不安になり眠れなくなる高齢者も少なくない。また家族と同居している療養者の場合，家族成員の生活・活動リズムに影響されやすく，就寝時刻が深夜になるなど十分な睡眠や休息がとれないこともある。逆に療養者が夜間不眠であることによって家族介護者の睡眠が妨げられ，家族の心身の負担やストレスが蓄積されていることもある。家族介護者が抱えている疾患や心身の状態・睡眠状態にも配慮して支援していくことが大切である。

このようなことから，在宅療養者の質のよい睡眠と休養を確保することは，療養者と家族の双方のQOLのために重要なケアとなる。

2　在宅療養者の睡眠状況，休養状態および睡眠・休養に関する行動の把握

ⓐ 睡眠に関するアセスメント項目

病院や施設と違って，在宅療養者の睡眠については訪問看護師が直接状況を観察することが難しい。したがって療養者自身の訴えや，家族や介護者からの情報から睡眠状況を把握し，アセスメントすることになる。

療養者自身が不眠を訴えていたとしても，家族からは「いびきをかいてよく寝ていた」と言われることがある。他者から見ると熟睡しているようでも，療養者本人は熟眠感が得られていない場合は少なくない。単に眠れている，睡眠時間が取れているといったことだけで評価するのではなく，療養者本人の熟眠感の有無と程度を丁寧に聞き取り，さまざまな視点からアセスメント（表Ⅰ-1-21）し，ケアにつなげていくことが求められる。

ⓑ 睡眠障害に関するアセスメント

睡眠とは

睡眠は脳や身体を休養させ，生命や健康，生活の質を維持するために必要不可欠な生理機能である。脳や身体の疲労を和らげ，睡眠後の活動や生活を送るためのエネルギーを蓄えるという重要な意味がある。ヒトの体内には1日周期の体内時計が備わっており，この時計の働きで毎日決まった時刻にホルモンが分泌され，覚醒・睡眠を繰り返しながら生活リズムを維持している。この概日リズム（サーカディアンリズム）は約25時間周期

表Ⅰ-1-21　睡眠に関するアセスメント項目

睡眠状況	入眠の状況：床に入る時間，寝つき，入眠する時間 睡眠状況：睡眠時間，眠りの深さ，熟眠感の程度，覚醒時間，覚醒時の状況，中途覚醒の有無 覚醒理由，覚醒しているときの行動，覚醒後の再入眠までの時間 日中の眠気の有無と程度
身体的側面	既往歴，現病歴，ADL，意識レベル 内服薬の種類と副作用：利尿薬，副腎皮質ホルモン，向精神薬，睡眠薬，オピオイド製剤など 身体症状の有無：疼痛，瘙痒感，痺れ，発熱，灼熱感，悪寒，冷感，発汗，空腹感 呼吸器症状（呼吸困難感，咳嗽，痰，喘息発作など） 循環器症状（動悸，息切れ，胸部不快感，胸痛など） 消化器症状（嘔気，嘔吐，腹痛，腹部膨満感，下痢など） 泌尿器症状（頻尿，尿失禁など） その他の症状：睡眠時無呼吸症候群（SAS），甲状腺機能亢進症，むずむず脚症候群（レストレスレッグス症候群）
心理・精神的側面	心配，不安，孤独感，恐怖感，イライラ，緊張などの有無，幻覚の有無と程度 ストレスの有無と程度，家族や介護者などとの人間関係 認知症の有無と程度
環境的側面	室内環境：室温，湿度，換気，音，照明，悪臭など 寝具：マットや布団の硬さ，枕，掛け物，ベッドの高さ，寝衣，シーツや寝衣のしわ プライバシーの確保，環境の変化の有無，安心して眠れる環境の有無（照明や排泄など）
生活リズム・生活環境	生活パターン：1日の生活リズム（起床時間，就寝時間） 1日の過ごし方，活動時間，活動量，活動内容 食事や水分の摂取量と摂取時間帯 嗜好品の摂取量と摂取時間帯：コーヒー，紅茶，緑茶，タバコなど

であり，1日24時間のサイクルよりも1時間長くなっているため，ずれが生じる。このずれを修正するのに大事な役割を果たすのが朝の光である。朝に光を浴びることで体内時計がリセットされ，1日24時間の周期に同調して生活を維持していくことができるのである。また朝の光以外に生体リズムの乱れを整える大事な要素として，食事とメラトニンの分泌の関係がある。つまり，食事によっても体内時計がリセットされるのである。メラトニンの生成にはセロトニンが必要となるが，朝日を浴びるとセロトニンの分泌が促進される。そして朝日を浴びた14～16時間後には脳内のセロトニンがメラトニンへと変化し，眠気を催し睡眠へと導き生体リズムが整えられる。睡眠によって成長ホルモンが分泌され，子どもは成長が促進され，成人でも皮膚状態をはじめとする体調維持や自己免疫力が向上する。また眠気は概日リズムの合間や体温が低くなるときに誘発される。

睡眠には浅い睡眠（レム睡眠）と，深い睡眠（ノンレム睡眠）があり，約90分の周期で交互に繰り返している。レム睡眠期は，ある程度大脳が機能していることから眼球運動があり夢を見ていることが多く，末梢血管の拡張（勃起）や手足のけいれん性の動きなどがみられるのが特徴である。ノンレム睡眠期は，大脳が休息しており，眠りが深くなる。

このように朝に光を浴びると，概日リズム（体内時計）がリセットされる。朝に光を浴びると，概日リズムが早い方向にずれて眠気が早まり寝つきがよくなるが，午後など遅い時間に光を浴びると概日リズムが遅くなり，眠気を催す時間帯が遅くなり不眠につながることがある。このような状態を概日リズム睡眠障害という（表Ⅰ-1-22）。

不眠の定義

日本睡眠学会によると不眠症とは，「夜間なかなか入眠できず寝つくのに普段より2時間以上かかる入眠障害，いったん寝ついても夜中に目が醒めやすく2回以上目が醒める中間覚醒，朝起きたときにぐっすり眠った感じの得られない熟眠障害，朝普段よりも2時間以上早く目が醒めてしまう早朝覚醒などの訴えのどれかがあること。そしてこのような不眠の訴えがしばしば見られ（週2回以上），かつ少なくとも1カ月は持続すること。不眠のため自らが苦痛を感じるか，社会生活または職業的機能が妨げられること。などのすべてを満たすこと」[17]と定義されている（表Ⅰ-1-23）。

表Ⅰ-1-22　概日リズム睡眠障害の種類

睡眠相後退症候群	睡眠時間帯が後ろにずれてしまい，眠る時間が慢性的に遅くなっている状態。昼頃にならないと起床できない
睡眠相前進症候群	睡眠時間帯が前にずれて，早い時間に眠気を催し入眠し，早朝に覚醒してしまう。高齢者の多くにみられる
非24時間睡眠覚醒症候群	毎数時間ずつ入眠と覚醒の時刻が遅れていく状態。朝になっても体内時計がリセットされないことにより起こる
不規則型睡眠覚醒パターン	睡眠や覚醒の時間的配列が崩れ，24時間以内に3回以上，不規則に眠くなる。3カ月以上持続するものをいい，生活上の支障をきたす

表Ⅰ-1-23　不眠症の種類

- 入眠障害
- 中間覚醒
- 熟眠障害
- 早朝覚醒

不眠の原因

不眠の原因は，身体的要因や心理的要因，環境的要因などがあり，多角的な視点からアセスメントしていくことが大切である。身体的要因では，頻尿や疼痛，瘙痒感による不眠の訴えが多くみられる。高齢者の場合，「明け方に足がつる」という訴えも少なくない。これは動脈硬化による血行不全や下肢の冷え，電解質異常によって筋肉の異常興奮（けいれん）が起こり，足がつるといわれている。また，むずむず脚症候群（レストレスレッグス症候群）も，不眠の原因になる。これは足底部や腹筋，大腿部に不快感を覚えじっとしていられなくなる状態で，下肢静止不能症候群ともいう。この不快感は，「むずむずする」「ピクピクする」「虫が這っている感じ」「かきむしりたい」などがあり，痛みや瘙痒感を伴うこともある。この症状は特に夕方から夜間にかけてみられることが多く，入眠障害や中間覚醒，熟眠障害などの原因になることがある。むずむず脚症候群の原因として鉄やドパミンの欠乏，慢性腎不全，糖尿病，パーキンソン病などが考えられている。対応としては鉄分の補給やマッサージ，ストレッチなどがある。

3 在宅療養者・家族への睡眠・休養に関する支援

a 身体的・心理的要因の症状緩和

不眠を引き起こしている身体症状を丁寧にアセスメントし，対応策を講じる。疼痛に対しては，疼痛の種類に適した鎮痛薬を，同一体位による疼痛に対しては，褥瘡予防マットの導入などを検討する。呼吸困難感がある場合はギャッチアップできるベッドを選択する。瘙痒感がある場合は，適切な軟膏や内服薬を主治医と検討する。痒みはクーリングを行うと緩和することが多い。頻尿に対しては，尿器やポータブルトイレの導入や適切なおむつの選択（吸収量など），男性用収尿器，間欠式バルンカテーテルなどを使用して尿意に対する不安を取りのぞき睡眠が確保できるよう調整する。心理的要因に対しては積極的傾聴を行い，不安や心配事を受容・共感しながら療養者とともに対策を考えるなどして軽減を図る。

b 入眠を促進させるための心身の準備と環境整備

就寝する前に，入浴・歯磨き・排泄・着替えなどの行動を決まった順序で行うなど習慣化すると，自然と眠気が誘発されるようになる。入浴はぬるめの湯にゆっくり入り，血行を促進させる。眠気は体温が低くなると催すので，入浴は就寝1時間前までに終わらせるとよい。アロマオイル（ラベンダー，ローズ，カモミールなど）の使用や，マッサージも効果的である。就寝前はテレビ，パソコン，スマートフォンなど刺激の強いライトを目に当てないようにする。

室内環境は，夏期は25～26℃，冬期は15～18℃に，50～60％の湿度に調整できるとよい。照明は明るすぎない間接照明がよい。夜間に排泄する場合は，暗くしすぎると転倒などの危険性が増すので配慮が必要となる。

夕食は就寝の3時間くらい前にすませておくとよい。カフェインを含む飲み物やアル

表Ⅰ-1-24 主な睡眠薬

<table>
<tr><th colspan="2">分類</th><th>一般名</th><th>商品名</th><th>効果発現時間
(lag-time)</th><th>効果持続時間
(半減期)</th><th>有効な
不眠症</th></tr>
<tr><td rowspan="4">超短時間型</td><td rowspan="3">非ベンゾジアゼピン系睡眠薬</td><td>ゾピクロン</td><td>アモバン®</td><td>0.8 時間</td><td>4 時間</td><td rowspan="4">入眠障害</td></tr>
<tr><td>エスゾピクロン</td><td>ルネスタ®</td><td>1～1.5 時間</td><td>5 時間</td></tr>
<tr><td>ゾルピデム</td><td>マイスリー®</td><td>0.7 時間</td><td>2 時間</td></tr>
<tr><td>ベンゾジアゼピン作動性睡眠薬</td><td>トリアゾラム</td><td>ハルシオン®</td><td>1.2 時間</td><td>2～4 時間</td></tr>
<tr><td rowspan="3">短時間型</td><td rowspan="3">ベンゾジアゼピン作動性睡眠薬</td><td>ロルメタゼパム</td><td>エバミール®</td><td>1～2 時間</td><td>10 時間</td><td rowspan="3">入眠障害
中間覚醒</td></tr>
<tr><td>ブロチゾラム</td><td>レンドルミン®</td><td>1.5 時間</td><td>7 時間</td></tr>
<tr><td>リルマザホン</td><td>リスミー®</td><td>3 時間</td><td>10 時間</td></tr>
<tr><td rowspan="3">中間型</td><td rowspan="3">ベンゾジアゼピン作動性睡眠薬</td><td>フルニトラゼパム</td><td>ロヒプノール®
サイレース®</td><td>1～2 時間</td><td>24 時間</td><td rowspan="3">中間覚醒
早朝覚醒</td></tr>
<tr><td>ニトラゼパム</td><td>ベンザリン®</td><td>2 時間</td><td>28 時間</td></tr>
<tr><td>エスタゾラム</td><td>ユーロジン®</td><td>5 時間</td><td>24 時間</td></tr>
<tr><td rowspan="3">長時間型</td><td rowspan="3">ベンゾジアゼピン作動性睡眠薬</td><td>ハロキサゾラム</td><td>ソメリン®</td><td>1 時間</td><td>85 時間</td><td rowspan="3">中間覚醒
早朝覚醒</td></tr>
<tr><td>フルラゼパム</td><td>ダルメート®</td><td>1～8 時間</td><td>65 時間</td></tr>
<tr><td>クアゼパム</td><td>ドラール®</td><td>3.4 時間</td><td>36 時間</td></tr>
<tr><td colspan="2" rowspan="2">その他</td><td>ラメルテオン</td><td>ロゼレム®</td><td></td><td>1～2 時間</td><td></td></tr>
<tr><td>スボレキサント</td><td>ベルソムラ®</td><td></td><td>10 時間</td><td></td></tr>
</table>

コールなどは入眠前にとらない。ホットミルクは眠気を促進する効果が期待できる。

c 概日リズムを整える

毎日同じ時刻に就寝・起床することが望ましい。概日リズムを整え，入眠を促すメラトニンの分泌を促進させるためにも，起床時に朝日を浴びることができるよう環境を整備する。日中に散歩や日光浴を行うのも効果的である。昼寝は 20 分程度にするとよい。また食事も規則的にとれるよう配慮する。

d 薬剤調整

生活環境を整備しても不眠が改善しない場合は，副作用を最小限にできるよう不眠の種類に応じた薬剤を医師とともに検討する（表Ⅰ-1-24）。睡眠薬を内服している場合は，夜間の排泄時などのふらつきや転倒・転落防止策をあらかじめ講じておく必要がある。

4 各種サービスの活用

療養者の良質な睡眠が確保できるよう，福祉用具の選定や，訪問介護などのサービスを他職種とともに調整する。また療養者の不眠や昼夜逆転が続くと，家族介護者が睡眠不足となり，心身の疲労が蓄積される。家族介護者の疲労度をアセスメントしながら，必要時はレスパイトケアが受けられるよう，デイサービスやショートステイなどの介護サービス利用の調整を行う。

6 移 動

1 在宅療養生活における移動の特徴

a 移動を支援する看護の目的

移動とは，「位置を変えること，移り動くこと，移り動かすこと」[18]である。

食事，排泄，清潔といった，人が生きていくために欠かせない基本的欲求は，「椅子に座る」「トイレに行く」「風呂に入る」などの移動動作を伴い，通常の日常生活では特に意識することなく行われている。また，通勤や通学，買い物や趣味活動などのために外出することも，生活するうえで必要な行為である。

しかし在宅療養者は，何らかの疾患や加齢による障がいに加え，人的・物的な療養環境によって，ベッド上で身体の位置を変える，座る，歩く，外出する，といった行為に困難を伴うことが多い。例えば，介護者の不在や室内の段差によって療養者がリビングルームやトイレに移動できず，寝室で食事を一人でとっていたり，おむつに排泄せざるを得なかったりすることがある。在宅療養者の中には，住居にエレベーターがないために，入院が必要になったとき以外，家の外に出る機会がないという人もいる。

自分の力で，あるいは人的・物的環境の調整によって，「椅子に移動して食事をとる」「トイレに移動して排泄する」ことの支援は，療養者の基本的欲求を充足するだけでなく，自尊心を高めることにもつながる。ナイチンゲールは，「看護がなすべきこと，それは自然が働きかけるに最もよい状態に患者をおくことである」「看護とは，(中略) 患者の生命力の消耗を最小にするように整えることを意味すべきである」と述べている[19]。在宅で生活する療養者にとって，適切な移動により視界や生活に「変化」をもたらすことは，生命力を高めるとともに，療養生活を豊かにし，療養者がもつ潜在的な力を引き出す看護となり得る。

b 移動の支援のあり方

在宅療養における移動の支援で最も重要なのは，「療養者の主体性」である。「訪問看護師から見た，療養者にとって最良の生活とそれに伴う移動の実現」を目指すのではなく，「療養者がどのように生活したいと思っているのか」をとらえ，包括的なアセスメントを行いながら療養者の意思決定を支援する。

また，療養者が生活する家は，一緒に暮らす家族にとっても生活の場である。療養者と家族には，さまざまな支援がかかわる前から営まれてきた「一家」の生活があり，価値観や習慣，療養者との関係性にも個別性が高い。病院や施設では専門職が交替で移動の支援を行うが，在宅療養では同居，別居を含め介護にかかわる家族がいるとは限らず，いても複数で介護にあたれることはまれである。したがって，療養者の移動の支援を検討する際には，療養者だけでなく家族の状況も含めて考えていく必要がある。

在宅療養者が療養する環境はさまざまであり，療養者と家族の希望や経済状況，住宅環境によっては新たな介入が難しい場合がある。訪問看護師は，療養者の移動にかかわるニーズを見出し，療養者と家族それぞれの意向，介護環境や住宅環境などを踏まえ，主治医やケアマネジャーなどの他職種とも連携してアプローチしていくことが求められる。

2　在宅療養者の移動状態および移動に関する行動の把握

a 療養者のアセスメント

療養者の移動についてアセスメントする際には，療養者の性別や年齢，疾患や障がいの有無と経過，現在の状態，今後の病状の見通しなど，身体面とともに精神面，認知面の機能について情報を収集する。慢性疾患のある療養者では，運動機能障害がなくとも，一連の移動動作に伴う身体的負担や回復力など，全体的な体力も課題となる。また，高次脳機能障害や認知症のある療養者では，安全に配慮する力や移動動作を習得する力についてもアセスメントする必要がある。

食事や排泄（日中，夜間），清潔などの日常生活動作（ADL）にかかわる移動の状況，掃除や買い物，洗濯などの手段的日常生活動作（IADL）にかかわる移動の状況について情報を収集する。また，趣味活動への参加，学校や作業所へ通うなど，社会参加に関する移動の状況についても情報を収集し，移動手段の安全性や心身の負担の有無などを確認する。介助者による援助や福祉用具を使用して移動している場合は，療養者の動作と介助者の援助内容を確認し，療養者が感じる症状や負担度と，介助者からみた療養者の状態と安全性，介助者の負担度などをアセスメントする。

療養者のこれまでの生活状況や価値観について情報収集を行い，移動の現状について療養者がどのように考えているか，今後どうしたいと思っているか，家族や社会資源による支援についての考え方などを確認する。

b 家族のアセスメント

療養者の介護にかかわる家族はいるか，同居か別居か，家族介護者の年齢や健康状態，療養者との体格差，介護に対する意欲や能力，介護にかかわれる時間などについて情報を収集する。また，療養者との関係性や，移動に関する支援のあり方，社会資源の利用についての考え方，希望などを確認する。

c 住宅環境のアセスメント

療養者の寝室の状況，他の部屋やトイレ・浴室へ行く際の動線，屋外へ出る際の動線について確認する。室内を車椅子で移動する際には，ドアが開く向きなどにも注意する。賃貸住宅や公営住宅では，住宅改修ができなかったり届け出が必要だったりする場合があるため，改修の可否についても確認する。

表Ⅰ-1-25　移動に関するアセスメント

療養者	心身の状態	年齢，性別，運動機能障害を起こす疾患，障がいの程度，循環器・呼吸器などの慢性疾患，認知症，精神疾患などの経過と現状，今後の見通し	心身の状態から考えられる現在の生活上のリスクと，今後可能になるかもしれない潜在的な能力，療養者の意向について検討する
	日常生活	ADL，IADL の状況，介助者の援助内容，福祉用具	
	社会参加	頻度，移動手段	
	価値観など	生活歴，経済状況，移動に関する考え方，希望	
家族	心身の状態	年齢，性別，同居・別居，健康状態，療養者との体格差	家族の介護力，移動に関する意向について検討する
	介護力	介護に対する意欲・能力，介護にかかわれる時間	
	価値観など	療養者との関係，経済状況，移動に関する考え方，希望	
住宅環境	居室内	布団・ベッド，室内の動線	現状での移動に関する課題とともに，より療養者の状況に合った環境調整が可能かどうかについて検討する
	屋内	持家・賃貸，リビングルームやトイレ，浴室までの動線，段差，階段，手すりの有無，廊下の幅，ドアの向き	
	屋外へのアプローチ	居室から屋外までの動線，玄関の段差，道路までの段差の有無，エレベーターの有無	
社会資源	人的資源	制度による介護サービス，インフォーマルサービス	現在の人的・物的支援の状況に至る経緯と課題，今後利用可能な資源について検討する
	福祉用具	車椅子，介護ベッド，マット，介護リフト，スロープ，スライディングシート・ボード，手すり，段差解消機	
	住宅改修	手すり，フローリング化，段差解消	

d 社会資源のアセスメント

現在利用している人的・物的資源だけでなく，より療養者に合った福祉用具などの有無，今後利用可能な制度などについて情報収集を行う。

e 移動に関するアセスメント

療養者の移動について考えるとき，療養者の心身の状態に対して現在の日常生活上の移動動作がどの程度の負荷となっているか，事故などのリスクをはらんでいないかを検討する。反対に，療養者がもつ機能に比べて療養者の希望や人的・物的環境から活動範囲が狭く，廃用のリスクが考えられることもある。

こうした移動に関するリスクや，今後できるようになる可能性のある動作について，療養者や家族がどのように考えているか，療養者と家族のそれぞれがどのような暮らしを望むかを把握することが大切である。移動の方法にはいくつかの選択肢があり，それぞれにメリットとデメリットがある。どのように選択肢を提示し，アプローチしていくかについては，療養者，家族，他職種と連携しながら検討していく必要がある（表Ⅰ-1-25）。

3 在宅療養者・家族への移動に関する支援

a ベッドや布団の上での移動

療養者の中には，布団で寝起きすることにこだわりのある人や，障がいにより膝や臀部を床につけたまま移動するために，ベッドよりもむしろ布団のほうが動きやすいという

図Ⅰ-1-17　スライディングシートの活用

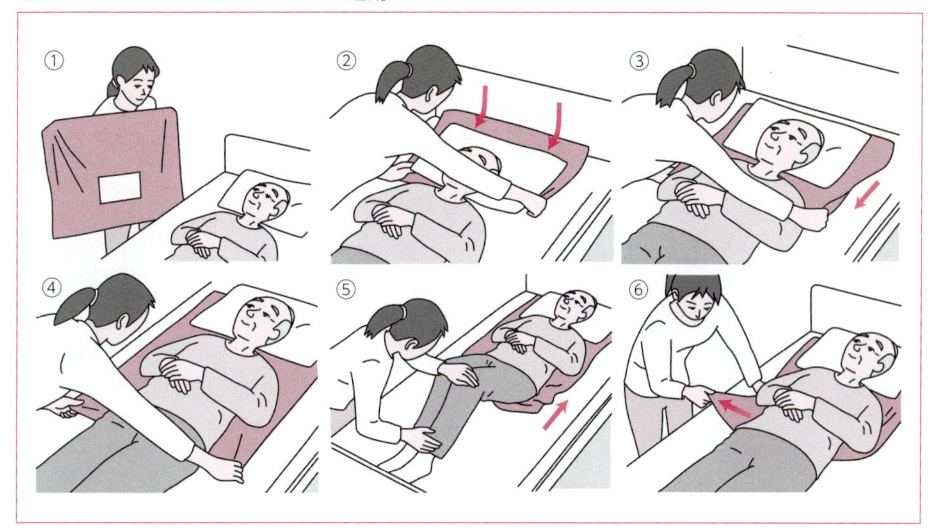

人もいる。背上げが必要であれば，布団の下に背上げ機能のあるマットを敷くこともできる。

ベッドアップすると療養者の身体が下にずり落ちてしまうことがあるが，スライディングシートを用いると体格のよい療養者であってもわずかな力で適切な位置に戻すことができる（図Ⅰ-1-17）。保清などのケアを行う際には，側臥位を保持するために背部にクッションを置くと，介護者が1人でケアを行う際の負担を軽減することができる。

また，ベッドアップの際は足側と頭側を交互に上げていくようにする。頭側だけを一気に上げると，療養者の腰部に負荷がかかるだけでなく，ベッド下方へのずり落ちにより褥瘡のリスクが生じる。ベッドの高さを調節した後は，療養者の身体とマットの間に手を入れて滑らせるなどして「背抜き」を行い，マットと身体の間にある圧を取り除く。

b ベッドから車椅子などへの移動

ベッドから車椅子やポータブルトイレに移動する際は，療養者が端座位をとりやすいよう，ベッドの高さを調節できる電動の介護ベッドが有用である。上肢の機能のある療養者の場合，介護ベッドに介助バーをつけるか据え置き型の手すりを設置すると，自身の力を活かして移動することができる。また，立位がとれない場合はスライディングボードを使用すると療養者が自分で移動できたり，介助者の負担を軽減したりすることができる（図Ⅰ-1-18）。

片側の麻痺がある場合は，可能であればベッドの健側から降りられるようベッドを配置し，健側の方向に移動するように車椅子を置く。車椅子から戻る際はベッドが健側にくるようにアプローチすることが望ましいが，在宅では住宅環境から難しいことも多い。

介護リフトは導入に心理的抵抗を感じる療養者や家族が少なくないが，柱や天井に傷をつけずベッド周りに設置できるタイプがある（図Ⅰ-1-19）。使い方に慣れる必要があるものの，座位をとることが難しい療養者でも介助者が力を使わずに移乗を支援し，療養者の生活の場を大幅に広げることができる。

図Ⅰ-1-18 スライディングボードの活用例

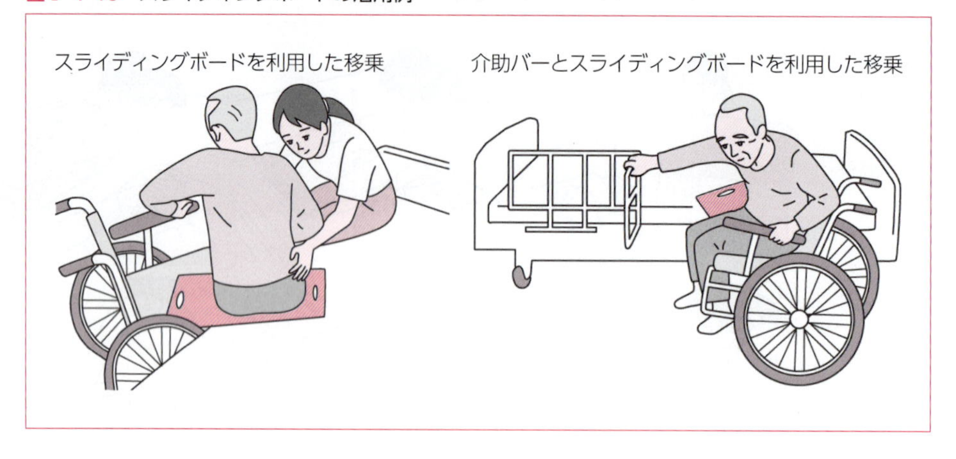

図Ⅰ-1-19 介護リフト

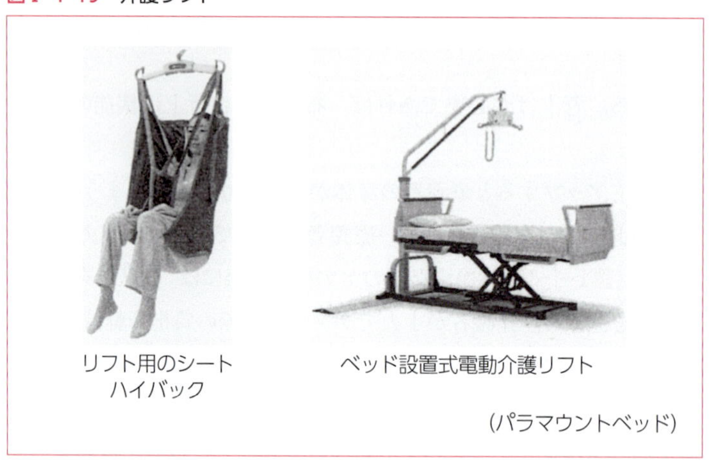

c 室内の移動

歩行して移動する場合には，住宅改修で壁に手すりを設置したり，壁のないところでは据え置き型の手すりを設置したりする方法がある。杖や歩行器にはさまざまなタイプがあり，療養者の歩行状況や室内環境に合わせて検討する。リハビリテーションの専門職や福祉用具の相談員などと連携し，療養者の使用感を確認しながら選択する。

車椅子には自走式と介助式があり，一般的に介助式のほうがコンパクトなつくりとなっている。車椅子座位の時間が長い場合には，リクライニング機能だけでなく座面ごと角度をつけられるティルト機能のある車椅子を使用するとずり落ちにくく，体圧も分散できる。

d 屋内から屋外への移動

玄関に段差がある場合には，踏み台を置くことで段差を小さくすることができ，手すりの設置によってより安全に昇降できるようになる。また，靴の脱ぎ履きをする際は座ってできるように，可能であれば玄関に椅子を置くと転倒の予防になる。

図I-1-20　家族に伝える移動介助の方法

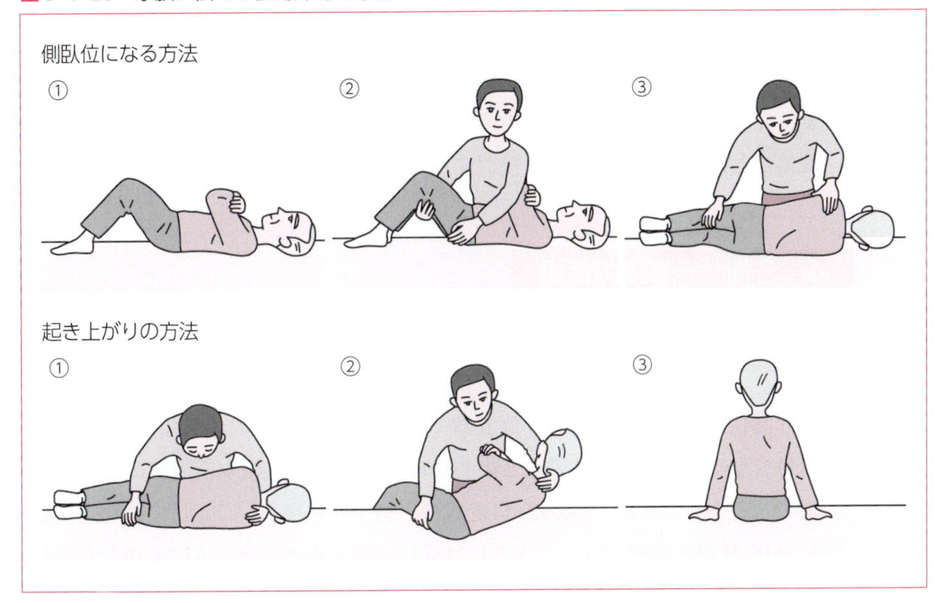

屋外へのアプローチは，玄関からとは限らない。玄関から道路までに階段があるような場合には，窓を出入り口として道路までスロープを設置したり，室内から室外へ出るために介護リフトを使用したりすることもある。

e 屋外での移動

屋外では，他の歩行者や自転車，自動車の交通があることを踏まえ，できるだけ安定した移動方法を選択することが望ましい。しかし，杖や歩行器，車椅子を使用することをためらう療養者も少なくない。杖などの福祉用具があると周囲への注意喚起にもなるので，転倒予防だけでなく事故防止にもなることを伝える。

f 家族の支援

家族が行う移動の介助は，より小さな力で，シンプルな方法で行えるよう支援する（図I-1-20）。長年の介護経験から家族にとって慣れた方法があるときは，その方法を否定するのではなく，より負担が少なく安全な方法を少しずつ伝えるようにする。

家族も生活していく中で体調を崩したり，年齢を重ねてそれまでできていたことに負担を感じるようになったりする。家族による移動支援が安全に，過剰な負担なく行えているか，状況に変化がないかをとらえ，新たな方法の提案や人的・物的支援の検討を進めていく必要がある。

g 手段としての移動

移動の手段には，リハビリテーションを重ねたり，福祉用具の利用，住宅環境などの調整によって療養者が自分の力で移動する場合と，家族や介護職などによる人的な介助で移動する場合，人的・物的支援の双方を利用して移動する場合とがある。

移動の手段について考える際に，療養者が自分の力で移動することだけを目的としていると，できるようになるまでそのままの環境で過ごさざるを得ない，ということになる。「トイレに行く」あるいは「外出する」ことを目的とし，それを達成するための手段として，介助者の調整，介助リフトの導入，車椅子や電動車椅子など福祉用具の使用，住宅改修などによる移動の支援を検討することも大切である。

4　各種サービスの活用

a 介護保険によるサービス

介護保険制度が適用される療養者では，介護保険対応の福祉用具を貸与で利用できる。給付でなく貸与で利用することの利点は，療養者の状態や使用感に合った福祉用具を選択できることである。例えば，自走式の車椅子から ADL に応じて介助式の車椅子に変更したり，体動が困難になったときには除圧マットをエアマットに変更したりして対応していく。また，退院後間もなくは歩行器を使用していたが，その後 ADL が改善して歩行器が不用になれば返却可能である。同じ車椅子であっても，いくつかの種類を試しながら療養者に最も合ったものを選択して借りることができるため，療養者の長時間の外出も実現することができる。

福祉用具の貸与に対する自己負担割合は，所得に応じて定められている。ただしポータブルトイレや入浴に用いる福祉用具など肌が直接触れるものについては，貸与ではなく一部自己負担による購入の対象となっている。

廊下や浴室などへの手すりの設置や段差の解消といった住宅改修も，給付金額の上限と一部自己負担はあるが介護保険で利用することができる。

b 障害福祉サービス

障害者総合支援法の対象となる障がい者，障がい児，難病患者などは，日常生活用具給付等事業として，車椅子などの給付を受けることができる。対象となる福祉用具の品目や上限額は市町村によって異なる。

療養者に合わせて細部までカスタマイズした車椅子などを製作することができる一方，同じ品目では基本的に一定の期間を経過しないと再給付されない。そのため，自宅用と学校用など複数必要だったり，状態の変化や破損などにより再給付が必要になったりしたときは主治医や市町村と相談して対応する。

7 社会とのつながり（社会参加）

1 在宅療養生活における社会とのつながりの特徴

a 社会的孤立に陥りやすい高齢者の特徴

『平成22年版高齢社会白書』[20]では，社会的孤立に陥りやすい高齢者の特徴として，単身世帯，暮らし向きが苦しい，健康状態がよくないなどを挙げている。さらに，高齢者の社会的孤立の背景には，一人暮らしや高齢夫婦世帯の増加といった世帯構成など経済・社会の変化が関係しており，今後，これらのリスクはますます高まっていくことが予想される。

b 高齢者の社会的孤立がもたらす影響

一人暮らしや健康状態がよくない人，未婚や離別した人，暮らし向きの苦しい人は，日常の会話や，友人・近隣との付き合いが少なく，困ったときに頼れる人がいない場合が多い[1]。社会とのつながりが阻害され，1日誰とも会話することなく生活している高齢者では，生きがいが低下し，体調不良や生活が困難な状況になったときに誰も頼る人がいない状況で，孤立死，消費者契約のトラブルの発生などの社会的な問題が生じている。

c 要介護度別にみた社会とのつながり

2000年に介護保険制度が制定され，介護予防や自立支援という言葉が聞かれるようになった。多少の支援があれば，自立した在宅生活が送れる要支援・要介護1～2では，病気や障がいがあっても，趣味を楽しみ，友人や知人との交流をもちながら生活をしている人も多い。一方，日常生活において，家族や介護者の手を借りなければならない場合は，家族関係や介護条件，周囲の働きかけの有無によって，社会とのつながりが阻害され，閉じこもりなどの状況が生じる。

介護保険サービスの利用状況を見ると，要介護1では約6割の人が，要介護2では約5割の人が通所介護・通所リハビリテーションなどの通所系サービスを利用し[21]，社会とのつながりをもつことができている。一方，要介護4・5になると，通所系サービスよりも訪問系サービスの利用が多くなり，他者との交流は，家族や介護者に限られるなど，社会とのつながりが減っている（図Ⅰ-1-21）。

d 在宅療養者の家族の社会とのつながり

在宅療養者の家族は，介護のために離職や転居を強いられることもある。仕事や地域とのつながりがあれば，社会との交流も確保でき，楽しみや気分転換を図ることが可能であるが，常時介護が必要な療養者の家族では，買い物や自分自身の受診の時間を確保するのにも苦労することがあり，社会との交流が希薄になりやすい。

図Ⅰ-1-21　要介護（要支援）状態区分別にみた居宅サービス種類別受給者数の利用割合

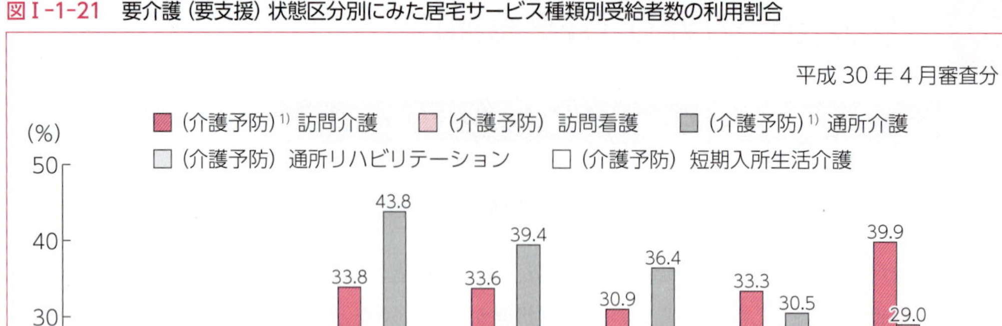

注：居宅サービス種類別受給者数の利用割合（%）＝居宅サービス種類別受給者数／居宅サービス受給者数 ×100
1）平成 27 年度の介護保険法改正に伴い，介護予防サービスのうち「介護予防訪問介護」及び「介護予防通所介護」は，平成 29 年度末までに「介護予防・日常生活支援総合事業」における「介護予防・生活支援サービス事業」に移行することとされている。

［厚生労働省（2018）：平成 29 年度 介護給付費等実態調査の概況］

2　在宅療養者の社会とのつながりの把握

在宅療養者の社会とのつながりについて把握し，社会から孤立することなく生活できるよう支援することが大切である。療養者が抱えている課題を明らかにし，療養者と家族の価値観を大切にした支援方法を検討するうえで必要なアセスメント項目は以下のとおりである。

①療養者の生活歴：職業，趣味，価値観，家族関係，1 日の過ごし方など。
②コミュニケーション能力：視力，聴力，言語，認知症の有無・程度など。
③身体機能：運動機能障害の程度，移動能力・移動方法，ADL の状況など。
④健康状態：疾病，治療の状況，呼吸・循環機能，疼痛，医療処置の存在など。
⑤精神心理状態：生活意欲，生きがい，不安や悩みの有無など。
⑥他者との交流状況：家族構成，家族間の関係性，友人・知人の有無など。
⑦介護者の状況：健康状態，負担感，介護にあてる時間，価値観，協力体制など。
⑧地域の環境：交流の場や自治会の状況，自宅周辺の道路・交通の利便性など。
⑨社会資源の活用状況：利用している資源，かかわっている職種など。

3　在宅療養者・家族への社会とのつながりに関する支援

高齢社会対策基本法第 6 条に基づき定められている「高齢社会対策大綱」（平成 30 年 2 月 16 日閣議決定）では，社会的に支援を必要とする人々に対し，社会とのつながりを失わせないような取り組みを推進する必要性を指摘している。一人暮らしの高齢者などが住み慣れた地域で孤立することなく安心した生活を営むことができるよう，民生委員やボランティア，民間事業者などと行政が連携し高齢者の社会的孤立を防止することを定めている。

a 療養者と家族の価値観を大切にする

在宅療養者・家族への社会参加を支援する際には，療養生活の現状や潜在的な欲求を見極めながら，どのようにすれば日常生活行動の中に趣味や気分転換の時間が確保できるか，他者との交流の機会をつくることができるかを検討する。地域の社会資源を利用して社会参加を促す支援方法が一般的である。特に，社会とのつながりが少なく，自宅にこもりがちな療養者に対して，デイサービスの利用を促すことは多い。その際に，「ご家族が大変だからデイサービスに行きましょう」「デイサービスでお風呂に入れてもらいましょう」「リハビリをしたほうがよいですよ」と支援者の考えを押しつけるのではなく，療養者自身がどのような生活を送りたいと思っているか，何を大切にしているのかを把握し，その価値観に沿って支援することが重要である。例えば，温泉好きな人へは温泉気分を味わえるようなデイサービスを，将棋が趣味だという人へは将棋のできるデイサービスを紹介するなど，療養者が自ら「行ってみたい」と思うことが大切である。療養者と家族にはこれまでの生活歴があり，他者との交流が苦手な人もいることを理解し，どのような方法で社会とのつながりがもてるかを療養者，家族を交えて関係者間で話し合う必要がある。

療養者の生活歴を知り，思いや大切にしていることを情報収集するためには支援者と療養者・家族との信頼関係も必要である。時間をかけて療養者とその家族の思いを聞き出し，価値観に沿った社会参加を自ら実現できるよう促す工夫が必要である。情報収集の際には生活歴や価値観を把握するために事業者独自の記録用紙を使用することもある(図Ⅰ-1-22)。

b 療養者の生活意欲を高める支援

長期療養者や高齢者世帯，一人暮らしの療養者などの中には，食事・排泄・移動・清潔などの介護を受けながら，家の外に出ることもなく日常生活を送っている例もみられる。特に，寝たきりや重介護が必要な療養者の場合，支援をしている周囲の人が「現状維持」を目標に支援をしていることが多く，今以上の生活行動の拡大に目が向けられていない。訪問診療・訪問看護・訪問介護などの訪問系サービスを導入し，必要なケアを行うことは大切であるが，その中で，療養者のできることに着目し，潜在能力を引き出す働きかけが必要である。

常時，寝たきりだった人が車椅子に移乗できたことで，「家の外に出てみたい」「桜を見に行きたい」と生活意欲が高まる例は多い。できることを少しずつ増やしていくことは，療養者と家族が諦めかけていた日常生活を取り戻すきっかけとなるのである。座位が困難でもリクライニング式の車椅子があれば外出は可能である。療養者は一つの障がいが解決すると次の目標をもつことができ，生活意欲が高まることで生活行動の拡大に

図Ⅰ-1-22　情報収集シート「これからの道しるべシート」

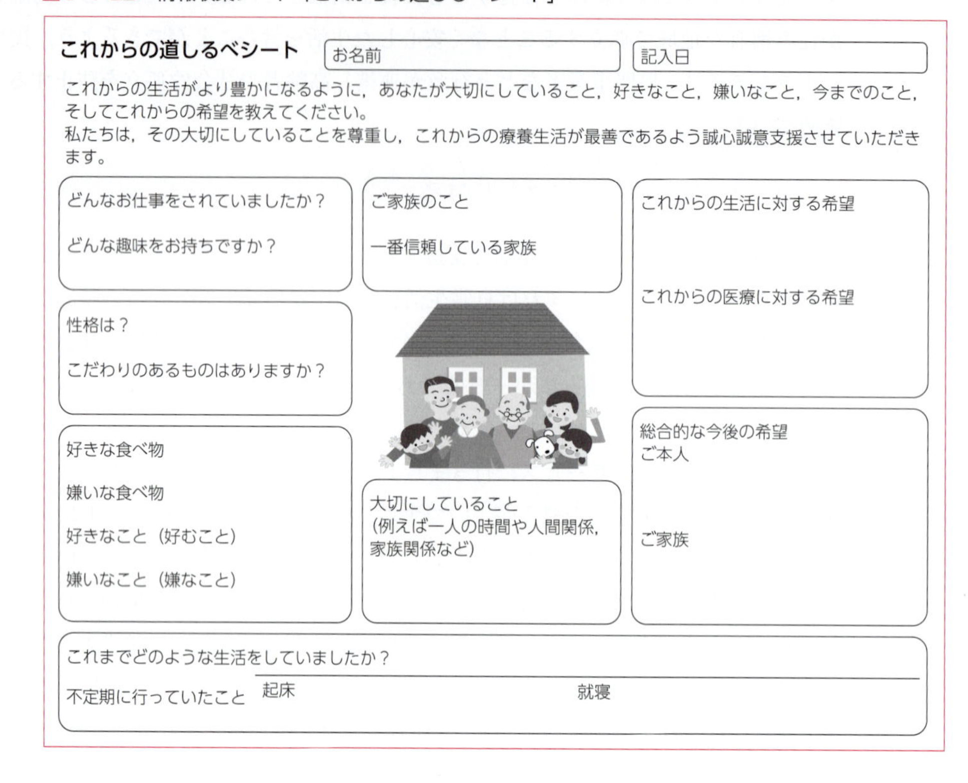

これからの道しるべシート　お名前　記入日

これからの生活がより豊かになるように，あなたが大切にしていること，好きなこと，嫌いなこと，今までのこと，そしてこれからの希望を教えてください。
私たちは，その大切にしていることを尊重し，これからの療養生活が最善であるよう誠心誠意支援させていただきます。

どんなお仕事をされていましたか？
どんな趣味をお持ちですか？

ご家族のこと
一番信頼している家族

これからの生活に対する希望
これからの医療に対する希望

性格は？
こだわりのあるものはありますか？

好きな食べ物
嫌いな食べ物
好きなこと（好むこと）
嫌いなこと（嫌なこと）

大切にしていること
（例えば一人の時間や人間関係，家族関係など）

総合的な今後の希望
ご本人
ご家族

これまでどのような生活をしていましたか？
不定期に行っていたこと　起床　就寝

つながる。そのことを理解し，支援者も現状維持で諦めることなく，療養者の潜在能力を見極め，少しずつでもできることを増やすための働きかけが必要である。

c 外出しやすい環境を整える

社会とのつながりをもつためには，家の外に目を向ける必要がある。歩行が不安定で転倒のリスクがあるため外出しない療養者や，玄関の段差や道路までの階段があることで外出が困難な療養者は多い。

安全に，安心して屋外に出るためには，玄関やアプローチの段差解消，手すりの設置，縁側からの出入りなど，環境面の整備を検討することが必要である。居室が2階以上の場合は，それだけで外に出ることが難しくなるため，居室を1階に移すなどの配慮も必要になる。その際には，家族の事情や療養者本人の生活空間へのこだわりにも配慮し，居室を1階に移すことの意義をきちんと説明できることが必要である。

療養者の身体機能によっては，杖や歩行器，車椅子などの福祉用具の使用を検討する。車椅子の場合は，ベッド周囲に車椅子が設置できるか，廊下に出られるか，段差はないかなど実際に使用が可能かどうか試してみる必要がある。また，外出の距離によっては，介護者の同伴や介護タクシーの利用を検討するなど，療養者が安全に安心して外出を楽しめるように工夫することが大切である。

d 介護者への支援

介護者が日々の介護に追われ，疲労している状況では，療養者に楽しみや気分転換の時間をつくったり，散歩や外出に同行するなどのゆとりはないのが現実である。介護者の健康状態や疲労感，負担になっている介護内容を把握し，サービス担当者会議などで社会資源の活用について話し合う必要がある。社会資源を提案する際には，介護者の介護負担を軽減することだけの目的ではなく，療養者の楽しみや気分転換，社会交流にもなること，介護者が気持ちの余裕をもって介護ができることは，在宅生活を継続するためには必要なことであることを療養者本人にも説明し，理解してもらう必要がある。

また，介護のために離職をした場合や，生活のほとんどの時間を介護に費やし，自分の時間も確保できない場合は，介護者自身も社会とのつながりが希薄になりやすい。自由に外出できる時間の確保や，家族会の紹介など，介護者が社会とのつながりをもてるよう支援する必要がある。

4 各種サービスの活用

社会とのつながりをつくるための社会資源として，以下の利用が考えられる。

a 住宅改修・福祉用具の活用

屋外に出やすくするための段差解消，スロープの設置，階段昇降機の設置などの住宅改修や，療養者の身体状況に合わせて，杖や歩行器，車椅子などの福祉用具の活用など，できるだけ自立した生活が送れるように生活環境を整えることは重要である。

b 通所系サービス（通所介護，通所リハビリテーション，療養通所介護）の活用

通所系サービスの利用は，他者との交流の機会がもて，リハビリテーションや趣味活動などで活動性も向上できるメリットがある。通所系サービスは，介護予防，趣味活動，機能訓練，療養など，療養者の身体状況や利用目的に合わせて選択することができる。こ

Column

❶ 療養通所介護の利用で要介護５の療養者に笑顔が…

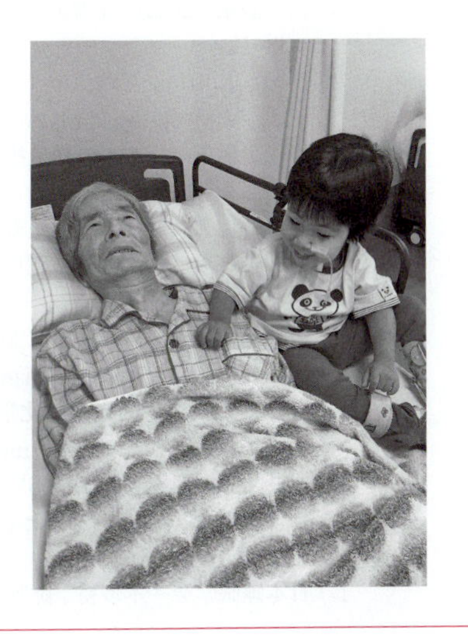

療養通所介護は常に看護師による観察を必要とする難病，認知症，脳血管疾患後遺症などの重度要介護者またはがん末期患者を対象にしたサービスである。利用者が可能な限り自宅で自立した日常生活を送ることができるよう，自宅にこもりきりの利用者の孤立感の解消や心身機能の維持回復だけでなく，家族の介護の負担軽減などを目的としている。これは 2012（平成 24）年から重症心身障害児の児童発達支援・放課後等デイサービスの指定も受けることができるようになり，子どもたちとの触れ合いで寝たきりの高齢者にも笑顔が戻っている。

れまで，医療的なケアを要し，常時看護師の観察や見守りが必要な重介護な療養者は，通所系サービスの利用が難しく，療養者と家族は社会とのつながりがもてないことが課題とされていた。2006（平成18）年に療養通所介護が創設されたことにより，少しずつではあるが，重介護の状態でも通所系サービスが利用できるようになり，療養者の社会交流や心身の機能回復，家族の介護負担軽減につながっている。仲間や施設の職員との交流で，社会とのつながりをもつことは，「生きがい」や「生活の張り」「自身の存在価値」を見出すことにもつながっている。

c 訪問介護・有償ボランティアの活用

外出支援には，介護職やボランティアの協力を得ることができる。介護保険外のサービスとして，散歩や外出支援を行っている事業所を活用し，地域活動や趣味活動，気分転換を図ることが可能である。

d インフォーマルな資源の活用

近所の人や，友人や親戚などとの交流は外出の機会が少ない療養者とその家族にとって社会とのつながりがもてる機会でもある。積極的に活用するように働きかける工夫が必要である。

引用文献

1）内閣府（2017）：平成29年版高齢社会白書．
http://www8.cao.go.jp/kourei/whitepaper/w-2017/gaiyou/pdf/1s2s_03.pdf
2）株式会社クレセル．http://www.crecer.jp/Q-A/HTML/A-11.html
3）環境省：熱中症予防情報サイト．http://www.wbgt.env.go.jp/doc_prevention.php
4）Unicharm：排泄ケアナビ．http://www.carenavi.jp/jissen/ben_care/syukan/shisei.html
5）清崎由美子（2017）：環境の整備による安全の確保 系統看護学講座統合分野 在宅看護論，p.139，医学書院．
6）内閣府（2017）：平成29年版高齢社会白書，高齢者の生活環境 高齢者の家庭内事故．
http://www8.cao.go.jp/kourei/whitepaper/w-2017/zenbun/pdf/1s2s_06_01.pdf
7）「高齢者訪問看護質指標」を活用した訪問看護師応援サイト：転倒予防質指標．
http://plaza.umin.ac.jp/houmonkango/data/list080/pdf
8）田中敏嗣（2002）：住環境におけるヒトの健康を考える―オーバービュー，Mycotoxins Vol.52，No.1，p.43-44．
9）Nestlé Nutrition Institute：簡易栄養状態評価表 Mini Nutritional Assessment-Short Form MNA®．
http://www.mna-eldarly.com/forms/mini/mna_mini_japanese.pdf
10）厚生労働省：日本人の食事摂取基準（2015年版）．
http://www.mhlw.go.jp/stf/houdou/0000041733.html
11）長寿科学振興財団：健康長寿ネット．https://www.tyojyu.or.jp/net/byouki/frailty/genin.html
12）泌尿器科領域の治療標準化に関する研究班編（2004）：EBMに基づく尿失禁診療ガイドライン，p.1，じほう．
13）医薬品医療機器総合機構（2012）：PMDA医療安全情報 グリセリン浣腸の取扱い時の注意についてNo.34．https://www.pmda.go.jp/files/000143821.pdf
14）日経メディカル（2016）：化学療法やオピオイドによる「がんこな便秘」に癌患者の困った便秘にオリーブオイル浣腸．http://medical.nikkeibp.co.jp/leaf/mem/pub/report/201605/546959.html
15）河井啓三，大沼敏夫（1996）：よくわかる排便・便秘のケア，p.115，中央法規出版．
16）今井素惠（2012）：高齢者と若年者の衣服の実態調査から考える衣生活，岐阜市立女子短期大学研究紀要，Vol.61，p.109-111．
17）日本睡眠学会／本多裕：睡眠障害の基礎知識 Ⅰ，睡眠異常．

http://www.jssr.jp/kiso/syogai/syogai01.html
18) 松村明（2006）：大辞林 第3版，三省堂.
19) 金井一薫（1994）：ナイチンゲール看護論・入門“看護であるものとないもの”を見わける眼，p.55-56，現代社.
20) 内閣府（2009）：平成22年版高齢社会白書.
http://www8.cao.go.jp/kourei/whitepaper/w-2010/zenbun/pdf/1s3s_1.pdf
21) 厚生労働省（2018）：平成29年度介護給付費等実態調査の概況，p.9.
http://www.mhlw.go.jp/toukei/saikin/hw/kaigo/kyufu/17/dl/11.pdf

参考文献

- 木下由美子編著（2009）：新版 在宅看護論，p.84-85，医歯薬出版.
- 川口孝泰：看護における環境調整技術のエビデンス—環境看護学の射程.
http://www6.plala.or.jp/kawappi/newfile1.pdf
- 泉キヨ子（2002）：患者の転倒・転落の予測はどこまで可能か—転倒・転落防止のためのアセスメントツールの有効性，EB NURSING，Vol.2，No.1，p.16-24.
- 川越博美，他（2006）：最新訪問看護研修テキスト ステップ1-②，日本看護協会出版会.
- 吉田貞夫編著（2017）：高齢者を低栄養にしない20のアプローチ，メディカ出版.
- 日本泌尿器科学会．https://www.urol.or.jp/public/index.html
- 後藤百万編著（2014）：プライマリ・ケア医のためのLUTS診療ハンドブック，p.1-3，中外医学社.
- 西村かおる編著（2009）：コンチネンスケアに強くなる 排泄ケアブック，学研メディカル秀潤社.
- 西村かおる（2013）：新・排泄ケアワークブック 課題発見とスキルアップのための70講，中央法規出版.
- 後藤百万，渡邉順子編（2006）：徹底ガイド 排尿ケアQ&A，ナーシングケアQ&A，No.12.
- 日本創傷・オストミー・失禁管理学会編（2016）：平成28年度診療報酬改定「排尿自立指導料」に関する手引き，照林社.
- 日本排尿機能学会女性下部尿路症状診療ガイドライン作成委員会編（2013）：女性下部尿路症状診療ガイドライン，リッチヒルメディカル.
- 日本排尿機能学会パーキンソン病における下部尿路機能障害診療ガイドライン作成委員会編（2017）：パーキンソン病における下部尿路機能障害診療ガイドライン，中外医学社.
- 日本排尿機能学会，日本脊髄障害医学会，脊髄損傷における排尿障害の診療ガイドライン作成委員会編（2011）：脊髄損傷における排尿障害の診療ガイドライン，リッチヒルメディカル.
- 日本創傷・オストミー・失禁管理学会編（2017）：コンチネンスケアの充実をめざして 排泄ケアガイドブック，p.26-27，照林社.
- 高久史麿，矢崎義雄監（2017）：治療薬マニュアル2017，医学書院.
- 宍戸穂，矢野理香（2016）：「清拭」の統合的文献レビュー，日本看護技術学会誌，Vol.15，No.2，p.172-182.
- 河原加代子，他（2017）：系統看護学講座 統合分野 在宅看護論 第5版，p.210-216，医学書院.
- 臺有桂，他（2017）：ナーシング・グラフィカ 在宅看護論 地域療養を支えるケア，p.195-198，メディカ出版.
- 日本糖尿病教育・看護学会編（2013）：フットケアに必要なケア技術，糖尿病看護フットケア技術 第3版，p.111-113，日本看護協会出版会.
- 加藤圭子（1997）：全身清拭援助時の安楽を測定する試み：冷感，爽快感，疲労感と影響する要因について，北海道大学医療技術短期大学部紀要，Vol.10，p.19-27.
- 山口要子，他（2015）：洗髪が患者のリハビリ意欲や身だしなみに及ぼす効果，大阪教育大学紀要，Vol.63，No.2，p.15-22.
- 永井早苗，他（2006）：洗顔がもたらす覚醒への影響—臥床患者を対象とした顔面清拭との比較，東京医科大学病院看護研究集録，Vol.26，p.13-17.
- 小池祥太郎（2014）：石鹸清拭と熱布清拭による気分とストレスの変化—日本語版POMS短縮版と唾液のアミラーゼ活性を用いて，日本看護技術学会誌，Vol.13，No.2，p.126-131.
- KAIGOLAB：在宅医療・介護の工夫⑥ベッド上での洗髪．http://kaigolab.com/movie/2421
- 看護roo!／平本幸子（2017）：シャボンラッピングでの足清拭，平成29年神奈川県看護協会訪問看護師養成講習会講義資料.
- 濱部恵里子（2015）：高齢者の日常のスキンケア—石けん，シャンプー，風呂など，WOC Nursing，No.1，医学出版．https://www.kango-roo.com/sn/k/view/1611
- 加藤木真史，他（2016）：看護技術の実態調査—清潔ケア，感染予防，周術期ケアに関する分析，日

本看護技術学会誌，Vol.15，No.2，p.146-153.
- 古田祐子，安河内静子（2012）：乳児の皮膚トラブルに対する皮膚洗浄法の有用性―ある助産師の皮膚洗浄技術の効果から，日本看護技術学会誌，Vol.11，No.3，p.35-45.
- 川嶋みどり（2017）：その意味と価値から死語にしてはならない 熱布清拭，看護教育，Vol.58，No.9，p.780-785.
- 岡田宣子（2011）：ライフステージに対応した快適衣服設計，日本家政学会誌，Vol.62，No.9，p.569-580.
- 澤野文香，山田民子（2015）：高齢者衣服の研究と提案，東京家政大学博物館紀要，Vol.20，p.75-86.
- 赤根由利子（2007）：高齢者衣服の現状と課題，つくば国際短期大学紀要，Vol.35，p.110-120.
- 雙田珠己，鳴海多恵子（2003）：運動機能に障害がある人の衣生活に関する意識調査，日本家政学会誌，Vol.54，No.9，p.739-747.
- 日本睡眠学会／井上昌次郎：睡眠科学の基礎．http://www.jssr.jp/kiso/kagaku/kagaku.html
- 岡崎美智子，正野逸子編（2010）：根拠がわかる在宅看護技術 第2版，p.233-242，メヂカルフレンド社.
- 厚生労働省健康局（2014）：健康づくりのための睡眠指針 2014.
https://www.mhlw.go.jp/file/06-Seisakujouhou-10900000-Kenkoukyoku/0000047221.pdf
- 原礼子編著（2015）：プリンシプル在宅看護学，p.150-158，医歯薬出版.
- 川越博美，他（2006）：最新 訪問看護研修テキスト ステップ1-②，日本看護協会出版会.

2 コミュニケーション技術（面接技術）

ねらい

在宅療養者および家族を総合的に把握し，支援するためのコミュニケーションのあり方が理解できる。

目　標

1. 在宅療養におけるコミュニケーションの特徴が理解できる。
2. 在宅療養者および家族を理解し，支援につながる面接技術が理解できる。

1 コミュニケーションの概要

1 コミュニケーションとは

コミュニケーションとは，一般に人と人とが思考や感情，情報などを言葉や身振りなどで伝え合うことを指す。コミュニケーションの特徴としては，伝える人と伝えられる人の間で双方向的に行われることや，多義的であることが挙げられる。ここでの多義的とは，例えば「おはようございます」という発言からは，単なる「朝の挨拶」としての意味のほかに，表情や態度，声の調子などにより感情が伝わることや，「快活さ」「よそよそしさ」のような，それ以外の意味内容が相手によって解釈されながら受け止められ，それに応じた返事がなされることなどを指すものである。

特に医療・看護分野でのコミュニケーションの特徴として，専門知識を有する医療職と一般の患者との間では情報の量や質に非対称性があることや，難解な専門用語の使用などを通じて医療職と対象者との間に対等な関係が築かれにくいこと，病気や障がいによりコミュニケーション自体が困難な場合が生じることが挙げられる。これに対し看護師は，日々の会話の中から，対象者の生物医学的な意味での「疾患」に，苦痛やその対処をしながら生きてきたその人の「病い体験」という側面を加えた情報収集を行うことにより，全人的な治療やケアの実現に貢献できる。加えて看護師による言葉かけやタッチングが情緒的な支援となるなど，必ずしもカウンセリングのような形態をとらずとも，コミュニケーションが治療的な意味をもったり，治療に寄与する部分は大きい。

実際に精神科領域では，患者と専門家が車座になりさまざまな組み合わせによる対話を行うことなどを含んだ「オープン・ダイアローグ」と呼ばれるシステムにより，最小限の精神病薬で多くの患者の症状の発生が抑えられていることが報告されている。

2 コミュニケーション・チャネル

コミュニケーションは，①情報発信者，②情報受信者，③内容，④文脈，⑤チャネル(channel)の５つの構成要素からなる。ここでは，現場で配慮すべき項目の多い「⑤チャネル」について取り上げる。

コミュニケーション・チャネルとは，コミュニケーションを行うための媒体を意味するものであるが，このチャネルも幾つかの種類に大別することができる。まず１つ目は言葉に含まれる意味や内容のような言語的なコミュニケーションであり，２つ目は，「近言語的」と分類される，それらに付随する声の大きさや高さ，沈黙などの形式的な属性が含まれる。3つ目は「身体動作・位置」に分類される視線や顔の表情，体の位置，向き，距離，姿勢や身振り手振りなど身体活動に伴うもの，4つ目には「環境・人工物」に分類される明るさや温度のような物理的な環境，装飾や標識などそれ以外の広範な内容が含まれる。

また最初に挙げた言語的コミュニケーションには，会話での発語以外にも手紙や手話なども含まれ，それ以外の項目は非言語的コミュニケーションとも呼ばれる。伝える側は伝えたい内容に注目しがちであるが，この非言語的コミュニケーションによる視覚情報が相手に与える情報の5，6割を占めているという結果が多くの研究により示されており，このようなチャネルのそれぞれに配慮してコミュニケーションを行うことは相手との円滑なコミュニケーションにつながると考えられる。

3 効果的なコミュニケーションの方法

それではこれまでの説明を踏まえ，実際にコミュニケーションを効果的に行うための工夫にはどのようなものが考えられるだろうか（表Ⅰ-2-1）。

言語的な意味や内容の点からは，前提として対象者の生活歴やヘルスリテラシー，これまでの会話の文脈などから，会話の内容や用いる言葉を吟味することが必要である。コミュニケーションの序盤では相手との関係性が脆弱であったり，話の方向性が見えないこともあるので，相手の会話の内容をすぐに否定したりせずに，まずは頷きながら「そうですね」と受けたり，「○○なんですね」と相手の会話をそのまま応答したりする技法は対象者を受容し，会話を進めることに有効と考えられる。また自由な回答を促す「オープンクエッション」やYes-Noで回答できるような「クローズドクエッション」のような質問の仕方を状況に応じて使い分けることは会話を広げる手段として有効であろう。

ある程度会話が進んだ時点では，複雑になってきた話の内容を別の言葉で言い換えて話を明快にまとめたり，話をリストアップしたりすることや，他に話すことがないかどうかを尋ねることも，お互いに伝えたいことが適切に伝わっていることが確認でき，伝え忘れを防ぐ意味でも有効といえよう。

またそうしたコミュニケーションの内容に付随して，話す速度が早ければ急いでいる

表Ⅰ-2-1　コミュニケーション・チャネルと効果的な方法の例

チャネル	効果的な方法
言語的 発言の意味や内容	対象者に則した内容の吟味 受容と支持，明確化，リストアップ 質問の工夫（オープンクエッション・クローズドクエッション）
近言語的 声の大きさ，トーン，速さ，沈黙	適切な大きさで，ややゆっくりな速さの会話 急ぎすぎない間合い
身体動作・位置 視線，表情，ジェスチャー，タッチング 姿勢，位置，向き，距離	目線を揃える，リラックスした笑顔，頷き 傾聴する態度，1ｍほどの距離，警戒されにくい向きと位置
環境・人工物 室温，照度，臭気，調度品 服装，化粧，標識，サイン	プライバシーが保持されている，快い環境，邪魔なものがない 華美で集中を削がれない

印象，声が大きければ強調や怒りの印象など，その他にも単語と単語の間の間合い，会話間の沈黙といったものがあるが，これらには自分自身の感情が反映される側面があり，相手に与える印象が変わってくる。さらに目線の高さを合わせて傾聴する姿勢を示したり，話に合わせて笑顔を見せたり，視線を合わせたりすることは，自分の話を誠実に共感して聞いてくれているという印象を相手に与えるものである。

会話を行う際の環境への配慮も重要であり，会話の内容によってはプライバシーが保たれる場所か否かであるかや，療養者の症状によっては照度や温度のような物理的環境も話しやすさに影響を及ぼす可能性がある。コミュニケーションの相手との距離や相手との位置（対面か 90 度ずれるかなど）などの設定も重要であり，医療職の服装や化粧などが与える印象にも配慮する必要がある。また，訪問看護では，家の扉を開けたときに玄関の生け花が枯れているとか，廊下を進むと普段は整頓されている家の状況が乱雑になっているといったことから介護者等の強い心労が読み取れるといったように，相手が意図したものかは別としても環境や状況から意味内容を読み取れるような場合もある。

これらとは少し別の観点から，アサーティブネスという概念の重要性が謳われている。詳細な説明は成書に譲るとして，平易な理解としては，攻撃的にも受身的にもならず，また作為的なものも避け，対等な立場で率直に相手の主張を認めたうえで自らも考えを適切に主張できている状態といえる。これらの状況は曖昧ではあるが，過度に卑屈になって不当な要求を受け入れることや，逆にちょっとした他人のミスに付け込んで間髪を入れずに非難することが望ましくないことは自明である。一例として，「アイメッセージ」と呼ばれるコミュニケーションの方法があり，「あなたは○○しなさい（すべき）！」と伝えるのではなく，「私はあなたが○○してくれると嬉しい（安心する）」といった形で伝えると相手を責めるような印象を与えにくく，相手に行動を選択する自由があること，こちらが望んだ行動を起こしやすいことが知られている。

4　在宅療養におけるコミュニケーションの特徴

1　対象の多様性

ここまでは，医療・看護全般でのコミュニケーションについて触れてきたが，訪問看護での療養者や家族とのコミュニケーションでは，その病態や障害，成長発達の状況がさまざまであるため，その方法や留意点も多岐にわたる。

本項ではそのすべてに触れることはできないが，いくつかの例を示すならば，認知症の人の場合は，その原因疾患や病期を頭に入れながら，辻褄が合わない発言であっても，本人の世界を否定しないように留意してゆく必要がある。また「タクティールケア」や「ユマニチュード」といった海外の認知症のケア方法が知られているが，これらには対象者と「触れる」というボディ・ランゲージを伴う行為が含まれているのも特徴といえよう。

神経難病をもつ療養者の場合には，書字機能や構音機能の障害が進行性に生じるため，症状の進行に応じて適切なコミュニケーション支援の方法も変化していくが，新たなコミュニケーション機器の訓練については回答の妥当性を評価できるよう早めに導入する必要がある。さらに障がいのある児の場合には現在の言語能力だけでなく，今後の成長も考慮した方法の検討も必要である。こうしたコミュニケーションには時間がかかることが多いが，自分の話が最後まで終わるのを待って聞くことを望む療養者も多い。

在宅療養の場では，普段の療養者の状況や家族の健康状態を把握するために，療養者だけでなく家族とのコミュニケーションも積極的に行われている。高齢の家族の場合には自身も難聴や認知症である場合もあり，療養者と同様の配慮を要する。また介護だけに留まらない生活者としての家族の立場を理解しておくことが重要で，療養者本人の問題，特に心身の状態に焦点を当てがちな医療介護チームとは価値観の違いがあることを前提に丁寧な確認をしてゆく必要がある。

訪問看護は多職種のチームの一員として提供されることが多く，特に医師，ケアマネジャー，訪問介護員とのコミュニケーションの機会は多い。ただし在宅療養の場で同時に多職種が集まる機会は，介護保険制度におけるサービス担当者会議を除くと多くはなく，また病院や施設と異なり利用者ごとにチームメンバーや所属する事業所も異なることから，職種間の情報の共有に時間がかかったり，漏れが生じたりする可能性がある。このため電話やFAX，メール，手紙などさまざまな手段を場面に応じて使い分けてゆく必要がある。また学問的背景が異なる医療職と福祉職では，同じ現象に対して使用する用語が違ったり，異なる意味で用いられたりする可能性もあるので，特に初めてチームを組む職員とは直接会って確認することで誤解が解消する場合もある。

2 時間および場所による特徴

訪問看護は保険制度上，訪問回数に制約があるため，病院や施設のように必要なときにいつでもベッドサイドに行って話ができるわけではないが，訪問中は他者の用件で呼び出されることは少なく，療養者や家族との密なコミュニケーションを取ることが可能である。また一方で訪問時間に制限があり，コミュニケーションに時間のかかる療養者の場合に十分なコミュニケーションが取りづらくなる。このため，普段からかかわっている家族や介護職員とも協力して，継続的に話を聴いておくなど訪問時間を有意義に使うための工夫が必要である。

また訪問先の居宅では主にコミュニケーションをとるベッドサイドの環境が異なり，療養者との距離や位置を望ましい形に設定することが難しい場合もある。加えて，家族が同席している場合，近くの部屋で家事をしている場合など一様ではなく，これらを踏まえて最善のコミュニケーション環境を検討する必要がある。

3 ICTの活用

訪問看護では療養者の傍で看護を提供する時間に制限があることから，訪問時間以外の，療養者の急な心身の変調などへの対応には時間を要する場合がある。そのような状況に対して，旧来の電話やFAXだけでなく，近年目覚ましい進歩を見せているICT

（Information and Communication Technology）を活用して対応することは有意義である。個人情報の保護に留意する必要があるが，メールやSNSなどを活用した情報交換や，スマートフォンやタブレットを用いて写真を撮り，その状況を医師に診てもらうなど，内容や緊急性に応じてコミュニケーションの方法を使い分けることも求められる時代になっており，今後は看護師の死亡診断への関与も期待されている。

　また書字機能や構音機能に障がいを抱える療養者に対しては，以前より透明文字盤などを用いたコミュニケーションの支援が行われてきたが，近年はコンピュータ等とさまざまな形態のスイッチを組み合わせて活用することで，医療職や家族とのコミュニケーションのみならず，インターネットを用いた情報検索やメールの送信，各種文書の作成や保存，保存しておいた自分の声で発生することなども可能となっている（図Ⅰ-2-1）。なお，こうした機器の中には障害者総合支援法に基づき給付されるものもある。

　特に近年はタッチパネルや視線入力装置などが普及し，これまでコミュニケーションが不可能と思われた人たちとのコミュニケーションの可能性も広がっていることから，こうした機器の専門家との交流を日頃から重ねておくことも有意義である。

　また病院等から離れた遠隔地に居住する比較的安定した状態の在宅療養者に対して，「テレナーシング」と呼ばれるテレビ電話やコンピュータを用いて定期的に状態を観察する看護のあり方も検討されている。

図Ⅰ-2-1　意思伝達装置の例

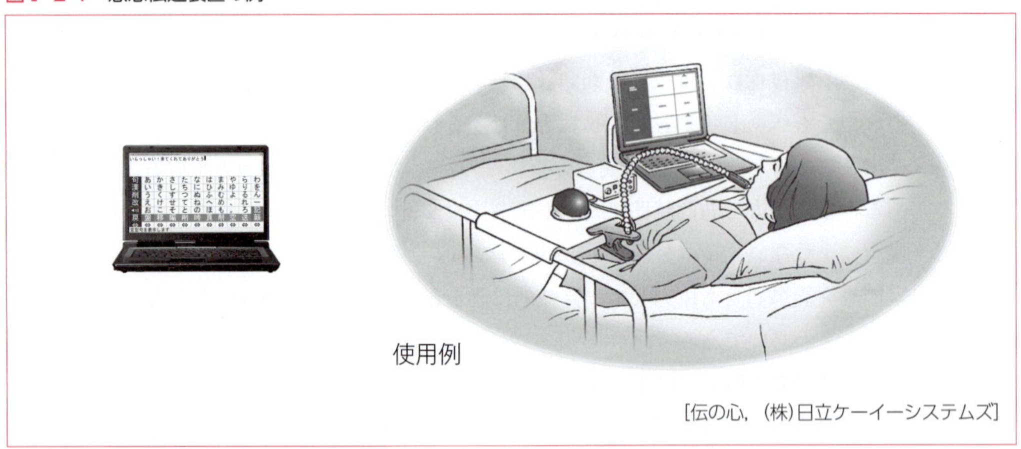

［伝の心，（株）日立ケーイーシステムズ］

2 在宅療養者および家族に受け入れられるための基本的マナー

前述のとおり，訪問看護師の発言内容だけでなく，その態度や服装，化粧，位置や距離などに含まれる視覚的な情報が非言語的なコミュニケーションとして相手に伝わり，時に最初の印象はその後の関係性の構築に大きな影響を与える。訪問看護では在宅療養者の居宅という私的な空間に入り込むことになるため，療養者や家族に拒否的な感情を抱かれることを避け，その後の訪問看護やコミュニケーションをするために望ましい信頼関係を構築するための工夫をこらす必要がある。

例えば,服装についてもどのような色や形の服装かで対象者に与える印象が異なる。ジャケット着用を基本としていたり，ジャージで訪問したりも事業所によって異なり，これらは地域性や世間体といったものにも配慮して適当と思われるものを選ぶ必要がある。挨拶やお辞儀，敬語の使用においても過度に堅苦しいと心理的距離を遠ざけてしまう可能性があるが，初対面からあまりに馴れ馴れしいのも逆効果であり，関係性が深まる中で変化していくものといえよう。

訪問時の所作として，コートを玄関の外で脱いでから入室すること，靴を揃えて入ること，雨の日には濡れた靴下を履き替えること，その家にある道具をどのようにケアに用いるかといったことも，療養者や家族にとっては訪問看護師がどのような人物なのかを判断するための情報になっている。療養者と訪問看護師には世代や生活歴，文化の違いがあり，こうした非言語的なコミュニケーションは明確な意味を示すものではないため，誤解を招く場合もある。そうした意味からも，相手の考えをよく傾聴することとともに，自分が行うこと，考えていることをよく説明することが大切になる。

3 面接の実際　ロールプレイ

1 ねらい

講義の内容をもとに演習し，理解を深め今後の実践につなげる。

2 ロールプレイによる学習の方法

表Ⅰ-2-2 にロールプレイによるコミュニケーション技術の演習方法の一例を示す。

表Ⅰ-2-2　ロールプレイによる学習の方法

時　間	内　容	留意点	準　備
10 分	**ロールプレイのオリエンテーション** ・目的 ・方法（進め方，タイムスケジュールなど） ・留意点	・ロールプレイによる学習を効果的に行うために，各役割になりきることが重要であることを押さえておく。 ・よい点も改善点も両方見つけて検討する姿勢で臨み，互いの意見を尊重することを確認する。	・人数に合わせた広さの部屋で，椅子を自由に移動できるようにする。 ・説明用パワーポイントのプロジェクター ・意見を共有するためのホワイトボード
15 分	**ウォーミングアップ** ・2 人 1 組となり，1 人が今朝起きて研修に来るまでの間に起った印象深い出来事について 2 分間話をする。 ・1 回目の聞き手は，あまり反応しないで聞く。 ・2 回目の聞き手は，講義で学習した技術を使って積極的に聞く。 ・その都度，お互いにどのような気持ちになったか（話し手は自分の気持ちが聞き手に伝わったと感じるか？など）感想を述べ合う。	・聞き手の反応で話し手がどのような気持ちになるかを体験する。 ・印象深い出来事を考える時間を 2，3 分与える。もしなければどのような話題でもよい。	
15 分 15 分 15 分	**ロールプレイ 1- 訪問看護の契約場面** ・4 人 1 組となり，療養者役，家族介護者役，看護師役，観察者役（4 役）を決める。 ・ストーリーを全員で読む。 ・各役割の台本を配布し，3 分間，各自で役作りをしてもらう。 ・ロールプレイを 7 分間行う。 ・終了後，各自の意見，感想を述べ観察者が記録をする（8 分間）。 ・役を変えてもう 1 回行う。	・説明が主となりがちな契約場面だが，質疑応答のやり取りを通して療養者の意向をくむことができることを目指す。 ・ストーリーを読んで，状況をみんなで理解する。 ・役割別の台本に書かれている本音やセリフをもとに，役作りをする。	・グループ決めに時間がかかるので，あらかじめ決めておく（2 パターン） ・ロールプレイ 1 のストーリー 1 枚 ・各役割の台本 2 種（8 枚） ・観察用ワークシート（表Ⅰ-2-3） ・模擬契約書 1 枚

30分	・数組から実施した感想や気づいたことなどを発表してもらい，全体で振り返りをする。	・ディスカッションを要する内容があれば，その検討に時間を使ってもよい。 ・観察者（2人）が記録した観察用ワークシートは，コピーなどして適宜メンバーで共有する。	
10分	休憩		
15分 15分 15分 30分	**ロールプレイ2- 意思決定支援の場面** ・同じ組でロールプレイ1とは異なる療養者役，家族介護者役，看護師役，観察者役を決める。 ・ストーリーを全員で読む。 ・各役割の台本を配布し，3分間，各自で役作りをしてもらう。 ・ロールプレイを7分間行う。 ・終了後，各自の意見，感想を述べ観察者が記録をする（8分間）。 ・役を変えてもう1回行う。 ・数組から実施した感想や気づいたことなどを発表してもらい，全体で振り返りをする。	・ロールプレイ1で看護師役をしていない人が看護師役をする。 ・本人，家族の話を積極的に聞くことに徹することを目指す。 ・ストーリーを読んで，状況をみんなで理解する。 ・役割別の台本に書かれている本音やセリフをもとに，役作りをする。 ・ディスカッションを要する内容があれば，その検討に時間を使ってもよい。 ・観察者（2人）が記録した観察用ワークシートは，コピーなどして適宜メンバーで共有する。	・ロールプレイ2のストーリー1枚 ・各役割の台本2種（8枚） ・観察用ワークシート（表I-2-3）
10分	休憩		
10分 15分 20分	**まとめ** ・2つのロールプレイを通して改めてコミュニケーション（技術）をどのように理解したか，自分の課題などを各自文章にまとめる。 ・ロールプレイの組内で各自の理解を共有し，今後どのように実践していくかについて意見をまとめる。 ・数組から発表してもらい，全体で共有してまとめとする。 **終了**	・各自の理解をもとに，今後の実践につなげる方向でまとめる。 ・研修担当者が話し合いの状況をみて，発表する組を指定する。	・コミュニケーション（技術）に関する理解の記録用紙1枚 ・グループごとにまとめるためのホワイトボード

3 各場面のストーリー

表I-2-2の演習方法の中に示したロールプレイの各場面の概要は以下である。

1 ロールプレイ1　訪問看護の契約場面

a ストーリー

80歳　女性　独居だったが転倒による大腿骨頸部骨折のため，退院後から自分の娘家族と同居を始めた。

生来元気で小学校の教師をしてきた。訪問看護を始めるにあたり，契約のための訪問をした。

b 登場人物の思い・役作りのポイント

パターン1

《療養者役》

娘とその家族に面倒をかけて悪いと思っている。

できるだけ自分のことは自分でやりたいと思っているが，自分でやれないことも多く，それは我慢しようと思っている。「いいよ，いいよ」が口癖。

《家族介護者役》

50歳の娘は仕事をしながら夫，子ども2人（高校生と中学生）と暮らしている。できるだけ本人の望むようにしてあげようと思っているが，忙しさについついイライラした対応になっている。本人が自分の希望をはっきり言わないのでどうしたいのかわからず，ついつい押しつけがち，怒った口調になりがち。

《訪問看護師役》

どのようなことを心がけて契約のための訪問をしようと考えているか？（役作り中に考えメモをする）

パターン2

《療養者役》

訪問看護師には面倒なことを指示されたり，自分の生活に口出しされたりするのではないかと思い，来てほしくないと思っている。片付いていない家の中を見られることに抵抗を感じている。しかし，訪問看護師に来てほしいと思っている娘に遠慮して，その気持ちは言えずにいる。

《家族介護者役》

訪問看護師にはぜひ来てほしいと思っている。自分たちの介護生活をできるだけ支援してほしい，できるだけ介護の負担が生じないようにしてほしいと思っている。それが，母親にとってもよいはずだと考え，母親も同じ意見だと思っている。

《訪問看護師役》

どのようなことを心がけて契約のための訪問をしようと考えているか？（役作り中に考えメモをする）

2 ロールプレイ2 意思決定支援の場面

a ストーリー

50歳 男性 妻（47歳）と長男（17歳）と3人暮らし。一昨年，咳と息苦しさ，倦怠感を主訴に受診し，精査の結果，肺がん（stage Ⅳ）と診断された。放射線治療や化学療法など，あらゆる治療を積極的に実施してきたが，昨年から体力的に厳しくなったため，仕事を辞め在宅療養を始めて半年経った。呼吸苦に対し在宅酸素療法の導入が検討されている。今後，どのように過ごしてゆきたいと考えているか，訪問看護師は改めて確認したいと考えている。

b 登場人物の思い，役作りのポイント

パターン1

《療養者役》

長男はこれから大学受験を控えており，妻にも長男にも余計な心配をかけたくないと思っているが，息子や妻との生活をできるだけ続けたいとも考えている。このまま体調が悪くなってくると，心配や負担をかけることになるのは必至であり，やはり最後は入院した方がよいのか悩んでいる。苦しい状態で家にいること自体，不安でもある。

《家族介護者役》

パートの仕事をしながら夫の介護と長男の世話をしており，忙しい。しかし，夫にはなんとか元気でいてほしいので，免疫によい食事などをインターネットで調べて，時間をかけて調理している。お金をかけることはできないが，できるだけのことはしたいと思っている。長男は大学受験を控えており，心配をかけないよう父親の病状について，詳しいことは話していない。そのため，家庭内では元気で明るい雰囲気を保とうと頑張っているが，さすがに疲れてきた。

《訪問看護師役》

今後どのように過ごしたいと考えているか，どのようなことを心がけて話題にするか？（役作り中に考えメモをする）

パターン2

《療養者役》

主治医からは，そろそろ在宅酸素療法の導入が必要と説明されている。呼吸苦が強くなっており，酸素を使った方が楽になるのではないかと思うが，酸素が必要であるということは病状が進行していることを意味しており，それはすなわち最期が近づいていることでもあると考えている。妻や息子にマスクをしている自分を見せることは，心配させたり悲しい気持ちにさせたり不安を感じさせたりするのではないかと思い，できるだけ酸素は使わず頑張りたいとも考えている。

《家族介護者役》

最近は，夫と長い会話ができなくなっており，夜中も起きて座って過ごすことがあり，夫の息苦しさが強くなっているのは感じている。辛そうだがどうしてあげることもできず，もどかしく切ない気持ちでいる。もし息が止まってしまったら，と思うと，このまま家で看るのは怖い気持ちもしている。これからどうなっていくのか，どういうときにどうしたらよいのか，具体的に知りたいような知りたくないような複雑な気持ちでいる。

《訪問看護師役》

今後どのように過ごしたいと考えているか，どのようなことを心がけて話題にするか？（役作り中に考えメモをする）

表Ⅰ-2-3　観察用ワークシート　ロールプレイ（　　－　　）

	療養者役	家族介護者役	訪問看護師役
ロールプレイ中の観察内容	どのような様子か？	どのような様子か？	姿勢や雰囲気，面接技術など
ロールプレイ後の各自からの振り返り内容	演者の感想・気づきなど	演者の感想・気づきなど	演者の感想・気づきなど
振り返りからの検討内容			

参考文献

- 藤崎和彦，橋本英樹編著（2009）：医療コミュニケーション，p.15-18，篠原出版新社.
- 野口裕二（2016）：医療コミュニケーションの変容―平等化と民主化をめぐって―，保健医療社会学論集，Vol.27，No.1，p.3-11.
- 伊藤まゆみ編（2014）：看護に活かすカウンセリングⅠ　コミュニケーションスキル，p.17-27，ナカニシヤ出版.
- 保坂隆監／町田いづみ著（2006）：24の臨床シーンでわかるコミュニケーションの上手な方法，p.10-17，照林社.

3 フィジカルアセスメント

ねらい

在宅療養者の健康状態を的確にアセスメントし，異常の早期発見ができる。

目　標

1. 問診・視診・触診・打診・聴診ができる。
2. バイタルサインの正しい測定ができる。
3. 呼吸・循環・神経系のアセスメントができる。

1 訪問看護における フィジカルアセスメントとは

私たち訪問看護師は，療養者を可能な限り健康な方向へ導くことを目指して介入を行っていくが，そのためには，バイタルサインにとどまらず療養者とその人を取り巻く環境も含めて多くの情報を収集する必要がある。

そして，得られた情報を評価し，療養者に何が起こっていて，その問題を解決するために看護師としてどのような介入ができるのかを考え，療養者・家族に説明して同意を得たうえで介入を行う。

図Ⅰ-3-1に示したように，療養者の健康問題全体をアセスメントするのがヘルスアセスメントであり，その中の身体的な評価がフィジカルアセスメント，フィジカルアセスメントに必要な身体所見を取る行為をフィジカルイグザミネーション（身体診察）という。

在宅では，何かあってもすぐに医師の診察を受けることが困難な場合も多い。その中で，訪問看護師が重要な症状をきちんと捉えて，それをもとにしっかりとしたアセスメントを行うことができれば，不必要な受診を減らすことができ，病院やクリニックの負担も減り，療養者にとってもメリットが大きい。また，医師に必要な情報をしっかり伝えることで的確な判断が可能となる。特に療養者のかかりつけが大病院などの場合では，状態を直接医師に報告するのではなく，地域連携室などを通して報告することも多いため，より的確な情報を医師に伝えてもらうためにもフィジカルアセスメント・フィジカルイグザミネーションが重要となる。

フィジカルアセスメントを行うためには，解剖学の知識が必須である。

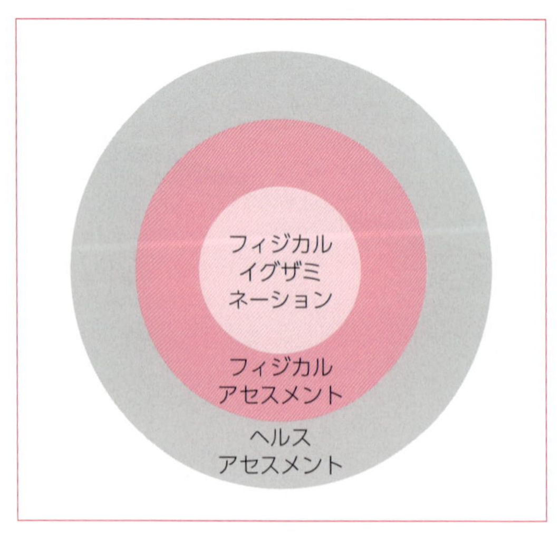

図Ⅰ-3-1　「フィジカルイグザミネーション」「フィジカルアセスメント」「ヘルスアセスメント」の関係

2 バイタルサインの測定方法と基礎知識

1 体　温

1　生理的変動

体温は，外部環境や食事，入浴，年齢差，個人差，性差，日内差，など個人の状態によっても変動し，35～37℃台までの開きがある。

- 年齢差：成人では，それほどの差はないが，高齢者は腋窩温が低い傾向にある。また，新生児の体温は，外気温に影響されやすく，37℃以上である。10歳頃までは，体温調節機能が未熟である。
- 性差：基礎代謝の差により変動があり，一般的には，筋肉量の多い男性の方が女性より体温が高い。女性は，排卵周期に伴って変動する。
- 日内差：日内差は1℃未満であるが，早朝に低く夕方に高い。
- 行動差：運動後，食事後では上昇し，入浴後，睡眠時では低下する。

2　測定方法

腋窩，口腔の体温測定では，一般的に電子体温計を使用することが多い。電子体温計は，体温計の先端にある温度センサーで温度を設定し，電気抵抗を利用してデジタル表示するもので，実測式，予測式がある。実測式は，測定部位のその時の温度を測定し表示するもので，これ以上体温が上がらない温度（平衡温）になるまで測定する必要があり，腋窩で10分，口腔で5分程度かかる。予測式は，平衡温を短時間で分析・演算した値を表示する方式で，多くの人の体温上昇データを統計的に処理し，演算式に当てはめ短時間に体温を表示する。約20秒という短時間で体温を測定できることが特徴である。

3　測定部位

- 腋窩：測定部位としては，苦痛がなく一般的である。腋窩動脈に当たるように下から上へ体軸より45度の角度で体温計を挿入する。発汗している場合は，測定する前に乾いたタオルで拭く。
- 口腔：主に基礎体温測定に使用する。舌小帯を避け，舌下中央部付近に体温計を挿入する。直前に摂取した食べ物の温度に左右されるため，測定する10秒前に冷たいもの

図Ⅰ-3-2　熱型の主なタイプ

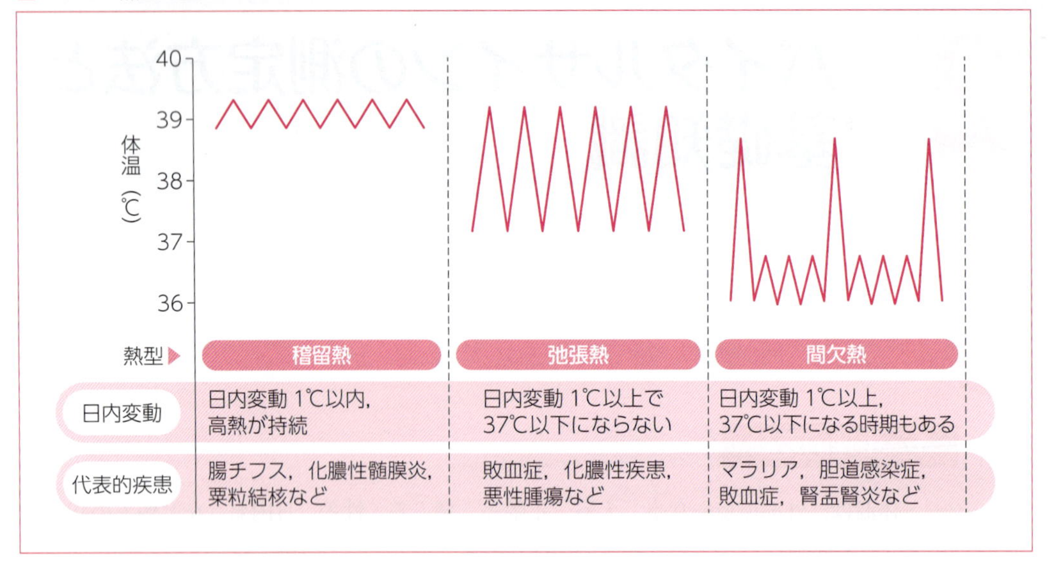

や熱いものを食べていないか確認する。

- 鼓膜：外部環境の影響を受けにくく，深部体温が簡便に測定できる。鼓膜の後ろに位置する内頸動脈の温度を反映するため，耳を後方斜め上に引っ張り，外耳道をまっすぐにして測定する。また，測定前に耳垢を除去しておく。
- 直腸：一般的に新生児や乳児に使用する。潤滑油をつけてゆっくり肛門へ挿入する。
- 皮膚：皮膚赤外線体温計を使用することで，人体表面の皮膚に接触することなく皮膚温を測定できる。3 秒で測定でき，直接検温部に触れることなく感染対策としても有用で，乳幼児や救急などでも使用する。

4　重要な熱型

発熱と解熱の様子を経時的に観察するとわかるのが熱型（図Ⅰ-3-2）である。熱型は，発熱の原因疾患の鑑別につながることもあるので，大切な情報となる。

2　脈　拍

1　測定部位

臨床で最も一般的に用いられる部位は，橈骨動脈である。ほかに体表面で脈拍が触知できる動脈は，総頸動脈，上腕動脈，大腿動脈，膝窩動脈，後脛骨動脈，足背動脈，浅側頭動脈である（図Ⅰ-3-3）。また，局所の循環動態を確認したい場合は，目的とする部位の支配動脈を触知し左右差を観察する。

図Ⅰ-3-3　脈拍の触知部位

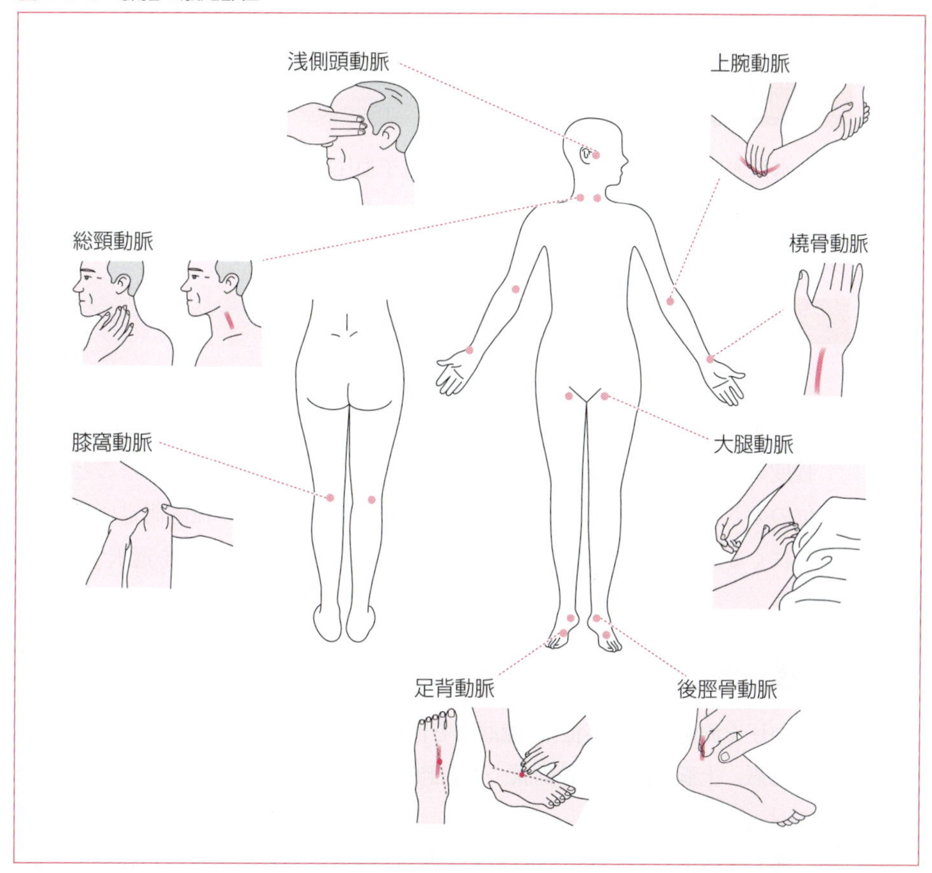

2　測定方法

触知したい動脈に沿って，示指，中指，薬指の3指を直角に当てて均一な力を加えて触診する。拇指による触診や，指先に力を入れ過ぎた場合は，測定者自身の脈を誤って捉えることがあるので注意が必要である。測定時間は，60秒間が基本となる。

3　観察のポイント

数・リズム・大きさ，左右差をみる。

- 脈拍数は，成人で通常60～80回/分である。100回/分以上を頻脈，60回/分以下を徐脈という。
- 脈拍のリズムは，整脈と不整脈とに分けられる。
- 脈の大きさは，触診している指を押し上げる高さをいう。大きく触れるものを大脈，小さく触れるものを小脈という。
- 脈拍の測定時には，左右差がないかを確認する。左右差がある場合は，動脈の閉塞や，狭窄が疑われる。

3 血　圧

1 血圧計の種類

水銀血圧計，アネロイド型血圧計，電子血圧計がある。水銀血圧計は，水銀による環境汚染の問題から最近は使用されなくなっている。

2 カフの選択と使用方法

血圧計で用いるカフは，測定する療養者に見合ったものを選択する。一般的に上腕で測定する場合には，カフの幅は上腕周囲の1.2～1.5倍の幅，あるいは上腕の長さの2/3程度の幅のものを選択するとされている。しかし，いずれも重要なことは，測定する部位の太さに見合っていることである。カフのゴム嚢中央が血圧測定に使用する動脈の真上にくるように巻き，指が1～2本入る程度，余裕のあるものを選択する必要がある。

3 測定部位と体位の影響

血圧を測定できる部位は，聴診器を使わずに触診によって測定する方法も含めると，総頸動脈，上腕動脈，橈骨動脈，大腿動脈，膝窩動脈，足背動脈，後脛骨動脈である（図Ⅰ-3-3）。

また，体位による血圧への影響も重要である。地球には重力が存在し，重力が静水圧に影響する。臥床しているときは，どの部位の血管も心臓と同じ高さにある。この場合，重力による影響はどの部位でも均一にかかっている。しかし，起立した状態になると，動脈の場合，心臓より上方にある血管は重力の影響を受けやすく，流れにくい状態が生じる。一方で，心臓より下方にある血管は，重力の影響を受けるが，逆に流れやすい状態となる。このように，体位によって血圧に大きな変化が生じることを理解しておくことが必要である。

4 左右差

基本的に血圧は，左右どちらで測定してもよいが，左右で5～10mmHgの差があり，右のほうが高く出ることが多い。これは，右鎖骨下動脈が，左鎖骨下動脈と比べてより直接的に大動脈から血流を受けているためである。左右それぞれ1回ずつ測定した結果，10mmHgの左右差がみられたら，すぐに異常と判断せずにもう一度測定することが必要である。ただし，左右差が20mmHg以上あるときは注意が必要である。動脈硬化による動脈の狭窄や，閉塞の可能性が考えられる。また，大動脈炎症候群，大動脈解離などの特殊な疾患が原因のこともある。

5 上下肢差

下肢の血圧は，上肢の血圧より 20～40 mmHg 高くなる。

6 触診法と聴診法

血圧測定をするときは，最初に触診法を行い，収縮期血圧のおおよその目安をつける。次に聴診法でより正確に収縮期血圧と拡張期血圧を測定する。

4 呼 吸

1 視 診

まずは，療養者の顔色，表情，姿勢，意識状態を観察する。次に，呼吸の深さ，数，規則性，呼吸様式（胸式，腹式，胸腹式），呼吸音を観察して，呼吸が正常か，異常かを見極める。最後に，胸郭の形は左右対称か，胸腹部の動きは正常かを観察する。

2 触 診

呼吸運動に伴う胸郭の動き，横隔膜の動き，頸部や胸部の筋肉の緊張度，気管の偏移の有無を評価する。

- 胸郭の拡張範囲の確認：拇指の移動によって胸郭の運動範囲を評価する。他の指は，運動の方向性を評価する（図Ⅰ-3-4）。
- 声音振盪音：声音振盪音は，声帯で発生した音が，気道を伝わって肺の末梢から胸壁に到達する現象のことで，触診によって手に伝わる振動の亢進・減弱を確認する。療養者の背部に手を当て，「ひとーつ，ひとーつ」「ナイン，ナイン」などと繰り返し発音してもらい，触診部位を変えながら振動を確認していく（図Ⅰ-3-5）。

3 聴 診

呼気・吸気の消失，減弱，延長，増強を確認し，呼吸音の正常・異常を判断する。さらに，副雑音の有無も確認する。

4 SpO_2（経皮的動脈血酸素飽和度）

SpO_2 は，パルスオキシメーターという機器を用いて測定する。総ヘモグロビン（還元ヘモグロビン＋酸化ヘモグロビン）のうち，酸化ヘモグロビンの割合が酸素飽和度である。酸素飽和度は，全身の組織へ運ばれる酸素量の指標の一つであり，酸素が十分に供給できているか把握するための指標となる。室内空気下での SpO_2 の正常値は，95～100

図Ⅰ-3-4　胸郭の拡張範囲の確認

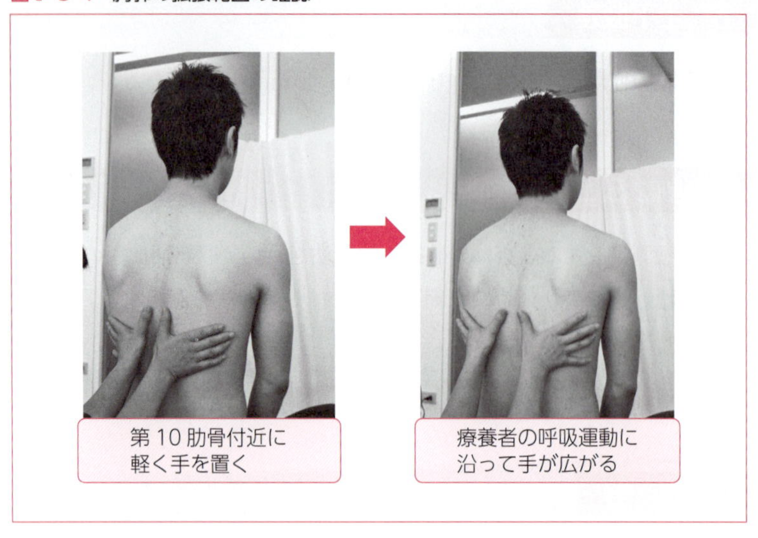

図Ⅰ-3-5　声音振盪音の確認

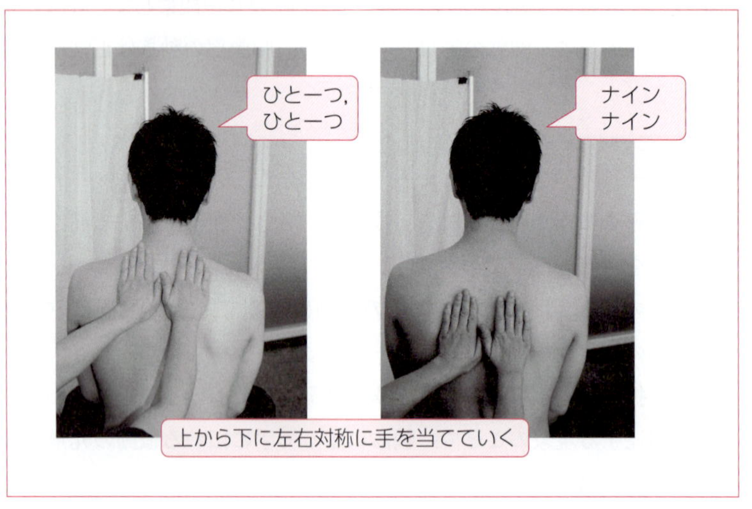

%である。測定部位は，使用するプローブの種類によって異なる。プローブにはさまざまな種類があるため，療養者の年齢や体格，目的に応じて選択する。一般的に，小児では足背や手背，成人では，手指や耳朶で測定する。測定時のポイントとして，脈拍が正しく検知できること，透過光が妨げられないことの2点が正しい測定値を得るために必要である。また，循環不全などで末梢に冷感がある場合には，誤差が生じることがあるため，測定部位を温めてから再測定をする必要がある。酸化ヘモグロビンの割合を測定しているため，貧血がある場合は，測定値が高くても，酸素が十分に供給されているとは限らない。

3 基本的技術

1 問 診

1 問診とは

問診とは，療養者に何が起きているかを知るために，医療者が症状や既往歴・家族歴などを聴くことである。臨床の場において，すべては問診から始まるといわれており，臨床医学において最も基本となる技術である。適切な問診により疾患の50～80%が診断可能であるといわれている。フィジカルアセスメントを行うには，まず，問診が必要となる。問診によって導き出された推論によって，必要な身体所見を取るからである。

2 面接技法

問診という医療者と療養者の対話により病歴を聴取する過程を医療面接といい，医療面接を行うための技術を面接技法と呼ぶ。面接技法は「尋ねる」「聴く」「対応する（反応する）」「観察する」の四つの要素から成る。

a 尋ねる

尋ね方にはさまざまな手法があり，状況に応じて使い分ける必要がある。自由な回答を促す「オープンクエッション」の場合は，答えの選択肢が無限であるぶん時間を要する。一方「はい」か「いいえ」かのいずれかを答えてもらう「クローズドクエッション」は，何かの症状や徴候に的を絞ってその「ある」「なし」を確認するには有効な質問である。この他にもさまざまな質問方法がある。通常はオープンクエッションから開始して，クローズドクエッション等で症状や徴候を明確にしていく。

b 聴 く

積極的な傾聴は療養者との関係構築にも有効であり，正直で協力的な対応を引き出すことにもなる。しっかり聴いているということを相手に示すことも必要である。相手の話を「要約」「反復」することが有効である。

c 反応する

対話の中で相手にどう対応するかであり，言語的な対応と非言語的な対応（表情や態度などの身体動作)がある。共感的な対応が好ましいといわれている。少し前に乗り出して話を聴いたり，アイコンタクトを取ったり，うなずいたり，「ええ」や「そうですね」と相槌を打ち，話の内容を認めることも有効である。対応の仕方が悪ければ療養者に信頼されないばかりか，サービス提供を拒否されることにもなりかねない。

d 観察する

面接技法における観察は非言語的なコミュニケーションの観察であり，療養者の表情，しぐさ，態度，姿勢，声の調子などから性格や心理状況を読み取ることである。身体や精神症状の観察は視診となる。

3　面接に適した環境の設定

面接に際しては療養者が安心して話せる環境を設定することが大切である。

a 挨　拶

面接を始めるにあたって，まずは挨拶をすることを忘れてはならない。挨拶は社会におけるマナーの基本である。

b 目線の高さを同じにする

療養者を見下ろさないように，ベットサイドに座るなどで，目線を同じ高さにする。

c 位置への配慮

真正面からの対話は圧迫感を与える。話しやすい雰囲気を考えて対話をする。

d プライバシーへの配慮

話の内容によって他の人に聞こえないような配慮が必要である。

e 十分な時間をとる

医療面接を行うには十分な時間が必要である。

4　病歴聴取の方法

a 主　訴

どうして医療（訪問看護）が必要になったかということである。主訴は１つとは限らないが，５つくらいまでにまとめるようにする。

b 現病歴

問診の中で，最も重要な作業である。医療を必要とする今回の症状の始まりから現時点までの経過をいう。

「発症」は，突然（正確な時刻がわかるような場合で脳出血や心筋梗塞などにみられる），急性（時間が特定できるほどではないが，比較的短時日のうちに症状が最盛期に達する。感染症などでみられる），亜急性（2～3週間を要した場合），慢性（数カ月～数年かかって発症する場合で多くの慢性疾患でみられる）に分類できる。

「症状」に関してはその性質，部位（症状のある部位や痛みなどの放散），程度，時間的な特徴（持続時間など），誘因や増悪・軽快因子，前駆症状，随伴症状について尋ねる。

「経過」には発作型（発作的に症状が起こり直ちに増悪する），急性感染症型（急性に発症し数日でピークに至る），慢性進行型（徐々に発症し漸次進行する），間欠型（症状が常時なく間欠的に繰り返す），寛解増悪型（症状の軽快と増悪を繰り返しながら徐々に悪化する），その他（これ以外）がある。

「治療」の有無と効果を尋ねる。民間治療や市販薬についても尋ねる。

c 既往歴

過去の健康状態のすべてを指す。

d 家族歴

療養者を中心として家族および近親者の健康状態を指す。

e 生活像

生活習慣や環境，社会的状況，職業，出生地，生育歴，教育歴，家庭環境，交友関係，趣味・嗜好，生活状況，宗教・人生観などを指す。

効果的に病歴，特に現病歴を聴取するための方法として，一般的に用いられるOPERATES＋（表I-3-1）が参考になる。

表I-3-1　OPERATES＋

	聴取する内容
O　Onset	いつ症状が発症したか
P　Progress of complaint	症状はいつも同じか，変化があるのか
E　Exacerbating factor	症状を悪化させる要因はあるか
R　Relieving factor	症状を改善させる要因はあるか
A　Associated symptoms	随伴症状はあるか
T　Timing	症状の日内変動や持続時間
E　Episodes of recover/ever before	以前に同様の症状があったか どのくらいの頻度で起こっているのか
S　Severity	症状はどの程度深刻か
＋　Function	その症状によってできないことがあるか

［Pater Cartledge, et al(2014)：Pocket tutor clinical Examination, Jaypee Brothers Medical Publishers, p.5 筆者訳］

表Ⅰ-3-2 系統別質問（記入例）

（　　　　　　　　訪問看護ステーション）
利用者氏名　　　　　　　　　　様　　　　　　聴取者
訪問日　　　　年　　月　　日　時間　　　　　訪問区分（介護　医療　その他）

一般：体重　☒増加　☑減少　☑最高 58 kg（22 歳） ☑衰弱　☑倦怠　☑発熱 ☒悪寒　☑発汗　☑食欲　☑不眠　☒失神　☒その他	ここ 1 月で 3 kg 減少し，食欲減少し食事量約半量となる 時折 37.5℃程度の発熱あり
皮膚：☒色調変化　☑瘙痒　☒皮疹　☒母斑　☒発赤　☒色素沈着 ☑毛髪の変化　☒爪の変化　☑その他	脱毛やや多めで皮膚乾燥あり
頭部：☒外傷　☒頭痛　☒その他	
眼　：☒視力障害　☒眼鏡　☑コンタクト　☒視野狭窄　☒発赤 ☒疼痛　☒違和感　☑乾燥感　☒眼脂　☒流涙　☒飛蚊症 ☒眼精疲労　☒羞明　☒複視　☒夜盲　☒その他	近視にて眼鏡使用あるも，日常生活に問題なし
耳　：☒耳痛　☒耳漏　□聴覚障害　□耳鳴　☑眩暈　□その他	立ち上り時，時折眩暈あり
鼻　：☒鼻閉感　☒鼻漏　☒鼻声　☒嗅覚障害　☒鼻出血 ☒副鼻腔炎　☒鼻アレルギー　☒その他	
頸部：□肩こり　□運動障害　□疼痛　□その他	
乳房：□分泌　□腫瘤　□疼痛　□出血　□乳頭陥凹　□その他	
呼吸器系：□咳嗽　□喀痰　□喀血　□喘鳴　□呼吸困難　□その他	
循環器系：□動悸　□胸痛　□発作性夜間呼吸困難　□起座呼吸 □浮腫　□チアノーゼ　□心雑音　□その他	
血管系：□静脈怒張　□静脈炎　□静脈瘤　□破行　□レイノー □その他	
消化器系：□腹痛　□悪心　□嘔吐　□曖気　□嚥下困難　□胸やけ □胃薬常用　□吐血　□下血　□下痢　□血便　□粘血便 □便秘　□下剤常用　□浣腸常用　□灰色便　□痔疾 □黄疸　□濃縮尿　□鼓腸　□前回レントゲン写真 □その他	
泌尿器生殖系：□頻尿　□多尿　□排尿困難　□尿閉　□尿線変化 □失禁　□蛋白尿　□血尿　□膿尿　□結石 □排尿痛　□夜尿症　□性病　□性的問題　□その他	
婦人科系：□初潮　　歳　□閉経　　歳　□ □月経周期　　日　□整／不整　□量　□期日　　日 □不整出血　□帯下　□妊娠　　回　□出産　　回 □流産　　回　□中絶　　回　□その他	
筋肉・骨格系：□疼痛　□痙攣　□虚弱　□るい痩　□外傷　□圧痛 □骨折　□関節痛　□腫脹　□こわばり　□脊柱 □その他	
神経系：□癲癇発作　□チック　□眩暈　□振戦　□麻痺　□知覚 □運動　□言語障害　□協調運動　□その他	
精神：☒知能　☒記憶　☑気分　☑神経質　☒過呼吸　☑抑うつ ☑不眠　☒自殺企図　☑情緒不安　☒学校嫌い　☒幻覚 ☒妄想　☒その他	病名告知後より気分の落込みあり，抑うつ傾向となる 倦怠感あるも夜間頻回に目覚めて不眠となっている
内分泌：☒甲状腺腫　☒眼球突出　☒体毛分布異常　☒乳房変化 ☒声の変化　☒多飲□渇　☒多尿　□糖尿　□その他	
血管造血器系：☑貧血　☒出血傾向　☒リンパ節腫大　☒その他	採血で Hb 9.4 と貧血指摘あり

＊所見があれば □ に ☑ とし右に詳細を記載。所見がない項目は □ に ☒ と記入し，所見を取っていない場合は記載をしない。

5 系統的レビュー

系統的に全身の症状や徴候を確認することを指す。問診で必要な情報を利用者が自らすべて語ることはないので，この系統的レビューを用いることで，見落としを防ぐことができる。系統的レビューでは症状のあることばかりでなく，症状がないということを明確にしておくことも大変重要である（表Ⅰ-3-2）。

6 問診の実際

病歴聴取は，ただ順番に症状を尋ねていくだけのものではない。目の前の療養者に何が起こっているのかを推測しながら質問を行うことで，問題の原因を探り当てていく過程である。初回であれば系統的レビューを用いてさまざまな情報を聞くことも必要であろうし，時間が限られる場合は，その時に問題となっている事柄にポイントをしぼって尋ねていくようにする。

2 視　診

視診とは，療養者が，自室内で歩いている姿や玄関に出迎えている様子を観察することから始まる。ただ単に見るのではなく，常に観察力を磨き療養者の雰囲気や体格，歩き方，表情に注意して診ていく。全身の観察（身長，体重，バイタルサイン，顔色，意識状態，姿勢など）はもちろんのこと，栄養状態（るい痩，肌の乾燥，爪床の色，肥満など），表情，服装，身だしなみ，体臭など全身的所見から身体の各部を診ていく。また，療養者の声やしゃべり方にも注意する。

1 頭部，眼，耳，鼻，口，咽頭

頭部・顔を見て，左右差（下垂），浮腫がないか，頭髪，眉毛の状態を診る。続けて下記の項目に注意して診ていく。

頭　部	頭蓋骨の形（腫脹），頭皮（発赤・湿疹・落屑），毛髪（脱毛）
眼	目の形，眼瞼結膜（貧血様），眼球（黄染・充血・眼脂・涙），斜視，眼球運動，瞳孔の大きさ
耳	耳介（形・腫脹・発赤・湿疹），外耳道（耳垢），排膿
鼻・副鼻腔	鼻中隔（弯曲），前頭洞や上顎洞（腫脹・発赤），耳下腺腫脹
口	口唇（色・腫脹），口腔内粘膜（発赤・発疹・白斑・膿瘍），歯肉（出血・膿瘍），歯（ぐらつき・残歯・出血・齲歯・義歯），舌（舌苔・乾燥）
咽　頭	口蓋部の発赤・腫脹，扁桃部（発赤・腫脹・膿瘍），嗄声

2 頸部

リンパ節の腫脹，甲状腺の腫脹，腫瘤，頸部硬直，気管支偏移，内頸静脈の拍動がないかを診る。

3 胸部

以下の項目に注意して診ていく。

呼吸器	咳嗽，喀血，喀痰（色，量，粘調度），呼吸状態（呼吸困難・多呼吸・過呼吸・徐呼吸・無呼吸，口すぼめ，肩呼吸），など
胸　郭	樽状，胸郭の変形，側弯症
乳　房	腫瘤，乳頭分泌物（濃瘍，出血，乳汁），疼痛，両腋窩のリンパ節腫脹，陥凹，発疹，隆起，びらん
心血管系	呼吸状態，起座呼吸，末梢浮腫

4 腹部（消化器）

臥位で腹壁の状態を診る。膨満，腫瘤，手術痕はないか診る。腹部大動脈瘤があれば拍動を観察できることがある。

5 四肢

歩行状態を観察する。まっすぐに歩けているか，傾き（左右差）や尖足・下垂足はないか，などを診る。下肢の静脈瘤や皮膚の色（発赤・チアノーゼなど），下腿の浮腫，痙攣や硬直がないかを診る。上肢の状態も合わせて観察する。硬直や手指振戦がないか，手の浮腫やこわばりがないかを診る。

6 皮膚

全身を観察しながら部分的に診ていく。顔面から頭皮，四肢の状態（発赤・湿疹・瘙痒感・かさつき・擦過傷・白斑・癜風など），ツルゴール反応，皮膚の色（打撲痕）を診る。

7 関節

四肢の関節の動きをみる。関節可動域，腫脹，発赤を診る。

8 爪

色（白癬・うすピンク），形（ばち状・スプーン），線状色素沈着を診る。

3 触　診

触診とは，指先や示指～薬指の指腹，手掌を直接観察したい部位に当て所見を診る観察方法である。

冷たい手でいきなり療養者に触れると驚くので，両手を摩擦するか体温程度に温めてから触るようにする。

①触診でわかること：湿り，腫脹，圧痛，拍動，振戦，温度など

②触診を行う部位：表在リンパ節，胸部，腹部

1 表在リンパ節の触診

頭頸部・腋窩・鼠径部を触診する。後頭部や後頸三角のリンパ節，腋窩，鼠径部などは示指～薬指の指腹を使い，円を描くようにリンパに沿って触診する。鎖骨上窩などくぼみのある場所では，示指～中指の指腹で鎖骨の裏側を探るように触診する。

2 胸部の触診

a 心臓の触診

拍動の種類	触診部位（目安部位）	胸に当てる手の部位
胸壁拍動	・胸骨下部（心窩部上） ・左傍胸骨（第3～4肋骨） ・右傍胸骨（第3～4肋骨）	手掌近位部
心尖拍動	心尖部（第5肋間，乳首下）	指先と手掌
振戦 (thrill)	・大動脈弁領域（第2肋間胸骨右縁） ・肺動脈弁領域（第2肋間胸骨左縁） ・三尖弁領域　（第4肋間左縁） ・僧帽弁領域　（心尖部）	手掌遠位部

b 乳房の触診

両手指の腹を用いて乳腺組織が存在するすべての領域を系統的にまんべんなく行う。触診する方の腕を肩以上に挙げ座位か臥位で行う。

乳房の触診：腫瘤や硬結，圧痛を確認する。乳がんの約半数は4分割した外上部に認める。

乳頭の触診：腫瘤や陥没，分泌物がないか確認する。

3　腹部の触診

浅い触診と深い触診を使い分ける。両膝を軽く曲げ仰向けになる。

浅い触診を行うときは，腹壁を1cm以上圧迫しない。腫瘤や筋性防御，圧痛などを触知することができる。

深い触診の場合，3cmほど圧迫する。肝腫瘍や脾腫，子宮筋腫などを触知することができる。いずれの場合も，痛みのない部位から確認していく。

4　打　診

打診とは，体表を手指で叩き反響した音で判断する観察方法である。

1　打診の原理と方法

a 打診の原理

体表を手指で叩き反響した打診の振動は，打診下5cm程，幅2～3cm位まで伝わる。振動が伝わる範囲は物体の密度に依存する。内容物が個体，空気，液体かを確認する方法である。

b 間接打診法

打診のほとんどはこの方法である。右利きの人は打診したい部位に左手を置き，左手中指の中節部と末節部を療養者の体表に密着させ，第一関節の上から，右手中指を垂直に叩く。このとき，手首にスナップをかけたように叩き，肘関節は動かさないのがコツである（図Ⅰ-3-6）。

c 直接打診法

副鼻腔（頬）や腎臓の結石を確認するために直接叩打するときに使用する。

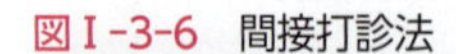
図Ⅰ-3-6　間接打診法

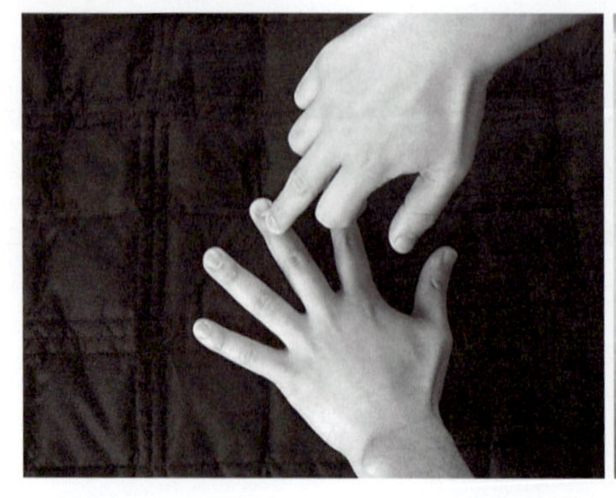
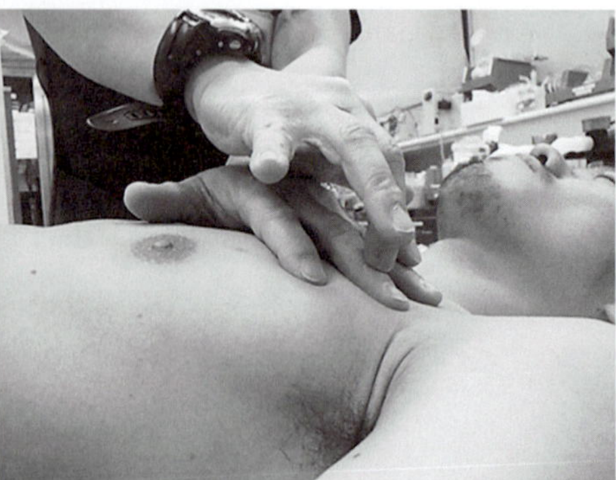

2 打診音の種類

打診音	特徴	部位
清音（共鳴音）	含気量が多い	肺野
濁音	含気がまったくない	大腿部　骨　肝臓　心臓
鼓音	含気量が増加している	胃泡（Traube トラウベの三角），腸管

3 腹水を疑う場合

腹水がある場合，打診の際に衝撃が腹水を通して伝わる。シフティングダルネス（Shifting dullness）の手法が一般的に行われる。

最初に仰臥位になってもらい，正中から側腹部，背部にかけて打診していくと，腹水が貯留していることで鼓音から濁音に変わる境界（喫水線部）がある。次に，側臥位になってもらい側腹部上位から下方（脊椎側）にかけて打診していくと同じように音の境界があるので目安にするとよい。

5 聴　診

聴診とは，聴診器を体表面に当て，呼吸の状態，心臓の状態，血流の状態，腹部臓器の状態を聴取することである。

1 聴診器（チェストピース）の種類と使用方法（図 I -3-7，表 I -3-3）

図 I -3-7　聴診器の種類

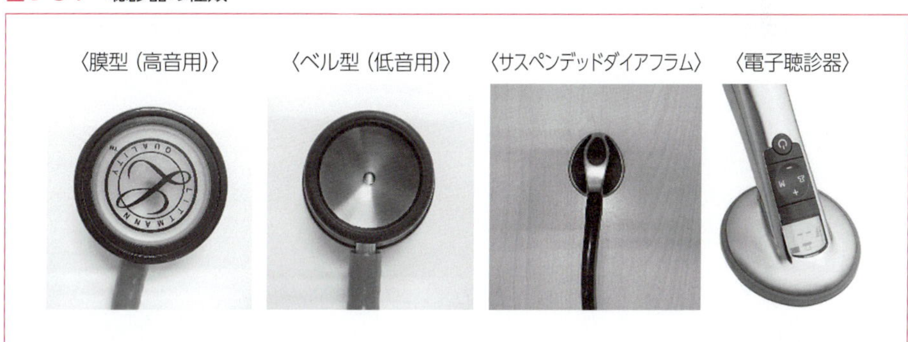

表Ⅰ-3-3　ベル型と膜型の聴診方法

	膜型		ベル型	電子
	通常の膜型	サスペンデッドダイアフラム		
特　徴	高音成分の聴取	聴診器を当てる圧を変えるだけで高音と低音の両領域が聴ける	すべての成分を聴取できるが特に低音成分聴取に用いる	チェストピースは新生児・小児・成人の聴診に対応
方　法	やや強く当てる	膜を強く当てる：呼吸音など 膜を弱く当てる：心音など	弱く当てる	モードを選択する
主な対象	・呼吸音　・副雑音 ・コロトコフ音 ・心音（Ⅰ・Ⅱ） ・心雑音　・血管雑音 ・腸蠕動音 ・腹部動脈血管雑音		・コロトコフ音 ・心音（Ⅲ・Ⅳ） ・拡張期ランブル	すべての音に対応可能

2　聴取できる音の種類（表Ⅰ-3-4，図Ⅰ-3-8）

a 肺

表Ⅰ-3-4　肺の聴診で聴取できる音

異常呼吸音	音の聞こえ方（例）	
断続性副雑音	細かい（捻髪音） （fine crackles ファインクラックル）	チリチリ，バリバリ （硬いゴム風船を膨らませたような音）
	粗い（水泡音） （coarse crackles コースクラックル）	ボコボコ （鍋に湯が沸騰しているような音）
連続性副雑音	低音性（いびき音） （rhonchi ロンカイ）	ウーウー （低いいびきのような音）
	高調性（笛音） （wheeze ウィーズ）	ヒューヒュー （口笛のような音）喘鳴
胸膜摩擦音		ギュッギュッ（こすれ合うような音）

b 心　臓

図I-3-8　聴診器を当てる部位と聴取できる音

領域	聴取できる心音
大動脈弁領域（第２肋間胸骨右縁）	Ⅱ音　大動脈弁が閉じる音
肺動脈弁領域（第２肋間胸骨左縁）	Ⅱ音のうち肺動脈弁が閉じる音
三尖弁領域（第４肋間胸骨左縁）	Ⅰ音のうち三尖弁の閉鎖に一致する音
僧帽弁領域（心尖部）	Ⅰ音のうち僧帽弁の閉鎖に一致する音

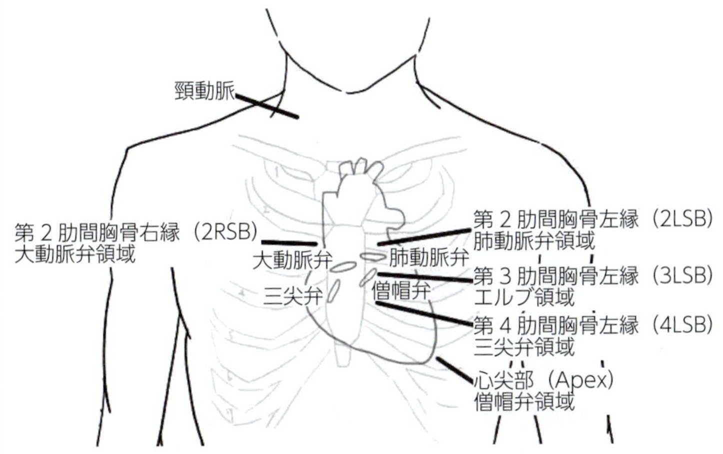

c 腹　部

腸管蠕動音：金属性（機械性・閉塞性イレウス），有響性（腹膜炎など）

摩擦音：肝臓がんなどのときに腫瘤が肝被膜を侵し，肝周囲炎を引き起こすために発せられる。

血管雑音：腹部大動脈瘤や腹部大動脈に狭窄がある場合，腹壁に収縮期雑音を聴取することがある。

4 訪問看護における フィジカルアセスメントの実際

1 呼吸系・循環器系

1 呼吸器系（慢性閉塞性肺疾患）

慢性閉塞性肺疾患（Chronic Obstructive Pulmonary Disease；COPD）とは，慢性気管支炎や肺気腫と呼ばれている病気の総称である。タバコ煙を主とする有害物質を長期に吸入曝露することで生じた肺の炎症性疾患であり，喫煙習慣を背景に中高年に発症する生活習慣病といえる。

【身体所見】

①やせ，樽状胸郭，胸鎖乳突筋の肥大，吸気時鎖骨上陥凹

②フーバーズ・サイン（吸気時に胸郭が内方陥凹）

③口すぼめ呼吸・奇異性呼吸

④ばち指（図Ⅰ-3-9），座位での頸静脈怒張

⑤呼気延長・呼吸音減弱・高調性連続性副雑音（笛音）

ⓐ 視　診

呼吸の数・深さ・リズムなどを確認し，呼吸困難の程度を把握する。最も楽な体位をとらせることが重要であり，呼吸数そのものは個人差があるため，個々の症例に合わせた観察が必要である。胸郭の観察では，吸気時の胸鎖乳突筋，呼気時の腹直筋の活動亢進がよく観察される。経過の長い患者の胸郭では，特徴的な樽状胸がみられる。

図Ⅰ-3-9　ばち指（強度）

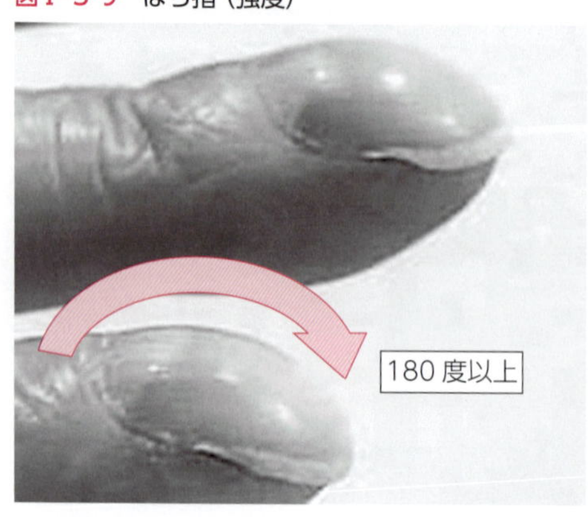

★訪問時の観察ポイント

病態が進行すると，呼気延長や口唇をすぼめて口笛を吹くように息を吐く口すぼめ呼吸が観察される。慢性的な経過であることから呼吸困難感を認めない場合もあるが，チアノーゼの有無など呼吸状態と合わせて観察することが重要である。

b 聴　診

肺胞呼吸音の減弱と呼気延長があり，呼気延長は気管上に聴診器を当て最大吸気から最大呼気まで努力性呼気をするのにかかる時間を測定し評価する。通常4秒以内であり，肺気腫症の患者では数倍にまで呼気が延長することもある。また低調性および高調性連続性副雑音［いびき（様）音・笛音］も聴取されることがある。

★訪問時のポイント

いびき（様）音や笛音など異常呼吸音が増強している場合，病態悪化も考えられるため，SpO_2（経皮的動脈血酸素飽和度）やその他バイタルサインと合わせ，医師の診察および医療機関受診の必要性について検討することが重要である。

③触診・打診は前項（基本的技術）を参照。

2　循環器系（心不全）

心不全の症状は，大きくうっ血症状と低心拍出量による症状に分かれ，うっ血症状は呼吸困難などの左心不全症状と肝腫大などの右心不全症状に分かれる。心拍出量の減少やうっ血などの循環不全にともなう自覚症状および他覚的所見に基づいて心不全の原因や重症度を検討する。

【身体所見】

①左心不全

症状：呼吸困難，息切れ，頻呼吸，起座呼吸

所見：水泡音，喘鳴，ピンク色泡沫状痰，Ⅲ音やⅣ音の聴取

②右心不全

症状：右季肋部痛，食思不振，腹部膨満感，心窩部不快感，易疲労感

所見：肝腫大，肝胆道系酵素の上昇，頸静脈怒張

③低心拍出量による症状・所見

症状：意識障害，不穏，記銘力低下

所見：冷汗，四肢冷感，チアノーゼ，低血圧，乏尿，身の置き場がない様相

★訪問時の観察ポイント

呼吸困難や起座呼吸，ピンク色泡沫状痰などが認められる場合は，心不全の急性増悪が考えられる。医師への報告と緊急な医療機関受診の必要性を検討する。

a 視　診

・頸静脈怒張：右心不全では右心系内で血液がうっ滞し，流れが滞ってしまうことによ

図Ⅰ-3-10 頸静脈圧測定：中心静脈圧の推定
値が 10cm 以上であれば，右心不全を疑う

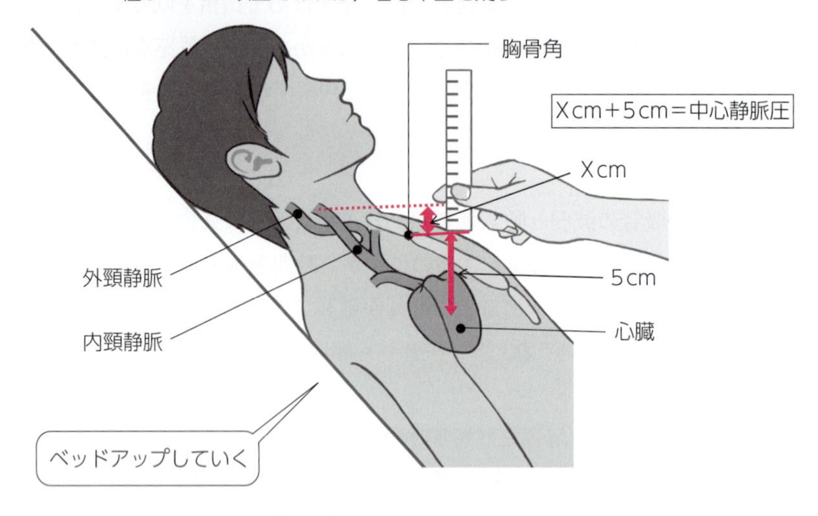

図Ⅰ-3-11 内頸静脈怒張

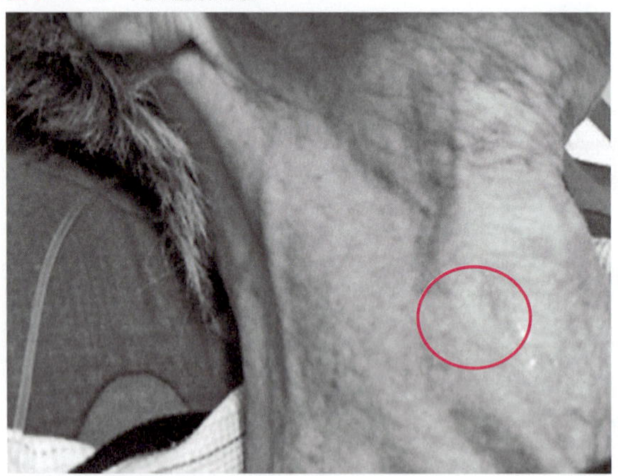

内側に凹む拍動が認められる

り内頸静脈が怒張する。また，内頸静脈圧は 45 度座位で確認し，胸骨角から内頸静脈拍動の頂点までの距離で判断する。一般に 3cm 以上を陽性とし，4.5cm が中心静脈圧の 15 cmH_2O に相当すると言われる（図Ⅰ-3-10）。またペンライトで光を当て，その影の動きを見ることで評価しやすくなる。座位の状態で内頸静脈の怒張がみられる場合，中心静脈圧が高いことが推定できる（図Ⅰ-3-11）。

・末梢血管充満時間（Capillary Refilling Time；CRT）
爪床を 5 秒間圧迫して離し（図Ⅰ-3-12），2 秒以内に再充満すると正常と判断する。3 秒以上遷延する場合は，何らかの循環障害が起こっている可能性が高いと判断できる。

b 触　診

・心尖拍動：心尖部に手を置くと心臓の拍動を触診することができる。心不全では流入した量の拍出ができなくなり，拍出しきれなかった分の血液が貯留し心室が拡張する

図Ⅰ-3-12　末梢血管充満時間の確認方法

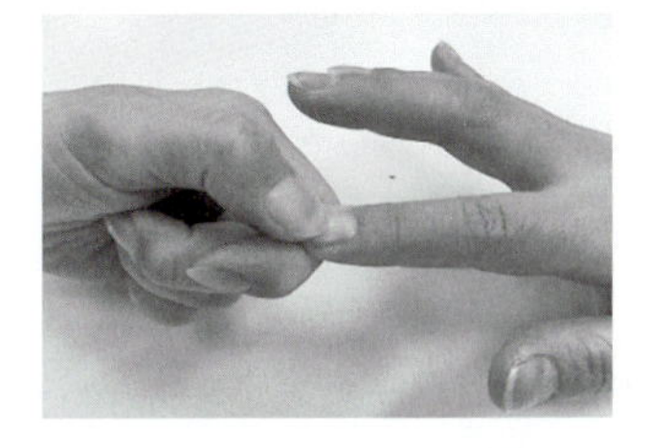

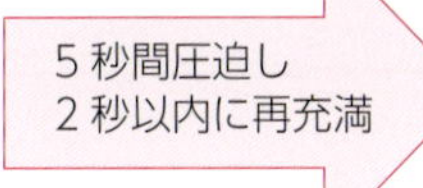

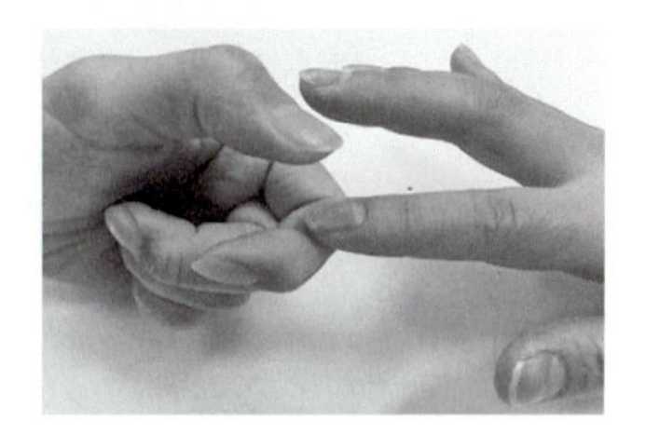

図Ⅰ-3-13　Nohria-Stevenson 分類

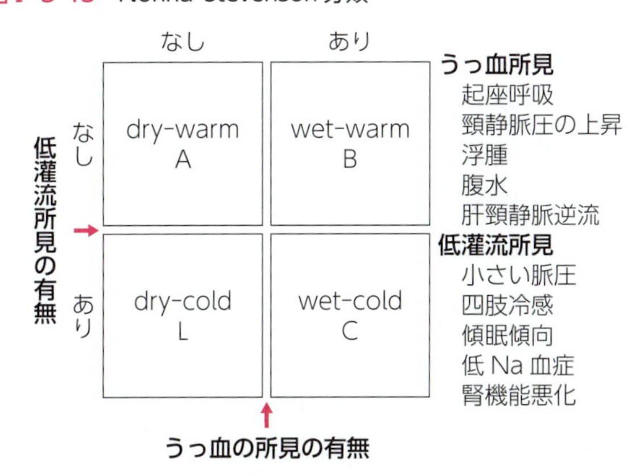

Profile A：うっ血や低灌流所見なし（dry-warm）
Profile B：うっ血所見はあるが低灌流所見なし（wet-warm）
Profile C：うっ血および低灌流所見を認める（wet-cold）
Profile L：低灌流所見を認めるがうっ血所見はない（dry-cold）

［日本循環器学会/日本心不全学会合同ガイドライン（2018）：急性・慢性心不全診療ガイドライン（2017 年改訂版），p.13．http://www.asas.or.jp/jhfs/pdf/topics20180323.pdf］

ことによって拍動が触知される範囲が広くなる。胸骨中央線から 10 cm 以上外側で触知できる場合，心不全を疑う所見となる。身体所見からより簡便に病態を評価するのに最近は Nohria-Stevenson 分類が使われている（図Ⅰ-3-13）。

・下腿浮腫：指先で下腿を押さえて浮腫の程度をみる。心機能が低下すると静脈圧の上昇により組織液が静脈に戻りにくくなって「浮腫」が起こりさまざまな部位に現れる。特に下腿に浮腫が現れる場合，末梢から心臓に血液を戻す静脈循環ができていないことを意味する。

★訪問時の観察ポイント

心不全でみられる浮腫は両側下腿にみられることが多く，浮腫を観察する際は 1 分程度圧迫することが望ましい。指を離したあとも圧痕が残る圧痕性浮腫と圧痕が残らずに速やかに回復する非圧痕性浮腫がある。浮腫の程度と合わせて体重の増加などあれば，医師への報告を検討する必要がある。

C 聴　診

・過剰心音（Ⅲ・Ⅳ音）：Ⅲ音はⅡ音の後に心尖部で聴取される膜型では聴取できない低調な心音で，左側臥位の状態で聴取しやすい。馬の蹄のような音と表現され，ギャロップ音ともいわれる。若年者のⅢ音は異常な所見ではないが，それ以外のⅢ音とⅣ音は心不全を示唆する所見である。

2 神経系

在宅療養者に多い事例としては，脳梗塞・脳内出血・パーキンソン病・パーキンソン症候群(薬剤性パーキンソン等)が挙げられる。訪問看護において，急性期では早期発見，慢性期では脳梗塞などの後遺症がある人への看護の提供時などに，フィジカルアセスメントが必要である。

神経系のフィジカルアセスメントは，脳神経系（座位)→上肢の運動系→起立・歩行（立位)→下肢の運動系（腹臥位)→感覚系（臥位)→反射とみていく流れがあるが，在宅ですべて実践することは難しいため，ここでは脳神経系を中心に取り上げる。

脳神経系のフィジカルアセスメント行うにあたり，まず12対の脳神経（表Ⅰ-3-5）を覚えておく（表Ⅰ-3-6）必要がある。次にどの脳の部位がダメージ受けているか知るために起始部も覚えておく（表Ⅰ-3-6 下段)。

まず見た目が大切である。意識（中枢神経）に問題がなければ，一通り末梢神経の脳神経12対を確認する。高齢者に舌偏位など軽い障害がみられることもあり，早期対応につなげることができる。

1 脳神経系のフィジカルアセスメントの実際

ⓐ 視野の確認

対座し，療養者に片目をつぶってもらい，看護師も療養者に向って同じ目をつぶる。両者片目をつぶる。看護師の指を自分の視野の隅に指を置き「見えますか」と確認する（Ⅱ視神経支配)。

表Ⅰ-3-5 12脳神経

Ⅰ	嗅神経
Ⅱ	視神経
Ⅲ	動眼神経
Ⅳ	滑車神経
Ⅴ	三叉神経
Ⅵ	外転神経
Ⅶ	顔面神経
Ⅷ	内耳神経
Ⅸ	舌咽神経
Ⅹ	迷走神経
Ⅺ	副神経
Ⅻ	舌下神経

表Ⅰ-3-6 12脳神経の覚え方の例

12脳神経

嗅いで	みる。	動く	車の	三つの	外，	顔	聴く	舌は，	迷う	副	舌
Ⅰ	Ⅱ	Ⅲ	Ⅳ	Ⅴ	Ⅵ	Ⅶ	Ⅷ	Ⅸ	Ⅹ	Ⅺ	Ⅻ

脳神経の起始部

脳幹より上に第Ⅰ，Ⅱ脳神経。中脳より第Ⅲ，Ⅳ脳神経。橋より第Ⅴ Ⅵ，Ⅶ，Ⅷ脳神経。延髄より第Ⅸ，Ⅹ，Ⅺ，Ⅻ脳神経。

図Ⅰ-3-14　調節・輻輳反射の確認

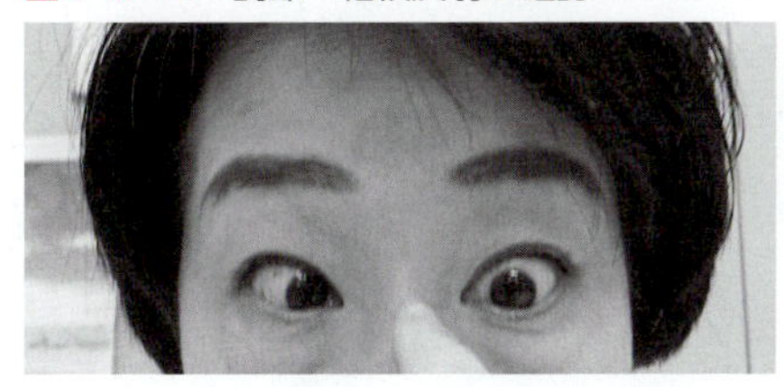

b 眼球運動・眼振の確認

対座し，看護師の人差し指に注視してもらい，上下左右の眼球の動きをみる。同時に，眼振の有無をみる（Ⅲ動眼神経，Ⅳ滑車神経，Ⅵ外転神経の支配）。

c 調節・輻輳反射（寄り目），対光反射の確認

療養者に正面を見てもらう。看護師の指を目で追ってもらうように伝え，鼻先2〜3cm位まで近づけていく。寄り目と同時に瞳孔は収縮する（調節・輻輳反射）（図Ⅰ-3-14）。

療養者に正面を見てもらった状態で，視野の外側から，ペンライトなどで光を入れる。正常ならば，すぐに瞳孔が縮小する（対光反射）（Ⅲ動眼神経支配）。

d 眼神経，上顎神経，下顎神経の感覚を調べる

顔面3領域（額，頬，顎）の感覚をティシュで触れ，触覚の左右差をみる（Ⅴ三叉神経：感覚神経支配）。

e 咀嚼筋の筋力を調べる

歯を食いしばってもらい，咬筋の盛り上がりや左右差を両手で触れて感じる（Ⅴ三叉神経：運動神経支配）。

f 顔面筋を調べる

額にしわができるように上を向けるか，ギュッと目をつぶることができる（兎眼の有無）か，「イー」と言ってもらい口角の挙上があるかをみる（Ⅶ顔面神経支配）。

g 聴力検査

療養者の耳元で看護師が指こすりをし，音が聞こえるかを確認する（Ⅷ内耳神経支配）。

h 軟口蓋・咽頭後壁の動きを調べる

「アー」と言ってもらいながら，カーテン徴候と呼ばれる異常の有無をみる（図Ⅰ-3-15）。咽頭の挙上の有無，唾液の分泌関連（Ⅸ舌咽神経），咽頭・喉頭の運動，胸腹部臓器の運動・分泌調節（Ⅹ迷走神経）。

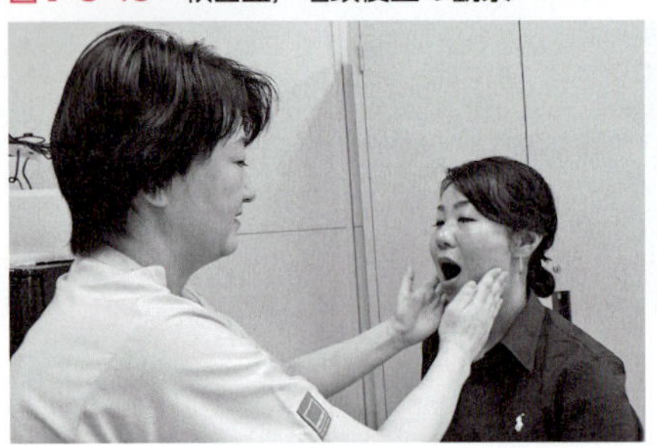

図Ⅰ-3-15　軟口蓋，咽頭後壁の観察

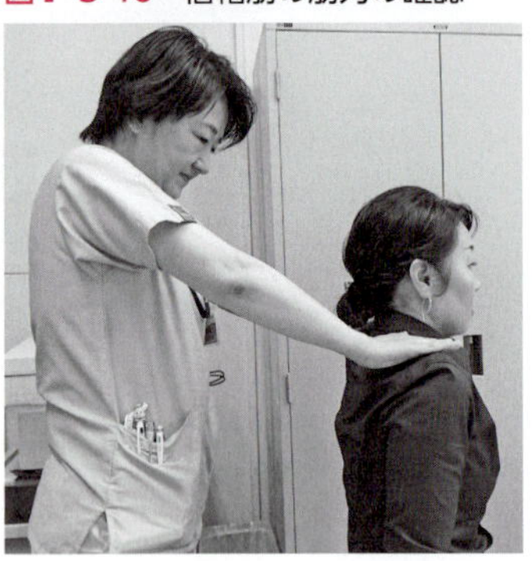

図Ⅰ-3-16　僧帽筋の筋力の確認

i 舌を調べる

萎縮の有無，線維束性収縮の有無，舌偏位の有無をみる。

末梢性障害は脳の障害側に舌偏位あり。中枢性障害は脳の健側に舌偏位あり（Ⅻ舌下神経）。

j 胸鎖乳突筋を調べる

対座し，療養者に右を向いてもらい，看護師の右手で左胸鎖乳突筋に触れる。看護師の左手で，療養者の顔を左に向くように右から押して抵抗と筋の萎縮をみる（Ⅺ副神経支配）。

k 僧帽筋を調べる

座っている療養者の後ろに立つ。看護師の両手を方に置く。手で下に下げ，それに抵抗するように肩を上げてもらう（Ⅺ副神経支配）（図Ⅰ-3-16）。

2　簡易的に錐体路障害（脳卒中など）を発見する

a 第5手指徴候

手背を上にして，指の開きの有無を確認する。異常があれば第4指と第5指の間が開く（図Ⅰ-3-17）。

b バレー徴候

閉眼して，両上肢手のひらを上にして伸ばし水平を保つよう説明する（図Ⅰ-3-18）。錐体路障害があれば，回内して徐々に上肢が下がる。

3　錐体路系と錐体外路系を理解し，見分ける

錐体路系の疾患は，脳出血，脳腫瘍など。錐体外路系の疾患は，パーキンソン病など。

図Ⅰ-3-17　第５手指徴候の観察

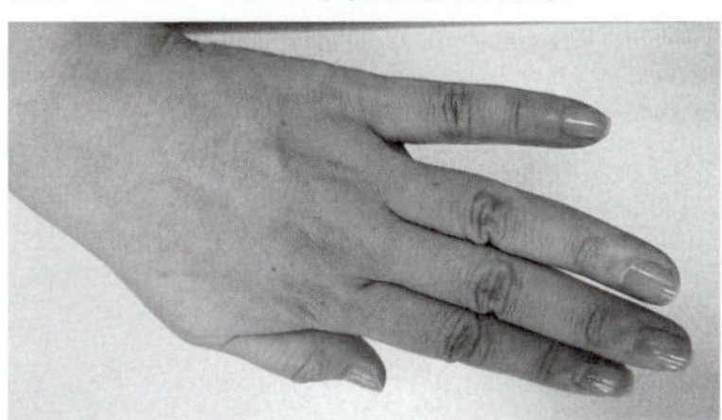

図Ⅰ-3-18　バレー徴候の観察

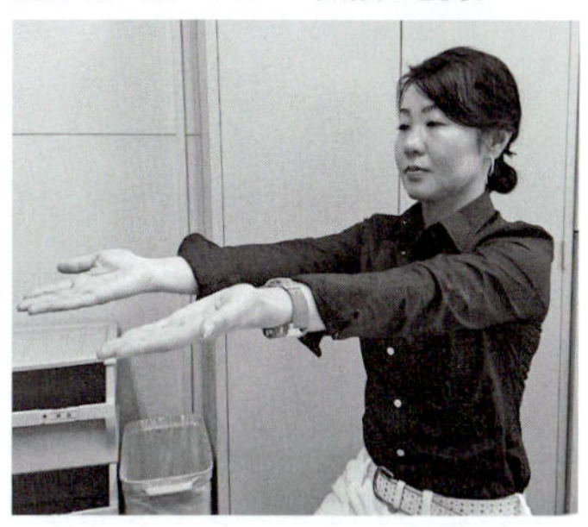

錐体路系とは，大脳皮質の運動野から起こり，脊髄に向かって下行する運動性経路のうち，延髄錐体を通過するものをいう。内包が脳出血，脳腫瘍で侵されると錐体路障害（麻痺等）となる。

錐体外路系は，骨格筋の緊張と運動を反射的・不随意的に支配する働きをし，随意運動を支配する錐体路と共同して働く。

在宅における神経系のフィジカルアセスメントでは，中枢神経障害（意識レベルや呼吸様式の変化の有無など）か，末梢神経障害（呂律が回りにくい，舌偏位の有無など）か，脳のどの部分が障害されて症状が出ているかが予測できると，医師への報告，対応がスムーズにできる。

3 消化器系・泌尿器系（腹部）

腹部には，消化器系・泌尿器系・生殖器系などの諸器官があり，腹部疾患の診断には，腹部の身体的所見を正しく把握することが必要である。腹部の診察の手順は，視診，聴診，打診，触診である。この４つを基本的手技とし，各手技の関連性を保ちながら進めていく。

ⓐ 視　診

- 臥位の状態で，両膝を伸展させて行う（図Ⅰ-3-19）。
- 正面・真横から腹部の形態や，皮膚の変化をみる。

どうアセスメントするか？

形態

①全体に膨らんでいる：脂肪，ガス，腹水，腫瘍，胎児，便など。

②局所的な膨らみ：腹壁ヘルニア，脂肪腫などの皮下腫瘍など。

③上腹部の膨らみ：胃腫瘤，肝臓増大など。

④下腹部の膨らみ：膀胱・子宮の増大，卵巣・大腸の腫瘤など。

皮膚

①瘢痕：腹部の手術や外傷の既往。

②静脈の怒張：肝硬変，門脈閉塞，大静脈閉塞など。

③黄疸，色素沈着：肝硬変，アジソン病。

④赤の線条：クッシング病。

b 聴　診

- 臥位の状態で，両膝を伸展させて行う（図Ⅰ-3-19）。
- 腸蠕動音を聴診し，腸雑音の頻度と性状を調べる。
- 膜型聴診器を腹壁の１カ所に軽く当て，１分間聴取する。
- 腸蠕動音の評価には，聴取される頻度と音の性状が重要である。

どうアセスメントするか？

腸蠕動音の頻度

①減少：１分経っても聴取できない状態。

②消失：５分経っても聴取できない状態。腸閉塞の可能性。

腸蠕動音の性状

金属音：腸管の狭窄や閉塞の可能性。

c 打　診

- 臥位の状態で，両膝を軽く曲げて行う。膝の屈曲が保持できない場合は，膝の下に枕を入れて行う（図Ⅰ-3-20）。
- 腹部全体の打診を行う。
- 打診音や痛みの検索から，腹部の各臓器に炎症や腫瘤，実質臓器の腫大などがないか調べる。

どうアセスメントするか？

打診音

①鼓音（ポンポンと高調な音）：ガスが貯留しているときに聴かれ，ガスによる腸管の緊張が高くなるほど高音になる。

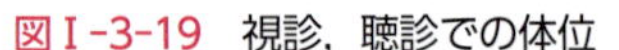

図Ⅰ-3-19　視診，聴診での体位

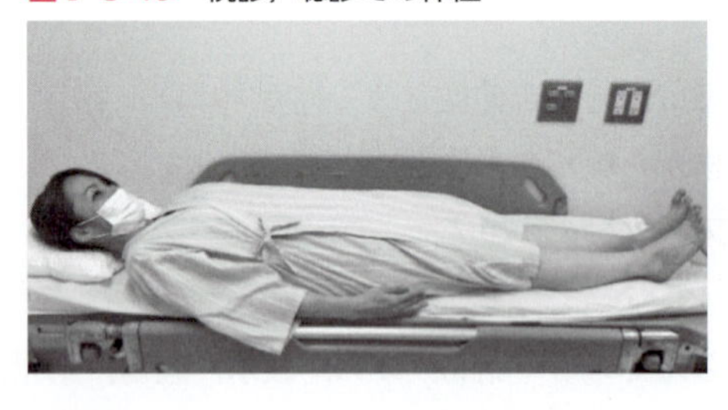

図Ⅰ-3-20　打診，触診での体位

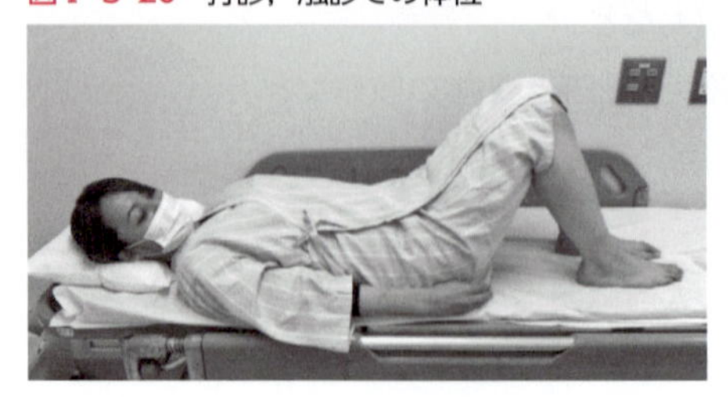

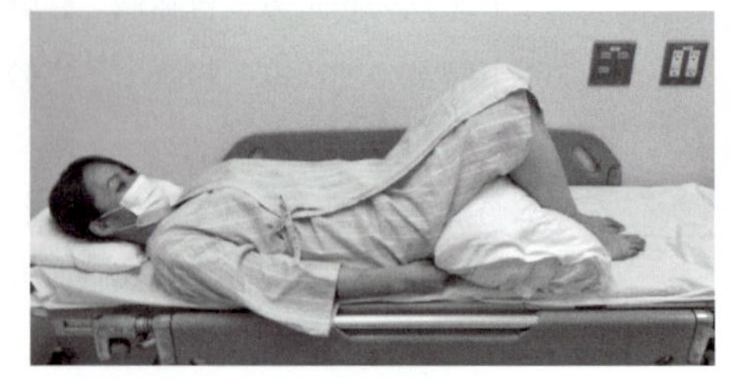

②濁音（重く響きのない低調な音）：体内の実質臓器（肝臓，脾臓など）や腫瘤を打診するときに聴かれる。

d 触　診

- 臥位の状態で，両膝を軽く曲げて行う。膝の屈曲が保持できない場合は，膝の下に枕を入れて行う（図Ⅰ-3-20）。
- 浅い触診，深い触診で炎症などによる疼痛や腫瘤，筋性防御の有無を調べる。
- 触診の際は，苦痛表情がないか療養者の表情も同時に確認する。
- 痛みを訴えている場合は，浅い診察のみとし，痛みのない部分から触診を始める。

どうアセスメントするか？

筋性防御が陽性の場合，腹膜炎を示唆する。他の全身状態を加え，発熱などがある場合には緊急性が高い。

5 事例で考える訪問看護のフィジカルアセスメント

1 事例 1

A 氏　72 歳　男性　一人暮らし　要介護 1

現病歴：高血圧症　ニカルジピン塩酸塩 40 mg，フロセミド 20 mg 内服中

　　　　高脂血症　プラバスタチンナトリウム 10 mg 内服中

　　　　僧帽弁閉鎖不全症　指摘されているが，手術は拒否している

週 1 回訪問看護，週 2 回訪問介護を利用している。訪問看護を受けるようになって半年程経過した頃，看護師が 1 週間ぶりに訪問すると，A 氏はこたつで前屈みになって座っていた。顔色が不良であり，「このところ 1 週間くらいになるか，風邪気味なんだよ。買ってきた風邪薬を飲んでもなかなか治らないし，食欲もないんだ」「咳が出て夜も眠れなくてさ。眠り薬が欲しいよ」と，絶え絶えしく話し，話している最中にも軽い咳嗽がありわずかではあるが，ヒュー音が聴こえる。痰をティッシュで拭っているが，泡沫状の痰であった。

a 考えられる問診やフィジカルイグザミネーションをすべてあげる

・バイタルサイン（意識レベル・脈拍・呼吸・血圧・経皮的動脈血酸素飽和度）の測定，特に頻呼吸・徐呼吸の有無と呼吸パターンの把握

・問診　胸部痛・動悸・息切れ・呼吸困難の有無，いつから症状が発生したのか（感冒・

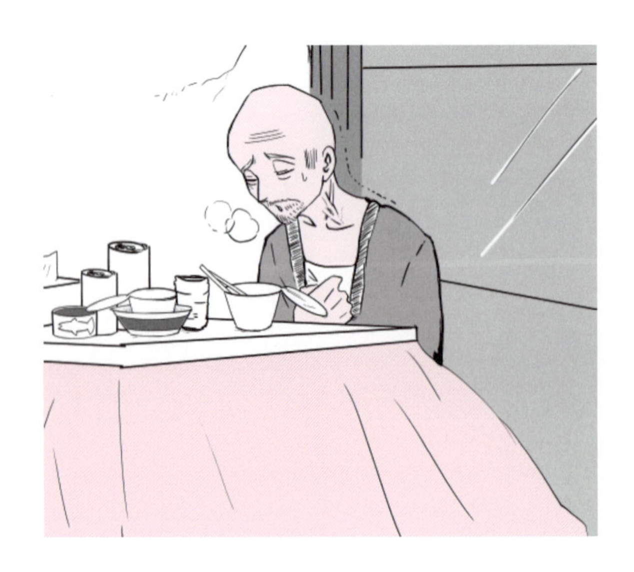

不眠・夜間発作性呼吸困難・呼気性呼吸困難・疲労感），感冒症状の詳細，内服薬の服用，体重の増減

・視診　顔・爪・皮膚色（チアノーゼの有無），発汗（冷汗の有無），頸部（内頸静脈の拍動の有無），姿勢（起座呼吸の有無），心尖拍動（位置の変化）

・触診　皮膚温（冷感の有無），両顎下部や耳下腺部のリンパ節の腫脹，両腓骨やその他部位の浮腫，心尖拍動（位置の変化），動脈の拍動（大脈・小脈の有無）

・打診　胸背部（清音・濁音の有無）

・聴診　呼吸音（気管呼吸音・肺胞呼吸音の減弱・増強の有無や呼気延長の有無，笛音や水泡音の有無），心音（心雑音の有無や過剰心音の有無）

b 1であげた問診やフィジカルイグザミネーションを行う理由

フィジカルイグザミネーションを行うにあたり，どのような情報が必要となってくるのかを整理し，その情報を得るためには，どのような問診やフィジカルイグザミネーションが必要となるのかを考える。

まずは相手が高齢者であるため，症状が明確に表現がされていない可能性があることを念頭に置き，自己診断の「風邪気味」が適切なのかどうか，「こたつで前屈みになって座っていた」「絶え絶えしく話している」「咳は軽く泡沫状の痰が出ている」状況をどう捉えるのかが重要なポイントである。「こたつの前屈み = 起座呼吸」と捉えられ，「絶え絶えしく = 息が切れている」，つまりは努力をして呼吸していることから，息苦しさ，呼吸困難と，泡沫状の痰は左心不全の症状と捉えることができる。そして高血圧症や僧帽弁閉鎖不全症（未手術）が現病歴にあることから，肺炎，気胸，肺塞栓症，心筋梗塞，心タンポナーデ，心不全，貧血などが，可能性のある疾患（症状）として挙がってくる。

本人が呼吸困難であることの自覚がないことから，呼吸困難は突然発症したものではなさそうだということがわかる。ここで気胸や肺塞栓症，心筋梗塞発症後の心不全，心タンポナーデは除外されていく。

そしてA氏の状態だけでなく部屋の状況を確認することも大切である。カップ麺がこたつの上に残っていることから，他にも塩分の高い食品を摂取していた可能性がある。もし塩分の高い食品を摂取していたら，うっ血性心不全の可能性が高くなる。よく見ると，座位でも頸静脈の怒張が耳のすぐ下まで確認できる。

それらを鑑別するために問診やフィジカルイグザミネーションを行っていくが，問診をする際には疾患の特徴を含めた質問をするとよい。

たとえば「咳が出ていて夜も眠れない」という言葉は，咳嗽による不眠か，臥位で眠ることによって静脈還流が急激に増加し肺うっ血となったのか。肺うっ血によっての咳嗽，時にピンク色（血液混入）の泡沫状の喀痰が含まれていないかということが疑問になる。「上向きに横たわっているときに息切れするか」「寝てから数時間後に息苦しさがあったり，咳が出るか」「しばらく起きていると楽になるか」など，夜間発作性呼吸困難の特徴を確認できるような質問にすると，不眠なのか，風邪による咳嗽なのか，肺うっ血なのかを知る手がかりとなる。

これらの鑑別を考えながら，問診やフィジカルイグザミネーションが行えるよう，❶～

❺にまとめた。

❶バイタルサインと問診の胸部痛・動悸・息切れ・呼吸困難から，緊急性と重症性の判別を判断する。

❷チアノーゼと冷感の有無を確認することで，酸素飽和度の低下や末梢の循環不全の可能性があることを推測できる。

❸既往歴に僧帽弁閉鎖不全症や高血圧症があることから，心不全の可能性があることを推測し，心音だけでなく，その他心不全で特徴的になる症状を確認する。

・起座呼吸　・夜間発作性呼吸困難　・浮腫
・内頸静脈の拍動　・心尖拍動の位置の左方移動（左室拡大）

❹喘鳴が聞かれることから呼吸音を聴取し，喘息なのか心不全なのかを他の情報も合わせながら推測する。

・気管支喘息　肺胞呼吸音，呼気終末の笛音
・うっ血性心不全（肺うっ血），その他肺炎など　肺胞呼吸音，吸気から呼気初期時の水泡音

❺起座呼吸であるため，肺うっ血が推測される。呼吸音の聴取だけでなく，胸背部の打診も行い，胸水貯留の程度を確認する。

c フィジカルアセスメント後の経過

A氏にはうっ血性心不全を示唆する所見があったため，かかりつけ医に報告をした。間もなくかかりつけ医より受診を指示され，うっ血性心不全と診断されて入院となった。

d かかりつけ医への報告のポイント

バイタルサインだけでなく，夜間発作性呼吸困難や内頸静脈の拍動の位置，四肢の冷感など，特徴的な所見があった場合は，しっかり伝えるようにする。

2 事例2

B氏　92歳　女性　長女71歳と2人暮らし　要介護3

現病歴：高血圧症　アムロジピンベシル酸塩5mg内服中
糖尿病　シタグリプチンリン酸塩水和物50mg内服中
多発脳梗塞，脳血管性認知症（HDS-R 10点）
神経因性膀胱　イミダフェナシン0.1mg内服中

週1回訪問看護，週2回デイサービス，週1回訪問リハビリを利用しており，月1回の訪問診療は来週の予定となっている。

B氏は，10年前に多発脳梗塞を発症し，右側不全麻痺となった。徐々に意欲の低下，活動量の低下が出現しており，デイサービスや訪問リハビリを入れ活動を維持している。食事は長女の一部介助で摂取でき，排泄は間に合えばトイレで排泄できることもあるが，頻尿であるため，おむつを使用している。

3月のある訪問日に看護師がB氏を訪れたところ，バイタルサインは体温37.9℃，脈拍

124 回/分，呼吸回数 28 回/分，血圧 168/70 mmHg であったため，長女にいつから発熱しているのかを確認すると「いつから熱があったのかしら。気づかなかったわ。最近脇腹が痛いとは言ってたけど」と言っていた。

ⓐ 追加する問診やフィジカルイグザミネーションはあるか

・バイタルサインの追加　意識レベルの判定，経皮的動脈血酸素飽和度の測定
・問診　呼吸困難感，疼痛部位，発熱による随伴症状の有無（いつ頃から発症したのかを推測できるように質問する），下痢，尿回数・量・臭気・残尿感の有無
HDS-R 10 点のため，長女からも情報が取れるとよい。
・視診　皮膚色（発赤，チアノーゼ）や皮膚トラブル（創傷）の有無，呼吸状態，内頸静脈の怒張，発汗，口腔内の乾燥・痰がらみ，現在の尿性状（おむつ上での情報），腹壁の膨隆
・聴診　心音，呼吸音
・打診　打診音の異常・疼痛，叩打痛の有無
・触診　浅い触診：圧痛，筋性防御，腫瘤
深い触診：圧痛，腫瘤
マーフィー徴候，反跳痛，皮膚温（熱感，冷感）

ⓑ 追加した問診やフィジカルイグザミネーションを行う理由

発熱は，感染や炎症，悪性疾患，薬剤性によるものや肺塞栓症，熱中症など，考えられる疾患がとても多い。まずは糖尿病が既往にあることや高齢者であることから，症状や訴えがさまざま（非定型的）であることも加味し，発熱による敗血症性ショックや髄膜炎，ARDS（急性呼吸窮迫症候群），重度の熱中症，肺塞栓症のような迅速な対応が必要となるものかどうかを鑑別していく。

意識レベルが低下していなければ，このバイタルサインからはショックに陥っているわけではないが，脈圧差が（168－70＝86）86 と大脈圧であり，収縮期圧の 1／2 値（168÷2＝84）84 より大きいため，カテコラミンリリースの状態であることがわかる。カテコラミンリリースには代表的な 5 病態〔呼吸不全，心不全・循環不全，低血糖，発熱（敗血症含む），疼痛・不安・運動後〕があるが，神経因性膀胱で頻尿であることから尿路感染症を起こしている可能性が考えられる。また，心拍（この症例では脈拍）と呼吸回数の 2 つが SIRS（全身性炎症性反応症候群）の基準を満たしているが，糖尿病の既往を含めると，合併症の自律神経障害により低めに出ていることも考えられ，SIRS の基準に含まれるとも考えられる。つまり，感染症＋SIRS＝敗血症となり，カテコラミンリリースの状態につながる。しかし，「最近脇腹が痛い」と言っていたことから考えると，尿路感染症（腎盂腎炎）も当てはまるが，胆囊炎の可能性もあることも念頭に入れておく。

他に鑑別できるものは，薬剤性の発熱は 1～2 週間以内に内服薬を変更していないため除外でき，季節的に熱中症も除外できる。呼吸状態を見れば，ARDS や肺塞栓症についてもすぐに除外できていく。悪性疾患については，間欠熱と稽留熱が多い傾向にあるが，この場ではわからないため，以下の❶～❹のフィジカルイグザミネーションで情報を集

める。

❶意識レベルを含めたバイタルサインと問診の呼吸困難，視診のチアノーゼの有無から，緊急性と重症性の判別を判断する。

❷ ARDSや肺塞栓症を否定するために，内頸静脈の怒張，心音，呼吸音を確認する。肺塞栓症の場合は頻脈・頻呼吸の他の特徴として，心音ではⅡ音が亢進し，肺音では断続性複雑音もしくは喘鳴が聴取される。

❸脇腹の疼痛の確認のため，腹部全体の視診や触診，筋性防御の有無を確認する。腎盂腎炎も疑って叩打痛を確認するとよい。

❹糖尿病，高齢者より，胆石胆嚢炎の可能性も考えられるため，マーフィー徴候*や筋性防御の確認も行えるとよい。

c フィジカルアセスメント後の経過

尿回数は不明（数えきれていない）であったが，おむつへの量やトイレでの排尿回数より，乏尿ではなさそうだが少ないと推測できた。また，残尿感があることや叩打痛があることから尿路感染症による敗血症の可能性が高かった。訪問看護ステーションに連絡を取り，かかりつけ医に報告をするよう依頼した。かかりつけ医は直ちにB氏宅を訪問して診察を行い，尿路感染症と診断し，抗菌薬と補液の投与が開始された。

d かかりつけ医への報告ポイント

医師が緊急度や重症度の判断がつけやすいように，発熱の状況や随伴症状，その他のバイタルサインや脈圧差があること，意識レベルや呼吸困難の程度も報告する。他に医療材料の準備がしやすいよう，疼痛部位や叩打痛の有無，マーフィー徴候や筋性防御についても報告できるとよい。

参考文献

- 日野原重明編（2006）：フィジカルアセスメント ナースに必要な診断の知識と技術 第4版，医学書院.
- 山内豊明（2011）：フィジカルアセスメントガイドブック 第2版 目と手と耳でここまでわかる，医学書院.
- 高久史麿監／橋本信也，福井次矢編（1998）：診察診断学，医学書院.
- 古屋伸之編（2007）：診察と手技がみえる Vol.1 第2版，メディックメディア.
- 聖マリアンナ医科大学病院看護部編（2014）：みるみる身につくバイタルサイン，照林社.
- 藤野智子監（2015）：基礎と臨床がつながるバイタルサイン，学研メディカル秀潤社.
- Peter Cartledge, et al（2014）：Pocket tutor Clinical Examination, Jaypee Brothers Medical Publishers.
- 日本老年医学会編（2011）：健康長寿診療ハンドブック 実地医家のための老年医学のエッセンス，メジカルビュー社.
- 大久保暢子編（2016）：日常生活行動からみるヘルスアセスメント，p.13-14，日本看護協会出版会.

* マーフィ（Murphy）徴候：患者が右上腹部の痛みや圧痛を訴える際に確認する。陽性であれば急性胆嚢炎を疑う。吸気時に左手母指で右鎖骨中線上の肋骨下縁部を引っ掛けるように強く圧迫すると，腫大した胆嚢が降下し腹膜に当たり，患者は痛み刺激により一時的に呼吸を止めるほどの反応を示す。

- Lynn S. Bickley／福井次矢，他監／徳田安春，他監訳（2008）：ベイツ診察法，p.11-15，102-105，251-265，309-335，メディカル・サイエンス・インターナショナル．
- 村上美好監（2010）：写真でわかる看護のためのフィジカルアセスメント，p.19-21，78，インターメディカ．
- 山内豊明（2009）：訪問看護におけるフィジカルアセスメントに学ぶ自信がもてる呼吸音の聴診と評価，月刊ナーシング，Vol.29. No.11，p.127.
- 医療情報科学研究所編（2013）：病気がみえる Vol.7 脳・神経 第1版，p.2-105，メディックメディア．
- Lynn S. Bickley ／福井次矢，他監（2015）：ベイツ診察法ポケットガイド 第3版，p.299-339，メディカル・サイエンス・インターナショナル．
- 宮崎景（2007）：エビデンス身体診察 第1版，p.55-67，文光堂．
- 福井次矢，黒川清日本語版監（2017）：ハリソン内科学 第5版，p.2599-2722，メディカル・サイエンス・インターナショナル．
- Tierney LM Jr., Henderson MC 編／山中豊明監訳（2006）：聞く技術 答えは患者の中にある（上），日経 BP 社．
- Tierney LM Jr., Henderson MC 編／山中豊明監訳（2006）：聞く技術 答えは患者の中にある（下），日経 BP 社．
- 半田俊之介，伊苅裕二監（2013）：循環器内科ゴールデンハンドブック 改訂第3版，南江堂．
- 宮城征四郎監（2011）：病態を見抜き，診断できる！バイタルサインからの臨床診断，羊土社．
- 鈴木則宏編（2011）：神経内科ゴールデンハンドブック 増補版 第1版，南江堂．
- 日本消化器病学会胆石症診療ガイドライン 2016（改定第2版）．
http://www.jsge.or.jp/guideline/guideline/pdf/GS2_re.pdf
- 原和人，他（1986）：糖尿病を伴った胆石症の特徴とその術前，術後管理の検討，日本消化器外科学会雑誌，Vol.19 No.7，p.1698-1623.

4 リハビリテーション看護

ねらい

在宅療養者の能力を活かし，
自立した生活を再構築するための支援ができる。

目　標

1. リハビリテーションの概念と基本的アプローチが理解できる。
2. リハビリテーションの基本的な技術が理解できる。
3. 福祉用具の活用および住宅改修の必要性が理解できる。

1 リハビリテーションの概念と基本的アプローチ

1 リハビリテーションの定義

「リハビリテーション」という言葉を聞くと,多くの人は歩行訓練など身体機能を維持・向上させるプログラムをイメージするだろう。しかし,リハビリテーションの語源や歴史を知ると,そのイメージは,リハビリテーションの一部であることがわかる。

リハビリテーション(rehabilitation)は,ラテン語で re は「再び」,habilis は「人間らしい」という語から成り,「再び人間らしく生きる」という意味になる。その後,長い歴史の中で使用方法が変化し,「権利の回復」「名誉の回復」などさまざまな意味で使われてきた。リハビリテーションという語が,現在われわれが使用している「障がい者に対する機能回復,能力向上,社会復帰」というような意味になったのは,障がい者が多発した第一次世界大戦の頃からであり,第二次世界大戦後,戦傷軍人に対し職場復帰への組織的リハビリテーションが行われ,広く定着していった。

このように語源や歴史を考えて,リハビリテーションとは障がい者の機能回復,能力向上,社会復帰などに加えて,「再び人間らしく生きる」という人間全体を包括した概念を含むことを意識したい。つまり,リハビリテーションは,何らかの障がいを有した人に対し,その人のもつ能力を最大限に活用できるようにするためのアプローチであり,そこには,単なる機能の回復だけでなく,人間としてその人らしく生きていく人生そのものにかかわるプロセスがある。身体的,心理的,社会的に障害をもちながらも「新しい人生を創ること」を意味するともいえる[1)]。

2 地域リハビリテーション

1 地域リハビリテーションの定義

近年,高齢者の急増に伴って考えられたさまざまな制度改革の結果,医療が在院期間の短縮に象徴されるような在宅へのシフトを示しているのと同様に,リハビリテーションも人々が暮らす地域に基盤を置き,地域に根差した保健・医療・福祉の中で役割を発揮するという地域へのシフトを示し,「地域リハビリテーション」という語が登場した。

現行の国の施策としては,これらの考え方に基づき,高齢者に対する介護予防や QOL(生活の質)向上を目指すことを目的にした地域リハビリテーション支援体制整備推進事業が 1998 年より開始されている。実施主体は都道府県となっており,都道府県リハビリテーション協議会，都道府県リハビリテーション支援センター，地域リハビリテーション広域支援センターの設置や，地域リハビリ調整者養成，脳卒中情報システム事業などが含まれている。この考え方をベースに，都道府県独自の地域リハビリテーション体制が各地で構築されている[2)]。

日本リハビリテーション病院・施設協会は，地域リハビリテーションについて「障害のある子どもや成人・高齢者とその家族が，住み慣れたところで，一生安全に，その人らしくいきいきとした生活ができるよう，保健・医療・福祉・介護及び地域住民を含め生活にかかわるあらゆる人々や機関・組織がリハビリテーションの立場から協力し合って行う活動のすべてをいう」(2016年改定) と定義している。この定義は，全国訪問看護事業協会が述べている「訪問看護とは病気や障がいを持った人が住み慣れた地域で，その人らしく療養生活を送れるように，看護師等が生活の場へ訪問し，医師の指示書のもとに，看護ケアを提供し，自立した生活を送れるように支援するサービス」という内容と非常に重なる部分がある。このことからも，訪問看護師が地域リハビリテーションにおいて，重要な役割を果たしていることがわかる。なお，地域リハビリテーションの推進課題や活動指針は日本リハビリテーション病院・施設協会の地域リハビリテーションの項を参考にしてほしい。

2 地域リハビリテーション広域支援センターとの連携

地域リハビリテーション広域支援センターは，各都道府県の二次保健医療圏ごとに設置されている。厚生労働省「地域リハビリテーション推進のための指針」の中で，その役割について，①地域におけるリハビリテーション実施機関の支援（地域住民の相談への対応に係る支援，福祉用具，住宅改修等の相談への対応に関わる支援），②リハビリテーション施設の共同利用，③地域におけるリハビリテーション実施機関等の従事者に対する援助，研修（地域におけるリハビリテーション実施機関の従事者に対する実地の技術援助，リハビリテーション従事者に対する研修），④地域における関係団体，患者の会，家族の会等からなる連絡協議会の設置・運営と記載されている。その役割を果たすべく，都道府県ごとに地域の実情や特性に合わせた活動が展開されている。

3 リハビリテーション看護

北代は，「リハビリテーション看護とは，生活機能に障害をもつ人々に対し，目標志向的アプローチに則して，治療開始の時期からリハビリテーションに視点を持って障害を最小限にくいとめ，生活環境を整えるなど，生活の再構築をすることでその人らしく生活できる（人生を送れる）ように支援すること」と定義している[3)]。生活の場で，その人らしい生活が送れるようケアを提供する訪問看護師による看護は，まさにリハビリテーション看護そのものといえる。

1　チームアプローチ

リハビリテーションの目標達成には，専門職によるチームアプローチが必須である。地域におけるリハビリテーションにおいては，専門職のみならず，友人，地域住民などのインフォーマルなマンパワーも必要となる。

多職種がチームとして連携する際には，コミュニケーションが不可欠である。そこで職種を超えた共通言語としての活用が期待されているのが，後述するICFである。

チームにおける看護師の役割としては，看護師は医療と生活の視点から，チームメンバーすべてにかかわることができる専門職であるため，チーム内の調整役としての役割が期待される。

2　「生活」の中で自立（自律）を目標としたかかわり

酒井は，「看護の究極の目的は看護の対象となる人の自立を助けることにある。その人なりの自立とは，その人がどうなりたいかを自分で考えて決めた自立である」[4]と述べている。よって，その人がどうなりたいのかという思いにじっくりと寄り添い，個々に合わせた目標を立て，支援することが重要である。

また，自立を目指すにあたって大切なのは，現時点の必要を満たすだけでなく，療養者の今後の一生の時間軸に沿って考えることである。つまり，現在できないことを手伝ってあげる，あるいはしてあげるケアにとどまるのではなく，ケアを通じて最も望ましい人生の状態に向けて生活機能を向上させるように働きかけることである[5]。

3　ADL・IADLの評価

ADL（日常生活動作）とは，activities of daily livingの略であり，食事，排泄，歩行，更衣，整容，入浴など，日常生活に必要で誰もが行っている動作のことである。ADL評価とは，それらの動作について，している状態を（自立・監視・介助レベルなどと）評価するものである。また，ADLには最大能力を発揮して「できるADL」と日常生活の中で「しているADL」がある。ADL評価としては，「しているADL」を，また日内変動のある場合にはより低いほうを評価するというのが一般的である[6]。

ADL評価の目的は，個々の症例について，①自立度と介護量を知る，②アプローチすべき内容を知る，③治療計画を立てる，④治療効果を判定する，⑤予後を予測する，⑥他施設との情報交換を行う，などである。リハビリテーションにおいて最も基本的な評価項目の1つがADLである[7]。

現在よく用いられているADL評価法にはBarthel Index（BI，表Ⅰ-4-1）とFunctional Imdependence Messure（FIM，表Ⅰ-4-2）がある。BIはわが国でも広く利用されており，点数は最低0～最高100点である。自立，部分介助，全介助の3段階評価であるため比較的簡易である半面，変化に対する感度が低くなる。また，認知面に関する評価項目がないため，認知面に関する他の評価法との併用が必要となる[8]。

表Ⅰ-4-1　Barthel Index

	自立	部分介助	全介助
食事	10	5	0
移乗	15	5～10	0
整容	5	0	0
トイレ	10	5	0
入浴	5	0	0
歩行	15	10	0
（車椅子）	5	0	0
階段昇降	10	5	0
更衣	10	5	0
便失禁	10	5	0
尿失禁	10	5	0

（合計点は 0～100 点となる。100 点が完全自立）
[千野直一編著，里宇明元，他（1997）：脳卒中患者の機能評価― SIAS と FIM の実際，p.43，シュプリンガー・フェアラーク東京]

表Ⅰ-4-2　FIM の評価項目

評価項目		内容（要点のみ抜粋）
セルフケア	食事 整容 清拭 更衣・上半身 更衣・下半身 トイレ動作	咀嚼，嚥下を含めた食事動作 口腔ケア，整髪，手洗い，洗顔など 風呂，シャワーなどで首から下（背中以外）を洗う 腰より上の更衣および義肢装具の装着 腰より下の更衣および義肢装具の装着 衣服の着脱，排泄後の清潔，生理用具の使用
排泄コントロール	排尿管理 排便管理	排尿の管理，器具や薬剤の使用を含む 排便の管理，器具や薬剤の使用を含む
移乗	ベッド・椅子・車椅子 トイレ 浴槽・シャワー	それぞれの間の移乗，起立動作を含む 便器へ（から）の移乗 浴槽，シャワー室へ（から）の移乗
移動	歩行・車椅子 階段	屋内での歩行，または車椅子移動 12～14 段の階段昇降
コミュニケーション	理解 表出	聴覚または視覚によるコミュニケーションの理解 言語的または非言語的表現
社会的認知	社会的交流 問題解決 記憶	他患，スタッフなどとの交流，社会的状況への順応 日常生活上での問題解決，適切な決断能力 日常生活に必要な情報の記憶

[千野直一編著，里宇明元，他（1997）：脳卒中患者の機能評価― SIAS と FIM の実際，p.47，シュプリンガー・フェアラーク東京]

FIM は，介護の量の測定を目的として，全 18 項目を介護の度合いに応じて 7 段階で評価する（図Ⅰ-4-1）。ADL のすべての内容を網羅するのではなく，必要最小限の項目が集められている。評価項目の中には食事，整容，移乗など，多くの ADL 評価項目のみならず，表出，問題解決などの認知項目も含まれていることが特徴である[9]。

IADL とは，手段的（道具的）ADL，instrumental ADL の略である。ADL よりも動作の目的が広がったもので，自らに関することのみならず，周囲の人とかかわりのある動作を指す。具体的には，買い物，調理，洗濯，電話，薬の管理などである。主な評価法と

図Ⅰ-4-1 FIMの採点方法

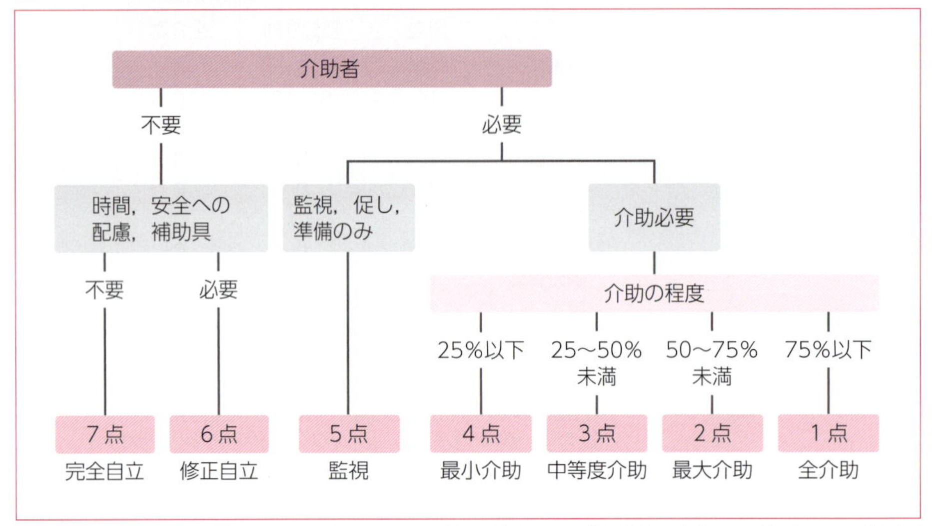

介護量に応じて1～7点の7段階で行われる。採点の基本は，まず介護者の有無で6点以上と5点以下に分け，6点と7点はかかる時間，安全性への配慮，補助具の使用の有無により分ける。介護者必要の場合は監視や促しのみを5点とし，4点以下は介護の度合いに応じて採点する。
［千野直一編著，里宇明元，他（1997）：脳卒中患者の機能評価― SIASとFIMの実際，p.48，シュプリンガー・フェアラーク東京］

しては，Lawtonの尺度，Frenchay Activities Index（FAI），老研式活動能力指標などがある。

今後，要介護度の改善が介護報酬に影響してくることが予測されている。ADL・IADL評価は，能力の向上が客観的に評価できるため，提供しているケアの効果や妥当性を可視化するうえで非常に有効である。また，できる能力を生かすことやアプローチが必要な部分を見極めることにも活用できる。

4 国際生活機能分類（ICF）の概念

ICF（International Classification of Functioning, Disability, and Health）は2001年にWHOの総会で採択されたもので，1980年に発表された国際障害分類（ICIDH）の改定版である（図Ⅰ-4-2）。ICFは障害を，人が「生きる」こと全体の中に位置づけて，「生きることの困難」として理解するという，新しい見方に立っている[10]。ICIDHが「障害」というマイナス面を中心にとらえたのに対し，「生活機能」というプラスの面をみようとするところに根本的な視点の転換があった（表Ⅰ-4-3）。ICFの目的の中で最大のものは，異なる領域の専門家同士，専門家と利用者・家族，そしてその他の人々と行政などの相互理解のための「共通言語」としての位置づけである[11]。

つまり，なぜ，ICFを理解することが大切かというと，「人」の全体像をとらえるために，またそれを他の人に正しく伝えるために使うことができるツール（道具）だからである。実際に医療現場ではリハビリテーション実施計画書に，介護分野ではケアプラン作成などにICFの考え方が生かされており，福祉や教育の場面でも活用されている。看護においても，看護過程への活用や，障がいをマイナスにとらえるのではなく，障がいをも

図Ⅰ-4-2 ICFモデル（WHO，2001年）

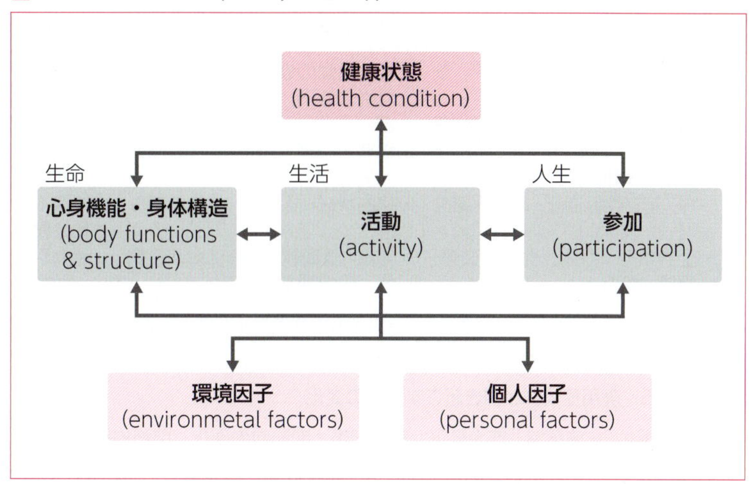

［大川弥生（2005）：介護保険サービスとリハビリテーション―ICFに立った自立支援の理念と技法，p.4，中央法規出版］

表Ⅰ-4-3 生活機能の階層構造（各階層の特徴）

心身機能・身体構造	活動	参加
生物レベル （生命レベル）	個人レベル （生活レベル）	社会レベル （人生レベル）
*身体の働きや精神の働き，また身体の一部分の構造のこと	*生きていくのに役立つさまざまな行為のこと	*社会的な出来事に関与したり，役割を果たすこと
それに問題が起こった状態は機能障害（例：手足の麻痺，関節の拘縮）と構造障害（例：手足の一部の切断など）	日常生活動作（ADL）から家事・仕事・人との交際・趣味など，生活行為のすべて それらが困難になった状態は活動制限	例：主婦としての役割，親や祖父母としての役割，地域社会（町内会や交友関係）の中での役割，その他いろいろな社会参加の中での役割 それらが困難になった状態は参加制約

［大川弥生（2005）：介護保険サービスとリハビリテーション―ICFに立った自立支援の理念と技法，p.4，中央法規出版］

ちながらも，何ができるのかというプラスの面をみつけるケアにICFの概念を活用していくことができるだろう。

4 生活不活発病（廃用症候群）の概要

1 生活不活発病（廃用症候群）の定義

生活不活発病は，学問的には「廃用症候群」という。廃用（使わないこと），すなわち不活発な生活や安静によって全身のあらゆる器官・機能に生じる「心身機能の低下」のことである[12)]。何らかの疾患や障害により過度の安静を続けるなど，ヒトが本来もっている機能を長期間使用しないことで退行性の変化を起こしてしまう。また，高齢者の中には，重度の身体機能障害がないにもかかわらず寝たきりになる人がいるが，これは生活

表Ⅰ-4-4 廃用症候群の発生に関係する要因

身体的要因	精神・心理的要因	外的要因（生活環境要因）
・運動機能障害：麻痺，骨折，筋力低下など ・疼痛：関節痛，創部痛，慢性疼痛など ・脳，心・肺機能：意識障害，動悸，起立性低血圧，呼吸困難など ・全身状態：脱水，発熱，失禁，易疲労性など	・精神活動の低下：意欲低下，自発性の低下，生きがいの喪失など ・情緒・心理：恐怖感，依存心，喪失感など ・病的状態：認知症，うつ状態など ・知識・健康観：安静に対する誤解，価値観など	・物理的環境：治療に伴う体動制限，残存機能を活かす補助具や福祉機器の不足（手すり，車椅子など） ・人的環境：過剰援助，援助者の知識不足，介護力不足など ・社会環境：役割の喪失，社会的活動や交流の減少など

［木島輝美（2016）：生活機能からみた 老年看護過程＋病態・生活機能関連図 第3版，p.482，医学書院］

表Ⅰ-4-5 廃用症候群が引き起こす全身の変化

筋骨格系	筋萎縮，筋力低下，腱・靭帯・関節包の硬化，関節拘縮，骨密度の低下
心血管系	心筋萎縮，心拍出量低下，血圧低下，循環不全，血栓塞栓現象の増加（静脈血栓症など），冷感，浮腫
呼吸器系	一回換気量の減少，気管支線毛運動の減少，沈下性肺炎，肺塞栓
血液・体液	循環血漿量の減少，貧血，低タンパク，低K
内分泌・代謝	ホルモン分泌低下，基礎代謝率低下，低体温，免疫力低下
泌尿器系	残尿の増加，尿路感染症，尿中Ca増加による結石，排尿困難，頻尿，失禁
消化器	食欲低下，嚥下機能低下，消化液減少，蠕動運動低下，便秘
精神機能	意欲低下，抑うつ状態，認知機能低下，混乱・見当識障害，不安，幻覚・妄想
自律神経	緊張低下，反射機能不全，低血圧，起立性低血圧
感覚器	感覚・知覚の鈍麻，バランス・協調運動の障害
皮膚	皮膚萎縮，褥瘡

［木島輝美（2016）：生活機能からみた 老年看護過程＋病態・生活機能関連図 第3版，p.483，医学書院］

不活発病によるものと考えられる（表Ⅰ-4-4）。健康な人でも，ベッド上で安静臥床を続けると，筋力は1日に約2%，1週間で10～15%低下する。1カ月臥床していると多くの高齢者は自力歩行が困難になるといわれる。さらに，筋力だけではなく，関節拘縮，起立性低血圧，褥瘡，精神機能低下などの影響をもたらす。このような状態になるとさらに活動性が低くなるため，ますます全身の機能低下が起こる悪循環に陥る。

生活不活発病は，病気や障がいなどの身体的要因だけで起こるわけではない。精神・心理的要因と外的要因（生活環境要因）が複雑に関連し合って発生する[13]。よって，発生した背景についてそれぞれの側面からアセスメントし，解決策を導くことが必要である。

2 生活不活発病（廃用症候群）の予防とケア

生活不活発病は，さまざまな症状・症候が出現する。その症状は多岐にわたっており，筋力低下や関節拘縮など目に見える変化だけでなく，心肺機能や自律神経機能の低下など気づきにくい変化を伴っている場合がある。そのため，バイタルサインの変化や自覚症状などに注意する必要がある（表Ⅰ-4-5）[14]。

過度の安静による生活不活発病は年齢を問わないが，高齢者では特に重大な問題が生じやすい。例えば，発熱や腰痛で数日間臥床して体力が落ちると疲れやすくなり，寝ている時間が増えますます体力が落ちてしまう。その結果，筋力低下，関節拘縮，起立性低血圧が起こり，歩行を不安定にするため，転倒の危険性が増大する。そして，転倒して骨折すると安静臥床を余儀なくされ二重の生活不活発病に陥ってしまう。このように生活不活発病はいったん起きてしまうと悪循環を引き起こしてしまうことが大きな問題である[15]。

このような悪循環に陥る前に，生活不活発病を予防することが必要であることはいうまでもない。つまり，発生してしまった問題への対処ではなく，あくまでも発生させないための援助を基本とすることが大切である。

特に高齢者の場合は，一度低下してしまった機能を回復するには長い時間を要する。また，加齢という生理的な機能低下が背景にあるため目覚ましい機能向上は困難なことも多く，意欲低下につながることも少なくない。したがって，今ある機能を維持することも機能向上のための努力の成果であることを意識して根気よくかかわる必要がある[14]。

生活不活発病を予防するためには，リハビリテーションの概念や，前述したように，ケアの対象者が，できる能力を最大限に生かし，生きがいや楽しみをもって生活できるように看護を提供することが求められる。その生きがいや楽しみが対象者の活動の動機となるだろう。このことからも，疾患や障害だけでなく，ケアの対象者を全人的にとらえることの大切さがわかる。

しかしながら，時間や回数が限られている訪問看護の力だけでは，生活不活発病を予防することは困難であり，多職種連携が鍵となる。医師と連携した体調管理，ケアマネジャーと連携した通所サービスや訪問介護の導入などサービスの調整，福祉用具や住宅改修などによる安全に活動できる生活環境づくりなど，利用者の意見や思いを尊重したさまざまな提案を通じて，活動が増えるようにするのもケアの一つである。さらに，経済的な問題や制度上の制限など，公的なサービスだけでは限界があるため，ボランティアなどのインフォーマルなサービスの活用も視野に入れたかかわりも必要である。

2 リハビリテーションの実際

1 運動機能障害のリハビリテーション

運動機能障害を改善・維持するリハビリテーションの手法としては，運動療法と物理療法がある。また，これらの療法の補完的方法として，装具や杖などの福祉用具を用いて運動機能を補助する方法がある。さらに，運動を行いやすい環境を整備する方法（手すり設置や段差解消などに代表される住宅改修など）がある（表Ⅰ-4-6）[16]。ここでは，訪問看護師が現場（居宅）で行うという観点を踏まえ，運動療法を中心に，その知識・技術の概観について述べる。

1 疾病による障害像と運動療法

対象者の疾病像から考慮に入れるべき点は，運動機能障害は末梢の運動器（骨関節，筋など）の損傷によるものと，中枢神経疾患によるもの（脳神経・脊髄神経損傷による麻痺，バランス障害など）との大きく2つに分かれる。なお，ここでは，論旨を明確にするために，脳損傷による高次脳機能障害や併存症としての精神疾患，認知症などの認知面での問題は省く。

末梢の運動器にのみ問題がある場合は，原因にかかわらず，四肢関節・体幹の可動範囲が確保されているか，筋力が確保されているか，動きを妨げているような疼痛などがあるかなどの点に注意が必要である。これらに対する運動療法は，四肢関節・体幹の可動域確保と筋力強化，その筋力を持続して発揮できるか（持久力）がテーマとなる。これ

表Ⅰ-4-6　運動機能障害に対するリハビリテーションの方法

直接的手法	
運動療法	関節可動域訓練，筋力増強訓練や筋の協調性を図る訓練，基本動作訓練，歩行訓練，他の治療的体操などを用いて，運動機能の改善を図る ※補完的方法として　補装具や杖などの補助具は運動療法の補助，生活上の機能的補助を行う目的で使用される
物理療法	運動療法の補助的手段として，電気刺激，各種光線，温熱などを利用して運動療法を行いやすくする目的で行うことが多い
間接的手法	
環境整備	運動療法による改善やその動きを補う目的で住環境の改善のため手すりや段差解消，生活環境への各種機器の導入を行う

［鳥取部光司，他（2014）：運動療法，物理療法，作業療法，Monthly Book Medical Rehabilitation，No.176，p.13-17 を参考に作成］

らの課題を解決していくと，その延長線上に基本動作や日常生活活動が可能かどうかに焦点が移る。これらを可能にするためには，基本動作訓練および応用動作訓練，日常生活動作訓練（以下，ADL 訓練），手段的日常生活動作訓練（以下，IADL 訓練）などの手法があり，訪問の現場ではこれらを組み合わせて行うことが標準的である。

中枢神経疾患の運動療法においても基本は同様の進め方でよいが，中枢性の強い麻痺，筋緊張の異常などがある場合は，末梢の運動器のみに対して行うような個別の関節や筋群に焦点を当てた運動療法を行っても十分な効果が得られないこともある。このような場合には対象者本人が理解しやすいような，基本動作訓練をプログラムの中心に据え，個々の関節の柔軟性や筋力増強の要素も粗大動作の副次的効果として改善をねらうという形をとるとよいかもしれない。また，このような特別な対応が必要な場合は，医師や，その指示を受けた理学療法士（PT）などに相談し，適切な方法の助言を得るとよい。

2　運動機能障害のアセスメントの基本

運動機能障害の状態をアセスメントするときには，どのように動きが不十分なのか，なぜ目的動作ができないのかを初見時にスクリーニングする必要がある。対象者の身体をみたときに，まずは四肢がどれぐらい動かせるのかをみる。次にその様子をみて，どのくらい可動範囲があるのか，痛みがないのかなどをみていく。さらに自分で動かせるのか，動かせないとしたら，他者が介助すれば動かせるのかをみる。対象者自身で問題なく動かせるようなら，看護師が徒手などで（運動を妨げるつもりで）負荷をかけ，それに対する動きが可能なのかをみる。このことによって，例えば運動器の可動範囲や筋力を評価し，どの程度能力があるかをみていくことになる。臨床的には，握力などを最初にみるのもよいだろう。末梢の運動器の筋力が体幹や下肢の状況をすべて反映しているわけではないが，例えば高齢者であり，寝たきり状態であっても，しっかりと握り返してくるという反応があったなら，「看護師の口頭での依頼に対しての反応の結果であり，ある程度の認知力なども含め以後の動作改善の可能性を示唆している」といった臨床的判断が可能である。

事前の医学的情報と，当日の身体状況などから，特に大きなリスクがないという前提であれば，対象者が普段している基本動作を行ってもらい，確認していくとよい。寝返りから起き上がり，そして座位までが自立しているかどうかをみていく。難しいようなら，介助してできる，手すりなどを利用してできる，といった反応を一連の動作としてみていく。そして各動作ごとに，できる・できないという点を把握したうえで，できない原因がどこにあるかを確認，推定していく。その際には，それぞれの動作が，生活行為のどの部分と密接に関係しているかを知っていることは重要である。例えば，座位までができるという意味は，「離床し，食事がとれるなど，その他の生活行為につながる」ということである。

次に，立ち上がり→立位→移乗動作ができるかどうかをみていく。こちらは，生活場面で寝・食・排泄の分離ができるかどうかにつながるので，重要な動作能力である。これができれば車椅子や関連した機器で屋内の移動ができる，という可能性を秘めている。

生活手段としての移動を考えるときに次にみるべき点は，歩行が可能かどうかである。この意味は，移動が可能なことで生活空間が広がり，さまざまな生活行為が可能となってくる。また，活動性が上がることによって意欲も生まれ，結果として生命予後も伸び，質の高い生活が送れるという可能性が高まることにつながる。このように基本動作から歩行までの一連の動作が可能かどうかを評価することが重要である。

次の段階では，個別の生活行為がどのように運動機能障害によってできなくなっているかを考察する必要がある。例えば，「杖で歩けないからトイレに行けないので，ポータブルトイレを利用しなければならない」「食事をするときに，食事をセットしておけば車椅子座位のみは可能であるから自力摂取可能である」「茶碗から口に食物を運ぶ行為はスプーンで可能だが，座位保持の持久力が低いので難しい」などの臨床的判断をする。

このように四肢・体幹の可動範囲・筋力・持久力，基本動作を見極め，さらに生活行為への波及内容を評価する。これがアセスメントの基本であり，何が課題なのかを抽出していくプロセスである。

3 目標設定とプログラム立案

ここでは，アセスメントをもとに目標設定とプログラムを考える手順を紹介する。

目標設定としては，アセスメントから導き出された「具体的な生活行為」を挙げると対象者は理解しやすい。それが，居宅訪問における目標立案の強みである。運動療法の項で本人の主体的な参加が必要であることを記したが，題目でなく，「自ら取り組みたい・取り組んだらできるかもしれない」という目標立てをすることも大事である。目標が高くて大きいなら，小さい段階に細分化してわかりやすく達成しやすくすることが重要である。すなわち，達成しやすい課題に臨むことによって本人の成功感を大事にし，意欲の向上につなげることを意味している。

次にプログラム設定前に知っておきたい事項がある。それは，運動と行為の関係性である。四肢の関節を動かすこと，つまり「運動」があり，その関節運動の組み合わせで，人としての「動作」につながる。そしてその動作が意味のあるもの，生活者としての意思と目的のある一連の動作が「行為」へとつながる[17)]。

例えばリンゴを食べるという行為は，テーブルの上のリンゴを見つけておいしそうだと思い，手を伸ばしてリンゴをつかみ，口に運びかじる，咀嚼して飲み込むことで，完了する。リンゴに手を伸ばしてつかみ，口に運ぶ，というプロセスは「運動」であり，身体として安定した座位を保持できていること，利き手の上肢の関節可動域と筋力が十分にあり，この「運動」が妨げられないことが必須条件である。つまり個別の「運動」は関節と筋肉の力の発揮のレベルでの動きを示し，その組み合わせで手を伸ばして口に運び，咀嚼するという「動作」となり，人としての「行為」は丸ごとのリンゴをおいしく味わうということになる。この場合の，目標設定は，リンゴを味わうこと（あるいはもう少し汎用的に，一人で食事をとることができる）となる。この目標設定に対して，動作レベルで考えるとどこに課題があるのか，さらに末梢の運動器に問題があるということであれば，その部分の筋力をつけ可動域を確保するのがテーマになる。臨床的なプログラム設定の一つとして，筋力増強訓練のような地道な練習が難しいようなら，基本動作練習を繰り返し，加えて補助具の力でアシストするという手段も考えられる。

なお，運動機能障害を考える場合，可動範囲・筋力・持久力の低下が基本的課題要素であるが，ほかにも姿勢保持のためのバランス能力，感覚障害や動作遂行に支障をきたす高次脳機能障害，精神，認知機能などの低下も課題となる。これらの改善を考慮に入れて，プログラムを組むことになる。

4 具体的な手段を選択するための注意点

目標が明確になれば，そこに至るまでの段階づけと手段の選択をする。冒頭で説明したようにいくつかの手段を選択することになる。ここでは，主たる運動療法の手段選択にあたって踏まえるべきいくつかの要点を述べる。

a 運動療法の段階づけについて

他動運動→自動介助運動→自動運動へと進めること。自動運動ができるようになったら，自動抵抗運動（負荷をかけた運動），さらに複合運動（複雑さ，速度を変えた運動）という段階づけが考えられ，この段階づけに沿ってプログラムを進めていく。つまり，難易度の低いものから高いものへということである。例えば，動かない物を，介護者がアシストして動かす→次に少しずつアシストを少なくし，本人の力を誘導しつつ運動する→自分一人で全部運動できる→抵抗を加えて筋力を増大させるような運動を行う→そして複合的な運動を組み合わせて行うなど，遅い運動や速い運動の練習を行ってより高度な運動へと段階を上げる。

b 生活の場での運動療法の流れ

四肢・部分の運動から全身および複合運動へ，そして基本動作，さらには生活行為（意味のある目的動作）へと進めていくこと。これは狭義の運動療法の原則であるが，居宅では，生活行為に反映することが求められる。ここでは，一つの運動や動作ができることで終わりではなく，生活上の意味のある行為（入浴ができる，家族と食卓を囲み介助なしで食べることができ，食事を楽しむことができるなど）へつながるようにすることが大事である。

c リスク管理

運動療法を行う際には事前に医師から医学的情報を得る。禁忌・注意事項を遵守しさらに，居宅訪問時の看護師によるフィジカルアセスメントから全身状態を把握したうえで，運動療法を安全に行っていくことが重要である。

5 運動療法の具体的方法

以下に運動療法の基本的な技術の概要を示す[18]。

ⓐ 関節可動域訓練

四肢関節・体幹の可動範囲の改善を目的として行う手法である。大別して他動的関節可動域訓練，自動的関節可動域訓練の２種類がある。

他動的関節可動域訓練

自分では動かせない場合に，術者が代わりに可動範囲を拡大する目的で運動させるものである（図Ⅰ-4-3）。

自動的関節可動域訓練

本人自身の力で可動域を拡大する運動である。ちなみに，いわゆる体操は日本人には年少の頃よりなじんでいる軽動作であり，自動的関節可動域訓練の範疇である。また，準備運動としても導入することができる（図Ⅰ-4-4）。

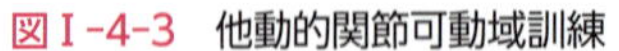

図Ⅰ-4-3　他動的関節可動域訓練

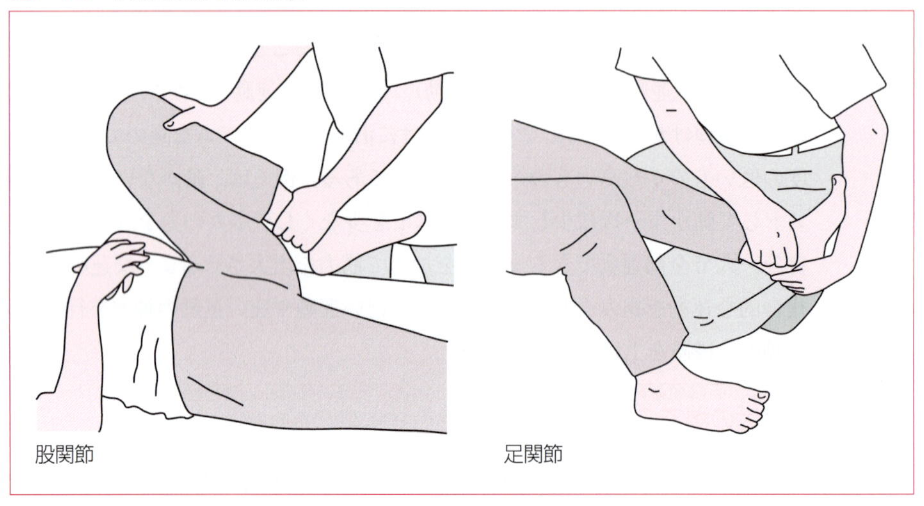

図Ⅰ-4-4　自動的関節可動域訓練

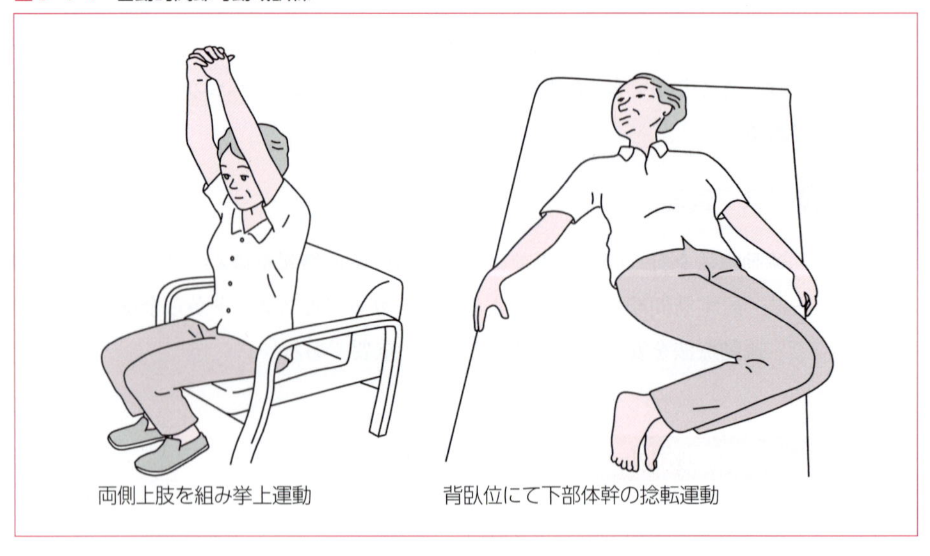

b 筋力増強訓練

四肢・体幹などの個別筋力の改善目的で行う。部分介助から自動運動へ，そして負荷運動へと段階づけを行う（図I-4-5a，b）。負荷は，術者が徒手で抵抗をかける方法もあるが，自主トレーニングの場合や一定の負荷を同じようにかけられることを考えると，重錘やゴムバンド（市販品で比較的手に入りやすい）を利用して負荷の段階づけをするとよい（図I-4-5c，d）。また，居宅の生活環境（手すり，段差）などを利用して筋力増強を図

図I-4-5　筋力増強訓練

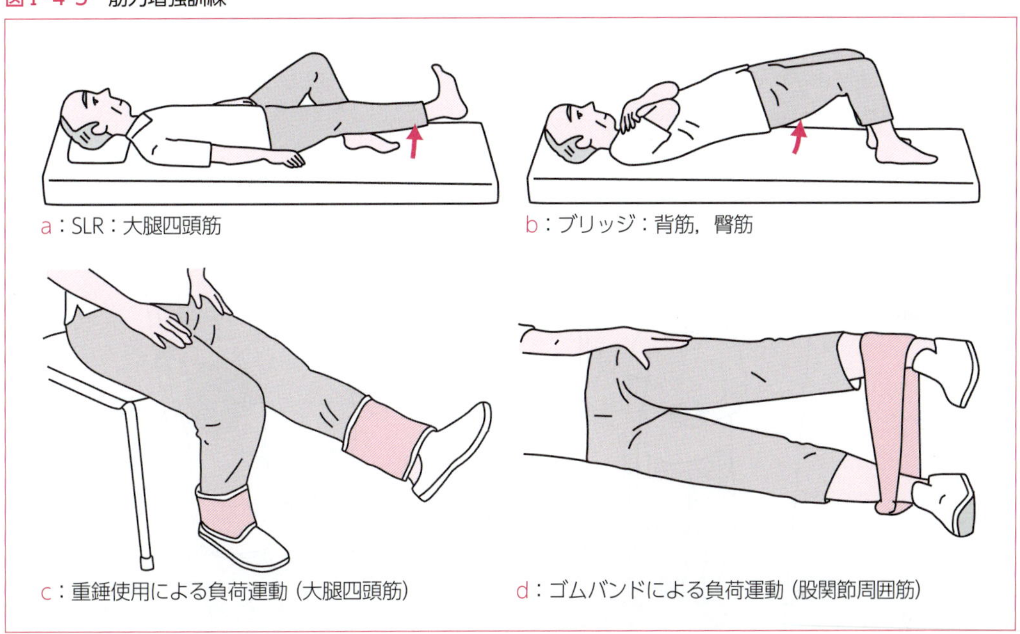

a：SLR：大腿四頭筋

b：ブリッジ：背筋，臀筋

c：重錘使用による負荷運動（大腿四頭筋）

d：ゴムバンドによる負荷運動（股関節周囲筋）

図I-4-6　手すりを利用した両下肢の屈伸運動（両側大腿四頭筋など）

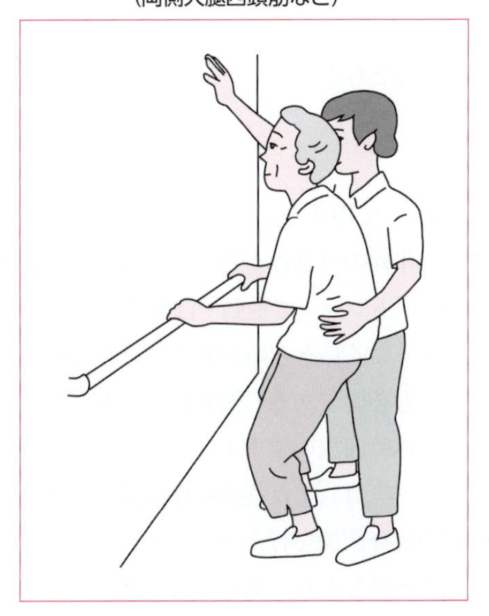

図Ⅰ-4-7 起き上がりと立ち上がり訓練

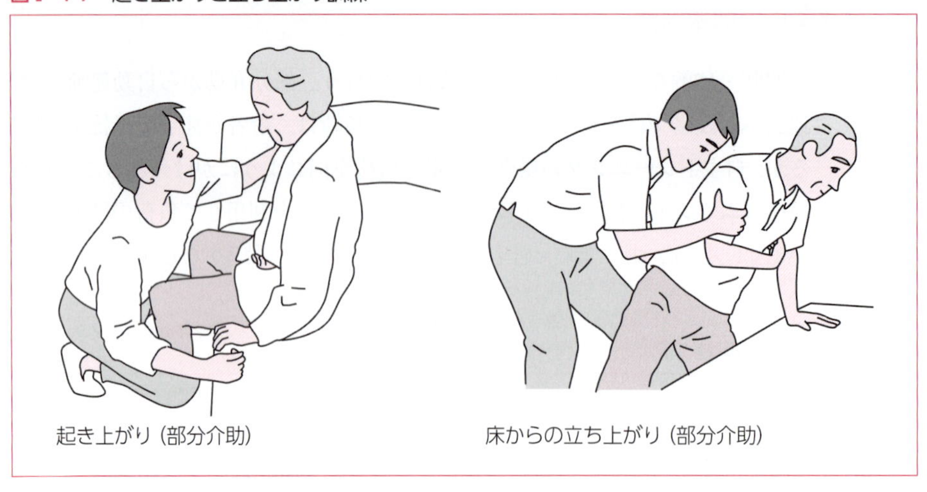

起き上がり（部分介助）　床からの立ち上がり（部分介助）

図Ⅰ-4-8 4点杖にて屋内歩行訓練（左）と階段昇降訓練（右）

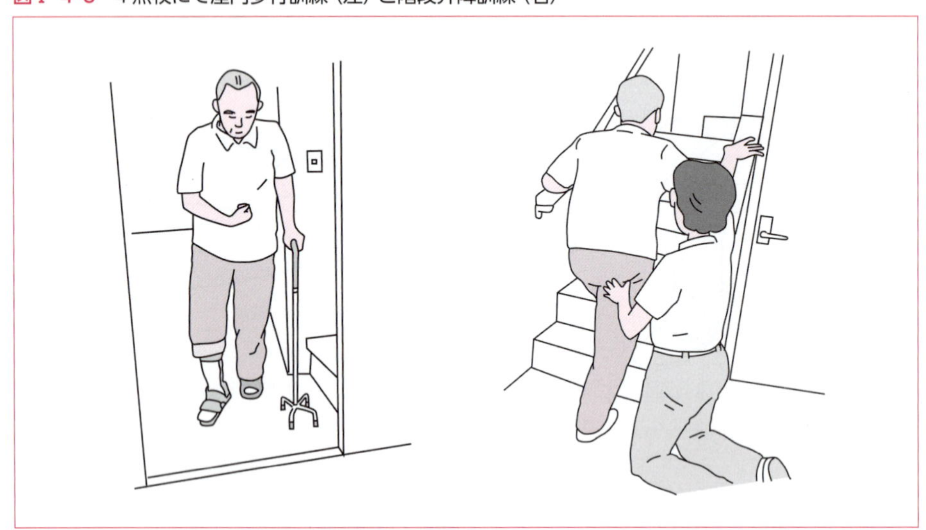

ることも一つの方法である（図Ⅰ-4-6）。

C 基本動作，歩行，応用動作訓練（複合的動作の練習）

運動療法は，低下して課題となっている要素を強化することに主眼がおかれている。例えば，寝たきりで体幹の可動性が悪化し，自力で寝返りがしにくい状態に対し，まずは体幹の回旋運動をストレッチで他動・自動で導入していく。しかし，個別の要素であり，対象本人にはわかりにくいきらいがある。そこで動作そのものを繰り返すことで動作訓練を導入することも必要である。例えば，起き上がりや，立ち上がり，立位保持や移乗訓練などである。体幹回旋の要素も含みつつ，動作練習も可能なので，こちらを選択することもある（図Ⅰ-4-7）。また移動動作に関しては，居宅内の生活導線を意識しながら歩行訓練や階段の昇降訓練を行う（図Ⅰ-4-8）。

これらの課題が改善したら，あるいは成果を試す目的で，運動療法や動作訓練を行っ

図Ⅰ-4-9 ADL訓練とIADL訓練の例

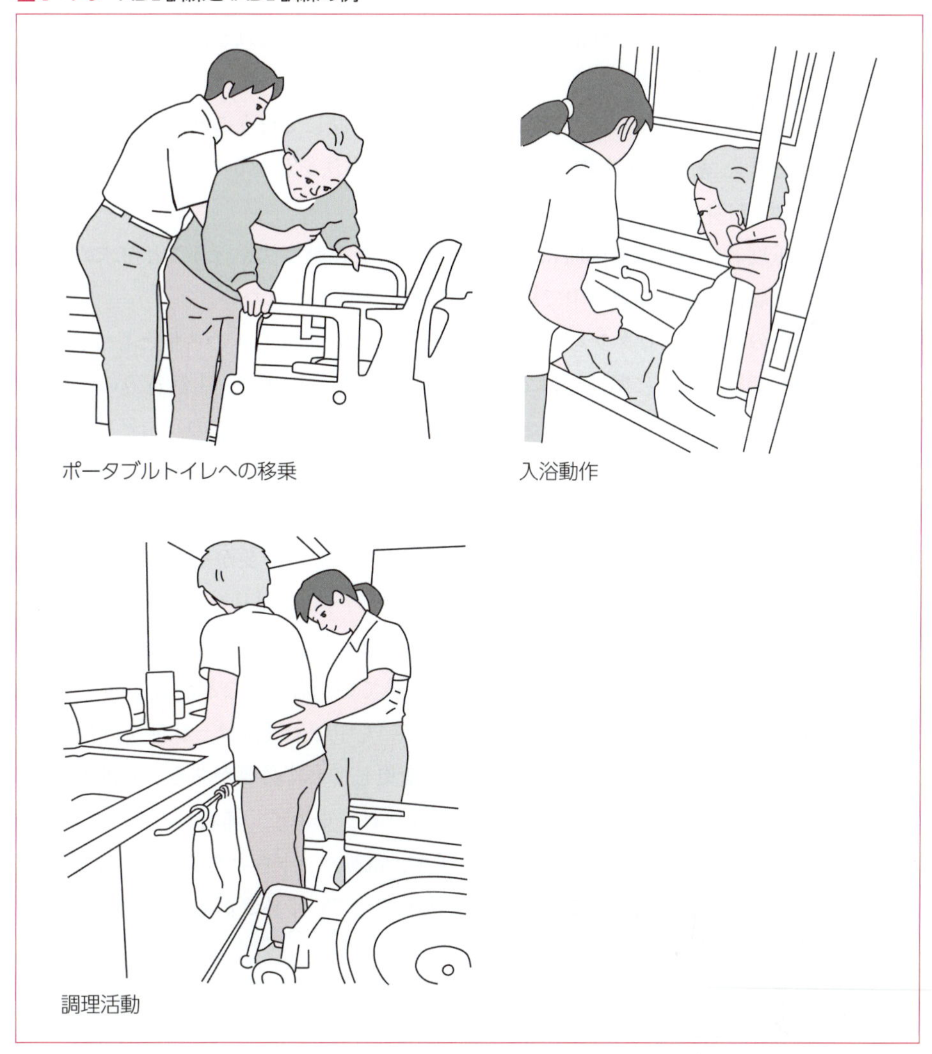

ポータブルトイレへの移乗
入浴動作
調理活動

た後にADL訓練やIADL訓練を試行し，本人と成果を確認したり，看護師はそこから新しい課題を見つけたりするとよい。これらは実際の生活行為につながるので，機会をとらえて行ってみるべきである（図Ⅰ-4-9）。

6 運動療法の実施にあたっての心構え

実施にあたって，本人の認識や意欲が重要なのはいうまでもない。どれだけ意味をもたせられるか，何をどのように行うのかについては，やらされる感じではなく，能動的に取り組めるように仕向けていくことも看護師の仕事である。あくまでも本人が主体であり，看護師は支援する立場という視点でかかわるべきである。それでは，具体的なプログラムをどのように実行すればよいのだろうか。例えば軽度者であれば，強化・維持のための運動プログラムを提示して自主トレーニングをしてもらえばよいだろう。看護師はそれを管理する立場である。すなわち，自主トレーニングが適切に行われているか，効果が出ているか，出ていれば維持するのか，プログラムをより難易度の高いものに変更して次のステップを目指すのか，ということになる。これを訪問時に指導していけばよいであろう。

中度者であれば，訪問時に一緒に動作を介助して行うこと，また行いやすい形の介助法を考え，家族や介護職に自立に向けた援助方法をわかりやすく伝えて行ってもらう。看護師も自身の訪問時にチェックする。

重度者であれば訪問時に直接的に援助して運動療法を行うことが求められる。家族や介護職に日々の介護の中で求めるのは難しいかもしれない。

このようなプログラムは，自主トレーニングとして日々の習慣として行う場合と，日々の生活行為の中に関連づけて行う場合とがある。つまり，生活行為の中での意識のもち方や自立を促す介助方法などについて指導し，生活の中でのリハビリテーションとして行うということである。自主トレーニングは，その時間を設けることで意識しやすくなるが，デメリットは，その時間の管理を本人や家族ができるかどうかである。生活の中のリハビリテーションのメリットは特に時間を決める必要がないので自然にできることである。デメリットとしては，生活行為の中で行うことはリハビリテーションとしての意識を高くもたないと効果としては薄いものとなってしまったり，行為さえできればよいということでつい過介助になり，自立に向かっていかない，などがある。

また，このようなプログラムを進めていく中で看護師は，状態を評価しながら対象者の改善の度合いによってプログラムを変更していく必要がある。介助方法という人手にかかわる部分を変更していくだけでなく，杖，車椅子，補装具のような補助用具の使用，生活環境を整備（手すりや段差をなくす，電動ベッドなどを導入）するといった人的援助以外の手段も加味して本人の自立支援を考えていく必要がある。

7 事例紹介

以下，運動療法に焦点を当てた事例を紹介する。

A さん，91 歳，女性。左大腿骨頸部骨折（人工骨頭置換術後），生活不活発病（廃用症候群），要介護 5。併存疾患：高血圧症。68 歳の娘と二人暮らし。二階建ての二階に本人寝室。

a サービス導入の経過

- 急性期病院退院後，約 2 週間経過。ケアマネジャーにより訪問介護（身体介護）5 回/週，訪問看護 2 回/週導入，さらに 2 週後から理学療法士（PT）の 1 回/週の訪問を導入。

b 生活状況評価

生活空間はベッド上より移動せず過ごす，いわゆるほぼ寝たきりの状況。日常生活ほぼ全介助。ベッド上にて食事全介助。尿・便意はっきりせず，おむつに失禁状態。

- Bathel Index：0 点。

- 障害高齢者の日常生活自立度（寝たきり度）：C-2。

c 認知機能評価

年齢相応の受け答えを行うも見当識に低下がみられる。

- 改訂長谷川式簡易知能評価スケール（HDS-R）：20点。
- 認知症高齢者の日常生活自立度：Ⅱb。

d 運動機能評価

- 基本動作：寝返りはベッド柵につかまり，中介助で可能。それ以外は介助。
- 筋力：体幹・下肢を中心に低下が認められる。特に，骨折後の左下肢の低下が著しい。
- 徒手筋力テスト（MMT）：腹筋2，大腿四頭筋；右3，左2，股関節外転筋；右3，左2。

e 目標設定とプログラムおよび経過（図Ⅰ-4-10）

初期：初回訪問時～3カ月

- 目標：ベッドからの離床と日中をなるべく座位にて過ごす。おむつ外し，ポータブルトイレにての排泄。
- 筋力増強訓練：ベッド上にて体幹・下肢筋力増強訓練。
- 基本動作訓練：ベッド上にて起き上がり～座位～立ち上がり。
- 移乗訓練・トイレ動作訓練（ベッドサイドにてポータブルトイレ利用）。
- 自主トレーニング：簡便，かつ家族と一緒に継続しやすい内容の軽体操と筋力増強訓練。

中期：3～6カ月

- 目標：屋内移動，伝い歩き～4点杖にて自立。トイレ動作日中自立へ，一階居間にて家族と食卓を囲む。
- 筋力増強訓練・基本および応用動作訓練を継続（特に階段昇降）。
- 屋内歩行訓練：伝い歩きから4点杖歩行訓練。
- 屋外歩行訓練：歩行器を選定し，付き添いのもとに自宅近所を歩行訓練。
- ADL訓練：介護職と協働し，入浴動作について自立に向け介助方法確認。
- 自主トレーニング：体操，下肢筋力増強（身体状況を評価し負荷量を増）。

後期：7～13カ月

- 目標：自宅近所の散歩が杖歩行にて一人でできる。
- 7カ月：下肢筋力・歩行能力改善により，歩行器からT字杖へ変更し訓練継続。
- 自主トレーニング：家族などに付き添いをしてもらい，毎日目標を決め歩行訓練と体操を行う。体幹・下肢筋力増強訓練は継続。
- 12カ月：ADL訓練．入浴動作監視で可能。
- 13カ月：T字杖で歩行自立。

f まとめ

訪問看護師とPTとが協働し，運動療法を実施。そのほか，生活の中で自立支援を行

図Ⅰ-4-10 Aさんの経過（概要）

初回訪問時：ベッド上臥床傾向，おむつ失禁

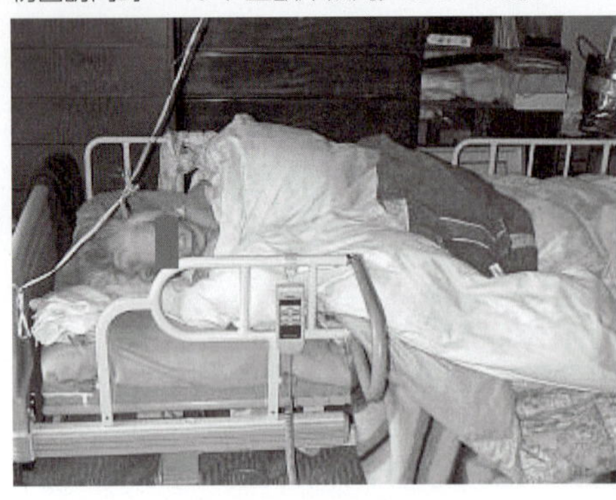

3カ月後：屋内手すりにて伝い歩き

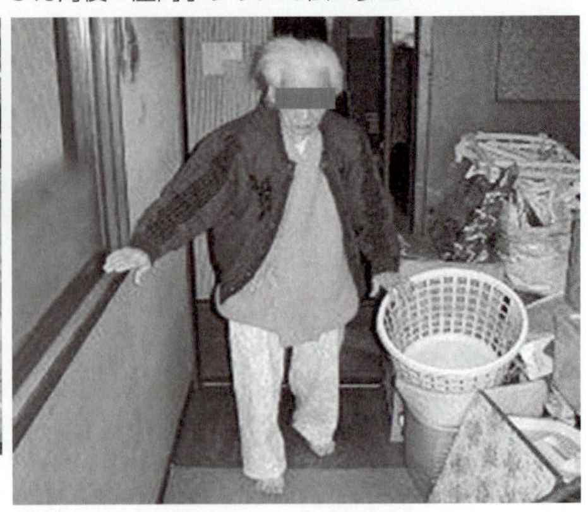

5カ月後：屋外歩行器歩行訓練

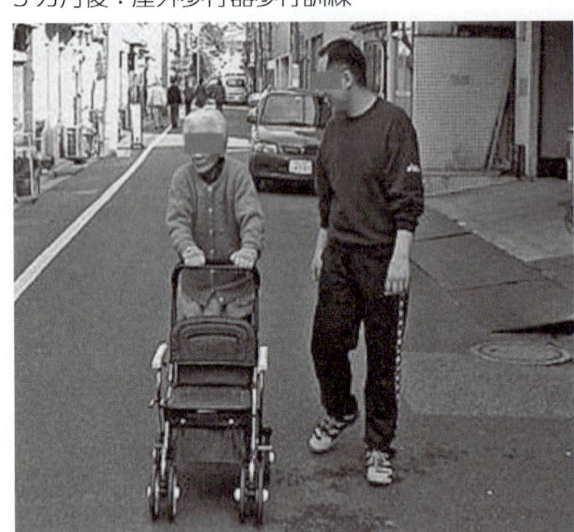

13カ月後：杖で歩行自立

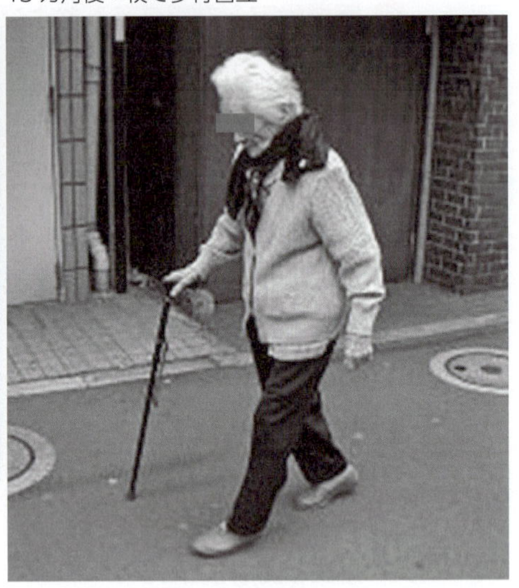

表Ⅰ-4-7 Aさんの運動機能・生活機能評価（プログラム開始13カ月時点）

MMT	大腿四頭筋：右4＋，左4．股関節外転筋：右4＋，左4
認知症高齢者の日常生活自立度	Ⅱb
HDS-R	23点
Bathel Index	90点
障害高齢者の日常生活自立度（寝たきり度）	A1

うべく，介護職や家族（娘）に自主トレーニングや，生活行為の介助時に介助量の調整に注意を払ってもらう。当初は認知面の低下状態がみられたが，一人で起居が自立してからは生活意欲が高まり，改善がみられた。プログラム開始5カ月以降，一部自主トレーニングのメニューもこなすようになり，かつ歩行器にて近所で歩行訓練を監視で開始。13カ月後には一人で杖歩行による近所の散歩が可能となった。またこの頃には入浴以外の項目のすべてでADLが自立した。表Ⅰ-4-7は13カ月時点での認知・運動機能などの評価である。多くの指標で客観的改善がみられた。

2 摂食嚥下障害のリハビリテーション

「口から食べる」ということは，栄養をとり，味を楽しみ，生きる意欲を高めるなど，人として幸せに生きていくための根幹をなす生活行動の一つである。しかしながら，加齢に伴う脳疾患や呼吸器疾患などによる摂食嚥下障害が生じ，誤嚥性肺炎を発症する要介護高齢者が増えてきた。このことは，長寿を生きる最大の楽しみである食へのニーズが満たされないばかりか，生きる希望の喪失をも招くことにもなり深刻な社会問題である。

口から食べることに困難を有していても，人生を閉じようとしている最期の時まで，幸せな気持ちで食べ続けたい・食べさせてあげたいと切実に願うのは本人や家族である。病院，福祉施設，在宅，どこで生活していても，人間としてのごく当たり前の「口から美味しく食べ続けたい」という願いを実現すべく包括的支援を注ぐことが，高齢社会におけるわれわれの責務であり，未来への継承となる。「食べることは誤嚥性肺炎のリスクがあって危険」ではなく，「どうすればその人が願う食支援ができるか」を実践できる関係者への期待は大きい。

1 摂食嚥下メカニズム

捕食から胃内へ行くまでの５期モデル（Five Stage Model）の概要について図Ⅰ-4-11とⓐ～ⓔに示す[19]。

ⓐ 先行期

目の前の食べ物を見て，何を，どのように，どれくらい，どのような方法で，どんなスピードで食べるかという決定を瞬時に行う，口腔内に取り込むまでの段階である。その際，視床下部の空腹中枢に加えて，食物を認知する視覚・嗅覚・記憶などの中枢神経系や自律神経系統などが総動員され，身体各部の感覚器，運動器，消化器全般が準備を始める。また，捕食機能としての手や摂食用具を使用して口の中へ食べ物を取り入れる摂食動作，摂食用具，姿勢なども重要な要素となる。

ⓑ 準備期

食べ物を捕食し，咀嚼して食塊が形成される段階である。口唇でとらえられた食物の形態，固さ，温度などを瞬時に選別し，咀嚼運動や送り込みへと連動する。咀嚼が必要なものは，唇で感知し，舌で即座に臼歯へ送られ咀嚼運動が開始されるが，液体やゼリーなどはすぐに咽頭へと送り込まれる。食塊形成をするためには，歯（義歯），歯茎のみならず，口唇の閉鎖，舌の巧みな上下・前後・左右・回旋，頬，顎などの感覚と運動系の協調が必要である。

ⓒ 口腔期

形成された食塊を口腔から咽頭に送り込む段階である。準備期同様，口唇は閉鎖され

図Ⅰ-4-11 摂食嚥下のプロセス（5期モデル）

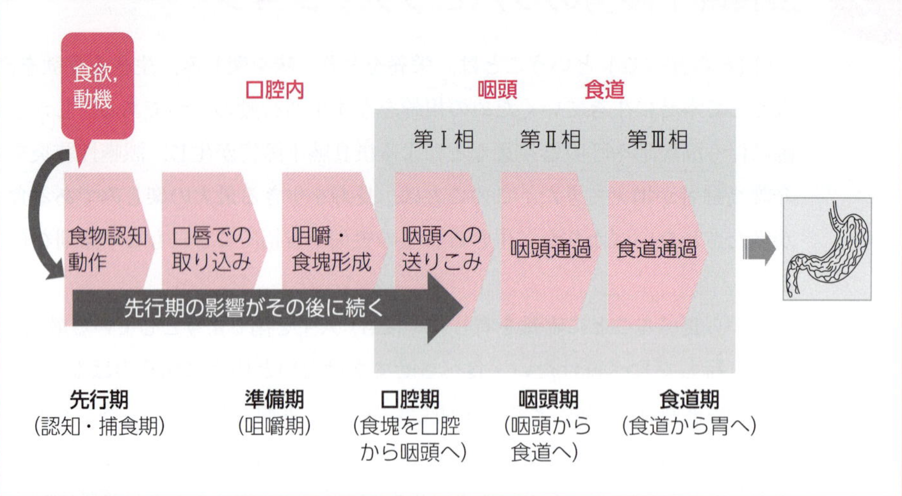

［小山珠美編（2017）：口から食べる幸せをサポートする包括的スキル KTバランスチャートの活用と支援 第2版，p.189，医学書院］

た状態でなければ口腔内圧を上昇させることができないため，口腔内に食物が入っている時の会話は避ける。また，軟口蓋が咽頭後壁に密着し，鼻咽腔が閉鎖することも不可欠な要素となる。この鼻咽腔の閉鎖が不完全だと，食塊の一部が鼻咽腔へ流入し，嚥下と呼吸のタイミングが合わないことで嚥下反射を誘発しにくく，鼻汁，むせ，誤嚥などを引き起こしやすくなる。

d 咽頭期

食塊が咽頭から食道入り口に移送される段階である。この咽頭期は，先行期・準備期・口腔期と連動している。ここでは，咽頭・喉頭・食道入口部などの器官が主に関与する。まず，舌の巧みな早い動きで鼻咽頭腔が閉鎖し，食塊が下咽頭へ押しやられることによって，喉頭は上方と前方へと舌骨に引き上げられるように移動する。その際，喉頭蓋の反転，声門の閉鎖と同時に呼吸が止まる（嚥下性無呼吸）。これらの一連の協調運動が，食塊の気管への流入や，肺への吸い込みを防いでいる。嚥下時には，多くの筋肉（口輪筋，頬筋，顔面筋，咀嚼筋，舌筋，口蓋筋，舌骨筋群，咽頭筋群，喉頭筋群，輪状咽頭筋などの嚥下筋群）が総動員されている。加えて，それらの筋群を支配する脳神経として，三叉神経，顔面神経，舌咽神経，迷走神経，舌下神経などの命令系統も必要となる。さらには，胸鎖乳突筋，僧帽筋，呼吸筋，腹壁筋などで構成されている首，肩，胸，腹部，腰部の支持性も嚥下運動を有効に行うために欠くことができない要素となる。

e 食道期

食道から胃まで食物が送りこまれていく段階である。食塊自体のもつ圧力，重力運動，食道筋の蠕動運動とともに食物が胃へ送り込まれていく。ここでも，中枢神経系の迷走神経が主に関与する。食道の蠕動運動は，一次収縮（反射性の一環として起こる）と二次収縮とが連動して移送運動が起こる。この二次収縮は，食塊によって食道が広げられる刺激によってさらに収縮運動を誘導する。この収縮が起こることによって食道内に残留し，胃に送り込めなかった食塊を一掃することになる。

2 摂食嚥下障害とそのメカニズム

摂食嚥下障害〔dysphagia（dys：障害された，phag：食べること）〕とは，食べる・飲み込みに何らかの問題がある状態を指す。従来は，嚥下に関する器質的・機能的障害として嚥下障害（swallowing disorder）と認識されていたが，近年では食物を認知して口に運ぶという食事行動も含めて，前述の5期モデルでの食べることに支障をきたしていることを扱うようになってきた。

3 摂食嚥下障害の原因や誘因

摂食嚥下障害の原因は多岐にわたる。合併症としては，誤嚥性肺炎，低栄養，脱水，窒息などが挙げられる。いったん，誤嚥性肺炎を併発すると，非経口栄養が長期化し，体力低下，廃用症候群，食べる楽しみの喪失など生活者としてのADLやQOL低下などの弊害をきたす。

a 複数の疾病罹患や合併症

高血圧，心疾患，糖尿病などの生活習慣病は，摂食嚥下障害を引き起こし，悪化させる誘因ともなる。また，呼吸器疾患，骨・関節疾患なども，低栄養，サルコペニア，呼吸困難，運動機能の低下を引き起こし，安全に食べる行為全体に影響を及ぼす。さらに，年齢が増すほど，複数の疾病に罹患しやすく，摂食嚥下障害が重症化しやすい。

b 廃用症候群（生活活動性の低下や経管栄養の長期化など）

非経口栄養が長期化すると，食べる機能に加えて，①臥床による心肺機能低下，②覚醒不良による脳機能低下，③発動性の低下，④感覚情報や運動情報の統合不良，⑤視覚や聴覚での情報処理低下を引き起こす。また，認知機能低下，口腔乾燥，構音器官の廃用性機能低下なども複合して起こる。

c 口腔に関する問題

高齢者の多くは，歯芽欠損（無歯顎），歯周病，義歯不適合，動揺歯，口腔乾燥・口腔汚染などの問題を抱えている。それらの原因として，加齢による廃用性機能低下，呼吸器疾患，低栄養，薬剤による副作用，セルフケア不足などがある。また，要介護高齢者への適切なケアが不足すると，口腔内細菌が繁殖し呼吸器感染症や血液疾患などを引き起こす。治療による非経口栄養期間が長期に及ぶと，口腔乾燥や汚染は助長され，口唇，舌，口蓋などに亀裂が生じるなどの外傷性の病変や，さらなる感染症を引き起こしやすくなる。口から食べる楽しみの喪失やQOLの低下を招く。

d 低栄養やサルコペニア

摂食嚥下障害が重度化すると，体内のエネルギーの消耗が著しいうえに，必要なエネルギーや栄養素の確保が困難となりやすい。また，摂食嚥下には前述のように多くの筋肉が関与しているため，サルコペニアが先行すると，廃用症候群，摂食嚥下障害が重度化する。

e 高次脳機能障害や認知症による機能低下

脳疾患患者の多くは，運動麻痺や感覚障害に加えて，失語症，失行，半側空間失認，注意障害，記憶障害，遂行機能障害などの高次脳機能障害を合併する。そのため，低栄養，脱水，誤嚥，窒息を引き起こしやすくなる。食行動の安全な情報処理能力が低下することで，摂取量の低下，一口量の増大，摂食ペース配分の調整力低下など先行期の問題がトリガーとなり，経口摂取の安定や維持が困難となりやすい。特に，前頭葉症状による注意障害や記憶障害が顕著な場合は，周囲の環境に影響されやすく，視覚・聴覚刺激を最小限とした環境調整をする必要がある。また，認知症は周囲の理解不足や，不適切な介助方法によって拒食のような症状を呈することも多く，病態との理解も含めて愛護的な介入が必須である。

f 薬剤の副作用

重複した疾病を有している人は，多くの薬剤を服用していることが多いので，口腔内乾燥，薬剤の咽頭残留や窒息，食欲低下などに留意する必要がある。また，錠剤や散剤の服用時には，嚥下機能に応じた形状になっているのか，複数の診療科受診による薬剤の重複がないのか，服用しなくてもよいものを多量に飲みすぎて覚醒不良，食欲低下などを併発していないかについても考慮しなければならない。

g 摂食環境の不備や不良姿勢

要介護高齢者が安全・安楽に食べるためには，良好な物理的・人的環境が重要である。食事場面でのベッドや椅子とテーブルの位置関係，視覚情報，介助方法などの要素が相互に影響を及ぼすことを理解しておきたい。(車) 椅子，テーブル，摂食用具に加えて，姿勢を良好に保つためのクッションや枕などの使用も不可欠である。不用意な食事環境や不良姿勢は，誤嚥性肺炎，窒息，低栄養などを引き起こす誘因になる。

h 不適切な食事介助

食環境として大切なことは，安全で安心感のある物理的・人的環境が整っていることである。特に，看護や介護にかかわる関係者の知識・技術は人的環境として重要である。不適切なポジショニング，頸部の過度な後屈や屈曲，療養者の目線より高い位置からの介助，スプーンを横から入れる捕食介助，速いペース配分，多すぎる一口量，口腔内に食べ物が入っているときの会話誘導などは，むせや誤嚥を引き起こすことになりかねない。一方，少なすぎる一口量や捕食介助タイミングの遅れなどは，口腔内保留時間を延長し，嚥下反射の遅れ，食事時間の延長をきたし低栄養を招く。

4 摂食嚥下障害の検査および評価方法

摂食嚥下機能の一般的な評価方法の主なものを図 I -4-12 に示す[19,20]。いずれも，摂食嚥下機能の評価・診断だけでなく，治療，栄養方法，リハビリテーションを行ううえでの情報や方針を得るためのものである。評価時の留意点として重要なことは，一つの検査結果のみにこだわることなく，日常生活場面や心身の機能を総合的に勘案したうえで，評価方法を組み合わせることである。単に誤嚥やそのリスクを抽出し，経口摂取を禁止してはいけない。食べ続けるための包括的アプローチをどのようにしていくのかを検討するために評価することが大切である。

a フィジカルアセスメントと臨床場面での観察

まずは，実際の生活場面でフィジカルアセスメントや行動観察を行い，ケアの前後の

図 I -4-12　摂食嚥下障害に対する評価方法

- フィジカルアセスメント，脳神経との関係，全身状態などの観察と評価
- 問診，視診，触診，聴診による摂食嚥下機能評価
- ベッドサイドスクリーニング評価
  - ・反復唾液嚥下テスト (repetitive saliva swallowing test：RSST)
  - ・改訂水のみテスト (modified water swallowing test：MWST)
  - ・フードテスト（food test：FT）
  - ・着色水テスト（blue Dai）→気管カニューレ留置の場合
- 頸部聴診法（cervical auscultation）
- 食事場面での観察と評価
- ビデオ嚥下造影検査（VF）：脳卒中の球麻痺，仮性球麻痺，気管カニューレでの摂食訓練開始，臨床的評価が困難な場合，誤嚥が想定され栄養方法の検討が必要な場合に実施
- 嚥下内視鏡検査（VE）
- KT バランスチャート®（包括的評価）

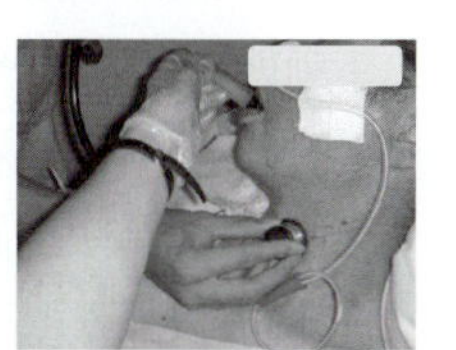
改訂水のみテスト

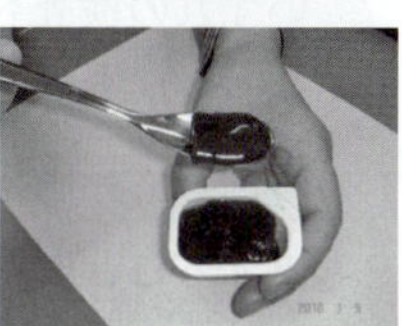
フードテスト

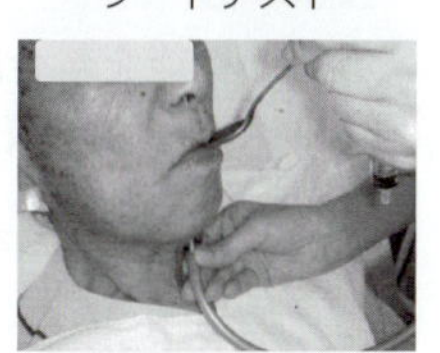
頸部聴診法

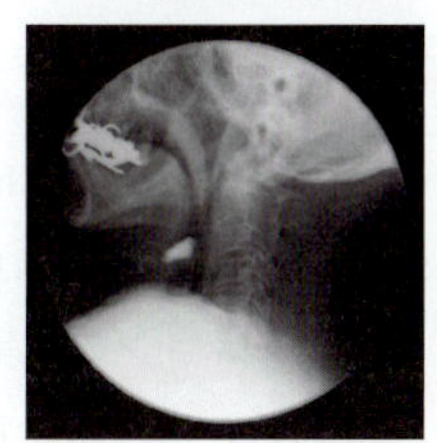
ビデオ嚥下造影検査

[小山珠美編（2017）：口から食べる幸せをサポートする包括的スキル KT バランスチャートの活用と支援 第 2 版，p.12-94，医学書院．才藤栄一，他監（2016）：摂食嚥下リハビリテーション 第 3 版，p122-181，医歯薬出版を参考にして作成]

変化なども含めて客観的情報，主観的情報から問題点と良好な機能や能力を評価していく。

b ベッドサイドスクリーニング評価

フィジカルアセスメント，5期モデルでの評価，ベッドサイドスクリーニングテスト〔反復唾液嚥下テスト（repetitive saliva swallowing test：RSST），改訂水飲みテスト（modified water swallowing test：MWST），フードテスト（food test：FT）〕などがある。いずれも，摂食嚥下機能の評価・診断だけでなく，経口摂取開始，食物形態や摂食姿勢の決定，介助方法，セルフケア能力などの情報や方針を得るためのものである。評価前に整えておくべきこととして，覚醒，安楽で安定した姿勢，口腔ケア，咽頭クリアランス，食べるという意識づけなどを行う。病態や認知機能に応じた嚥下機能を予測したうえで，療養者の良好な機能を引き出すことに最善を尽くすことが重要である。

c 嚥下造影検査，嚥下内視鏡検査

嚥下造影とは，透視下で造影剤を用いて嚥下機能を評価する検査であり，ビデオ嚥下造影検査（videofluoroscopic examination of swallowing：VF）という。嚥下内視鏡検査（videoendoscopic evaluation swallowing：VE）とは，内視鏡下で実際の食事を用いて嚥下動態（咽頭残留や誤嚥がないか）を調べるための検査で，嚥下造影検査（VF）と比べると造影剤を用いる必要がなく，内視鏡の機材が携帯可能であり，在宅でも検査を行えることがメリットである。しかし，器質的な疾患を見落としやすいことと，具体的な嚥下動態が評価しにくいこと，不良姿勢で検査しやすいため注意が必要である。

いずれの検査も，誤嚥の有無だけでなく，視覚的情報としての代償的方法，リハビリテーション手技の効果の確認，患者・家族・メディカルスタッフへの教育指導などに用いられる。評価時の留意点として重要なことは，不良姿勢にさせないこと，認知機能を考慮することに注意を払う。加えて，日常場面よりも緊張感が高まるため，評価結果が低く出ることを念頭におく。そのうえで，検査結果のみに偏ることなく，日常生活場面や心身の機能を総合的に勘案し，評価方法を組み合わせ，食べる支援となるよう包括的で柔軟な評価を心がける。くれぐれも誤嚥を検出したことで，安易に経口摂取を禁止しないようにすることが肝要である。

d 臨床的包括的評価：KT バランスチャート®

口から食べることを支援するためには，栄養や嚥下機能などのある部分だけに着目するのではなく，生活者としての包括的視点での評価とアプローチが必要である。対象者の不良な面や困難点のみを抽出するのではなく，不足な部分を補えるようケアやリハビリテーションの充実を図り，良好な能力や強みを生かす食支援スキルを提供することが求められる。つまりは，良好な機能や能力をサポートする食支援スキルを多職種で提供することで，食べる希望がつながり，より幸福な要介護状態を生き抜くことができるからである。

以下に筆者らが開発した包括的支援スキルとしての KT バランスチャート（Kuchikara

Taberu Balance Chart：KTBC）13 項目を紹介する（図Ⅰ-4-13，図Ⅰ-4-14，表Ⅰ-4-8）。なお，KTBC の信頼性と妥当性は検証されている[19,21]。

図Ⅰ-4-13　口から食べるための包括的評価視点と支援スキルの要素

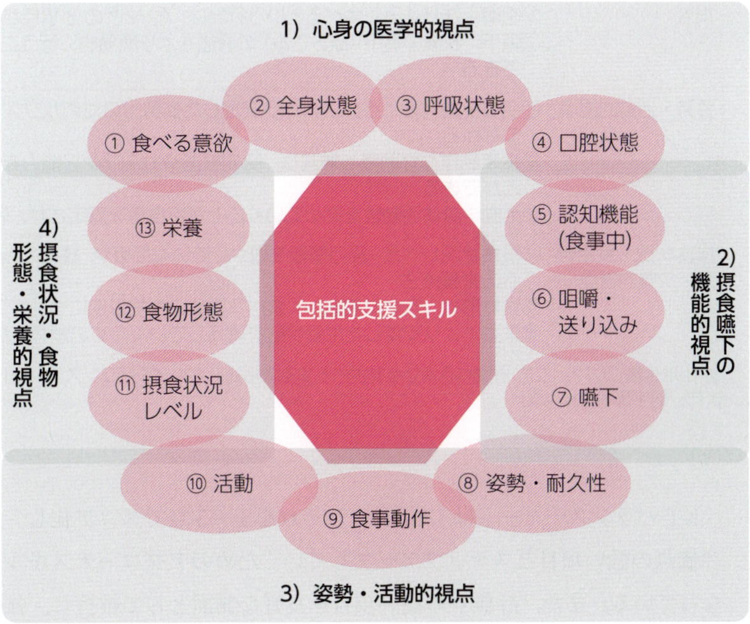

1）心身の医学的視点
① 食べる意欲
② 全身状態
③ 呼吸状態
④ 口腔状態
2）摂食嚥下の機能的視点
⑤ 認知機能（食事中）
⑥ 咀嚼・送り込み
⑦ 嚥下
3）姿勢・活動的視点
⑧ 姿勢・耐久性
⑨ 食事動作
⑩ 活動
4）摂食状況・食物形態・栄養的視点
⑪ 摂食状況レベル
⑫ 食物形態
⑬ 栄養
包括的支援スキル

［小山珠美編（2017）：口から食べる幸せをサポートする包括的スキル KT バランスチャートの活用と支援 第 2 版，p.12，医学書院］

図Ⅰ-4-14　KT バランスチャートによる変化の例

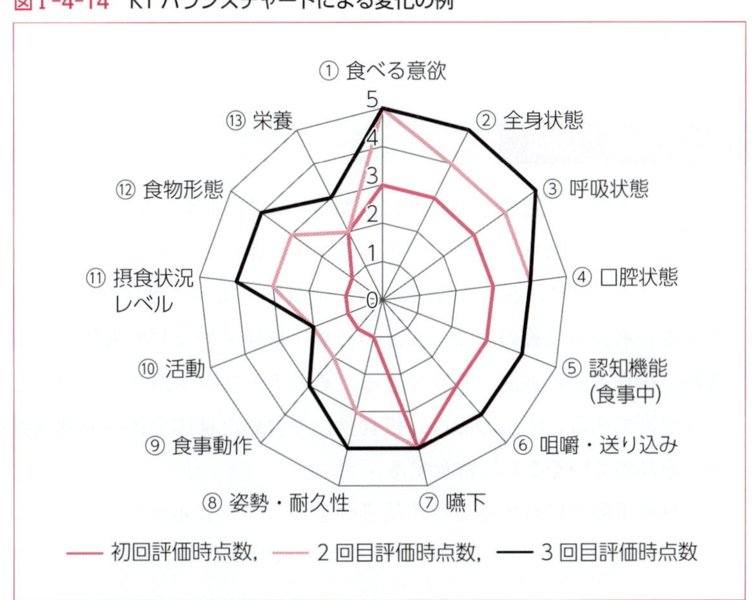

① 食べる意欲
② 全身状態
③ 呼吸状態
④ 口腔状態
⑤ 認知機能（食事中）
⑥ 咀嚼・送り込み
⑦ 嚥下
⑧ 姿勢・耐久性
⑨ 食事動作
⑩ 活動
⑪ 摂食状況レベル
⑫ 食物形態
⑬ 栄養
0
1
2
3
4
5
初回評価時点数，2 回目評価時点数，3 回目評価時点数

［小山珠美編（2017）：口から食べる幸せをサポートする包括的スキル KT バランスチャートの活用と支援 第 2 版，p.15，医学書院一部引用改変］

表Ⅰ-4-8 KT バランスチャートの 13 項目

心身の医学的視点	①食べる意欲：食べる意欲は身体の侵襲や不調で起こることが多く生命維持に直結する ②全身状態：熱や呼吸状態に加えて多面的な要素での医学的管理を必要とする ③呼吸状態：肺炎での重要要素であるが，他の活動や嚥下との関連についても理解する ④口腔状態：口腔衛生状態や呼吸器感染症や全身疾患と関連している
摂食嚥下の機能的視点	⑤認知機能：認知機能によって摂食やセルフケアへの影響が大きい ⑥咀嚼・送り込み：食べるという行為は，⑤～⑦の 3 項目が連動している ⑦嚥下：狭義の嚥下（飲みこみ）の評価をより簡易的に行うことで摂食開始を検討できる
姿勢・活動的視点	⑧姿勢・耐久性：不良姿勢から安定した姿勢への対応がリスク管理と自力摂取へつながる ⑨食事動作：介助量を軽減し，認知機能やセルフケア能力を高め，満足を得ることができる ⑩活動：身体活動性を高めていくことが摂食量を安定させ，寝たきりを予防する
摂食状況・食物形態・栄養的視点	⑪摂食状況レベル：経口摂取を増やしていくためや，経口のみでは対応できない場合の栄養療法 ⑫食物形態：安全に美味しく食べるための食物形態について理解を深める ⑬栄養：より安定した栄養状態を維持していくための創意工夫をする

[小山珠美編(2017)：口から食べる幸せをサポートする包括的スキル KT バランスチャートの活用と支援 第 2 版，p.13，医学書院より作成]

KT バランスチャートは 13 項目それぞれを 1～5 点でスコア化し，ケアを充実したい評価点の低い項目とステップアップしていくためのアプローチスキルを見出せるようになっている。また，評価点の高い項目を良好な側面として維持し，強みから不足部分をカバーできるようなアプローチを展開していくことで，生活者としてのバランスと調和を包括的に目指すものとなっている。加えて，介入が必要な側面と良好な能力，介入後の変化がレーダーチャートで可視化できるので，これらを対象者や家族も含めた多職種間共有の連携情報ツールとなり，医療施設，福祉施設，在宅でのチームアプローチに活用できる[22)]。

5 摂食嚥下訓練

摂食嚥下障害に対する訓練法は，間接（基礎）訓練と直接（摂食）訓練とがある。間接訓練とは，飲食物を用いないで摂食嚥下にかかわる器官の運動・感覚機能を改善させることを目的としている。直接訓練とは，飲食物を用いて摂食嚥下の上達を図ることを目的とする。水分や栄養の調整，食品の種類・形態・量などの調整，食事介助，摂食動作の援助，摂食方法の検討，自立できるためのテーブルや用具の検討なども摂食訓練の不可欠な要素である。実施の際は，摂食動作を含めた身体全体の協調運動機能やセルフケア能力を高めていくことに留意する。

摂食嚥下障害に対する主な間接訓練を表Ⅰ-4-9 に示す[20)]。

表Ⅰ-4-9　間接訓練

プロセス	訓練項目	効果
先行期	・環境調整（物理的・人的） ・離床 ・口腔周囲筋群への運動・知覚刺激 ・ポジショニング ・シーティング ・呼吸訓練 ・特殊感覚への刺激（視覚，触覚，聴覚，味覚） ・摂食動作訓練 ・動作アシスト，情報の狭小化，視覚への誘導，模倣など	・覚醒レベルの改善 ・リラクセーション ・口腔機能の改善 ・筋・関節のストレッチ ・安全な環境（姿勢，動作，介助方法） ・高次脳機能障害の改善 ・セルフケア拡大
準備期 口腔期	・口唇・舌・頬などの運動・知覚刺激 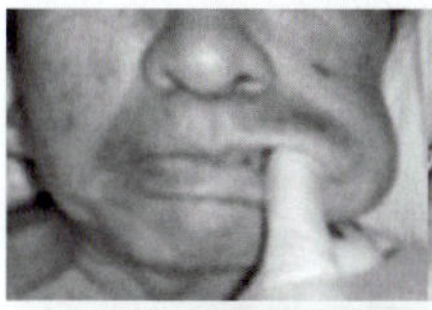 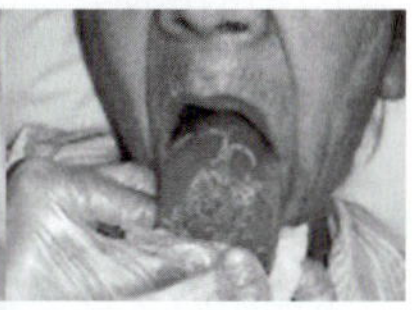 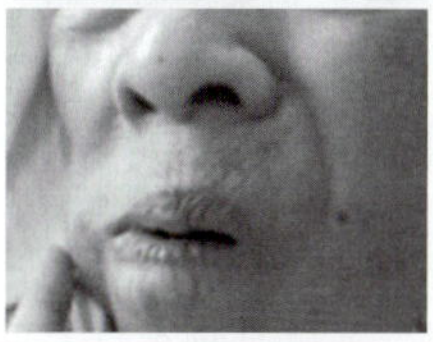	・口腔周囲筋群の強化 ・筋緊張や痙性の緩和 ・関節可動域拡大
	・構音訓練（日常挨拶や会話）	・構音器官の機能向上（口唇音，舌尖音，奥舌発話明瞭度改善） ・捕食・咀嚼・送り込み運動の向上
	・ブローイング（ソフト・ハード） 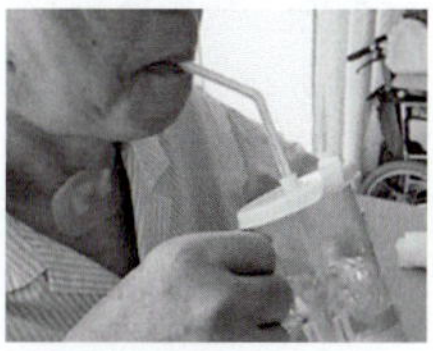	・口唇閉鎖の強化 ・呼気持続時間の延長 ・気道内分泌物の除去 ・咳嗽機能や喀出力の強化 ・鼻咽腔閉鎖の改善
	・嚥下の意識化 ・Think Swallow	・口唇閉鎖 ・嚥下反射の惹起
咽頭期	・頭部挙上訓練 Shaker Exercise	・舌骨上筋群の強化 ・喉頭挙上の強化と食道入口部の開大
	・声門内転訓練 Pushing Exercise	・喉頭閉鎖 ・声門下圧の上昇
	・息こらえ嚥下 Supraglottic Swallow	・喉頭閉鎖 ・嚥下と呼吸の協調
	・バルーン法（拡張・引き抜き法） Balloom Methods	・食道入口部開大

［才藤栄一，他監（2016）：摂食嚥下リハビリテーション 第3版，p122-181，医歯薬出版を参考に作成］

6 摂食嚥下障害がある人への食べるリハビリテーション

安全でQOLを高めながら食べ続けるためには，摂食動作を含めた食事環境や介助方法に留意する必要がある。水分や栄養の調整，食品の種類・形態・量などの調整，摂食動作の援助，摂食方法の検討，自立できるためのテーブルや用具の検討，心理的支援なども食事援助の不可欠な要素となる。

特に在宅では，訓練としての要素的介入ではなく，「美味しく食事を食べる」という日常性への支援が必要である。

a 評価結果に基づく早期経口摂取開始と段階的食事のステップアップ

全身状態やフィジカルアセスメント，臨床的所見，既往歴や生活歴の情報収集などを包括的に行ったうえで，早期に経口摂取を開始し，できるだけ絶食期間を短くすることが大切である[23,24]。段階的食事開始のプログラムを立案する。図I-4-15にスクリーニング評価から開始する段階的摂食訓練の進め方を示す。

b 安全で集中して食べるための食事環境

食行動は，食物を認知することから始まる。人は食物を目で見て，においを嗅いで，(触って)，どのくらいの量を，どのように食べるかを意識的もしくは無意識的に決定している。そのため，過度な騒音や視覚情報（視空間失認や注意障害などがある場合）を避け，食物を視覚で認知できるような配置とし，嗅覚，触覚などの感覚情報を最大限に活

図I-4-15 スクリーニング評価から経口摂取へ

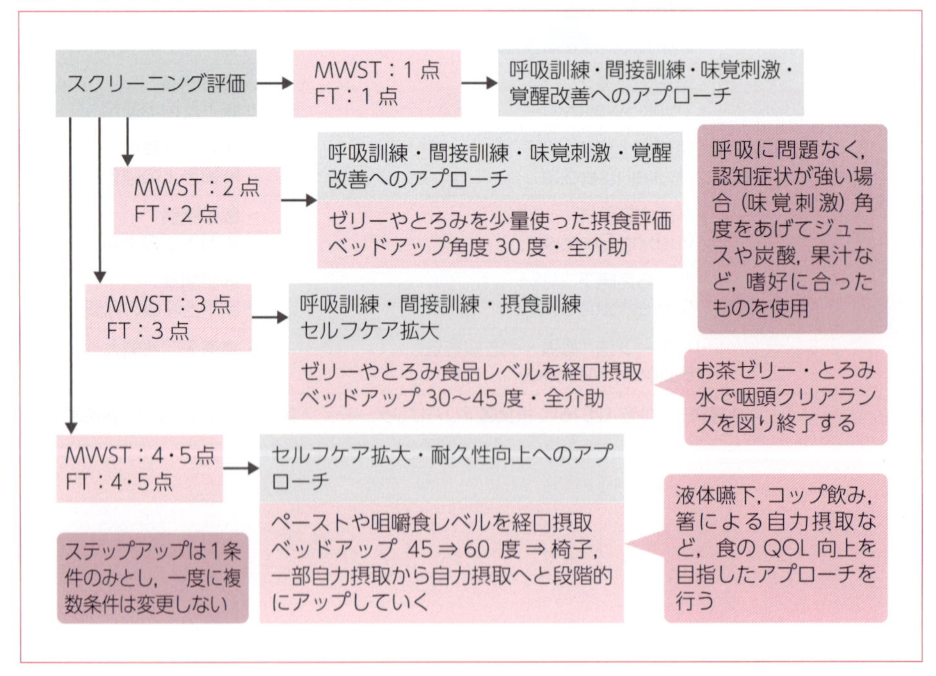

用できるような意図性のある食事環境に配慮する。食事に集中するために不必要な視覚情報（例えばテレビなど）を消すなどの環境調整をする。また，誤嚥や窒息などが発生した場合に備えて，吸引器やグローブなどの準備もリスクマネジメントの観点から必要である。

c 栄養と食物形態の選択

摂食嚥下障害への食物形態の選択については，低栄養や脱水を予防しながら，摂食嚥下機能とステップアップを意図することが大切である。特に，温度，見た目，美味しさなどその人の嗜好に合った食品や味の工夫も大切な食事提供の要素である。

摂食訓練開始食の選択については，固さ，付着性，凝集性など摂食嚥下機能に応じた食物形態や一口量であることはもちろんであるが，安全性を加味したうえで嗜好に合った食品や味に留意する。基本的には，ゼリー食からペースト食となり，咀嚼による食塊形成ができるような形態へと段階的に上げていく。とはいえ，本人が美味しくないという感覚の食物や形態とならないように配慮する。一時的なものであれば仕方がないが，漫然と同じようなものを提供し続けると嫌になって，食べる意欲をもてなくなる。美味しいもの，食べたいものを提供できるような創意工夫が大切である。

d 適切な摂食用具やテーブルの選定

脳血管障害などの片麻痺により，利き手交換が必要な場合でも，箸・スプーン・フォークなどの用具の使用が早期にできるようなアシストに留意する。特に，摂食動作は左右の上肢や体幹バランスが大きく影響するため，麻痺側の上肢もテーブルの上に乗せるなど両手を使用するように働きかける。そのためにも，両上肢を疲労せずに動かすことができる高さとスペースに調整した（カッティングアウト）テーブルを使用するとよい。また，脊柱が変形し過度な屈曲位（前傾姿勢）となっている場合は，胸郭が狭くなり，喉頭が食道入口部を圧迫するため疲労感を増すことに加えて，誤嚥を引き起こしやすくなるので注意が必要である。

e 認知機能を高める安全で効率的な介助技術

食事を開始する際は，食物を視覚で認知でき，においを嗅ぐ，触るなどの感覚情報を最大限に活用することが大切である。さらに，食物の咀嚼，手の使用，美味しいという満足感をもてるようなアプローチが重要となる。特に，全介助を受けている場合の食物配置では，療養者の目の前に食物を配置する。横や上からスプーンがくるような介助をしてはいけない。どのような食べ物が，どこに位置しており，どんな方向から介助を受けているかなどを，斜め下の視覚でもわかるような配置と配慮をする。また，正面から捕食できるよう療養者の右側から介助する場合は右手，左側から介助する場合は左手で介助できるような食事介助技術を日頃から高めることが重要である。

f 誤嚥や窒息を予防するための安定した姿勢（図Ⅰ-4-16）[25]

適切な姿勢は，安全な経口摂取の継続や，セルフケアの拡大へとつながる。一方，不

図Ⅰ-4-16　食事の介助法と姿勢調整（ベッドでの例と車椅子での例）

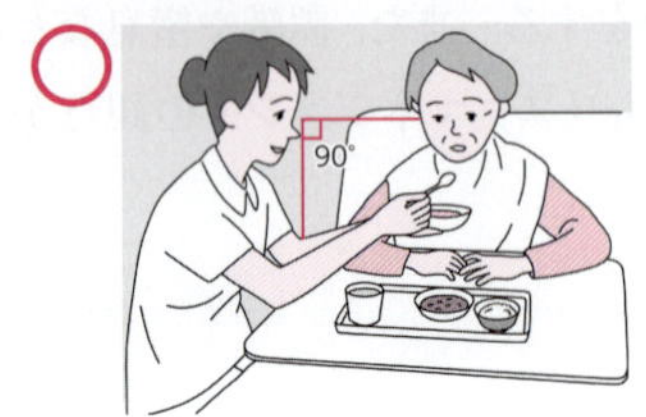

介助される人から見える位置に食べ物を配置し，介助者の腕は安定するようテーブルの上に載せる。介助者の目線から 90 度以内に，介助される人の目線と食べ物を配置する。

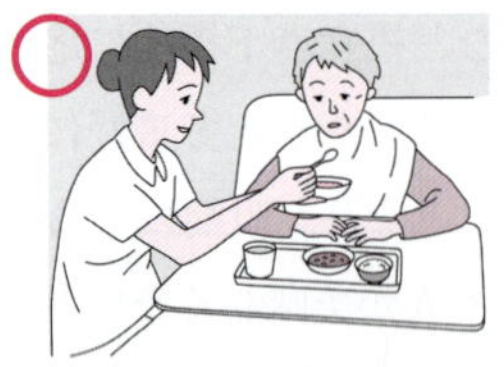

右側から介助する場合

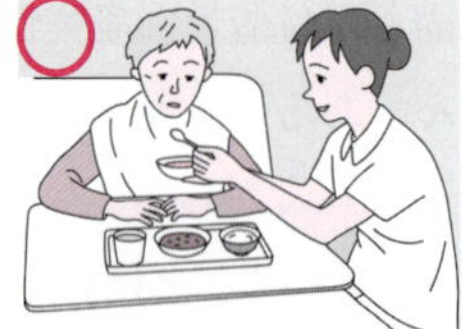

左側から介助する場合

介助される人が顎を上げたり横を向いたりせず，常に斜め下を見られるようにする。介助される人の視線を遮らないよう，右側から介助する場合は右手，左側から介助する場合は左手で介助を行う。

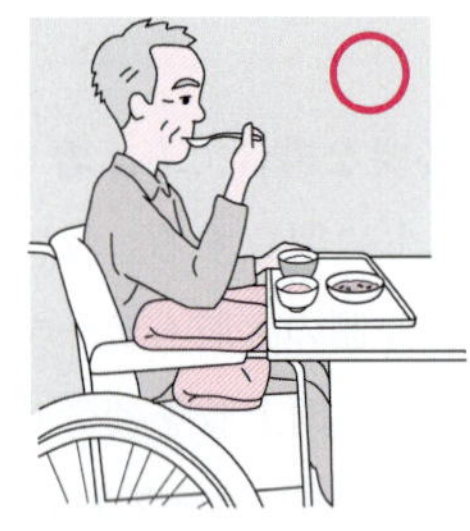

体とテーブルの間は握りこぶし一つ分程度。テーブルの高さを臍と腋窩（わきの下）の間に調整し，クッションやバスタオルを背中や太ももに載せてすき間を埋める。肘が上がる場合は肘下にタオルを敷き，肘を動かさずにスプーンホール全体を口に入れられる高さに調整する。

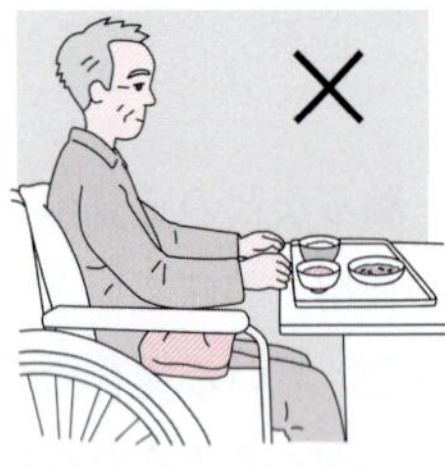

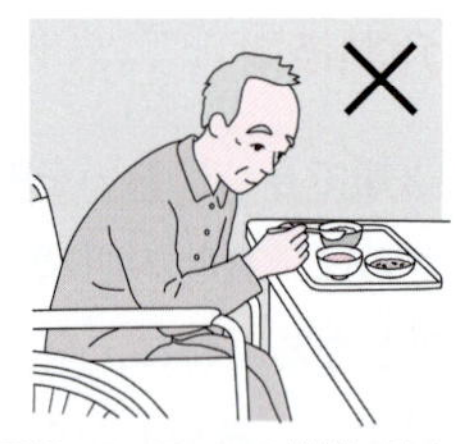

体とテーブルが離れすぎて，肘も下がっている。この状態では食べるときに前傾姿勢になり，口に入れるのが困難となり，食事に時間がかかったり，食べる量が減ったりする。また，誤嚥もしやすくなる。

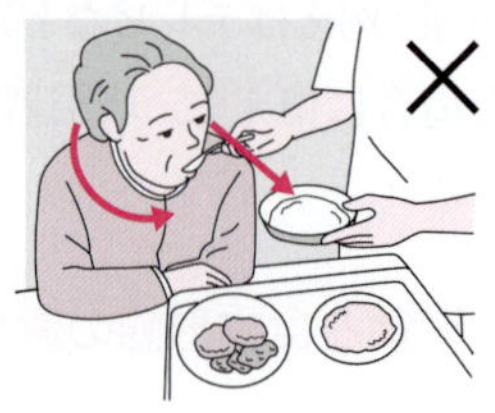

左側から右手で介助すると横を向いてしまう。これにより，のどの通りを阻害するため，誤嚥のリスクが高くなる。また，疲れやすくなったりこぼれやすくなったりして食事が続かない。視線が遮られるので視覚認知もできなくなる。

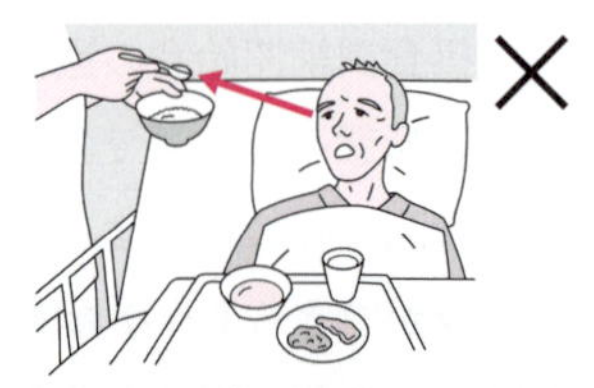

上から介助すると食べ物が見えないので視覚認知ができない。顎が上がることで誤嚥しやすくなってしまい，疲れが増し，摂取量も減ってしまう。

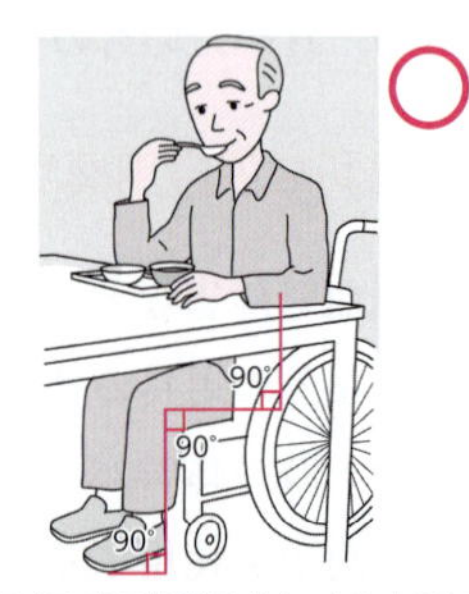

食べ物が斜め下 45 度の視線の先にくるように姿勢を調整する。背中，股関節，膝関節，足関節がそれぞれ 90 度になるようにする。足裏はすべて床に接地するようにする（届かないときは足台やクッションを使用）。

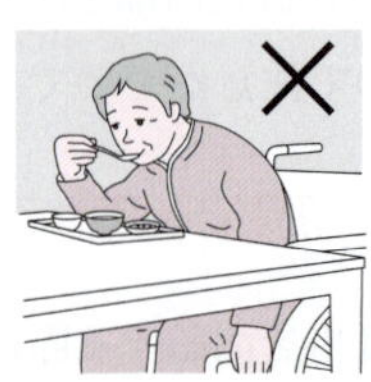

片手が下がって姿勢の安定が図れていない。姿勢が崩れ，疲れて自力で食べられなくなり，誤嚥を引き起こしやすくなる。

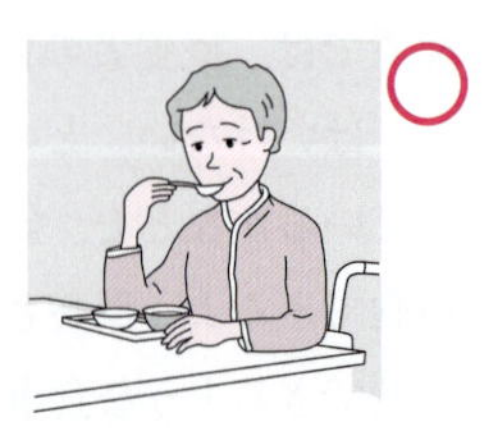

体とテーブルの間が握りこぶし一つ分程度になるように車椅子を近づける。肘をついて腕全体をサポートする。頭部の安定が難しい場合は，リクライニングの車椅子，ベッドなどで角度を下げた姿勢で食事をするとよい。

［小山珠美（2017）：口から食べる幸せを守る 生きることは食べる喜び，p.130-138，主婦の友社を参考に作成］

良姿勢は，疲労から摂食量を減少させ，食べこぼしなどによる自尊感情の低下ばかりでなく，誤嚥や窒息を引き起こすことにもなる。そのためにも，食事を見て，効率的に手（摂食用具の使用を含む）を使うことができ，長時間座っていられる，安定した姿勢保持が必要である。顎が上がっている，片方の手が下がっている，体幹が傾いているなどがないように常に注意する。

g 安全でセルフケア拡大を意図した食事介助

セルフケアの拡大を進めていくためには，可能な限りベッドから離れて食事を自力摂取できるように援助していく必要がある。その場合もスプーンや箸などの摂食用具を把持し，視覚で確認しながら捕食できるような姿勢の調整を行う。そのためにも，両肘が安定できるような広いテーブルがあったほうがよい。

7 口から食べることをサポートするための多職種連携

摂食嚥下障害患者に対する食支援は，急性期病院だけで完結することは少なく，転院先，退院後の地域における連携を必要としている。地域連携においては，顔の見える関係でのバトンタッチ，食物形態や介助方法の標準化，シームレスな多職種連携と協働で「食べる」を支援し続けたい。特に，重度の摂食嚥下障害により，やむなく非経口栄養で生活している人々へのQOLを考慮した，口から食べる支援や，安全で快適な食事環境への支援体制を再構築していくことが大切である[19,26]。

3 福祉用具の活用および住宅改修

在宅療養者の能力を活かし，自立した生活の再構築を目的とした居宅サービス計画書（ケアプラン）の立案には，介護力，在宅療養者の自立の度合い，福祉用具，住宅改修，社会環境の，少なくとも5つの要素を考慮する。福祉用具と住宅改修は，住居環境の整備に欠かせない重要な要素である。福祉用具の活用や住宅改修により生活の場が広がると，それがきっかけとなりさらなる自立に向けてのよい循環が生じることが期待できる（図Ⅰ-4-17，図Ⅰ-4-18）。

福祉用具の選定や住宅改修をアセスメントするうえで訪問看護師の果たす役割は大きい。なぜなら訪問看護師は在宅療養者や介護者と接する機会が多く，思いや意欲，身体状況，日常生活動作，生活習慣，住宅環境などを総合的に把握しやすい立場にあるからである。また導入された福祉用具や改修された住宅の使用によるさまざまな変化の把握についても同様である。そしてそれらの情報をケアマネジャー，福祉用具事業者などに提供していくことがよりよい住居環境の整備につながる。訪問看護師には，福祉用具の活用と住宅改修の知識を学び，必要性を理解することが求められているのである。

図Ⅰ-4-17　よい循環の例

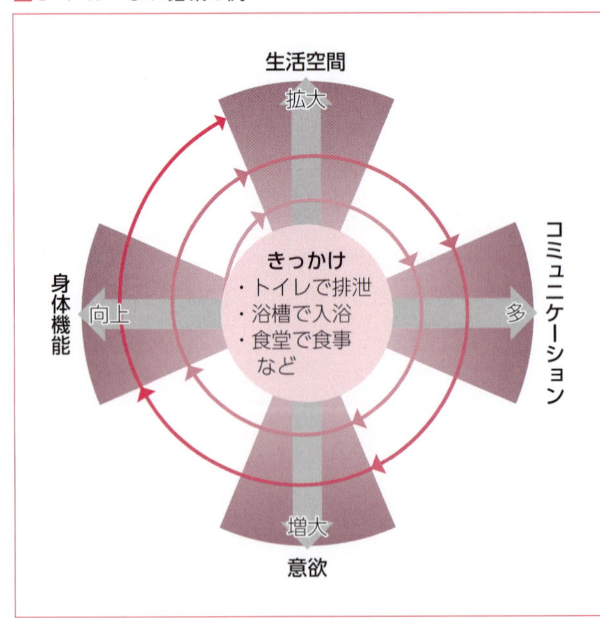

［市川洌，他編（1998）：ケアマネジメントのための福祉用具アセスメント・マニュアル，p.17，中央法規出版］

図Ⅰ-4-18　生活の広がりサイクル

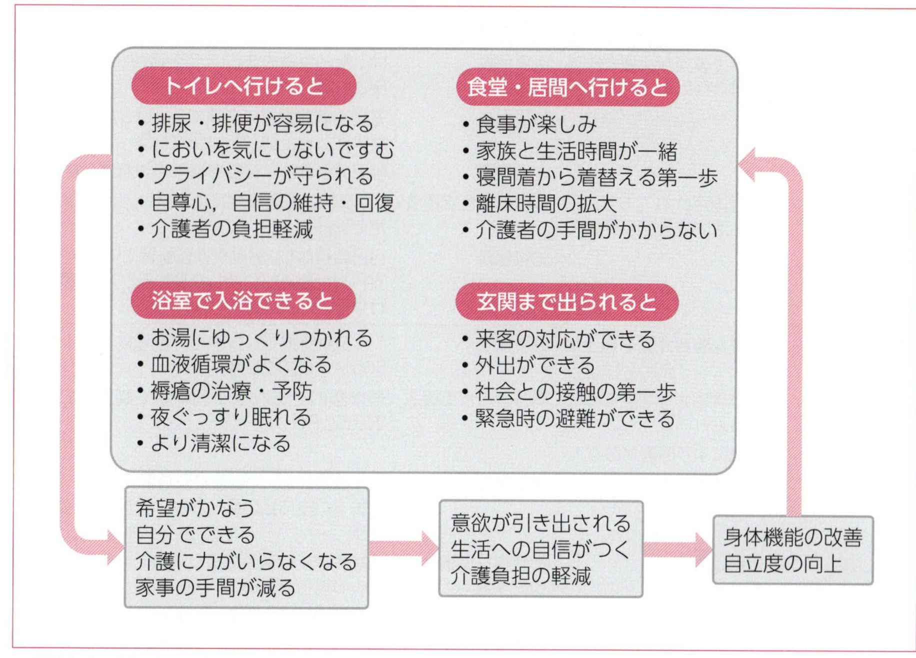

［市川冽，他編（1998）：ケアマネジメントのための福祉用具アセスメント・マニュアル，p.19，中央法規出版］

1　福祉用具

1　福祉用具の定義

これまで福祉用具は，福祉機器，介護機器，介護用品，介護用具，日常生活用具，リハビリテーション機器，補装具，テクニカルエイド，補助器具，自助具などと呼ばれており，定まった名称も整理された概念もなかった[27]。また，市場に出まわっている福祉用具の数は非常に多く，アイテム数で1万とも2万ともいわれている[28]。しかし1993年に施行された「福祉用具の研究開発及び普及の促進に関する法律」（福祉用具法，1993）により，福祉用具とは「心身の機能が低下し日常生活を営むのに支障のある老人又は心身障害者の日常生活上の便宜を図るための用具及びこれらの者の機能訓練のための用具並びに補装具をいう」（第2条）として呼び名の統一と定義が定まった。

福祉用具の給付制度は多岐にわたり，根拠となる法制度も複雑である。またそれぞれの制度に基づき利用できる品目が指定されている（表Ⅰ-4-10）[29]。

2　主な福祉用具

ⓐ 介護保険法によるもの

介護保険法による福祉用具は，福祉用具貸与（レンタル）の対象種目13品目と特定福

表Ⅰ-4-10　福祉用具を手に入れるための制度や自己負担の例

福祉用具	利用できる人	利用する制度	自己負担額
義肢装具（義手，義足，装具など）	治療上装具が必要と医師に言われた人	医療保険	いったん全額を支払い，各保険者に申請後，7～9割が払い戻される
		労災保険	労働基準監督署に申請する。いったん全額を支払った後に，請求すると全額が払い戻される
		生活保護	自己負担なし。福祉事務所の判断が必要
	障害固定されており，日常生活に装具が必要な人	障害者総合支援法	1割負担。福祉事務所に申請し，身体障害者更生相談所の判定を受ける
		労災保険	自己負担なし。労働基準監督署に申請する。いったん全額を支払った後に払い戻しを受けるか，受領委任払いの手続きを行う
車いす	介護保険要介護2以上の人	介護保険	1～3割負担でレンタル。機種により1割負担でおおむね500～1,000円/月
	身体障害者手帳をもっている人 難病により障害がある人	障害者総合支援法	基準額内であれば1割負担で購入。おおむね10,000～20,000円
	労災認定を受けた人	労災保険	自己負担なし。労働基準監督署に申請する。いったん全額を支払った後に払い戻しを受けるか，受領委任払いの手続きを行う
	上記以外の人	社会福祉協議会レンタル	各社会福祉協議会の取り決めによるが，期間限定の無料レンタルの場合が多い
		自費レンタル	各業者の設定による。おおむね500～5,000円/月
		自費購入	各業者の設定による。おおむね20,000～200,000円
電動ベッド	介護保険要介護2以上の人	介護保険	1～3割負担でレンタル。機種によるが，1割負担でおおむね1,000～2,000円/月
	身体障害者手帳をもっている人 難病により障害がある人	障害者総合支援法	基準額内であれば1割負担で購入。おおむね15,000円
	上記以外の人	社会福祉協議会レンタル	各社会福祉協議会の取り決めによるが，期間限定の無料レンタルの場合が多い
		自費レンタル	各業者の設定による。おおむね1,000～10,000円/月
シャワーチェア	介護保険要支援1～要介護5の人	介護保険	1～3割負担で購入。機種により1割負担でおおむね1,000～3,000円
	身体障害者手帳をもっている人 難病により障害がある人	障害者総合支援法	基準額内であれば1割負担で購入。おおむね1,000～3,000円
1本杖	身体障害者手帳をもっている人 難病により障害がある人	障害者総合支援法	基準額内であれば1割負担で購入。おおむね400円。
	労災認定を受けた人	労災保険	自己負担なし。労働基準監督署に申請する。いったん全額を支払った後に払い戻しを受けるか，受領委任払いの手続きを行う
	生活保護を受けている人	生活保護	自己負担なし。福祉事務所の判断が必要
歩行器	介護保険要支援1～要介護5の人	介護保険	1～3割負担でレンタル。機種により1割負担でおおむね200～400円
	身体障害者手帳をもっている人 難病により障害がある人	障害者総合支援法	基準額内であれば1割負担で購入。おおむね1,500～4,000円
	労災認定を受けた人	労災保険	自己負担なし。労働基準監督署に申請する。いったん全額を支払った後に払い戻しを受けるか，受領委任払いの手続きを行う
重度障害者用意思伝達装置	身体障害者手帳をもっている人 難病により障害がある人	障害者総合支援法	基準額内であれば1割負担で購入。おおむね15,000～37,200円

［日本医療ソーシャルワーク研究会編（2018）：医療福祉総合ガイドブック 2018年度版，p.40，医学書院一部改変］

祉用具販売の対象種目5品目がある（2018年12月現在）（表Ⅰ-4-11，表Ⅰ-4-12）。

b 障害者総合支援法によるもの

障害者総合支援法は障害者自立支援法を改正する形で2013（平成25）年に創設された。障害者総合支援法による総合的な支援は，自立支援給付と地域生活支援事業で構成されている[30]。自立支援給付に補装具，地域生活支援事業に日常生活用具（表Ⅰ-4-13，表Ⅰ-4-14）の給付または貸与が含まれる。

c 介護ロボットなど

日本では超高齢社会の進展に伴い介護ニーズが増大する一方，介護の担い手の人材の不足が指摘されている。各企業や研究機関などでは要介護者の自立支援と介護者の負担軽減を図ることを目的として介護ロボットの開発に取り組んできた。この流れを受け，政府（厚生労働省・経済産業省）や地方自治体も開発支援を実施している。

経済産業省のロボット政策研究会報告書（2006年5月）においては「センサー，駆動系，知能・制御系の3つの技術要素（ロボットテクノロジー，RT）を有する機械システム」を幅広くロボットと呼んでいる[31]と報告している。厚生労働省はロボット技術が応用され，利用者の自立支援や介護者の負担の軽減に役立つ介護器材を介護ロボットと呼んでいる[32]。表Ⅰ-4-15と図Ⅰ-4-19に介護ロボットの種類と介護利用における重点分野を挙げる。

3 福祉用具の活用法

介護保険で福祉用具を利用する場合，市町村が行う要介護認定を受ける必要がある。対象は65歳以上，もしくは40～64歳の16種類の特定疾病（介護保険法施行令第二条）を有する者で，要介護認定により「要支援（1～2）」「要介護（1～5）」に分けられる。

介護保険による福祉用具は貸与と販売がある（対象種目は表Ⅰ-4-11，表Ⅰ-4-12を参照）。福祉用具貸与は自己負担1割，もしくは2～3割（一定以上所得者）である。特定福祉用具販売は購入費用の1割，もしくは2～3割（一定以上所得者）を利用者が負担する。ただし，年間で10万円を超える費用は全額自己負担となる。

障害者総合支援法による福祉用具は，補装具においては販売，日常生活用具においては販売または貸与がある（対象種目は表Ⅰ-4-13，表Ⅰ-4-14を参照）。費用負担について補装具は原則1割（所得区分により負担上限あり），日常生活用具は市町村が決定する。なお介護保険により適切な支援を受けることが可能なサービスは介護保険を優先する。

4 福祉用具活用の手続き

介護保険による手続きは，ケアマネジャーなどの居宅サービス計画（ケアプラン）に基づき福祉用具専門相談員が福祉用具サービス計画書を作成する。福祉用具は福祉用具貸与・販売事業所（以下，事業所）より貸与または販売される。貸与については事業所が，

表Ⅰ-4-11 福祉用具貸与（レンタル）の対象種目（厚生労働省告示より抜粋）

種目	サービス対象者						機能または構造など
	要支援	要介護					
		1	2	3	4	5	
車椅子			○	○	○	○	自走用標準型車椅子，普通型電動車椅子，または介助用標準型車椅子に限る
車椅子付属品			○	○	○	○	クッション，電動補助装置などであって，車椅子と一体的に使用されるものに限る
特殊寝台			○	○	○	○	サイドレールが取り付けてあるもの，または取り付け可能なものであって，次のいずれかの機能を有するもの •背部または脚部の傾斜角度が調整できる機能 •床板の高さが無段階に調整できる機能
特殊寝台付属品			○	○	○	○	マットレス，サイドレールなどであって，特殊寝台と一体的に使用されるものに限る
床ずれ防止用具			○	○	○	○	次のいずれかに該当するものに限る •送風装置または空気圧調整装置を備えた空気マット •水などによって減圧による体圧分散効果をもつ全身用のマット
体位変換器			○	○	○	○	空気パッドなどを身体の下に挿入することにより，居宅要介護者などの体位を容易に変換できる機能を有するものに限り，体位の保持のみを目的とするものを除く
手すり	○	○	○	○	○	○	取り付けに際し工事を伴わないものに限る
スロープ	○	○	○	○	○	○	段差解消のためのものであって，取り付けに際し工事を伴わないものに限る
歩行器	○	○	○	○	○	○	歩行が困難な者の歩行機能を補う機能を有し，移動時に体重を支える構造を有するものであって，次のいずれかに該当するものに限る •車輪を有するものにあっては，体の前および左右を囲む把手などを有するもの •四脚を有するものにあっては，上肢で保持して移動させることが可能なもの
歩行補助つえ	○	○	○	○	○	○	松葉杖，カナディアン・クラッチ，ロフストランド・クラッチ，プラットホーム・クラッチおよび多点杖に限る
認知症老人徘徊感知機器			○	○	○	○	認知症老人が屋外へ出ようとしたときなど，センサーにより感知し，家族，隣人などへ通報するもの
移動用リフト（つり具の部分を除く）			○	○	○	○	床走行式，固定式または据置式であり，かつ，身体をつり上げまたは体重を支える構造を有するものであって，その構造により，自力での移動が困難な者の移動を補助する機能を有するもの（取り付けに住宅の改修を伴うものを除く）
自動排泄処理装置	排便機能を有するもの						尿または便が自動的に吸引されるものであり，かつ，尿や便の経路となる部分を分割することが可能な構造を有するものであって，居宅要介護者等またはその介護を行う者が容易に使用できるもの（交換可能部品（レシーバー，チューブ，タンクなどのうち，尿や便の経路となるものであって，居宅要介護者などまたはその介護を行う者が容易に交換できるものをいう）を除く）
					○	○	
	それ以外のもの						
	○	○	○	○	○	○	

［一般社団法人全国福祉用具専門相談員協会：介護保険と福祉用具．http://www.zfssk.com/kaigo/index.html］

表 I-4-12　特定福祉用具販売の対象種目（厚生労働省告示より抜粋）

種目	機能または構造など
腰掛便座	次のいずれかに該当するものに限る • 和式便器の上に置いて腰掛式に変換するもの（腰掛式に交換する場合に高さを補うものを含む） • 洋式便器の上に置いて高さを補うもの • 電動式またはスプリング式で便座から立ち上がる際に補助できる機能を有しているもの • 便座，バケツなどからなり，移動可能である便器（水洗機能を有する便器を含み，居室において利用可能であるものに限る）。ただし，設置に要する費用については従来どおり，法に基づく保険給付の対象とならないもの
自動排泄処理装置の交換可能部品	尿または便が自動的に吸引されるもので居宅要介護者などまたはその介護を行う者が容易に使用できるもの
入浴補助用具	入浴に際しての座位の保持，浴槽への出入りなどの補助を目的とする用具であって，次のいずれかに該当するもの 1. 入浴用椅子（座面の高さがおおむね 35 cm 以上のものまたはリクライニング機能を有するもの） 2. 入浴台（浴槽の縁にかけて浴槽への出入りを容易にすることができるもの） 3. 浴槽用手すり（浴槽の縁を挟み込んで固定することができるもの） 4. 浴室内すのこ（浴室内に置いて浴室の床の段差解消を図ることができるもの） 5. 浴槽内椅子（浴槽内に置いて利用することができるもの） 6. 浴槽内すのこ（浴槽の中に置いて浴槽の底面の高さを補うもの） 7. 入浴用介助ベルト（居宅要介護者等の身体に直接巻きつけて使用するものであって，浴槽への出入りなどを容易に介助することができるもの）
簡易浴槽	空気式または折りたたみ式などで容易に移動できるものであって，取水または排水のために工事を伴わないもの ※「空気式または折りたたみ式などで容易に移動できるもの」とは，硬質の材質であっても使用しないときに立て掛けることなどにより収納できるものを含むものであり，また，居室において必要があれば入浴が可能なもの
移動用リフトのつり具部分	身体に適合するもので，移動用リフトに連結可能なもの

［一般社団法人全国福祉用具専門相談員協会：介護保険と福祉用具．http://www.zfssk.com/kaigo/index.html］

表 I-4-13　補装具の給付対象種目

義肢，装具，座位保持装置，盲人安全つえ，義眼，眼鏡，補聴器，車椅子，電動車椅子，歩行器，歩行補助つえ（T 字状・棒状のものを除く），重度障害者用意思伝達装置，座位保持椅子※，起立保持具※，頭部保持具※，排便補助具※（※は，障害児のみ対象）

［厚生労働省（2015）：その他の障害福祉サービスの在り方等について，p.12．http://www.mhlw.go.jp/file/05-Shingikai-12601000-Seisakutoukatsukan-Sanjikanshitsu_Shakaihoshoutantou/0000098143.pdf］

表 I-4-14　日常生活用具の給付対象種目

介護・訓練支援用具，自立生活支援用具，在宅療養等支援用具，情報・意思疎通支援用具，排泄管理支援用具，居宅生活動作補助用具（※具体的な種目は，市町村が決定）

［厚生労働省（2015）：その他の障害福祉サービスの在り方等について，p.12．http://www.mhlw.go.jp/file/05-Shingikai-12601000-Seisakutoukatsukan-Sanjikanshitsu_Shakaihoshoutantou/0000098143.pdf］

表Ⅰ-4-15　介護ロボットの介護利用における重点分野

(1) 移乗介助
(2) 移動支援
(3) 排泄支援
(4) 見守り・コミュニケーション
(5) 入浴支援
(6) 介護業務支援

図Ⅰ-4-19　介護ロボットの例

介護支援

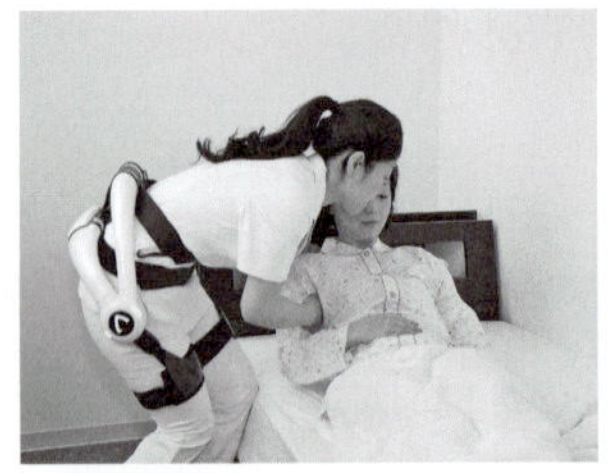

HAL® 腰タイプ介護支援用（CYBERDYNE 株式会社）

リハビリテーション支援

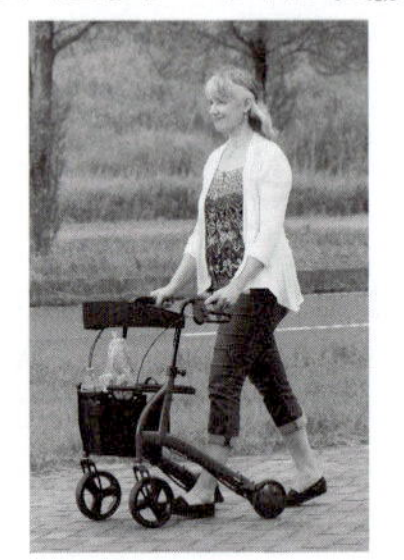

ロボットアシストウォーカー RT.2（RT. ワークス）

移動支援

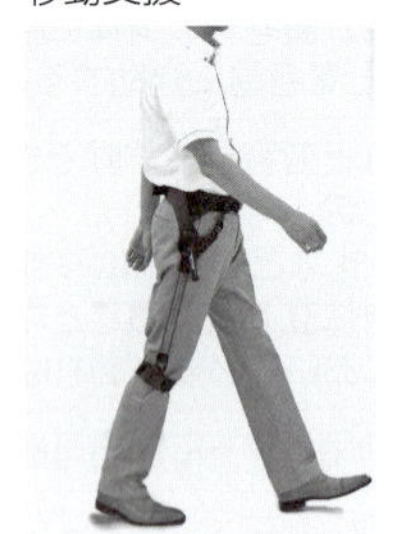

ACSIVE（アクシブ）（今仙技術研究所）

日常生活援助

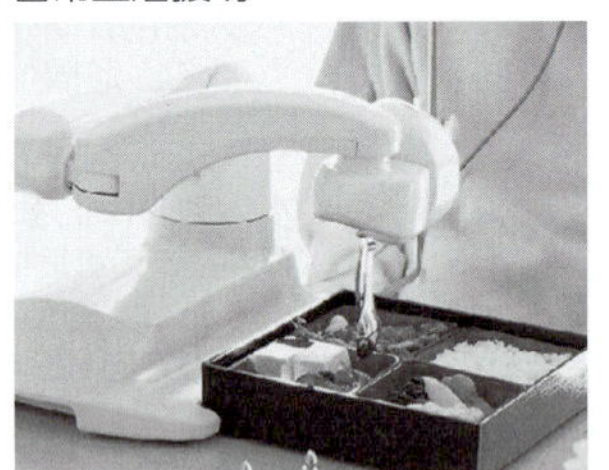

マイスプーン，食事支援ロボット（セコム）

日常生活援助

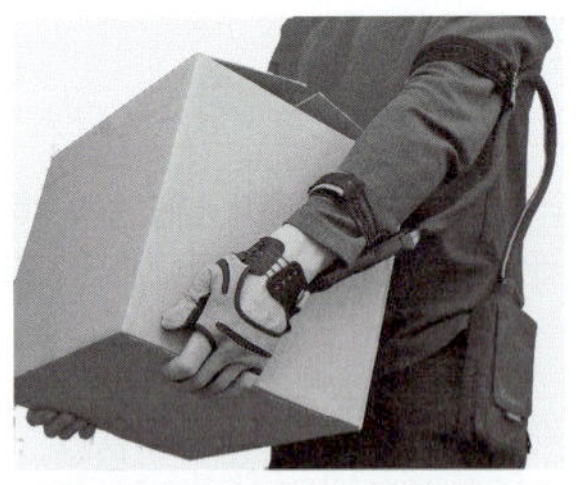

Carbon hand 自立支援用（エスケーエレクトロニクス）

コミュニケーション

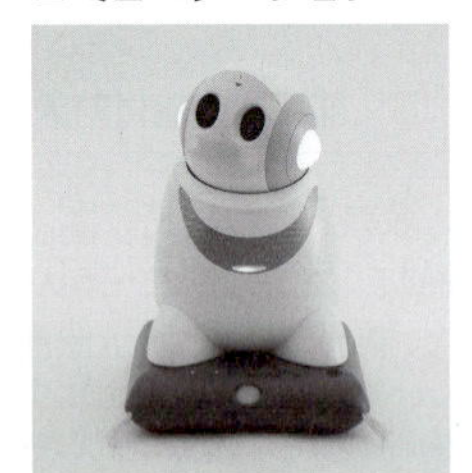

PaPeRo i（NEC プラットフォームズ）

国民健康保険団体連合会に保険分を請求し，利用者は負担額を負担する。販売については利用者が事業所に購入費用を支払い，市町村からは保険分（7～9 割）の支給を受ける。

障害者総合支援法による補装具の手続きは，利用者が市町村長に申請し，身体障害者厚生相談所などの判定または意見に基づく市町村の決定により，支給を受ける。日常生活用具は市町村に申請し，市町村による支給などの決定後，給付などを受ける。

2 住宅改修

1 住宅改修の目的

住宅改修は，何らかの障害がある人が住み慣れた住居で生活するために行われる。住宅改修による住居環境の整備により，日常生活動作（ADL）の改善，自信や自尊心の回復，意欲の向上，介護負担の軽減，行動範囲の拡大，転倒防止などの安全性の向上などが挙げられる。

2 住宅改修の内容

介護保険ならびに障害者総合支援法の日常生活用具給付事業における住宅改修の対象となるものは，①手すりの取付け，②段差の解消，③滑りの防止及び移動の円滑化等のための床又は通路面の材料の変更，④引き戸等への扉の取替え，⑤洋式便器等への便器の取替え，⑥その他付帯して必要となる住宅改修である。身体状況，とりわけ移乗・移動能力によって住宅改修のポイントは違ってくる（図Ⅰ-4-20）[33]。介護保険における住宅改修の支給額は，支給限度基準額（20 万円）の 9 割（18 万円）が上限となる。障害者総合支援法における住宅改修の助成限度額は市町村により異なる。また，介護保険が障害者総合支援法に優先される。例えば，障害者総合支援法で 60 万円を限度に助成する市町村では，介護保険住宅改修費の対象工事 20 万円を含む場合の障害者総合支援法による助

図Ⅰ-4-20　身体状況と住宅改修のポイント

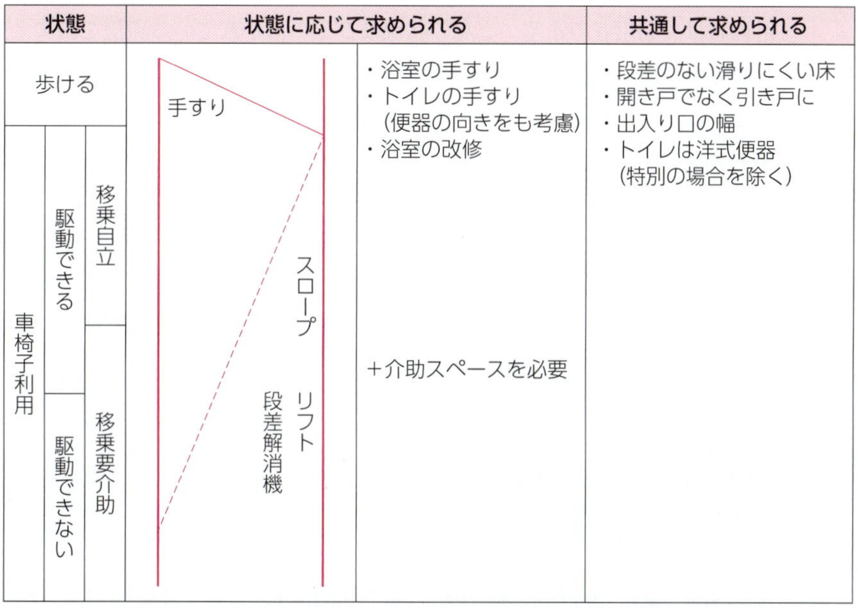

状態			状態に応じて求められる		共通して求められる
歩ける			手すり	・浴室の手すり ・トイレの手すり （便器の向きをも考慮） ・浴室の改修	・段差のない滑りにくい床 ・開き戸でなく引き戸に ・出入り口の幅 ・トイレは洋式便器 （特別の場合を除く）
車椅子利用	駆動できる	移乗自立	スロープ		
	駆動できない	移乗要介助	リフト 段差解消機	＋介助スペースを必要	

［鶴見隆正，他（2007）：現場から学ぶ 自立支援のための住宅改修 みてわかる工夫事例・不適事例，p.115，医学書院］

成限度額は40万円となる。

3 住宅改修の手続き

介護保険の場合の流れは，ケアマネジャーなどに相談→施工業者の選択・見積もり依頼→市町村へ工事前に申請→市町村は内容を確認し結果を教示→改修工事の施工→完成→施工業者へ支払→市町村へ工事後に改修費の支給申請→住宅改修の支給額の決定・支給[34]となる。

障害者総合支援法の日常生活用具給付事業は市町村の判断により決定されるものであり，市町村により給付などの事務の流れは異なる。手続きとしては市町村長に申請し，市町村による決定後，給付などを受ける[35]。

3 福祉用具専門相談員との連携

訪問看護師は在宅療養者とその家族の状態や環境，生活の様子などを把握している。また表現しにくい思いや不安なども代弁できる立場にある。これらをケアマネジャーや福祉用具専門相談員に情報提供し連携することは，在宅療養者の自立支援に役立つ最適な福祉用具の選定や住宅改修には不可欠である。

福祉用具サービス計画

介護保険制度が開始された2000年より，訪問看護をはじめほとんどの居宅サービスは，ケアマネジャーが作成する「居宅サービス計画書（ケアプラン）」に基づき個別サービス計画書を作成していた。「福祉用具サービス計画書」は2012年より作成されることが義務づけられた。「福祉用具サービス計画作成ガイドライン」によると，福祉用具サービス計画書は「利用者の希望，心身の状況及びその置かれている環境を踏まえ，指定福祉用具貸与の目標，当該目標を達成するための具体的なサービスの内容等を記載した」もの[36]とされる。また，福祉用具サービス計画書を作成するためには，福祉用具専門相談員はアセスメント，福祉用具の選定，留意点などについてのスキルを身につけることが求められる[37]。

引用文献

1）神奈川県総合リハビリテーション事業団・リハビリテーション看護研究会編著（2004）：写真とイラストでよくわかる 実践！リハビリテーション看護 脳卒中を中心に，p.3，照林社.
2）酒井郁子（2005）：超リハ学 看護援助論からのアプローチ，p.300-301，文光堂.
3）前掲書1），p.10.
4）前掲書2），p.432.
5）大川弥生（2005）：介護保険サービスとリハビリテーション ICFに立った自立支援の理念と技法，p.73，中央法規出版.
6）近藤克則，大井通正編著（2006）：脳卒中リハビリテーション 早期リハからケアマネジメントまで 第2版，p.106，109，医歯薬出版.
7）千野直一編著，里宇明元，他（1997）：脳卒中患者の機能評価— SIASとFIMの実際，p.43，シュプリンガー・フェアラーク東京.
8）菊池晴彦監，田村綾子，他編（2009）：脳卒中看護実践マニュアル，p.106，メディカ出版.

9）前掲書 7），p.46.
10）上田 敏（2010）：ICF の理解と活用，p.5，萌文社.
11）前掲書 5），p.3.
12）前掲書 5），p.44.
13）山田律子，他編／木島輝美（2010）：生活機能からみた 老年看護過程＋病態・生活機能関連図，p.450，医学書院.
14）前掲書 13），p.451.
15）前掲書 6），p.189.
16）鳥取部光司，他（2014）：運動療法，物理療法，作業療法，Monthly Book Medical Rehabilitation，No.176，p.13-17.
17）中村隆一，他（2003）：基礎運動学 第 6 版，p.287-302，医歯薬出版.
18）岩谷力，他編（2007）：運動器リハビリテーションシラバス，p.81-91，南江堂.
19）小山珠美編（2017）：口から食べる幸せをサポートする包括的スキル KT バランスチャートの活用と支援 第 2 版，医学書院.
20）才藤栄一，他監（2016）：摂食嚥下リハビリテーション 第 3 版，p122-181，医歯薬出版.
21）Maeda K, et al（2016）：Reliability and Validity of a Simplified Comprehensive Assessment Tool for Feeding Support：Kuchi-Kara Taberu Index. J Am Geriatr Soc, Vol.64 No.12, e248-e252.
22）Koyama T, et al（2016）：Multidisciplinary Comprehensive Care for Early Recommencement of Oral Intake in Older Adults With Severe Pneumonia. J Gerontol Nurs, Vol.42 No.10, p21-29.
23）Koyama T, et al（2015）：Early Commencement of Oral Intake and Physical Function are Associated with Early Hospital Discharge with Oral Intake in Hospitalized Elderly Individuals with Pneumonia. J Am Geriatr Soc, Vol.63 No.10, p.2183-2185.
24）Maeda K, et al（2016）：Tentative nil per os leads to poor outcomes in older adults with aspiration pneumonia. Clin Nutr, Vol.35 No.5, p.1147-1152.
25）小山珠美（2017）：口から食べる幸せを守る 生きることは食べる喜び，主婦の友社.
26）Aruga Y, et al（2017）：Nursing care using KT（Kuchi-kara Taberu）index radar chart enabling elderly patients with dysphagia to live like human beings after initiating gastrostomy feeding. Proc Singapore Healthcare, p.1-3.
27）シルバーサービス振興会編（2015）：新訂 福祉用具専門相談員研修テキスト，p.3，中央法規出版.
28）前掲書 27），p.9.
29）日本医療ソーシャルワーク研究会編（2018）：医療福祉総合ガイドブック 2018 年度版，p.40，医学書院.
30）全国社会福祉協議会（2015）：障害福祉サービスの利用について，p.3.
http://www.mhlw.go.jp/stf/seisakunitsuite/bunya/0000059660.html
31）厚生労働省（2014）：福祉用具・介護ロボット開発の手引き，p.7.
http://www.techno-aids.or.jp/research/robotebiki_mhlw_140922.pdf
32）厚生労働省（2017）：介護ロボット施策と課題―厚生労働省の事業から.
http://www.techno-aids.or.jp/robot/file28/forum2016_01.pdf
33）鶴見隆正，他（2007）：現場から学ぶ 自立支援のための住宅改修 みてわかる工夫事例・不適事例，p.115，医学書院.
34）社会保障審議会介護保険部会（第 60 回）：福祉用具・住宅改修（参考資料），p.22.
http://www.mhlw.go.jp/stf/shingi/shingi-hosho.html?tid=126734
35）厚生労働省：日常生活用具給付等事業の概要．http://www.mhlw.go.jp/stf/seisakunitsuite/bunya/hukushi_kaigo/shougaishahukushi/yogu/seikatsu.html
36）全国福祉用具専門相談員協会編（2014）：福祉用具サービス計画 作成ガイドブック，p.130，中央法規出版.
37）前掲書 36），p.5.

参考文献

- 東畠弘子（2001）：事例で学ぶケアマネジャーのための福祉用具入門，中央法規出版.
- 東京都福祉保健財団編（2013）：自立支援のための福祉用具ハンドブック，東京都福祉保健財団.
- 市川洌監（2007）：高齢者・障害者の生活をささえる福祉機器 1 新版改訂，福祉機器による支援とは・起居動作とベッド・褥瘡を防ぐために・移乗を助ける福祉機器，東京都高齢者研究・福祉振興財団.
- 市川洌監（2007）：高齢者・障害者の生活をささえる福祉機器 2 新版改訂，歩行を補助する機器・足の障害と靴・高齢者の車いす・高齢者の電動車いす，東京都高齢者研究・福祉振興財団.

- 市川洌監（2007）：高齢者・障害者の生活をささえる福祉機器 3 新版改訂，排泄と福祉機器・入浴を助ける福祉機器・高齢・障害と衣服・日常生活に役立つ道具たち，東京都高齢者研究・福祉振興財団.
- 加島守（2009）：住宅改修アセスメントのすべて 介護保険「理由書」の書き方・使い方マニュアル，三和書籍.
- 桜雲会編（2017）：みんなに役立つ バリアフリー・ユニバーサルデザイン，桜雲会点字出版部.
- 公益社団法人かながわ福祉サービス振興会．http://www.kanafuku.jp/
- 東畠弘子（2015）：介護保険制度下の福祉用具事業，研成社.
- 浜田きよ子，寺田和代（2013）：福祉用具で変わる介護のある暮らし―人がすること，道具だからできること，中央法規出版.
- 京極高宣，市川洌共同監（2007）：福祉用具の活用法 3 訂，北隆館.
- 野村歡編（2015）：住環境のバリアフリー・ユニバーサルデザイン 福祉用具・機器の選択から住まいの新築・改修まで，彰国社.
- 和田光一，筒井澄栄（2008）：生活支援のための福祉用具と住宅改修 介護保険の活用と実践，ミネルヴァ書房.

5 服薬管理

ねらい

在宅療養における薬物療法の効果的な支援ができる。

目　標

1. 薬物に関する基本的知識および安全な服薬指導について理解できる。
2. 在宅療養者および家族への服薬支援ができる。
3. 医師，薬剤師，介護職員等の関係職種との連携方法について理解できる。

1 薬の基本的知識

1 薬の投与経路と特徴

投与された薬は吸収されて全身循環に入り，生体内の臓器や組織に分布する。薬効を発揮した後，多くの薬は肝臓で代謝され，尿中に排泄される（図Ⅰ-5-1）。

1 吸 収

投与経路によって吸収の過程は異なる。経口投与の場合，口から飲み込んだ薬は食道，胃を通り，小腸上部から吸収される。その際，小腸壁や肝臓で最初に代謝を受けてから全身循環に入る。このため，経口投与した薬は吸収の過程で薬の一部は代謝されて薬効がなくなる。これを初回通過効果という。一方，注射剤などの非経口投与の場合，血中から全身循環に直接入るため，初回通過効果を受けず，速やかに効果を発現する。

図Ⅰ-5-1　薬の吸収から排泄までの流れ

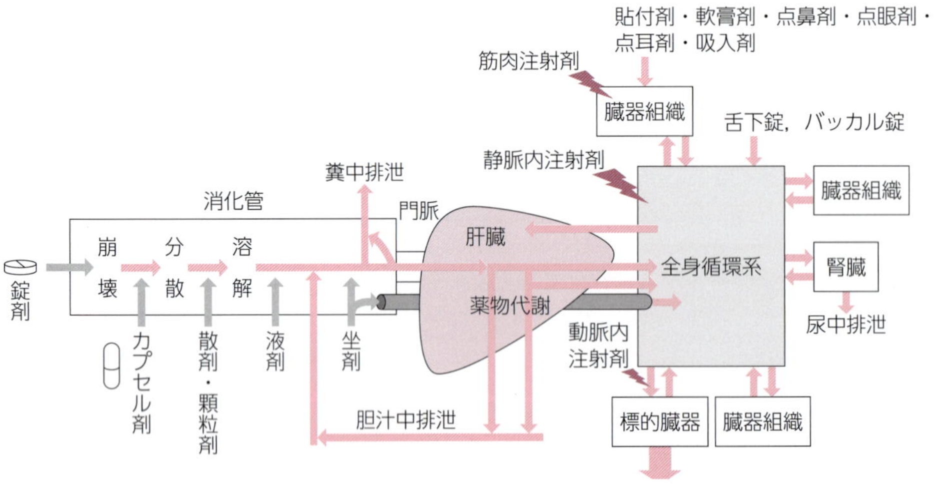

［掛見正郎，戸塚裕一（2013）：広義 製剤学，p.9，京都廣川書店］

2 分布

分布とは，全身循環からさまざまな臓器や組織に薬が運ばれることをいう。多くの薬は血液中で血漿タンパクと結合し，体内の組織へと運ばれ，その先の臓器や組織で効果を発現する。

3 代謝

薬の多くが代謝され，薬効を失う。これは主に肝臓で行われる。肝臓にはたくさんの酵素があり，薬の代謝を担っている。

4 排泄

肝臓で代謝された薬や一部の代謝されない薬は腎臓で濾過され，尿中へ排泄される。また，肝臓で代謝された薬の一部は胆汁中に排泄され，糞便中に排泄される。

5 投与法

a 経口

経口投与は，最も簡便で安全な経路であり，一般的である。口から飲み込んだ薬は食道，胃を通過し，小腸から吸収される。血中では，初めに門脈を通り，肝臓に入る。その後，全身循環系に入るため，効果発現には少し時間がかかる。また，はじめに肝臓に入った際に薬の一部が代謝され，薬効がなくなる初回通過効果を受ける。

経口投与は食事により薬の吸収や効果に影響を受けやすく，食後，食直前や空腹時などの用法を遵守することが重要である。

剤形は，錠剤，カプセル剤，顆粒剤，散剤，液剤，シロップ剤，経口ゼリー剤がある。これらの薬の中には腸溶性や徐放性などの機能をもたせた製剤もあり，服用の際には粉砕したり，噛み砕いたりすることはできない。

b 舌下

舌下錠は舌の下の口腔粘膜から吸収される。直接，毛細血管に入るため，速やかに効果が発現する。また，肝臓を通らずに全身循環に入るため，初回通過効果を受けない。ニトログリセリン製剤が代表的であり，狭心症発作時に有効である。

同様に口腔粘膜から吸収される薬としてバッカル錠がある。頬と歯茎の間に薬を挟み，噛んだり，飲み込んだりせずに，唾液で徐々に溶かす。バッカル錠は徐々に薬が吸収されるので，効果が長時間持続する。イーフェン® バッカル錠（フェンタニルクエン酸塩口腔粘膜吸収製剤）が代表的である。

c 坐　剤

直腸壁より直接，血管内へと吸収させる経路である。吸収は速く，初回通過効果を受けず，効果発現は速い。抵抗感や不快感を感じやすい投与経路であり，悪心・嘔吐や術後など，口からの薬の投与が困難な場合に利用されることが多い。また，直腸から結腸にかけて局所作用が必要な場合にも選択される経路である。

d 吸　入

吸入では肺や気管支への局所作用を目的とする。吸入された薬は咽頭，気管，気管支，細気管支，終末気管支を通り，最終的に肺胞と呼ばれる分岐の最先端に到達する。

薬が貯留する部位はその粒子サイズにより異なる（図Ⅰ-5-2）。肺胞まで到達した薬は速やかに血液中へ取り込まれ，初回通過効果を避けることができる。気管や気管支で貯留する粒子サイズの薬であれば，局所効果を発揮する。気管支喘息や慢性閉塞性肺疾患（COPD）の治療に有用である。

e 注　射

注射の種類は大きく皮内，皮下，筋肉内，静脈内注射に分けられる（図Ⅰ-5-3）。注射針などを用いて，直接体内へ投与するため，確実に体内へ薬を届けることができる。そのため，即効性が期待でき，経口投与時の初回通過効果を回避することもできる。また，体内に直接投与することから，吸収が悪いなど，消化管を介した投与に問題のある薬（ペ

図Ⅰ-5-2　呼吸器の構造と粒子の貯留

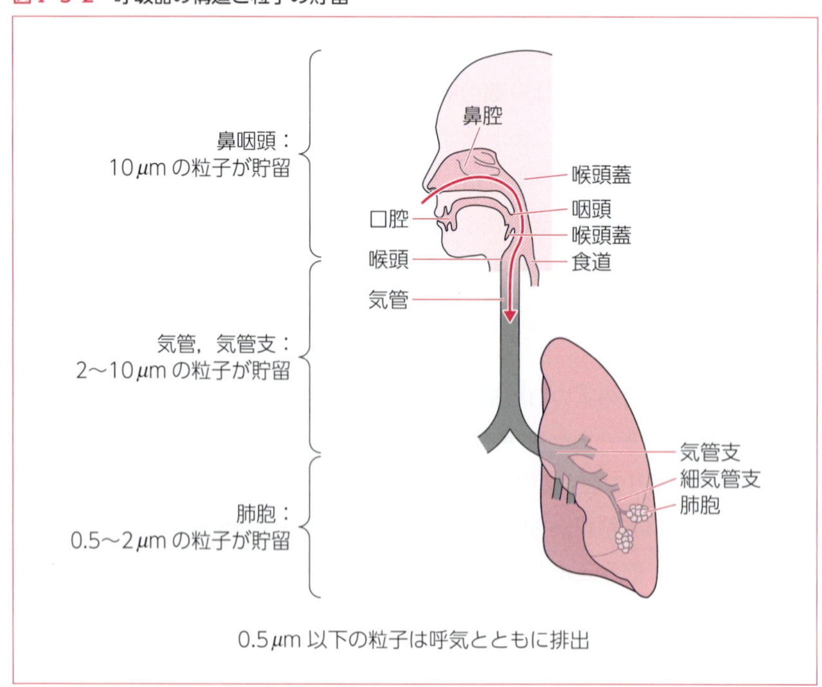

［飯村菜穂子，荻原琢男編著（2016）：実践 製剤学 第2版，p.157，京都廣川書店］

図Ⅰ-5-3　注射剤の適用方法

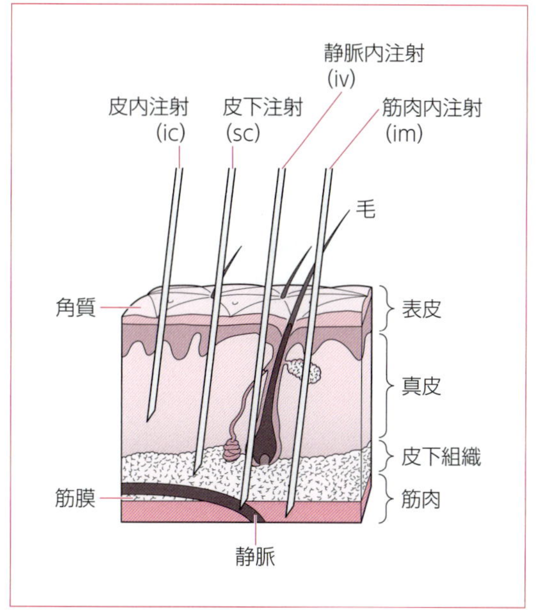

［飯村菜穂子，荻原琢男編著（2016）：実践 製剤学 第2版，p.135，京都廣川書店］

プチド性薬物など）の投与にも適している。

皮内注射

0.1～0.2 mL の少量が投与される。通常，ツベルクリン皮内反応やアレルギー反応などの診断に用いられる。

皮下注射

薬を皮下の脂肪組織に投与する。皮下領域には血管や神経終末がほとんどないため，強い痛みを伴うことは少ない。他の注射部位に比べ，吸収はゆっくりであり，持続性がある。最大 5 mL 程度まで投与可能である。インスリンのように自己注射ができる薬もあるが，正しい手技を習得したうえで注射してもらうことが重要である。

筋肉内注射

薬を筋肉内に直接注射する。筋肉には血液が多く，経口投与よりも速やかに吸収し，効果を発現する。筋肉内注射は神経の豊富な筋肉層まで入り込むため，強い痛みを伴ったり，不快な場合がある。また筋肉内注射中に血管が穿刺されると挫傷（皮下出血など）が起こる。そのため，骨や神経を避けて注射する必要がある。

静脈内注射

薬を直接静脈内に注射するため，確実に血管内へ注入でき，速やかに全身に分布し，効果を発現する。安定した血中濃度を得ることができる方法である。一度に全量（10～20 mL 程度）を投与することもあれば，一定の時間をかけて投与する持続点滴などを行うこともある。

f 皮膚（経皮）

経皮的投与では薬は皮膚から吸収される。軟膏，クリーム剤は塗り薬として投与され，皮膚への局所作用が効果的である。貼り薬は局所作用を目的とした湿布剤のようなものと，全身作用を目的とした貼付剤に分類される。

全身作用を目的とした貼付剤では，貼付剤中に含まれる薬が一定の速度で皮膚から吸収され，血液中に入る。このため，一定の血中濃度を保つことができ，安定した効果が得られる。経口投与ができない患者でも使用でき，貼付剤をはがすだけで効果がなくなるため，副作用発現時などに対応しやすい利点がある。

g 点鼻・点眼・点耳

各部位に直接作用する。

点　鼻

鼻腔または鼻粘膜への局所的な作用を目的とした投与方法である。鼻粘膜から吸収された薬は初回通過効果を回避できることから，消化管で失活してしまう薬でも薬効が得られる。さらに薬によっては点鼻剤のほうが低用量で経口製剤と同等の薬効が期待できたり，速効性がみられる場合もある（例：片頭痛に用いるスマトリプタン）。

点　眼

眼組織への局所的な作用を目的とした投与方法である。点眼された薬は角膜を透過して，眼組織へ移行する。点眼後に眼頭の下を圧迫することで鼻涙管への薬物流出が回避され，眼組織への薬の移行性が高まるとともに，全身性の副作用を抑えることができる（図Ⅰ-5-4）。しかし，眼は薬の投与の際に刺激や感染症を起こしやすい器官でもあるため，注意が必要である。点眼された薬は結膜嚢にたまるが，結膜嚢には約 30 μL しかた

図Ⅰ-5-4　眼の構造と点眼薬の吸収経路

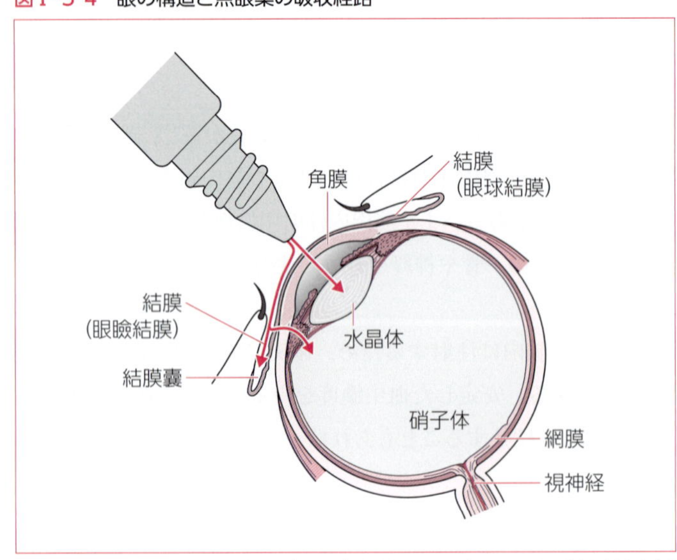

［飯村菜穂子，荻原琢男編著（2016）：実践 製剤学 第2版，p.148，京都廣川書店］

めることができない。点眼薬1滴は40～50 μLであり，1回に1滴で十分であることがわかる。

点　耳

主に外耳道内に投与することを目的としている。耳垢除去目的の薬や，抗菌薬，抗炎症薬，鎮痛薬などが配合された点耳薬がある。点耳薬を使用する際は冷所保存後，冷たいまま使用すると，めまい感を起こすことがあるため，使用前に容器をできるだけ体温に近い温度まで戻すことが必要である。

h その他（経腟，動脈内，骨髄内など）

経腟投与の薬の剤形は主に腟錠と腟用坐剤である。腟錠，腟用坐剤はともに腟に挿入して用いる。腟炎などの局所作用を目的とすることが多い。

動脈内投与では全身循環を介さずにターゲットの臓器に直接，薬を届けることができる。動脈内投与は全身循環に入らず，止血にも時間と手間がかかり，出血のリスクも高いことから，通常はあまり用いられない。

骨髄内投与では薬を脊柱管内に注入する。脳や脊髄に局所的に作用し，即効性がある。主にこれらの部位の感染症の治療や麻酔薬の投与時に使用する。

2 有害反応（副作用）と有害事象

有害事象とは，薬との因果関係がはっきりしないものを含め，薬を投与された患者に生じたあらゆる好ましくない，あるいは意図しない徴候，症状，または病気のことである。

有害反応（副作用）とは病気の予防，診断，治療に通常用いられる用量で起こる好ましくない反応であり，薬との因果関係があるものである。副作用の原因は，①薬自体の原因，②服用する側（患者）の要因，③適用上の要因が考えられる。

1 薬自体が原因の場合

- 目的の薬効が強く現れすぎた際に生じる：血圧降下薬を服用した際の低血圧によるめまい，ふらつきや，血糖降下薬を服用した際の低血糖症状などがこれにあたる。
- 目的の薬効が目的以外の組織や器官で発現した場合に生じる：狭心症の治療目的で使用中の血管拡張薬が脳血管を拡張することで，頭痛が起こるのがこれにあたる。
- 本来の薬効以外の作用をもっている場合に生じる：抗炎症目的で投与していたステロイド剤により引き起こされる易感染や血糖値の上昇などがこれにあたる。

これらの副作用はある程度把握されており，副作用を避ける方法や最小限にする方法はあるので，しっかりと副作用の症状や徴候を理解しておくことが重要である。

2　服用する側（患者）の要因の場合

- 年齢や性別，体重・体格，遺伝的要因などにより副作用が生じることがある。
- 特に高齢者や小児では健常成人とは異なり，薬の代謝や排泄が遅延することにより血中濃度が上昇し，副作用が発現することがある。
- 性別でも副作用の発現に差が出る可能性がある。例えば，骨粗鬆症は女性に多い疾患であるが，ステロイド剤の長期服用によっても現れることがある。そのため，もとからこの病気の多い高齢女性では特にその頻度が高くなることが考えられる。
- 体重・体格が異なれば，薬の分布に影響を与えるため，長時間，組織に薬が滞留することによる副作用の発現が懸念される。

また，基礎疾患により胃や腸の切除などをしている場合には，薬の吸収に影響を及ぼす。肝臓や腎臓の機能が低下している場合や，疾患のある場合は代謝や排泄に影響し，副作用が出やすくなることが考えられる。薬の感受性や代謝能には人種差があるといわれており，これは遺伝的な要因と考えられる。先天的に代謝酵素などが欠損しているなどの場合には，薬の効果や副作用発現が異なることがある。

3　薬の飲み方が要因の場合

服用時間や服用間隔，服用量などが挙げられる。例えば，服用時間を間違えてしまい，眠前に服用する薬を朝食後に服用してしまった場合，必要以上に眠気を感じてしまったりする。また，服用間隔や服用量を守ることも重要であり，これらを間違えると血中濃度の上昇により薬が効きすぎてしまったり，副作用の発現の可能性が高くなる。これらは用法・用量をしっかり守ることで回避が可能である。

多くの科を受診している高齢者などでは，重複投与にも注意が必要である。また，近年，ポリファーマシー（多剤併用）の問題が注目されている。服用する薬の数が多くなると副作用も現れやすくなるため，ポリファーマシーによる問題を生じないように服用薬の必要性を見直すことも重要である。

2 在宅療養における服薬管理

1 在宅療養者に多い高齢者の薬物療法の特徴

1 高齢者の薬物動態の特徴

一般的に高齢者は加齢に伴い生理機能が低下していることから，薬物動態においても加齢変化が認められる。

a 吸収（absorption）

加齢に伴い胃液の分泌量が減少するため，胃内の pH は上昇する。それに加え，消化管運動や消化管血流量も低下するものの，薬物動態において臨床的に意味のある影響は少ないといわれている。

b 分布（distribution）

一般的に高齢者は体重の低下や水分含量の低下，体脂肪率の上昇が認められる。投与された薬が水溶性薬物の場合は血中濃度が上昇し，過剰効果や副作用の発現が予想される。また脂溶性薬物の場合は血中濃度が低下し，脂肪組織への蓄積が起こる。分布過程においては加齢変化の結果，総じて薬効が強く出ることが問題となる場合が多い。

c 代謝（metabolism）

多くの薬は肝臓で代謝された後，排泄される。加齢により肝重量，酵素活性，肝血流量が低下するため肝臓での薬物代謝機能は低下する。肝臓で代謝を受けやすい薬では，加齢により血中濃度が大きく上昇する可能性があるため，副作用に注意が必要である。一方，肝臓で代謝を受けにくい薬は顕著な血中濃度の上昇は認められないものの，血中濃度半減期が延長するため効果が持続する可能性がある。

d 排泄（excretion）

腎臓は加齢によって機能細胞を失うことから，主に腎臓を介して排泄される薬（腎排泄型薬物）は加齢の影響を大きく受けることになる。したがって，加齢による生理的要因の変化の中で最も注意しなければならないのは腎機能変化である。腎機能低下時に用量調節が必要な薬は，在宅療養の場でも頻繁に目にする薬も多く含まれているため注意が必要である（表Ⅰ-5-1）。

表Ⅰ-5-1　腎機能低下時に注意が必要な代表的な薬

分類	一般名	商品名
高尿酸血症治療薬	アロプリノール	ザイロリック®
非定型抗精神病薬	リスペリドン	リスパダール®
アルツハイマー型認知症治療薬	メマンチン塩酸塩	メマリー®
H_2 遮断薬	ファモチジン	ガスター®
ビグアナイド薬	メトホルミン塩酸塩	メトグルコ®
DPP-4 阻害薬	アログリプチン安息香酸塩	ネシーナ®

2　過量服用，長期処方，多剤併用

a 過量服用

前述したように高齢者では，投与された薬が水溶性薬物の場合は血中濃度が上昇し，脂溶性薬物の場合は血中濃度が低下し，脂肪組織への蓄積が起こる。したがって，高齢者に対し添付文書どおりに薬を投与しても，水溶性薬物では血中濃度の上昇により効果が強く現れたり副作用が現れることがあるため，1 回量や投与間隔の調整が必要である。脂溶性薬物では脂肪組織への蓄積により消失半減期が延長するため，同様の注意が必要である。

b 長期処方

高齢者は身体機能に変化が生じていることが多いため，現在は服薬に関し問題が生じていない場合でも，効果が長引いたり強く現れることがある。したがって，高齢者における長期処方では薬物動態に加え，薬力学（薬剤感受性）についても注意が必要である。一般的に高齢者では薬剤感受性が亢進していることが多く，若年者に比べ多くの場合で血中濃度は上昇する。高齢者においては「いつもの薬だから大丈夫」という考えはもつべきではない。

c 多剤併用（ポリファーマシー）

ポリファーマシーには厳密な定義は存在していない。以前は何らかの理由で服用しなかった残薬をポリファーマシーと呼んでいた時期もあったが，最近は「臨床的に必要とされる量以上に多くの薬剤が処方されている状態」を基本的概念としている。

多剤に関する定義も複数あり，5～6 剤以上服用している高齢者では脆弱性，機能障害，認知機能障害，転倒，死亡や薬剤関連有害事象が増えることが報告されていることから，5～6 種類以上をポリファーマシーとする認識が比較的普及している。投与されるべき薬剤の不使用（アンダーユース）もポリファーマシーと関連があるといわれており，薬剤数が 4 剤以下の場合では約 14%，5 剤以上の場合では約 43% にアンダーユースが存在するとの報告がある。

「高齢者の薬物動態の特徴」の項でも説明したが，高齢者は加齢による生理機能の変化

表Ⅰ-5-2　ポリファーマシーが生じる要因

当事者	要因
医師	・疾病別（疾患別）に薬剤を処方する，ガイドラインの単純な適用 ・他の医師の処方にふれない，無頓着になる ・患者の求めに従い，また処方行為で満足（安心感）する
薬剤師	・医師が処方した薬剤に介入しない（しばしば盲目的になる） ・処方の再設計を企画しない ・処方されている複数の薬剤を一元管理しない
看護師	・患者の訴えで薬剤を追加したがる ・医師に上申して追加処方 ・薬剤関連の知識は多くない
患者	・薬剤への過剰な嗜好と期待がある ・医師への遠慮から不必要な薬剤を受け取る ・医療者に任せっきり（処方におけるパターナリズム）

［今井博久，他（2016）：解消ポリファーマシー上手なくすりの減らし方，p.8，じほう］

により薬物動態においても加齢変化が認められ，個人差はあるものの，一般的には薬の排泄が遅れ少量でも副作用が起こりやすい状態にある。また高齢者は複数の疾患を抱えることから多剤併用であることが多い。

ポリファーマシーと不適切処方の関係では，1～3剤の処方と比較し，4～5剤では1.7倍，6～8剤では2.4倍，9剤以上では3.5倍の不適切な投与が認められたとの報告がある。服用する薬剤数が多ければ多いほど不適切な薬が投与されている可能性が高く，加齢により生理機能が低下している高齢者においては有害事象を引き起こす確率も高くなる。言い換えるならば高齢者のポリファーマシーは有害事象を惹起しやすいとも解釈できる。

ポリファーマシーが生じる要因として療養者側の要因以外にも医療者側にも要因があるともいわれている。財団法人社団ナラティブホームの佐藤伸彦氏は，「終末期ケアにおいて自分の専門を捨て一人の人間となって考えることができるようになると，ケアの反転（ケアする側がケアされている）が起きる」と述べている。これは「専門を捨てる専門性」と呼ばれているが，表Ⅰ-5-2を見る限りポリファーマシーにおいても「専門を捨てる専門性」が必要ではないだろうか。

3　服薬アドヒアランスの低下

世界保健機関（WHO）はアドヒアランスを，「患者の行動が医療従事者の提供した治療方針に同意し一致すること」と定義している。前述のように高齢者は複数の疾患に罹患しており，多剤併用になりやすい。それに加え認知機能の低下，巧緻性の低下，嚥下機能の低下，経済的事情など，服薬アドヒアランスを低下させる要因は多岐にわたっている。

服薬アドヒアランスを改善させるには多岐にわたる要因を改善させる必要がある。残薬があることに対し服薬を促すだけでは真の改善とはならない。服薬アドヒアランスが低下している療養者への服薬指導は，服薬の必要性や効果などの説明に加え，薬物治療に関心をもたせることがきわめて重要である。

在宅医療における服薬アドヒアランスの評価は，残薬を数えるピルカウント法や処方歴などから推定する方法が一般的である。アドヒアランスの評価方法はこれ以外にも複数あり，本来であれば医療従事者との関係性や治療に対する理解や納得を評価に加えるべきだが至っていないのが現状である。

近年，新たな医療モデルとして，コンコーダンス医療という考えが注目されている。コンプライアンスが「医師が情報をもち医師が決める」のに対し，アドヒアランスは「患者が情報をもらい患者が決定する」ことから，患者中心型ともいわれている。それに対しコンコーダンスは「医師と患者が情報を共有し決定も共有する」ため，患者参加型医療と呼ばれている。今後は患者もチーム医療の一員と認識し，薬物治療を行うのが望ましいと考えられる。

2 服薬支援のアセスメント

1 看護の視点から見た生活の中での服薬支援の意味（意義）

在宅医療でチーム医療が必須であるように，服薬支援においてもチーム医療は重要である。職種により服薬支援の目的は異なるものの，薬物治療の完遂においてはいかなる職種であっても共通の認識である必要がある。

a 薬剤師の行う服薬管理との違い

保健師助産師看護師法第１条には，「保健師，助産師及び看護師の資質を向上し，もつて医療及び公衆衛生の普及向上を図ることを目的とする」とある。一方，薬剤師法第１条には「薬剤師は，調剤，医薬品の供給その他薬事衛生をつかさどることによって，公衆衛生の向上及び増進に寄与し，もつて国民の健康な生活を確保するものとする」とある。

薬剤師による服薬管理は，居宅療養管理指導（介護保険）または在宅患者訪問薬剤管理指導（医療保険）で実施するが，医師による訪問診療が通常月２回であることに加え，訪問指示が処方せんを介することが多いことから，薬剤師の訪問も月２回が一般的である。

それに対し，看護師による訪問看護は，介護保険の場合は利用回数に制限はなく，医療保険を利用した場合でも週に1～3回の訪問が可能である。看護師は薬剤師よりも頻回に療養者宅に訪問できる職種であることから，より生活に密着した服薬確認が可能である。

一方，薬剤師が介入する服薬管理では，服薬確認に加え薬物治療に関する情報提供などの専門的支援を行う。この専門的支援は療養者のみならず医師・看護師などの多職種にも提供することで薬物治療の最適化を図っている。薬剤師の服薬確認は訪問回数の制限により理論残薬数と実残薬数の差異をもって服薬状況としていることが多い。看護師による頻回訪問により服薬状況の詳細がわかれば薬物治療の個別最適化が可能となる。

b 指示どおり正しく服薬できる目標設定および個々の生活に応じた服薬支援の提案

訪問看護師は療養者の生活目線に立って服薬支援を行える職種である。例えば鎮痛薬の服薬状況の悪い患者に対しては，「痛みがとれたら一緒に買い物に行こう」「痛みがとれたら公園の桜を見に行こう」など，療養者が理解しやすい服薬に関する目標設定が重要である。

薬物治療の個別最適化の観点から療養者の生活状況に応じた服薬支援も必要である。食事回数や起床時刻，睡眠時刻に応じた用法の提案は患者の QOL 維持に必要な情報である。

薬剤によっては服用時間の変更ができなかったり，剤形変更が必要なものもあるので，かかりつけ薬剤師または訪問薬剤師に相談が必要である。

2 身体機能の評価

高齢者は加齢に伴い身体機能などが低下することから，副作用の早期発見および副作用が原因による事故を回避するために，表Ⅰ-5-3 と表Ⅰ-5-4 の事柄についての確認が重要である。さらに高齢者は複数の薬剤を併用していることが多いことから，転倒・転落のリスクには十分な注意が必要である。

特に注意を要する症状は，「眠気，ふらつき，注意力低下，失神，めまい，せん妄などの精神機能の障害」と，「失調，脱力，筋緊張低下，パーキンソン症候群などの運動機能の障害」である（表Ⅰ-5-5，表Ⅰ-5-6）。

また服用する薬剤数においても転倒リスクが異なるとの報告がある。投与薬剤 4 剤以下と比較すると，5～9 剤では 4 倍，10 剤以上では 5.5 倍リスクが上昇するとの報告がある。平成 29 年社会医療診療行為別統計の概況では，75 歳以上で 5 種類以上服用している割合は 40.8%である。その中で 10 種類以上服用している割合は 10.1%であることから潜在的な転倒リスクをもっている療養者は多数存在することがわかるだろう。

3 ADL の評価

薬剤は ADL（日常生活動作）を上げることもあれば下げてしまうこともある。食欲の増進や排泄の改善などにより ADL を改善させる薬剤がある一方，食欲の低下や便秘などの副作用により ADL を低下させる薬剤もある。また副作用により認知機能が低下したり，手足が動きづらくなるなどして ADL を著しく低下させてしまう薬剤もある。訪問看護師に限らず在宅医療にかかわる職種は，療養者との会話や五感を駆使して療養者の ADL が低下していないか確認する必要がある（表Ⅰ-5-7）。

4 認知機能の評価

認知症高齢者においても先に説明したように加齢によって臓器機能が低下している。

表Ⅰ-5-3 高齢者の特徴

身体機能の変化	運動機能低下，関節可動域の極小化
生理機能の変化	排泄機能低下，体温調節機能低下，睡眠時間が短くなる
心理機能の変化	新しいものへの適応に時間がかかる，過去への愛着が強くなる
感覚機能の変化	視覚・聴覚・嗅覚・触覚などが衰える
生活構造の変化	余暇時間が長くなる，住居内生活時間が増える

表Ⅰ-5-4 加齢に伴う各部位の身体変化

眼	視力や視野が低下
耳	聞こえにくくなる
骨	もろく折れやすくなる
運動機能	反射神経が鈍る，バランスを崩しやすくなる
心臓・呼吸器	拍出力低下，身体予備力が衰える
筋力	筋力が衰え，歩行時の足上げが少なくなる
泌尿器	前立腺肥大，夜間頻尿，尿漏れなどの排泄機能低下

表Ⅰ-5-5 薬による転倒機序

精神機能を障害	眠気，ふらつき，注意力低下，失神，めまい，せん妄など
運動機能を障害	失調，脱力，筋緊張低下，パーキンソン症候群など

表Ⅰ-5-6 転倒・転落の原因となる作用・副作用をもつ薬

転倒・転落の要因となる作用・副作用	主な薬
眠気，ふらつき，注意力低下	睡眠薬，抗不安薬，バルビツール酸系薬，抗精神病薬，抗ヒスタミン薬，抗アレルギー薬，麻薬性鎮痛薬，プレガバリン（神経性疼痛緩和薬），NSAIDs など
低血糖	糖尿病薬（インスリン，経口血糖降下薬），ジソピラミド，シベンゾリン（抗不整脈薬），非選択性 β 遮断薬など
起立性低血圧，失神，めまい	三環系・四環系抗うつ薬，フェノチアジン系抗精神病薬，降圧薬（α 遮断薬，β 遮断薬，ACE 阻害薬，利尿薬），排尿障害治療薬，硝酸薬など
めまい（内耳障害）	アミノグリコシド系抗菌薬，ミノサイクリン，エリスロマイシン，シスプラチン，カルボプラチン
ふらつき（運動失調）	抗てんかん薬，抗がん薬など
視力障害	点眼薬（β 遮断薬，ステロイド，ニューキノロン系抗菌薬），副腎皮質ステロイド薬，抗精神病薬（フェノチアジン系，ブチロフェノン系），抗コリン作用をもつ薬剤，抗がん薬（タモキシフェン，5-FU など），アミオダロン，インドメタシン，ナプロキセン
筋弛緩作用，脱力	筋弛緩薬，ベンゾジアゼピン系睡眠薬・抗不安薬など
せん妄状態	パーキンソン病治療薬，ベンゾジアゼピン系睡眠薬・抗不安薬，三環系抗うつ薬，麻薬性鎮痛薬，H_2 遮断薬，β 遮断薬，ジギタリス製剤，抗不整脈薬，抗コリン作用をもつ薬物など
パーキンソン症候群	抗精神病薬，抗うつ薬，制吐薬，胃腸機能調整薬，レセルピンなど
頻尿，下痢	利尿薬，便秘薬，浣腸，抗がん薬（イリノテカン塩酸塩，フルオロウラシルなど）など

表Ⅰ-5-7　薬が与える日常生活動作（ADL）などへの影響

食事	食欲不振，食欲の異常亢進，嚥下障害，味覚障害
排泄機能	尿失禁，便失禁，頻尿，多尿，乏尿，排尿困難，便秘，下痢
感覚機能	発声障害，言語障害，視覚障害，聴覚障害，味覚障害，皮膚感覚異常
精神機能	失見当識，意欲の低下，記憶力の低下，思考力の低下，抑うつ，不安，せん妄，幻覚，問題行動，不眠，眠気
動作・運動機能	歩行，移動動作，階段昇降，入浴動作，整容動作，摂食動作，転倒
その他	体重増加，体重減少，体温調節異常

表Ⅰ-5-8　認知機能低下に注意が必要な代表的な薬

向精神薬	向精神薬以外の薬
抗精神病薬 催眠薬 鎮静薬 抗うつ薬	向パーキンソン病薬 抗てんかん薬 循環器病薬（ジギタリス，利尿薬，一部に降圧薬など） 鎮静薬（オピオイド，NSAIDs） 副腎皮質ステロイド 抗菌薬，抗ウイルス薬 抗腫瘍薬 泌尿器病薬（過活動膀胱治療薬） 消化器病薬（H_2 受容体拮抗薬，抗コリン薬） 抗喘息薬 抗アレルギー薬（抗ヒスタミン薬）

［日本神経学会監／「認知症疾患診療ガイドライン」作成委員会編（2017）：認知症疾患診療ガイドライン 2017，p.47，医学書院］

また，加齢に伴い多臓器疾患があり，多剤併用であることが多い。そのため併用薬により認知機能が低下することがあるため注意が必要である。

認知機能低下に注意が必要な薬剤に関しては表Ⅰ-5-8を参照してほしい。認知機能低下が原疾患によるものなのか薬剤によるものなのかの判断はQOLに大きな影響を与えるため，注意深い観察が極めて重要になる。

認知症の中でもレビー小体型認知症（以下，DLB）には特に注意が必要である。DLBは他の認知症に比べ抗精神病薬に対して非常に敏感に反応するという特徴がある。例えば，幻視に対し抗精神病薬を投与するとかえって症状が悪化することがあり，抗精神病薬の種類や服用量に関しても注意が必要である。

3 薬の保管・管理方法

在宅医療における薬の保管・管理は，仮にさまざまな訪問サービスを受けていたとしても医療者による24時間管理は困難であり，主たる介護者が薬剤管理者である場合が多い。薬は化学物質であることから商品ごとに保管方法が定められており，不適切な保管は薬効を失うばかりか副作用の原因にもなりかねない。看護師は薬の保管方法について，かかりつけ薬剤師または訪問薬剤師に専門的な支援を受けるべきである。

1 温 度

一般的に薬物は劣化を防ぐために凍結を避けて低温にて保管するのが望ましい。薬の保管温度は，それぞれ決められており，薬の外箱包装部分や添付文書などで確認することができる（図Ⅰ-5-5）。

保管温度は日局16通則において標準温度，常温，室温，微温，冷所に分類されている（表Ⅰ-5-9）。

内服薬のほとんどが室温保存ではあるが，規定された温度での保管が必要な薬物もあるため，薬袋やお薬情報，お薬手帳，電子お薬手帳での確認が必要である。それらでの情報が不十分の場合は，かかりつけ薬剤師または訪問薬剤師に確認することが重要である。

また同一成分の医薬品でも剤形により保管方法が異なる場合がある。ジクロフェナクナトリウムを例にとると，内服薬・塗布剤・貼付剤は室温保存だが，坐剤においては基剤であるグリセリン脂肪酸エステルが体温付近で溶けるため，冷所保存が必要である。点眼薬においては，高温条件下では保存剤であるクロロブタノールが分解して塩酸を発生させるため，点眼液の液性が酸性となり刺激感の原因となるので，10℃以下保存と定められている（表Ⅰ-5-10）。

薬の保管温度は一般的に表Ⅰ-5-9のとおりだが，一部の医薬品では「凍結を避けて2～8℃」と具体的に表記されている場合がある。これは薬の安定性に由来しており，厳格な管理が必要である（表Ⅰ-5-11）。

在宅医療では冷所保存の薬は冷蔵庫で保管することが多く，汚染などの回避のため食品と区別して保管する必要がある。また冬場の寒冷地や夏場の高温においては室内温度を確認する必要がある。

図Ⅰ-5-5　添付文書による保管の例

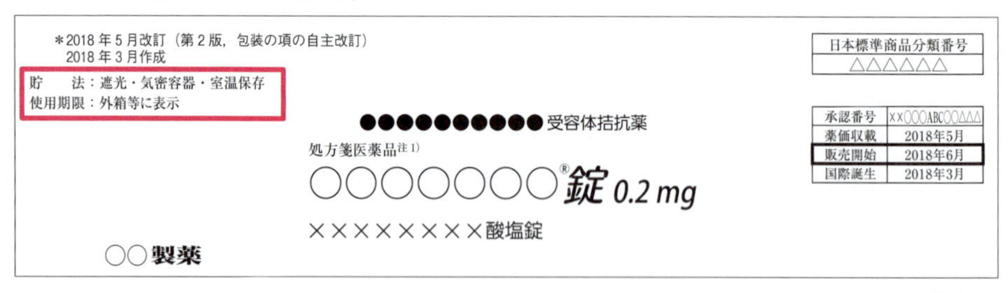

＊2018年5月改訂（第2版，包装の項の自主改訂）
2018年3月作成

貯　　法：遮光・気密容器・室温保存
使用期限：外箱等に表示

日本標準商品分類番号
△△△△△△

●●●●●●●●●●受容体拮抗薬
処方箋医薬品注1）
○○○○○○○®錠 0.2 mg
××××××××酸塩錠

承認番号	××○○○ABC○○△△△
薬価収載	2018年5月
販売開始	2018年6月
国際誕生	2018年3月

○○製薬

表Ⅰ-5-9　薬の保管温度

標準温度	20℃
常温	15～25℃
室温	1～30℃
微温	30～40℃
冷所	1～15℃

表Ⅰ-5-10　ジクロフェナクナトリウム製剤の保管温度

一般名	商品名	貯法
ジクロフェナクナトリウム	ボルタレン®錠	室温保存
	ボルタレン®ゲル	室温保存
	ボルタレン®ローション	室温保存
	ボルタレン®テープ	室温保存
	ボルタレン®サポ	冷所保存
	ジクロード®点眼液	10℃以下保存

表Ⅰ-5-11　保管温度に特に注意する医薬品の例

商品名	薬効	保管温度	注意
ノービア®内用液	抗HIV薬	20～25℃	高温・低温で結晶析出
エピペン®注射液	アナフィラキシー反応治療薬	室温	15～30℃の保存が望ましい
プログラフ®注射液	免疫抑制剤	室温	10℃以下で凝固
エルプラット®点滴静注液	抗がん薬	室温	15℃以下で結晶析出

表Ⅰ-5-12　光により着色等の外観変化が現れやすい薬剤

成分名	商品名
アゼルニジピン	カルブロック®
フロセミド	ラシックス®
トリクロルメチアジド	フルイトラン®
メコバラミン	メチコバール®
ワルファリンカリウム	ワーファリン®

2 湿 度

湿度によって薬が変質することがあるため，特に梅雨時期や車内などの一時保管などについても注意する必要がある。居宅で正しい保管状況であっても，ショートステイに移動中の車内などで著しく湿度が高ければ薬は劣化する可能性がある。

薬の保管にふさわしい相対湿度は45～55%程度とされており，梅雨時期などは除湿空調設備の使用が望ましい。特に吸湿性が強い薬は乾燥剤（シリカゲルなど）を入れたチャック付き密閉袋などに入れて保管することが望ましい。

3 遮 光

薬は太陽光，室内照明の紫外線などを吸収して分解され変質することがあるため，遮光する必要がある（表Ⅰ-5-12）。病棟，在宅においても特に直射日光は，光エネルギーが大きいため分解速度が速いので避けるべきである。また光により不安定な薬は遮光包装する必要がある。光の影響を受けやすい薬の多くは，遮光包装などの工夫がされており，バイアルやアンプル，注射剤，点眼薬などは褐色の遮光容器や点眼薬袋に入っている。しかし開封された遮光が必要な薬（PTPから出した一包化薬など），光の影響を受けやすい遮光包装されていない薬は，在宅訪問時にアルミ箔で被う，またはチャック付き遮光袋などに入れて保管する必要がある。光に弱い薬は変色するだけでなく，効果の減弱や副作用の原因となる可能性もあるので注意が必要である。太陽光だけでなく室内照明などにも注意する必要がある。

4 残薬の処理方法など

医師が処方した薬が飲み残された状態を残薬という。その理由は，療養者が飲み忘れ

表Ⅰ-5-13　残薬が発生する主な理由

①外出などに持参するのを忘れた
②患者本人が判断して服用を中止した
③処方された日数より訪問診療日が早かった
④処方の種類が多く，服用時間がわからなかった

表Ⅰ-5-14　日本薬局方通則に記載されている医薬品の保存方法の例（第16改正）

保管方法	容器	特長
密閉容器	紙袋や箱	固形の異物が侵入しない
気密容器	金属の缶，ガラス，プラスチック容器	固形または液状の異物が侵入しない
密封容器	アンプル，バイアルなど，注射剤の容器	気体が侵入しない

たり，たくさんの薬が処方されきちんと服用できなかったり，意図的に服用しなかったりとさまざまである（表Ⅰ-5-13）。特に高齢者で問題となるのは，処方カスケードと呼ばれる「薬物副作用への不適切な新規薬剤開始の流れ」であり，医療費の増大・無駄につながり，昨今は社会問題として取り上げられることが多い。訪問看護にて残薬を発見したときは，発生する理由を確認し，医師や薬剤師と連携する必要がある。処方日数の調整などは，かかりつけ薬剤師や訪問薬剤師に相談することでスムースに医師に伝えることが可能である。薬で困ったことは薬剤師に相談することが望ましい。

残薬の主な理由である飲み残しや飲み忘れは，療養者のADLを生かした調剤方法に変更することが有効である。複数ある錠剤の一包化や分包紙にマジックで線を引き色分けすることが服薬状況を改善させることがある。このような調剤方法の工夫に加え，お薬ボックスや服薬カレンダーなどの支援を組み合わせることでさらなる服薬状況の改善が期待できる。

残薬の処理方法としては，再利用と廃棄の2種類がある。いずれの場合も調剤を行った保険薬局等に依頼することが望ましい。再利用に関しては処方内容に加え品質の確認が必要であり，自己判断での服用は有害事象の原因となることがある。また廃棄に関してもゴミ箱などに捨てた場合，第三者が誤って服用するなどの事故の原因となるため，保険薬局等に廃棄を依頼すべきである。

5　薬に適した環境下での安全な保管

温度，湿度，光などの外的要因は，薬の品質に影響を与える。したがって薬ごとに指定された条件で適正に保管する必要がある。不適切な環境下で保管された薬は，使用期限内であっても効果が出なかったり，安全性に問題がある場合があるため使用するべきではない。薬の保管方法は添付文書などに記載されている（表Ⅰ-5-14）。

その薬の大部分は「室温で光や湿気を避けて保管する」と記載されている。特に温度，遮光，湿度に注意が必要な薬は療養者宅において適切な保管が必要である。

4 在宅療養者および家族への服薬指導

高齢者や身体に障がいを抱えている療養者に対し安全かつ有効な薬物療法を提供するには，身体の状況や薬剤の使用上の問題点を把握すると同時に，療養者・家族や多職種とも連携して対応にあたることが大切である。また，療養者もチーム医療の一員であるという認識をもち，一緒に服薬を考え積極的に薬物治療に参加することが，有効な薬物療法の目的を果たすためには必要である。療養者ができることを見つけ，どうしたら安全かつ有効に服薬できるのかを療養者と医療者・介護者が一緒に考えることが重要である。

1 わかりやすい服薬方法・回数などの表記や掲示

高齢者では多剤併用，記憶力の低下などにより，「薬を飲んだか，飲んでいないか」を忘れてしまう場合がある。一包化，服薬カレンダーなどの薬剤管理ツール（図I-5-6）を使用することで服用薬の整理やアドヒアランスを改善することが可能となる。また残薬を可視化することで第三者による薬剤管理も容易となる。

a 一包化およびお薬箱の利用

通常，複数の薬袋で管理するところを，服用ごとに仕切った箱で一元管理する方法である。服用ごとに色分けすることにより，薬を色と文字とで確認することができる。同じような方法で，療養者が気に入っている入れ物に服用ごとにセットする方法もある。薬袋での管理で難しくなってきた療養者に対し有効である。

b 一包化および服薬カレンダーの利用

服薬カレンダーにはさまざまな種類が存在するが，1週間用のものが広く使用されている。1週間用の服薬カレンダーは28個のポケットから構成されており，1日4回，7日分の薬を充填することが可能である。服用後はポケットにあきができることで，介護者な

図I-5-6 薬の管理ツール

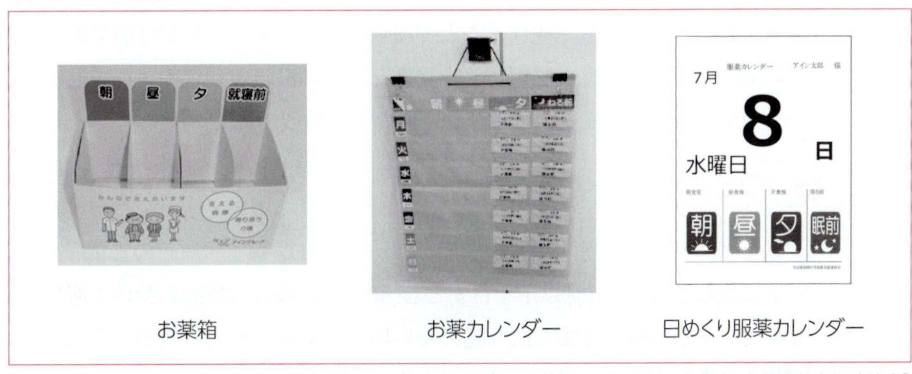

お薬箱　お薬カレンダー　日めくり服薬カレンダー

［日めくり服薬カレンダー：一般社団法人全国薬剤師・在宅療養支援連絡会］

どの第三者による服薬確認が容易となり，重複服用の防止にもなる。服薬カレンダーのポケットは透明な材質であることが多く，視認性がよいことから，分包紙への印字（用法や日付など）は有効である。

c 一包化および日めくりカレンダーの利用

1週間用服薬カレンダーでも服薬管理が困難な場合には，日めくりカレンダー形式が有効な場合がある。日頃から日めくりカレンダーを使用している高齢者にとって日めくりカレンダー形式の服薬管理はなじみやすく，かつ生活の導線上に配置することで服薬状況の改善が期待できる。日めくりカレンダー形式の服薬管理も1週間用服薬カレンダー同様，第三者による確認が容易である。

d 服薬支援機器の利用

前述のような一包化や日めくりカレンダーを利用しても服薬管理が難しい場合は，服薬支援機器を利用することもできる。服薬支援機器には，音で服薬時間を知らせ，1回分のみ取り出せるものや，専用クラウドを介してメールで服薬状況を知らせるものなどがある。

2　服薬補助用具などの活用

在宅療養者の多くは服薬や外用薬の使用に問題を抱えている。高齢者の多くは加齢に伴う身体機能の変化が現れており，筋力の低下，視覚・聴覚の低下，認知機能の低下が認められるためである。筋力の低下に対しては服薬補助具などを利用することで問題を解決できることが多々ある（表Ⅰ-5-15）。

3　嚥下障害への対応

高齢者の多くは加齢による筋力の低下，反射の低下や咽頭位置の低下などにより嚥下機能に問題を抱えている。それ以外にも脳梗塞・脳出血などの脳血管障害や神経・筋疾患，それに加え向精神薬なども嚥下機能を悪化させることがある。重度の嚥下障害の場合，経口摂取が困難であることから薬剤も経管投与となるが，中度～軽度の嚥下障害の場合には，投与方法を工夫することで服薬しやすくすることが可能である。療養者の状態に適した以下のような服用方法を提案し，薬の口腔内残留や誤嚥を防ぐことは，安全かつ有効な薬物療法を提供するうえできわめて重要である。

a オブラート

薬をオブラートに包み，水に浸してゼリー状にし，噛まずにそのまま服用する。オブラートに包む1回量は1g以下を目安とし，薬が多い場合は数回に分けて服用する。途中でオブラートが破れてうまく飲み込めない場合，薬が口腔内に残留することがあり，薬効が得られないうえに，副作用が発現する可能性もあるので注意が必要である。

表Ⅰ-5-15　問題点と対応補助具の例

困っていること	対応ツール，工夫
PTP 包装から出せない	錠剤取出し器（お薬どうぞ，トリダス，プッチン錠など）
一包化の袋が開封できない	電動レターオープナー
錠剤を半分に割れない	錠剤カッター
首が動かず水が飲めない	鼻の部分をカットしたコップ作製
薬をつかめない，こぼす	一包化と電動レターオープナー，バランストレイまたはお椀
容器のネジ，ふたを回せない	ボトルオープナー
プルトップが開けられない	開封保助具（らくらく実感オープナーなど）
軟膏を絞り出せない	歯磨き粉チューブ絞り，軟膏絞り器
点眼ができない	点眼補助具（らくらく点眼など）
坐薬を包装から取り出せない	ダンボール紙にホチキスで固定（坐薬の開封部分の片方をダンボール紙の台紙にホチキス等で固定。残りの開封部分につかみやすい大きさの紙等をつけると開封が容易になる。）
湿布の開封口のチャックが閉められない	スライドジッパー付きの袋に保存
背中などに湿布が貼れない	久光製薬 腰貼りボード（非売品）※，貼付補助具（ひとりでペッタンコなど）
背中などに軟膏が塗れない	塗布補助具（軟こうぬりちゃん，背中ぬりっこなど）
インスリン注射：指の力が弱く打てない	メーカー提供のすべり止め（非売品）※
インスリン注射：皮膚をつまめない	中型の布団はさみの利用
インスリン注射：メモリが識別できない	メーカー提供の拡大鏡（非売品）※
説明が聞こえ難い，聞こえない	携帯助聴器（ボイスメッセなど），小型ホワイトボード利用

※メーカー提供の非売品に関しては，保険薬局等に相談。

ⓑ 服薬ゼリー

服薬ゼリーの全成分の約 85％が水で，一般的なゼリーとは異なり胃に入ると速やかに液状になるので，水のみで薬を服用するよりも胃に到達する時間は速くなる。またゼリーに包み込むことにより薬がのどに付着する危険性も軽減できる。

錠剤・カプセル剤の服用方法（図Ⅰ-5-7 上）

①スプーンを使用する場合：スプーンにゼリーを乗せ，その上に錠剤やカプセル剤を乗せる。薬を被うようにゼリーを乗せ，そのまま服用する。

②容器を使用する場合：容器に錠剤やカプセル剤とゼリーを入れる。スプーンなどで攪拌し，薬がゼリーで被われた状態にしてそのまままたはスプーンなどを用いて服用する。

散剤の服用方法（図Ⅰ-5-7 下）

容器に散剤とゼリーを入れる。スプーンなどで攪拌し散剤がゼリーで被われた状態にしてスプーンなどを用いて服用する。

ⓒ トロミ剤

水などの粘性の低い液体は気道に入りやすく，誤嚥の原因となることが多いため，ト

図Ⅰ-5-7　服薬ゼリーによる服用方法

錠剤・カプセル剤

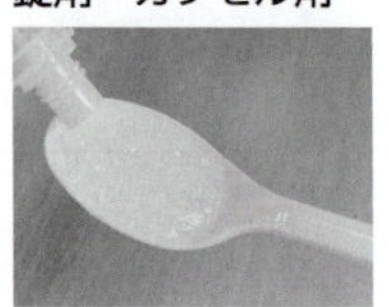
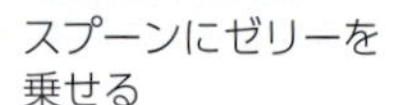
スプーンにゼリーを乗せる

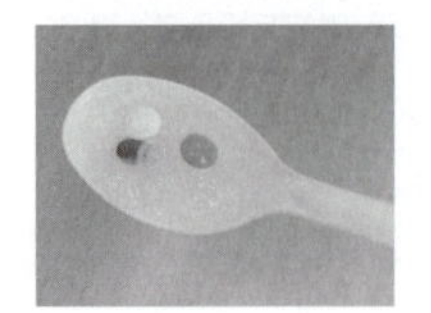
薬を乗せる

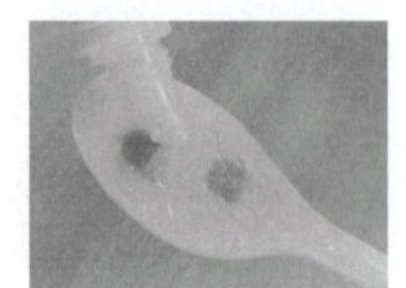
薬の上にゼリーを乗せて被う

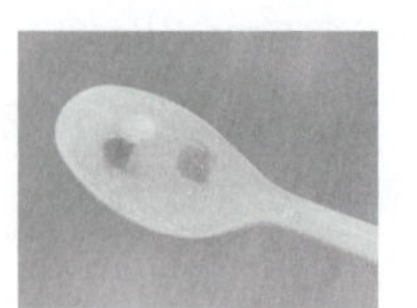
そのまま服用

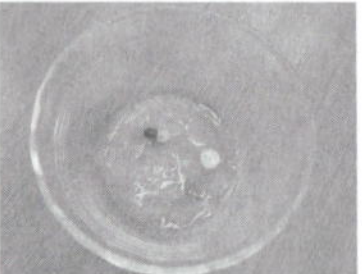
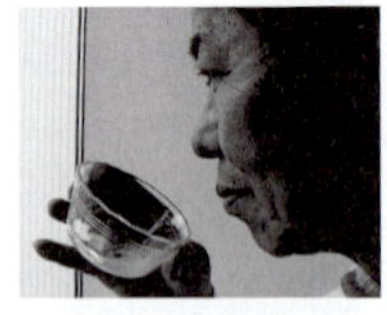
容器に入れてそのまま服用する方法もある

散剤

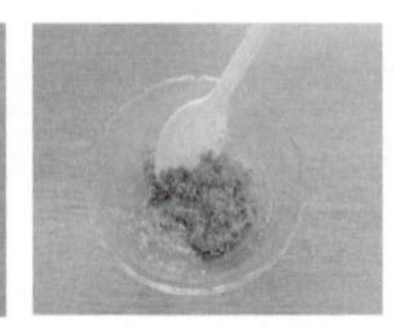
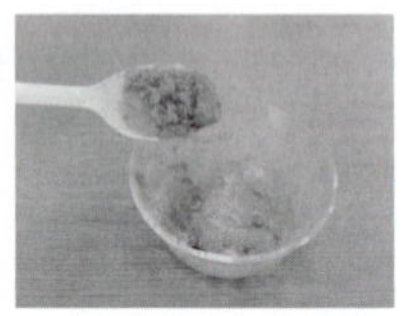
容器にゼリーと散剤を入れ，よくかき混ぜスプーンにとって服用

ロミ剤で粘性をつけ運動性を下げることで誤嚥を防ぐ。トロミ剤は主に水やお茶などの液体に使用するが，汁物や流動食にも使用できる。ただし，トロミ剤の使用量が多すぎるとべたつき，かえって飲みにくくなることがあるので，使用量には注意が必要である。

トロミの強さには，フレンチドレッシング状（トロミの強さ1+），とんかつソース状（トロミの強さ2+），ケチャップ状（トロミの強さ3+）とわかりやすい表現が使われる。片栗粉でも粘性をつけることは可能だが粘性の維持が困難であることから，専用のトロミ剤を使用することを強くすすめる。

4　簡易懸濁法

簡易懸濁法とは，錠剤やカプセルを粉砕・開封せずそのまま温湯に入れ崩壊・懸濁させた後，経管投与する方法である。また液体やゼリーなどを経口摂取できる場合はこの方法を用いて経口投与することもある。簡易懸濁法の利点は，粉砕した場合に問題となる「配合変化の危険性の減少」「粉砕による投与量の減少」「接触・吸入による健康被害」「経管栄養のチューブ閉塞」等の回避である。しかし，すべての薬剤が簡易懸濁法で投与可能とはならないので，それぞれの薬剤の特性を検討した後，実施することが重要である。

専用の器具を用いると作業が容易になる場合や剤形によっては溶けにくいものもあるので，簡易懸濁法を行う際はかかりつけ薬剤師または訪問薬剤師に相談することを強くすすめる。簡易懸濁法による投与方法は以下のとおりである。

①容器に1回分の薬を入れる。カプセル剤は中身を出さずそのまま入れる。

②55℃（熱湯と水を2：1の割合）の温湯を約20～30 mL入れて，そのまま溶けるのを待つ（最長10分）。

③経管投与の場合：注入器（ディスペンサー）に吸い取り経管投与する。

内服の場合：錠剤が溶けたものを飲む。必要に応じトロミ剤でトロミをつけて飲む。

5　お薬手帳の活用

お薬手帳とは，使用している薬の名前や使い方などに関する情報を，過去のアレルギーや副作用歴と併せて経時的に記録する手帳である。複数の医療機関を受診するときや，薬局で市販薬やサプリメントを購入するときにもお薬手帳を提示することで，現在服用中の薬との相互作用，重複投与などを回避することができ，安全性の向上に役立っている。現在ではスマートフォンを利用した電子お薬手帳も利用できるようになり，家族全員の情報の一元管理，緊急時・災害時対応，データバックアップ，服用時アラーム機能など，電子版ならではの便利な機能も利用することができる。お薬手帳の有用性は高いが，すべての医療機関や薬局の情報が記載されているとは限らないため，患者が積極的に活用するよう指導していくことが重要である。

5　DOTS（Directly Observed Treatment, Short-course：直接監視下短期化学療法）「感染症の予防及び感染症の患者に対する医療に関する法律」による結核治療への支援

1　日本の結核

結核は報告される単一感染症としてはいまだ最大規模の感染症ではあるものの，現在では化学療法で治癒可能な疾患となっている。しかしながら複数の抗結核薬を最短でも6カ月間服用しなければならず，服薬の中断や不規則な服薬は治癒を遅らせるだけでなく，多剤耐性結核の発現の要因となっている。2007年の全国調査では新規結核患者の8.5%が何らかの抗結核薬に耐性をもっており，0.4%がイソニアジドとリファンピシンの2つの薬剤に同時に耐性となった多剤耐性であった。既治療患者においては20.5%が何らかの抗結核薬に耐性をもっており，4.1%が多剤耐性であった。

前述のとおり多剤耐性の要因は服薬の中断や不規則な服薬だが，多剤耐性結核の患者から感染を受けた人は最初から多剤耐性結核となる。日本の結核罹患率と死亡率はおおむね順調に低下はしているものの，罹患率は米国の5倍以上でありいくつかの問題をかかえている。

2　日本がかかえる問題

日本は世界に類をみない超高齢社会である。結核の発生患者においても60歳以上が71%を占めており，高年齢層偏在はわが国の最大の特徴といえる。他の疾患を治療中の人への感染も増えており，医療の管理下にありながら結核を発症しているケースも少なく

はない。また健康管理の機会に恵まれないホームレスや外国人労働者などの社会経済的弱者が発症しているケースが増えている。

日本においても多剤耐性結核は問題となっており，そのうち約15%がアミノグリコシドおよびニューキノロン系抗菌薬にも耐性をもつ超多剤耐性結核であり，今後さらなる感染症対策が必要である。

3 日本におけるDOTS

DOTSとはDOT（directly observed therapy）を主軸とした，治療薬を確実に患者に服用してもらうためにWHOが打ち出した結核対策戦略であり，現在では世界標準の結核制圧戦略として世界中で展開されている。日本では全服薬の確認が困難であることから，日本の実情に合わせたDOTS（以下，日本版DOTS）を展開している。

日本版DOTSでは，全結核患者および潜在性結核感染症者はDOTSの対象者となっており，院内DOTSと地域DOTSにて治療の完遂を目指している。入院治療が必要な患者は単に医療従事者による直接服薬確認にとどまらず，結核の知識や服薬の重要性などの教育的指導を受けることになる。医療機関は退院後も治療が完遂されるよう保健所などとの連携を行っている。

退院または入院を必要としない患者に対しては，DOTSカンファレンス（入院・外来すべての患者を対象とした保健所と医療機関の連携会議）が実施され，個別患者支援計画が策定される。患者リスクはA～Cに分類（表Ⅰ-5-16）され，患者の治療中断リスクや背景，環境などを考慮し，適切な服薬支援方法（表Ⅰ-5-17）を選択・実施することになる。

表Ⅰ-5-16 結核患者のリスク分類と服薬確認頻度

分類	対象患者	服薬確認頻度
A 治療中断のリスクが高い患者	住所不定者，アルコール依存者，薬物依存者，治療中断歴のある者など	原則毎日
B 服薬支援が必要な患者	介護が必要な在宅高齢者，治療の継続に不安のある独居高齢者など	週1～2回以上
C A・B以外の患者	施設等に入居している高齢者，服薬確認が可能な生活環境にある者	月1～2回以上

表Ⅰ-5-17 代表的な地域DOTS

服薬支援方法	服薬確認場所	服薬確認方法
外来DOTS	入院していた病院，地域の医療機関の外来，処方箋を調剤する薬局，施設	看護師，保健師，薬剤師，医師などの目の前で服薬する
訪問DOTS	家庭など	保健師，関係機関の服薬支援者*が訪問し直接服薬を見届ける
連絡確認DOTS	特に所定の場所はない	患者本人にとって最も適切かつ確実な方法で服薬状況を確認する

* 服薬支援者：患者に対して直接服薬を見届ける者で，保健所・医療機関の職員，調剤薬局の薬剤師など，介護保険関係機関の保健師・看護師・ケアマネジャー・介護職など，福祉機関の社会福祉士など，市町村の保健師または看護師など。

実施後は再びDOTSカンファレンスを行い，個別患者支援計画の評価・見直しとコホート検討会を行う。コホート検討会とは一定期間終了時の治療終了あるいは治療継続状況を検討し，当該コホートの治療成績を評価し，服薬支援・サービスの評価を行う場である。

4 日本版DOTSにおける看護師のかかわり

結核の主な治療は化学療法であることから，服薬状況が治療効果に大きな影響を与える。院内DOTSの場合，同一事業所内での連携のため情報共有は比較的容易だが，地域DOTSの場合は，異なる事業所間での連携がほとんどであることから，連携手段，連携方法などを考慮しなければならない。また院内に比べ地域では医療資源が乏しいことから，地域DOTSに院内DOTSと同等の精度を求めるならば薬剤師との連携はもちろんのこと，多職種との連携をとる必要がある。

看護師はその専門性から医師や薬剤師に比べ，患者の生活を見ることができる。服薬の中断や不規則な服薬の理由は患者個々で異なっており，それゆえ対処方法も異なる。患者の生活の中から服薬の中断や不規則な服薬の理由を見極め，医師や薬剤師に情報提供することは地域DOTSにおける薬物治療の完遂には極めて重要である。

3 関係職種との連携

1 医師，薬剤師，介護職員，その他の関係職種との連携の必要性および連携方法

在宅療養者は主に高齢者で，複数の疾病をもっている場合が多く，そのほとんどが服薬による治療を受けている。また，服用する薬も複数にわたる。病状の悪化を予防し，自宅で自分らしく生活するには服薬は大切である。そのためには，正しく服薬できるよう支援が必要であるが，週に1～2回の限られた時間での訪問看護の支援だけでは限界がある。そのため，医師をはじめ薬剤師，介護職員などとの連携が必要である。また，状況のアセスメントを適切に行ったうえで，どのような関係職種と連携をとってアドヒアランスを高める支援を行うのかも重要である。

1 医師との連携

処方薬，頓用薬の服薬状況，副作用の有無などの報告が主である。時には療養者の生活状況に合わせた服薬内容の変更などの相談も必要になってくる。例えば，1日3回，毎食後に服用するよう処方されていても，1日2食しかとらない場合は，3回の服用は無理があり，1日2回の服用となるよう処方内容の調整が必要である。また，錠剤を取り出せない，飲み間違いが多く，一包化が適切だと判断した場合などである。さらに，医師は正しく服薬できていると思い，受診のたびに処方するが，実際には服用できておらず，残薬が山のようになっているケースも少なくないため，服薬状況を医師に正しく伝え，処方内容や飲み方などの調整を相談していくことが必要である。相談や報告は電話やファックス，毎月の報告書などで行うが，必要に応じて直接訪問し，面談することもある。

2 薬剤師との協働

院外処方が中心となっているため，自宅近くの調剤薬局での薬剤の受け取りが増え，薬の効能や副作用，飲み合わせなどを直接，薬剤師に相談することが多くなっている。療養者の服薬状況に合わせた相談や，麻薬や輸液の管理などの相談などは，電話やファックスで行う。必要時は，訪問先から相談の電話を入れたり，直接薬局を訪問したりすることもある。相談の際には，療養者の生活状況，服薬状況と訪問看護師がアセスメントしたことを明確に伝える必要がある。また，最近では訪問薬剤師が増え，薬を届けるだ

表Ⅰ-5-18　原則として「医行為」ではないと考えられる行為

患者の状態が以下の３条件を満たしていることを医師，歯科医師又は看護職員が確認し，これらの免許を有しない者による医薬品の使用の介助ができることを本人又は家族に伝えている場合に，事前の本人又は家族の具体的な依頼に基づき，医師の処方を受け，あらかじめ薬袋等により患者ごとに区分し授与された医薬品について，医師又は歯科医師の処方及び薬剤師の服薬指導の上，看護職員の保健指導・助言を遵守した医薬品の使用を介助すること。具体的には，皮膚への軟膏の塗布（褥瘡の処置を除く。），皮膚への湿布の貼付，点眼薬の点眼，一包化された内用薬の内服（舌下錠の使用も含む），肛門からの坐薬挿入又は鼻腔粘膜への薬剤噴霧を介助すること。 ①患者が入院・入所して治療する必要がなく容態が安定していること ②副作用の危険性や投薬量の調整等のため，医師又は看護職員による連続的な容態の経過観察が必要である場合ではないこと ③内用薬については誤嚥の可能性，坐薬については肛門からの出血の可能性など，当該医薬品の使用の方法そのものについて専門的な配慮が必要な場合ではないこと

［厚生労働省（2005）：「医師法第 17 条，歯科医師法第 17 条及び保健師助産師看護師法第 31 条の解釈について（通知）」より抜粋］

けでなく，今まで訪問看護を通して行ってきた服薬指導を直接行い，薬の相談を受けるなど服薬管理を担当してもらうことも多くなっている*1。その場合は，互いの役割を明確にし，より効果的な支援ができるよう情報の共有に努める。

3　介護職員などとの連携

介護職員が日常的に直接かかわっている場合は，服薬確認などを介護職員に依頼することが多い（表Ⅰ-5-18）。しかし，服薬管理の責任は看護師にあるため，薬のセットや何をいつ服薬したかの確認は看護師がきちんと行う必要がある。薬の詳細な説明はいらないが，服用している薬の種類や副作用は何か，どのような場合に家族や看護師に連絡が必要かなどは明確に伝えておく必要がある。実際には服薬状況を家族や介護職員に確認してもらうことが多いため，服薬に関する環境整備や服薬時の注意事項，観察の視点などはわかりやすく伝えておく。それには連絡ノートなどを活用し，どの介護職員でも対応できるよう，また，いつでも確認できるようにしておくことが望ましい。

4　ケアマネジャーとの連携

介護保険の利用者の場合は，ケアマネジャーがケアマネジメントを行いサービスの調整を行っている。服薬支援にかかわるサービス事業者間の調整も担っている。そのため，利用者の病状や生活状況を踏まえたうえでの服薬支援についての情報を共有しておく必要がある。また，問題が生じたときや新たな支援が必要になった際にはサービス担当者会議の開催を提案し，かかわるサービス事業者間で情報を共有し，療養者の服薬の安全

＊1：在宅で療養している患者であって通院が困難な場合に，処方医の指示に基づき，作成した薬学的な管理計画に基づき患者宅を訪問して，薬歴管理，服薬指導，服薬支援，薬剤の服薬状況・保管状況および残薬の有無の確認などを行い，訪問結果を処方医に報告することまでを含む業務をいう。医療保険で扱う「在宅患者訪問薬剤管理指導」と，介護保険での「居宅療養管理指導」がある。

が守られるようにする必要がある。

5 その他の関係職種との連携

療養者が通所サービスやショートステイサービスを利用している場合には，施設へ薬を持参することが多い。その際にも，施設で正しく服薬できるよう薬のセットを看護師が支援し，施設の看護師もしくは介護職員に服用している薬，副作用などの観察事項，必要に応じて生活状況や自宅での服薬状況を連絡ノートなどに記載して，連携を図る。

2 他科および他の医療機関受診時の薬の確認

多くの高齢者は複数の疾患をもち，複数の医療機関を受診していることが多く，薬の処方も数カ所から受けていることがある。同一病院からの場合はあまり問題にならないが，療養者が主治医に，他の医療機関，他科を受診していることや，他科で薬の処方を受けていることを伝えていない場合もあるため，必要に応じて必要な情報を各医療機関に提供する。

また，処方されている薬が重複していたり，飲み合わせ上の問題が発生することもあるため，調剤薬局を1カ所に決めて薬剤師の協力を得たり，「お薬手帳」を活用し，薬の管理を一括化しておくなどの工夫が必要である。訪問時には「お薬手帳」で薬が重複していないか，他科で新たに追加された薬がないかなどを確認したうえで，服薬による効果や副作用の有無，薬に対する疑問や不安の有無などの情報を収集し，必要時は医師や薬剤師に相談するなどで介入していく。多くの薬が処方されている高齢者は，薬による有害事象を発現するリスクが高く，さらに加齢に伴う視力や認知機能の低下などにより，服薬管理能力が低下する。また，服薬回数が多く，服薬する薬剤が多いほど，服薬アドヒアランスが低下するというデータも出ている[1)]。療養者にとって適切な処方となっているのか，看護師の視点でアセスメントし，薬剤師や医師に相談していくことも必要である。

引用文献

1）厚生労働省：中央社会医療協議会資料 個別事項（その4 薬剤使用の適正化等について）平成27年11月6日．http://www.mhlw.go.jp/file/05-Shingikai-12404000-Hokenkyoku-Iryouka/0000103301.pdf

参考文献

- 今井博久，福島紀子編（2014）：これだけは気をつけたい高齢者への薬剤処方，p.5-53，医学書院．
- 今井博久，徳田安春編（2016）：解消ポリファーマシー 上手なくすりの減らし方，p.2-14，220-242，じほう．
- 日本老年医学会，他編（2015）：高齢者の安全な薬物療法ガイドライン2015，p.12-20，メジカルビュー社．
- 福島紀子編（2011）：薬剤師として身につけておきたい老年薬学プラクティス，p.1-56，南江堂．
- 矢吹拓編（2016）：ポリファーマシー その症状は薬のせい!? レジデントノート，Vol.17，No.16，p.2926-2985．
- Young LY，Koda-kinble MA 編／緒方宏泰，他日本語版総編集（2000）：アプライドセラピューティ

クス 症例解析にもとづく薬物治療 1，p.13-1～13-13-12，じほう．
- 大井一弥，他（2017）：再考！服薬アドヒアランス，薬局，Vol.68，No.10，p.10-58.
- 山本知世，百田武司（2016）：服薬アドヒアランスの評価に関する国内文献レビュー，日本赤十字広島看護大学紀要，Vol.16，p.57-65.
- 坪井謙之介，他（2012）：服薬アドヒアランスに影響を及ぼす患者の意識調査，医療薬学，Vol.38，No.8，p.522-533.
- 鳥羽研二監（2012）：高齢者の転倒予防ガイドライン，メジカルビュー社.
- 杉山良子編著（2012）：転倒・転落防止パーフェクトマニュアル，学研メディカル秀潤社.
- 厚生労働省（2017）：平成29年社会医療診療行為別統計の概況.
- 日本薬剤師会編（2011）：調剤指針 第十三改訂，薬事日報社.
- 五味田裕監／荒木博陽編（2013）：臨床場面でわかる！ くすりの知識，南江堂.
- Scott IA, et al.(2015)：Reducing inappropriate polypharmacy：the process of deprescribing. JAMA Intern Med, Vol.175, No.5, p.827-834.
- 和田忠志，川添哲嗣監（2014）：在宅医療の技とこころシリーズ 在宅薬剤管理入門，南山堂.
- 倉田なおみ監（2007）：簡易懸濁法Q&A，じほう.
- 日本結核病学会編（2015）：結核診療ガイドライン 改訂第3版，p.1-8，61-96，南江堂.
- 尾形英雄，他（2008）：肺結核，薬局，Vol.59，No.13，p.1-107.
- 厚生労働省（2016）：「結核患者に対するDOTS（直接服薬確認療法）の推進について」の一部改正について．https://www.mhlw.go.jp/file/06-Seisakujouhou-10900000-Kenkoukyoku/16112501.pdf
- 日本結核病学会エキスパート委員会（2015）：地域DOTSを円滑に進めるための指針，結核，Vol.90，No.5，p.527-530.
- 日本結核病学会治療委員会（2013）：地域連携クリニカルパスを用いた結核の地域医療連携のための指針，結核，Vol.88，No.9，p.687-693.
- 伊藤邦彦，他（2008）：結核治療中断を防ぐために何が必要か？，結核，Vol.83，No.9，p.621-628.
- 川越博美，他編（2005）：最新 訪問看護研修テキスト ステップ1-②，日本看護協会出版会.
- 高田雅弘，他（2015）：薬局及び訪問看護ステーションにおける他職種連携に関する調査研究，社会薬学，Vol.34，No.2，p.116-127.

II

医療処置別の知識・技術

1 経管栄養法・
中心静脈栄養法・
末梢輸液管理

ねらい

医療処置を伴う栄養摂取に関する支援ができる。

目　標

1. 経管栄養法による栄養管理を必要とする
   在宅療養者の支援ができる。
2. 中心静脈栄養法による栄養管理を必要とする
   在宅療養者の支援ができる。
3. 末梢輸液管理が安全に実施できる。

1 経管栄養法

1 経管栄養法とは

経管栄養法とは，経口的に食物や水分，薬剤が摂取できない場合に，鼻腔・口腔または胃瘻・空腸瘻などからカテーテルを通して必要な栄養を消化管に供給する方法である。腸管の使用が可能な場合は，静脈栄養法に優先して用いられる。

経管栄養法は，比較的安全で長期間の栄養補給が可能なので，在宅療養者で経口摂取が不可能な場合の栄養補給法として幅広く用いられている。

2 在宅での経管栄養法の適応と条件

在宅経管栄養法（home enteral nutrition：HEN）は1988年に医療保険の適用となった。現在の診療報酬上の算定要件は，以下のようになっている。「在宅成分栄養経管栄養法とは，諸種の原因によって経口摂取ができない患者又は経口摂取が著しく困難な患者について，在宅での療養を行っている患者自らが実施する栄養法をいう。このうち在宅成分栄養経管栄養法指導管理料算定の対象となるのは，栄養維持のために主として栄養素の成分の明らかなもの（アミノ酸，ジペプチド又はトリペプチドを主なタンパク源とし，未消化態タンパクを含まないもの。以下同じ。）を用いた場合のみであり，栄養維持のために主として単なる流動食（栄養素の成分のあきらかなもの以外のもの）を用いており，栄養素の明らかなものを一部用いているだけの場合や単なる流動食について鼻腔栄養を行った場合等は該当しない。対象となる患者は，原因疾患の如何にかかわらず，在宅成分栄養経管栄養法以外に栄養の維持が困難な者で，当該療法を行うことが必要であると医師が認めた者とする」[1)]。

つまり，在宅経管栄養法が適応となるのは，脳血管障害や神経・筋疾患などで経口摂取が不十分な場合，嚥下障害があり，誤嚥性肺炎を繰り返す場合などである。

在宅経管栄養法の実施の条件は，療養者の病状が安定していて，家族や介護者の援助を受けながら管理ができること，家族や介護者に医療職の支援を受けながら介護できる能力があることなどとされる。また，訪問看護師には療養者と家族の状況を総合的にアセスメントできる専門知識と看護技術，関係者との連絡調整ができるマネジメント能力が求められている。そして，定期的に継続して療養者をフォローできるシステムをもっていることが必要である。

3 在宅での経管栄養法開始時の支援

1 経管栄養法開始にあたっての説明と同意

経管栄養法のメリット・デメリットを十分に伝え，療養者および家族が納得したうえで開始されることが重要である。さらに，療養者と家族が，経管栄養法開始後の生活をイメージでき，どのような療養生活を送ることができるのかを明確にしておく必要がある。認知症や難病，小児などで療養者の意思の確認が困難な場合には特にきめ細かい支援が必要である。2012（平成 24）年に日本老年医学会が作成したガイドライン[2]などを参考にするなどして，倫理的にも適切な導入が必要である。以下にガイドラインの一部を紹介する。

- 人工的水分・栄養補給法導入に関する意思決定プロセスにおける留意点[2]
  - ①経口摂取の可能性を適切に評価し，人工的水分・栄養補給法導入の必要性を確認する。
  - ②人工的水分・栄養補給法導入に関する諸選択肢（導入しないことも含む）を，本人の人生にとっての益という観点で評価し，目的を明確にしつつ，最善のものを見出す。
  - ③本人の人生にとっての最善を達成するという観点で，家族の事情や生活環境についても配慮する。

2 経管栄養法のルートの選択

図Ⅱ-1-1 のように，経管栄養法の実施期間が 4 週間以内の短期間の場合は経鼻経腸栄養法が用いられるが，長期にわたる場合には胃瘻や腸瘻を選択する。在宅療養では経管栄養法が長期にわたるため，胃瘻や腸瘻などの消化管瘻が選択されることが多い。しか

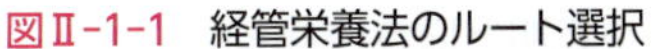
図Ⅱ-1-1　経管栄養法のルート選択

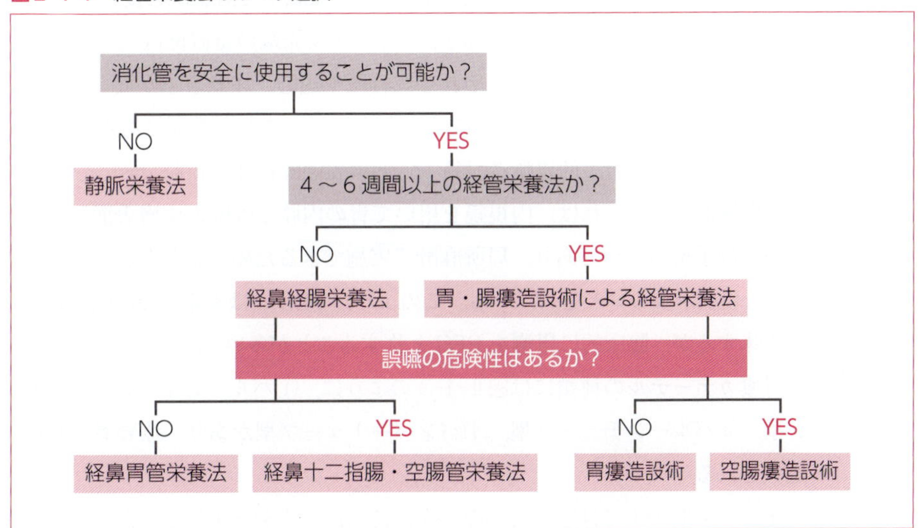

図Ⅱ-1-2 消化管瘻のカテーテルの留置位置

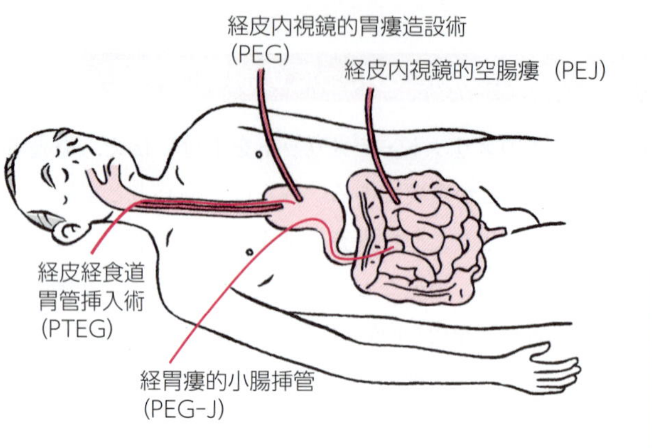

表Ⅱ-1-1 消化管瘻の主な分類

名称	瘻孔の場所	カテーテル先端留置位置	特徴・適応・注意事項など
経皮内視鏡的胃瘻造設術(PEG)	胃	胃	・消化管瘻の第一選択 ・イレウス時の減圧にも有効
経皮経食道胃管挿入術(PTEG)	食道	胃	・使用目的はPEGと同様 ・PEG造設が困難な場合も造設が安全で簡便 ・留置カテーテルが細く長いため，事故（自己）抜去やカテーテルの閉塞に注意
経皮内視鏡的空腸瘻(PEJ)	空腸	空腸	・胃の手術後などで胃瘻の造設が困難な場合 ・胃食道逆流の防止に有効 ・小腸投与になるためダンピング症状や下痢に注意
経胃瘻的小腸挿管(PEG-J)	胃	空腸	・胃瘻を介してカテーテル先端を空腸に留置 ・胃食道逆流や漏れの防止に有効 ・小腸投与になるためダンピング症状や下痢に注意

し，消化管瘻の造設には入院が必要なこと，身体に穴をあけることへの抵抗感などが生じることもあるため，この選択に際しても十分な説明と同意が必要である。

消化管瘻はその術式や瘻孔の場所，カテーテル先端の留置位置（図Ⅱ-1-2）などにより表Ⅱ-1-1のように分類される。それぞれ特徴や適応，注意事項が異なるため，療養者がどのような消化管瘻を造設しているか理解しておくことが重要である。

このうち経皮内視鏡的胃瘻造設術（percutaneous endoscopic gastorostomy：PEG）による胃瘻が多い。これは，内視鏡を用いて胃の内腔と腹壁の皮膚表面に瘻孔を形成する内視鏡的手術の一つであり，局所麻酔で実施できるため従来の開腹を要する胃瘻形成術よりも侵襲が少ないとされている。このようにPEGとは本来，経皮内視鏡的胃瘻造設術を意味するが，臨床的に胃瘻をPEGと称することが多い。

胃瘻カテーテルの種類には図Ⅱ-1-3のように，①バルーンボタン型，②バンパーボタン型，③バルーンチューブ型，④バンパーチューブ型があり，療養者の状況に合わせて選択される。

また，図Ⅱ-1-1では触れていないが，持続的にカテーテルを留置する経管栄養法に対

図Ⅱ-1-3　胃瘻カテーテルの種類

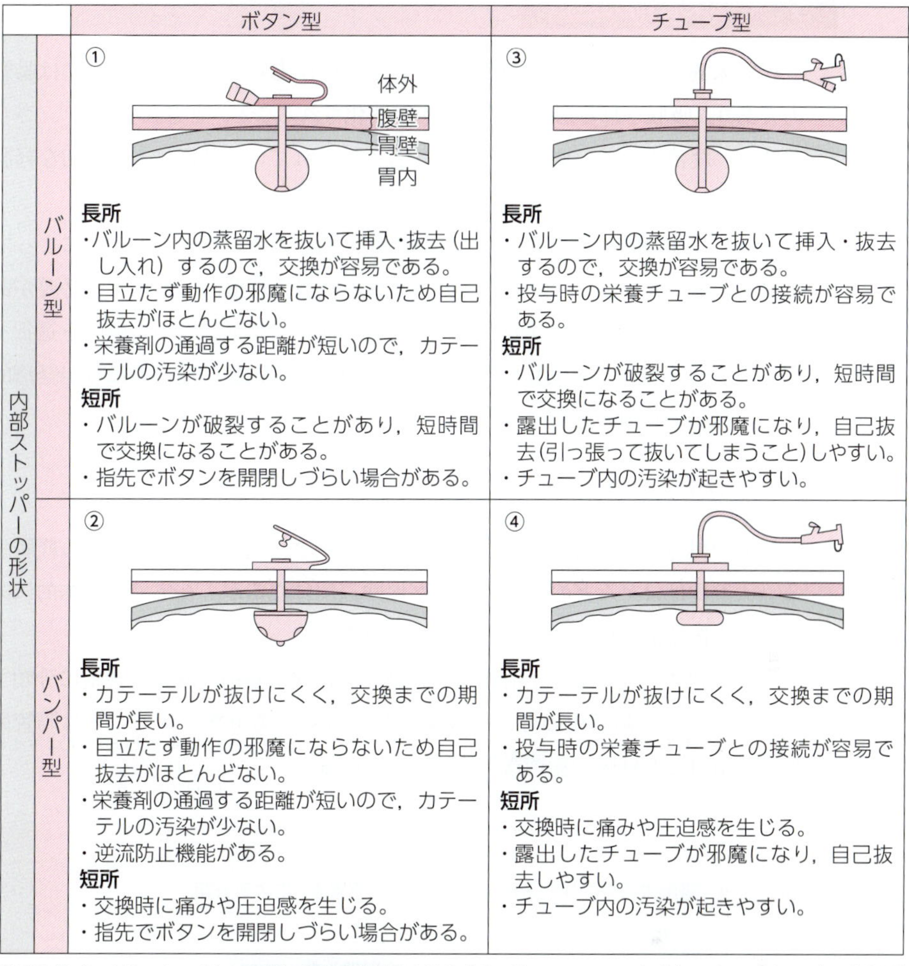

		ボタン型	チューブ型
内部ストッパーの形状	バルーン型	① 体外 腹壁 胃壁 胃内 **長所** ・バルーン内の蒸留水を抜いて挿入・抜去（出し入れ）するので，交換が容易である。 ・目立たず動作の邪魔にならないため自己抜去がほとんどない。 ・栄養剤の通過する距離が短いので，カテーテルの汚染が少ない。 **短所** ・バルーンが破裂することがあり，短時間で交換になることがある。 ・指先でボタンを開閉しづらい場合がある。	③ **長所** ・バルーン内の蒸留水を抜いて挿入・抜去するので，交換が容易である。 ・投与時の栄養チューブとの接続が容易である。 **短所** ・バルーンが破裂することがあり，短時間で交換になることがある。 ・露出したチューブが邪魔になり，自己抜去(引っ張って抜いてしまうこと)しやすい。 ・チューブ内の汚染が起きやすい。
	バンパー型	② **長所** ・カテーテルが抜けにくく，交換までの期間が長い。 ・目立たず動作の邪魔にならないため自己抜去がほとんどない。 ・栄養剤の通過する距離が短いので，カテーテルの汚染が少ない。 ・逆流防止機能がある。 **短所** ・交換時に痛みや圧迫感を生じる。 ・指先でボタンを開閉しづらい場合がある。	④ **長所** ・カテーテルが抜けにくく，交換までの期間が長い。 ・投与時の栄養チューブとの接続が容易である。 **短所** ・交換時に痛みや圧迫感を生じる。 ・露出したチューブが邪魔になり，自己抜去しやすい。 ・チューブ内の汚染が起きやすい。

[PDN (Patient Doctors Network)：胃ろう(PEG)とは？ http://www.peg.or.jp/eiyou/peg/about.html より]

し，経腸栄養剤を注入するつど，口腔からカテーテルを挿入し投与後は抜去する方法がある。これを間欠的口腔食道経管栄養法(intermittent oro-esophageal tube feeding：OE法）という。すでに20年以上前から実施されてきた方法だが，2016年の診療報酬改定で加算が認められたことから，今後の普及が予想されている。

一般的にOE法は，入院患者を対象に看護師などが実施しているが，在宅で療養者自身や家族が実施している場合もある。適応条件として，脳血管障害などで嚥下障害があるが訓練により嚥下機能の回復が見込まれる，療養者の意識がしっかりしていて協力的である，発声が可能である，などが必要とされる。

OE法は嚥下訓練がしやすい，持続的なカテーテル留置がなされないため療養者の負担が少ない，カテーテルの挿入・抜去が嚥下訓練になる，食道の蠕動運動を起こし，消化管の働きが活発になり，下痢や胃食道逆流の減少が期待できる，などの利点があるとされている[3]。

3 経腸栄養剤の選択

経腸栄養剤を選択する際のポイントはいくつかあるが，最も重要なのは腸管の消化能力であり，吸収される形にまで栄養素が消化されること，とされている[4)]。さらに在宅療養では，経済面，使い勝手など，療養者の置かれている状況により適切な経腸栄養剤を選択することが必要である。

現在，多くの既製品が発売されているが，同じエネルギーでも製品によって水分量やビタミン量が異なることがある。それぞれの特徴を理解して使用する必要がある。経腸栄養剤は，主治医とも相談のうえ，療養者の病状や生活に合ったものを選択する。その際，経済的負担への配慮も必要で，保険適用される経腸栄養剤のほうが経済的負担は少ない。経腸栄養剤の分類について以下に示す。

a 保険適用の有無と組成による分類

医師の処方が必要な医薬品扱いの経腸栄養剤と，食品として扱われる経腸栄養剤がある。入院中はほとんどの経腸栄養剤が保険適用になるが，在宅では基本的に医師の処方が必要な医薬品扱いの経腸栄養剤のみとなる。

製品の組成の違いで，半消化態栄養剤，消化態栄養剤，成分栄養剤に分類される。

図Ⅱ-1-4 は保険適用の可否と組成（窒素源）による分類，図Ⅱ-1-5 は腸管の消化・吸収能に着目した経腸栄養剤選択チャートである。

図Ⅱ-1-4　経腸栄養剤の保険適用の可否と組成（窒素源）による分類

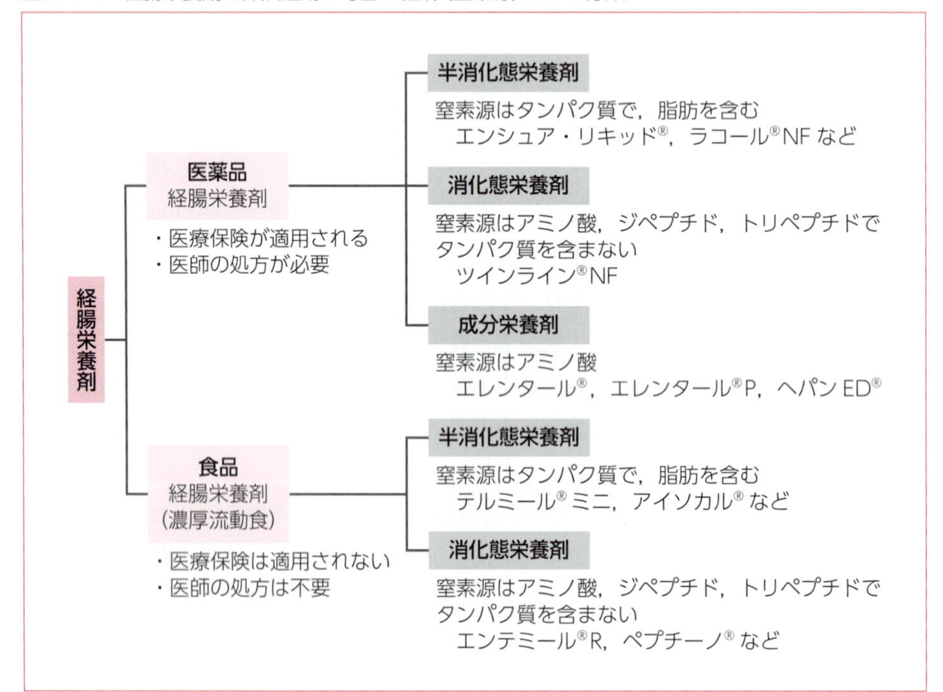

［日本静脈経腸栄養学会編（2013）：静脈経腸栄養ガイドライン 静脈・経腸栄養を適正に実施するためのガイドライン 第 3 版，p.25，照林社より一部改変］

図Ⅱ-1-5　経腸栄養剤選択チャート

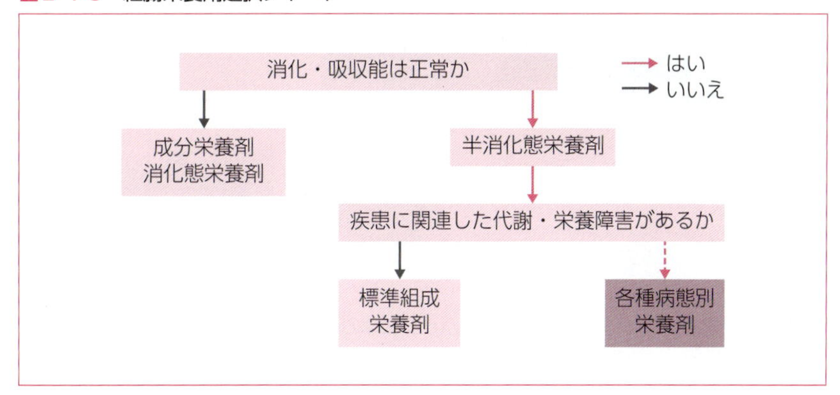

[井上善文編 (2015)：経腸栄養剤の選択とその根拠，p.26，フジメディカル出版]

図Ⅱ-1-6　経腸栄養剤の形状による分類例

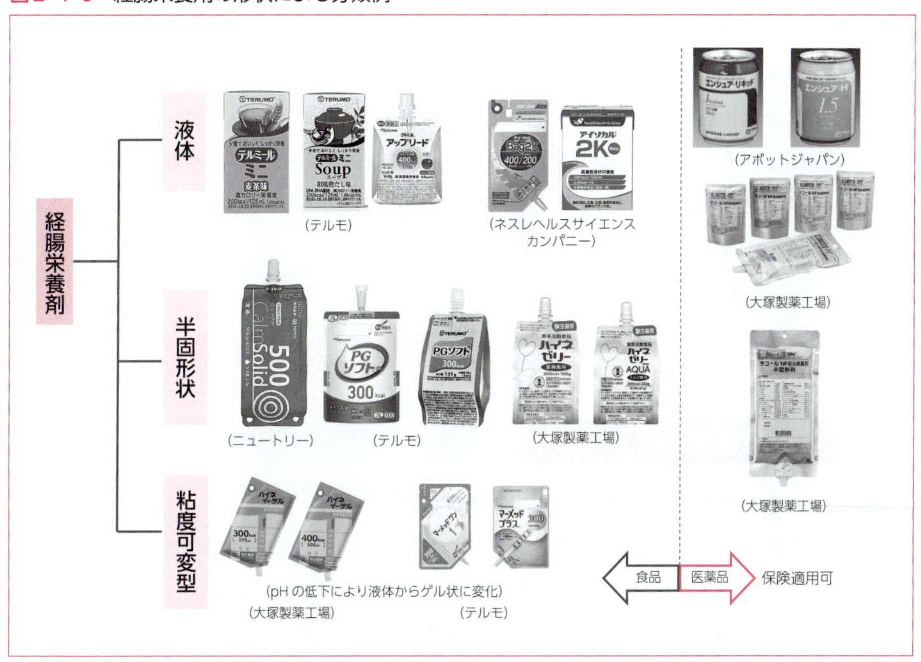

b 形状による分類 (図Ⅱ-1-6)

経腸栄養剤は，その形状によって液体栄養剤と半固形状流動食に大別されるが，近年，半固形状流動食の使用が増加している。半固形状流動食の使用により，短い時間で本来の食事摂取に近い形態と量の経腸栄養剤を胃瘻からとることができる。本来の胃の機能を活かす経管栄養法であり，液体栄養剤でみられた下痢や嘔吐，胃瘻からの漏れを防止できる効果が期待されている。また，液体栄養剤よりも短時間での注入が可能となり，吊り下げる必要もないため，外出が容易になったなどの成果も報告されている。

半固形状流動食の種類として，既製品の半固形状流動食，液体栄養剤に半固形化剤を添加したもの，食事をミキサーにかけるミキサー食などがある。使用にあたっては十分

図Ⅱ-1-7　手動式圧注入調節装置

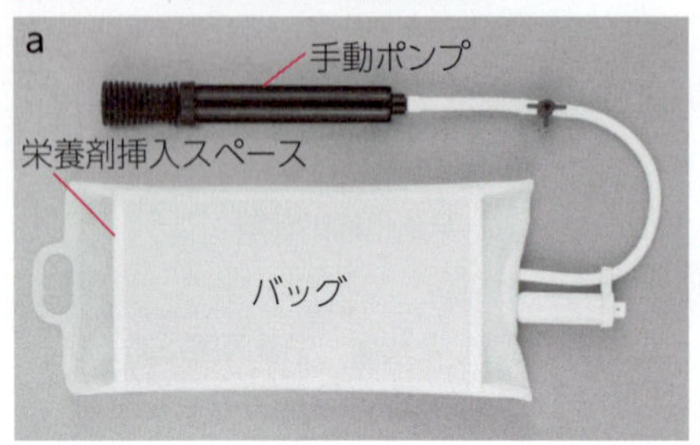

a：PG 加圧バッグⅡ
手動ポンプで一定圧に加圧したバッグにより栄養剤の容器を加圧し押し出す

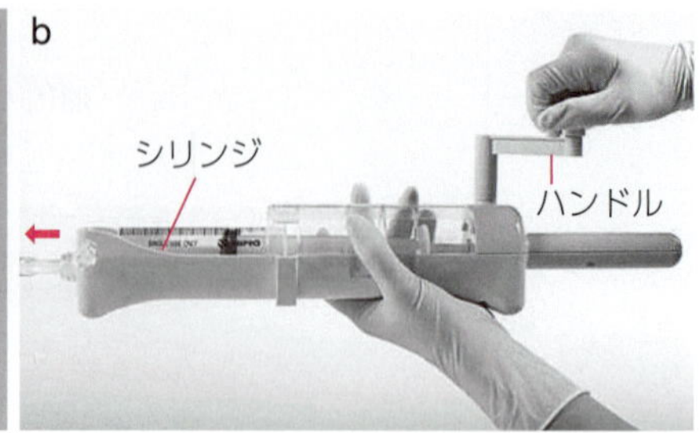

b：PEG ソリッド
専用シリンジに栄養剤を入れハンドルを回すことにより押し出す

(a；テルモ，b；ニプロ)

なアセスメントを行い，適切な使用方法で実施することが必要である。デメリットとしては，粘度が高いものは注入に力が必要なこと，既製品の半固形状流動食では水分の追加注入が必要なものがあること，半固形化剤を添加する場合は調剤に手間がかかること，などが指摘されている。また，細いカテーテルやボタン型カテーテルは注入が難しいとされている。注入方法の解決策の一つとして，図Ⅱ-1-7のような手動式圧注入調節装置も販売されている。さらに，注入するときには液体で，胃の中でゲル化する粘度可変型の経腸栄養剤も発売されている。

4　在宅での経管栄養法の管理および支援の実際

1　投与スケジュール

投与スケジュールには，①間欠的投与法：2～3回/日，十数分～数時間/回，②周期的投与法：夜間のみ，昼間のみ，③持続投与法：24時間持続投与，がある。ただし，在宅では，①の間欠的投与法が用いられることが多い。具体的な経腸栄養剤の投与量，投与時間，回数は療養者の身体的状況および介護者や利用しているサービスなどを考慮して決定する。

2　カテーテルの挿入・交換

胃瘻カテーテルの交換は原則として医師が行う。バルーン型の場合は看護職でも可能とされているが，確実な手技を習得し，事前に文書での指示を受けておく必要がある。

経鼻カテーテルの交換は看護職でも可能であるが，確実な手技を習得し，事前に文書での指示を受けておく。

3 管理の実際

a 療養状況のアセスメント

バイタルサイン，全身状態

発熱や咳の増強，呼吸状態など感染徴候がないか確認する。

水分出納バランス

脱水の徴候など，出納バランスを常にチェックし，適切な経腸栄養剤および水分量を決定する。

血液・尿検査

定期的に受診し，糖代謝異常，肝機能低下，電解質異常をチェックし，全身状態を把握する。

合併症やトラブル

合併症やトラブル発生の有無，家族の技術習得度の程度，トラブル対応法に関する確認を行い，適切な支援と予測されるトラブルに備える。

療養者および家族の精神的負担

十分な説明と同意のもとで開始された経管栄養法であっても，長期間の実施になると療養者や家族の精神的なストレスが強くなる可能性がある。身体状況のみでなく精神的な負担が増強していないかを評価し，支援を継続する必要がある。

b 必要物品の調達

液体栄養剤を使用する場合

経腸栄養剤〔イリゲーターを要しないRTH (ready-to-hang) 製剤が望ましい〕，栄養点滴セット，イリゲーター (必要時)，カテーテルチップのシリンジ，聴診器，注入ポンプ (必要時)。

半固形状流動食を使用する場合

経腸栄養剤，経腸栄養剤とPEGカテーテルを接続するコネクター (必要時)，手動式圧注入調節装置 (必要時)，カテーテルチップのシリンジ。

c 経腸栄養剤の準備

加温により細菌繁殖や成分変性の可能性があり，また加温による下痢防止の効果はあまり期待できないことから，経腸栄養剤を温める必要はない。ただし，著しく低温で保存されていた経腸栄養剤の場合は，常温に戻しておく必要がある。

d 療養者の準備

体位

経腸栄養剤の逆流を防止するため，上半身を30～90度挙上する。この際，褥瘡発生予防のため下肢も挙上するなどして「ずれ」を防止することや，長時間の同一体位を避けることなどの注意が必要である。また，腹部が屈曲した姿勢では胃が圧迫され逆流や嘔吐が起こる可能性があるため，転子部を屈曲することにも注意する。

胃内の減圧および栄養剤残量の確認

経腸栄養剤を投与する前に胃内の減圧を行う。カテーテルのキャップを外すのみでよい場合や弁を開放する必要がある場合などがあるため，使用しているカテーテルの減圧方法を事前に確認しておく。この際，前に投与した経腸栄養剤が多量に残っていることが多い場合は，投与量や投与にかける時間が不適切であることが考えられるので，投与計画の変更を検討する。

カテーテル先端位置の確認

経鼻経管カテーテルの場合は，先端が胃内にあることを確認する。シリンジで注入した空気の気泡音を聴取する方法が一般的であるが，これのみでは誤挿入の判断が難しいため，胃内容の吸引，挿入時につけた挿入の長さを示すマーキング位置，口腔内でのカテーテル蛇行の有無などと合わせて複数の方法によって確認することが推奨されている。後述する CO_2 ディテクタを使用することも可能だが，毎回の確認には使用が難しいと考えられる。

胃瘻の場合も，バルーンの固定水が抜けていたり蠕動運動によってカテーテルが引き込まれることがあるため，胃内容の吸引，カテーテルの長さ・固定板の位置（抜けていないか，逆に入りすぎていないか）を確認する。

e 注　入

液体栄養剤

経腸栄養剤を入れたイリゲーター（RTH 製剤はそのまま）を吊り下げるが，在宅では医療機関のように点滴スタンドなどが備わっていないことがほとんどのため，壁掛けやS字フックなどを活用する。栄養点滴セットを接続し，プライミング後，カテーテルと接続する。主治医の指示のとおりの速度で注入を開始する。

なお，水分を追加する場合は，経腸栄養剤投与の 30 分程度前に投与するのが望ましいとされている[5]。

半固形状流動食

既製品の場合は，そのままかコネクターを使用してカテーテルと接続する。通常，5～15 分程度を目安に注入する。粘度が高く，注入に力を要する場合は，図Ⅱ-1-7 に示したような手動式圧注入調節装置を利用する。

自然落下法

新たな経管栄養法の手段として自然落下法がある。これは半固形状流動食のうち，粘度の低いとろみ栄養剤を重力の落差を利用して短時間に胃瘻から投与する方法で，栄養セットを使用しないため，手技や管理が簡便で，器具の汚染による細菌感染のリスクを低減することができるとされている。また，投与時間が短いため，療養者と介護者の拘束時間が短くてすみ，また同一体位でいる時間も短くなり褥瘡発症リスクも低減するといわれている。

しかし，現時点では医療保険が適用されない食品扱いの経腸栄養剤しか使用できないため，経済的な負担が考えられ，またカテーテルの種類によっては流れにくい場合があるなど，在宅での普及には課題もある。

施行中の観察

訪問看護サービスの提供中に経管栄養法を実施することはあまりないと考えられるが，経過を観察する家族や訪問介護員に嘔気・嘔吐，腹痛，顔色不良，冷汗，胃部不快感，瘻孔からの漏れなどの観察ポイントを説明しておく。

f 薬剤投与

薬剤が投与されている場合は，水薬または水に溶けやすい薬剤を処方してもらうことが望ましいが，それが困難な場合は，散剤や錠剤あるいはカプセル剤を溶解して投与することになる。しかし，薬剤によっては水に溶けにくくカテーテルの閉塞を招いてしまうものや粉砕などに適さない薬剤がある。そのような場合に適した方法として，簡易懸濁法がある。これは，錠剤粉砕やカプセルを開封せずに，錠剤・カプセルをそのままあるいはコーティングに亀裂を入れて，温湯（約55℃）に入れ，崩壊・混濁させて経管投与する方法である。なお，簡易懸濁法にも適さない薬剤があるので，実施の際には，主治医や薬剤師に相談する必要がある。詳細は服薬管理の項を参照されたい。

g 片付け

注入が終了したら，器材を洗浄し塩素系の消毒薬で消毒した後，乾燥させる。汚染が目立つ場合は器材を交換する。経管栄養法で使用した器材は鋭利ではないため，居住する地域の定めに従って一般廃棄物として廃棄する。

また，カテーテルの閉塞防止には10%に希釈した食酢を充填しておく方法が効果的である。

h その他のケア

胃瘻造設を行った後でも，経口摂取が可能か定期的にアセスメントし，嚥下リハビリテーションなどを検討し，経口で必要な栄養が摂取できれば閉鎖することが可能である。

経口摂取ができない場合でも，唾液の分泌が減少するため口腔内の清潔を保ち，誤嚥性肺炎を予防するためにも口腔ケアは必ず行う。瘻孔が完成した後のガーゼ保護は基本的に不要であり，入浴もそのまま可能である。

5 在宅で起こりやすい異常やトラブルと対処

1 胃瘻造設に関したもの

胃瘻の造設に関連した合併症として，胃出血，血腫，創感染，胃穿孔，腹膜炎，気腹，腸など胃の周辺臓器への誤穿刺，瘻孔形成不全，術後早期のイレウス，バンパー埋没症候群などがある。

図Ⅱ-1-8 CO_2 ディテクタの例（コンファーム・ナウ）

経鼻カテーテルに接続し，ふいごで空気を送り込む。ゆっくりふいごを放して，カテーテルから CO_2 ディテクタに気体を通す。CO_2 ディテクタの色が変化した場合は二酸化炭素が存在することを示している（気道に挿入されている）ので，カテーテルを抜去し，挿入し直す。

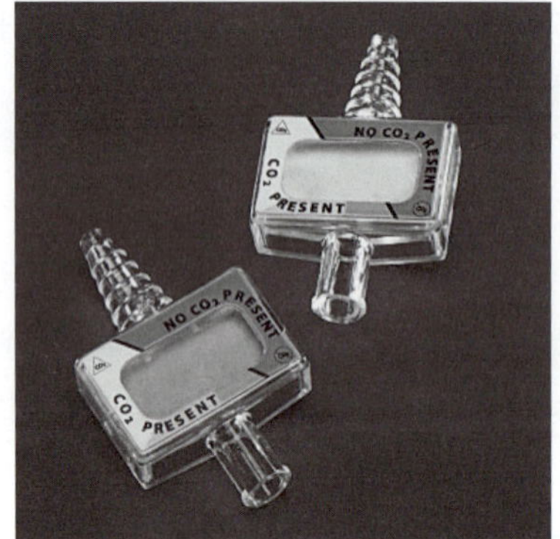

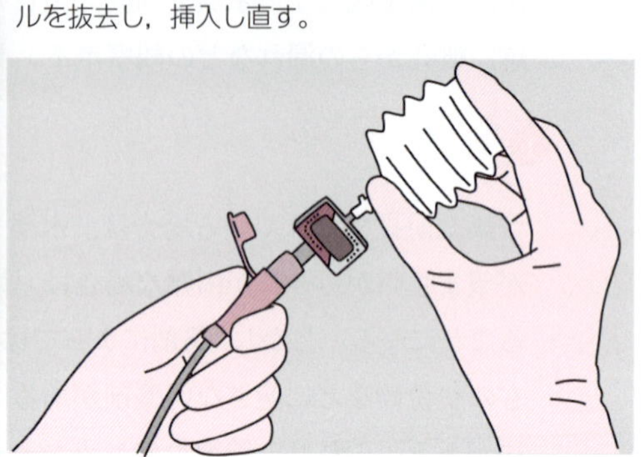

（日本コヴィディエン）

2 経鼻カテーテルの誤挿入

経鼻カテーテルの誤挿入については，これまでに何度も注意喚起されているが，誤挿入による医療事故は現在も報告されている。在宅療養においては，訪問看護師が経鼻カテーテルを挿入したり，正しく留置されているかの確認を行うことがあるため，細心の注意が必要である。

前述のように経腸栄養剤の注入の前には，口腔内でカテーテルが蛇行していないか，カテーテルのマーキング位置は正しいかを見たうえで，胃内容の吸引，胃液の吸引によるpH 確認，図Ⅱ-1-8 のような CO_2 ディテクタによる呼気の有無の確認のいずれかを行う。

また，介護職などによる特定行為（経管栄養法）についても，カテーテルの留置位置の確認は看護職員の役割とされている。

3 在宅経管栄養法管理に伴う合併症

主な合併症やトラブルについて表Ⅱ-1-2 にまとめた。

6 家族への支援

在宅療養においては，療養者・家族のセルフケアを基本とするため，セルフケアができるように支援していく。しかし,療養者も家族も医療処置に関して不安を抱くことが考えられ，精神的にもストレスが高まる可能性が高い。

家族の理解力，介護力などをアセスメントし，具体的な手技の説明やトラブル時の対応などを十分に説明する。定期的に（訪問看護のたびに）理解度や手技の実施状況，介護負担の状況を確認する。また，訪問看護師として 24 時間 365 日の連絡・対応体制を確保

表II-1-2 主な合併症やトラブルと対応

合併症 トラブル		原因	予防・対応方法
嘔吐 (逆流)		①注入速度が速い ②注入時の体位が不適切 ③液体栄養剤が不適切	①注入速度を遅くする ②注入中・後の体位の工夫 ③半固形状流動食への変更 ※経鼻の場合は，胃瘻への変更を検討
発熱		①唾液の誤嚥や栄養剤の逆流による誤嚥性肺炎 ②脱水	①逆流防止と感染防止 ②水分出納のチェック（水分の追加）
下痢		①栄養剤の細菌感染 ※開封した栄養剤は 4 時間以上で細菌増殖，8 時間以上で感染を引き起こす可能性が高くなる ②栄養剤の高浸透圧 ③極度な低温 ④乳糖不耐症 ⑤不適切な注入速度	①・栄養剤はつくり置きや継ぎ足しをしない（4～8 時間以内で使い切る） ・調剤不要な RTH（ready-to-hang）製剤を用いる（24 時間以内に使い切る） ・使用物品の衛生管理（洗浄と消毒） ②栄養剤の濃度を徐々に高めていく ③栄養剤を温める必要はないが，常温程度にはしておく ④栄養剤の変更 ⑤注入速度の調整
カテーテルの閉塞		①栄養剤の濃度が濃い ②カテーテルの途中の折れ曲がり ③栄養剤残渣や薬剤の詰まり	①栄養剤の変更 ②注入時の体位の工夫 ③・簡易懸濁法による薬剤の注入 ・栄養剤注入後，薬剤注入後の微温湯によるフラッシュ（20～50 mL） ・10％食酢水によるカテーテル内の充填
事故（自己）抜去		カテーテルの固定不備	・カテーテル挿入長の観察 ・バルーン型の場合，バルーン内の滅菌，蒸留水の確認と補充 ・緩みをもたせた固定 ・腹帯などの使用 ・胃瘻への変更を検討 【胃瘻カテーテルが抜けてしまったら】 ※数時間で瘻孔が閉鎖する場合もあるため，急ぎ再挿入が必要だが，困難な場合は瘻孔確保を行う。新しいカテーテル，抜けたカテーテルの先端を切除したもの，膀胱留置カテーテル，吸引カテーテルなどを浅く挿入しておく。あくまでも「瘻孔確保」であり，新しいカテーテルを再挿入するまで栄養剤は絶対に注入しない
皮膚トラブル	発赤	ストッパーのしめすぎ 漏れによる接触性皮膚炎 不要なガーゼ保護や軟膏処置	・適切なストッパー位置の調整（皮膚との間に 1～2 cm のあそびが必要） ・半固形状流動食の使用 ・瘻孔が完成した後は，原則ガーゼ保護は不要 漏れや滲出が多い場合は，こよりティッシュや皮膚保護材を使用
皮膚トラブル	潰瘍	ストッパーのしめすぎ	・適切なストッパー位置の調整（皮膚との間に 1～2 cm のあそびが必要）
皮膚トラブル	不良肉芽	サイズの合わないカテーテルの使用	・適切なサイズのカテーテルの使用 ・なるべくカテーテルを垂直にして固定 ※どの場合も清潔にしておくことが基本
鼻中隔潰瘍 （経鼻の場合）		①同一側でのカテーテルの挿入 ②固い材質のカテーテルを使用	①交換のたびに鼻腔を交互に変更 ②材質を柔らかいものに変更

していることを伝え，家族の安心感を担保することが必要である。

7 関係職種等との連携

1 医療機関との連携

主治医から交付される訪問看護指示書で経管栄養法についての指示内容を確認し，適切に経管栄養法の実施を支援する。訪問看護師は毎月の訪問看護報告書へ経管栄養の実施状況を記載し報告するが，課題発生時には速やかに報告し，解決方法をともに検討する。

医療機関の看護職とも入退院時のサマリーなどで情報交換を行い，療養者や家族が不安なく経管栄養法を実施・継続できるように配慮する。

2 介護職員との連携

在宅でも医療依存度が高い療養者がますます増加してきたことに伴い，痰の吸引や経管栄養などの医行為に関しては，法的に認めるべきではないか，との課題が指摘された。そして厚生労働省での検討の結果，2011年に社会福祉士及び介護福祉士法が改正され，2012年4月から一定の研修を修了した介護職員などが痰の吸引などを業務として実施することが可能となった。訪問介護員が痰の吸引などを業務として実施する場合は，訪問介護事業所に対し医師の指示書が交付されるが，訪問看護師も手技（実技）の指導などの支援の役割を担うことがある。

介護保険では，訪問看護師が訪問介護事業所の訪問介護員に対し，痰の吸引などを円滑に行うための支援を行った場合に，看護・介護職員連携強化加算が算定できる。

3 栄養サポートチームとの連携

栄養サポートチーム（nutrition support team：NST）とは診療報酬上「栄養障害の状態にある患者や栄養管理をしなければ栄養障害の状態になることが見込まれる患者に対し，患者の生活の質の向上，原疾患の治癒促進及び感染症等の合併症予防等を目的として，栄養管理に係る専門的知識を有した多職種からなるチーム」[6]と定義されている。要件を満たした保険医療機関ではNSTの活動に診療報酬上の加算が算定できる。NSTに訪問看護師を含むことは要件にないが，退院移行支援の中で訪問看護師として，入院先のNSTと連携することは有用であると考えられる。

2 中心静脈栄養法

1 中心静脈栄養法とは

中心静脈栄養法（total parenteral nutrition：TPN）とは，中心静脈カテーテル（central venous catheter：CV カテーテル）を挿入し，経静脈的に栄養を摂取する方法である。この方法は当初，術後患者のカロリーを補う方法として開発されたが，その後，長期的な栄養障害にも応用されるようになった。中心静脈栄養法での投与エネルギー量が総投与エネルギーの60％以上を占めるものをTPN，60％未満のものを補完的中心静脈栄養（supplemental parenteral nutrition：SPN）という。なお，IVH（intravenous hyperalimentation）という呼称が用いられることがあるが，これは「高カロリー輸液療法」を意味し，正確にはTPNを示す用語ではない。国際的にもTPNを用いる方向になっているため，IVHという呼称は用いない。また，在宅で実施するTPNを在宅中心静脈栄養法（home total parenteral nutrition：HPN）という。

2 在宅中心静脈栄養法（HPN）の適応と条件

HPNの目的は，栄養状態の維持・改善，栄養維持だけを目的とした入院の回避，療養者・家族の生活の質（QOL）の向上などである。

診療報酬上，HPNとは「諸種の原因による腸管大量切除例又は腸管機能不全例等のうち，安定した病態にある患者について，在宅での療養を行っている患者自らが実施する栄養法」とされ，対象となる患者は「原因疾患の如何にかかわらず，中心静脈栄養以外に栄養維持が困難な者で，当該療法を行うことが必要であると医師が認めた者」[7]とされている。主な適応疾患には，進行がん，短腸症候群，炎症性腸疾患，慢性偽性腸閉塞症などがある。

実施の条件は，経管栄養法と同様，療養者の病状が安定していて，家族や介護者の援助を受けながら管理ができること，家族や介護者に医療職の支援を受けながら介護できる能力があることなどとされる。

また，訪問看護師には療養者と家族の状況を総合的にアセスメントできる専門知識と看護技術，関係者との連絡調整ができるマネジメント能力が求められている。そして，定期的に継続して療養者をフォローできるシステムをもっていることが必要である。

3 HPN 開始時の支援

HPN の開始にあたっては，HPN のメリット・デメリットを十分に伝え，療養者と家族が納得したうえで開始すること，つまり説明と同意（インフォームド・コンセント）が重要である。さらに，療養者と家族が HPN を取り入れた後の生活がイメージでき，どのような療養生活を送ることができるのかを明確にしておく必要がある。

4 HPN の管理および支援の実際

1 HPN 実施のプロセス

HPN においては，図Ⅱ-1-9 のように HPN を行う療養者をサポートするしくみがある。主治医は療養者に対し HPN について十分な説明を行い，理解を得たうえで，退院時には必要な薬剤や医療材料を調達するための処方せんを交付する。また，看護師は HPN の管理に必要な手技などの指導を行う。退院後，療養者は定期的に受診し，主治医は HPN がうまく継続できているかモニタリングを行う。

療養者は，処方せんを薬局に提出し必要な薬剤，医療材料を受け取るしくみになっているが，必要に応じて薬局から療養者宅に配送してもらうことも可能である。訪問看護が必要な場合は主治医からの指示を受け，療養者の状況やケアプランに応じて訪問看護計画を立案する。

また HPN では，簡便に使用できる小型で携帯可能な輸液ポンプを用いることがすすめられている。保険診療の仕組みのなかでは，医療機関が療養者に輸液ポンプを提供し，注入ポンプ加算を請求することになっている。

図Ⅱ-1-9 HPN を支えるしくみ

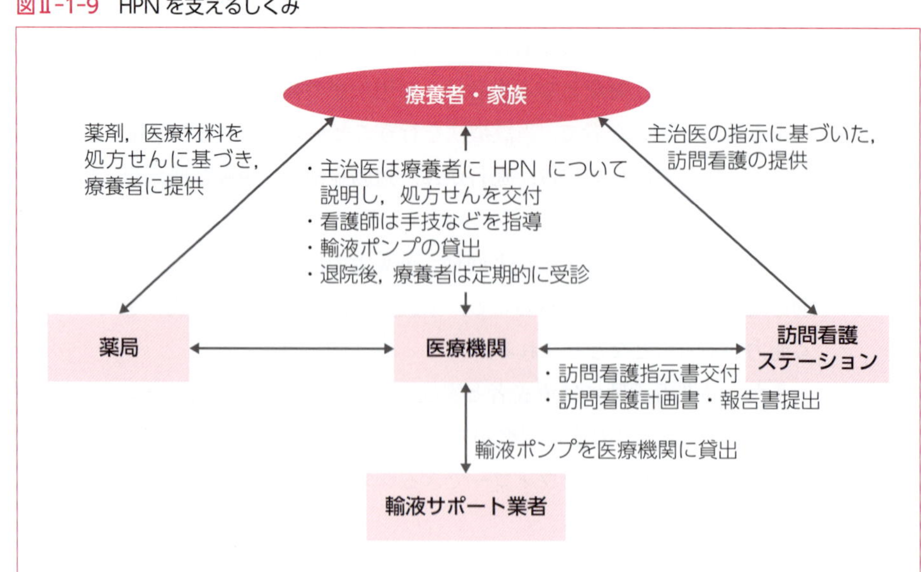

2 HPNの管理

ⓐ CVカテーテル

中心静脈栄養法では，必ずCVカテーテルを挿入する。CVカテーテルにはさまざまな種類があるが，すべてのタイプに共通しているのがカテーテルの先端の位置で，図Ⅱ-1-10に示したように右心房の手前，上大静脈のほぼ中央にカテーテルの先端が位置している。中心静脈栄養法では浸透圧の高い輸液製剤を用いるため，血管壁の細胞を傷つけないように身体の中で最も血流量が多い静脈である上大静脈が選ばれている。注入された薬剤は豊富な血流によって直ちに希釈され，血管壁を痛めることなく全身に運ばれる。

CVカテーテルには大きく分けて長期使用型と短期使用型があるが，HPNは長期にわたることが多いため，ここでは長期使用型のCVカテーテルについて説明する。これには，大きく分けて皮下トンネル式CVカテーテル（Broviac® カテーテル，Hickman® カテーテル）と完全皮下埋め込み式CVカテーテルがある。

皮下トンネル式CVカテーテルは，鎖骨下静脈を穿刺する前に前胸部の皮下組織にカテーテルを這わせており，その理由はカテーテルを抜けにくくすることと，皮膚からの細菌の侵入を阻止しカテーテル感染症を予防することとされている。また，皮下トンネル部に這っているカテーテルには，シュアーカフ® と呼ばれる繊維が巻きついており，留置後，1カ月ほど経過すると皮下組織に絡まるように密着する。

完全皮下埋め込み式CVカテーテル（CVポート）は，輸液をしていない間は体外にカテーテルが出ていないのが特徴である。ポートと呼ばれる円形の部分に専用の針を刺して薬液を注入するシステムで，薬剤の注入が終了すれば針を抜き身軽に過ごすことが可

図Ⅱ-1-10 CVカテーテル（完全皮下埋め込み式CVカテーテルの例）

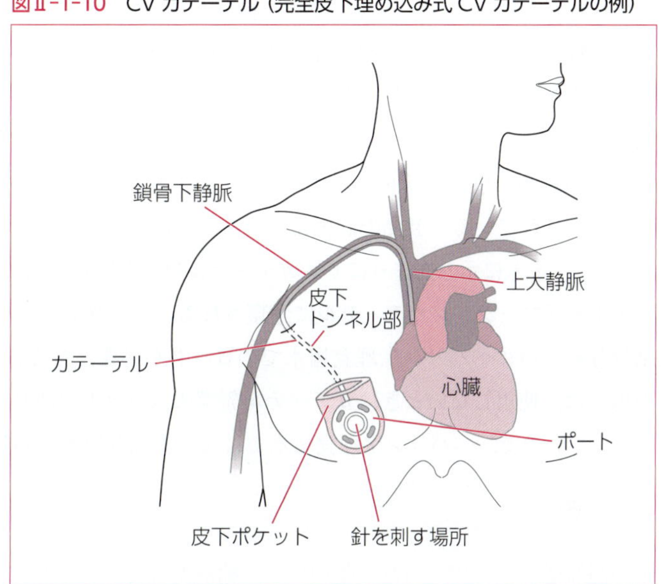

図Ⅱ-1-11 CV ポートシステム

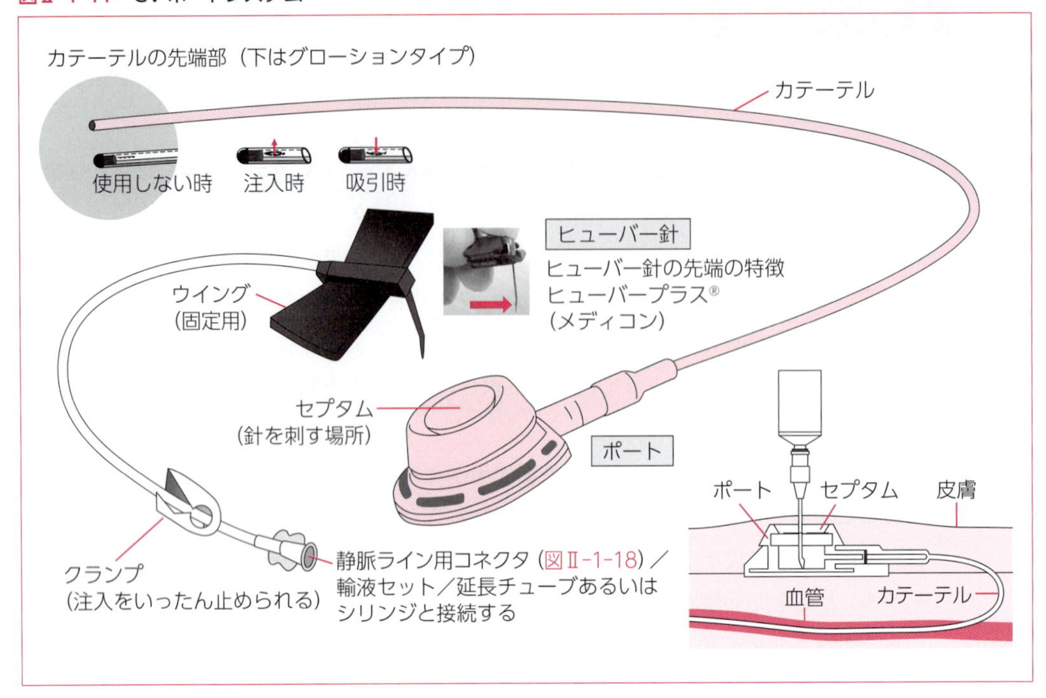

能である。ポートは円盤型で，プラスチックやチタン，ステンレスでつくられており，円盤部分に専用の針を刺して薬液を注入する。前胸部に留置する場合が多いが，腕に留置する場合もある。製品によっても異なるが，1,000～3,000 回程度の穿刺が可能とされている。

図Ⅱ-1-11 はCV ポートのシステム全体のイメージである。針はポートのセプタムといわれるシリコンゴムを貫きポートの底まで達し，薬剤はポート内のたまりを経由してカテーテルに流れていく。図Ⅱ-1-11 中央の写真はノンコアリングニードルやヒューバー針といわれるポート専用の針で，セプタムを削りとらないよう針先にわずかな角度がついているのが特徴である。ヒューバー針にはいろいろな長さがあるが，療養者に合った長さを選択することが必要で，長さが不適切だと安定性に欠け，針が抜けることもあるので注意する。

抜針後の針刺し事故を防止するため図Ⅱ-1-12 のような安全装置付きヒューバー針の使用が推奨されている。製品の詳細は各メーカーのホームページなどで確認しておく。

図Ⅱ-1-11 左上に示したようにCV カテーテルは，先端の形状によりオープンエンドカテーテルとグローションカテーテルに分類される。オープンエンドカテーテルの場合は，薬剤投与終了時にヘパリン生理食塩水でのロックが必要となる。グローションカテーテルの場合は，使用しないときはカテーテル先端のスリットが閉じて血液が逆流せず血栓ができにくいので，ヘパリン生理食塩水ではなく生理食塩水での管理が可能である。

b 輸液製剤

中心静脈栄養法で用いられる薬剤には，輸液だけで生命維持に必要な栄養を摂取する

図Ⅱ-1-12　安全装置つきヒューバー針

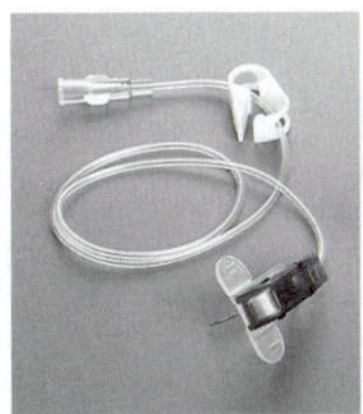
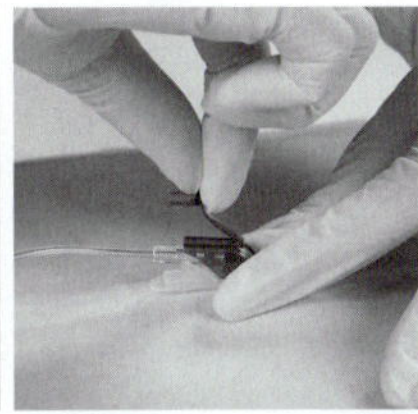
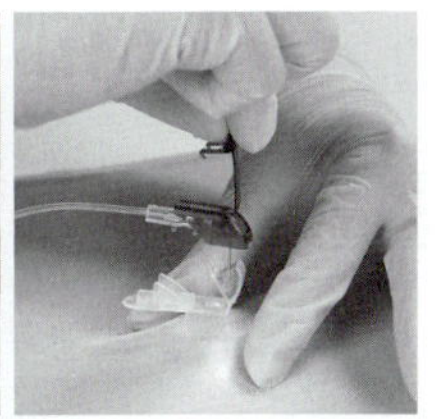

セーフタッチコアレスニードル®（ニプロ）

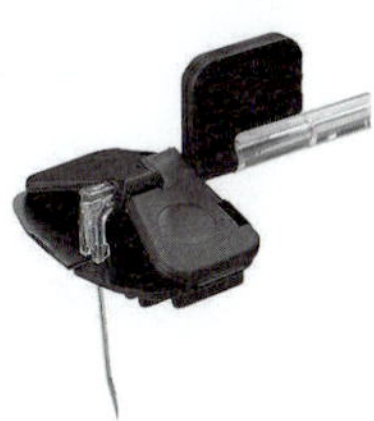
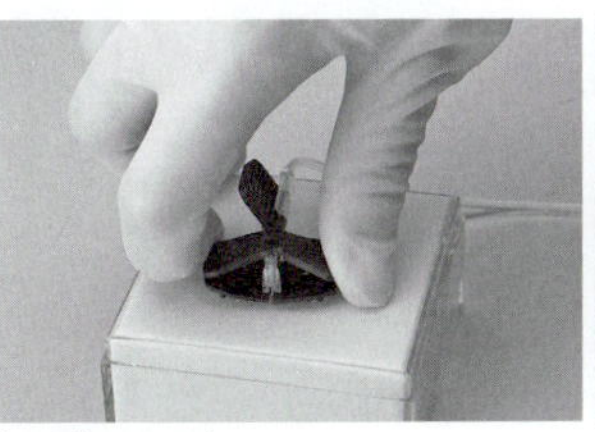
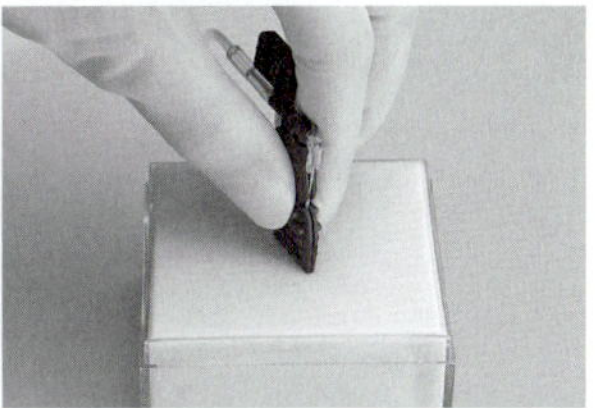

ヒューバープラス®（メディコン）

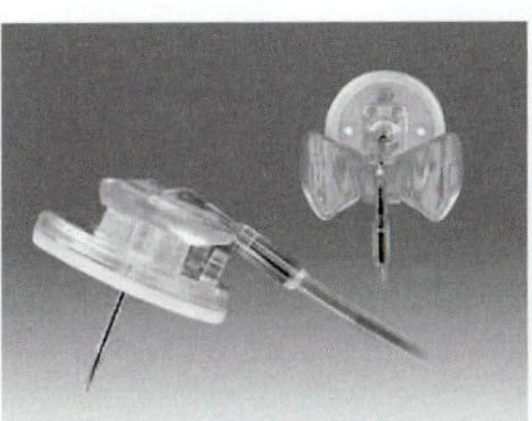
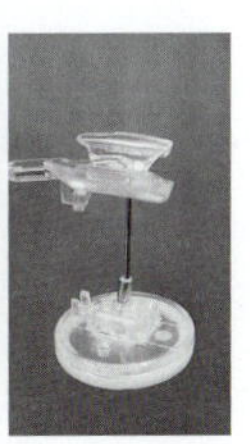

シュアカンセーフティⅡ®（東レ・メディカル）

ため必要な栄養素が揃っているのはもちろんのこと，小腸から血管内に吸収される最終段階の状態で投与することが求められている。

よって中心静脈栄養法では，糖であればブドウ糖，タンパク質であればアミノ酸まで分解されている薬剤を用いる。また，静脈を介して直接投与されるため，薬剤は無菌の状態であることが必要であり，輸液バッグへの混注作業を行わなくてもよい高カロリー輸液キット製剤の使用が推奨されている。図Ⅱ-1-13のようなキット製品はバッグ内で無菌的に混合調製ができるので，在宅などクリーンベンチがない環境下では特に有用である。最近では糖・電解質・アミノ酸・総合ビタミン・微量元素を一剤化した製品が発売されている。ただし，キット製剤を使用する際は，必ず隔壁開通を確認する。

脂肪乳剤（図Ⅱ-1-14）は，2016年度の診療報酬改定において在宅での使用が保険適用となった。脂肪乳剤は乳濁液のため，沈殿などが目視で確認できない，フィルターを通せない，といったことから，配合変化や感染防止対策に関する留意が特に必要とされている。よって，使用に際しては①手指消毒や無菌的な取り扱いなど，感染予防対策について十分に注意する，②閉塞・配合変化や感染予防のため，投与前後に生理食塩水でルートをフラッシュする，③投与に用いた輸液セットは，投与開始から24時間以上は使用しない，④CVポートやカテーテルが閉塞しやすいので注意する，⑤原則単独投与とする（他の輸液を投与していない時間に脂肪乳剤を投与する），やむを得ず他の輸液を投与している主ルートの側管から脂肪乳剤を投与する場合は，主ルートの輸液には，治療薬は

図Ⅱ-1-13　高カロリー輸液キット製剤の例

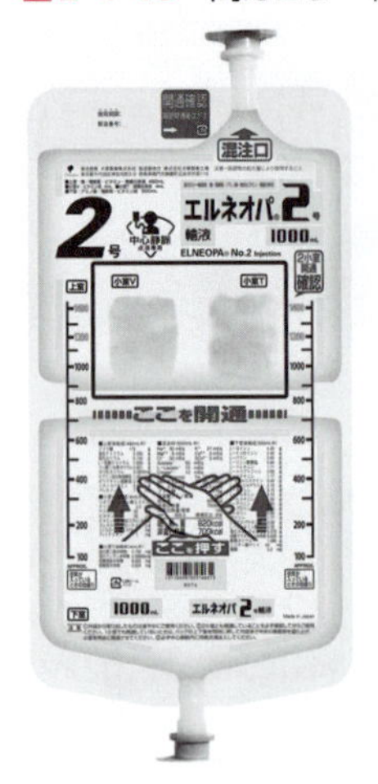

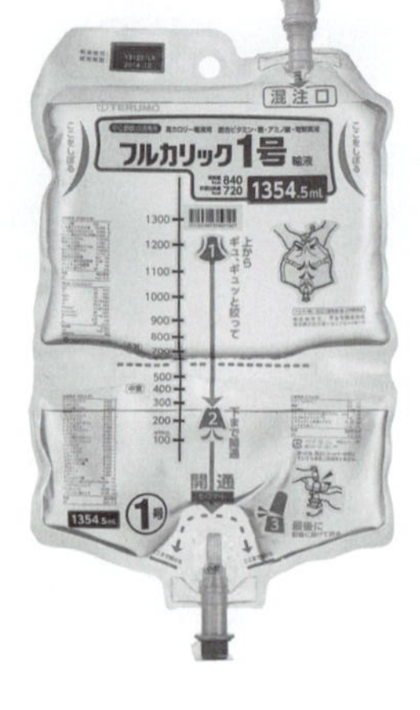

（左・大塚製薬工場，右・テルモ）

図Ⅱ-1-14　脂肪乳剤の例

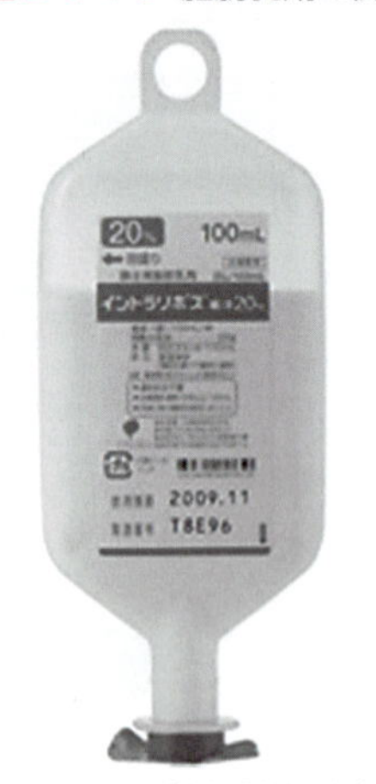

（大塚製薬工場）

混合せず電解質製剤や栄養輸液のみとする，⑥必ずフィルターより患者側の側管から投与する，といったことに注意する。

c その他の機器

安定した薬液注入のため，図Ⅱ-1-15 のような輸液ポンプの使用が推奨されている。また，輸液中の移動を補助する専用のジャケットやキャリーバッグなどもあるので（図Ⅱ-1-16），療養者の ADL や活動に応じて使用するとよい。

d 薬剤の投与スケジュール

薬剤の投与スケジュールは，病状や療養生活などをアセスメントして主治医が決定する。

図Ⅱ-1-17 のように投与方法には持続投与法と周期的投与法があり，持続投与法が基本だが，HPN の場合，療養者の生活を考慮して，夜間のみ，昼間のみなど周期的投与法を選択することもある。

周期的投与法は，投与している時間が短いため 1 時間当たりの投与量が多くなる。急激な血糖変化を予防するため，開始時 30 分間，終了前 30 分間は投与速度を半減させるテーパリングという操作を行う場合がある。

e CV ポートにおける輸液の手順

HPN では CV ポートを使用する場合が多いため，CV ポートにおける輸液の手順を以下に示す。

CV ポートへの穿刺：必要物品

使用薬剤，輸液ライン，延長チューブ，静脈ライン用コネクタ（シュアプラグ® AD など）（図Ⅱ-1-18），ヒューバー針，アルコール綿，滅菌フィルムドレッシング材，固定用テープ，プレフィルドシリンジの生理食塩水，チューブ固定具（ホスピタルクリップなど，

図Ⅱ-1-15　輸液ポンプの例

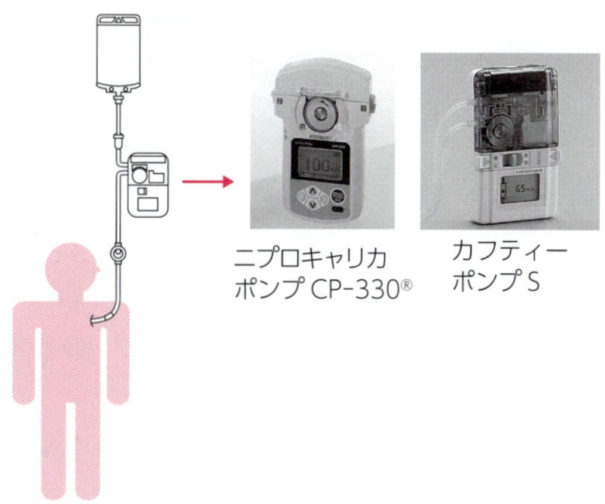

（左・ニプロ，右・エア・ウォーター・メディカル）

図Ⅱ-1-16　輸液中の移動を可能にする物品

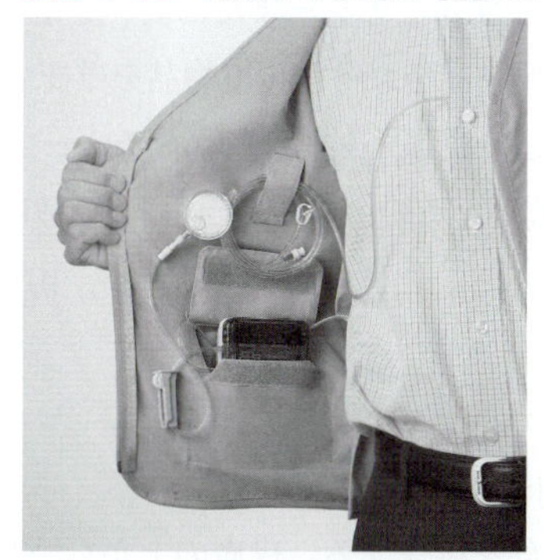
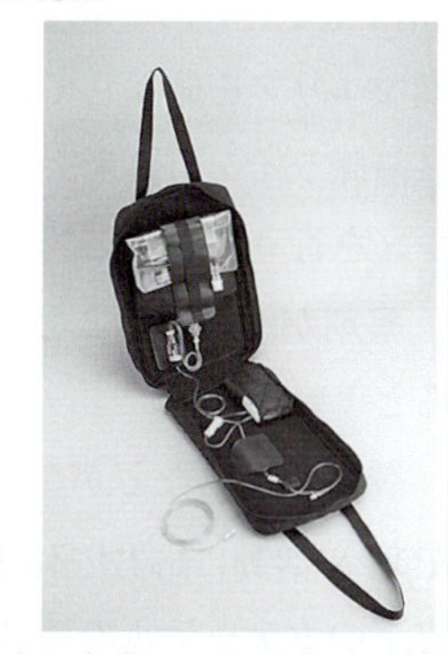
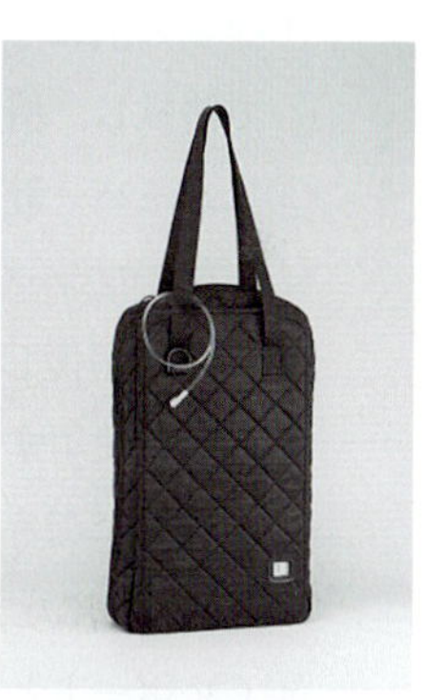

ポンプ，カテーテル，輸液キットを一つにまとめて持ち運べる

カフティーポンプ用ジャケット（現在取り扱いの色は黒のみ）

キャリーパック™（HPN 用携帯バッグ）

（エア・ウォーター・メディカル）

図Ⅱ-1-17　輸液投与スケジュール

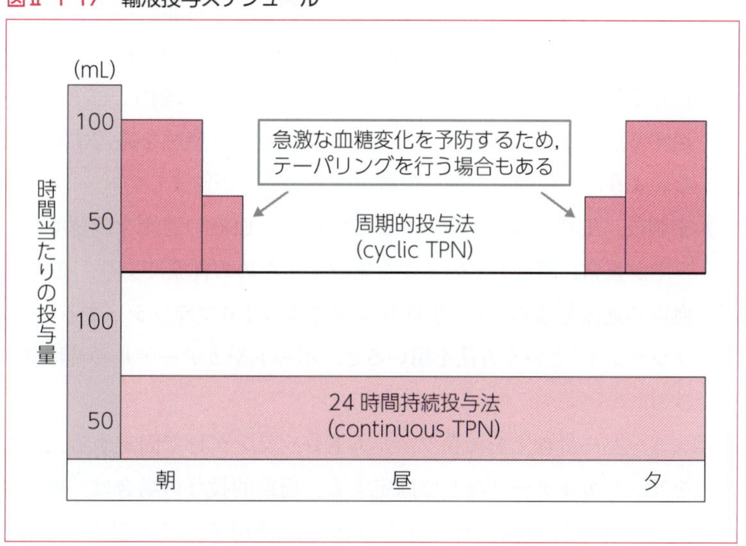

図Ⅱ-1-18 静脈ライン用コネクタの例

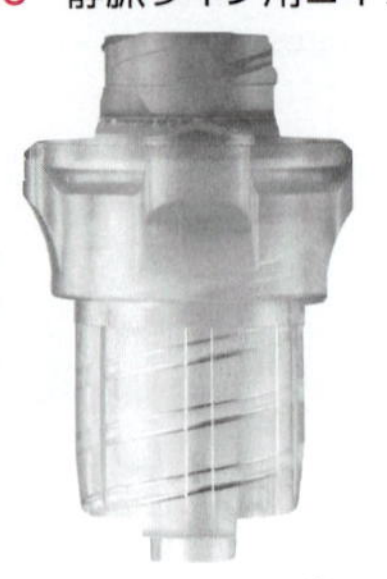

シュアプラグ®AD（テルモ）

必要時），点滴スタンド（居宅にある洋服掛けやフックなどの代用品でも可），輸液ポンプおよび移動補助用具（必要時）。衛生材料は，原則として医療機関から処方され保険適用となるが，点滴スタンド，チューブ固定具や移動補助用具などは自費扱いとなる。

穿刺手順

①穿刺の前に手指衛生を行い，手袋を着用する。トレーまたはテーブルをアルコール綿で清拭し，清潔なエリアを確保して必要物品を載せ，再度物品を確認する。

②ヒューバー針に静脈ライン用コネクタを接続し，生理食塩水でチューブ内を満たす。

後でフラッシュを行うが，注入圧が高いとカテーテルがポートから外れたり，カテーテルが損傷し，薬剤が漏出することがある。これを防止するため，10 mL 以上のシリンジを使用するとよい。

③挿入部に発赤，腫脹，痛みなどがないか観察する。また，まれにCVポートが裏返ってしまうことがあるため，確認する。

④CVポートと皮下のカテーテルの接続部を確認する。皮膚の上から触知するときはカテーテルを押さえないように注意する。

⑤利き手と反対側の手の親指と人差し指でポートを固定する。この際，ポートとカテーテルの接合部を避けること，ポートとカテーテルの接合部を押さえないこと，皮膚のしわをのばすことに注意する。

⑥穿刺部を消毒する。ポートを固定したまま，穿刺部位の皮膚をアルコール綿で消毒する。このとき中心から外側に向けて円を描くように行う。

⑦正しくヒューバー針を持ち，ポートの中心へ垂直に刺す。このとき，針がセプタムを通過する感覚と針先が底に当たる「コツ」という感触を確認する。セプタムを損傷させないように，穿刺のたびに位置を変えることが望ましい。

⑧穿刺後，生理食塩水用シリンジで吸引し，血液の逆流を確認する。逆血確認はCVポートが正常に機能しているかを確認するための作業であり，必ず行う。

⑨血液の逆流を認めたら，生理食塩水でゆっくりフラッシュする。このとき，パルシングフラッシュ*という方法を用いると，ポートやカテーテルの洗浄効果を高めることができる。

⑩ヒューバー針の上を滅菌フィルムドレッシング材で固定する。その後，チューブ部分をサージカルテープなどで固定する。周期的投与の場合は，そのつど抜針するためドレッシング材や輸液ラインを継続して使用することはないが，持続投与の場合は

ヒューバー針，輸液ライン，ドレッシング材は1～2回/週交換する。

⑪生理食塩水用シリンジを静脈ライン用コネクタから取り外し，静脈ライン用コネクタの接続面を消毒してから使用薬剤を接続し，投与を開始する。指示された量を投与できるように，輸液ポンプの設定と滴下状況を確認する。

CVポートからの抜針：必要物品

アルコール綿，絆創膏，針廃棄ボックス，プレフィルドシリンジの生理食塩水（オープンエンドカテーテルの場合はヘパリン生理食塩水）。

抜針手順

①抜針の前に手指衛生を行い，手袋を着用する。

②静脈ライン用コネクタから輸液ラインを外し，接続部の面を消毒後，生理食塩水またはヘパリン生理食塩水をゆっくり注入する。このときもパルシングフラッシュを行うと効果的に洗浄できる。

③残り0.5mL程度になったら陽圧をかけたままクランプする。陽圧をかけたままクランプすることで，カテーテル内に血液が逆流するのを防止する。

④針を押さえ，固定テープ，ドレッシング材をゆっくり剥がす。

⑤利き手の反対の指でポートをしっかり固定し，通常のヒューバー針の場合は，利き手で針を垂直に引き上げ抜針する。安全装置付きヒューバー針の場合は，それぞれの抜針方法に従う。

抜いた針はリキャップせず，そのまま針廃棄ボックスに廃棄する。針刺し事故防止・感染予防のため専用の針廃棄ボックスの使用が望ましいが，準備することが難しい場合は針が貫通しない蓋付きの瓶などで代用する。使用済みの針は，地域の取り決めに従って処理するが，多くの場合，処方した医療機関や薬局に返却している。必ず廃棄先を確認し，療養者・家族にも説明する。針以外の鋭利でない廃棄物は通常，一般廃棄物として地域の定めに従って廃棄可能であるが，これも確認しておく。

⑥抜去部位の止血を確認し，消毒後，絆創膏を貼付する。

在宅では抜針を療養者や家族が行うことがあるが，その場合，十分な説明と同意が必要である。

5 在宅で起こりやすいトラブルと対処

1 カテーテル関連の合併症

a カテーテル挿入時の合併症

カテーテル挿入時の合併症には，気胸，随伴動脈穿刺，血胸，皮下血腫，カテーテル先端位置異常，空気塞栓，カテーテル断裂，カテーテル塞栓などがある。カテーテル挿

＊パルシングフラッシュは「押す，止める」を数回繰り返しながらフラッシュを行うことで，CVポート内に乱流を発生させ，より高い洗浄効果を発揮させる方法。

入時に医療機関で十分な観察が実施されていれば在宅で発見されることはほとんどないが，外来での挿入や入院が短期間であった場合は在宅でも十分な観察が必要である。

b カテーテル管理中の合併症

カテーテル自然抜去，カテーテル関連感染症，カテーテル閉塞，カテーテル損傷，カテーテルピンチオフ，フィブリンシース［カテーテルの周囲にフィブリンが付着し，カテーテルがフィブリンによって形成されたシース（鞘）に包まれてしまう状態］，静脈血栓症などがある。

カテーテルだけでなくCVポート部に薬剤がこびりついて閉塞することがあるため，薬剤投与後は生理食塩水で十分にフラッシュし，ポートの内部，カテーテルの内腔を洗浄する。

カテーテルピンチオフとは，鎖骨と第一肋骨の間にカテーテルが挟み込まれ，カテーテルの閉塞や損傷をきたした状態で，特に注意すべき合併症とされている。カテーテルの閉塞により輸液時に抵抗があったり，カテーテル損傷による薬液の漏出で胸壁，肩，鎖骨領域の膨満感や胸痛，咳，動悸などの症状が現れる。このようなときは速やかに医師に報告する。

2 代謝に関連した合併症

中心静脈栄養法は消化・吸収を介さない非生理的経路であるため，さまざまな代謝異常をきたす可能性がある。また，中心静脈栄養法を必要とする療養者は低栄養状態であったり，病態として代謝異常を生じている場合があるため注意が必要である。特に注意したい代謝関連の合併症を以下に示す。

a 高血糖，低血糖

中心静脈栄養法で用いられる高カロリー輸液製剤の投与により高血糖をきたすことがある。投与速度が速すぎる場合に高血糖になりやすいとされている。また感染など侵襲が加わった状態では耐糖能異常が生じやすく，適切な血糖管理が行われなかった場合は高血糖高浸透圧症候群（高浸透圧性非ケトン性昏睡）に至る可能性があるため特に注意が必要である。

また，中心静脈栄養法を実施している間は，高濃度の糖質が投与されているため，インスリン製剤を使用していなくともインスリン分泌が多い状態となっている。そのため，急に中心静脈栄養法を中止した場合に，インスリン分泌が多いままの状態がしばらく続き，低血糖になることがある。この予防には，前述のようなテーパリングを行う。適切な注入速度の遵守，定期的な血糖値のモニタリング，高血糖・低血糖症状の観察を行う。

b 肝機能障害

脂肪を含まない糖質のみの輸液製剤を長期間使用した場合は糖過剰になりやすく，過剰な糖質（ブドウ糖）は肝臓で脂肪に変換され，肝臓に蓄積し脂肪肝になることがある。

その結果，肝機能障害をきたす可能性があるため，定期的な血液生化学検査値のモニタリングを行う。

c 栄養素欠乏症（ビタミン，微量元素，必須脂肪酸）

現在よく使用されている高カロリー輸液キット製剤には，総合ビタミン剤が配合されており，ビタミン欠乏症の発症の可能性は低くなってきている。しかし，すべての製剤に適応されているわけではないので，療養者が使用している製剤の組成を確認し，適切なビタミン摂取ができているかどうかを確認する必要がある。また，総合ビタミン剤が配合されていても全量投与されていない場合は必要量が摂取できていないため，投与量にも注意を払う。特にビタミン B_1 欠乏によるアシドーシスが問題となるため，より注意が必要である。

同様に，必要な微量元素を含む高カロリー輸液キット製剤も発売されているが，療養者の使用している製剤の組成を確認し，必要なら微量元素製剤（鉄，亜鉛，銅，ヨウ素，マンガン）を使用することで欠乏を招かないような対応が求められる。

必須脂肪酸の欠乏は脂肪製剤の投与で防止することが可能である。前述したような脂肪製剤使用上の注意を遵守し，適切な量を摂取できるよう注意する。

3 カテーテル関連感染症

カテーテル関連感染症は体力の低下した療養者にとっては致命的になる場合もあるため，カテーテル管理においては無菌調剤・清潔操作が必要である。

a 局所的カテーテル感染

局所的カテーテル感染とは，カテーテル周囲局所の感染で，局所の発赤，腫脹などが主症状である。カテーテルの刺入部感染，CV ポートの皮下ポケット感染などがある。

予防には，カテーテル刺入部の清潔を保つこと，針の挿入時の消毒とドレッシングを適切に行うことが必要となる。

b 全身的カテーテル感染

全身的カテーテル感染をカテーテル関連血流感染症（catheter-related bloodstream infection：CRBSI）という。急激な発熱，悪寒，振戦，冷汗など，全身の強い感染症状を伴う。敗血症性ショックを発症し，重篤な経過をたどることもあり，速やかな対応が必要となる。このような症状がみられた場合は，早急に主治医に報告し，治療につなげる。

輸液ラインはインラインフィルター，側注用 Y 字管が組み込まれた一体型ラインを用いることが望ましい。

6 その他の管理

1 栄養評価

栄養評価は，栄養摂取方法として本当にHPNが適切であるのかというアセスメントから始まる。そして，その後の栄養状態の変化を注意深く追っていくことが必要である。具体的には体重や血液データ，皮膚や爪の状態などの変化を追っていく。

2 療養者・家族への指導

HPNの管理技術はゆっくり練習すれば誰でも習得可能だが，もしも退院までにマスターできなかった場合には，訪問看護でフォローする。できない部分は退院後，訪問看護師が指導を継続していくことが十分可能である。療養者や家族が負担なくできる方法を一緒に考え，ねぎらいながら指導していく。

また，起こり得る事故として，カテーテルに関するトラブルや輸液の漏れ，血液の逆流，輸液ポンプの故障，停電などがあるが，これらに対応できるように，24時間365日体制で相談を受けるシステムを整えておく。

合併症の発見と対処にあたっては，日頃の全身状態の観察とアセスメント，手指衛生，清潔操作の励行などが必要である。事故対応や必要な看護ケアについて，訪問看護師が適切に対応できるマニュアルを作成しておく。

また，CVポートを留置した際に，必ず確認しておくべき情報として図Ⅱ-1-19のような患者記録カードがある。これはCVポートを留置した際に医療機関から療養者に渡されるカードで，製品情報や留置部位などが記載されている。療養者や医療機関からコピーを入手し，情報を共有しておく。

3 関係職種との連携

HPNを行う療養者を支援していく際には，主治医や薬局，輸液サポート業者などとの連携を図ることが必要である。主治医とは訪問看護指示書，訪問看護計画書・報告書で

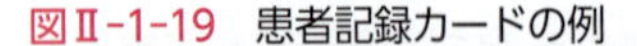

図Ⅱ-1-19 患者記録カードの例

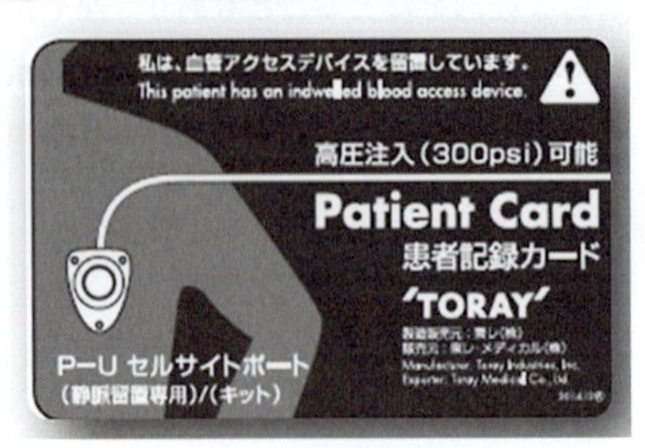

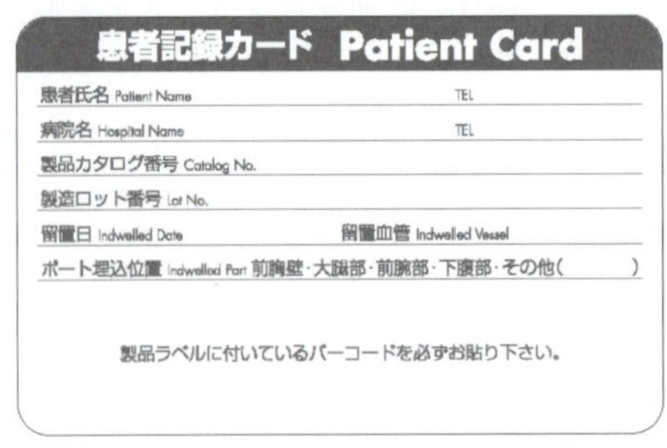
患者記録カード Patient Card

患者氏名 Patient Name　TEL
病院名 Hospital Name　TEL
製品カタログ番号 Catalog No.
製造ロット番号 Lot No.
留置日 Indwelled Date　留置血管 Indwelled Vessel
ポート埋込位置 Indwelled Part 前胸壁・大腿部・前腕部・下腹部・その他（　）

製品ラベルに付いているバーコードを必ずお貼り下さい。

（東レ・メディカル）

の連携はもちろんのこと，適宜電話や訪問などで連携を図り，療養者の安心・安全を確保する。薬局は必要物品の調達，薬剤の配達，針の廃棄などの役割を担っており，必要に応じて連携していく。輸液サポート業者と直接連携することはあまりないが，療養者のトラブル対応支援のためにも事業所を知っておく必要がある。

また，在宅経管栄養法でも述べた栄養サポートチーム（NST）との連携も有効な場合があるので，退院支援の際には連携しておくとよい。

3 末梢輸液管理

日本ではかつて「静脈注射は看護師の業務の範囲を超えるもの」という行政解釈がされてきたが，実際には医師が多忙であるなどの理由から看護師が静脈注射を実施している状況があった。そこで厚生労働省は，2002年9月に「静脈注射は診療の補助の範疇として取り扱うもの」(厚生労働省医政局長通知) との通知を発出し，行政解釈が変更された。これにより静脈注射は「看護師の業として行う」ことが可能となったのである。

また，2011年2月に発表された「新人看護職員 (免許取得後に初めて就労する看護職) 研修ガイドライン」では静脈注射及び点滴静脈注射についての到達目標はⅡ (指導の下でできる) であったが，2014年2月の改訂版では到達目標がⅠ (できる) に変更されている。つまり，静脈注射はもはや看護師が法的にも技術的にも「実施できる」看護技術となったといえよう。

訪問看護の現場における静脈注射や点滴静脈注射の実施状況ついて詳細なデータはないが，厚生労働省の介護サービス施設・事業所調査「訪問看護ステーションの利用者数，9月中の看護内容」によると「注射の実施 (静脈注射に限らない)」は2010年に5,805人 (1.8%)，2016年には8,623人 (1.8%)，「点滴の実施・管理」は2010年に12,088人 (3.8%)，2016年には18,330人 (3.1%) であった。割合としては微減であるが人数は増加しており，訪問看護師にも静脈注射および点滴静脈注射を適切に実施できる知識・技術の習得が必要とされていることがわかる。

なお，本項のテーマは前項「中心静脈栄養法」に対し「末梢輸液管理」となっているが，ワンショットの静脈注射を含む内容とし，点滴静脈注射を中心に説明する。

1 訪問看護師による静脈注射の実施範囲と実施条件

日本看護協会の「静脈注射の実施に関する指針」では看護師による静脈注射の実施範囲について以下のように整理している[8)]。

- レベル1：臨時応急の手当てとして看護師が実施することができる。
- レベル2：医師の指示に基づき，看護師が実施することができる。
- レベル3：医師の指示に基づき，一定以上の臨床経験を有し，かつ，専門の教育を受けた看護師のみが実施することができる。
- レベル4：看護師は実施しない。

ⓐ レベル１：臨時応急の手当てとして看護師が実施することができる

医療行為の実施には「保健師助産師看護師法」第37条に基づき医師の指示が必要であるが，以下の行為は，患者のリスクを回避し，安全・安楽を確保するよう，臨時応急の手当てとして看護師の判断によって行う。

- 緊急時の末梢からの血管確保。
- 異常時の中止，注射針（末梢静脈）の抜去。

ⓑ レベル２：医師の指示に基づき，看護師が実施することができる

以下の行為は，医師の指示に基づき，看護師が実施することができるものとする。

- 水分・電解質製剤の静脈注射，短時間持続注入の点滴静脈注射。
- 糖質・アミノ酸・脂肪製剤の静脈注射，短時間持続注入の点滴静脈注射。
- 抗生物質の静脈注射，短時間持続注入の点滴静脈注射（過敏テストによって安全が確認された薬剤）*1。
- 輸液ボトルの交換・輸液ラインの管理。
- 上述薬剤投与時のヘパリンロック，生食ロック（生理食塩水の注入）。
- 中心静脈カテーテル挿入中の輸液バッグ交換，輸液ラインの管理。
- 中心静脈カテーテルラインからの上述薬剤の混注。

ⓒ レベル３：医師の指示に基づき，一定以上の臨床経験を有し，かつ，専門の教育を受けた看護師のみが実施することができる

以下の行為は，一定以上の臨床経験を有し，かつ，一定の教育を受けた看護師のみが実施するできるものとする。例えば，認定看護師，専門看護師のほか，将来的には輸液療法看護師などの育成が必要である*2。

- 末梢静脈留置針（カテーテル）の挿入。
- 抗がん薬など，細胞毒性の強い薬物の静脈注射，点滴静脈注射。
- 循環動態への影響が大きい薬物の静脈注射，点滴静脈注射。
- 麻薬の静脈注射，点滴静脈注射。
- ヒューバー針のポート（リザーバー）への穿刺，抜去（訪問看護における静脈注射実施に関するガイドラインで追加された項目）[9]。

ⓓ レベル４：看護師は実施しない

看護師は以下の行為を実施しない。

- 切開，縫合を伴う血管確保，およびそのカテーテル抜去。

＊1：2018年現在，抗菌薬（抗生物質含む）のテストは実施されていない。2004年10月厚生労働省医薬食品局医薬品・医療用具等安全情報No.206参照。

＊2：2018年現在，輸液療法看護師という認定制度はないが，特定行為研修制度の特定行為に該当する項目がある。

表Ⅱ-1-3　静脈注射を安全に実施するために必要な知識・技術

1. 患者の状態に関するアセスメント	7. 安楽の確保，最小限の苦痛で実施する技術
2. 治療方針を理解するための知識	8. 合併症の予防
3. 解剖・生理学	9. 安全対策，事故防止対策
4. 薬剤に対する知識 薬剤の作用，副作用，投与方法，標準的使用量，配合禁忌，薬剤管理	10. 感染対策 11. 器具・器材の適切な選択，取り扱い，管理 12. 倫理的配慮
5. 副作用への対応	13. 患者教育
6. 緊急時の対応方法	14. 家族教育*

＊訪問看護における静脈注射実施に関するガイドラインで追加された項目。

- 中心静脈カテーテルの挿入，抜去*2。
- 薬剤過敏症テスト（皮内反応を含む）*1。
- 麻酔薬の投与。

訪問看護師も原則としてこれに準じる。しかし，在宅では基本的に医師が不在で訪問看護師単独での実施となる場合が多く，また点滴静脈注射終了まで医師や看護師の同席が困難であることから，療養者の安全をより考慮した実施が求められる。

さらに同指針では，静脈注射を安全に実施するために必要な知識・技術を表Ⅱ-1-3のように示している。

2　訪問看護における静脈注射の実施条件[9]

1　療養者の条件

- 身体状況改善のために静脈注射が必要である。
  - ・経口摂取では脱水や栄養状態などの改善が困難である。
  - ・治療として抗生物質などの静脈注射が必要である。
- 在宅で静脈注射を実施する必要がある。
  - ・身体状況や生活環境などの条件から通院での静脈注射の実施が困難である。
  - ・療養者および家族が在宅での静脈注射を希望している。
- 在宅での静脈注射の管理が可能である。
  - ・静脈注射の内容についての説明を受けて理解している。
  - ・静脈注射実施中，看護師が滞在できるか，または見守ることができる家族がいる。
  - ・医師の指示があり，療養者または家族が看護師の静脈注射に同意している（できれば文書を交わすことが望ましい）。

2 訪問看護ステーションおよび訪問看護師の条件

- 管理者は安全に静脈注射が実施できるように条件を整える責任がある。
  - ・スタッフが前述の知識・技術を習得できるよう研修プログラムを用意する。

3 静脈注射実施に関する医師の指示と看護師の判断

1 看護師にある権利と義務，役割と責務

行政解釈の変更に伴い静脈注射の実施が看護師の業として認められたが，これは必ずしも「実施しなければならない」ということではない。新卒看護師や看護師経験の浅い看護師が訪問看護に従事することが増えつつあることも踏まえ，責任をもってこの業務を遂行する知識・技術がない場合は，実施しない選択をすることもあろう。しかし，その場合も外部研修やOJTなどで研鑽を積み，技術の向上を図ることが専門職として必要である。

2 医師からの指示の受け方，指示に対する必要な確認事項など

静脈注射の指示は口頭ではなく，必ず文書で受ける。静脈注射の場合は，訪問看護指示書の留意事項および指示事項の欄などに具体的な指示内容を明確に記載してもらう。すでに交付された訪問看護指示書の場合は，再交付あるいは再記載などで対応する。

2004年の診療報酬改定で在宅患者訪問点滴注射管理指導料が新設されたことを受けて訪問看護指示書の様式が改訂され，点滴静脈注射については訪問看護指示書で明確な指示を受けられるようになった。在宅患者訪問点滴注射指示書は主治医が診療に基づき3日/週以上の点滴静脈注射を行う必要性を認めた場合に交付される。原則として交付期間は7日以内であるが，必要時再交付が可能である。

指示を受けた際には，使用薬剤，量，回数，投与時間などの必要事項を確認し，不明な点があれば問い合わせるなどの対応が必要である。

4 在宅での静脈注射実施のプロセスおよび実施のポイント

1 静脈注射実施に必要なアセスメントの視点

療養者の状態を観察し，指示された静脈注射が可能であるかのアセスメントや，実施中・実施後の経過に責任をもって対応できる知識・技術・対応力が必要である。

2　静脈注射の実施

在宅での静脈注射では，脱水改善のための補液や感染症治療のための抗菌薬などの点滴静脈注射が多い。近年，がん薬物療法を通院で実施することが増えたことから，在宅でも抗がん剤投与を行う場合があるが，ここでは詳述しない。

a 薬剤投与前の注意

主治医の指示を確認し，投与される薬剤の作用・有害反応（副作用）を理解しておく。訪問看護では基本的に訪問看護師単独での実施となるため，ダブルチェックが困難な場合が多い。よって，薬剤投与の際には誤薬防止に，よりいっそうの注意を払う必要がある。表Ⅱ-1-4 に誤薬防止のための 6R[10] を示す。

b 末梢静脈留置カテーテル挿入部位の選択

神経損傷などの合併症を防ぐため，静脈留置カテーテルを挿入する静脈の選択に留意する必要がある。表Ⅱ-1-5 のような末梢静脈留置カテーテル挿入部位の選択基準が示されている[11]。

c 必要物品

薬剤，注射針（翼状針，末梢静脈留置カテーテル），輸液セット，アルコール綿，駆血帯，絆創膏，滅菌フィルムドレッシング材，手袋，針廃棄ボックス，点滴スタンド（居宅にある洋服掛けやフックなどの代用品でも可），プレフィルドシリンジの生理食塩水（カテーテルをロックする場合）など。

針刺し事故防止のため，図Ⅱ-1-20 のような安全機能付きの器材や図Ⅱ-1-21 のような専用の針廃棄ボックスの使用が推奨されている。

d 薬剤投与時の注意

適切な静脈に末梢静脈留置カテーテルが挿入できたら，薬液を接続し，指示された滴下スピードを設定して注入を開始する。その際，改めて指示を確認し，誤薬のないように注意する。点滴静脈注射終了まで訪問看護師が滞在できない場合でも，注入開始後 20

表Ⅱ-1-4　誤薬防止のための 6R

Right Patient	正しい患者
Right Drug	正しい薬
Right Purpose	正しい目的
Right Dose	正しい用量
Right Route	正しい用法（経路）
Right Time	正しい投与時間

［日本看護協会（2013）：医療安全推進のための標準テキスト，p.21.］

表Ⅱ-1-5　末梢静脈留置カテーテル挿入部位の選択基準

1	カテーテル挿入には原則として上肢を使用する カテーテルが下肢に挿入されている場合は，組織損傷，血栓性静脈炎，および潰瘍が生じる危険性があるため，できるだけ早く上肢に挿入し直す（特に成人患者）
2	カテーテルの挿入部位は，上肢の末梢側から選択していく。カテーテルを再留置する場合は，これまでにカテーテルを挿入した部位より中枢側に留置する
3	成人患者では，神経を傷害する危険があるため，手首から12cmほどの橈骨に沿った部位は避ける 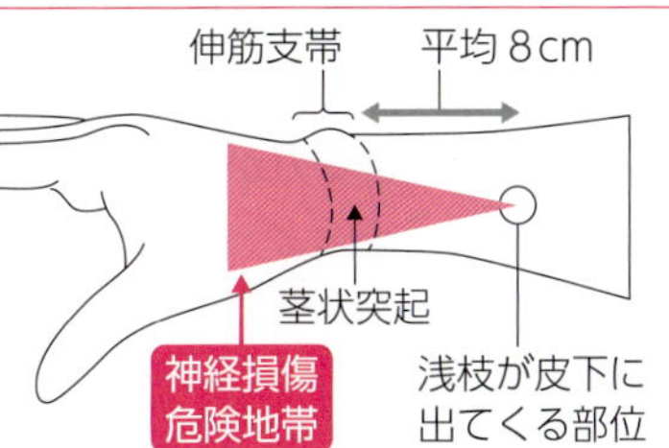
4	カテーテルの挿入時に避ける部位 ・屈曲部（肘部，手首） ・触診で疼痛が認められる領域 ・合併症（皮下出血，浸潤，静脈炎，硬化束状血管）を起こした静脈 ・手術や処置を行う予定がある領域
5	上肢にある以下の静脈での留置は避けることが望ましい ・腋窩リンパ節郭清を伴う乳房手術を受けた側 ・放射線療法を受けた側 ・リンパ浮腫がみられる側 ・麻痺のある上肢 ・透析用シャントに適した前腕および上腕の静脈（ステージ4または5の慢性腎疾患を有する患者）

[日本VADコンソーシアム編（2016）：輸液カテーテル管理の実践基準 輸液治療の穿刺部位・デバイス選択とカテーテル管理ガイドライン，p.12，南山堂]

図Ⅱ-1-20　安全機能付き静脈留置カテーテル（左）と安全機能付き翼状針（右）

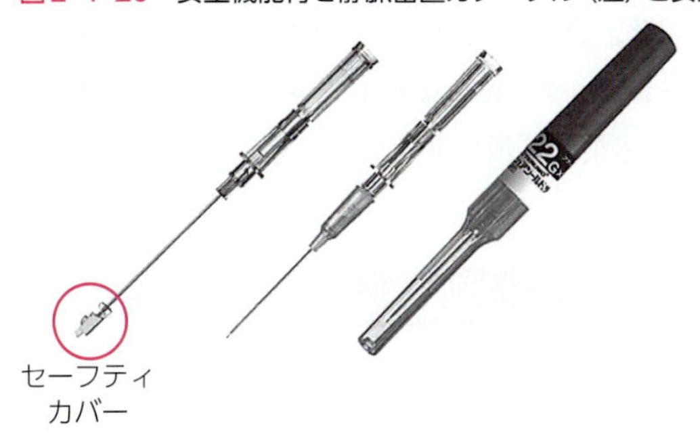

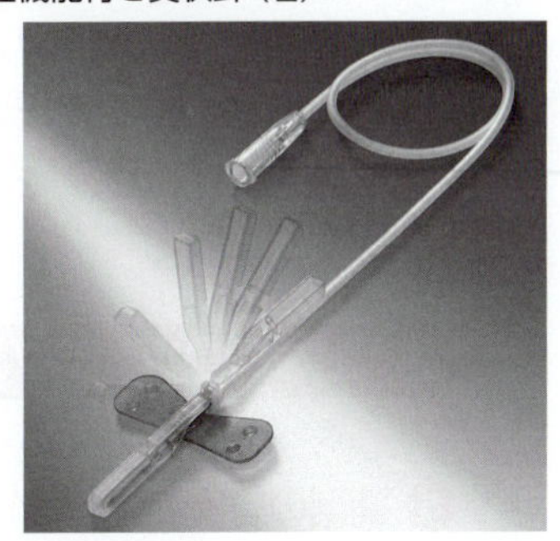

（テルモ）

図Ⅱ-1-21　針廃棄ボックス

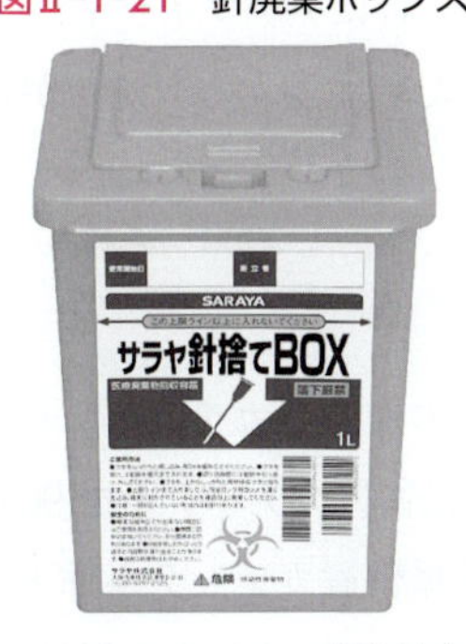

（サラヤ）

分程度は状態を観察する。また，療養者・家族に観察事項を伝え，異常がみられた場合の連絡方法を説明しておく。点滴静脈注射終了に時間がかかる場合は，移動や食事，排泄など生活動作への配慮も必要である。ワンショットの静脈注射であっても薬液注入中は，血管からの漏出がないか，有害反応はないかなどを注意深く観察する。

在宅では点滴静脈注射終了後の抜針や生理食塩水によるカテーテルロックを家族に実施してもらう場合がある。その際には，家族に負担となっていないか，理解力はあるか，実施できる力があるか，などを適切にアセスメントし安全に実施できるような指導が必要である。

e 廃棄物処理

使用済みの針や静脈留置カテーテルはリキャップせず，そのまま針廃棄ボックスに廃棄する。専用の針廃棄ボックスの使用が望ましいが，準備することが難しい場合は針が貫通しない蓋付きの瓶などで代用する。使用済みの針や留置カテーテルは，地域の取り決めに従って処理するが，多くの場合，処方した医療機関や薬局に返却されている。必ず廃棄先を確認し，療養者・家族にも説明する。針以外の鋭利でない廃棄物は通常，一般廃棄物として地域の定めに従って廃棄が可能であるが，これについても確認しておく。

5 起こりやすい異常やトラブル

1　在宅で静脈注射を行うことにより起こりやすい異常やトラブル

医師の指示受けの誤り，誤薬，投与方法の誤り，血管外漏出，神経損傷，禁忌事項の見落とし，アナフィラキシーショック，輸液ルートのトラブル（血液逆流，空気の誤入，出血，閉塞，自己抜去など），感染，針刺し事故などがある。

2　主な異常やトラブルの予防法と対処法

a 薬剤の有害反応（副作用）

投与される薬剤の作用・有害反応（副作用）について理解しておくとともに，投与開始後の観察を十分に行う。特にアナフィラキシー症状は薬剤投与開始から数分～20分くらいで起こることが多いため注意する。症状がみられた場合は，速やかに投与を中止し，主治医に連絡する。

b 静脈炎

関節から離れた上腕の血管へカテーテルを留置すると，静脈炎の発生頻度が低いといわれている。また，静脈留置カテーテルを96時間以上留置しないことも静脈炎予防には必要とされている。静脈留置カテーテル挿入部位は，滅菌フィルムドレッシング材で被覆し，発赤・腫脹・疼痛などの静脈炎の徴候を早期に発見し対処することが重要である。

図Ⅱ-1-22　静脈可視化装置 StatVein

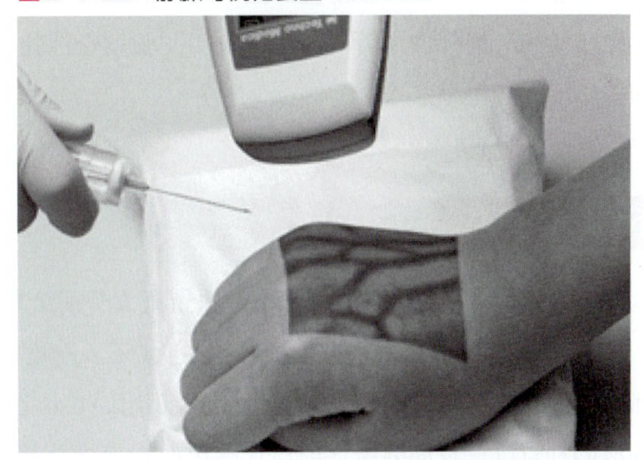

（テクノメディカ）

c 神経損傷

静脈注射や静脈留置カテーテル挿入の際に神経を損傷し，しびれ，痛み，知覚低下，脱力，冷汗，皮膚色調の変化などの症状が慢性化する複合性局所疼痛症候群（complex regional pain syndrome：CRPS）を発症することがある。静脈注射や静脈留置カテーテル挿入の際には前述した静脈選択の基準を守り，針を刺入後にさぐらない，必要以上に深く刺さない，痛みの訴え（電撃痛，放散痛など）があればすぐに針を抜く，抜針後も痛みが続くようならCRPSを疑い直ちに治療を開始するなどの対応が必要である。

確実に静脈を穿刺できるように静脈を可視化する図Ⅱ-1-22のような機器も開発されている。

d 針刺し事故

前述した安全機能付き器材や針廃棄ボックスの利用で事故予防に努めるとともに，事故発生時には適切な対応をとる。

6 皮下輸液の管理

輸液は本来，点滴静脈注射として実施されるが，静脈確保が困難な場合に薬剤を皮下に注入する方法が皮下輸液である。1950～1970年代まで手術前後や経口摂取が不可能な場合，小児領域などにおいて実施されていたが，点滴静脈注射法の発展・普及によってほとんど実施されなくなっていた。しかし，近年在宅医療での高齢者や終末期における輸液法として再び見直されてきている。

1　皮下輸液の適応

血管確保ができない，留置カテーテルを自己抜去される，在宅や福祉施設入所者であるなど末梢静脈からの輸液が管理上困難な場合や，療養者や家族が静脈からの輸液を希望しない，経静脈カテーテルの留置が医学的に不適当であるなどが適応とされている。

なお，出血傾向，播種性血管内凝固（DIC），強度な浮腫がある場合は，皮下輸液は禁忌とされている。

2 皮下輸液の実際

腹壁，肋間または背部に21～23Gの静脈留置カテーテル（プラスチック製を推奨）を留置し，1日500～1,000mL程度の輸液を投与する。一度に大量の輸液を投与する方法と24時間かけて投与する方法があるが，後者が用いられることが多い。

皮下輸液の利点は，点滴静脈注射に比べ出血や感染などの合併症が少なく，過剰投与の危険がないなど，安全性が担保されていること，管理が容易であるため在宅療養者や施設入所者でも比較的安全に輸液が可能なこととされている。

欠点としては，吸収が緩やかなため急性期治療には不適切であること，自然落下で投与量が一定しないこと，等張液以外は疼痛や発赤などの副作用をきたすことがあるため注入できる薬剤が制限されることなどがある[12]。

皮下輸液も主治医の指示により実施するが，適応について十分にアセスメントし，実施する場合には点滴静脈注射に準じて観察を行う。

7 在宅での輸血について

在宅での輸血は安全性の面から積極的には推奨されてこなかったが，在宅医療の普及に伴いそのニーズは高まりつつある。しかし，在宅で輸血を実施するには通常の輸液管理以上に慎重な施行が求められ，安易に実施すべきではないと考えられる。十分なアセスメントの結果，在宅での輸血が必要であると判断された場合は，主治医との密な連携のもとで，安全に実施できる体制を整えることが重要である。

日本輸血・細胞治療学会は「在宅赤血球輸血ガイド」[13]を公開し，在宅における輸血の安全な実施を呼びかけている。

8 多職種との連携

末梢輸液管理においても，主治医や薬局などとの連携を図ることが必要である。主治医とは訪問看護指示書，訪問看護計画書・報告書での連携はもちろんのこと，適宜電話や訪問などで連携を図り，療養者の安心・安全を確保する。薬局は必要物品の調達，薬剤の配達，針の廃棄などの役割を担っており，必要に応じて連携していく。

引用文献

1）社会保険研究所（2018）：医科点数表の解釈 平成30年4月版，p.464，社会保険研究所.
2）日本老年医学会編（2012）：高齢者ケアの意思決定プロセスに関するガイドライン 人工的水分・栄養補給の導入を中心として．http://www.jpn-geriat-soc.or.jp/info/topics/pdf/jgs_ahn_gl_2012.pdf
3）日本摂食嚥下リハビリテーション学会医療検討委員会（2015）：間歇的口腔食道経管栄養法の標準的手順，日本摂食嚥下リハビリテーション学会誌，Vol.19，No.3，p.234-238.
4）井上善文編（2015）：経腸栄養剤の選択とその根拠，p.58，フジメディカル出版.
5）矢吹浩子編（2016）：ナースのためにナースが書いた ココが知りたい栄養ケア，p.104，照林社.
6）社会保険研究所（2018）：医科点数表の解釈 平成30年4月版，p.177，社会保険研究所.
7）前掲書6)，p.463.
8）日本看護協会編（2016）：看護に活かす基準・指針・ガイドライン集 2016，p.103-104，日本看護協会出版会.
9）全国訪問看護事業協会・日本訪問看護振興財団（2004）：訪問看護における静脈注射実施に関するガイドライン，p.8，訪問看護事業協会・日本訪問看護振興財団.
https://www.zenhokan.or.jp/wp-content/uploads/guide03.pdf
10）日本看護協会（2013）：医療安全推進のための標準テキスト，p.21，日本看護協会.
http://www.nurse.or.jp/nursing/practice/anzen/pdf/text.pdf
11）日本VADコンソーシアム編（2016）：輸液カテーテル管理の実践基準 輸液治療の穿刺部位・デバイス選択とカテーテル管理ガイドライン，p.12，南山堂.
12）日本緩和医療学会緩和医療ガイドライン委員会編（2013）：終末期がん患者の輸液療法に関するガイドライン 2013年版，p.41-43，金原出版.
13）日本輸血・細胞治療学会（2017）：在宅赤血球輸血ガイド.
http://yuketsu.jstmct.or.jp/wp-content/uploads/2017/10/685cbd22710cc14528f43ad15b9b8603.pdf

参考文献

- 日本静脈経腸栄養学会編（2013）：静脈経腸栄養ガイドライン 静脈・経腸栄養を適正に実施するためのガイドライン 第3版，照林社.
- 鈴木博昭，他監，PEG・在宅医療研究会（HEQ）編（2013）：PEG用語解説，フジメディカル出版.
- 日本病態栄養学会編（2014）：認定NSTガイドブック 2014，メディカルレビュー社.
- 吉田貞夫（2015）：経腸栄養 管理プランとリスクマネジメント，サイオ出版.
- 日本摂食嚥下リハビリテーション学会医療検討委員会（2015）：間歇的口腔食道経管栄養法の標準的手順，日本摂食嚥下リハビリテーション学会誌，Vol.19，No.3.
- 日本静脈経腸栄養学会編（2017）：静脈経腸栄養テキストブック，南江堂.
- 荒井保明，他編著（2014）：中心静脈ポートの使い方 安全挿入・留置・管理のために 改訂第2版，南江堂.
- 井上善文（2015）：栄養管理テクニック1 静脈栄養，照林社.
- 矢吹浩子編（2016）：ナースのためにナースが書いた ココが知りたい栄養ケア，照林社.
- 日本訪問看護振興財団（2004）：訪問看護における静脈注射実施に関するガイドライン，日本訪問看護振興財団．https://www.zenhokan.or.jp/wp-content/uploads/guide03.pdf
- 川西千恵美編著（2014）：今はこうする！看護ケア，p.8-16，照林社.
- 在宅医療助成勇美記念財団（2015）：在宅医療テキスト 第3版，p.106-109.
http://www.zaitakuiryo-yuumizaidan.com/textbook/chapter/1
- 京都大学医学部附属病院看護部編（2017）：Ⅳナース認定プログラム技能認定テキスト 静脈注射 輸液管理，サイオ出版.
- 日本輸血・細胞治療学会輸血副作用対応ガイド改訂版作成タスクフォース委員会編（2015）：わかりやすいベッドサイドの輸血ガイド，日本輸血・細胞治療学会.
- 北澤淳一，他（2017）：在宅赤血球輸血ガイド，日本輸血細胞治療学会誌，Vol.63，No.5，p.664-673.

参考サイト

- NPO 法人 PDN（Patient Doctors Network）．http://www.peg.or.jp/
- 日本静脈経腸栄養学会．https://www.jspen.or.jp/
- PEG・在宅医療学会．http://www.heq.jp/
- 日本医療機能評価機構：医療安全情報 経鼻栄養チューブの誤挿入．http://www.med-safe.jp/pdf/med-safe_121.pdf
- 日本老年医学会．https://www.jpn-geriat-soc.or.jp/proposal/guideline.html

2 スキンケアと褥瘡ケア

ねらい

在宅療養者の皮膚や粘膜の状態，創傷状態に合わせたスキンケアができる。

目　標

1. 皮膚および創傷状態のアセスメントができる。
2. スキンケアの基本が理解できる。
3. 在宅での褥瘡の状態に応じたケアが適切にできる。

1 スキンケアの基本

1 正常な皮膚の状態

1 皮膚の構造

皮膚は，体表から順に，表皮，真皮，皮下組織の3層からなり（図Ⅱ-2-1），身体全体を覆う人体最大の臓器である。

a 表皮の構造

表皮は，厚さが平均約0.2 mmの薄い膜で，皮膚の最外層を覆っている。外部からの異物の侵入や身体の水分の蒸散を防ぐバリアとなって，内部を保護する。表皮は深層から順に，基底層，有棘層，顆粒層，角層に分けられる。基底層の基底細胞は分裂を繰り返しながら上層へ向かい，通常45日で角層から垢として脱落する。この回転周期をターンオーバーという。

角層は表皮の最表面にあり，平均して0.02 mmの厚さでバリア機能と保湿機能という役割がある。角質細胞間脂質の50%を占めるセラミドは高い水分保持効果をもち，体内の水分蒸泄や皮膚の乾燥を防いでいる。さらに表面には汗や皮脂などが混ざり合って形

図Ⅱ-2-1　皮膚の構造

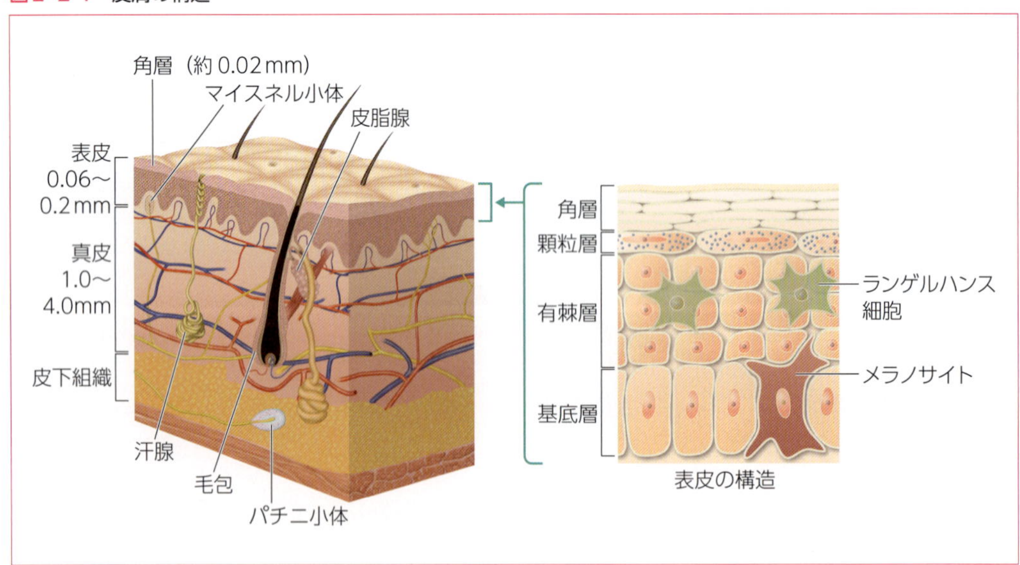

図Ⅱ-2-2　角層のバリア機能

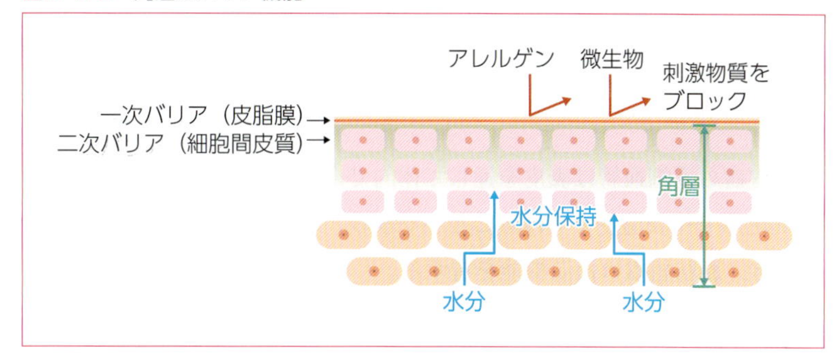

成された皮脂膜で覆われている。皮脂膜はpH 4～6の弱酸性であり，抗菌作用により細菌感染を防いでいる。緩衝作用により，一時的にアルカリ性にさらされても，時間が経つと弱酸性の状態に戻すことができ，化学的刺激から皮膚を守っている（図Ⅱ-2-2）。

b 真皮の構造

真皮は表皮の内側にあり，平均約2mmの厚さがある。真皮は膠原線維（コラーゲン）と弾性線維（エラスチン），基質成分で形成され，皮膚の張りやしわ，たるみに影響する。また真皮には毛細血管や知覚神経終末，毛包や皮脂腺，汗腺など付属器が存在している。

真皮上層には，真皮乳頭と呼ばれる突起が表皮下層の表皮突起と組み合わさるように密着している。この構造が，表皮に栄養を送りやすくし，表皮と真皮をはがれにくくしている。

c 皮下組織の構造

皮下組織はほとんどが脂肪細胞で占められ，体温の保持や外力に対してクッションの役割を果たす。

2 皮膚の生理機能

皮膚の生理機能として重要なのは，身体を外敵から守るバリア機能である。そのほかに体温調節機能，神経系への作用，免疫機能等も有している。

a バリア機能

バリア機能とは皮膚表面の角層がもつ働きである。以下の2点の機能がある。

①肌（皮膚）表面から，ほこりや菌などの外部刺激が体内に入るのを防ぐ。

②身体の水分が，体外に過剰に蒸散するのを防ぎ，身体が乾燥しないようにする。

角層のバリア機能は皮脂膜，角層細胞間脂質，天然保湿因子（MMF）により機能を維持している。バリア機能が低下した皮膚は，角層が傷んで水分が体外に出るため，アレルゲンや微生物が侵入しやすい状態になる。バリア機能が低下する原因として紫外線，温度・湿度の変化，摩擦・ずれ・圧迫による刺激，排泄物などの刺激，皮脂などの汚れ，空気中のほこり・ゴミ，化学物質，石鹸・洗剤，内的要因として，疾患などによる免疫力の低下，加齢による新陳代謝の低下，生活リズムの乱れ，ストレスなどがある。

b 体温調節機能

皮膚の毛細血管は表皮を通して体内で産生された熱を放散している。また発汗による気化熱で体表温度を下げることができる。寒いときは毛細血管を収縮させ，熱の放散を防ぎ，脂肪組織は保温機能を有する。

c 神経系への作用

触覚や温覚，痛覚をとらえる知覚機能がある。皮膚刺激は感覚情報としてそのまま脳へ伝えられるだけでなく，反射性に自律神経系を介して内臓機能や脳機能にさまざまな影響を及ぼす[1)]。例えば，腰背部温罨法で皮膚を温めることにより，副交感神経が優位となり，腸蠕動が促されることなどがある。

d 免疫機能

表皮には，「ランゲルハンス細胞」が存在する。「ランゲルハンス細胞」は表皮一面に突起を張り巡らせ，外敵の侵入を見張っている。「ランゲルハンス細胞」は病原菌やウイルスなどの外敵を認識すると活性化し，表皮から免疫細胞が集合するリンパ節へと遊走する。そして，T 細胞などのさまざまな免疫細胞を活性化して外敵を排除し，表皮を健康に保つ。

2 ドライスキン

1　ドライスキンとは

表皮の角層の柔軟性が低下し，脆くなり，角質水分量が減少した状態である。ドライスキンでは，皮膚の保湿能である皮脂膜，角質細胞間脂質，天然保湿因子が減少し，バリア機能の低下をきたしており，角層の隙間から微生物やアレルゲンなどが入り込みやすい。またバリア機能の低下により，物理的・化学的刺激を受けやすく，通常は真皮内に存在する神経線維が活性化され，表皮内へ伸長・増加し，知覚受容体が増え，痒みが発生する。痒みによる掻把は，NGF（神経成長因子）やサイトカインなどを産生し，ますます神経線維の伸長を促すだけでなく，NGF が肥満細胞から痒みの原因物質であるヒスタミンの放出を誘導し，痒みが増強するという悪循環をもたらす。

2　ドライスキンになりやすい高齢者の皮膚

高齢になるにしたがい皮膚はドライスキンになりやすくなる。老化により皮膚のうるおいを保つ「セラミド」や天然保湿因子が減少し，皮脂を作り出す機能が低下することが原因である。加えて失禁によりおむつを利用している高齢者は，頻回な排泄のたびに洗浄や清拭により，バリア機能が低下し，さらにドライスキンとなる。一方でおむつ内は高温多湿の環境であり，アンモニアや消化酵素を含んだ尿や便の付着により皮膚は浸軟する。浸軟とは細胞内の水分が増加し，角質細胞間の結びつきがルーズになり，角質細胞間脂質の流出により体内の水分喪失が増え，バリア機能を失い，物理的刺激に弱く皮膚障害が起きやすい状態である。このようにおむつを使用している高齢者の皮膚はドライスキンに加え，バリア機能の低下が起こりやすいため，スキンケアなどによる予防が重要である。

3 正しい保清と皮膚の保護

日本褥瘡学会の定義・解説によると，スキンケアとは「皮膚の生理機能を良好に維持する，あるいは向上させるために行うケアの総称である。具体的には皮膚からの刺激物，異物，感染源などを取り除く洗浄，皮膚と刺激物，異物，感染源などを遮断したり，皮膚への光熱刺激や物理的刺激を小さくしたりする被覆，角層の水分を保持する保湿，皮膚の浸軟を防ぐ水分の除去などをいう」[2] と記載されている。このことから，看護におけるスキンケアの基本とは，皮膚のバリア機能の維持・向上を目指した洗浄，保湿，保護をそれぞれ適切な方法で行うことであるといえる。

a 洗 浄

スキンケアにおける洗浄の目的は，汚れを取り除き，皮膚を清潔に保つことである。

皮膚の汚れは皮膚の生理機能を低下させ，細菌や真菌の増殖や皮膚病の誘発・悪化の原因となる。例えば，寝たきりの高齢者や乳幼児などが汗や尿・便で不潔な状態が続くと，皮膚はアルカリ性に傾き細菌が繁殖しやすくなり，さまざまな皮膚障害を引き起こす。高齢者のように皮膚の組織耐久性が低下した脆弱な皮膚の場合は，できるだけ皮膚に物理的刺激を与えず，効果的に汚れを落とす方法を選択する必要がある。

洗浄方法

- 皮脂の喪失を防ぐため，入浴では熱い湯（湯温は38～40℃程度）や長湯を避ける。
- 低刺激，弱酸性の洗浄剤を選択する（ドライスキンの場合はセラミド配合がなおよい。図Ⅱ-2-3）。
- 洗浄剤はよく泡立て，皮膚に乗せて少し時間をおき，汚れを浮かせてから，皮膚を軽くなでるようにやさしく洗浄し，たっぷりの微温湯で洗い流す（決して擦らない）。
- 水分の拭き取りは柔らかい素材のタオルなどで軽く押さえるようにして擦らない。
- 入浴できない際や，気管切開部周囲など，水で洗い流せない部位には，洗い流し不要の洗浄剤を活用する。
- 洗浄剤を使った洗浄は１日１回にとどめる。

b 保 湿

ドライスキンを予防するために保湿は重要である。おむつを使用している高齢者は失禁による湿潤で浸軟を繰り返すことによりドライスキンになりやすい。

図Ⅱ-2-3　保湿洗浄剤の例

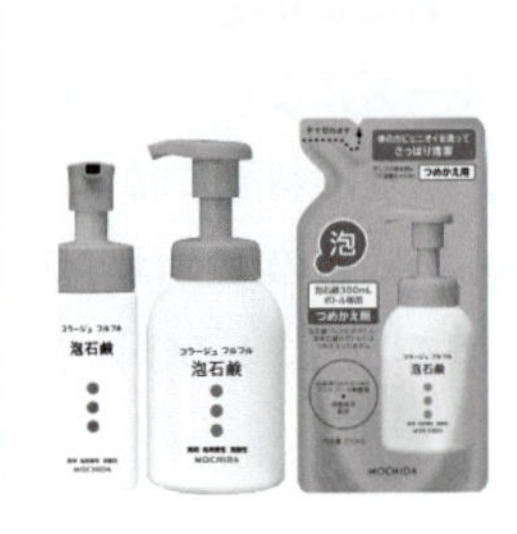

コラージュフルフル泡石鹸（持田ヘルスケア）
弱酸性で，抗菌作用に加え抗真菌作用があり，褥瘡患部や，カビが繁殖しやすいおむつ内の洗浄に使用する。

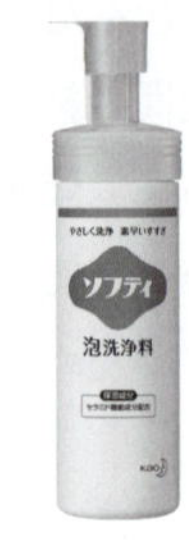

ソフティ泡洗浄料［花王プロフェッショナル・サービス（株）］
弱酸性で保湿成分（セラミド）配合。洗い流し不要。高齢者の皮膚の改善に効果があったという研究報告あり。

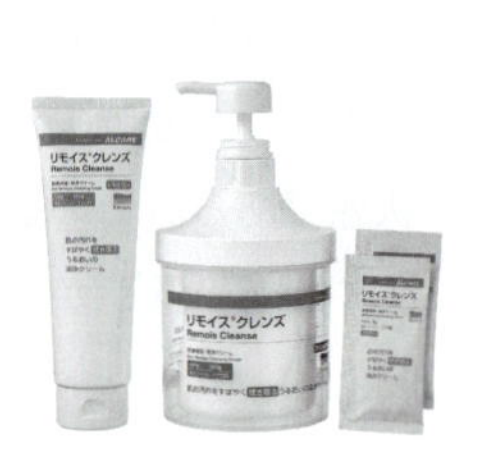

リモイス® クレンズ（アルケア）
洗い流し不要の洗浄剤。天然オイル配合で，しっとりなめらかに保ち，乾燥を防ぐ。

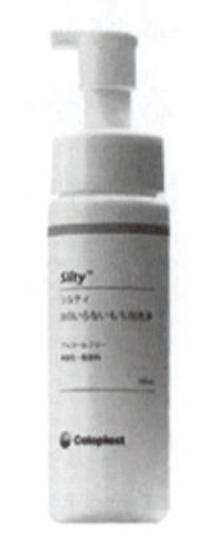

シルティ水のいらないもち泡洗浄（コロプラスト）
洗い流し不要で，泡の出るタイプで液だれしない。天然保湿成分（セリシン）配合で保湿効果が高く，アルコール不使用で低刺激。

表Ⅱ-2-1　保湿剤の種類（医薬品）

エモリエント	モイスチャーライザー	
油脂性軟膏	尿素製剤	ヘパリン類似物質
白色ワセリン プロペト® 親水軟膏	ケラチナミン ウレパール® パスタロン®	ヒルドイド®

［石川環（2011）：スキンケア，日本褥瘡学会誌，Vol.13，No.2，p.103］

最も有効な保湿ケアは洗浄後に保湿剤を塗布することである。セラミド配合の保湿剤が皮膚の水分保持効果に優れていることが石川らの実験でも明らかとなっている[3)]。正常な皮膚にはセラミド分子は透過しないが，バリア機能が低下した皮膚には，角層にセラミドが浸透し，保湿効果が持続する可能性が示唆されている。ほかにも保湿剤には水分蒸発を抑え，角層の水分量を増加させる「エモリエント効果」と，成分自体が水と結合し蒸発を防ぐ「モイスチャーライザー効果」がある（表Ⅱ-2-1）。

保湿方法

- 皮膚の脆弱性やドライスキンが強い場合は，伸びがよく，セラミド配合の保湿剤を選択し，1日2回塗布できるとよい（手のひらで温めると伸びがよくなる）。
- 保湿剤（図Ⅱ-2-4）の使用量は，大人の手のひら2枚分に塗布する場合は，軟膏やクリームはチューブから出して第一関節分，ローションタイプは一円玉程度が目安である。
- 角層が湿って膨張していると，皮膚透過性が高くなるため，入浴直後に保湿剤を塗布することで，吸収されやすく効果的である。
- セラミドなどの保湿成分が含まれる入浴剤（図Ⅱ-2-4）を使用する。

C 保　護

皮膚を保護する主なスキンケアは，尿・便失禁がある場合には，撥水効果や被膜効果のあるスキンケア用品を使用し，過湿潤や浸軟から皮膚を守ることである。また臀部の

図Ⅱ-2-4　保湿剤と保湿入浴剤の例

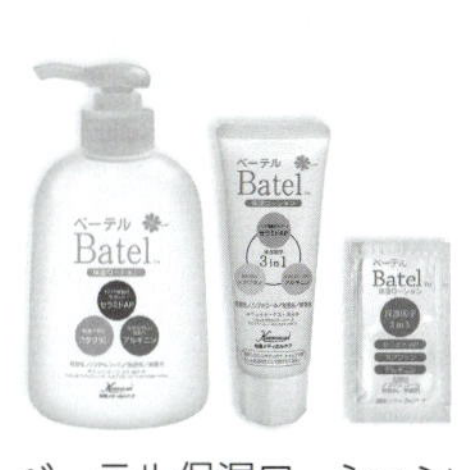

ベーテル保湿ローション（ベーテル・プラス）
保湿三大因子配合。類似する製品に比べ比較的安価。

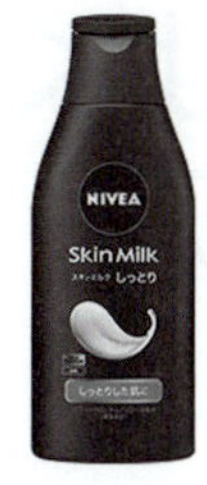

ニベアスキンミルクしっとり（花王）
セラミド 2，トレハロース，高保水型ヒアルロン酸配合。ドラッグストアで購入でき，安価。

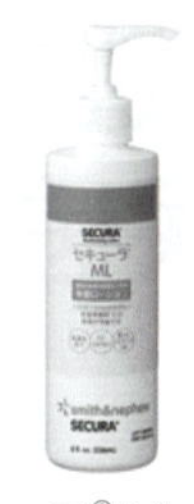

セキューラ® ML（スミス・アンド・ネフュー）
保湿効果があるが，べとつかないので塗布後にテープなどが貼付できる。類似した製品に比べ安価。

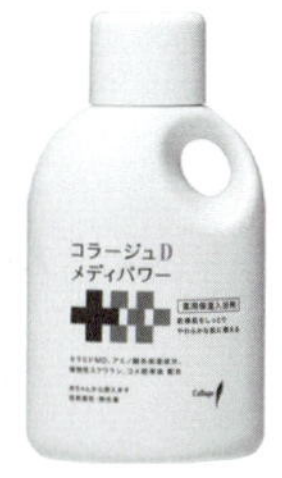

コラージュDメディパワー薬用保湿入浴剤（持田ヘルスケア）
スクワラン，セラミドMD配合。低刺激性で，アトピー体質にも安心して使用できる。

図Ⅱ-2-5　浸軟予防・保湿・撥水効果のあるスキンケア用品

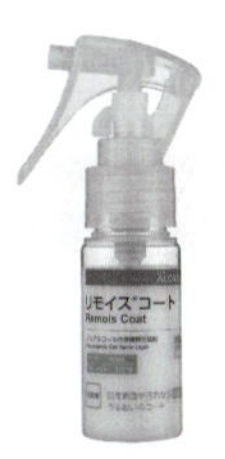

リモイス® コート（アルケア）
スプレータイプのノンアルコール性の被膜剤。低刺激，保湿成分を配合している。噴霧後，テープ貼付可能。

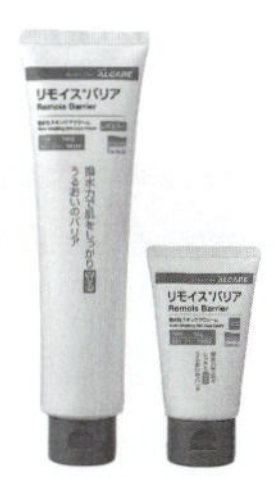

リモイス® バリア（アルケア）
弱酸性でpH緩衝能が高く，便尿汚染に強く，保湿効果が高い。

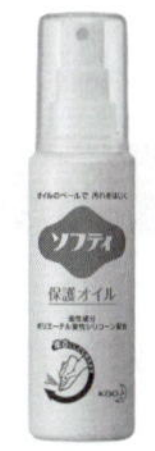

ソフティ保護オイル［花王プロフェッショナル・サービス(株)］
ポリエーテル変性シリコーン配合で長時間の撥水効果がある。皮膚の水蒸気の透過性に優れており，ムレを防ぐ。スプレータイプで，指で伸ばす必要がない。スクワラン，グアイアズレン配合で保湿，保護効果がある。

浸軟部位にワセリンを使用しないように注意する。ワセリンはエモリエント効果があり，水分の蒸発を抑制し，角層の水分量を増加させるため，すでに角層の水分が増加した皮膚に塗布することでかえって浸軟を助長することがある。

保護方法

- 保護剤には，皮膚からの水分蒸散を妨げず，撥水・保湿効果のあるクリームやスプレータイプのオイル，非アルコール性被膜剤などがある（図Ⅱ-2-5）。皮膚の状態や療養者の生活を考慮し，使いやすいものを選択する。
- おむつ交換時に皮膚の撥水や保護効果を確認し，追加して使用する。

2 在宅療養者によくみられる皮膚疾患とケア

1 皮膚・粘膜の清潔および創傷のケアに必要なアセスメントの視点

1 高齢者の皮膚の特徴

高齢者の皮膚は脆弱であり，さまざまな皮膚トラブルを引き起こしやすい。表Ⅱ-2-2のような皮膚の特徴を踏まえアセスメントする。

2 スキンケアや創傷ケアに必要なアセスメントの視点（表Ⅱ-2-3）

ⓐ 生活や取り巻く環境をみる

室内の温度や湿度，清掃の状況，セルフケア状況，食生活，生活習慣，これまで紫外線の影響をどれだけ受けていたか，疾患やその治療，医療機器や介護用品による外力などがスキントラブルに影響している可能性がある。

皮膚の観察の前に，着用している寝衣が皮膚の生理機能を保つために適切であるか，汚染はないか，またおむつ，パッド，被覆材などを観察し，付着している内容や量を確認する。

ⓑ 皮膚を観察する

皮膚の状態から生活やケア状況がわかり，皮膚の観察とアセスメントは疾患の早期発

表Ⅱ-2-2 高齢者の皮膚の特徴と起こりうる問題

皮膚の特徴	起こりうる問題
表皮の菲薄化	皮膚強度やバリア機能，免疫力の低下
表皮突起の平坦化	表皮剥離しやすい
真皮乳頭層の毛細血管係蹄消失	表皮への栄養が不足する
皮脂分泌の減少	バリア機能の低下
セラミド・天然保湿因子の減少	水分保持能力の低下
真皮の老化	容易に血管が破綻しやすい
脂肪組織の減少	クッションの役割が低下

表Ⅱ-2-3　皮膚の徴候別アセスメント

皮膚の徴候	原因や起こりうる問題
乾燥（ドライスキン）	皮膚の老化，低栄養，浮腫によるもの
瘙痒	乾燥が原因のことが多い。掻破による損傷を招く
浸軟	発汗やおむつ使用，失禁により角層の過剰な水分の増加 物理的・化学的・免疫学的バリア障害が出現する
菲薄	加齢やステロイド薬，低栄養，剥離刺激などで皮膚が萎縮する
肥厚	ターンオーバー低下による角質の蓄積，外力が繰り返し加わり反応性に角質が増殖，排泄物の付着など
皮下出血	出血傾向，血管の脆弱化，表皮と真皮の結びつきの低下
浮腫	低タンパク血症，腎・心不全，静脈還流障害，リンパ流障害など
黄疸	溶血，肝細胞障害，胆管系の閉塞など。乾燥や瘙痒を招く
瘢痕	瘢痕部は皮脂腺や汗腺がなく，バリア機能の低下
色素沈着	継続的に摩擦・刺激が起きている
骨突出	痩せや変形，拘縮により皮膚の緊張度が高く外力を受けやすい

見や適切なスキンケアの提供につながる。全身の皮膚の状態を観察できる場として，入浴介助を積極的に行うとよい。

2 在宅療養者によくみられる皮膚疾患

1 疥　癬

a 疾患の特徴と症状

ヒゼンダニが皮膚の角層に寄生し，トンネルをつくり移動しながら，産卵を繰り返し増殖する。感染経路はヒトからヒト，または寝具を介して伝播する。1～2カ月の潜伏期間の後，体幹や四肢に痒みを伴う丘疹が発生し，疥癬トンネルや水尾徴候（手関節から手掌，手指のしわの上に船の後ろに続く水しぶきの跡のように末広がりになる鱗野を後方に配した皮疹）などの特徴的所見を呈する。通常の疥癬に加え，角化型疥癬（ノルウェー疥癬）があり，高齢者や免疫力の低下した患者に寄生した場合，ヒゼンダニが爆発的に増加し重症化することがある。

b 診　断

臨床症状とヒゼンダニの検出，疥癬患者との接触の機会の3つを勘案して診断する。

c 治　療

外用薬ではフェノトリンローション，内服薬ではイベルメクチンがあり，通常はいずれかを使用する。フェノトリンローションは全身くまなく塗り，1週間隔で，少なくとも2回塗布する。イベルメクチンは空腹時に200 μg/kgを1回，重症型の場合は，1～2週間以内に2回目の投与を考慮する。外用薬，内服薬いずれも虫卵には効果が低いため，卵が孵化し成虫になるまでの10日前後の間に2回目の治療を行う必要がある。また生活をともにする家族全員が一斉に治療を行う必要がある。

d ケアのポイント

- 普段から皮膚をよく観察し，瘙痒を訴える療養者には常に疥癬を念頭においてケアを行い，早期発見に努める。
- 皮膚の清潔を保つため，できるだけ入浴を行う。
- 外用薬の塗布の翌日以降は，ワセリンで保湿・保護する。
- 爪は短くし，手指の清潔に努める。
- 衣類は化学繊維を避け，木綿を選択する。
- 温熱刺激で瘙痒感を増すことがあるので，室温や掛物などを調整する。
- 抗ヒスタミン薬を検討する。
- 精神的ストレスを除去し，情緒の安定に努める。
- 通常疥癬では肌と肌の直接接触を避け，タオルなど肌に触れるものの共用を避ければ，特別な対応は不要である。
- 角化型疥癬は感染力が強いため隔離し，ケアの際には予防衣や手袋を着用する。洗濯物や衣類・リネンは落屑が飛び散らないようにビニールに入れて別に扱い，50℃以上の湯に10分以上浸す，または乾燥機を使用するとヒゼンダニは死滅する。
- 落屑は多数のヒゼンダニを含んでいるため，ピレスロイド系殺虫剤を噴霧した後，掃除機で清掃するか，落屑が落ちている居室を2週間閉鎖する。

2　湿疹，皮膚炎

a 疾患の特徴と症状

湿疹や皮膚炎は最も多く遭遇する皮膚疾患である。症状は瘙痒や，発赤，落屑，漿液性丘疹などがあり，慢性化すると皮膚の肥厚や苔癬化，色素沈着などを伴う。原因はアトピー素因などの内的因子によるものと，刺激物質やアレルゲンなどの外的因子によるものがある。湿疹の多くは外的刺激による接触性皮膚炎である。

b 診　断

パッチテストが有用である。

c 治　療

原因を確定し，その原因との接触を断つ。ステロイド外用薬とともに抗ヒスタミン薬，ステロイド内服薬が第一選択の一つである。

d ケアのポイント

- アレルギー性接触皮膚炎の原因は，植物や金属，化粧品，医薬品，ラテックスなどが多い。原因物質を調べるためには，生活環境，食事内容，趣味や仕事などについて問診を丁寧に行い，発症部位と合わせて原因を推理していく。
- 原因となる物質がわかったら，使用を中止するだけでなく，代替品があるかなど，ともに考え生活に支障がないようにしていく。

3 帯状疱疹

a 疾患の特徴と症状

幼少期に罹患した水痘・帯状疱疹ウイルスが神経節に潜伏し，成人となってから疲労や免疫不全などにより再活性化した感染症である。まず身体の片側に神経痛が生じ，数日後に赤い丘疹や水疱が上肢から胸背部，眼の周囲，口唇，耳などに神経の走行に沿って帯状に出現する。約3週間で皮疹は治癒するが，後遺症として帯状疱疹後神経痛が長期にわたり残存することがある。急性期は侵害受容性疼痛による痛みが主であるが，時間経過とともに，神経障害性疼痛に変化していくと考えられている。激痛が持続し，生涯続くこともあり，多くの患者は抑うつ傾向となる。

b 診　断

一般には臨床症状で判断するが，虫刺されや接触性皮膚炎，単純ヘルペスなどの疾患と鑑別を要することがある。

c 治　療

- できるだけ早く診断し，抗ヘルペスウイルス薬の全身投与を早期に開始する必要がある。重症の場合は入院し，抗ヘルペスウイルス薬の点滴静注が必要である。
- 局所は，初期では非ステロイド性抗炎症外用薬，水疱期以降では化膿疾患外用薬を塗布する。
- 帯状疱疹後神経痛の治療の中心は薬物療法で，日本ペインクリニック学会の「神経障害性疼痛薬物療法ガイドライン」[4]が参考になる。神経ブロックや心理療法，リハビリテーションなども組み合わせて行うことで症状が緩和することもある。

d ケアのポイント

- 早期に発見し，専門医の診断・治療を受けることが重要である。
- 疼痛に対しては保温が効果的であり，患部を冷やさないようにし，入浴により血行の促進を図る。
- 二次感染が起こらないように，清潔ケア，掻破予防，皮膚の保護を行う。
- 疲労や免疫低下がきっかけになることが多いため，睡眠や食事，運動など生活習慣を見直し，普段から予防的に支援する。

- 慢性化した帯状疱疹後神経痛の患者に対しては，あきらめず個々の患者に合った治療が受けられるよう支援したうえで，痛みと上手に付き合う対処方法や日常生活の工夫をともに考え寄り添い続けることが大切である。

4 薬疹

a 疾患の特徴と症状

体内に入った薬剤またはその代謝産物により誘発された皮膚粘膜病変である。薬疹はさまざまな発疹型を呈するが，最も多いのは紅斑丘疹型で全身左右対称性に，大小の紅斑や丘疹を認める。漢方薬，ビタミン剤，健康食品，長期に内服している薬剤でも薬疹を起こす可能性がある。

b 診断

パッチテストや内服試験，血液検査などがある。

c 治療

- 原因薬を可能な限り中止し，中止困難な場合は系統の異なる薬剤に変更する。
- 軽症であればステロイド外用薬を塗布し，重症であれば，入院しステロイド薬の全身投与を行う。
- 痒みの強い例ではステロイド外用薬と抗ヒスタミン薬の内服を併用する。

d ケアのポイント

- 全身状態がよい場合はシャワー，入浴は可能である。
- 痒みが強いときは冷やすと症状が和らぐことがある。
- 原因薬を再度服用しないよう指導する。
- 高熱，粘膜疹，水疱形成がみられたら，重症薬疹への進展を疑い，専門医へ相談する。

5 老人性皮膚瘙痒症

a 疾患の特徴と症状

皮膚病変を認めないにもかかわらず，痒みを生じる状態を皮膚瘙痒症と呼ぶ。掻破による色素沈着や掻破痕を生じていることがある。汎発性と限局性がある。原因はドライスキン，内服薬，基礎疾患に伴う場合がある。

b 診断

原因として最も多いのはドライスキンによるものである。皮膚瘙痒症を生じることがある基礎疾患をスクリーニングするため，各疾患に応じた検査を行う。原因が特定できない場合は精神障害による皮膚瘙痒症の可能性も否定できない。

c 治療

- ドライスキンの場合は保湿外用剤を塗布し，皮膚刺激の回避を行う。
- 痒みの原因が内臓疾患に由来する場合はその治療を行う。
- 薬剤が原因であることが疑われる場合は内服薬の中止または変更を行う。
- 鎮痒目的でステロイド外用薬・抗ヒスタミン外用薬を塗布する。

d ケアのポイント

- 皮膚の清潔・洗浄，保湿をスキンケアの基本に準じて行う。
- 害虫駆除など室内を清潔にし，適温・適湿を保つ。
- 血行がよくなり痒みが増す場合は局所の冷却が有効である。
- 掻破予防のため，爪を切り，状態によっては手袋や包帯による保護を検討する。
- 過度の飲酒，コーヒー，香辛料の摂取は毛細血管を拡張させ，瘙痒感が増すため避ける。
- 精神的ストレスを除去し，情緒の安定に努める。

3 褥瘡予防と褥瘡ケア

1 褥瘡予防

1 褥瘡の発生因子

日本褥瘡学会では褥瘡を,「身体に加わった外力は骨と皮膚表層間の軟部組織の血流を低下，あるいは停止させる。この状況が一定時間持続されると，組織は不可逆的な阻血性障害に陥り褥瘡となる」[5]と定義している。つまり，外力がかかることで骨によって圧迫された組織が障害された状態である。さらに垂直方向の圧力のみならず,「引っ張り応力」「せん断応力」といわれるずれ力が加わり，組織障害が助長される。

褥瘡の発生はこのような局所の圧力の要因に, 組織耐久性の低下が加わって起こる（図Ⅱ-2-6）。

褥瘡予防，治療のためには，療養者の日常生活自立度，病的骨突出，関節拘縮，浮腫，栄養状態，多汗，尿・便失禁などの身体の状況や,「体位変換，体圧分散用具，頭側挙上，スキンケア，食事摂取，リハビリテーション，介護力」などの環境要因を観察しアセスメントすることが重要である。

図Ⅱ-2-6 ブレーデンらの褥瘡発生概念図

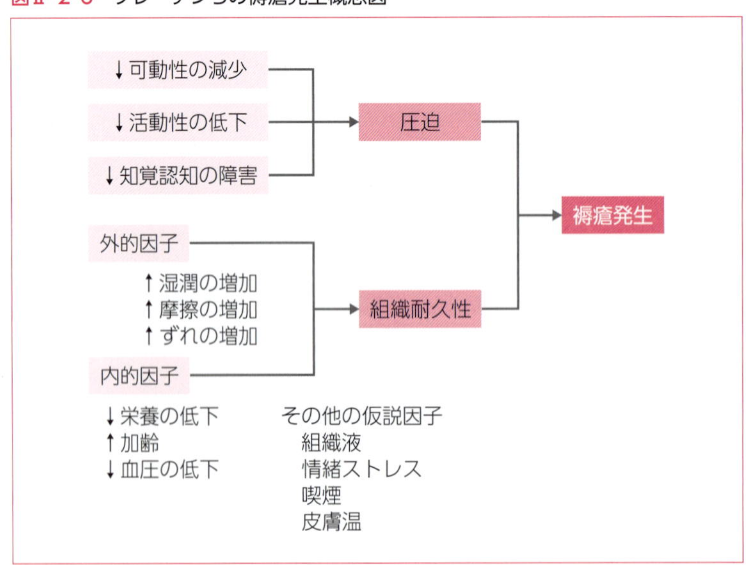

[真田弘美，宮地良樹編著（2012）：NEW 褥瘡のすべてがわかる，p.19，永井書店]

表Ⅱ-2-4　リスクアセスメントの種類

リスクアセスメントスケールの種類	外力							湿潤	栄養
	知覚の認知	活動性	可動性	摩擦とずれ	過度な骨突出	浮腫	関節拘縮		
ブレーデンスケール	○	○	○	○				○	○
K式スケール		○	○	○	○			○	○
OHスケール			○		○	○	○		
厚生労働省危険因子評価		○	○	○	○		○	○	○

[宮地良樹，真田弘美編著（2008）：現場の疑問に答える褥瘡診療Q&A，p.37，中外医学社]

2　リスクアセスメントスケールを用いたスクリーニング

a リスクアセスメントを行う目的

褥瘡ケアの基本は予防である。表Ⅱ-2-4のようなリスクアセスメントスケールを用いて継時的に観察評価を行うことで，予防的介入を必要とする対象者を同定し，適切な時期に適切な介入を行うことができる。ブレーデンスケールはあらゆる療養者を対象としたスケールであるのに対し，K式スケールやOHスケールは日本人高齢者を対象として開発された。それぞれの特徴を踏まえ，使いやすく継続可能なスケールを選択する。

b 在宅での留意点

これまで比較的元気に過ごしてきた人に，急な病状変化があった際に，予防ケアが施されていないため，褥瘡が発生してしまうことがある。中でも知覚障害が要因で褥瘡が発生した場合は，重症化することが多い。しかし，リスクアセスメントスケールで知覚の項目があるのはブレーデンスケールだけであり，その他のリスクアセスメントスケールを利用する際には注意が必要である。

また，同じ危険因子をもつ療養者でも，介護力の程度により褥瘡発生率が異なる。訪問看護師は療養者がどのように病状が変化する可能性があるかを予測し，介護力をアセスメントし，褥瘡発生にかかわる要因を包括的にアセスメントしたうえで予防ケアにあたり，本人や家族，介護者への教育も合わせて行っていく必要がある。介護に関する知識を評価できるツールとして，在宅版K式スケールがある。

3　褥瘡予防のポイント

a 圧迫・ずれ・摩擦の排除

体位変換

療養者が自力で寝返りできない場合は，体圧分散寝具を使用し，同一体位時間が続かないように体位変換を行う。一方で，体位変換の際に生じる摩擦力は，皮膚に損傷を与える可能性があるだけでなく，創を変形させ，治療を遅延させる可能性がある。

図Ⅱ-2-7 小枕を利用したスモールチェンジとスモールチェンジ機能搭載型エアマットレス

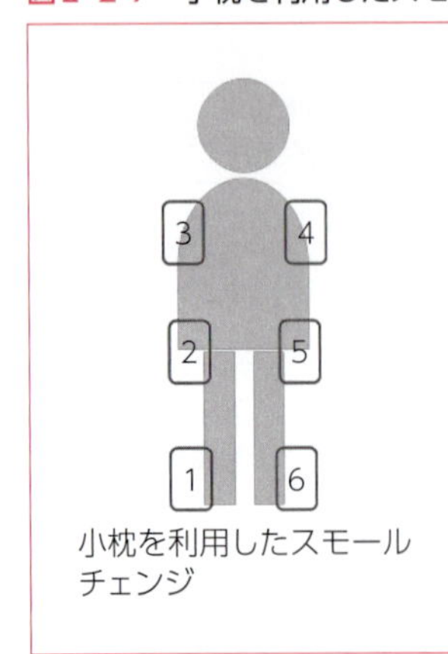

小枕を利用したスモールチェンジ

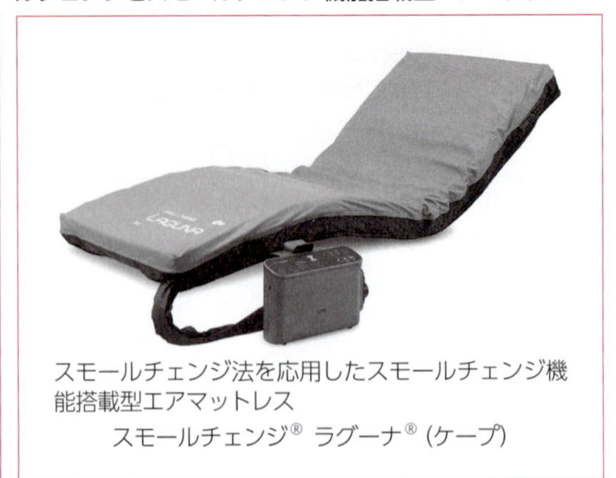

スモールチェンジ法を応用したスモールチェンジ機能搭載型エアマットレス
スモールチェンジ® ラグーナ®（ケープ）

図Ⅱ-2-8 仰臥位時の下肢のポジショニング

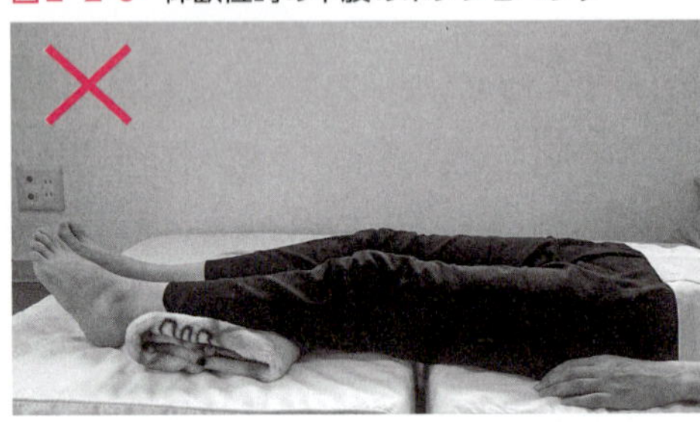

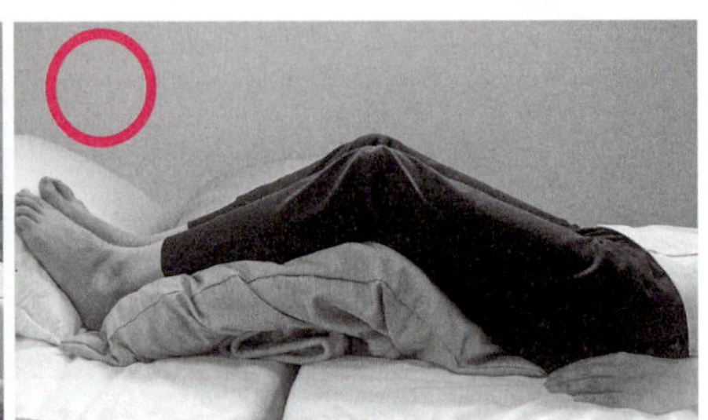

新しい体位変換法として，スモールチェンジ法（図Ⅱ-2-7 左）がある。小さな枕をマットレスの下に挿入し，訪室した際にその枕を移動させていく方法である。このような少々の変化でも骨突出部の接触圧が低下し，皮膚表面に生じるずれ力を軽減することができる。またこのスモールチェンジ法を応用し，圧再分配機能を兼ね備えた体圧分散寝具が開発されている（図Ⅱ-2-7 右）。

ポジショニング

日本褥瘡学会の定義によると，ポジショニングとは，「運動機能障害を有する者に，クッションなどを活用して身体各部の相対的な位置関係を設定し，目的に適した姿勢（体位）を安全で快適に保持すること」をいう[6]。

ポジショニングの対象者は，自分では好ましい体位がとれない療養者であり，体圧分散寝具の使用が前提である。身体構造を理解し，体軸の自然の流れの評価を行ったうえでポジショニングを行う。療養者の表情や反応から安全・安定が図れ，動きの妨げになっていないかを評価する。ポジショニングがうまくいっていれば，緊張が緩むはずである。また踵部は接触面が狭いため，足の自動運動がない場合には褥瘡が発生しやすい。体圧分散寝具を使用していても，大腿から下腿にかけクッションを挿入し，踵部を挙上する（図Ⅱ-2-8）。

適切な体圧分散寝具の導入

在宅では，介護力の不足により定期的な体位変換が困難なこともある。この問題を解決するために，自動体位変換機能付きエアマットレスを使用する場合がある（図Ⅱ-2-9）。

図Ⅱ-2-9　体圧分散寝具

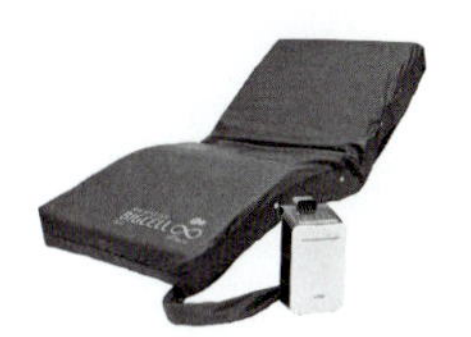

ビッグセル インフィニティ（ケープ）
圧切替型エアマットレス，拘縮対応

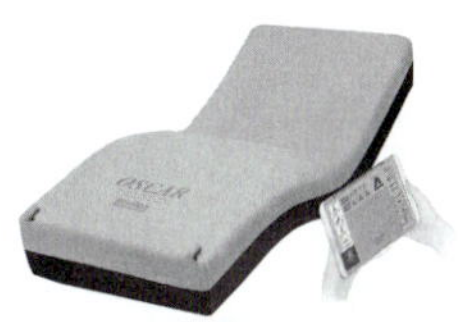

オスカー（モルテン）
自動体位変換つき圧切替型エアマットレス

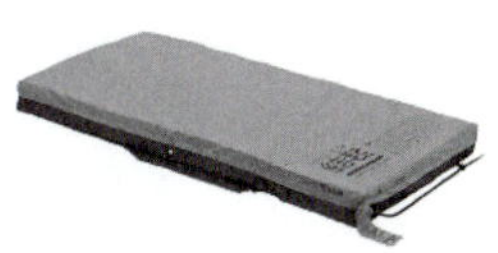

ここちあ 結起®（パラマウントベッド）
自動背抜き・ギャッチアップ時のずれ予防

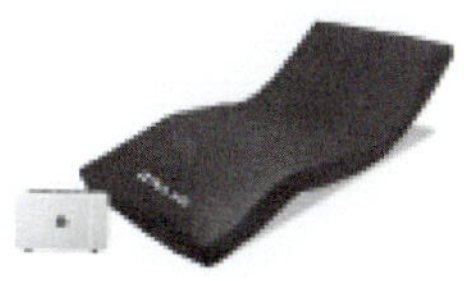

アルファプラ ビオ®（タイカ）
静止型超低圧保持（エアセル＋ウレタンフォーム）ハイブリッドマットレス

ただし，拘縮のある高齢者や褥瘡のある療養者に使用する場合は，かえって骨突出部の皮膚や組織に摩擦やずれが生じ，褥瘡の発生や悪化を招くことがあるので慎重に使用する必要がある。

伸縮性のないシーツやマットレスカバー，または厚みのあるベッドパッドの使用はハンモック現象が生じる。ハンモック現象とは，シーツなどの張力により，体圧分散寝具のもつ身体を沈める機能を十分に活かすことができず，接触面が減り，骨突出部の圧力が上昇することである。同じことが，衣類でも生じ，例えばジーンズを履いて車椅子へ座ると，ハンモック現象により，車椅子のクッションの効果が得られず，骨突出部の圧が上昇する。よって，ベッドメーキングの際にシーツはピンと張らない（エアマットのセルが見えるくらい），ベッドパッドは使用しない，伸縮性のある薄い素材の衣類や寝衣を選択するよう指導する。

マイクロクライメット（皮膚局所の温度・湿度）管理　骨突出部位に圧力が加わり続けることで，皮膚温の上昇に影響する。また皮膚温の上昇により代謝率が上がり，発汗を促進させ，組織耐久性が低下することで褥瘡に至る，または，急速に悪化する可能性がある。2014年版NPUAP/EPUAP/PPPIAの国際ガイドラインではマイクロクライメットの管理として次の3つの項目を挙げている。①体圧分散寝具を選ぶ際に，湿度・温度管理機能など追加機能の必要性を考慮する。②体圧分散寝具のカバーを選ぶ際に湿度・温度管理の必要性を考慮する。③直接皮膚表面または褥瘡に対して加温装置（例：湯たんぽ，カイロ，ベッド内臓ヒーター）は使用しない[7]。具体的には空気流動機能のあるエアマットレスや，吸水性・速乾性効果の高いシーツを選択することなどがある。

圧の確認

体圧分散寝具の選択後は，携帯型接触圧力測定器（図Ⅱ-2-10）を用いて適切な体圧管理ができているか確認する。体圧管理は骨突出部の圧力が減っているかが重要である。体圧の確認は，体圧分散寝具選択前後と，新たに反応性充血を発見したときに行う。療養者や家族に対し骨突出部の接触圧を数値で示すことは，体圧分散寝具の重要性の理解を得るために有効である。

ずれや摩擦の排除

頭側挙上を行うときは，ベッドの屈曲部位と身体の大転子部を合わせ，まず足側から

図Ⅱ-2-10　携帯型接触圧力測定器

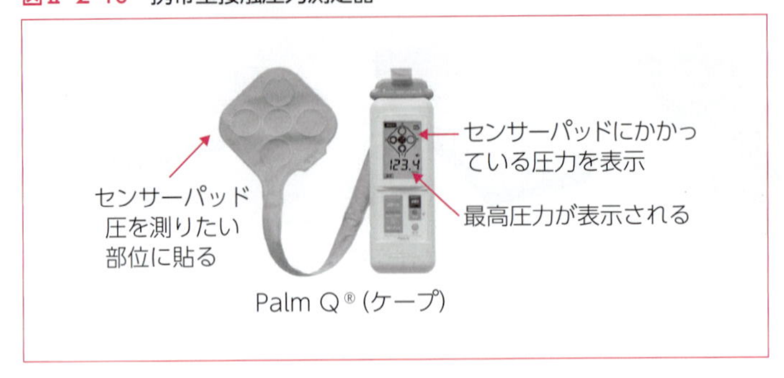

図Ⅱ-2-11　摩擦軽減用具

ハーティグローブ®（タイカ）
ベッド背上げ，背下げ後：背中とマットレスの間にグローブをつけた腕を差し込むことで，背中にかかる圧を取り除く。
クッションを使ったポジショニング後：身体とクッションの間にグローブをつけた腕を差し込み，身体にかかる圧を取り除き，体位の微調整や，衣類のしわ伸ばしをする。
身体の移動や体位変換時：グローブをつけた腕を身体とマットレスの間に差し込み，身体を滑らせるように移動させたり，体位を換えたりする。

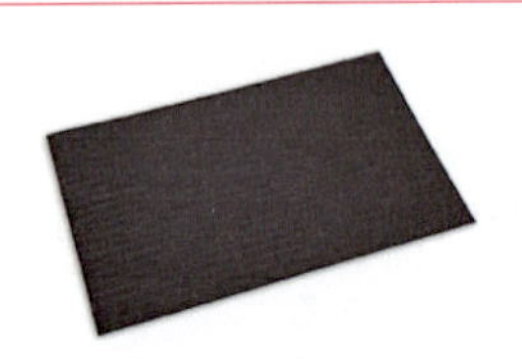

移座えもんシート（モリトー）
ベッド上での左右移動：マットレスと身体の間へシートを敷き，身体とシートの間に手を入れ，手前に引くことで，左右へスムーズに移動ができる。
ベッド上での上下運動：足元側へ身体がずり落ちたときに，マットレスと身体の間へシートを敷き，膝を曲げて，膝を上方に押すことでスムーズに上方移動ができる。
車いすへの移乗：立位がとれない場合，端座位をとり，車いすのアームレストを外し，ベッドと車いすの間にクッションなどで隙間を埋め，臀部とマットレスの下にシートを挿入し，車いす側にシートを広げ，車いすへ滑らせるようにスライドさせると，スムーズに移乗ができる。

屈曲挙上し，頭側を挙上する。頭側挙上は，ずれ力を最小限にするため30度までとする。頭側挙上後と仰臥位に戻ったときは，背抜きなどを行い，床面と皮膚に生じた外力を直ちに解除する。

移乗・移動介助やポジショニング後など身体の位置を修正する際は，ポジショニンググローブやスライディングシートを活用する（図Ⅱ-2-11）。

予防的ドレッシング　2014年版NPUAP/EPUAP/PPPIAの国際ガイドラインでは，新たな褥瘡予防法として，頻繁に摩擦やずれの影響を受ける骨突出部位（例：踵，仙骨）の褥瘡予法のために，その部位にポリウレタンフォームのドレッシング材を適用することが推奨されている[7]。

褥瘡予防を目的にドレッシングを利用する場合は，保険は適用しない。できる限りの予防措置をとったうえで使用を検討するとよい。

ⓑ 予防的スキンケア

「1. スキンケアの基本　3 正しい保清と皮膚の保護」（p.227～229）に準じる。

褥瘡になりやすい皮膚の状態としては，尿や便失禁による湿潤（皮膚のふやけ）がある。排泄物が付着した状態が長時間続くと，皮膚への刺激が加わり，皮膚トラブルから褥瘡発生につながりやすくなる。

排泄物から皮膚を守るためには，皮膚の洗浄後に，肛門・外陰部から周囲皮膚へ皮膚保護のためのクリーム等の塗布を行う。

また皮膚の洗浄にあたっては，皮膚を擦らないようにやさしく洗うことが重要である。また，石鹸はよく泡を立て，十分に洗い流すようにする。

また日頃より皮膚が乾燥しないよう保湿クリームなどを塗布する。

褥瘡の原因となる尿，便失禁の管理も重要である。下痢，尿失禁の状況を観察し，医師等に相談し対策を講じることも必要である。

c 栄養管理

褥瘡が発生している場合は褥瘡がない場合より，1.2倍のエネルギー量が必要である。SGA，MNAなどの評価ツール（p.11～13）を用いるなどして，栄養状態の評価を行う。家族背景（老老介護，日中独居など）など療養環境による栄養摂取量の低下がある場合，介護サービスや宅配サービス等の利用について検討する。

また併せて義歯の状態や嚥下の状態を観察し，栄養摂取に影響がある場合は専門医へコンサルテーションを依頼する。

なお，グルタミン，アルギニン，ロイシンの代謝産物であるHMBが創傷治癒に，コラーゲンペプチドの経口摂取が皮膚障害の改善に効果があることが認められている。

d リハビリテーション

ここでいうリハビリテーションとは，褥瘡発生要因となる関節拘縮，筋萎縮，動作能力の低下を改善し，廃用症候群を予防する目的で行われる運動療法やポジショニングである。

理学療法士や作業療法士の指導に基づき実施することが望ましい。すでに褥瘡のある療養者では，リハビリテーションの開始が場合によっては創部に摩擦とずれを生じさせることもあるので，リハビリテーション専門職との連携を密にし，定期的に評価していく必要がある。

e 在宅療養者および家族への指導

療養者一人ひとりにとって，日常生活に常に存在する危険因子や，病状から予測しうる今後の危険因子は異なる。褥瘡はどうしてでき，どのような予防が必要なのか，個々にアセスメントを行い説明したうえで，療養者および家族の理解力に合わせた指導を行う。家族の介護負担に配慮し，個々に合わせた具体的な目標設定と，継続可能なケア方法を指導する。

またあわせて異常時や緊急時の連絡方法を確認しておく。

2 褥瘡管理および援助の実際

1 褥瘡評価および分類

a DESIGN-R® による評価

それぞれの項目に異なる重み（点数配分）をつけ，合計 0～66 点までで評価する。

Depth（深さ）の点数は合計点数には含めず，重症度が高いほど高得点となる。

DESIGN-R® ツール（図Ⅱ-2-12）は急性期には使用しないことを原則としている。急性期は褥瘡の病態変化が速く，深さ判定が難しいためである。基本的には 1 週間に 1 回，あるいは変化のあったときに採点し，治療方法を評価する。記入例を図Ⅱ-2-13 に示す。

b NPUAP-EPUAP 分類（図Ⅱ-2-14）

褥瘡の深達度は 2009 年に米国褥瘡諮問委員会（NPUAP）とヨーロッパ褥瘡諮問委員会（EPUAP）が共同で新しい分類を提唱した。この分類には「判定不能」および「深部組織損傷」の 2 つのカテゴリが追加されている。

2 褥瘡管理の実際

a 褥瘡管理の考え方

Wound Bed Preparation

Wound bed preparation（創面環境調整）とは，創傷治癒を阻害する要因を取り除き，創傷が治癒するための環境をつくることを意味する。具体的には，①壊死組織の除去，②細菌負荷の軽減，③創部の乾燥防止，④過剰な滲出液の制御，⑤ポケットや創縁の処理，を行うことである。

Moist Wound Healing

治療の後半では，moist wound healing（湿潤環境下療法）を行うことが推奨される。湿潤環境を保つことで真皮側の線維芽細胞とコラーゲンの増生が起こり，良好な肉芽組織が形成されていく。またその表面には表皮細胞が遊走・移動していくときの障害物がないため，円滑かつ迅速に上皮化が進行する[8]。

b 急性期褥瘡の管理

皮膚に異常をみつけたら，まず原因を考える。局所は強い炎症反応とさまざまな病態の創が混在していることもある。骨突出部の消退しない発赤は褥瘡である。

異常のある部位を洗浄後，療養者本人または家族の同意を得て写真を撮り，主治医に報告する。

壊死組織を伴い，感染徴候がある場合は早急に切開排膿の必要性があるため，至急主治医に往診を依頼するか，外科的処置が可能な外来を受診する。

図Ⅱ-2-12　DESIGN-R® 褥瘡経過評価用

Depth 深さ 創内の一番深い部分で評価し，改善に伴い創底が浅くなった場合，これと相応の深さとして評価する					
d	0	皮膚損傷・発赤なし	D	3	皮下組織までの損傷
	1	持続する発赤		4	皮下組織を越える損傷
	2	真皮までの損傷		5	関節腔，体腔に至る損傷
				U	深さ判定が不能の場合
Exudate 滲出液					
e	0	なし	E	6	多量：1 日 2 回以上のドレッシング交換を要する
	1	少量：毎日のドレッシング交換を要しない			
	3	中等量：1 日 1 回のドレッシング交換を要する			
Size 大きさ 皮膚損傷範囲を測定：〔長径（cm）×長径と直交する最大径（cm）〕					
s	0	皮膚損傷なし	S	15	100 以上
	3	4 未満			
	6	4 以上 16 未満			
	8	16 以上 36 未満			
	9	36 以上 64 未満			
	12	64 以上 100 未満			
Inflammation/Infection 炎症/感染					
i	0	局所の炎症徴候なし	I	3	局所の明らかな感染徴候あり（炎症徴候，膿，悪臭など）
	1	局所の炎症徴候あり（創周囲の発赤，腫脹，熱感，疼痛		9	全身的影響あり（発熱など）
Granulation 肉芽組織					
g	0	治癒あるいは創が浅いため肉芽形成の評価ができない	G	4	良性肉芽が創面の 10%以上 50%未満を占める
	1	良性肉芽が創面の 90%以上を占める		5	良性肉芽が創面の 10%未満を占める
	3	良性肉芽が創面の 50%以上 90%未満を占める		6	良性肉芽が全く形成されていない
Necrotic tissue 壊死組織 混在している場合は全体的に多い病態をもって評価する					
n	0	壊死組織なし	N	3	柔らかい壊死組織あり
				6	硬く厚い密着した壊死組織あり
Pocket ポケット 毎回同じ体位で，ポケット全周（潰瘍面も含め）〔長径（cm）×長径と直交する最大径（cm）〕から潰瘍の大きさを差し引いたもの					
p	0	ポケットなし	P	6	4 未満
				9	4 以上 16 未満
				12	16 以上 36 未満
				24	36 以上

（©日本褥瘡学会/2013）

発赤の場合は創を透見できるポリウレタンフイルムを貼付し，毎日観察する。水疱や皮膚損傷があった場合は，滲出液を吸収できる非固着性ガーゼを貼付する。通常のガーゼを使用する場合は，ワセリンなど油脂性軟膏をたっぷり塗布し，ガーゼが創部に固着しないよう注意する。

図Ⅱ-2-13 DESIGN-R® 記入例

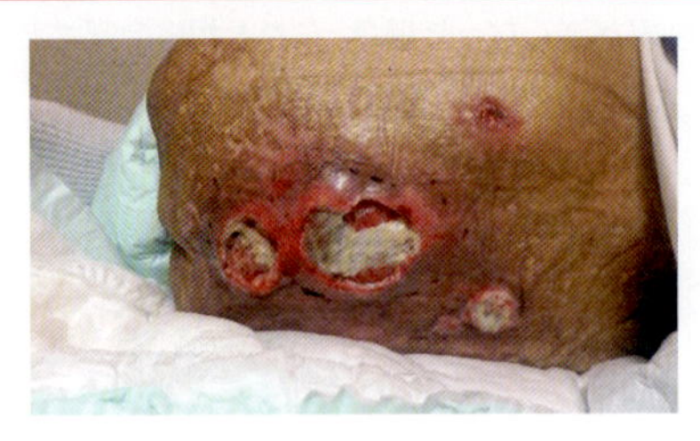

〈仙骨部褥瘡〉
DU-E6s9I9G6N3P12：45点

Depth：壊死組織で覆われ，深さ判定できず DU
Exudate：多量 E6
Size：9.8×5.8 cm＝56.84 s9
Inflammation/infection：発熱など全身的影響あり I9
Granulation：良性肉芽は全く形成されていない G6
Necrotic tissue：柔らかい壊死組織あり N3
Pocket：12.8×6.8 cm－9.8×5.8 cm＝30.2 P12

C 慢性期褥瘡の管理

浅い褥瘡の治療

創の保護とともに適度な湿潤環境を維持する。

①発赤：創面の観察が可能なドレッシング材を選択する。

②水疱：水疱蓋を破かず，観察可能なドレッシング材を選択する。水疱が緊満している場合は穿刺し水疱液を排出する。

③びらんや浅い潰瘍：吸水性のあるドレッシング材を使用する。創を保護する作用が強い油脂性基材の軟膏を用いる。

深い褥瘡の治療（図Ⅱ-2-15）

治療経過とともに創の病態は大きく変化する。DESIGN-R® で褥瘡を適切に定期的に評価し，最新の褥瘡予防・管理ガイドラインに準じ，根拠ある治療方針を計画していく。DESIGN-R® に準拠した深い慢性期褥瘡の治療方針は，壊死組織を除去したうえで（N → n），肉芽形成を促進し（G → g），さらに創の縮小，閉鎖を目指す（S → s）の順に治療計画を立てる。それぞれの段階で感染（I → i），滲出液過多（E → e）やポケット形成（P → p）があれば，それを抑制，解消するような局所療法を選択する。

壊死組織の除去（N → n） 外科的デブリードマンや化学的デブリードマン（ブロメライン），自己融解を促すハイドロジェルなどのドレッシング材を使用する方法がある。

肉芽形成の促進（G → g） 滲出液が少ない場合はハイドロコロイド材，滲出液が多い場合はポリウレタンフォームなど滲出液の量に応じて選択する。創底が深い場合は充填するタイプのハイドロファイバー® などが適している。

創の縮小（S → s） 良性肉芽で創面が覆われ創縁との段差がなくなることで，周囲から上皮化が進む。上皮形成期には創の外力からの保護とともに，適度な湿潤環境を維持する。

感染の制御（I → i） 感染制御作用を有するカデキソマー・ヨウ素やスルファジアジン銀などを用いる。明らかな感染（滲出液や膿苔が多い）を認める場合は洗浄前に消毒を行ってもよい。

滲出液の制御（E → e） 滲出液が多い場合は頻回なドレッシング材の交換が必要だが，在宅では困難なことが多い。外用剤ではポビドンヨード・シュガーやカデキソマー・

図Ⅱ-2-14　NPUAP-EPUAPによる褥瘡の国際的定義

<table>
<tr><td>カテゴリ/ステージⅠ：
消退しない発赤
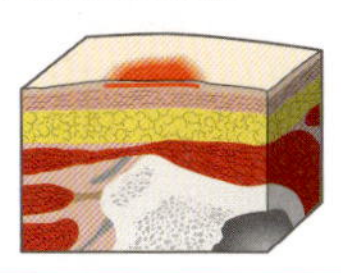</td><td>・通常骨突出部に限局された領域に消退しない発赤を伴う損傷のない皮膚。色素の濃い皮膚には明白な消退は起こらないが，周囲の皮膚と色が異なることがある
・周囲の組織と比較して疼痛を伴い，硬い，柔らかい，熱感や冷感があるなどの場合がある。カテゴリ/ステージⅠは皮膚の色素が濃い患者では発見が困難なことがある。「リスクのある」患者とみなされる可能性がある</td></tr>
<tr><td>カテゴリ/ステージⅡ：
部分欠損
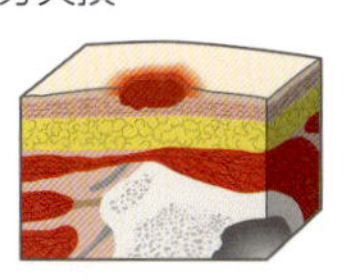</td><td>・黄色壊死組織（スラフ）を伴わない，創底が薄赤色の浅い潰瘍として現れる真皮の部分層欠損。水疱蓋が破れていないもしくは開放/破裂した，血清で満たされた水疱を呈することもある
・スラフまたは皮下出血※を伴わず，光沢や乾燥した浅い潰瘍を呈する。このカテゴリを，スキン-テア，テープによる皮膚炎，会陰皮膚炎，浸軟，表皮剥離の表現に用いるべきではない
※皮下出血は深部損傷褥瘡の疑いを示す</td></tr>
<tr><td>カテゴリ/ステージⅢ：
全層皮膚欠損
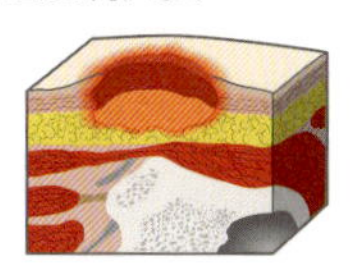</td><td>・全層組織欠損。皮下脂肪は確認できるが，骨，腱，筋肉は露出していない。組織欠損の深度がわからなくなるほどではないがスラフが付着していることがある。ポケットや瘻孔が存在することもある
・カテゴリ/ステージⅢの褥瘡の深さは，部位によりさまざまである。鼻梁部，耳介部，後頭部，踝部には皮下組織がなく，カテゴリ/ステージⅢの褥瘡は浅くなる可能性がある。反対に脂肪層が厚い部位では，カテゴリ/ステージⅢの非常に深い褥瘡が生じる可能性がある。骨/腱は視認できず，直接触知できない</td></tr>
<tr><td>カテゴリ/ステージⅣ：
全層組織欠損
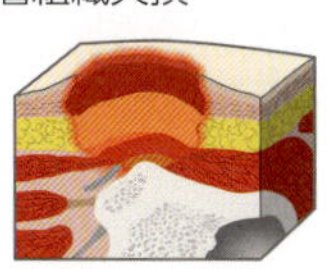</td><td>・骨，腱，筋肉の露出を伴う全層組織欠損。スラフまたはエスカー（黒色壊死組織）が創底に付着していることがある。ポケットや瘻孔を伴うことが多い
・カテゴリ/ステージⅣの褥瘡の深さは部位によりさまざまである。鼻梁部，耳介部，後頭部，踝部には皮下組織がなく，カテゴリ/ステージⅣの褥瘡は浅くなる可能性がある。反対に脂肪層が厚い部位では，カテゴリ/ステージⅣの非常に深い褥瘡が生じることがある。カテゴリ/ステージⅣの褥瘡は筋肉や支持組織（筋膜，腱，関節包など）に及び，骨髄炎を生じやすくすることもある。骨/筋肉が露出し，視認することや直接触知することができる</td></tr>
<tr><td>判定不能：深さ不明
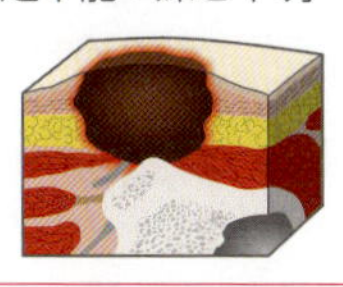</td><td>・潰瘍底がスラフ（黄色，黄褐色，灰色，緑色または茶色）やエスカー（黄褐色，茶色または黒色）に覆われている全層組織欠損。スラフやエスカーを十分に除去して創底を露出させない限り，正確な深達度は判定できない。踵に付着した（発赤や組織の波動がなく，乾燥し固着した（発赤や組織の波動がなく，乾燥し固着した損傷がない）エスカーは天然の創保護の役割を果たすので除去すべきではない</td></tr>
<tr><td>深部損傷褥瘡疑い
深さ不明
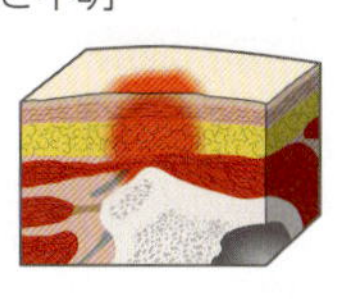</td><td>・圧力やせん断力によって生じた皮下軟部組織が損傷に起因する，限局性の紫色または栗色の皮膚変色または血疱
・隣接する組織と比べ，疼痛，硬結，脆弱，浸潤性で熱感または冷感などの所見が先行して認められる場合がある。深部損傷褥瘡は，皮膚の色素が濃い患者では発見が困難なことがある。進行すると暗色の創底に薄い水疱ができることがある。創がさらに進行すると，薄いエスカーで覆われることもある。進行は速く，適切な治療を行ってもさらに深い組織が露出することもある</td></tr>
</table>

[NPUAP/EPUAP/PPPIA著／宮地良樹，真田弘美監訳（2014）：褥瘡の予防と治療 クイックリファレンスガイド日本語版，p.12-13，メンリッケヘルスケア．http://www.molnlycke.jp/Documents/JPN/Wound% 20Care/v2_Japan_Quick% 20Reference% 20Guide.pdf]

図Ⅱ-2-15　慢性期の深い褥瘡（D）に対するDESIGN-R® に準拠した外用薬，ドレッシング材の選択（五十音順）

<table>
<tr><th></th><th>Necrotic tissue
（壊死組織）
N→n</th><th>Inflammation/
Infection
（炎症/感染）
I→i</th><th>Exudate
（滲出液）
E→e</th><th>Granulation
（肉芽形成）
G→g</th><th>Size
（大きさ）
S→s</th><th>Pocket
（ポケット）
P→（－）</th></tr>
<tr><td rowspan="20">外用薬</td><td></td><td></td><td></td><td colspan="2">アルクロキサ</td><td></td></tr>
<tr><td></td><td></td><td></td><td>アルプロスタジルアルファデクス</td><td>アルプロスタジルアルファデクス</td><td></td></tr>
<tr><td>カデキソマー・ヨウ素</td><td>カデキソマー・ヨウ素</td><td>滲出液が多い
カデキソマー・ヨウ素</td><td>臨界的定着の疑い
カデキソマー・ヨウ素</td><td></td><td></td></tr>
<tr><td></td><td></td><td></td><td></td><td>酸化亜鉛</td><td></td></tr>
<tr><td></td><td></td><td></td><td></td><td>ジメチルイソプロピルアズレン</td><td></td></tr>
<tr><td>スルファジアジン銀</td><td>スルファジアジン銀</td><td>滲出液が少ない［感染創］
スルファジアジン銀</td><td>臨界的定着の疑い
スルファジアジン銀</td><td></td><td></td></tr>
<tr><td>デキストラノマー</td><td></td><td>滲出液が多い
デキストラノマー</td><td></td><td></td><td></td></tr>
<tr><td></td><td></td><td>滲出液が少ない［非感染創］
トレチノイントコフェリル</td><td>トレチノイントコフェリル</td><td></td><td>滲出液が少ない
トレチノイントコフェリル</td></tr>
<tr><td></td><td></td><td></td><td colspan="2">トラフェルミン</td><td>滲出液が少ない
トラフェルミン</td></tr>
<tr><td></td><td></td><td>滲出液が少ない
乳剤性基剤の軟膏</td><td></td><td></td><td></td></tr>
<tr><td></td><td></td><td></td><td>ブクラデシンナトリウム</td><td>ブクラデシンナトリウム</td><td></td></tr>
<tr><td></td><td>フラジオマイシン
硫酸塩・結晶トリプシン</td><td></td><td></td><td></td><td></td></tr>
<tr><td>ブロメライン</td><td></td><td></td><td></td><td></td><td></td></tr>
<tr><td></td><td>ポビドンヨード</td><td></td><td></td><td></td><td></td></tr>
<tr><td>ポビドンヨード・シュガー</td><td>ポビドンヨード・シュガー</td><td>滲出液が多い
ポビドンヨード・シュガー</td><td colspan="2">ポビドンヨード・シュガー</td><td>滲出液が多い
ポビドンヨード・シュガー</td></tr>
<tr><td></td><td></td><td></td><td>臨界的定着の疑い
ポビドンヨード・シュガー</td><td></td><td></td></tr>
<tr><td></td><td></td><td></td><td colspan="2">リゾチーム塩酸塩</td><td></td></tr>
<tr><td></td><td></td><td></td><td></td><td>幼牛血液抽出物</td><td></td></tr>
<tr><td></td><td>ヨウ素軟膏</td><td>滲出液が多い
ヨウ素軟膏</td><td>臨界的定着の疑い
ヨウ素軟膏</td><td></td><td></td></tr>
<tr><td colspan="2">ヨードホルム</td><td></td><td></td><td></td><td></td></tr>
<tr><td rowspan="12">ドレッシング材</td><td></td><td>滲出液が多い
アルギン酸塩</td><td>滲出液が多い
アルギン酸塩</td><td>アルギン酸塩</td><td>アルギン酸塩</td><td>滲出液が多い
アルギン酸塩</td></tr>
<tr><td></td><td></td><td>滲出液が多い
アルギン酸/CMC</td><td></td><td>アルギン酸/CMC</td><td></td></tr>
<tr><td></td><td></td><td>滲出液が多い
アルギン酸フォーム</td><td></td><td>アルギン酸フォーム</td><td></td></tr>
<tr><td></td><td>アルギン酸Ag</td><td></td><td>アルギン酸Ag</td><td>アルギン酸Ag</td><td>滲出液が多い
アルギン酸Ag</td></tr>
<tr><td></td><td></td><td>滲出液が多い
キチン</td><td colspan="2">キチン</td><td></td></tr>
<tr><td></td><td></td><td>滲出液が少ない
ハイドロコロイド</td><td colspan="2">ハイドロコロイド</td><td></td></tr>
<tr><td>ハイドロジェル</td><td></td><td>滲出液が少ない
ハイドロジェル</td><td></td><td>ハイドロジェル</td><td></td></tr>
<tr><td></td><td rowspan="2">銀含有ハイドロファイバー®</td><td rowspan="2">滲出液が多い
ハイドロファイバー®</td><td colspan="2">ハイドロファイバー®</td><td rowspan="2">滲出液が多い
ハイドロファイバー®
（銀含有製材を含む）</td></tr>
<tr><td></td><td>臨界的定着の疑い
銀含有ハイドロファイバー®</td><td>銀含有ハイドロファイバー®</td></tr>
<tr><td></td><td></td><td>滲出液が多い
ハイドロポリマー</td><td colspan="2">ハイドロポリマー</td><td></td></tr>
<tr><td></td><td></td><td>滲出液が多い
ポリウレタンフォーム</td><td colspan="2">ポリウレタンフォーム</td><td></td></tr>
<tr><td></td><td></td><td>滲出液が多い
ポリウレタンフォーム/
ソフトシリコン</td><td colspan="2">ポリウレタンフォーム/ソフトシリコン</td><td></td></tr>
</table>

推奨度B　推奨度C1　推奨度C2

推奨度の分類	A：十分な根拠*があり，行うよう強く勧められる B：根拠があり，行うよう勧められる C1：根拠は限られているが，行ってもよい	C2：根拠がないので，勧められない D：無効ないし有害である根拠があるので，行わないよう勧められる

*根拠とは臨床試験や疫学研究による知見を指す

日本褥瘡学会（2015）：褥瘡予防・管理ガイドライン（第4版），Vol.17，No.4 をもとに作成した

［日本褥瘡学会編（2015）：在宅褥瘡予防・治療ガイドブック 第3版，p.107，照林社］

ヨウ素などを用い，尿パッドや生理用ナプキンで滲出液を吸収し，1日1回の交換とすることもある。また，滲出液が過剰な場合，創周囲が浸軟しやすいため，周囲健常皮膚の保護のためにワセリンや撥水作用のあるスキンケア用品を使用する。

ポケットの解消（P→p）　ポケットには壊死組織が融解し排出された後にできる初期型ポケットと，褥瘡の治療過程の中で外力が加わり，組織にずれが生じて形成される遅延型ポケットがある。

圧迫やずれ，摩擦の排除を行い，外用剤では滲出液が多ければポビドンヨード・シュガー，少なければトラフェルミンやトレチノイントコフェリルを用いる。ドレッシング材では，ハイドロファイバー® などを使用してもよいが，ポケット内に深く挿入したり，圧迫しないようにする。このような保存的治療を行っても改善しない場合は，外科的に切開することを考慮する。またポケット内に壊死組織がなければ，陰圧閉鎖療法を行ってもよい。

d 褥瘡発生時のスキンケア

創周囲の皮膚洗浄

よく泡立てた洗浄剤で創周囲を洗浄し，たっぷりの微温湯で洗い流す。創周囲の菌数を減らすことは，治癒を促進する。

創面やポケット内の洗浄

創面に壊死組織や汚染物質がある場合は，たっぷりの微温湯で圧をかけて洗浄する。肉芽形成期ではやさしく洗浄する。ポケット内には壊死組織や汚れが蓄積しやすく，感染の原因になるため，早期に壊死組織の除去と汚染物質を洗い流す必要がある。創口が小さい（ポケット内部の観察が難しい）場合は，カテーテルや注射器を用いて，ポケットを広げないように注意しながら洗浄を行う。

創周囲皮膚の保護

- 褥瘡の周囲が尿や便で汚染される可能性がある場合や，過剰な滲出液で創縁が浸軟するのを予防するために，創周囲に保湿効果のある撥水性皮膚保護剤を用いる。
- 褥瘡部の尿や便による湿潤回避のために，下痢便のときは軟便対応パッド，尿や水様便のときは会陰部から肛門，臀部にかけてポリエステル繊維綿を貼付する。

e その他の治療法

振動療法（リラウェーブ® 医療機器）

体表面に振動を与えることにより，微小循環の血流を促進し，褥瘡の治療促進効果が期待できる。同じ効果で改良したリラフィール® 家庭用マッサージ器が購入できるようになった。

局所陰圧閉鎖療法（NPWT）

創部を密閉し陰圧をかけることにより，創傷治癒を促進する治療法である。NPWT には，①有害な滲出液を排除，②肉芽形成の促進，③感染の制御，④創縁ポケットの癒着促進，⑤浮腫の軽減，⑥創縁引き寄せなどのさまざまな効果がある。適応のある褥瘡は，90％以上が肉芽組織に被覆されている，滲出液が多い，壊死組織をほとんど認めない，局所感染も認めない，ポケットが存在する（ポケット内に壊死組織なし）などである。浅い褥瘡や壊死組織，感染を伴う褥瘡は非適応である。2012年から外来でも保険適用となり，通常で3週間，最長4週間まで保険請求が可能である。

ヨードホルムガーゼによる壊死組織の除去効果

壊死組織は感染症併発の危険性が高まるため，速やかな除去が必要であるが，深い褥瘡にみられる腱や靭帯の壊死組織は強固に残存しやすく，従来の薬剤では早期に洗浄化することが難しかった。古田は[9]，ヨードホルムガーゼが皮膚や腱，靭帯に多く含まれるⅠ型コラーゲンの高分子線維を単量体化することを発見し，この作用を利用し，洗浄化を妨げていた強固な壊死組織を短時間で除去することが可能になったと述べている。

f 衛生材料の調達（医師，調剤薬局との連携）

2014年の診療報酬改定で，在宅療養に必要な衛生材料については，訪問看護ステーションが訪問看護計画書・訪問看護報告書に，必要量および使用実績を記載し，主治医に報告をすることとなった。在宅療養指導管理料を算定している医療機関は，訪問看護ステーションとの連携などにより，在宅医療に必要な衛生材料などの把握に努め，薬局と連携し，十分な量の衛生材料を支給することとなっている。褥瘡ケアにおいては，主治医とドレッシング材，衛生材料の量や配送方法などの調整も行い，療養者，家族に負担がないように配慮する。

2012年の診療報酬改定により，皮下組織に至る創傷で在宅療養指導管理料を算定している場合は，創傷被覆材が保険算定できるようになった。期間は3週間だが，摘要欄へ詳細に理由を記載すれば3週間以上でも算定可能となった。さらに2014年の改定では，薬局からの処方箋による支給も可能になった。

3 在宅で褥瘡管理を行うために療養者や家族に必要な説明支援

a 褥瘡発生の原因について理解を得る

療養者，家族，介護職等に褥瘡の発生原因や好発部位，病状から起こりうるリスクをわかりやすく説明する。生活上，衣服の着脱や寝返りの介助などずれや摩擦が起きやすい状況や予防方法も説明する。

b 褥瘡予防ケア

局所管理だけでなく，まず原因である圧迫の除去が最重要であることを説明し，褥瘡予防ケアを行えるよう支援する。エアマットレス使用時は，電源や体重設定，各種機能設定などを家族と一緒に確認していく。車椅子上での不良姿勢が原因の褥瘡については，シーティングにかかわる知識をもった職種との連携により，専門的な姿勢評価とシーティングを行い，ADLやQOLを低下させずに管理していくことが大切である。

ⓒ 局所ケア

局所ケアに必要な物品（洗浄ボトル，洗浄剤，吸水パッド，手袋，拭き取り用のティッシュ，ゴミ袋，外用薬，ドレッシング材，固定用テープなど）を使いやすいように箱などにまとめておく。

局所ケアを家族や介護職が行う場合は，実際に医療者が行う処置を見てもらい，家族などが不安なく実施できることを確認する。

局所ケアを指導する際には観察が必要なポイント（おむつやドレッシング材の汚染，失禁による臀部の汚染，褥瘡周辺の皮膚の状態など）についても伝え，ドレッシング材などが排泄物で汚染した場合の対処方法や，創の悪化や新たな皮膚損傷をみつけた際の連絡方法を確認しておく。

ⓓ 栄養指導

褥瘡発生の要因に栄養不良があること，褥瘡治癒のためには栄養改善が必要であることを説明する。食欲不振や脱水に注意し，定期的な体重測定は異常の早期発見につながることも伝える。療養者が好きなものから摂取してよいこと，栄養補助食品の紹介も検討する。

3 褥瘡ケアにおけるチームアプローチ

1 多職種との連携

ⓐ 退院前，退院直後の連携の重要性

退院前カンファレンスを開催し，在宅療養の環境を含めたリスクアセスメントを行い，電動ベッドや適切な体圧分散寝具を退院日から使用できるようにする。年齢や疾患により，介護保険が利用できない場合，または介護保険の申請はしていても，退院日に要介護認定が間に合わない場合は，経済的状況や家族の意向を尊重したうえで，購入あるいは自費レンタル，代替の方法があるかなども，ともに考えていく。

基礎疾患の治療方針や病状，予後など主治医の医療的判断は，褥瘡治療や目標設定を行ううえで重要であるため，入院中になるべく情報を得る。

高齢者が入院を機に認知機能の低下や廃用症候群を起こした場合は，褥瘡発生リスクの上昇のみならず，これまでの生活の維持が困難となる。退院前や退院直後に多職種が連携し，さまざまなサービスや在宅療養環境の調整，訪問看護師による生きる力を引き出すケアを細やかに行うことが，その後の生活の質に大きく影響を及ぼす。

2014（平成26）年の診療報酬改定により，特別訪問看護指示書を交付できる要件に退院直後の事由が加わった。真皮を越える褥瘡がある場合や，退院直後の事由による特別訪問看護指示書の交付を依頼し，迅速に必要十分なケアを提供する必要がある。

b 地域連携

在宅の特徴として，さまざまな職種がかかわり，その構成メンバーは療養者によって異なる。地域連携を円滑に進めるためには，自他の違いを受け入れ，異なる価値観を認め合いながら合意を形成していくコミュニケーションが求められる。そのために日頃から顔の見える関係を築き，互いに思いやりをもち，細かな情報でもタイムリーに共有できるよう地域での取り組みが必要である。

2 皮膚・排泄ケア認定看護師との同行訪問

2012（平成 24）年の診療報酬改定により，「在宅患者訪問看護・指導料 3（1,285 点）」「訪問看護基本療養費（Ⅰ）のハ及び（Ⅱ）のハ（12,850 円）」が新設された。真皮を越える褥瘡の状態にある利用者宅に，病院・診療所や訪問看護ステーションに所属する皮膚・排泄ケア認定看護師が訪問看護ステーションの看護師などに同行した場合にはどちらの訪問看護も算定できる。

4 制度上の取り扱い

これまで述べた褥瘡に関する制度改正以外に，2014（平成 26）年の診療報酬改定では，在宅患者訪問褥瘡管理指導料（750 点）が新設された。これは医師，管理栄養士，看護師の 3 名からなる在宅褥瘡対策チームによって在宅褥瘡患者に対してチーム医療を実施することで算定できる。チームの中の医師または看護師は在宅褥瘡管理者（日本褥瘡学会が主催する 6 時間以上の研修と 5 症例のレポート提出により取得できる）であることが条件である。算定できる患者は，ベッド上安静であってすでに DESIGN-R® で d2 以上の褥瘡を有し，かつ以下の①～⑥のいずれかを有する者である。

① ショック状態のもの
② 重度の末梢循環不全のもの
③ 麻薬などの鎮痛・鎮静薬の持続的な使用が必要であるもの
④ 強度の下痢が続く状態であるもの
⑤ 極度の皮膚脆弱であるもの
⑥ 褥瘡に関する危険因子があって既に褥瘡を有するもの

4 その他の創傷ケア

1 スキン-テア（皮膚裂傷）

スキン-テアとは，「摩擦・ずれによって，皮膚が裂けて生じる真皮深層までの損傷（部分層損傷）」[10]と定義されている。加齢とともに増える傾向にあり，下肢より上肢のほうが多い[11]。転倒したり何かにぶつかったりした際，または更衣時や絆創膏をはがす際に発生する創傷がこれに当たる。

1 発生要因・リスクアセスメント方法

スキン-テアの発生要因は，主に療養者の身体的要因で発生する個体要因（表Ⅱ-2-5）と，療養者の行動やケアにより発生する外力発生要因（表Ⅱ-2-5）とがある。個体要因を完全に除去することはできないが，予防的スキンケアでリスクを軽減させることは可能である。一方，外力発生要因についてはケア側の注意で防げるものが多いため，スキン-テアについて正しい知識をもち予防ケアを実践するとともに，療養者や介護者にも周知を図っていくことが重要である。

2 予防ケア

予防ケアのポイントは，①正しいスキンケアで皮膚のバリア機能を正常に保つ，②環境因子を除去する，③「引きずらない，つかまない，引っ張らない」ケアの実践である。

先の個体要因からもわかるように，スキン-テアは乾燥や紫斑，浮腫などがある脆弱な皮膚に発生しやすい。予防ケアで大切なのは，皮膚を少しでもよい状態に整えることと外力から守ることである。

a 正しいスキンケアで皮膚のバリア機能を正常に保つ

スキンケアは誰でも行える基本のケアであるが，重要なのは，皮膚の生理機能を損なわないよう正しい方法で行うことである（スキンケアの手順などについてはp.227～229を参照）。なお，保湿をする際は，使用する保湿剤は軟膏よりもローションタイプなど伸びがよいものを使用すると皮膚への摩擦刺激が少なく，脆弱な皮膚の療養者には適しているが，軟膏よりは保湿・保護力が落ちるため，1日2回以上塗布するようにする。

表Ⅱ-2-5　スキン-テアのリスクアセスメント

個体要因のリスクアセスメント （該当項目の□に✓をつける）	
全身状態	皮膚状態
□ 加齢（75 歳以上） □ 治療（長期ステロイド薬使用，抗凝固薬使用 □ 低活動性 □ 過度な日光曝露歴（屋外作業・レジャー歴） □ 抗がん剤・分子標的薬治療歴 □ 放射線治療歴 □ 透析治療歴 □ 低栄養状態（脱水含む） □ 認知機能低下	□ 乾燥・鱗屑 □ 紫斑 □ 浮腫 □ 水疱 □ テッシュペーパー様（皮膚が白くカサカサして薄い状態）
1 つでも概当すれば次の「外力発生要因のリスクアセスメント」に進む	
外力発生要因のリスクアセスメント （該当項目の□に✓をつける）	
患者行動 （患者本人の行動によって摩擦・ずれが生じる場合）	管理状況 （ケアによって摩擦・ずれが生じる場合）
□ 痙攣・不随意運動 □ 不穏行動 □ 物にぶつかる（ベッド柵，車椅子など）	□ 体位変換・移動介助（車椅子，ストレッチャーなど） □ 入浴・清拭等の清潔ケアの介助 □ 更衣の介助 □ 医療用テープの貼付 □ 器具（抑制具，医療用リストバンドなど）の使用 □ リハビリテーションの実施
外力発生要因の該当項目数が 1 個以上該当するか □ はい：スキン-テアの発生と再発の予防ケア実施要 □ いいえ	

［日本創傷・オストミー・失禁管理学会（2018）：スキン-テア クイックガイド．http://www.jwocm.org/pdf/skin_tear_quick_guide.pdf］

ⓑ 環境因子を除去する

外力から守るためには，まず環境整備を行う必要がある。環境整備では，摩擦やずれといった影響を受けやすいものを整理整頓し，万が一接触しても衝撃が最小限で済むよう緩衝材などを利用し保護することが大事である。例えば，ベッド柵にカバーを装着すると，万が一ぶつけてしまった場合も，外力を緩衝してくれる。また，ベッド周囲にマッ

Column

❷ 栄養管理について

皮膚の状態を整えることや創傷治癒の促進に栄養管理は欠かせない。栄養状態を見直し全身状態を整えることはとても重要である。栄養状態の評価を行うには，採血データを見るほかに SGA や MNA-SF（p.11～13 参照）などのツールを活用するとよい。低栄養状態の場合は，栄養補助食品や経腸栄養剤，サプリメントなどにて栄養補給を行う。褥瘡予防・管理ガイドラインもぜひ参考にされたい。

トを敷くことで，転倒時の衝撃を緩衝することができる。ベッドからの転落防止対策としてマットを使用する際は，低床型のベッドを選択し，常に一番低い高さに設定しておくとさらにリスクの低減がはかれる。そのほかにも，家具などの角の部分や車椅子のフットサポートにカバーを装着したり，移乗動作時に，靴下やレッグカバー，アームカバーなどを着用し肌の露出を避けるなどの対策が有効である。

c 「引きずらない，つかまない，引っ張らない」ケアの実践

ケアを行う際のポイントは，「引きずらない，つかまない，引っ張らない」の３つである。体位変換や移動・移乗の介助時に，寝衣やおむつ，寝具などを引っ張ったり，身体を引きずったりすると，摩擦やずれが生じてしまうため，体位変換補助具（スライディングシート，スライディングボード，スライディンググローブなど）を使用するようにする。また，腰や肩など面積が広い部位を支えるように介助するとよい。四肢を持ち上げる際は，上からつかむのではなく，下から支えるように手を添えて保持する。場合によっては，２人以上で介助することも検討する。四肢に麻痺がある場合には，三角巾やベルトを使用して麻痺した四肢を固定し，保護する。

d その他

スキン-テア発生時の状況として「テープ剥離時」が最も多く挙げられている[12]ように，医療用品を使用する際にもいくつか注意点がある。最も発生率が高かった医療用テープは，シリコーン製の低剥離刺激性のものを使用するのが望ましいが，難しい場合はストーマケア用品の皮膚被膜剤をあらかじめ塗布した後にテープを貼付したり，剥離時に粘着剥離剤を使用すると刺激を軽減させることができる。また，テープ貼付時は，皮膚に緊張が加わらないようにテープの中心から外側に向かって貼付し，さらに剥離しやすいよう，テープの端を折り曲げつまみをつくっておくとよい。テープ剥離時は，テープだけを引っ張り剥離するのではなく，皮膚を押さえながらテープを180度反転させ，ゆっくりはがすようにする。

抑制帯やミトンなどを使用する際は，必要性を十分検討し，装着時は締めつけすぎないように注意する。

Column

❸ 衣類の選択について

衣類は，吸湿性がよく，滑りのよい綿やシルク素材のものや，伸縮性があり皮膚に擦れないデザインのもので，長袖，長ズボンなど露出が避けられるものを選択する。上肢に強度の関節拘縮がある場合には，あらかじめアームカバーなどで前腕を保護してから更衣をするか，大きめの寝衣を選ぶとよい。

3 発生時のケア

a 皮膚の観察

スキン-テアが発生した際は，STAR スキン-テア分類システム（図Ⅱ-2-16）を用いて評価し，創サイズおよび発生状況を記録する。

b 創傷ケア

止血後，創を洗浄する

まずは止血を行う。止血が確認できたら，洗浄し血腫や異物を取り除く。洗浄時，疼痛がみられる際は，生理食塩水を温めて用いるとよい。

皮弁を元の位置に戻す

皮弁がある場合は，湿らせた綿棒，手袋をした指，または無鈎鑷子などを用いて，ゆっくりと元の位置に戻す。皮弁を元の位置に戻すことが難しい場合は，湿らせたガーゼを5～10分貼付し軟化させてから再度試みるとよい。

皮弁を固定後，創傷被覆材で保護する

皮弁固定に皮膚接合用テープを用いた際は，新たなスキン-テアを発生させないようテープが浮き自然にはがれるまではがさないようにする。関節部付近にスキン-テアがある場合は，皮膚の可動に伴いテープ部に緊張が加わるため，皮膚接合用テープの使用を避ける。

保護用の創傷被覆材は，皮弁がずれず，創周囲に固着しない非固着性のものを使用する。また，筒状包帯などで固定するなど，テープを使用しない固定方法もあるので，対象者に合わせたケアを選択するとよい。皮弁がない場合は，創傷被覆材を用い湿潤環境を保つようにする。発生直後で創傷被覆材が手元にない場合は，ガーゼが固着しないよ

図Ⅱ-2-16 STAR 分類システム

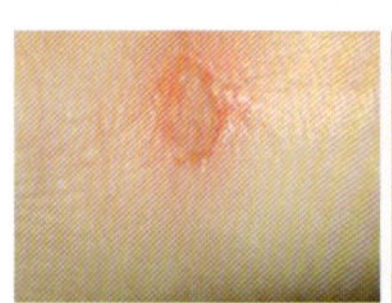

カテゴリー 1a
創縁を（過度に伸展させることなく）正常な解剖学的位置に戻すことができ，皮膚または皮弁の色が蒼白でない，薄黒くない，または黒ずんでいないスキン-テア。

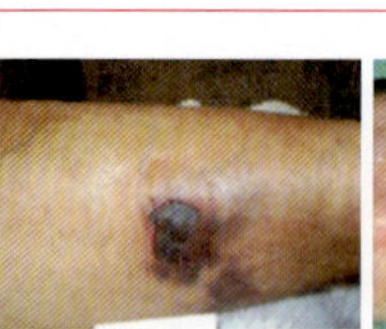

カテゴリー 1b
創縁を（過度に伸展させることなく）正常な解剖学的位置に戻すことができ，皮膚または皮弁の色が蒼白，薄黒い，または黒ずんでいるスキン-テア。

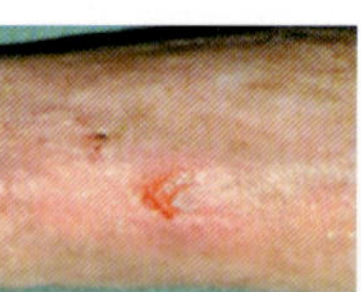

カテゴリー 2a
創縁を正常な解剖学的位置に戻すことができず，皮膚または皮弁の色が蒼白でない，薄黒くない，または黒ずんでいないスキン-テア。

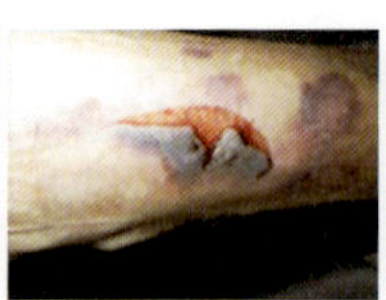

カテゴリー 2b
創縁を正常な解剖学的位置に戻すことができず，皮膚または皮弁の色が蒼白，薄黒い，または黒ずんでいるスキン-テア。

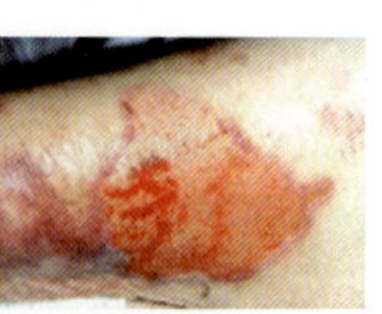

カテゴリー 3
皮弁が完全に欠損しているスキン-テア。

[Skin Tear Audit Research (STAR). Silver Chain Nursing Association and School of Nursing and Midwifery, Curtin University of Technology. Revised 4/2/2010.]

う，白色ワセリンを多めに塗布した後，非固着性ガーゼで保護する。最後に，被覆材の上にはがす方向を矢印で書いておく。なお，非固着性ガーゼは薬局でも市販されているので，常備しておくとよい。

創傷被覆材の交換

創傷被覆材は，皮弁の生着を促進させるために数日間そのままにしておく。軟膏などを用いガーゼを貼付している場合は，創面が乾燥せず，かつ浸軟しないよう適切な頻度で交換する。その際，生着しない皮弁は，数日間経過を観察して壊死部のみを除去する。

創傷被覆材交換時は，新たなスキン-テアを発生させないよう，剥離剤を使用するのが望ましい。また，皮弁固定を妨げないよう被覆材に記載しておいた矢印の方向にゆっくりとはがす。

4 家族への指導

スキン-テアは，日頃から発生予防に取り組む必要がある。また，発生時は，皮弁を速やかに元の状態に戻すことが早期治癒につながる[13]ため，家族にもスキン-テアの発生要因と発生機序について説明し，1日1回は四肢の皮膚の状態を観察し，スキン-テアの有無を確認するよう指導する。また，発生リスクがある場合は，予防ケアおよび初期対応について能動的に行えるよう指導する。

5 関係職種との連携

家族同様，スキン-テアの発生要因および発生機序や予防ケアについて，在宅に携わるすべての人が知識をもちケアにあたることが重要である。また，虐待を疑われないためにも，ケアをする際は十分注意して行う必要がある。

2 医療関連機器圧迫創傷（MDRPU）

1 定 義

医療関連機器圧迫創傷（Medical Device Related Pressure Ulcer；MDRPU）とは，「医療関連機器による圧迫で生じる皮膚ないし下床の組織損傷であり，厳密には従来の褥瘡

Column

❹疼痛について

創傷ケアには痛みが伴うことを，あらかじめ療養者に伝えておく必要がある。また，痛みが出現するタイミングなどについても療養者に確認し対策を講じる。場合によっては医師に相談し対策を検討する。

すなわち自重関連褥瘡と区別されるが，ともに圧迫創傷であり広い意味では褥瘡の範疇に属する。なお，尿道，消化管，気道等の粘膜に発生する創傷は含めない」[14] と定義されている。

在宅でも，在宅酸素療法や非侵襲的陽圧換気療法などで医療関連機器を使用している療養者にみられることがある。医療関連機器には，膀胱留置カテーテルや弾性ストッキング，ベッド柵や車椅子などの福祉用具も含まれる。

2 発生要因（図Ⅱ-2-17）

発生要因は３つある。まず，療養者の皮膚の菲薄化や浮腫により，皮膚自体が脆弱で損傷しやすい状態にあることが挙げられる。次に，使用する機器のサイズが合っていない，使用方法が間違っていることが原因で発生することもある。さらに，われわれのケアによって，皮膚をより脆弱化させている，直接の原因となる外力を与えていることもある。なお，発生要因は１つではなく，複数あることもある。

3 予防ケア

予防ケアのポイントは，①正しいスキンケアで皮膚のバリア機能を正常に保つ，②添付文書を確認し，機器を正しく使用する，③外力を与えないケアの実践，である。

図Ⅱ-2-17 医療関連機器圧迫創傷（MDRPU）発生概念図

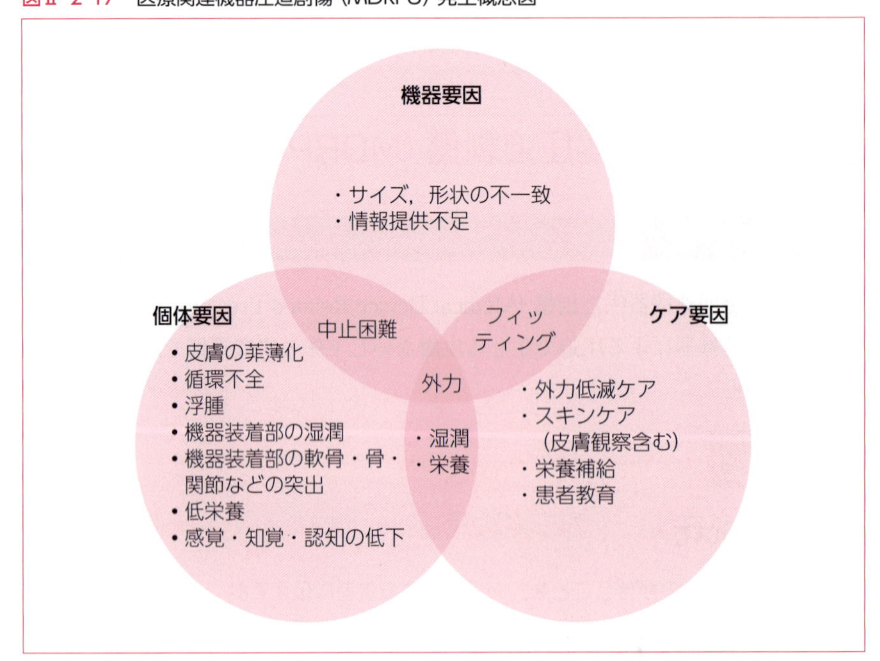

[日本褥瘡学会編(2016)：ベストプラクティス 医療関連機器圧迫創傷の予防と管理，p.16. http://www.jspu.org/jpn/info/pdf/bestpractice_.pdf]

a 正しいスキンケアで皮膚のバリア機能を正常に保つ

皮膚のバリア機能を正常に保つことは，正しいスキンケアを行うことから始まる（スキンケアの手順などについてはp.227〜229を参照）。また，皮膚の乾燥や湿潤の状態が持続しないよう，1日2回は観察しケアするよう療養者と家族に指導する。

さらに，皮膚の状態を整えるためには，局所だけでなく全身状態にも目を向ける必要がある。よって，栄養管理や基礎疾患の管理も忘れずに行うようにする。

b 添付文書を確認し，機器を正しく使用する

機器を選択する際は，サイズや形状が合ったもの，素材が柔らかいものを選択し，圧迫やずれといった外力が最小限となるようにする必要がある。さらに正しい方法で装着することが大事で，そのためにも添付文書の確認は欠かせない。間違った方法のままケアを続けてしまわないよう一度は添付文書に目を通すようにする。

また，機器装着中は，正しく装着されているかを定期的に確認すると同時に，固定位置を変えられるものに関しては固定位置を変えるなどして除圧も行うようにする。

c 外力を与えないケアの実践

ポジショニングや固定方法などによって，傷をつくってしまう場合がある。ケア後は，必ず全身を観察し，負荷がかかっている部分がないかを確認することが重要である。また，機器の素材などで，どうしても変更がきかないものに関しては，不織布やドレッシング材などを使用し，外力を低減するような工夫も必要である。

4 ケアの実際

a 酸素マスク，経鼻酸素カニューレ

耳介部のつけ根や外鼻孔，頬部に発生しやすい。特に，耳介は軟骨の上に薄い皮下組織がある状態で，圧迫により虚血が起こりやすく，顔の動きや会話などによる可動性もあり，摩擦やずれを生じやすい。

酸素マスクや経鼻酸素カニューレを使用する際には，ゴムやストラップチューブのストッパーを締めすぎないように注意する。耳介が変形している場合は，締めすぎのため緩める必要がある。また，マスクのゴムを伸縮包帯に変えたり，不織布を巻いて接触面積を広げたりすることで外力を低減させることができる。さらに，枕などもウレタンフォームなどの柔らかく頭を包み込んでくれる素材のものを使用するとよい。すでに発赤やびらんがみられる場合は，ハイドロコロイドやシリコンゲルなどのドレッシング材を貼付し保護する。

耳介部や顔面は汗や皮脂などの分泌物が多く汚れやすいため，1日1回は洗浄剤を用いて洗浄する。また，マスクやカニューレは，素材の性質上，劣化とともに固くなるため，定期的に交換をするようにする。

b 気管切開カニューレ

頸部は，皮膚が薄い部位であるとともに，汗や痰，よだれなどが貯留することによって湿潤環境になりやすい。また，可動性もあり，ずれを生じやすい場所でもある。気管切開カニューレや固定具の接触する部位に発生しやすいのはそのためである。

ケアを行う際には，固定具を締めすぎないよう注意する。また，ネックプレートの接触から皮膚を保護するためにＹガーゼなどを挟むことがあるが，Ｙガーゼの厚みで圧迫されないような注意も必要である。目安は，指１本が入る程度に締める[15]ことである。また，１日１回は洗浄剤を用いて洗浄し，皮膚状態を観察する。洗浄後は，アズノールや白色ワセリン，撥水性クリームなどで保護するのもよい。

c 経鼻胃チューブ

チューブを固定する鼻翼部や鼻孔部周囲は，鼻汁や呼気で湿潤環境になりやすい。また，チューブ固定による皮膚に緊張や剥離刺激が加わりやすい場所でもある。

使用するチューブは，療養者の年齢や体型，使用目的に応じて適切なサイズを選択することが重要である。チューブを固定する際は，チューブに重みや緊張がかからないよう，可動性のある口周囲を避けた２カ所で固定するようにする。その際，頬部の固定はチューブが皮膚に接触しないように，テープでチューブを包み込むようにして固定する（図Ⅱ-2-18）[16]。発赤やびらんがある場合は，ハイドロコロイドやシリコンゲルなどのドレッシング材で保護してから固定するとよい。スキンケアを行う際には，固定位置も変えるようにする。

d 膀胱留置カテーテル

外陰部や亀頭部といった尿道口付近は汚染や浸軟がみられる部位である。また，カテーテルとの接触や摩擦も起こりやすい。また，陰茎陰嚢角部は尿道の屈曲する部位のため圧迫されやすい。

膀胱留置カテーテルを挿入する際は，留置の必要性を確認したうえで，適切なサイズと素材を選択する。カテーテル周囲からの尿漏れがあるとカテーテルのサイズを上げが

図Ⅱ-2-18　チューブの固定方法

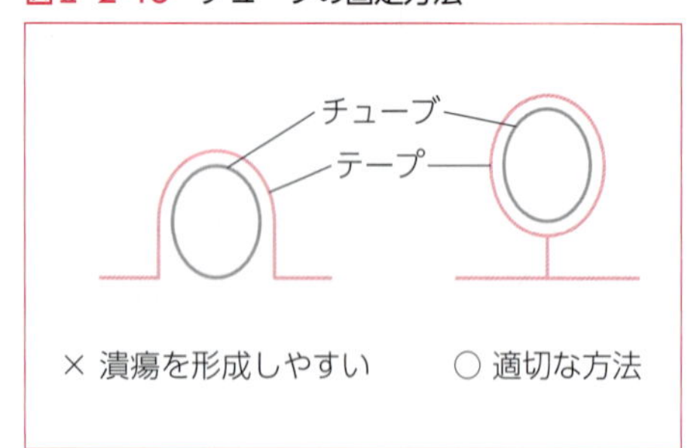

［日本褥瘡学会編（2016）：ベストプラクティス 医療関連機器圧迫創傷の予防と管理，p.87. http://www.jspu.org/jpn/info/pdf/bestpractice_.pdf］

図Ⅱ-2-19　膀胱留置カテーテルの固定方法

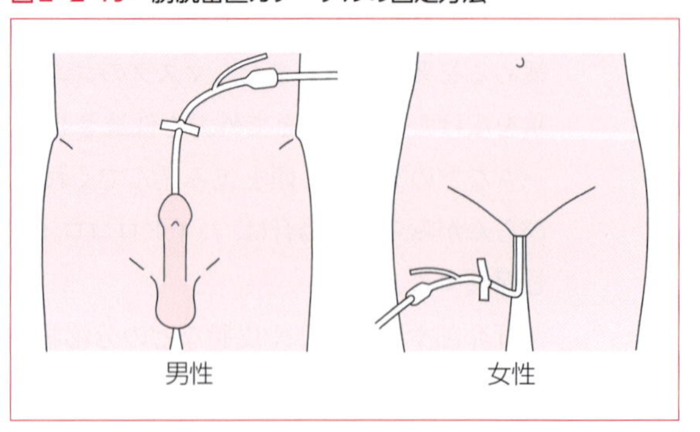

ちであるが，サイズを上げることで尿漏れが助長されることもあるため，まずは，尿漏れの原因をしっかり把握する必要がある。カテーテルは，挿入近位部と少し離れた部位の2カ所にゆとりをもたせて固定する。解剖学的特徴に基づいて，男性は腹部に，女性は大腿内側にカテーテルを固定する（図Ⅱ-2-19）[17]。また，1日1回は洗浄剤を用いた陰部洗浄を行い，皮膚状態の観察と固定位置の変更を行う。

e 弾性ストッキング

弾性ストッキングでは，しわや丸まりが生じやすく，体重などの圧迫を受けやすい脛骨や腓腹部，足関節部やアキレス腱といった部位に発生しやすい。また，下肢は乾燥や発汗による湿潤が起こりやすい場所でもあるため注意が必要である。

弾性ストッキング装着の目的はさまざまであるが，目的に合ったサイズの選択が重要である。装着前には，創傷の有無や皮膚温，色調など下肢の皮膚状態を観察し，乾燥がみられる場合は保湿ケアを行う。装着後は，ストッキングの上からなでて全体をなじませ，最後に，踵が合っているか，しわや丸まりが生じていないかを確認する。しわや丸まりはそのつど直すことが大事である。装着が難しい場合は，補助具の使用や手袋をはめて行うことで外力の低減が図れる。

発生リスクが高い部位は，筒状包帯やドレッシング材を使用し，あらかじめ保護しておくとよい。スタンダードケアでは，少なくとも1日2回は弾性ストッキングを脱がせ，皮膚の観察を行う[18]としているが，少なくとも1日1回は行うようにする。弾性ストッキング装着時に，疼痛やしびれなどを感じる場合や浮腫などで脚のサイズが変化した場合は，そのつど適切なサイズに変更する。

f 非侵襲的陽圧換気療法マスク

マスク内部は呼吸や加湿により湿潤環境になりやすい。また，持続的な圧迫に加え，呼吸性にマスクによる圧迫（虚血）と解除（血流再開）が繰り返されている。発生しやすい部位としては，マスクと皮膚が接触する前額部，鼻梁，鼻周囲，頬部，下顎部などが挙げられ，疼痛を伴う発赤で発見されることが多い[19]。

使用時は，目的と顔の形状に合ったマスクを選択することが大事である。サイズの目安は，鼻梁部に合わせた状態で，口を開けても落ちてきたり眼瞼や眉にかかったりしないことである。経鼻チューブが挿入されている場合は，圧迫やリークにも注意が必要である。顔は，汗や皮脂などの分泌が多く大気中の汚れも付着しやすいため，1日1回は洗浄剤を用いて洗浄し，撥水性クリームなどで皮膚を保護する。その際には，皮膚の状態を観察し，発赤やびらんがみられる場合は，ハイドロコロイドやシリコンゲルなどのドレッシング材を貼付し圧迫を低減する。マスク自体の汚れも顔面の皮膚感染などの原因になるため，適宜手入れを行う[20]。

5 療養者・家族への指導

療養者や家族へも皮膚の観察ポイントと正しいケア方法を伝えることで，発生を予防することができる。また，少しでも異常がみられたら医療スタッフへ相談するよう伝えておくことで，早期発見・早期治療につながる可能性が高いことから，普段の訪問時のかかわりが重要である。

6 関係職種との連携

医療関連機器圧迫創傷を減らすためには，そもそもの原因となる医療関連機器の使用をやめることが一番であるが，やめることが不可能な場合も多い。不適切なケアによって引き起こされないよう，すべての職種が正しい知識をもってかかわれるよう伝えていく必要がある。

3 褥瘡と鑑別すべき皮膚疾患

1 失禁関連皮膚炎（IAD）

尿または便が会陰部の皮膚に流れ込み接触したときに生じる皮膚の炎症[21]を失禁関連皮膚炎（IAD）といい，皮膚が脆弱で，トイレでの排泄が困難な乳児や高齢者に多くみられる。また，疼痛を伴うことが多くQOLにも影響を及ぼすことから，発症を予防することが重要である。

a 好発部位・症状

尿や便が付着しやすい肛門周囲や臀裂部，鼠径部などに発生しやすい。症状は，発赤（紅斑）やびらんまたは潰瘍としてみられ，さらに，瘙痒感や疼痛を伴うこともある（図Ⅱ-2-20）。

b 原　因

IADは，バリア機能が破綻した皮膚に，尿や便の付着といった化学的刺激および頻回な洗浄や拭き取りなどの機械的刺激が加わることによって引き起こされる。失禁のため

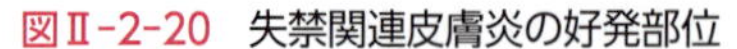

図Ⅱ-2-20 失禁関連皮膚炎の好発部位

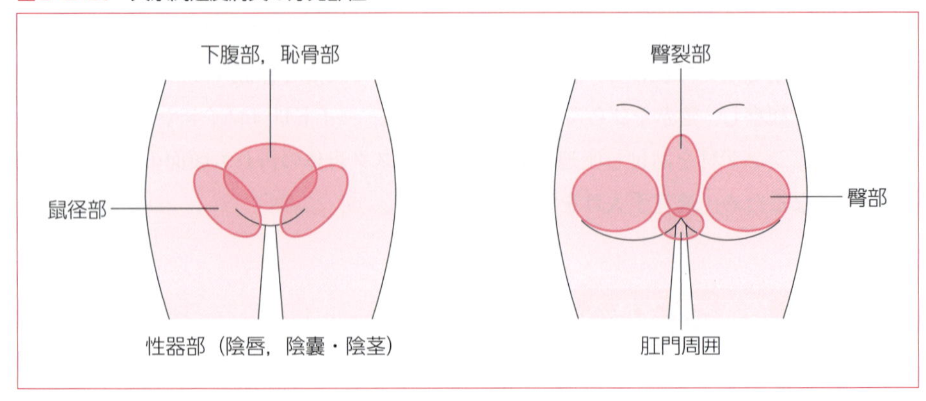

おむつを使用している療養者の陰部や臀部は，常に湿潤環境にあるため，皮膚が浸軟しやすくバリア機能も破綻している場合が多い。

c 発生時のアセスメントとケア

アセスメント

IADが発生した際は，皮膚の状態だけでなく，失禁の原因についてもアセスメントする必要がある。失禁は，一時的なものなのか，治療を要するのかにより対応が異なるため，全身状態も含め観察する。また，排泄物の性状や量，排泄回数などから排泄状況を知ることは，ケア方法を検討するうえでも重要である。皮膚の状態については，皮膚障害が生じている部位，範囲および大きさ，皮膚障害の程度，感染徴候の有無などを観察する。中には，褥瘡やカンジダ症との鑑別が必要なケースもあるため注意が必要である。特に，カンジダ症の場合は，ステロイド薬を使用すると悪化してしまうこともあるため，判断に迷った際は，皮膚科への受診を促す。また，日常的に行っているケアがIADを引き起こす原因となっていないか，確認することも大事である。

ケアの方法

まずは，基本に立ち返り愛護的なスキンケアを実践する。また，失禁の原因が治療を必要とするものであれば，早急に受診を促し治療を開始する。皮膚障害が生じている部位には，亜鉛華軟膏を2～3mm程度の厚さで塗布し保護する。その際，軟膏は毎回拭き取らず，排泄物のみをつまむように取り除く程度でよい。軟膏まで一緒に拭き取ってしまった場合は，再度重ね塗りをする。軟膏を落とす際は，洗浄剤だけでは落ちないため，オイルを使用しやさしく洗浄する。また，ストーマケアに使用する粉状皮膚保護剤を塗布したり板状皮膚保護剤をモザイク状に貼付する方法もあるので，滲出液が多い場合などに使用するとよい。

失禁が悪化する場合には，膀胱留置カテーテルの挿入やコンドーム型集尿器を使用することで汚染を防ぐことができる。便失禁の場合は，便失禁管理システムや肛門パウチ・ストーマ装具などがある。また，軟便パッド，両面吸収パッドなど，特殊な機能をもったパッドもある。

d 予防ケア

先にも述べたとおり，IADは発症を予防することが大事である。そのために行うべき基本的なケアのポイントは，①正しいスキンケアで皮膚のバリア機能を正常に保つ，②

Column

❺ 排泄日誌について

排泄状況を確認するためには，家族や他職種との連携が欠かせない。そこで活用できるのが，排尿日誌や排便日誌といわれる排泄日誌である。排泄日誌から得られる情報は，治療でも使われることがあるほど貴重なデータである。ぜひ，現場で活用してほしい。

尿や便などの化学的刺激を除去する，③機械的刺激を与えない愛護的なスキンケアを行うこと，である。

①1日1～2回，洗浄剤を用いて汚れを落とす。ただし，洗浄のしすぎはバリア機能の役割を果たす皮脂膜まで除去してしまうため，注意が必要である。

②洗浄剤は弱酸性のものを選択し，よく泡立た泡で汚れを包み込むようにやさしく洗う。また，洗浄剤が残らないよう，微温湯でしっかり洗い流す。

③水分を拭き取る際は，擦らずやさしく抑えるように拭き取る。市販のおしり拭きを使用する際も擦らない。

④洗浄後は保湿する。排泄物の付着を防ぐため，撥水性皮膚保護剤や皮膚被膜剤，またはワセリンや白色ワセリンのプロペト®，アズノール®軟膏を塗布しておくとよい。ただし軟膏を使用する際は，おむつへの付着なども考慮し，こまめに塗りなおす必要がある。また，ワセリンやプロペト®の長期使用は汗腺をふさぎ皮膚の浸軟を助長することがある[22]ので注意が必要である。

⑤頻繁に排泄物で汚染される場合は，洗浄時以外のおむつ交換時には，肛門清拭剤やオリーブオイル，ベビーオイルなどの油分を含ませたコットンや肌触りのよい不織布ガーゼなどで，摩擦を加えずに押さえるように拭き取る[23]とよい。

2 足病変

下肢にできる潰瘍は，褥瘡と間違われやすい病変の一つである。ひと言に下肢潰瘍といっても，その原因はさまざまで，かつ複数の病態が並存している場合もある。療養者の足を守るためには何が主な原因か見極め，適切な治療を行うことが大切である。訪問看護師には，正しい知識をもって適切な診断や治療に導けるようケアすることが求められている。

a 下肢潰瘍の分類

下肢潰瘍は，動脈性，静脈性，神経原性など，いくつかの種類に分けられる。よくみられる虚血性潰瘍，静脈うっ滞性潰瘍，糖尿病性潰瘍についてそれぞれの特徴を表Ⅱ-2-6

Column

❻ おむつについて

尿漏れ・便漏れするからといって，おむつを２枚３枚と重ねていないだろうか。実は，それが漏れの原因になっていることがある。おむつは，アウター１枚に対してインナー１枚で使用することが基本[24]である。漏れを防ぐためには，排泄量とおむつの吸収量が合っているか，おむつのギャザーをしっかり立て鼠径部に沿わせているかを確認しよう。また，肛門部付近のパッドを臀部皮膚にぴったり密着させすぎるのも漏れの原因となるため，ある程度空間を確保し当てるようにしよう。

表Ⅱ-2-6　下肢潰瘍の特徴

虚血性	静脈うっ滞性	糖尿病性
・足趾・踵部にできやすい ・足の変形はないが冷たい ・乾燥壊死（末梢から乾燥する） ・レッドリングサインがみられる ・安静時疼痛がある	・下腿下 1/3 の内側にできやすい ・創の辺縁は不規則かつ浅い ・創周囲の皮膚は色素沈着（ヘモジデリン沈着）や肥厚・硬化がみられる	・足底にできやすい ・骨の変形があり，胼胝や亀裂がみられることが多い ・湿性壊死 ・感染を伴いやすい ・無痛である

にまとめた。

b アセスメント

下肢潰瘍の予防や悪化防止には，アセスメントが重要である。潰瘍がない人でも，フットケア時などに，しっかりとアセスメントする。また，在宅で行える検査は限界があるため，特に循環障害が疑われる場合は，専門外来のある医療機関への受診を促すことが重要である。

問診，視診，触診

いつでも手軽に行えるアセスメントであるため，訪問時は毎回行うようにする。また，下肢をみる際は，必ず両足をみることが大事である。

現病歴，家族歴，内服薬の内容など　糖尿病（人工透析）や二分脊椎症，関節リウマチなどの疾患があると潰瘍を発生しやすい。また，虚血性心疾患や脳血管障害がある場合も末梢動脈疾患（PAD）を発症している可能性があるため，潰瘍形成のリスクが高い。現病歴については，具体的に罹患年数や障害の程度も確認しておくとよい。

足の形状・歩行状態　足趾変形（ハンマートウ，クロウトウ），外反母趾，シャルコー関節などがあると胼胝ができやすく，潰瘍を形成しやすくなる。また，歩行状態をみることで，負荷のかかりやすい部位を知ることができる。しびれや麻痺の有無についても確認する。

皮膚の性状・爪の異常　虚血性の場合，足趾の冷感やチアノーゼの出現，足毛の減少などがみられる。また，乾燥や亀裂，白癬や陥入爪の有無なども確認する。

靴の状態　靴の素材，形，サイズが合っているかを確認する。踵の磨り減り方なども負荷のかかり方をみるうえで重要な情報となる。

動脈触知　潰瘍形成がみられたら必ず確認する。足背動脈が触れなければ，後脛骨動脈で確認する（図Ⅱ-2-21）。いずれも触れない場合は，虚血している可能性がある。なお，触診ではわかりにくい場合もあるため，病院ではドプラーを使用し確認している。

局所管理について　創傷があれば局所管理についても確認する。発赤や腫脹がある場合，蜂窩織炎や骨髄炎の可能性もあるため，早期受診につなげる。

感覚機能検査

感覚機能検査では，触覚，温度覚，痛覚，アキレス腱反射について評価する。触覚低下は足趾をティッシュで触れることにより，温度覚低下は金属とプラスチックを交互に押し当てることにより，痛覚低下は爪楊枝の先を軽く押し当てることにより大まかに評価できる[16]。アキレス腱反射については，打腱器を用いて検査を行う。感覚低下は足の遠位

図Ⅱ-2-21　動脈触知部位

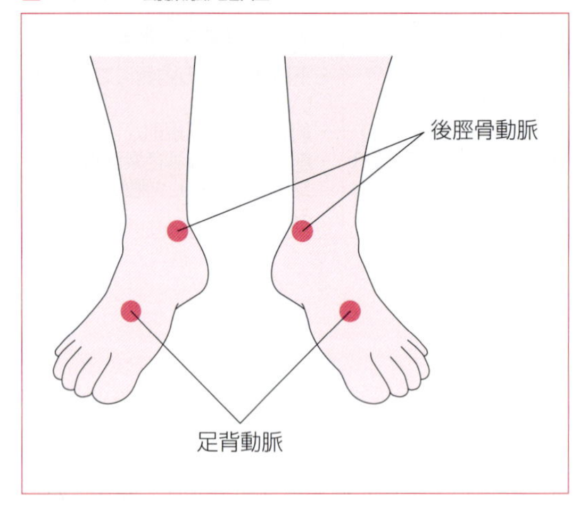

部から始まるため，他覚的検査も足趾や足底部で実施[25]する。

血流検査

触診　まずは動脈の触知を確認する（図Ⅱ-2-21）。

下垂挙上ストレステスト　下肢を挙上し足関節を動かすことで虚血状態にした後，端座位になり下肢を下垂させ皮膚色の変化をみる。動脈の狭窄や閉塞のある場合には，皮膚が蒼白になり痛みが出現することもある。正常であれば5秒以内に皮膚色は戻る。すでに血流不全と診断されている療養者には行わない。

足関節上腕血圧比（ABI）　足関節部と上腕の血圧の比を計算する。0.9以下のときは動脈の閉塞が疑われる。1.3以上の場合は動脈の石灰化が疑われる。計算式は以下のとおりである。

ABI = 足関節収縮期血圧 ÷ 上腕収縮期血圧

その他　専門の医療機関では，皮膚組織灌流圧（SPP），超音波，CT，MRI，血管造影（カテーテル検査）などの検査が行われる。

C 分類別ケア

虚血性潰瘍

PADは四肢の慢性動脈閉塞症の総称であり，粥状硬化を本態とする閉塞性動脈硬化症（ASO）と血管炎を本態とするバージャー病や膠原病に起因する血流障害（虚血）などからなる[26]。Fontaine分類（表Ⅱ-2-7）のⅢ度およびⅣ度を重症下肢虚血（CLI）といい，潰瘍や壊疽を形成することがある。CLIに伴う創傷の特徴の一つには安静時疼痛があり，痛みのコントロールも必要となってくる。また，治療が不適切であると壊疽が進み下肢切断に至ることもあるため，虚血性かどうかの判断は非常に重要である。

虚血性かどうかを判断する基準は，Fontaine分類にみられる症状の有無および動脈の触知である。また，ABIの値が0.9以下に低下している場合は，下肢の循環障害が疑われ，血行再建術が必要な場合もあるため早期受診を促す。

冷感は，足背～足趾で冷たく感じることが多い。軽度のチアノーゼがみられる場合は，

表Ⅱ-2-7　Fontaine 分類

Ⅰ度	無症状，冷感，しびれ
Ⅱa 度	間欠性跛行（軽度）
Ⅱb 度	間欠性跛行（中等～重度）
Ⅲ度	安静時疼痛
Ⅳ度	壊死，潰瘍

保温する。

間欠性跛行の原因は脊柱管狭窄症や脊髄動静脈奇形などさまざまである。しかし，PAD の可能性もあるため，潰瘍がない人であっても間欠性跛行がみられたら虚血性疾患を疑い，まずは動脈触知を確認することが重要である。

創傷に対するケアにおいては，虚血性潰瘍の場合，安易にデブリードマンを行うと壊疽の辺縁からさらに壊疽が進行し拡大してしまうため，血行が改善されるまでの間は，細菌感染を予防することに主眼をおきケアすることが大事である[27]。

静脈うっ滞性潰瘍

下肢の静脈にある弁がうまく働かないと血液が逆流し，うっ滞による障害が生じる。この状況が慢性静脈不全症で静脈うっ滞性潰瘍の原因となる病態である[28]。

静脈うっ滞性潰瘍に対する予防および治療は，弾性ストッキングもしくは弾性包帯による圧迫療法が必須である。潰瘍などの皮膚障害を有する場合は 40～50 mmHg の圧迫圧が用いられる[29]が，履きにくさもあり，退院後は着用しなくなるケースが多い。ゴム手袋を用いたり，補助具を活用したりすると履きやすくなるので，必要性を理解し着用してもらうことが大事である。また，下肢の動脈血流が低下している PAD やバージャー病などの患者への使用は禁忌[30]となっているため，十分にアセスメントを行い使用する。

創傷に対するケアは，壊死組織の除去と滲出液のコントロールを中心に実施する。

糖尿病性潰瘍

糖尿病患者は知覚障害があるため，靴擦れや爪切りの際にできた小さな傷や胼胝に気づかず，機械的な圧迫や摩擦を繰り返すことで潰瘍化させてしまうことが多い。

糖尿病性潰瘍は増加傾向にあり，中でも透析患者は，血管の石灰化のため動脈硬化が進行している例が多く，非透析患者よりも大切断率が高い[31]といわれ問題となっている。大切断後の予後は悪く，患者の QOL だけでなく生命にもかかわる問題であり，予防および悪化防止が重要となる。訪問看護師は，予防の段階からかかわれる医療従事者として非常に重要な役割を担っている。

Column

❼ ブラックヒールとは

胼胝下に透けて見える黒い点のことをブラックヒールと呼ぶ。この黒い点が見られた場合は，胼胝下に潰瘍が形成されている可能性が高い。

表Ⅱ-2-8 神戸分類およびタイプ別治療の基本[18]

神戸分類		タイプ別治療の基本
タイプⅠ	神経障害を主とする潰瘍	足の形態や歩行癖に合わせたフットウェア
タイプⅡ	血管障害を主とする潰瘍	皮膚灌流圧に基づいた末梢血行再建術と局所手術
タイプⅢ	感染症を主とする潰瘍	積極的デブリードマン
タイプⅣ	神経障害，血管障害，感染症の混合する複雑な病態を呈する潰瘍	末梢血行再建術とデブリードマンを施行するがその時期設定が重要

［市川滋監修（2012）：創傷のすべて キズをもつすべての人のために，p.134-135，克誠堂出版を参考に作成］

糖尿病性潰瘍の病因には，神経障害，血管障害，感染症の3つがあり，さらに4つの病態に分類された神戸分類をもとにタイプ別に治療方針が定められている（表Ⅱ-2-8）。よって，どのタイプに当てはまるか見極めることが大事である。

タイプⅡとタイプⅣにおいては，血管障害があるため，虚血性潰瘍と同様のケアを実施する。潰瘍の発生要因となっている胼胝は，感染がなければ削って傷を開放し創傷ケアを行う。併せて，フェルトやフットウェアによる免荷も実施する。また，歩行時は踏み返しをしないよう注意を促す。

創傷に対するケアは，感染のコントロールを中心に実施する。すでに感染を伴っている場合は，運動や入浴，足浴といったケアは感染を拡大させるおそれがあるため禁忌である。また，糖尿病のコントロールも併せて行う必要がる。

d フットケア

どのタイプの潰瘍であっても，フットケアは欠かせない。特に，糖尿病性足潰瘍はいったん治癒しても，通常は神経障害や足の変形が改善しないため再発率が高い[32]。よって，再発を防止するためにも，フットケアを通して定期的なアセスメントを行い，異常を早期発見し早期治療につなげていくことが重要である。

フットケアでは，洗浄（足浴）後，乾燥や亀裂を予防するため保湿ケアも行う。白癬がある場合は，蜂窩織炎などの二次感染を起こさないよう必要に応じ皮膚科受診を促す。また，爪のケアをする際は，深く切ることで巻き爪を起こしやすいため，深爪しないよう注意する。胼胝についても定期的に削り，周囲の皮膚と同様の高さになるようにする。フットケアを行う際は，ケアによる外傷をつくらないよう十分に注意して行う。

e 療養者・家族への支援

糖尿病患者は，知覚障害があることを自覚していないことが多いため，まずは自覚してもらうことから始まる。そのうえで，傷の早期発見が自らの足を守ることから，1日1回は足を見るよう習慣づけてもらうことが大事である。また，清潔や保湿の必要性，足に合った靴を履くことの重要性，爪切り時の注意点などについて指導する。その際は，一方的に押しつけるのではなく，療養者自身がセルフマネジメントできるようエンパワメントアプローチを心がける。

さらに，潰瘍があっても放置する療養者もいるため，潰瘍の種類にかかわらず，異常があればすぐに医療従事者に伝えてもらうか，専門外来のある医療機関を受診するよう日頃から指導しておく必要がある。

引用文献

1）鍵谷方子（2014）：皮膚刺激と心身の健康，心身健康科学，Vol.10，No.1，p.15.
2）阿曽洋子，他（2007）：日本褥瘡学会で使用する用語の定義・解説―用語集検討委員会報告1，日本褥瘡学会誌，Vol.9，No.2，p.230.
3）石川環（2011）：スキンケア，日本褥瘡学会誌，Vol.13，No.2，p.104.
4）日本ペインクリニック学会神経障害性疼痛薬物療法ガイドライン改訂版作成ワーキンググループ編（2016）：神経障害性疼痛薬物療法ガイドライン 改訂第2版.
http://minds4.jcqhc.or.jp/minds/Pharmacologic-management-of-neuropathic-pain/Pharmacologic-management-of-neuropathic-pain.pdf
5）日本褥瘡学会編（2009）：褥瘡予防・管理ガイドライン，p.18，照林社.
6）日本褥瘡学会用語集検討委員会（2009）：日本褥瘡学会で使用する用語の定義・解説―用語集検討委員会報告3，日本褥瘡学会誌，Vol.11，No.4，p.555.
7）NPUAP/EPUAP/PPPIA著／真田弘美，宮地良樹監訳（2014）：褥瘡の予防と治療 クイックリファレンスガイド 日本語版，p.18，メンリッケヘルスケア.
http://www.molnlycke.jp/Documents/JPN/Wound%20Care/v2_Japan_Quick%20Reference%20Guide.pdf
8）真田弘美，宮地良樹編著（2012）：NEW褥瘡のすべてがわかる，p.254，永井書店.
9）古田勝経（2013）：褥瘡の病態評価と薬物療法における薬剤師参加の意義，日本緩和医療薬学雑誌，Vol.16，No.4，p.78.
10）日本創傷・オストミー・失禁管理学会編（2015）：ベストプラクティス スキン-テア（皮膚裂傷）の予防と管理，p.6，20-25. http://jwocm.org/pdf/best_practice_.pdf
11）Carville K（2015）：スキンテア：世界の研究・予防・ケア最前線，エキスパートナース，Vol.31，No.7，p.82.
12）真田弘美（2015）：なぜいま，スキンテアに注目したいか，エキスパートナース，Vol.31，No.7，p.77.
13）高木良重（2016）：「スキンテア」とは何か，看護技術，Vol.62，No.4，p.63.
14）日本褥瘡学会編（2016）：ベストプラクティス 医療関連機器圧迫創傷の予防と管理，p.6.
http://www.jspu.org/jpn/info/pdf/bestpractice_.pdf
15）前掲書14），p.99.
16）前掲書14），p.87.
17）前掲書14），p.66.
18）前掲書14），p.34.
19）西林直子（2014）：機器別予防策と実際のケア NPPV，看護技術，Vol.60，No.4，p.19.
20）前掲書14），p.48.
21）丹波光子（2017）：失禁と皮膚障害の関係，看護技術，Vol.63，No.4，p.4.
22）古川純子（2017）：失禁のある患者の予防的スキンケア，看護技術，Vol.63，No.4，p.33.
23）内藤亜由美，安部正敏編（2013）：スキントラブルケア パーフェクトガイド，p.106，学研メディカル秀潤社.
24）市川由美子（2017）：おむつの正しい選択と使用の方法，看護技術，Vol.63，No.4，p.30.
25）安田斎（2014）：糖尿病性足病変の診断のための神経学的アセスメント，WOC Nursing，Vol.2，No.5，p.39-40.
26）大浦紀彦編著（2011）：下肢救済のための創傷治療とケア，p.118，照林社.
27）川原繁（2016）：アセスメントとフットケア，看護技術，Vol.62，No.4，p.34.
28）市川滋，寺師浩人編著（2009）：足の創傷をいかに治すか 糖尿病フットケア・Limb salvageへのチーム医療，p.102，克誠堂出版.
29）市川滋監／安部正敏編（2012）：創傷のすべて キズをもつすべての人のために，p.109，134-135，克誠堂出版.
30）松本衣代，他（2014）：DVT予防のための弾性ストッキングによる圧迫創対策，WOC Nursing，Vol.2，No.5，p.75.
31）寺師浩人（2015）：日本における下肢慢性創傷の現状と各職種への期待，日本フットケア学会誌，Vol.13，No.1，p.1.
32）渥美義仁（2017）：糖尿病患者の足病変，Medical Rehabilitation，No.211，p.5.

参考文献

- 石川環（2011）：スキンケア，日本褥瘡学会誌，Vol.13，No.2，p.100-108.
- 天野博雄，石川治（2016）：皮膚の構造と機能，日本褥瘡学会誌，Vol.18，No.2，p.87-95.
- 日本創傷・オストミー・失禁管理学会編（2017）：スキンケアガイドブック，照林社.
- 溝上祐子，河合修三編著（2008）：知識とスキルが見てわかる 専門的皮膚ケア，メディカ出版.
- 日本皮膚科学会疥癬診療ガイドライン策定委員会（2015）：疥癬診療ガイドライン第3版，日本皮膚科学会雑誌，Vol.125，No.11，p.2023-2048.
- 日本皮膚科学会接触皮膚炎診療ガイドライン委員会（2009）：接触皮膚炎ガイドライン，日本皮膚科学会雑誌，Vol.119，No.9，p.1757-1793.
- 安部正敏編著（2015）：たった20項目で学べる皮膚疾患，学研メディカル秀潤社.
- 日本皮膚科学会：皮膚科Q&A，Q18ヘルペスと帯状疱疹.
  https://www.dermatol.or.jp/qa/qa5/index.html
- 池田知史，他（2007）：帯状疱疹後神経痛患者の精神・心理的評価，日本ペインクリニック学会誌，Vol.14，No.4，p.401-405.
- 日本ペインクリニック学会神経障害性疼痛薬物療法ガイドライン改定版作成ワーキンググループ編（2016）：神経障害性疼痛 薬物療法ガイドライン 改訂第2版，真興交易医書出版部.
- 藤本和久（2006）：薬疹の診断と治療—重症型薬疹への対応，日本医科大学医学会雑誌，Vol.2，No.2，p.103-107.
- 川島眞監（2016）：看護師さん，薬剤師さんに贈るやさしく学べる皮膚疾患32，p.50-51，メディカルレビュー社.
- 佐藤貴浩，他（2012）：汎発性皮膚瘙痒症診療ガイドライン，日本皮膚科学会雑誌，Vol.122，No.2，p.267-280.
- 真田弘美，須釜淳子編（2009）：実践に基づく最新褥瘡看護技術，照林社.
- 真田弘美，宮地良樹編著（2012）：NEW褥瘡のすべてがわかる，永井書店.
- 日本褥瘡学会編（2015）：在宅褥瘡予防・治療ガイドブック 第3版，照林社.
- 田中マキ子監（2013）：ポジショニング学 体位管理の基礎と実践，中山書店.
- 真田弘美，他編（2016）：進化を続ける！褥瘡・創傷治療・ケアアップデート．p.90-95，照林社.

3 ストーマケア

ねらい

ストーマケアによる排泄管理を必要とする在宅療養者の支援ができる。

目　標

1. ストーマケアの基本が理解できる。
2. 在宅療養者の状態に合わせたストーマケアが実施できる。

1 ストーマの定義と種類

1 ストーマの種類と適応

ストーマ（stoma）とは，ギリシャ語で「口」を意味する。また，ストーマ・排泄リハビリテーション学用語集では「消化管や尿路を人為的に体外に誘導して造設した開放口」[1]と定義されている。広義には，気管切開や胃瘻などの瘻孔も含まれる。ストーマが適応となる疾患は表Ⅱ-3-1のとおりである。

2 消化管ストーマと尿路ストーマ

ⓐ 消化管ストーマ

消化管ストーマは，悪性腫瘍や機能不全などにより肛門を切除する場合や，腸管の減圧や縫合不全の予防などの目的で造設される。また，がんの終末期患者の場合，症状や生活の質（QOL）改善などの緩和目的で造設されることもある。

消化管ストーマは，造設期間や造設部位，開口部の数別に分類することができる（図Ⅱ-3-1）。ストーマ造設の目的および分類別の特徴を十分に理解してケアすることが重要である。

造設期間による分類

造設期間により，永久的ストーマと一時的ストーマに分類することができる。一時的ストーマは，目的達成後に閉鎖，還納することを期して，一時的に造られたストーマ[2]であり，腸および肛門を残して造設している。そのため，術後に肛門より粘液が出てくることがあるが，これは異常ではない。また，そのまま永久的ストーマとして使用されることもある。

造設部位による分類

大きく結腸ストーマ（コロストミー）と，回腸ストーマ（イレオストミー）に分けられる。

表Ⅱ-3-1 適応となる疾患など

消化管ストーマ	悪性腫瘍，炎症性腸疾患（潰瘍性大腸炎，クローン病），大腸イレウス，大腸穿孔，腸管膜動脈閉塞症，先天性疾患，縫合不全，外傷など
尿路ストーマ	悪性腫瘍，尿管または尿道の閉塞・狭窄，神経因性膀胱，炎症性疾患，先天奇形，外傷など
瘻　孔	消化管瘻（食道瘻・胃瘻など），尿瘻，気管瘻

図Ⅱ-3-1　消化管ストーマの分類と特徴

分　類		特　徴
期間別	永久的ストーマ	永久的に使用するように造られたストーマ 【術式】マイルズ手術，腹会陰式直腸切断術（APR），骨盤内臓器全摘術など 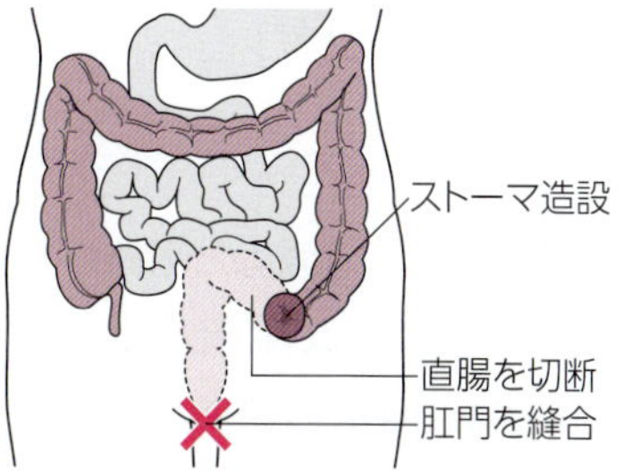 ストーマ造設 直腸を切断 肛門を縫合
	一時的ストーマ	後日，閉鎖，還納することを期して，一時的に造られたストーマ 【術式】ハルトマン手術，回腸瘻，横行結腸瘻など 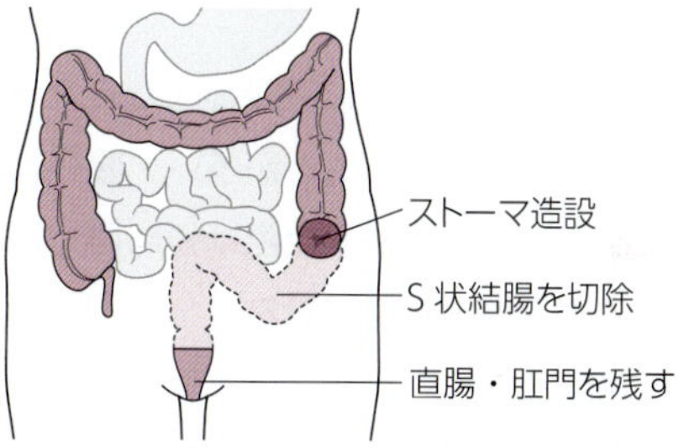 ストーマ造設 S 状結腸を切除 直腸・肛門を残す
部位別	結腸ストーマ	• 左上腹部・左下腹部に造設することが多い • 軟便～有形便 • 100～200 g/日 • 排便回数は少ない • 排泄物 pH 7.5～8.5 • 皮膚障害は少ない
	回腸ストーマ	• 右下腹部に造設することが多い • 水様便～泥状便 • 1,000～2,000 mL/日 • 排泄回数は多い • 排泄物の pH 7.8～8.0 • 皮膚障害は多い
開口部数別	単孔式ストーマ 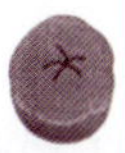	• 消化管の断端を体表に挙上し造設 • 永久的ストーマに多い • 排泄口は円形
	双孔式ストーマ 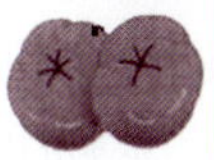	• 腸管の口側と肛門側それぞれの端を体表に挙上し造設 • 一次的ストーマに多い • 排泄口は楕円形をしていることが多い

結腸ストーマは，横行結腸およびS状結腸に造られることが多いため，造設位置も左上腹部もしくは左下腹部になることが多い。便性状は有形便に近く比較的管理がしやすいため，皮膚トラブルは起こりにくい。一方，回腸ストーマは，解剖学的な位置から右下腹部に造設されることが多い。便性状は水様便に近く，アルカリ性で刺激性の強い消化酵素を含んでおり，排泄量も多い。そのため，管理が難しく皮膚トラブルを起こしやすい。また，電解質バランスも崩しやすいため注意が必要である。

開口部数による分類

排泄口が1つの単孔式と，2つの双孔式がある。双孔式の2つの排泄口からは，それぞれ便と粘液が排泄される。双孔式はさらに係蹄式（ループ式），分離式（二連銃式，完全分離式）に分けられる。ストーマの形は楕円形をしていることが多く，単項式に比べサイズも大きくなりやすい。

b 尿路ストーマ

尿路ストーマは，膀胱など尿路の一部を摘出する「尿路変向術」の結果，造設される。膀胱がんや通過障害改善，腎機能の温存やQOLの改善を目的として造設されることもある。現在では，QOLの観点から尿路ストーマを造設しない尿路変向術が普及しつつある[3]。尿路変向術には，カテーテルを必要とするものやストーマ袋を使用するもの，禁制が保てるものなどがあり，種類によって管理方法が異なる（表Ⅱ-3-2）。

腎　瘻

体外から腎盂内に直接挿入したカテーテルより尿を排泄させる方法で，治療のため一時的に造設されることが多い。腰背部に造設されるためセルフケアが困難であり，カテーテルが自然抜去した際は短時間で閉じてしまい再挿入が困難になるため，すぐに受診するよう促す必要がある。

膀胱瘻

腎瘻同様，体外より膀胱内に直接カテーテルを挿入して尿を排泄させる方法である。恥骨上部（下腹部）に造設されるため，セルフケアが可能である。カテーテル周囲から尿漏れすることもあるが，カテーテルの刺激によって起こっている場合もあるため，むやみにカテーテルのサイズを上げたり，固定水の量を増やしすぎたりしないようにする。

尿管皮膚瘻

尿管を前腹壁ないしは側腹壁に吻合し尿を排泄させる方法である。腹部に造設されるため，セルフケアは可能であるが，ストーマの口径は小さく狭窄を起こしやすい。そのため，カテーテルが留置される場合もある。また，両側性の場合は，左右両方の腹部に造設されることがある。

代用膀胱について

導尿型と自排尿型がある。いずれも腸管を利用して人工膀胱を造設しており，一定期間尿をためておくことができる。尿意は腹部の張りでしか感じないため，貯留した尿が再吸収されることでアシドーシスにならないよう，定期的に排泄する習慣をつける必要

Column

❽ダブルストーマとは

ダブルストーマとは，消化管ストーマと尿路ストーマの両方を造設している状態をいう。消化管（結腸）ストーマは左下腹部に，尿路ストーマは右側に造設されることが多い。ダブルストーマと双孔式ストーマとは，別ものなので間違えないようにしよう。

表Ⅱ-3-2　尿路ストーマの種類と管理方法

尿路変向術	排尿の状況 失禁/禁制	管理方法		
		カテーテル	ストーマ装具	導　尿
腎瘻	失禁	○		
膀胱瘻	失禁	○		
尿管皮膚瘻	失禁		○	
回腸導管	失禁		○	
導尿型代用膀胱	禁制			○
自排尿型代用膀胱	禁制			適宜

[大山美幸（2017）：尿路ストーマって何ですか？ 尿路ストーマ造設術・尿路変向術，泌尿器Care&Cure Uro-Lo，Vol.22，No.01，p.14]

がある。また，腸管を利用しているため，尿に腸粘液が混ざることがあるが異常ではない。

回腸導管

最も一般的な尿路変更術で，腎機能への影響も少ないため，永久的ストーマとして造設されることが多い。15 cm 程度に切除した回腸と尿管を吻合し，回腸の一方は閉じ，もう片方を体表に誘導し腸管の蠕動を利用して尿を排泄する方法である。腸管が利用されているため尿に腸粘液が混ざって排泄されるが異常ではない。

3　装具の種類や特徴

ストーマ装具とは「ストーマに装着する器具」と定義されている。ストーマ装具の選択は，快適に過ごすための重要な項目である。オストメイトにとっては，排泄物の漏れがなく，ストーマやストーマ周囲の皮膚のトラブルなく管理できることが日常生活の質を左右する。日本で販売されている装具は2,000 種類以上にも及ぶ[5]。熊谷は粘着性ストーマ装具の分類[6]を表Ⅱ-3-3 のように表している。

ⓐ 装　具

- 消化管用ストーマ袋には，結腸用と回腸用があり，固形便から水様便をためることができる（図Ⅱ-3-2）。
- 回腸用は，ストーマ袋の容量が大きく，排泄口が大きい管状になっているものもあり，多量の水様便の廃棄がしやすい。また，水様便の逆流を防ぎ，保護材の溶解を防ぐ逆流防止弁がついている。
- 尿路用ストーマ袋には，逆行性感染防止のための逆流防止弁がついており，排出口が細い管状になっている。排出口の操作方法や蓄尿バッグをつなぐための接続管の接合方法はメーカーにより異なるので，注意が必要である。蓄尿バッグに接続しているときは，管がねじれて蓄尿バッグが閉塞しないよう注意する。
- 単品系のストーマ装具は，面板とストーマ袋が一体となっている。一般的に「ワンピースタイプ」といわれている。装着の操作が簡便である。

表Ⅱ-3-3 粘着性ストーマ装具の分類

構造分類	亜分類	仕 様
システム	消化管用，尿路用	
	単品系，二品系	
面板	面板の形状	平面板，凸面板（浅い，中間，深い）
	面板の構造	全面皮膚保護材，外周テープ付き，テーパーエッジ
	面板の柔軟性	やわらかい，硬い
	皮膚保護材の耐久性	短期用，中期用，長期用
	ストーマ孔	既製孔，自由開孔，自在孔
面板機能補助具	補助具（アクセサリー）	
	ベルトタブ	ベルト使用あり，なし
フランジ	フランジの構造	固定式，浮動型
	接合方式	はめ込み式，ロック式，粘着式
ストーマ袋	ストーマ袋の構造	閉鎖型，開放型，尿路用
	ストーマ袋の色	透明，半透明，肌色，白色
	排出口閉鎖具	閉鎖具一体型，閉鎖部分離型の排出口閉鎖具，その他

［熊谷英子監（2016）：ストーマ装具選択がサクサクできる本，p.9，メディカ出版より引用・一部改変］

- 二品系は一般的には「ツーピースタイプ」と呼ばれている。面板とストーマ袋が分離しており，接合部の接合方法も，はめ込み式，ロック式，粘着式など，メーカーにより異なる。面板とストーマ袋を別々に交換することができ，TPO に合わせてストーマ袋を選択することができる。接合部があるため，面板が硬めの場合が多い（図Ⅱ-3-3）。

ⓑ 面板（めんいた）

面板は主に皮膚保護材でできている。皮膚保護材とは，「排泄物および分泌物を吸収し周囲皮膚を保護するストーマ用品」と日本工業規格（JIS）では定義されている。田沢らが明らかにした皮膚保護材の粘着，吸水，緩衝，細菌増殖阻止，保護作用は，ストーマ管理をするうえで欠かせないものである（表Ⅱ-3-4）[1]。

皮膚保護材を使用することで排泄物の接触を予防し，周囲の皮膚をできる限り生理的な状態に保つことができるようになった。しかし，長期に同じ部位に一定間隔で定期的に面板（皮膚保護材）の交換をするため，貼付，剥離の物理的刺激は避けられない。したがって日頃の観察と予防的なスキンケアが重要である。

皮膚保護材は，主に親水性ポリマーと疎水性ポリマーから成る。親水性ポリマーは，水分を吸収することで粘着力を保つ特性があり，水に対して溶解，膨潤，吸収の相互作用をもつ。親水性ポリマーには，カラヤガム（K），カルボキシメチルセルロース（CMC），ペクチン（P）などがある。疎水性ポリマーは，水に対して溶解，膨潤，吸収の相互作用をもたず，乾いた皮膚の密着性に優れている。ポリイソブチレン（PIB），スチレン・イソプレン・スチレン（SIS）などがある。これらの成分の配合比率により，装具の特徴や耐久性，取り扱いの違いが生じる。

- 面板の形状は，平面型と凸面型がある。凸面型には，凸型はめ込み具（コンベックスイ

図Ⅱ-3-2　ストーマ装具の種類と特徴

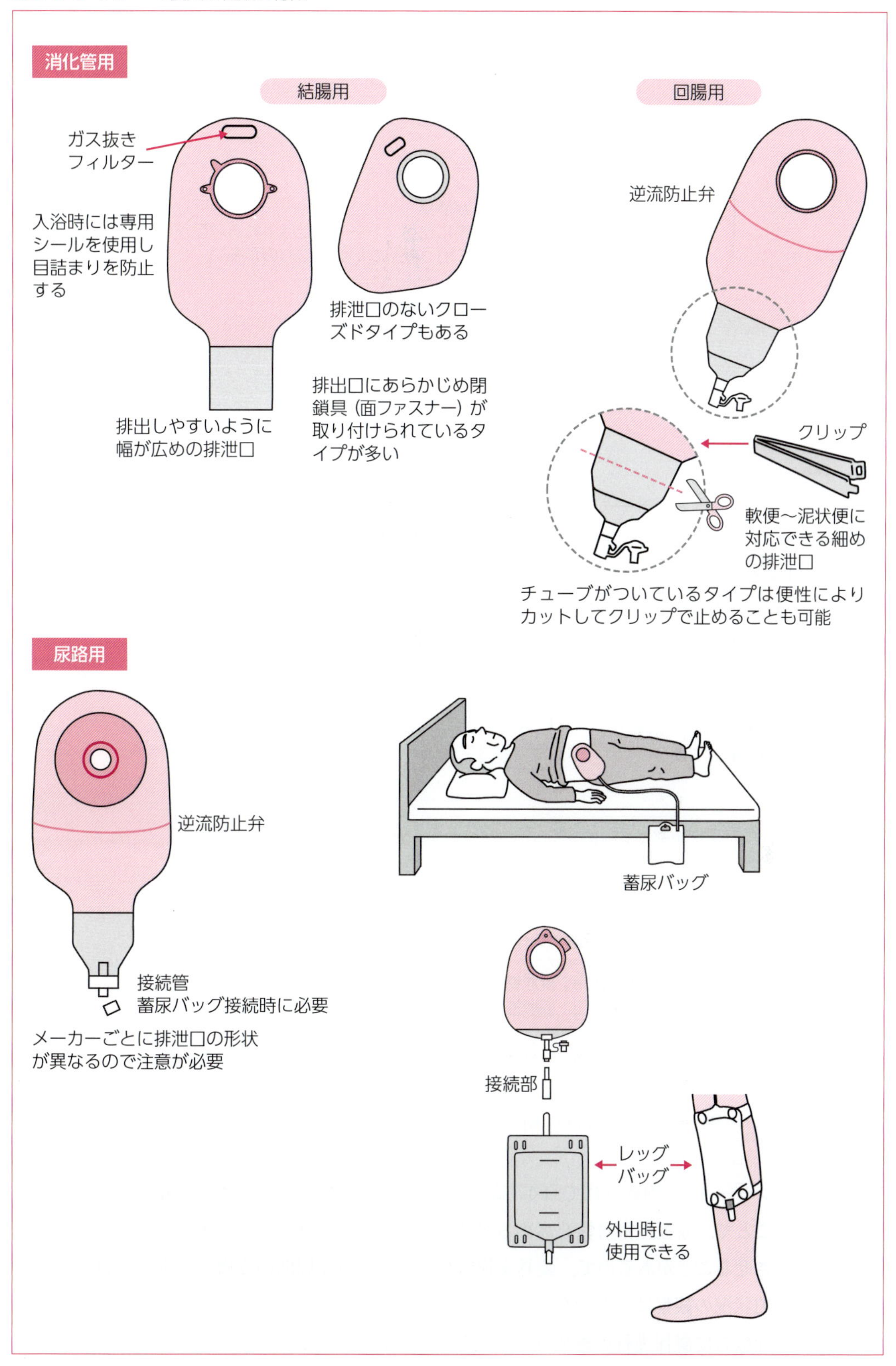

図Ⅱ-3-3 単品系と二品系の特徴

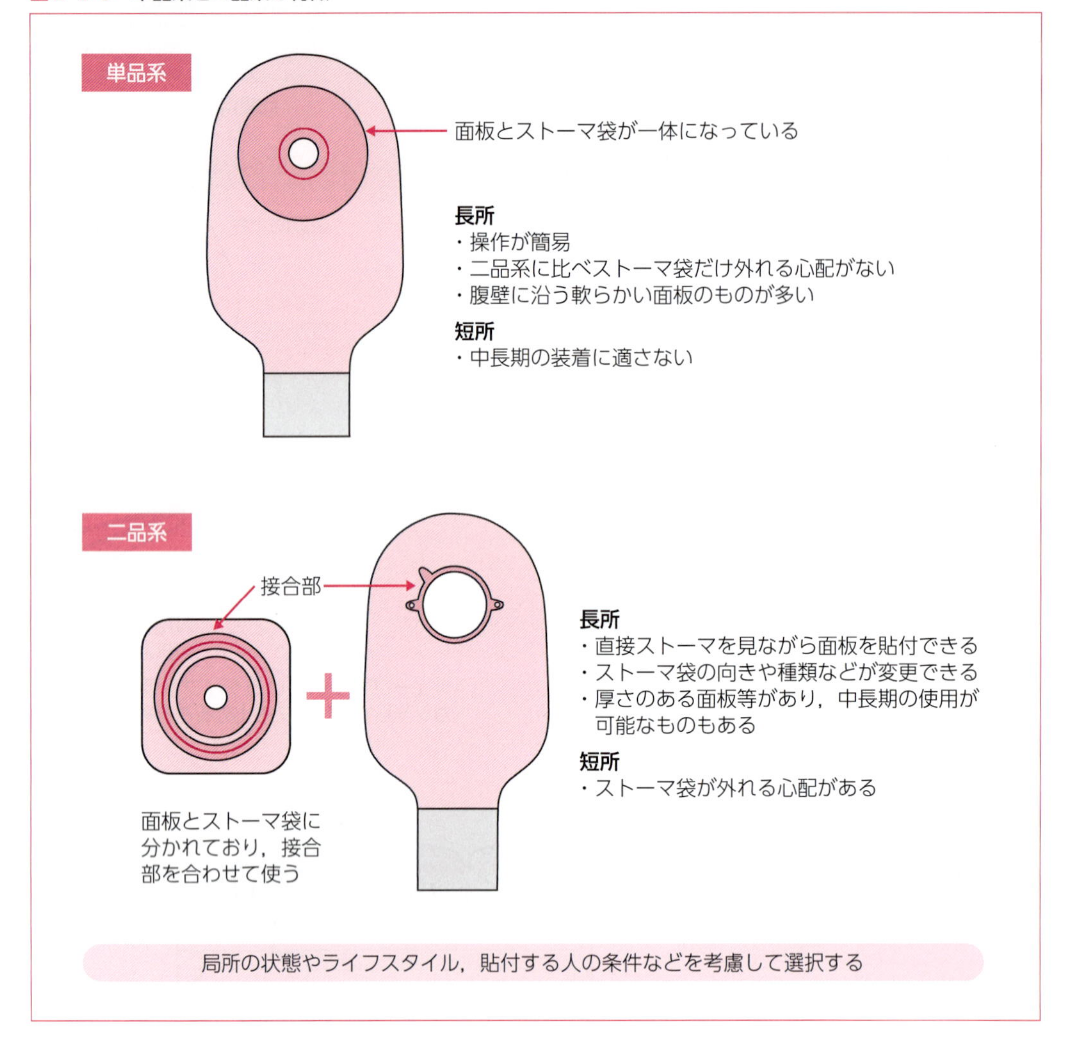

表Ⅱ-3-4 皮膚保護材の作用

- 吸水・耐水作用：排泄物から皮膚を守る耐水と不感蒸泄を吸収
- 緩衝・静菌作用：弱酸性の生理機能を維持させる緩衝作用
- 保護作用
- 粘着・剥離作用：粘着力を維持させ，一定期間が過ぎたら剥離できる

[ストーマリハビリテーション講習会実行委員会編 (2016)：ストーマリハビリテーション基礎と実際 第3版，p.99，金原出版]

ンサート）が内蔵されており，高さのないストーマや，しわのある腹壁などに使用することで，面板の密着性を高める効果がある。一方，凸面による圧迫で皮膚障害を生じさせることがあるので，装具交換時には，ストーマ周囲の皮膚の発赤の有無など，圧迫状況の観察は欠かせない。

- 面板の皮膚保護材の耐久性は，成分の組成によって異なり，装具交換間隔の目安となる。
- ストーマ孔は，自由開孔，既製孔，自在孔の3種類がある。自由開孔は，不整形のス

図Ⅱ-3-4　装具サイズ選択の目安

- 面板のタイプ別　単品系（ワンピース）の場合の開口孔の目安
  - ・平面：ストーマ径＋2～3 mm
  - ・凸型：ストーマ径＋3～4 mm
- 二品系（ツーピース）の場合のフランジ径
  - ・ストーマと接合部（フランジ）の距離が5～6 mm
  - ・ストーマ径＋(5 mm×2) のサイズ
    ストーマの形，高さ，腹壁の状態などにより変わる
- ストーマ孔の選択
  自由開孔（フリーカット），既製孔（プレカット），自在孔（用手形成）

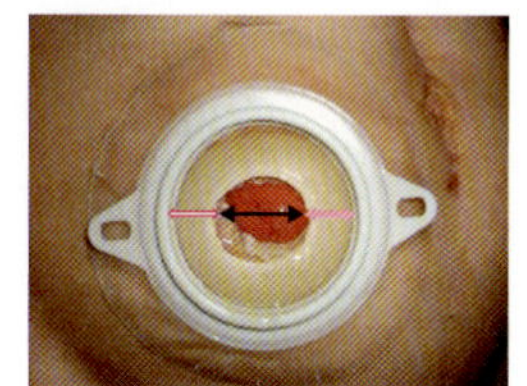

⟺：ストーマからフランジの距離（ストーマ径）

トーマや大きさが固定していない時期のストーマに合わせて自由にカットができる。既製孔は決まったサイズの正円でカットされており，ストーマのサイズに変化がない正円のストーマなどに使用する。自在孔は，はさみが不要で，手で広げられる皮膚保護材で，指だけで楕円のストーマなどに合わせた形に変化させることができる。自在孔は最近では二品系の装具の面板に使用されることが多く，単品系の装具では少ない。

- ストーマに合った装具のサイズの選定は，図Ⅱ-3-4 のようにストーマサイズを基本に決定していく。退院時に選択された装具でも，術後半年くらいでストーマのサイズが変化していくため見直しが必要である。また，術後の体重増加でストーマ径が変化する場合もある。

〈直径 33 mm のストーマの場合の装具サイズの選択例〉

平面装具の場合：33＋2～3 mm の開孔が必要。

フリーカット：メーカーの開口部径 35 mm 以上カットできるもの（15～43 mm）を選択

プレカット：35 mm

二品系装具　面板の選択　ストーマ径 33 mm＋(5 mm×2)，フランジ径 43 mm 以上

凸型：33＋3～4 mm の径が必要

C 面板機能補助具（図Ⅱ-3-5）

- 面板機能補助具には，密着性を確保する目的で使用されている補助具（アクセサリー）とベルトタブがある（図Ⅱ-3-6）。
- 用手形成皮膚保護材は，腹壁のしわを伸ばしたり，くぼみ部に挿入し補正する際に，簡単に手で切ったり伸ばしたりでき，なじみやすい。他にも板状皮膚保護材，練状皮膚保護材（ペースト）がある。
- ベルトタブは，面板のフランジ部分にベルトを装着するためのタブがあるものである。尿路ストーマや回腸ストーマの場合，排泄量が多いと装具に重さがかかり，装具本来の耐久性を超えてしまうことがある。また，腹壁が突出して装具の密着に不安が残る場合の補助具として活用できる。ベルトタブが面板についていない場合は，フェースプレート，固定バンドなど別の補助具を追加して使用する。

図Ⅱ-3-5 ストーマケア用品例

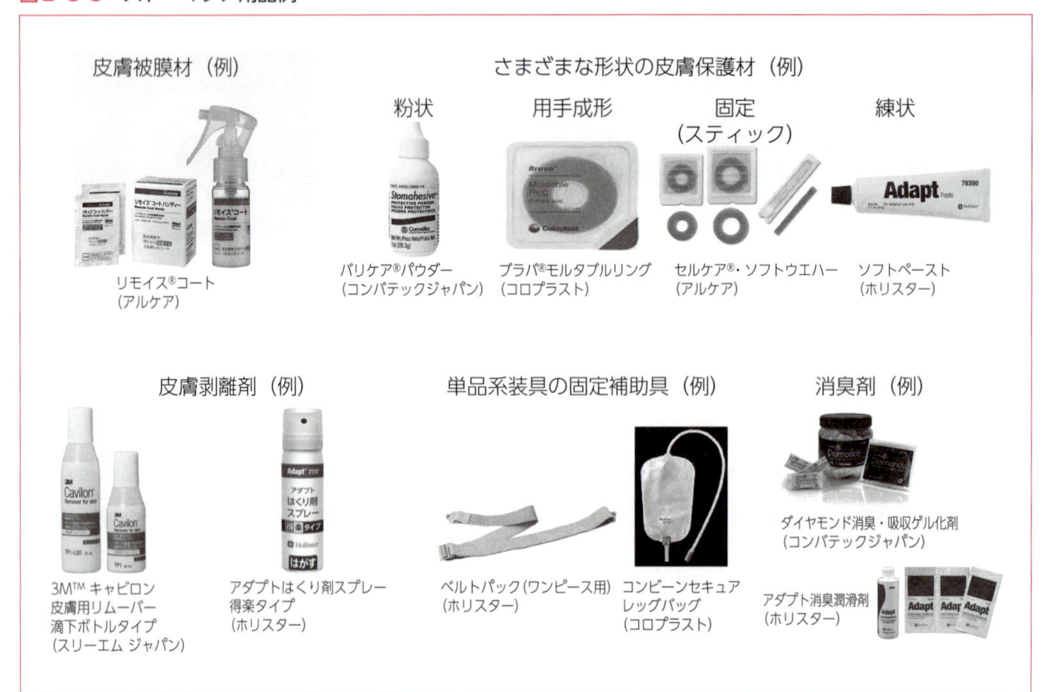

図Ⅱ-3-6 補助具の使用方法

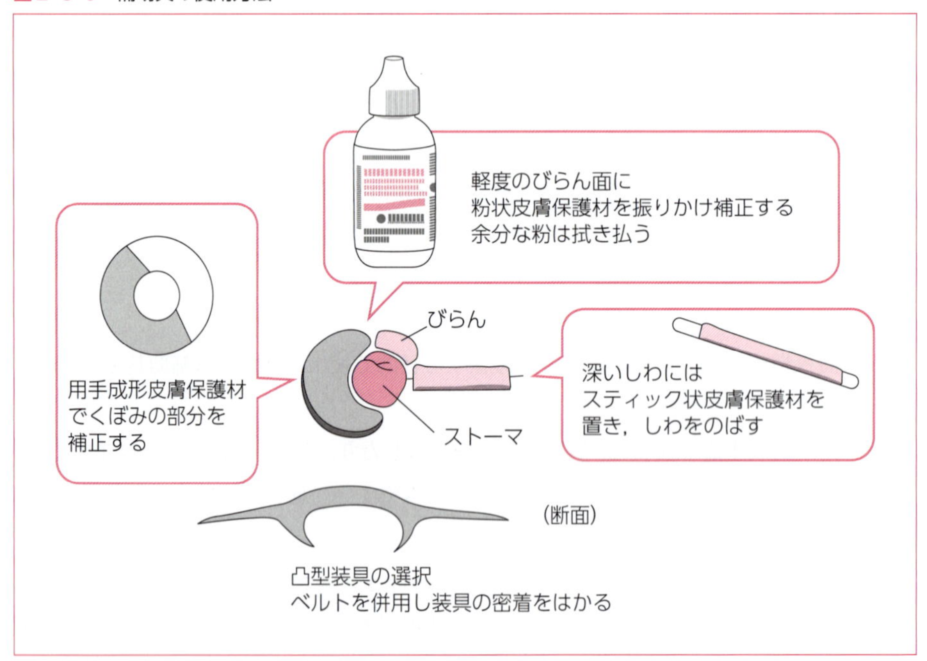

d その他のストーマケア関連用品（図Ⅱ-3-5）

- 装具の粘着剤の剥離刺激を減弱させる粘着剥離剤や，被膜をつくって粘着剤の剥離刺激を減弱させる皮膚被膜材などを状況に応じて使用し，装具交換時の苦痛を軽減する。
- ゲル化剤は，ストーマ袋内の水分を吸収しゲル化させる商品である。水様便をゲル化させることにより排出しやすくなる。
- 尿路ストーマでは，ストーマ袋にたまった尿を，接続管で蓄尿バッグに誘導し，装具の負担を軽減することができる。ただし，装具と蓄尿バッグをつなぐための接続管は，メーカーごとに接合方法が異なるので注意が必要である。接続管は，装具ひとセットに一つ入っているだけなので，ストーマ袋を交換するごとに廃棄しないよう注意が必要である。自宅で寝たきりの人は常にストーマ袋に蓄尿バッグを接続しておくと，尿量の把握や性状の観察がしやすい。また，外出する際はレッグバッグをつけて尿を誘導すると外出先ですぐにトイレを探すことができなくても困ることが少ない（p.275，図Ⅱ-3-2 右下）。

2 ストーマケア

1 在宅でのストーマ管理の適応と条件

排泄は，生きていくうえで必ず必要な行為であり，社会生活を送るうえで排泄が自律していることが欠かせない要素となっている。ストーマを造設した後は，以下のようなさまざまな苦痛を伴うものであり，局所の管理のみならず，精神的なケアも含めた支援が必要になる[1)]。

①身体的苦痛：原疾患への治療・手術，手術操作による排泄障害・性機能障害，排泄方法（失禁状態），排泄場所の変化。新たな排泄方法の獲得，自分の意思で排泄コントロールができない。

②精神的苦痛：ストーマ造設に伴うボディイメージの変化，価値観や人生観に対する変化，不安・いら立ち。

③社会的苦痛：仕事や生活など社会的活動の制限，金銭的な問題。

④スピリチュアルペイン：人生の意味や存在価値，自尊感情，尊厳などの低下。

ストーマを造設する対象者は新生児から高齢者まですべての年齢層が対象となる。

小児期のストーマは，器質的，機能的障害による先天的な疾患で造設する場合が多い。特に消化器ストーマは，新生児期に緊急で造設されることが多く，小児にとっても養育者にとっても負担が大きい。小児期は身体的（皮膚の状態，生理機能，運動機能）にも，情緒的にも発達段階にある重要な時期である。また，ケア主体者が養育者であることも多く，局所ケアの知識・技術，精神的ケア，ソーシャルサポート等，児と家族への継続的支援が必要である。

また，オストメイト（ストーマを造設している人）の高齢化による課題もある。認知症や他の疾患によりセルフケアが困難になったり，洗腸という排泄手段が実施できなくなったり，オストメイトの高齢化は，オストメイトを支える家族の高齢化でもあり，ケア提供者や支える体制などの課題も多い[2,3)]。

高齢のオストメイトは視力や手指の巧緻性の低下によりセルフケアが困難な場合が多い。そのような場合でも地域で生活を継続するために，多職種で支えることがとても重要になり，訪問看護師は多職種のコーディネートの役割も担っていかなければならない。しかしすべての訪問看護師がストーマケアについて得意としているわけではない。日本オストミー協会が2011（平成23）年に調査した「訪問看護ステーションにおけるストーマケア調査報告書」[3)]の中には，訪問看護師でオストメイトのケアに携わったことがない，装具交換を実施したことがない看護師もいて，ケアに携わっている看護師でもどこに相談してよいか苦慮している実態も明らかになっている。

2 在宅でのストーマ管理開始時の支援

訪問看護師のオストメイトに対する基本姿勢は排泄支援であり，羞恥心や自尊心に影響するケアであるということを忘れてはならない。オストメイトが自ら実施しているストーマケアをまず尊重し，本人やケア提供者の労をねぎらい，信頼関係を築くことが大切である。

訪問看護を利用するオストメイトは，新生児やストーマ造設直後の退院したばかりの人から，ストーマ造設後数年が経過している人などさまざまな段階の人がいる。訪問看護を利用する目的は，ストーマ造設直後の本人や家族のケア技術獲得のための支援，合併症やケア困難なストーマケア，認知症などでこれまで実施してきたケアができなくなった場合の支援などである。訪問看護師として求められることは，装具交換や観察ポイントなど基本的なストーマケアから，装具装着が困難なストーマのケア，医療機関や関係職種の連携のコーディネートなどである。専門的な知識や地域の資源を活用してストーマ管理を良好に行うには，①患者に合った装具の使用，②適切な方法での装具装着，③適切なタイミングと方法での排泄物の処理という3つの条件を揃えることが不可欠であると山田は述べている[4)]。オストメイトの現状をこの3項目から評価し，課題を抽出し，解決を図っていくことが求められる。

3 在宅でのストーマ管理や支援の実際

1 ストーマ管理を開始する際の確認事項

退院後は，病院で指導を受けたことを自宅でのケアに移行する。病院でスムースに実施できていたことも，自宅では一からのスタートとなる。まずは，自宅でストーマ管理を開始する際には以下を確認する。

①装具の調達方法：退院直後の装具は，退院時のストーマサイズや排泄状態から決定され，購入したものを持ち帰ることが多い。その後は，装具の購入の手続きが医療者から本人や家族に委ねられる。まずは，装具が途切れることがないよう，在庫状況や購入方法の確認が必要である。ストーマ用品は一般の薬局では取り扱いがないことが多い。代理店は，各メーカーのストーマ用品を取り扱って販売するところで，福祉制度の指定業者である。病院で紹介された代理店等で装具を購入するほうがスムースである。

②装具の保管方法：面板（めんいた）に使用している皮膚保護材は熱や乾燥に弱いので，高温・多湿な場所での保管は避ける。商品は半年以内に使用するように心がける。

③装具交換の場所：誰が交換するかによって場所が決まる。本人が交換するのであれば，入浴後の脱衣所で実施するが，介護者が交換するのであれば居室で実施するなど，場所や準備物品が異なってくる。

④排泄物処理の場所：装具内にたまった便や尿はトイレに廃棄する。本人であれば自宅のトイレでどのような姿勢で行うのか，介護者ならどこで処置するのかを確認する。
⑤使用済みの装具の廃棄方法：排泄物は必ずトイレに廃棄する。装具は付着した排泄物が飛び出さないよう2つに折って，新聞紙などに包んで廃棄する。廃棄方法については居住地域により異なる場合が多いので，自治体に確認が必要である。

2 装具の交換

①交換に必要な物品を準備する。交換時に不意に排泄物が出ることもあるため，必要な物品は手元にまとめて置く。
②装具交換前に，ストーマ袋の中の排泄物をトイレに廃棄し，空にする。
③面板は一般的に使用開始から24時間以内で粘着力が一番強いとされている。面板を皮膚からはがす際は，この時間を経過してからはがすようにする。はがす際は，いっきにはがすのではなく，面板と皮膚の間に指を押し当てるようにしながら少しずつはがしていく。皮膚を引っ張らないように心がけ，機械的な刺激を与えないようにやさしくはがす。面板と皮膚の粘着が強い場合は，粘着剥離剤を使用するとよい。ただし，皮膚障害がある場合は溶剤としてアルコールを含むものは，痛みを伴うので使用を避ける。
④ストーマの状態，ストーマ周囲の皮膚の状態を観察する。はがした面板の裏面の様子から，装具の交換間隔や皮膚障害のアセスメントなどを行う。
⑤ストーマ周囲の皮膚を洗浄する。粘着成分が付着していたら，剥離剤を使用し除去する。石鹸をしっかり泡立てて（あらかじめ泡状で出てくる液体石鹸が便利），やさしくストーマ周囲の皮膚をなでるように洗う。洗浄後，石鹸成分はしっかり洗い流して，水分を拭き取る。油分を含む粘着剥離剤もあり，油分が新しい装具の肌への粘着力低下を招く場合もあるので洗浄が大切である。
⑥皮膚に水分（汗，水）が残っていないことを確認し，新しい装具を装着する。ストーマから排泄されるタイミングを知ることは難しいので，回腸ストーマや尿路ストーマは，スキンケアを実施したら手早くストーマ袋を貼る。また，尿路ストーマは常時尿が流れているので，筒状にしたガーゼなどで尿を押さえながら，貼付のタイミングを計ることが大切である。
⑦装具を装着する向きは，誰が，どこで，どのように排泄物を廃棄するかを考慮しながら決定する。自分でトイレで廃棄する場合は便座に座って廃棄しやすいよう，身体の中心に寄せる。他の人に手伝ってもらうときは，介助者が出しやすいよう身体の外側に寄せる。
⑧面板を皮膚に密着させ，身体をねじったり曲げたりせずにしばらくそのまま手で押さえて初期粘着を確実にする。

装具交換日数

装具に表示された交換日数の目安は，皮膚保護材としての機能が維持され，かつ装具の剥離刺激が少ない日数を総合的な判断で選択している。

皮膚保護材は，貼付直後の粘着力は比較的弱いが，体温などで徐々に皮膚との粘着力が増す。種類にもよるが24時間で粘着力のピークを迎えるものが多い。装具交換時期は，剥離刺激の面から皮膚保護材の粘着力が低下してくる時期が適している。装具メーカーが提示している装具交換日数の目安は，皮膚保護材の構成成分，配合割合，皮膚保護材の厚さ，形状などで異なる。目安として短期用（2～3日），中期用（3～5日），長期用（5～7日）と表示されているので，その日数を目安に評価し，個人の状態に合った交換間隔を設定していく。経時的に粘着力が低下するタイミングで交換することが皮膚の保護にもつながる。

具体的な例として，手術直後の繊細なストーマには親水性ポリマー（カラヤガムなど）の皮膚保護材を，尿路ストーマの面板には，疎水性ポリマーが多く配合され耐久性を強化した皮膚保護材を選択するなど，ストーマからの排泄物の特徴やストーマ，腹壁，皮膚の状態に合わせたものを選択することが重要となる。皮膚保護材の特性にオストメイトそれぞれの発汗，体形，排泄物の性状を考え合わせて装具を選択するとよい。

3 装具交換時の観察のポイント

オストメイトはストーマを管理するために装具の装着が必須である。日々の装具交換の際に皮膚の観察を行い適切なケアを実施し，早めに対処することが皮膚障害を悪化させないためのポイントとなる。

皮膚保護材のふやけや溶けの状況，排泄物の潜り込み状況などを観察（図Ⅱ-3-7）する。さらにストーマ周囲の皮膚の状態や腹壁の状態も合わせて観察する（図Ⅱ-3-8）。皮膚障害の発症要因や装具の交換間隔の目安を探ることができる。ストーマやストーマ周囲の皮膚の状況と面板の状況と合わせて確認することが大切である。

日本創傷・オストミー・失禁管理学会は，ストーマ周囲の皮膚の皮膚障害の重症度を評価するアセスメントツール「ABCD-Stoma®」を作成した[8]。このツールは，ケアにかかわる医療者が，常に同じ視点で皮膚障害の状態を評価し，適切なケアを提供するとともに，オストメイトと医療者の双方が理解できる共通言語を用いてセルフケア指導を行

図Ⅱ-3-7 使用後の面板の観察ポイント

膨潤（白くふやけている部分）
崩壊（皮膚保護材が崩れている）
面板の裏面の状況と皮膚や腹壁の状況との比較
面板部分のしわ，ふやけの様子
排泄物の潜り込み状態

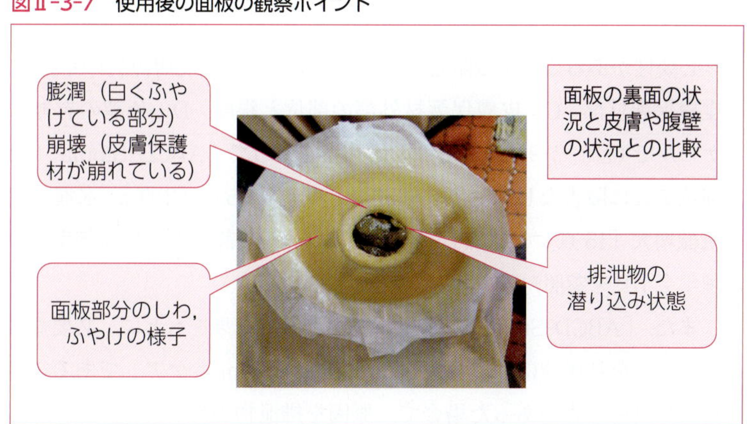

図Ⅱ-3-8 ストーマ近接部の皮膚障害

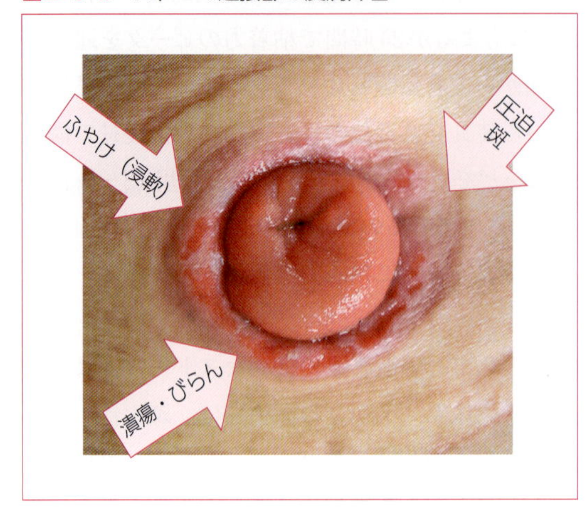

図Ⅱ-3-9 ストーマ周囲の皮膚の区分

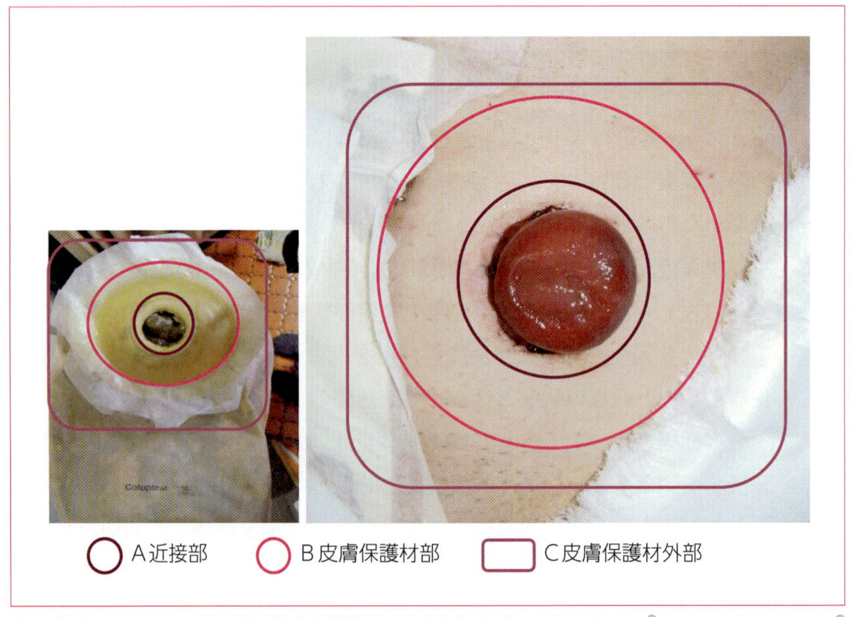

［日本創傷・オストミー・失禁管理学会学術教育委員会編（2014）：ABCD-Stoma® ケア― ABCD-Stoma® に基づくベーシック・スキンケア，p.14-15 を参考に作成］

う必要性があることから開発された。ストーマ周囲皮膚障害の重症度を，A：近接部，B：皮膚保護材部，C：皮膚保護材外部の部位と程度，D：色調の有無によって評価するスケールで（図Ⅱ-3-9），それぞれの頭文字をとって「ABCD-Stoma®」と名づけられた。各部位ごとに障害なし「0 点」，紅斑「1 点」，びらん「2 点」，水疱・膿疱「3 点」，潰瘍・組織増大「15 点」と採点し，色調も評価する（詳しくは日本創傷・オストミー・失禁管理学会 HP を参照）。

また，「ABCD-Stoma®」を用いて採点した結果をもとに，必要なストーマの基本的スキンケアを具体的に示したものが「ABCD-Stoma® ケア」である。例えば，ストーマ近接部に皮膚障害があった場合で，原因を排泄物の付着とアセスメントしたとすると，要

表Ⅱ-3-5　ストーマ周囲皮膚炎

区　分	名　称	状　況
活動性皮膚炎（急性皮膚炎）	紅斑	真皮の血管の拡張。平坦で現局性
	丘疹	限局性隆起性皮膚病変
	水疱（膿疱）	滲出液（膿）を内容にもつ発疹
	びらん	表皮基底層までの皮膚損傷
	潰瘍	真皮から皮下組織に至る皮膚損傷
	膿瘍	化膿性炎症が組織内に限局し，膿を満たした空洞を形成した状態
非活動性皮膚炎（慢性皮膚炎）	色素沈着	メラニン色素が増大し，褐色や黒褐色を呈する状態
	色素脱失	メラニン色素が減少し，白色を呈する状態
	紫斑	血管外に赤血球が漏出し，紫色を呈する状態
	瘢痕	肉芽組織が時とともに強固な結合組織となったもの

［ストーマリハビリテーション講習会実行委員会編（2016）：ストーマリハビリテーション基礎と実際 第３版，p.234，金原出版］

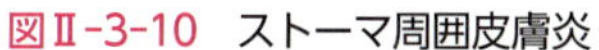
図Ⅱ-3-10　ストーマ周囲皮膚炎

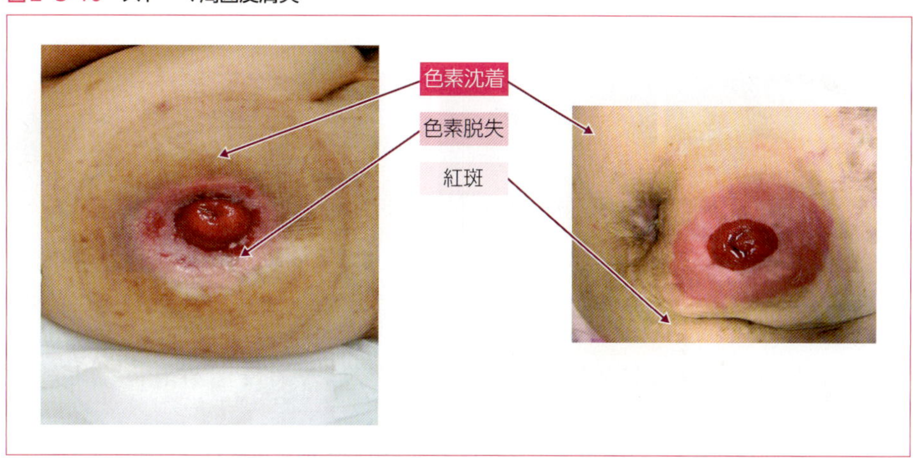

因として皮膚保護材の溶解，刺激性の強い排泄物，不適切なサイズのストーマ孔を挙げ，その要因に対するチェック項目を示している。対応策が具体的な行動レベルで挙げられており，解決に導いてくれるツールとなると思われる。

例えば，図Ⅱ-3-8のストーマ近接部の皮膚障害については，局所条件では不適切なサイズのストーマ孔による皮膚障害であったため，びらん面に粉状皮膚保護材を使用し適切な孔サイズの面板を選択することで改善が図れた。

ストーマ周囲皮膚炎は，皮膚保護材を継続的に貼付することで慢性化することがある（表Ⅱ-3-5）。色素沈着や色素脱失などが，面板の剥離刺激や貼付部位に一致し観察できる（図Ⅱ-3-10）。色素沈着などの慢性皮膚症状は，すぐに治療を要するものではないが，丁寧なスキンケアと継続した観察が必要である。

ストーマの晩期合併症

ストーマ造設から30日以降に現れる合併症を，晩期合併症と呼び分類している（表Ⅱ-3-6）。図Ⅱ-3-11のようにストーマ傍ヘルニアや腸脱出（プロラプス）に関しては，再手

表Ⅱ-3-6 ストーマ合併症の種類

	外科的合併症	管理的合併症
早期合併症	血流障害，壊死 粘膜皮膚離開 陥没，狭窄 ストーマ傍周囲膿瘍 ストーマ傍蜂窩織炎	
晩期合併症 (術後 30 日を超えてからの合併症)	腸脱出 ストーマ傍ヘルニア ストーマ周囲膿瘍 ストーマ出血 粘膜皮膚移植 縫合糸肉芽腫 粘膜過形成 瘻孔 ストーマ閉塞・狭窄 ストーマ静脈瘤 ストーマ部がん ストーマ壊死	排泄物による皮膚障害 偽上皮腫性肥厚 (尿路系ストーマ) 代謝上の合併症

図Ⅱ-3-11 晩期合併症

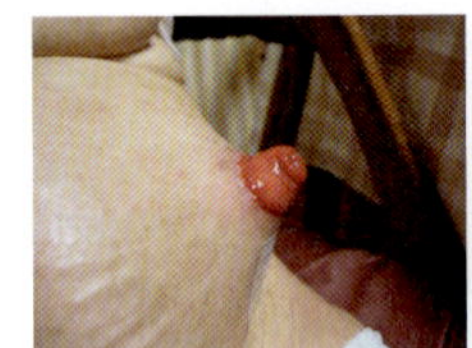
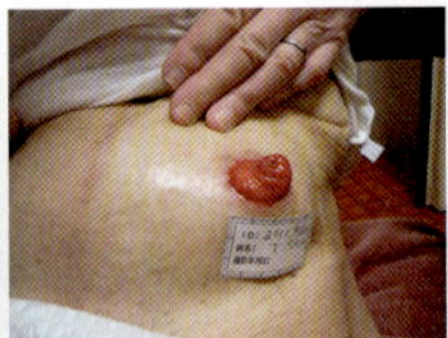
ストーマ傍ヘルニア

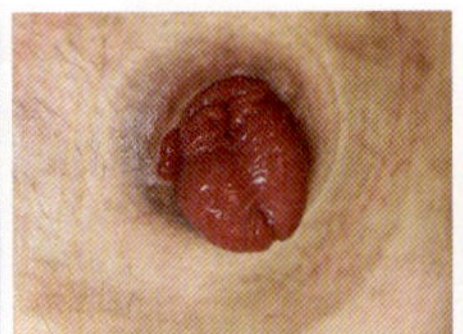
粘膜過形成

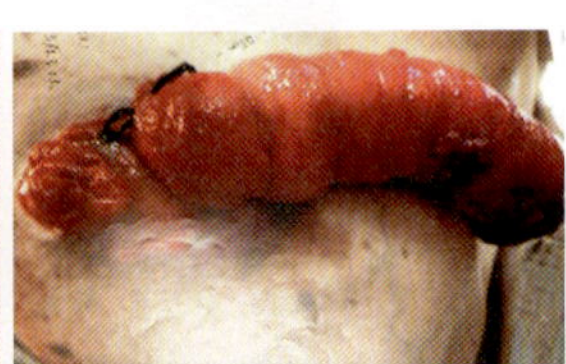
腸脱出

術の検討が必要になる場合もある。医師の診療やストーマ外来へ受診し対応を相談することも選択肢の一つである。

特に，ストーマの粘膜が紫色になり，腹痛を伴う場合は，腸管壊死が起きている可能性があるので早急に受診する必要がある。

4 オストメイトの日常生活

a 入 浴

ストーマを造設したからといって，浴槽につかれないなどの制限はない。入浴は身体の保清だけでなく，循環を促し，疲れをとるとともに，癒しの時間でもある。ストーマを造設しても，手術前と同様に入浴を楽しんでもらえるような支援が望まれる。入浴時の一般的な注意を以下に示す。

- 食後2時間以内は排泄が起こりやすいので，入浴時間を考慮する。
- 入浴前には，ストーマ袋内の排泄物を廃棄しておく。消化器系のストーマ袋で，ガス抜きフィルターがついているものは，湯でフィルターが目づまりしないよう専用のシールを貼付する。二品系装具の場合は，小さい袋に切り替え入浴することもできる。

表Ⅱ-3-7　排泄の状況に影響する食品の特徴

特　徴	食　品
便を軟らかくしやすい食品	脂肪の多いもの 冷たいもの，牛乳，酒類 不溶性食物繊維が多く含まれるもの（ごぼう，豆類の皮，山菜，きのこ類，おから，パイナップル） カフェインが含まれるもの（コーヒー）
便を硬くしやすい食品	米飯，パン，うどん類，柿
ガスを発生しやすい食品	豆類，イモ類，ごぼう，炭酸飲料
ガスやにおいを発生しやすい食品	魚介類，アスパラ，ネギ，にら，にんにく，チーズ，香辛料
ガスやにおいを抑える食品	ヨーグルト，パセリ，レモン，乳酸菌飲料，クランベリー

- 尿路ストーマや回腸ストーマの場合は排泄が常時あるので，装具をつけたままの入浴を推奨する。
- 入浴後にストーマ装具の交換をしない日は，浴槽に入る際に面板の周囲に防水用テープなどを貼付し，面板のふやけを予防する。入浴後は，ストーマ袋の不織布に付着した水分をしっかり拭き取っておく。

b 食事と水分

ストーマ造設後も基本的に食事制限はなく，食事をバランスよく，楽しんでとることが大切である。また，手術後に体重が増加し，腹壁の状態が変化してしまう人もいるが，ストーマ管理を良好にするために体重をコントロールしていくことが望まれる。

食品の中には便の性状やガスやにおいの発生に影響するもの[1,7]があるが（表Ⅱ-3-7），それにも個人差がある。単に制限するだけでなく，食品の特徴を知って便性をコントロールし，食事を楽しんでもらうよう支援する。排泄の状況は，食品の種類だけでなく，水分摂取量，腸内環境，運動の有無，ストレスなどさまざまな要因で変化することも忘れてはならない。

回腸ストーマ

回腸ストーマの場合は，便の性状が水様～泥状である。通常大腸で行われる水分の再吸収がないため，1日に1,000～2,000 mL の排泄量がある。特に高齢者は，自らの脱水症状に気がつかないことが多いため，電解質異常に傾かないよう，水分（水，お茶，スープ，みそ汁，スポーツドリンクなど）を1日1,500 mL 程度は補給するよう指導する。どのカップで，何をどのくらい飲むことが必要か量の目安がわかるようにアドバイスをする。さらに脱水や電解質異常の際の症状，発熱，めまい，末梢のしびれ，口渇感などについてあらかじめ伝えておく。

また，回腸ストーマの場合，小腸の腸管腔内が狭いため，消化されない食品が腸に詰まってしまう（フードブロッケージ）こともある。フードブロッケージを起こしやすい食品としては，きのこ，わかめ，しらたきなど繊維質が多く消化しにくいものが挙げられる。調理時には食品の繊維を絶つような切り方をしたり，細かく刻んだり，やわらかく煮たり，裏ごしするなど，工夫が求められる。

表Ⅱ-3-8 ストーマ皮膚の予防的スキンケア

1. 排泄物による皮膚障害の回避
2. 物理的刺激の回避または軽減
3. 化学的刺激の軽減

［ストーマリハビリテーション講習会実行委員会編（2016）：ストーマリハビリテーション基礎と実際 第3版，p.115，金原出版］

尿路ストーマ

尿のpHがアルカリ性に傾くと，尿路感染や尿路結石を起こしやすいので，1日の尿量が1,500 mL以上排泄されるよう十分な水分量を確保する。

5 ストーマ周辺の皮膚の予防的スキンケア

腹壁に造設されたほとんどのストーマには，排泄物をためる機能はなく，手術により，排泄をコントロールしていた括約筋を失い失禁状態となる。オストメイトは常にストーマに皮膚保護材（面板）とストーマ袋を貼付し，排泄の管理していくことが必須となる。ストーマ周辺の皮膚を排泄物の刺激から守るために皮膚保護材を使用した予防的ケアを励行する（表Ⅱ-3-8）。

4 関係職種との連携

1 ストーマ外来

ストーマ外来は，皮膚・排泄ケア認定看護師もしくは専門的な知識をもつ看護師（ストーマ認定士，ETナースなど）が主になり，医師や多職種と連携しながら看護相談ができる部門である。ストーマ造設前のコンサルテーションから，造設後まで幅広く相談対応している。

ストーマ外来を受診できるのは，基本的にはその病院でストーマを造設したオストメイトや家族だが，医師からの紹介状があれば受診できる場合もある（詳しくは，日本創傷・オストミー・失禁管理学会HPのストーマ外来一覧を参照）。

2 在宅生活を支える

ストーマケアは排泄のケアである。さまざまな背景からオストメイト本人や家族だけで在宅生活を支えることが難しい場合が増えてきている。オストメイトのアンケートからも，「高齢になって自分でストーマケアできなくなることが不安」と答えた人は多かった。このような状況を鑑み，日本オストミー協会が厚生労働省に働きかけた結果，2011年に介護職による装具交換の実施が認められた。それを受け介護職へのストーマケア講習会が開催されているが，実施できる事業者はまだ少ないのが現状である。

5 社会資源の活用

1 社会保障制度の活用（身体障害者手帳）

永久的にストーマを使用し排泄管理をするオストメイトは，身体障害者手帳を申請することができる。交付までには1～3カ月程度要するが，手帳の交付をもって，ストーマ装具の購入費の現物給付をはじめとするさまざまな支援を受けることができる。永久的なストーマの場合，造設直後から申請することができるので，入院中から申請をすませている人が多い。訪問看護開始時は療養者が身体障害者手帳の申請をしているかの確認が必要となる。また，市区町村によってもサービスの種類が異なるので，各自治体に確認が必要となる。

a 身体障害者手帳

身体障害者福祉法に定める身体上の障害があるものに対して交付される。身体障害者手帳には等級があり，人工肛門（消化管ストーマ），人工膀胱（尿路ストーマ）を造設した人は通常4級となる。造設から6カ月経過時の状態によっては，1級（ストーマ造設と合併障害がある場合），3級（消化器，泌尿器の2つのストーマ）に変更申請できる場合もある（表Ⅱ-3-9）。詳しい情報や申請手続きについては，住所地の障害福祉担当窓口に問い合わせのこと。

b 身体障害者手帳で受けられるサービス

- 日常生活用具（ストーマ装具やストーマ用品）の現物支給を原則1割負担で受けることができる。給付の平均的な支給額は消化管ストーマ装具（ストーマ袋）8,858円/月，尿路ストーマ装具（蓄尿袋）11,639円/月である（2018年度）。
- JR・私鉄・バス・航空の運賃，タクシー代の割引き，有料道路通行料割引き，税制上の優遇などが受けられる場合がある。

いずれのサービスにおいても，居住している市区町村や世帯収入により違いがあるので確認が必要である。

2 災害への備え

普段から災害時の備えをしておくことが大切である[1)]。災害時の課題としては，①ストーマ装具の不足，供給経路の遮断，②ライフラインの寸断，避難所などでの装具交換場所の不足，体調に及ぼす影響，③情報収集ができない，④普段使用している装具が入

表Ⅱ-3-9 ストーマ保有者の身体障害の等級

等級	内容
身体障害者　4級	消化管ストーマ，尿路ストーマ　どちらかをもつ
身体障害者　3級	消化器と泌尿器の二つのストーマ
身体障害者　1級	ストーマに合併症（他の障害）を併せもつ場合

表Ⅱ-3-10 各種サイト

- **ストーマ外来を探すには**
  日本創傷・オストミー・失禁管理学会.
  http://www.jwocm.org/
- **患者会の情報が知りたい**
  日本オストミー協会（各地域に支部もあり）.
  http://www.joa-net.org/
  ・ブーケ（若い女性オストメイトの会）.
  http://www.bouquet-v. com/

手できないなどが挙げられる[9]。

対策としてまずは，非常用持ち出し袋の準備をしておく。この持ち出し袋には，装具を１カ月分程度（供給経路が絶たれる可能性を考えて），拭き取り用ウェットティッシュ，トイレットペーパー，ゴミ袋，携帯用洗浄剤，普段使用している装具（皮膚保護材）などを入れ，冷暗所に置いて管理する。ただし，半年を目安に装具の詰め替えを行う。非常用持ち出し袋の中に，ストーマ関連の覚え書〔緊急時連絡先，かかりつけ医師，薬局，装具購入店の連絡先，ストーマの情報（どんなストーマか），使用装具，日本オストミー協会の連絡先など〕を記載して一緒に入れておくとよい。

3 患者会

社会復帰したオストメイトが，互いの情報交換や親睦を図るために生まれたストーマ保有者の会がある（表Ⅱ-3-10）。オストメイトだからこそわかるピアサポート，災害関連など，活動は多岐にわたっている。

引用文献

1）日本ストーマ・排泄リハビリテーション学会編（2015）：ストーマ・排泄リハビリテーション学用語集 第３版，p.30，金原出版.
2）前掲書 1），p.3，金原出版.
3）ストーマリハビリテーション講習会実行委員会編（2006）：ストーマリハビリテーション 実践と理論，p.65，金原出版.
4）ストーマリハビリテーション講習会実行委員会編（2016）：ストーマリハビリテーション基礎と実際 第３版，p.14-22，290-291，99-100，234，298-300，金原出版.
5）日本オストミー協会：人工肛門・膀胱造設者の生活と福祉 平成 23 年３月. http://www.joa-net.org/contents/report1/pdf/seikatsu-fukushi-1.pdf
6）日本オストミー協会：訪問看護ステーションにおけるストーマケアに関する調査報告書平成 22 年３月．http://www.joa-net.org/contents/report2/pdf/stoma_care_2011.pdf
7）山田陽子（2014）：ストーマのセルフケア能力の評価，ストーマケアのコツとワザ 201，消化器外科 NURSING，Vol.247 増刊，p.80-82.
8）前掲書 1），p.135-142，208-228，298-300.
9）熊谷英子監（2016）：ストーマ装具選択がサクサクできる本，p.9，メディカ出版.
10）松浦信子，山田陽子著（2012）：快適！ストーマ生活 日常のお手入れから旅行まで，p.64-67，医学書院.
11）日本創傷・オストミー・失禁管理学会学術教育委員会編（2014）：ABCD-Stoma® に基づくベーシック・スキンケア ABCD-Stoma® ケア，p.14-15．http://jwocm.org/pdf/ABCD-Stoma_update_.pdf
12）前掲書 4），p.99，115，234.

参考文献

- 熊谷英子，他著（2009）：ストーマ装具選択に必要な装具分類，日本ストーマ・排泄リハビリテーション学会誌，Vol.25，No.3，p.103-112.
- 工藤礼子編集協力（2010）：ストーマケアの知識と実践，看護技術，Vol.56，No.10，p.906-935.
- 日本ET/WOC協会編（2007）：ストーマケアエキスパートの実践と技術，照林社.
- 田中秀子監（2012）：これからのストーマ管理 在宅・施設へ安全につなぐ，Nursing today. Vol.27 No.4，p.11-55.
- 伊東美智子（2003）：ストーマケア Nursing Mook，学研メディカル秀潤社.
- 宇都宮宏子，三輪恭子編（2011）：これからの退院支援・退院調整，日本看護協会出版会.

4 間欠自己導尿・膀胱留置カテーテル・腹膜透析

ねらい

間欠自己導尿・膀胱留置カテーテル・腹膜透析による排尿管理や腹膜透析を必要とする在宅療養者への支援ができる。

目　標

1. 間欠自己導尿による排泄管理を必要とする在宅療養者の支援ができる。
2. 膀胱留置カテーテルによる排泄管理を必要とする在宅療養者の支援ができる。
3. 腹膜透析を必要とする在宅療養者の支援ができる。

1 間欠自己導尿

1 在宅での間欠自己導尿の適応と条件

1 間欠自己導尿の原理

膀胱内に大量に尿が貯留することにより，膀胱壁が過伸展し，血流が低下することで感染しやすい状態になる。尿の排出障害のため膀胱内圧が上昇し，膀胱尿管逆流が引き起こされた場合には，細菌尿の逆流により急性腎盂腎炎や敗血症を発症する可能性が高くなる。定時的に尿道から膀胱内の尿を排出させることにより膀胱の過伸展を回避し，血流を確保して，膀胱の排尿機能を正常に保つことができる。

2 間欠自己導尿の目的

①膀胱の過伸展を防止することで，膀胱を低圧に保ち，膀胱尿管逆流による腎機能障害を防ぐことができる。
②定時導尿により，膀胱の排尿機能回復が期待できる。
③カテーテル留置からの開放により，患者の活動性の増加が期待できる。
④膀胱留置カテーテルと比べて，下部尿路の合併症を抑えられる。

3 間欠自己導尿の適応疾患

ⓐ 神経因性膀胱

- 脊髄疾患
- 糖尿病
- 骨盤内臓器の手術後
- 二分脊椎症
- 多発性硬化症，多系統萎縮症などの神経難病

ⓑ 下部尿路閉塞疾患

- 前立腺肥大などの尿道狭窄

表Ⅱ-4-1　間欠自己導尿の特徴

利　点	欠　点
• 膀胱尿管逆流の防止や膀胱結石の形成が少ないことにより膀胱機能，腎機能を保護できる • 膀胱排尿機能（蓄尿機能の維持，排尿筋反射）の回復の可能性 • 排出障害に伴う残尿による頻尿，尿失禁が改善できる • 膀胱留置カテーテルに比べ尿道合併症，尿路感染が減少，または，起こりにくい • カテーテル留置，蓄尿バッグが不要になり，体動制限がない • 外見を気にせず，自尊心を保つことができる • 社会生活に復帰が可能である	• カテーテル挿入に伴うトラブル（尿道損傷，出血，疼痛）が起こる可能性がある • 定時導尿や外出時の導尿場所により，時間的・空間的制約を受ける • 常に導尿器具を携帯しなければならない • 数回/日の導尿により手間がかかる • 療養者の理解が不足するときは実行できない • 経済的に負担がかかる

c 尿の排出障害

- 膀胱拡大術
- 新膀胱造設術

4　間欠自己導尿の特徴

間欠自己導尿の利点と欠点を表Ⅱ-4-1 に示す。

5　在宅での管理を可能にするための条件

a 在宅療養者の条件

- 間欠自己導尿の必要性と方法について理解している。
- 間欠自己導尿が行える心身機能（認知機能，姿勢保持筋力，手指機能）がある。
- 間欠自己導尿を継続できる時間や場所が確保できる。
- 療養者の希望がある。
- 間欠自己導尿実施により生活の質が向上する可能性がある。
- 定期的な受診ができる。

b 家族の条件

- 間欠自己導尿の必要性と方法についての理解がある。
- 間欠自己導尿を行う療養者の支援が行える心身機能（認知機能，手指機能）がある。
- 間欠自己導尿を継続できる時間や場所が確保できる。
- 間欠自己導尿を支援する希望がある。
- 間欠自己導尿実施により生活の質が向上する可能性がある。
- 定期的な受診を支援できる。

C 看護師の条件

- 療養者，家族に間欠自己導尿の必要性について説明できる。
- カテーテルの取り扱い方法を療養者，家族に説明できる。
- 発熱，疼痛，尿の異常があった場合に医師に報告できる。
- カテーテル挿入部の清潔，陰部の発赤，びらんなどの異常の有無を観察できる。
- 療養者と家族の不安や羞恥心を軽減できるように支援ができる。
- 定期的な受診の必要性を説明できる。

さらに，間欠自己導尿が安全に継続できるように，定期的な排尿日誌の確認，尿検査，腎臓エコー検査の実施が必要となる。膀胱内圧が高い場合には必要に応じて膀胱容量を測定して，膀胱内圧が危険圧に（40 cmH_2O）達する容量を超えないように導尿回数や導尿時間を評価していく必要があるため，定期的に受診が行えるように支援を行う。

2 在宅での間欠自己導尿開始時の支援

1　在宅療養者への支援

①間欠自己導尿について理解できるように，原理や目的を説明する。
②カテーテルの取り扱い方法，尿意の有無にかかわらず，決められた時間に導尿を行うことを指導する。
③定期的に受診し，膀胱機能・腎機能の診断を受ける必要性を説明する。
④医療者へ報告が必要な状態（発熱，疼痛，尿の異常など）と，連絡方法を説明する。
⑤不安や羞恥心を軽減できるように支援する。

2　家族への支援

①間欠自己導尿について理解できるように，原理や目的を説明する。
②カテーテルの取り扱い方法，決められた時間に導尿を行うことを指導する。
③定期的に受診し，膀胱機能・腎機能の診断を受ける必要性を説明する。
④医療者へ報告が必要な状態（発熱，疼痛，尿の異常など）と，連絡方法を説明する。
⑤療養者の不安や羞恥心を理解し，軽減できるように支援することの大切さを指導する。

3 在宅での間欠自己導尿の管理および援助の実際

1　在宅での間欠自己導尿の実施に必要なアセスメント

①排泄経路変更の受容の程度
②間欠自己導尿の受容の程度
③間欠自己導尿の管理方法の理解の程度

④療養者の認知機能，姿勢保持筋力，手指機能
⑤家族の認知機能，手指機能，介護力

2 必要物品

a 必要物品の準備

- 導尿用カテーテル（再利用型カテーテル，ディスポーザブルカテーテル）
- 消毒液
- 清浄綿
- 潤滑剤
- 鏡
- 懐中電灯，ペンライト
- 計量カップ

b 自己導尿カテーテルの選定

- カテーテルには再利用型とディスポーザブルの2種類がある。
- 使い捨て型は使用ごとに排棄するため，カテーテルの洗浄や消毒が不要だが，導尿回数分のカテーテルを携帯する必要がある。また，再利用型よりも自己負担額が増える。
- 外出時に使用する多目的トイレの設置数の不足，男性用公衆トイレの汚物入れの設置不足から，男性がディスポーザブルカテーテルを用いて間欠自己導尿を行う場合には使用後のカテーテルを持ち帰り，自宅で処分する必要がある。
- 間欠バルーンカテーテルでは，夜間の睡眠確保や長時間間欠導尿が行えないときに，バルーンを使用して膀胱留置カテーテルとして排尿管理が可能となる。
- 磁石式のキャップは，手指の筋力が弱くても簡便に開閉が行えるので，カテーテルを留置したまま蓄尿バッグを使用せず，定期的に排尿することが可能となり，膀胱排尿機能を維持できる。

カテーテルの種類により特徴があることから，療養者の生活や経済状態に合わせてカテーテルを選定することが必要となる。

c 自己導尿カテーテルの種類

再利用型（図Ⅱ-4-1）とディスポーザブル（図Ⅱ-4-2）がある。ディスポーザブルでは，親水性コーティングのあるものとないもの，間欠バルーンカテーテルなどがある。

d 在宅で行う間欠自己導尿の1カ月の自己負担額など

自己負担額の目安を表Ⅱ-4-2に示す。

e 必要物品の調達方法

使用するカテーテル，消毒液などは，在宅自己導尿指導管理料を算定している医療機

図Ⅱ-4-1　再利用型カテーテル（例）

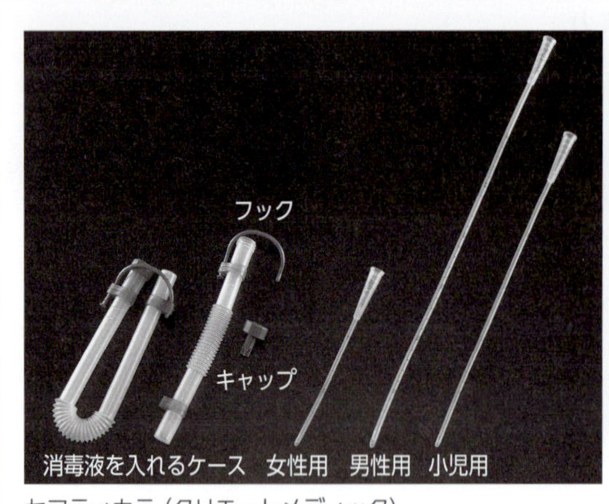

セフティカテ（クリエートメディック）

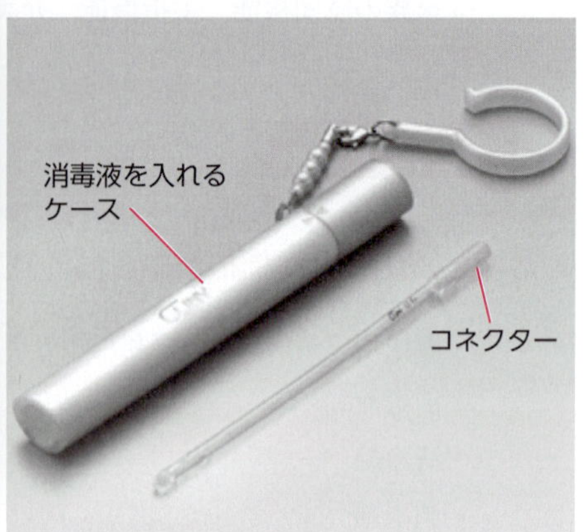

セフティカテ（ピュールキャス）
（クリエートメディック）

図Ⅱ-4-2　ディスポーザブルカテーテル（例）

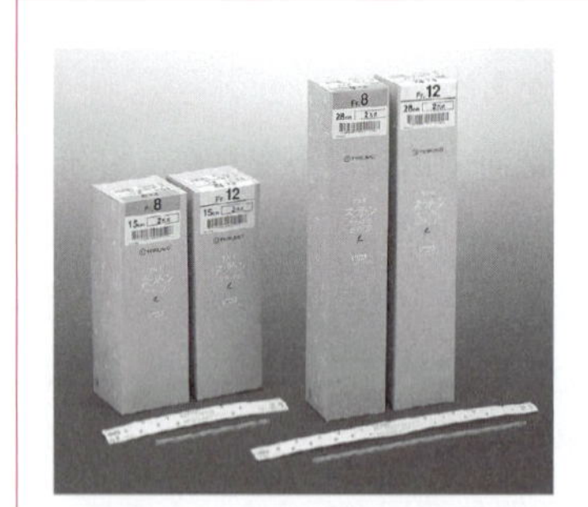
親水性コーティングなし
サフィード® ネラトンカテーテル
（テルモ）

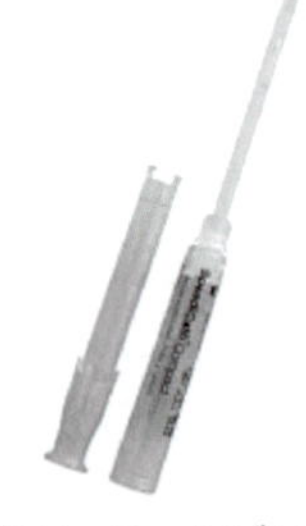
親水性コーティングあり
スピーディカテ® コンパクト
（コロプラスト）

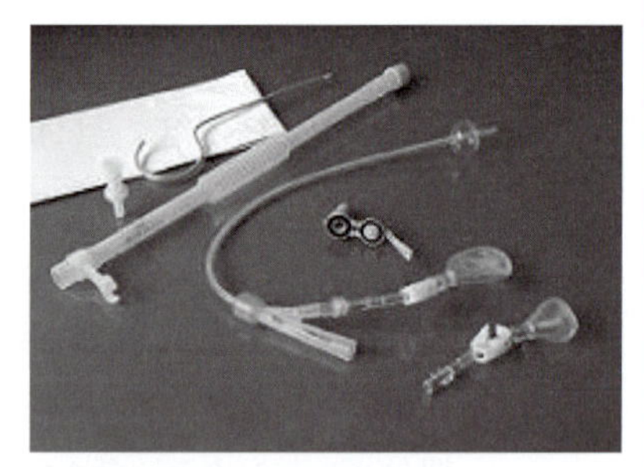
間欠式バルーンカテーテル
（ディヴインターナショナル）

表Ⅱ-4-2　在宅間欠自己導尿の診療報酬と負担額

診療報酬の項目	点　数	1 割	2 割	3 割
在宅自己導尿指導管理料 再利用型カテーテル・消毒液の支給	1,800 点	1,800 円	3,600 円	5,400 円
特殊カテーテル加算① 親水性コーティングなし	600 点	＋600 円	＋1,200 円	＋1,800 円
特殊カテーテル加算② 親水性コーティングあり	960 点	＋960 円	＋1,920 円	＋2,880 円
特殊カテーテル加算③ 間欠バルーンカテーテル	600 点	＋600 円	＋1,200 円	＋1,800 円

指導管理料，特殊カテーテル加算は 1 回/月算定される。
特殊カテーテル加算はディスポーザブルのカテーテルや間欠バルーンカテーテルを使用する場合にいずれか 1 項目のみ加算する。

関が供給する。訪問看護計画書に必要な衛生材料と量を記載して，訪問看護報告書に使用実績を記載する。在宅療養生活における必要な衛生材料を医療機関が把握することによって，医療機関が療養者に必要量を供給することが可能となる。

f 廃棄物の処理

使用したカテーテルは，ビニール袋に入れて縛る衛生処理をして，各市区町村で指示されている方法で処理をする。

3 間欠自己導尿の手順

手洗い，または，アルコール含有のウェットティッシュで手指を清拭して消毒したうえ，導尿を行いやすい姿勢を保持する。

a 男性の場合

①陰茎亀頭部を持ち上げ，外尿道口を露出させ広げる。外尿道口から外側に向かい清浄綿で清拭する。
②容器からカテーテルを取り出す。
③カテーテル先端から 4〜5 cm の位置をペンのように持つ。
④陰茎が身体に対して垂直になるように軽く上方へ引き上げ，力を抜いて深呼吸を行い，カテーテル先端を尿道口より 15 cm ほどゆっくり挿入する。
⑤前立腺を通過するときに抵抗が生じたら，陰茎の角度を身体に対して足側に傾けて 60 度にして挿入する。
⑥カテーテルを 15 cm 程度挿入した状態でキャップを外し，尿が出たらさらに 2〜3 cm 挿入して陰茎をやや下方へ向け，尿器や便器に排尿する。
⑦尿の流出が終わったら，カテーテルをゆっくりと抜く。
⑧再利用型カテーテルはキャップを外し，流水でよく洗い，潤滑・保存液入りのケースに戻す。

b 女性の場合

①陰唇を開き，外尿道口を清浄綿で清拭する。
②容器からカテーテルを取り出す。
③カテーテルをペンのように持ち，ゆっくりと尿道に挿入する。
④カテーテルを 5 cm ほど挿入した状態でカテーテル先端のキャップを外し，尿器や便器に排尿する。
⑤尿の流出が終わったら，カテーテルをゆっくりと抜く。
⑥再利用型カテーテルはキャップを外し，流水でよく洗い，潤滑・保存液入りのケースに戻す。

4 在宅で起こりやすい異常やトラブルの予防法・対処法

主なトラブルとその対処法を表Ⅱ-4-3に示す。

5 療養者・家族への支援

1 療養者への支援

a 療養生活における間欠自己導尿の考え方

間欠自己導尿は，療養者自身が生活の中で膀胱機能，腎機能を守るために，その場の状況に合わせて実施する排泄行為である。手洗いや尿道口の消毒ができないために間欠自己導尿が行えず，膀胱尿管逆流による水腎症，腎機能障害，敗血症を起こすことがないように，厳重なカテーテルの無菌操作よりも，間欠自己導尿による尿排出を必要回数行うことを優先する考え方を理解してもらうことが大切である。

b 生活管理

膀胱機能，腎機能を守るために，間欠自己導尿の状況を排尿日誌に記入して，排尿量や導尿間隔の変化などの把握に努めることを理解してもらう。

表Ⅱ-4-3 主な間欠自己導尿のトラブルと対処法

トラブル	対処方法
尿道口にカテーテルが入りにくい	• 腹式呼吸や脱力でリラックスして，特に肩と尿道の力を抜いて，少し待つ • カテーテルと尿道口に十分な潤滑剤をつけて再挿入する
カテーテルが腟に入ってしまう	• 水道水で洗って再度挿入する • 小陰唇を十分に開く • 腟口にコットンを入れて誤挿入を防ぐ
抜去しにくい	リラックスして，咳ばらいをしながら引き抜く
失禁	• 導尿回数，導尿間隔を見直す • 失禁が継続する場合は受診をする
出血	• カテーテル挿入手技の確認 • 血尿や出血が持続する場合は検査を実施する
感染	• 導尿の必要回数の順守 • 導尿時の手指の清潔 • 陰部，尿道口の清潔維持 • 再利用型カテーテルの消毒管理の見直し • 水分摂取を体重 1 kg に対して 20～30 mL 以上確保する • 受診をする
痛み	• リラックスをする • 親水性カテーテルを選択する • 表面麻酔ゼリーを開始前に塗布する • 尿路感染を疑う
間欠自己導尿中断	• 間欠自己導尿中断による合併症について説明する • 社会資源の活用 • 精神的支援。間欠自己導尿に伴う不安や苦痛の低減に努める

表Ⅱ-4-4　間欠自己導尿の1日の回数の目安

間欠自己導尿による1回の尿量	1日の間欠自己導尿回数の増減
300 mL以上	1回増やす
50 mL以下	1回減らす

c 間欠自己導尿の1日の回数と実施時間の設定

個々の療養者の膀胱容量と膀胱コンプライアンス（膀胱の柔軟性・伸展性），生活時間を考慮して，膀胱内圧が高圧にならないように設定する。間欠自己導尿による排尿量と排尿間隔から決定する（表Ⅱ-4-4）。

d カテーテルの保存方法

- 保存容器は1日1回流水で洗う。
- 保存液は1日1回交換する。
- カテーテルは直射日光が当たらない場所で保管する。

e 災害時の対策

2週間分の必要物品を準備して，使用しているカテーテルの種類や医療機関の緊急連絡先を携帯できるようにする。再利用型のカテーテルを使用している場合は災害時に物品が安定供給されるまで膀胱留置カテーテル管理を行うか，ディスポーザブルカテーテルを使用するかを事前に決めておく。

f 精神的支援

- 導尿を行う羞恥心への配慮や，プライバシーの保持，尊厳を守るように留意する。
- 排泄経路の変更などの心情の理解に努める。
- 正しい間欠導尿の手技と管理方法をしっかり理解してもらえるよう指導し，実施に伴う不安の低減に努める。

2 家族への支援

- 療養者の羞恥心への配慮について理解を促す。
- 排泄経路の変更に伴い，療養者が喪失感や自尊心の低下などを感じている可能性を説明し，配慮を促す。
- 正しい間欠導尿の手技と管理方法，合併症の観察点を指導する。
- 膀胱機能，腎機能を守るために，間欠導尿の状況を排尿日誌に記入して，排尿量や導尿間隔の変化などを把握する必要があることを理解してもらう。

6 関係職種との連携

1　医師との連携

①在宅における間欠自己導尿の状況について，排尿日誌などを利用して報告する。
②間欠自己導尿の継続に影響する療養者・介護者の心身の状況を報告する。
③排尿量や導尿間隔の変化，異常の報告をする。
④災害時の間欠自己導尿の管理方法の指示を確認する。

2　医療機関の外来看護師との連携

①在宅における間欠自己導尿の状況について，排尿日誌などを利用して報告する。
②間欠自己導尿の継続に影響する療養者・介護者の心身の状況を報告する。
③指示や指導内容の変更について情報共有を行う。
④相談窓口や担当者，緊急時の連絡方法を確認する。
⑤災害時の間欠自己導尿の管理方法について確認をする。

3　福祉サービス提供者との連携

①在宅における間欠自己導尿の留意点を説明する。
②間欠自己導尿の継続に影響する療養者・介護者の心身の状況について情報共有を行う。
③医療者へ報告が必要な状態（カテーテル挿入困難，発熱，疼痛，尿の異常など）と連絡方法を説明する。
④災害時の間欠自己導尿の管理方法について情報共有を行う。

2 膀胱留置カテーテル

1 膀胱留置カテーテルの適応と条件

長期間にわたってカテーテルを膀胱内に留置すると，合併症の発生に加えて，膀胱機能が低下していく。留置を決定する際にはその目的を明確にして，目的が達成された時点で抜去を検討することが大切である。

膀胱留置カテーテルに関連した細菌尿の発生率は1日当たり3～8%[1]で，留置期間に比例する。留置期間が1カ月になると，留置患者の100%は細菌尿を有する[1]。留置期間はカテーテル関連尿路感染（catheter-associated urinary tract infection：CAUTI）のリスク因子になるため，留置の適応を確認して適切に使用することが重要である。膀胱留置カテーテルの絶対的適応と相対的適応を表Ⅱ-4-5に，排尿管理の特徴を表Ⅱ-4-6に示す。

表Ⅱ-4-5　膀胱留置カテーテルによる排尿管理の適応

絶対的適応	相対的適応
• 尿閉の急性期 • 神経因性の尿道の閉塞があるとき • 救命や治療に伴う循環動態の監視を目的に尿量を正確に把握する必要があるとき • 泌尿器・生殖器疾患の術後に術創，下部尿路の安静を必要とするとき • 膀胱容量の高度な減少があるとき	• 陰部の術創や皮膚障害，褥瘡への尿汚染の防止 • 間欠導尿の適応であるが，実施できないとき • 夜間多尿のため睡眠が著しく障害されるとき • 体力低下に伴う負担を軽減する必要があるとき

表Ⅱ-4-6　膀胱留置カテーテルによる排尿管理の特徴

	本　人	家　族	医療職・福祉職
メリット	• 腎臓への尿の逆流防止 • 膀胱内の残尿の消失 • 排尿動作不要で安静保持可能 • 尿汚染・尿失禁への不安軽減 • 介護者に対する心理的負担軽減	• 介護の軽減 • 尿の片づけが楽 • 夜間睡眠の確保 • 尿汚染・尿失禁への心配の軽減 • 行動範囲の拡大	• 尿量が正確に測定できる • 介護の軽減 • 尿の片づけが楽
デメリット	• 合併症がある（尿路感染症，尿路結石，尿道の損傷や狭窄，膀胱刺激症状，膀胱萎縮など） • 残存機能を低下させやすい • 行動が制限される • 尿道口から尿が漏れることがある • 他人に尿が見えることへの羞恥心 • 尊厳の喪失 • 経済的負担	• カテーテル管理が必要 • 管理の心理的負担 • 罪悪感 • 家族イメージの崩壊 • 経済的負担	• カテーテル管理が必要 • カテーテル交換が必要 • 管理の心理的負担 • 他職種とのチーム形成が困難

1 在宅での管理を可能にするための条件

a 在宅療養者

- カテーテルを引っ張らないことや抜去しないことを理解できる。
- 定期的な診断とカテーテル交換処置が受けられる。

b 家族

- 尿量・性状の観察ができる。
- 蓄尿バッグ内の尿の廃棄ができる。
- 留置カテーテルの固定ができる。
- カテーテルの閉塞，屈曲などの異常が確認でき，解決できる。
- カテーテル挿入部の清潔が維持できる。

c 看護師

- カテーテル挿入部の清潔，陰部の発赤，びらんなどの異常の有無を観察できる。
- 定期的にカテーテルの交換ができる。ただし，前立腺肥大により挿入が困難な場合は医師が行う。訪問看護師が行う場合には挿入時の注意点などの指示を確認する。
- 家族に尿量・性状（等の）観察ポイント，カテーテルの固定方法，閉塞時の対処方法などについて指導ができる。

2 療養生活における膀胱留置カテーテル管理および排尿管理の考え方

医療機関において排尿ケアチームが設置されている場合は，排尿自立指導料*として入院している患者のうち，膀胱留置カテーテルを抜去した患者，あるいはカテーテル留置中の患者に対して，下部尿路機能の回復のために「包括的な排尿ケア」を行うことでカテーテル抜去，または，排尿自立への取り組みを行っている。居宅でも同じ考え方で排尿の自立を目指してケアを行う。

＊排尿自立指導料
2016（平成28）年の診療報酬改定で新設された。保険医療機関に入院している患者のうち，膀胱留置カテーテルを抜去した患者，あるいはカテーテル留置中の患者に対して排尿ケアチームが下部尿路機能の回復のための「包括的な排尿ケア」を行うことを評価している。包括的排尿ケアとは，医師による薬物療法を組み合わせて看護師などによる排尿誘導や生活指導を中心として，必要に応じて理学療法士などによる排尿に関する動作訓練で，適切な排尿ケアを行うことでカテーテル抜去，または排尿自立ができる可能性がある。

3 在宅での膀胱留置カテーテル開始時の支援

ⓐ 療養者への支援

- 膀胱留置カテーテル挿入の必要性としくみを十分に説明し，不安を軽減する。
- 引き抜かないことや屈曲しないようにすることなどカテーテル管理について説明し，理解を得る。

ⓑ 家族への支援

- 膀胱留置カテーテルの必要性を理解してもらい，管理方法について指導する。
- 以下の管理方法と内容を説明する
  - ・尿の観察と記録方法
  - ・カテーテルの観察，管理方法（固定位置と固定方法）
  - ・蓄尿バッグの観察，管理方法（尿の廃棄方法と固定方法）
  - ・血尿，発熱，尿の混濁などの出現時は，訪問看護師へ報告する

2 在宅での膀胱留置カテーテル管理および援助の実際

ⓐ 在宅での膀胱留置カテーテル実施に必要なアセスメント

- 膀胱留置カテーテルの受容の程度
- 膀胱留置カテーテルの管理方法の理解の程度
- 療養者の認知機能
- 家族の理解の程度や認知機能，手指機能，介護力
- 介護協力者の有無

ⓑ 必要物品の準備

- 膀胱留置カテーテル
- 蓄尿バッグ
- 蒸留水
- 注射器
- 消毒液
- 潤滑剤
- 固定テープ
- ガーゼ
- 個人防護具（エプロン，マスク，滅菌手袋）

ⓒ 医療器材の決定

使用するカテーテルは，管理する医療機関により，療養者の体格に合わせて選択され，

提供される。一般的に小児では6～10 Fr，成人では12～18 Frを用いる。カテーテルが太いほど尿道損傷のリスクが高まるため，カテーテルのサイズが適切か観察する。尿道損傷の症状がある場合は，主治医に尿の流出が得られる範囲の最小のサイズへの変更を相談する。

d 必要物品の調達方法

使用するカテーテル，消毒液などは，治療を受けている医療機関より提供を受ける。訪問看護計画書に必要な衛生材料と量を，訪問看護報告書に使用実績を記載する。在宅療養生活における必要な衛生材料を医療機関が把握することにより，医療機関から療養者により適切な量を提供することが可能となる。

e カテーテル挿入・留置

感染対策の標準予防策に従い，滅菌手袋，個人防護具の準備を行う。

男性の場合

①療養者に，仰臥位で膝を伸ばし，軽く開脚してもらう。
②陰茎亀頭部を持ち上げ，外尿道口を露出させ広げる。外尿道口から外側に向かい消毒液をしみこませた綿球で消毒する。
③カテーテル先端部を持ち，外尿道口とカテーテル先端部から10 cm程度の範囲に潤滑剤をつける。
④陰茎が身体に対して垂直になるように軽く上方へ引き上げ，療養者に深呼吸を行ってもらい，カテーテル先端を尿道口より15 cmほどゆっくり挿入する。
⑤前立腺を通過するときに抵抗が生じたら，陰茎の角度を身体に対して足側に傾けて60度に変え，さらに5 cmほど挿入する。
⑥尿の流出を確認後，カテーテルをさらに2～3 cm挿入し，バルーンに指定量の蒸留水を注入する。
⑦蒸留水を注入後，カテーテルをゆっくり引き，膀胱内にカテーテルが留置されたことを確認して，蓄尿バッグにカテーテルを接続する。
⑧カテーテルは図Ⅱ-4-3のように亀頭部が上になるように下腹部にテープで固定する。

女性の場合

①療養者に，仰臥位で膝を立て，開脚してもらう。
②外尿道口を確認する。高齢者の場合には，外性器の萎縮により外尿道口が腟内に移動している場合がある。腟口へのカテーテルの誤挿入が起こりやすいので注意をする。
③陰唇を開き，外尿道口を消毒する。
④カテーテル先端部から4～5 cmの範囲に潤滑剤をつける。
⑤療養者に深呼吸を行ってもらい，外尿道口よりゆっくり4～5 cm挿入する。
⑥尿がカテーテル内に流出するのを確認し，さらに2～3 cm挿入し，バルーンに指定量の蒸留水を注入する。
⑦蒸留水を注入後，カテーテルをゆっくり引き，膀胱内にカテーテルが留置されたことを確認して，蓄尿バッグにカテーテルを接続する。

図Ⅱ-4-3　カテーテルの固定方法

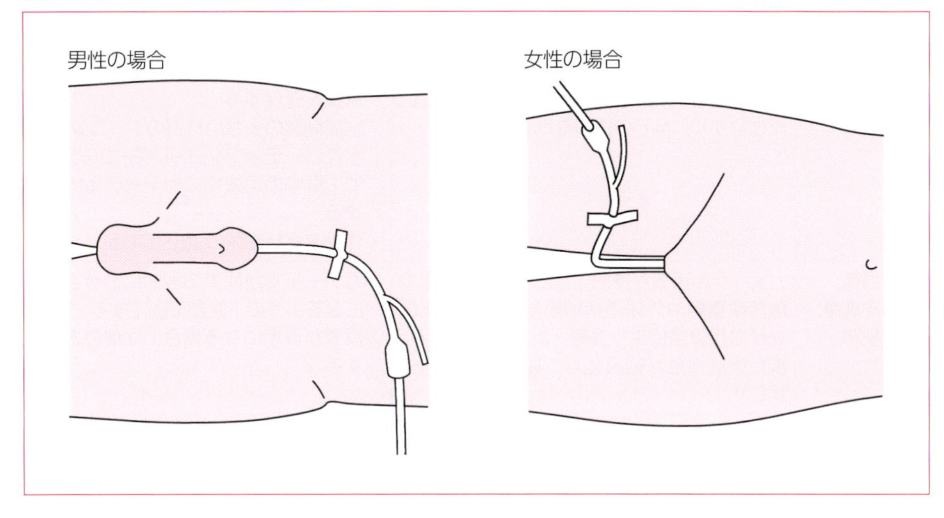

⑧カテーテル固定は図Ⅱ-4-3のように大腿にテープで固定する。

f 廃棄物の処理方法

- 蓄尿バッグ内の尿は毎日廃棄する。
- カテーテルを交換した場合は，注射器，注射針を医療廃棄物として，治療を受けている医療機関へ返却する。
- 交換したカテーテルや蓄尿バッグは尿を廃棄した後，ビニール袋に入れて縛る衛生処理をして，各市区町村で指示されている処理をする。

g カテーテル交換の頻度

交換時期においては明確に決まっていないため，期間を決めた定期交換ではなく尿の性状を観察して，尿中の浮遊物などでカテーテルが閉塞しないように交換時期を主治医と相談する。

3 在宅で起こりやすい異常やトラブルの予防法・対処法

表Ⅱ-4-7によくみられる異常やトラブルとその予防法・対処法を示す。

カテーテル関連尿路感染（CAUTI）

カテーテル関連尿路感染（Catheter-associated urinary tract infection；CAUTI）は最も一般的な医療関連感染症の一つであり，膀胱留置カテーテルを使用することにより発生する。カテーテルの挿入・抜去・留置は，尿路の粘膜を損傷しやすく，微生物が付着しやすい環境をつくり，さらに残尿により微生物が繁殖しやすい状況になる。微生物がカテーテルによって膀胱まで侵入する経路としては2つあり，1つは常在菌などの尿道粘膜とカテーテルの間を上行する外腔面ルート，もう1つは導尿チューブの接続部や蓄尿バッグの排出口から侵入した微生物がカテーテル内腔を上行する内腔面ルートである。

表Ⅱ-4-7　膀胱留置カテーテルで起こりやすい異常やトラブルの予防法・対処法

トラブル	原　因	予防法・対処法
尿路結石	カテーテル留置により尿中の物質が結晶化して起こる。尿路感染時は尿がアルカリ性に傾きやすく，結石の成長を助長する	• 体重1kgに対して20～30mL以上の飲水を行い，尿量を確保する • 粘膜刺激の少ない材質のシリコンコーティング，親水性コーティング，シルバーコーティングを選択して，尿中の浮遊物のカテーテル内への付着を予防する • 体動を促して尿の流出をする
尿道損傷，尿道皮膚瘻，尿道狭窄	カテーテル留置が長期化した場合に，尿道の陰茎陰嚢角や外尿道括約筋部分に圧力がかかり血行障害により潰瘍・皮膚瘻が起こる。また炎症部位が瘢痕化して尿道狭窄を引き起こす	①カテーテルが尿道の屈曲に沿うように亀頭部が上になるように下腹部に固定する ②留置が長期になる場合には他の方法がないか検討する
膀胱萎縮	カテーテル留置により膀胱壁の伸縮機能が低下して廃用性萎縮を生じる。またカテーテルの膀胱粘膜刺激のために慢性炎症を引き起こし，膀胱の排尿筋の伸展性が低下して膀胱の容量が減少する	早期抜去
膀胱刺激症状と尿漏れ	カテーテルやバルーンによる尿道や膀胱粘膜への刺激，細菌感染が原因となり膀胱の無抑制収縮が誘発され，下腹部痛や尿意などの膀胱刺激症状や挿入部より尿漏れが起こる。尿の流出が良好でも漏れる場合は膀胱の収縮が原因になる	①カテーテルの屈曲や閉塞の解除 ②粘膜刺激の少ない材質のカテーテルへの変更 ③バルーンの容量や位置を調整する ④カテーテルの固定位置を変更する ⑤膀胱収縮の可能性について医師の診断を受ける
カテーテルの固定水の吸引困難	バルーンの固定水が抜けないためにカテーテル抜去ができなくなる。その原因として，①生理食塩水など塩類を含む液体をバルーンの固定水として使用し，バルーン内やシャフト（カテーテルの固定水用通路，尿流出通路）内で結晶化する，②カテーテル先端に結石が付着している，③カテーテルのシャフトをクランプ，または固定水の吸引時の過剰な陰圧によってカテーテル内部が閉塞することが挙げられる	①固定水に蒸留水を使用する ②体重1kgに対して20～30mL以上の飲水を行い，尿量を確保する ③カテーテルをクランプするときは尿流出用通路のみをクランプする ④固定水の吸引はゆっくり行い，注入と吸引を繰り返し，固定水の吸引を再度試みる ⑤上記で固定水を吸引することができない場合は，医師に指示を確認する
カテーテル挿入後排尿が確認されない	カテーテル先端が膀胱壁にあたっている，またはカテーテル先端位置が不適切である	• カテーテルを少し抜く • 恥骨上部を軽く圧迫する

前述のとおり，カテーテルの留置期間はCAUTIのリスク因子になるため，留置の適応を確認して適切に使用することが重要である。また，カテーテルを留置する場合は，CAUTIを起こさないような管理が必要になる。

①対処方法

❶不要な膀胱留置カテーテルの使用を避ける。

❷カテーテル挿入部の清潔を保持する。

❸カテーテルと蓄尿バッグの接続部分の閉鎖を保持する。

❹蓄尿バッグ内の尿の廃棄時に，排液口の汚染を予防する。

❺尿の逆流を予防する。

②効果のない対処方法

❶ 2WAY カテーテルによる間欠的膀胱洗浄は，CDC ガイドラインによると効果が認められていない。カテーテル内の細菌を膀胱内に押し込み，耐性菌の増加を招き，カテーテルと蓄尿バッグの開放によるCAUTI のリスクを高めることが指摘されている。

❷カテーテル挿入部への抗生物質入り軟膏の塗布は, CAUTI の予防効果は認められていない。

4 療養者・家族への支援

1 膀胱留置カテーテル管理方法の指導

ⓐ 尿の観察

尿量，尿の色や混濁，尿石の有無。

ⓑ カテーテルの観察

- ねじれや屈曲の有無。
- 療養者側のカテーテルと蓄尿バッグまでの高低差が適切か，カテーテル内の尿の停滞の有無。

ⓒ カテーテルの固定位置（図Ⅱ-4-3）

カテーテルの固定が長期間同じ部位に行われると，カテーテルによる尿道や尿道口の圧迫により潰瘍を形成しやすい。そのため, 尿道の生理学的走行に沿って固定を行う。固定時はカテーテルにねじれや屈曲がないか, 引っ張られていないかを確認をして, 指 2 本程度のたるみをもたせて固定する。固定位置は 1～2 日ごとに変える。

ⓓ カテーテルの固定方法

医療用テープによる皮膚障害を予防する。

- 被膜剤を使用して，カテーテルが肌に直接接触しないように固定する。
- テープでカテーテルを潰さないように固定する。
- 図Ⅱ-4-4 のように補助テープや固定用パッチやホルダーを利用するとよい。

ⓔ 蓄尿バッグの観察

- 蓄尿バッグの破損の有無。

ⓕ 蓄尿バッグの固定方法

逆流や停滞，逆行感染を防ぐために以下に注意する。

①尿の逆流予防：蓄尿バッグは膀胱より低い位置に保持する。また，移動の際には療養者の身体より蓄尿バッグを高く上げないようにする。

図Ⅱ-4-4 カテーテルの固定法と補助具（例）

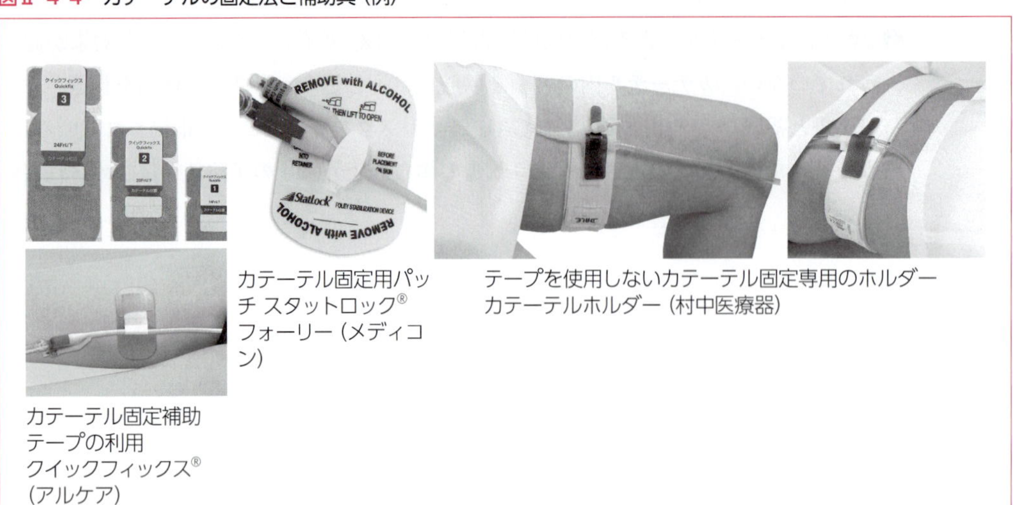

カテーテル固定補助テープの利用 クイックフィックス®（アルケア）

カテーテル固定用パッチ スタットロック® フォーリー（メディコン）

テープを使用しないカテーテル固定専用のホルダー カテーテルホルダー（村中医療器）

②尿の停滞予防：排尿カテーテルが床に接触しないようにする。

③逆行感染予防：排液口が床に接触し汚染しないようにする。

g 蓄尿バッグ内の尿の廃棄方法

- 排液口は尿の廃棄前後にアルコール含有綿で清拭する。
- 尿の廃棄時は周囲を汚染しないように留意する。

2 生活管理

- 合併症の予防のために飲水量の確保と，こまめに体位変換を行うことを理解してもらう。
- 入浴の制限はないが，浴槽に入ることにより，カテーテルが身体より高くなり，尿が逆流しやすくなる。したがって長時間の入浴は避ける。また，蓄尿バッグは湯の中に入れると，エアーフィルターの破損により，尿の流出をよくするための圧調節機能が落ちるため浴槽の外に置く。

3 災害時の対策

2週間分の必要物品を準備するとともに，使用しているカテーテルの種類や医療機関の緊急連絡先を携帯できるようにする。

4　療養者への精神的支援

- 膀胱留置カテーテルを行うことによる羞恥心への配慮や，プライバシーの保持，尊厳を守るように留意する。また，膀胱留置カテーテルの正しい管理方法を理解してもらうことにより，実施に伴う不安の低減に努める。
- 膀胱留置カテーテルにより自分の意思に反して活動が制限されるため，ADLが低下しやすいだけでなく，自信喪失や自尊心が低下して自分らしい生活が行えなくなることもある。活動の拡大に向けて，日中は蓄尿バッグをレッグバッグに変更する。または，カテーテル先端をキャップで閉じて蓄尿バッグを一時的に外すなど，感染に十分注意をしながら，療養者が在宅で療養することの意味や価値を見出せるように支援を行う。

5　家族への精神的支援

- 膀胱留置カテーテルの管理によって精神的負担感をもつ家族も多いため，正しい管理方法を理解してもらうことにより，不安の低減に努める。
- 膀胱留置カテーテルの正しい管理方法，合併症の観察点を指導する。
- 療養者へ羞恥心を与えないような工夫を指導する。
- 排尿量を記録して，身体変化などの把握に努めることを理解してもらう。
- トラブル発生時の緊急連絡体制を整備する。

5　関係職種との連携

1　医師との連携

- 在宅における膀胱留置カテーテル管理状況について報告する。
- 膀胱留置カテーテル管理の継続に影響する療養者・介護者の心身の状況を報告する。
- 排尿量や異常の報告をする。
- 災害時の膀胱留置カテーテルの管理方法の指示を確認する。

2　医療機関の看護師との連携

- 在宅における膀胱留置カテーテル管理状況について報告する。
- 膀胱留置カテーテル管理の継続に影響する療養者・介護者の心身の状況を報告する。
- 医師の指示や指導内容の変更について情報共有を行う。
- 相談窓口や担当者，緊急時の連絡方法を確認する。
- 災害時の膀胱留置カテーテルの管理方法について確認をする。

3　福祉サービス提供者（主に介護職）との連携

①在宅における膀胱留置カテーテル管理の留意点を説明する。

②膀胱留置カテーテル管理の継続に影響する療養者・介護者の心身の状況について情報共有を行う。

③医療者へ報告が必要な状態（カテーテル事故抜去，発熱，疼痛，尿の異常等）と連絡方法を説明する。

④災害時の膀胱留置カテーテルの管理方法について情報共有を行う。

3 腹膜透析

1 腹膜透析とは

腹膜透析は，末期腎不全における腎代替療法の一つである。腎代替療法は，腎臓の機能低下により体内の恒常性が維持できなくなった場合に行われ，生涯継続する必要がある。腎代替療法には「透析療法」と「腎移植」があり，透析療法には，血液透析（hemodialysis：HD）と腹膜透析（peritoneal dialysis：PD）がある。

2 腹膜透析の動向

1 患者動向[2)]

わが国の透析患者の総数は年々増加し続け，2016年末現在で329,609人，2016年の新規導入患者数は39,344人である。また，同年の透析導入平均年齢は69.4歳と高齢化が進んでおり，患者数の増加と高齢化の傾向は今後も続くと予測されている。透析導入となった患者の原疾患で最も多いのは糖尿病性腎症で43.2％を占めている。さらに，全透析患者の平均年齢は68.15歳，認知症の割合は9.9％[3)]と，腎不全医療はまさに高齢者医療となっているといえる。透析患者のうち，腹膜透析患者数の推移は図II-4-5のとおりである。

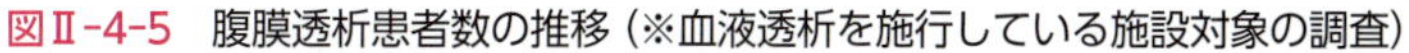

図II-4-5　腹膜透析患者数の推移（※血液透析を施行している施設対象の調査）

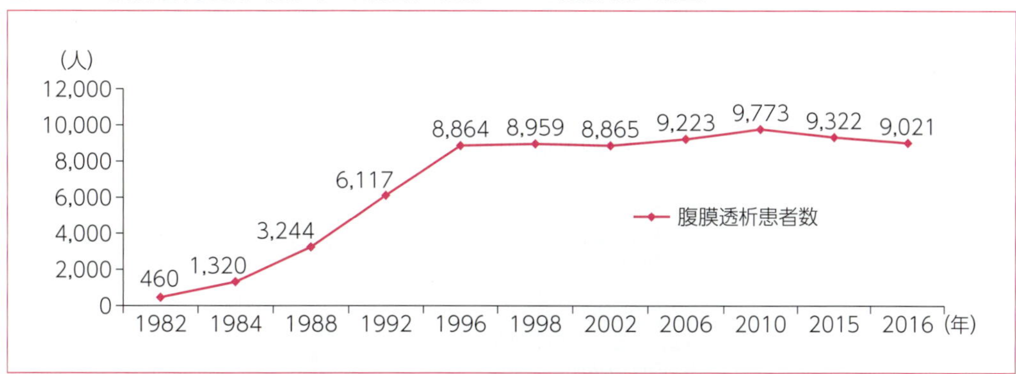

［日本透析医学会：図説 わが国の慢性透析療法の現況より作成］

2 腹膜透析の導入

2009年に示された腹膜透析ガイドラインで，腹膜透析は末期腎不全治療の初期治療として位置づけられ，残存腎機能，透析量の不足などの状態に応じて，他の治療と組み合わせたり，移行するべきだとされている[4)]。

残存腎機能保持，心血管系への負担が少ない，体液の恒常性が保たれる，居宅での施行が可能で通院回数が少なくてよい，など医学的にもQOL（生活の質）においても利点がある腹膜透析だが，高齢者の場合，在宅療養生活を行ううえで必要なセルフケア能力が十分ではないことも多く，家族の負担，老老介護，独居などを考えると腹膜透析が実施できないと判断されがちである。しかし，医療と生活の両方の支援が整えば，腹膜透析の施行が可能であり，訪問看護が重要な役割を担うことが期待されている。

3 腹膜透析の概要

1 腎機能と代替療法

図Ⅱ-4-6の①から⑧が腎臓の働きである。腎移植ではすべてを代替することができるが，透析療法では老廃物の除去，水分の調節，電解質バランスの調節，血液を弱アルカリ性に保持することに限られ，腎臓の機能をすべて代替することはできない。よって，造血刺激ホルモンの分泌不足による腎性貧血に対するエリスロポエチンなどの注射薬による治療や，活性型ビタミンD_3製剤，降圧薬などによる内服薬などの薬物療法が必要となる。

2 腹膜透析のしくみ

腹膜透析とは腹腔内に腹膜透析液を貯留し，腹膜を介して透析を行う方法で，透析液を貯留している間に透析が行われる。腹膜透析を開始する際には図Ⅱ-4-7のようにカテーテルの先端が女性「ダグラス窩」，男性は「直腸膀胱窩」に位置するよう留置する。

腹膜は半透膜の性質があり，拡散によって溶質は高濃度側から低濃度側へ移動する。すなわち，血液側にある老廃物は腹腔に貯留している透析液側へ移動し，透析液側に高

図Ⅱ-4-6 腎臓の機能と代替療法

① 老廃物の除去
② 水分の調節
③ 電解質バランスの調節
④ 血液を弱アルカリ性に保持
⑤ 造血刺激ホルモンの分泌
⑥ ビタミンDの活性化
⑦ 血圧の調節
⑧ 不要になったホルモンの不活化

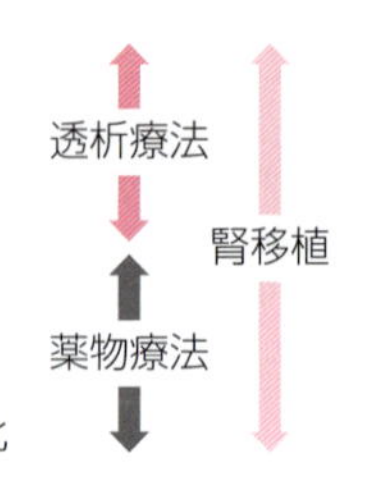

図Ⅱ-4-7　腹膜透析におけるカテーテル留置

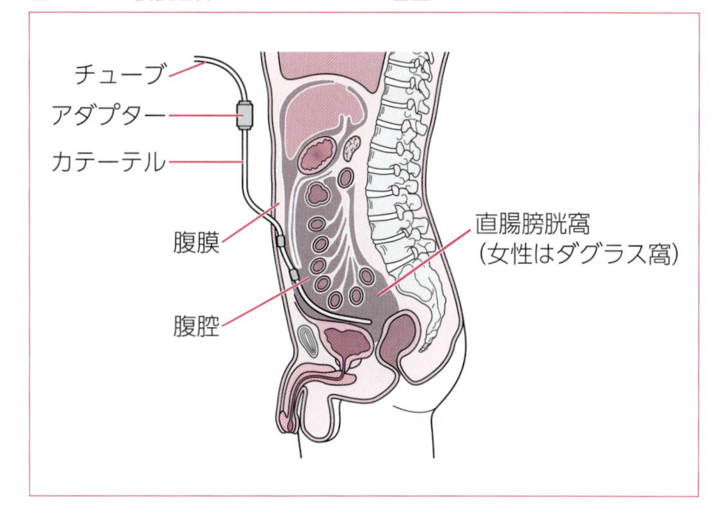

図Ⅱ-4-8　腹膜透析の原理

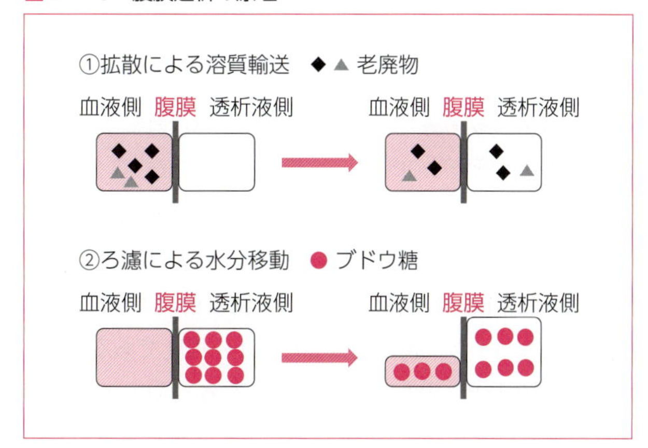

濃度にある溶質は血液側へ移動する（図Ⅱ-4-8）。その結果，血液側の老廃物は除去され電解質が調節されるが，時間が経過すると血液側と透析液側の濃度勾配がなくなるため，透析液を排出し新しい液と交換する必要がある。この腹膜透析液を交替することを通常「バッグ交換」という。

溶媒である水分は，浸透圧の低いほうから高いほうへ移動する。透析液には浸透圧物質として主にブドウ糖が添加されており，血液側よりも高い浸透圧になっているため，水分が透析液側へ移動し，除水ができるしくみになっている。ブドウ糖の濃度が高いほど浸透圧が高く，除水力が高い。近年，ブドウ糖に代わりイコデキストリンというオリゴ糖を浸透圧物質とした透析液があり，長時間貯留に対応する腹膜透析液として使用されている。浸透圧物質は，腹膜やリンパ管から吸収されて血液側へ移行する。また，腹膜透析液には代謝性アシドーシスの是正のために乳酸が添加されており，乳酸は体内で代謝され重炭酸になる。このようにして，老廃物の除去，水分の除去，電解質の調節，血液を弱アルカリ性に保持することが可能となっている。

図Ⅱ-4-9 腹膜透析の方法

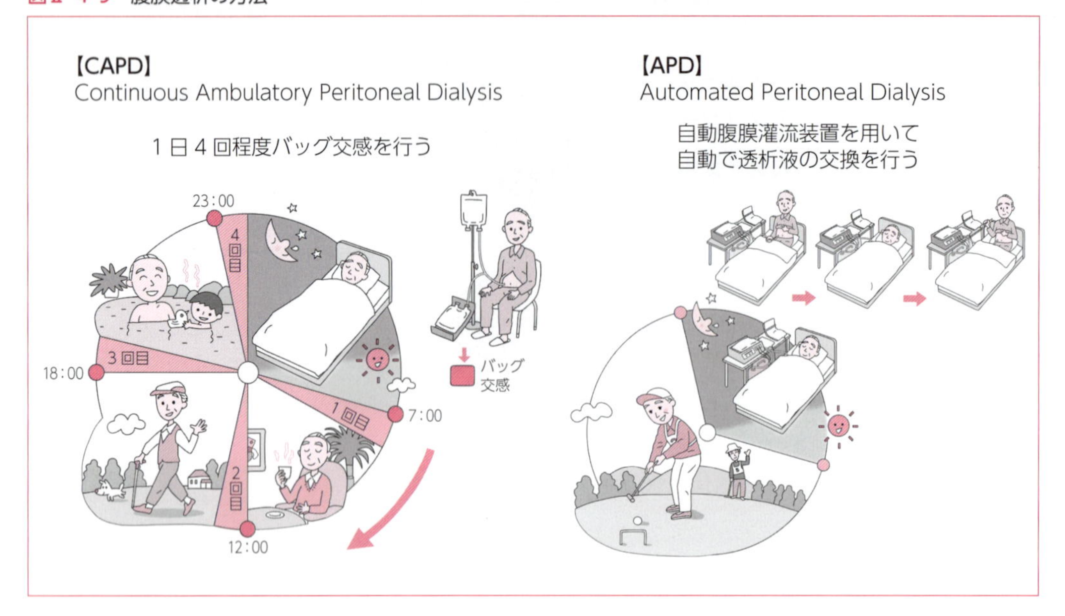

3 腹膜透析の方法

腹膜透析には図Ⅱ-4-9のようにCAPD（continuous ambulatory peritoneal dialysis）やAPD（automated peritoneal dialysis）といった方法がある。

CAPDは，起床後，昼食前，夕食前，就寝前のように1日に4回程度バッグ交換を行う方法で，1回のバッグ交換時間は20～30分程度である。バッグ交換は「必要な透析量」「日常生活」に合わせて時間や回数を設定する。APDは，自動腹膜灌流装置を用いて，自動で透析液を交換する方法で，就寝前にカテーテルとAPD装置を接続し，就寝中に自動的に透析液の交換を行う。夜間のみAPDを使用する方法や日中のバッグ交換と組み合わせて行う方法などがある。APDの実施者は増加傾向で，日中にバッグ交換ができない場合，交換操作を療養者自身で行うことが難しい場合，合併症に対応する場合など，さまざまである。療養者や家族，ケアプランも含めた生活スケジュールに対応するため，夜間ではなく，日中にAPDを行ったり，週間スケジュールに合わせて治療を組み立てることもある。

4 腹膜透析における訪問看護の実際

1 訪問看護の支援内容

腹膜透析における訪問看護では，療養者・家族のセルフケア能力，医療・生活ニーズ，介護職による支援が可能な内容かどうかなどをアセスメントし，訪問看護計画を立案する。具体的な内容は表Ⅱ-4-8のとおりだが，主治医，医療機関の看護師，介護スタッフなどと連携，協働して進めていくことが望まれる。

表Ⅱ-4-8　訪問看護の支援内容

- バッグ交換操作
- APD 装置のセッティングおよび終了時の操作
- 出口部ケア，入浴前後のケア
- 体液管理
- 腎不全および合併症を含む全身管理
- 食事指導
- 服薬指導・管理
- 在庫管理（腹膜透析液，交換キットなど）
- 廃棄物の処理・指導
- 異常の早期発見，緊急時の対応・処置
- 腹膜透析に関する療養上の指導・相談
- 家族の介護状況，相談

2　腹膜透析の実施手順

腹膜透析は，装置を全く使用せずすべて手動で行うことができるが，感染予防や作業の安全性等を考慮して装置を使用して行うこともある。チューブの接合（接続）の際に使用する装置は，バッグ交換の際に細菌の侵入を防ぐ目的で開発されたもので，図Ⅱ-4-10のような無菌的にチューブを接合するタイプや，殺菌して接続するタイプなどがある。

図Ⅱ-4-11の APD 装置（自動腹膜灌流装置）は，腹膜透析液の注液，貯留，排液をプログラムされた内容で自動的に行う装置である。

a CAPD の実施：手順と観察

①腹膜透析液を確認し，必ず隔壁を開通してから使用する。

②注液・排液は落差で行う（図Ⅱ-4-12）。排液時間は 15 分程度，注液時間は 10 分程度だが，注・排液に時間がかかる場合は，腹腔とバッグの位置，カテーテルやチューブのねじれや内部の閉塞がないかなどを確認する。

③排液の量を測定し，除水量を計算する。排液量から前回注液した量を差し引いた分が，除水量になる。1 回の除水量だけではなく 1 日の合計量，尿量，体重，血圧などで総合

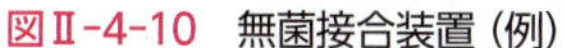

図Ⅱ-4-10　無菌接合装置（例）

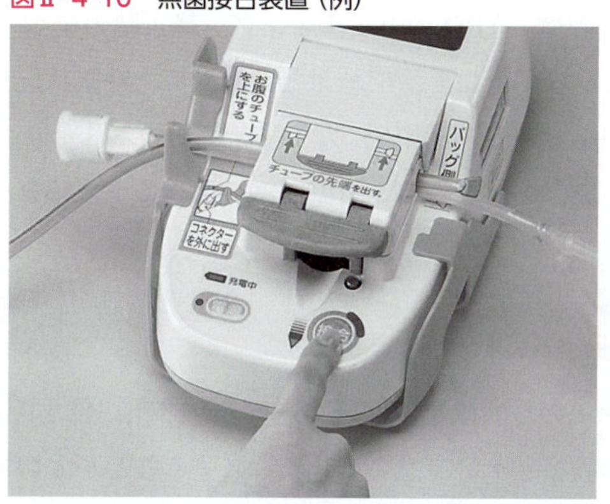

むきんエース®　（テルモ）

図Ⅱ-4-11　APD 装置（例）

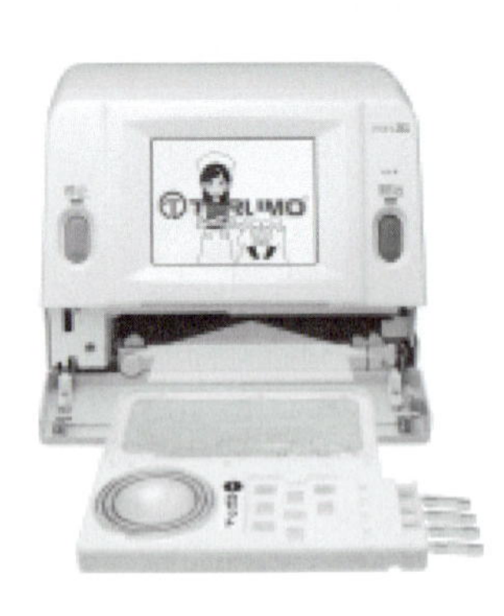

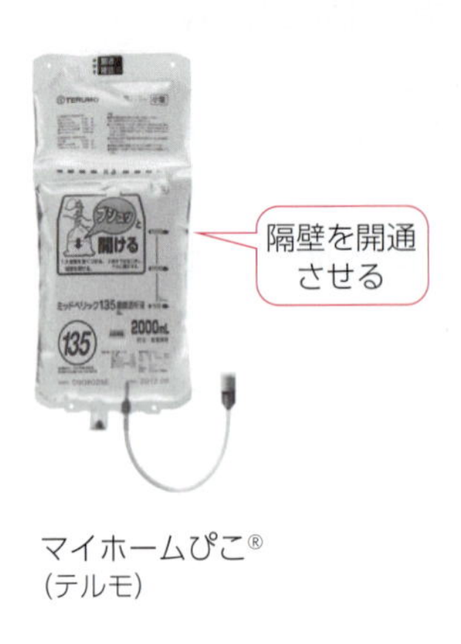

マイホームぴこ®
（テルモ）

図Ⅱ-4-12　CAPD の実施

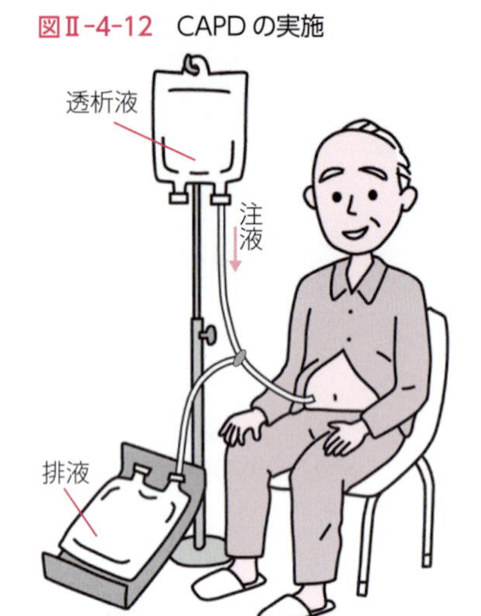

的に水分出納バランスを判断する。

④排液の状態を観察する。排液の性状は淡黄色透明なものが正常で，白濁している場合は腹膜炎の可能性があるので，ただちに主治医に報告する。その際，排液は廃棄せずに検査に提出する。腹膜炎は，早期発見・早期治療が重要である。

訪問看護師は，安全に正しいバッグ交換ができる環境かどうか環境整備を行い，実施状況を確認する。準備や廃棄は介護職による実施が可能だが，訪問看護師は，医療的支援を重点的に計画，実施，調整する。

b APD の実施：手順と観察

① APD 装置に 1 回の注液量や貯留時間，交換回数などを設定しておく。

②使用する腹膜透析液は一度に準備することが可能で，必ず隔壁を開通してから使用する。

③ APD 回路と排液タンクを準備する。通常，装置には画面と音声ガイドが備えられているので，それに沿って操作する。

④ APD が終了したら，治療結果を確認する。

訪問看護師は，APD のセッティング，終了時の確認や観察などを行う。夜間に APD を実施している場合は，治療結果と合わせて，睡眠状況，アラーム状況などを確認する。アラームが鳴るのは，睡眠中にカテーテルがつぶれたり，曲がったりすることが原因の場合が多く，原因を取り除くと治療が継続できるようになっている。

3　出口部ケア

出口部ケアの目的は出口部感染を予防し，出口部周囲の皮膚を健康な状態に保つことで，日頃の観察とケアを怠らないようにすることが大切である。

出口部ケアの手順は，

①手洗い，必要物品の準備
②出口部・トンネル部の観察
③出口部の洗浄または消毒
④カテーテルの固定
⑤出口部の保護，である。

図Ⅱ-4-13は正常な出口部で，カテーテルが皮膚から出ている部分を出口部，カテーテルが走行している皮下の部分をトンネル部という。

出口部，トンネル部の観察手順は，
①保護していたガーゼの汚染の有無の確認
②出口部の発赤，腫脹，疼痛，熱感，滲出液，排膿，液漏れ，痂皮，肉芽，出血の観察
③トンネル部の感染徴候の確認（トンネル部を出口部方向へ向かって押さえ，圧痛，硬結がないか確認，皮下トンネルを押さえた後で排膿がみられることもあり，最後にカテーテルの下側も再度確認する）
④出口部周囲に消毒薬，テープなどによる皮膚のかぶれ，痒みがないかを確認，出口部を観察した際には，カテーテルや接続部も確認

出口部感染の症状は出口部からの膿性の滲出液である。膿性の滲出液がない皮膚の発赤は，感染の初期症状の場合もあれば，単なる皮膚反応の場合もある。

観察後は，出口部の洗浄もしくは清拭を行う。垢や消毒薬，入浴パックの接着剤，テープの糊などの残留物をきれいに取り除き，低刺激の洗浄剤を使用してよく泡立て，愛護的に洗浄する。洗浄剤が残らないようしっかり洗い流し，清潔なタオルで水分を拭き取る。洗浄しない場合は，清拭を行う。

出口部を消毒する場合は，皮膚を洗浄，清拭をした後に行う。消毒の際は，カテーテルを中心に，内側から外側に向かって行う。

カテーテルの動きによる出口部の刺激を避けるため，カテーテルは，緩みをもたせテープで固定する。身体の動きや皮膚のたるみを考慮して固定し，テープを貼る位置は毎回，変える。カテーテルをテープで包み込むように貼るとはがれにくい。また，かぶれがひどい場合は，別の方法を検討する。出口部は，滅菌ガーゼで覆い保護する。

図Ⅱ-4-13　カテーテルの出口部とトンネル部

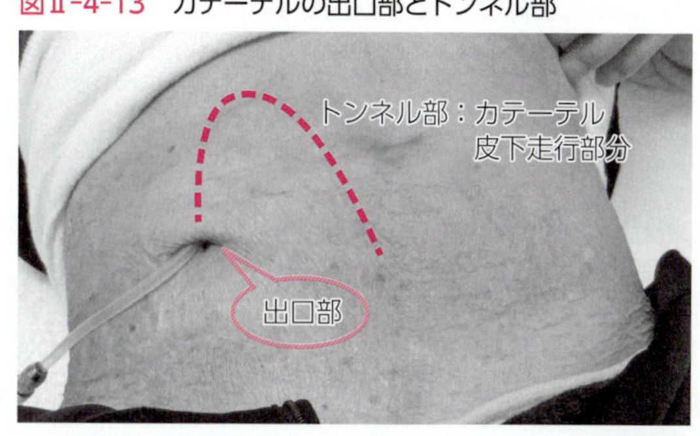

（テルモ）

4 入浴時の注意

入浴には，出口部を全く覆わず保護しないオープン入浴と保護をして入浴するクローズド入浴があり，出口部がきちんと完成している場合は，オープン入浴が可能である。入浴時はカテーテルが引っ張られないよう注意し，クローズド入浴は出口部を入浴パックやフィルムドレッシング材などで覆う。

入浴する際は浴槽を清潔にしておき，できれば一番風呂が望ましい。入浴前には，ジョイント部，キャップなどに緩みがないか確認する。入浴パックを外すときやテープをはがすときなどは，カテーテルを誤って損傷しないよう，はさみなどは使用しない。入浴後は，一般状態だけでなく，出口部を観察し，異常の有無を確認する。

5 腹膜透析の訪問看護における観察と測定のポイント

a 体液管理

体液管理においては，除水量，尿量，排便，体重，血圧などの管理状況を確認する。呼吸音の聴診では，体液過多で肺水腫になっていないか注意する。体重測定は測定時の条件を統一し，基準体重の ±1kg 以内を目安に管理する。脱水・溢水症状，浮腫の有無なども確認する。また，体液管理には飲水量の制限のみではなく，減塩が必要とされている。

b 服薬管理

薬物治療が行われている場合には，服薬状況も合わせて確認し，指導を行う。

c 食事管理

腹膜透析の栄養障害には，栄養摂取不足，排液への栄養素やタンパク質の喪失，慢性炎症巣の存在，透析不足による尿毒症の増悪などが関与している。また，透析液に含まれるブドウ糖の吸収による高血糖，肥満，高脂血症，高リン血症，低カリウム血症などを起こすことがあるので注意する。

腹膜透析と血液透析では食事療法が異なるので注意が必要である。栄養摂取の目安は，個々の状態により設定することが望ましい。

d 合併症への対応

腹膜透析における合併症，特に腹膜炎は腹膜透析継続の可否にもかかわるため早期に発見し，治療が必要である。表Ⅱ-4-9 に主な合併症の症状とその対処法を示す。また，腹膜透析における慢性期合併症として被嚢性腹膜硬化症（encapsulating peritoneal sclerosis：EPS）がある。腹膜と腸管が癒着し，便秘症状，腸閉塞，それに伴う栄養障害を生じ死に至る場合もある。腹膜透析を中断し，カテーテルを抜去した後に発症することが多いとされているが，腹膜透析が長期にわたっている場合には注意したい合併症である。

表Ⅱ-4-9　腹膜透析の主な合併症の症状と対処

症状	考えられる原因	訪問看護師による観察，対処など	連携先医療機関との連絡
腹痛	・腹膜透析液（温度・透析液の隔壁未開通など）の誤操作によるもの ・腹膜炎 ・腹膜透析以外の原因	①誤操作の場合は，すぐに排液し，適正な透析液を注液し，様子を観察する ②排液の性状を確認する（混濁排液は受診時持参） ③全身状態，その他の症状を観察する	〈排液性状異常〉直ちに連絡 〈全身状態悪化〉連絡 〈その他〉報告
排液混濁	・腹膜炎（感染性・それ以外） ・乳び排液（食事・薬剤によるもの）	①腹痛，発熱，食事内容，内服薬，出口部確認 ②混濁排液は受診時持参	直ちに連絡
血性排液	・月経や排卵・婦人科関連合併症によるもの ・腹膜炎（感染性・それ以外） ・その他（臓器出血・腹部術後・カテーテル移動など）	①月経周期・合併症（婦人科疾患）の確認 ②腹痛など全身症状の確認 ③血性の排液は受診時持参	直ちに連絡
出口部の炎症	・出口部・トンネル部感染 ・出口部の刺激，外傷 ・皮膚炎	①出口部・トンネル部の観察，ケア方法の確認 ②カテーテルの状態・固定状況の観察 ③感染があれば，感染の程度の観察 ④排液の性状を確認する（混濁排液は受診時持参）	〈感染症状なし〉ケア，固定法変更 〈感染有，排液異常〉連絡，処置
注・排液不良	・誤作動（クランプ開閉・前回注液忘れ） ・カテーテルの閉塞（屈曲・内部の閉塞） ・腹腔内でのカテーテル先端の位置異常 ・排液量そのものが減少（液漏れ・脱水・低タンパク血症・腹膜炎など）	①操作ミス，カテーテルの屈曲・便秘の確認 ②注・排液どちらが不良なのか確認 ③体位を変えることで排液ができるか確認 ④出口部の漏れ，皮下の腫脹の有無の確認 ⑤全身症状の異常がないか確認	〈単純な誤操作〉報告 〈その他〉連絡

e 腹膜透析時の検査値のモニタリング

腹膜透析管理においては検査値のモニタリングも必要である。主にモニタリングしておくべき検査値は，尿素窒素（BUN），クレアチニン（Cr），ナトリウム（Na），カリウム（K），リン（P），カルシウム（Ca），中性脂肪（TG），総コレステロール（T-Cho），HDL コレステロール（HDL-Cho），血糖値（BS），血色素（Hb）などである。

6　腹膜透析の物品管理

腹膜透析液は通常 2 週間～1 カ月分が宅配されるので，直射日光が当たらない場所で室温保存する。予備在庫として，交換キットや APD 回路，ケア材料等も含めて最低でも 5 日分を確保しておく。これは，災害時の対策としても必要なことである。

使用済みのバッグ類は水分をよく切り，小さくたたんでゴミ袋に入れ，密封し，地域の分別方法に従って家庭ごみとして廃棄する。

7 多職種連携

長期にわたる療養生活の中で，残存腎機能の低下，状態の変化，認知・身体機能の低下，家族に起こった変化などによって，これまで維持していた療養生活ができなくなることがある。訪問看護師は，主治医，医療機関の看護師，ケアマネジャー，介護職などと連携をとりながら，腹膜透析のバッグ交換スケジュールやケアプランの変更が必要ないか，家族にレスパイトが必要ないかなど，訪問看護計画の見直しを適宜行う。

4 在宅血液透析

1 在宅血液透析の定義

在宅血液透析は，透析機器を自宅に設置し，血液透析を自宅で実施する透析治療である。

穿刺から抜針までの全過程を療養者と介助者（家族）で行うことになる。

在宅血液透析管理マニュアルでは，「在宅血液透析は，患者及び介助者が，医療施設において十分な教育訓練を受けた上で，医療施設の指示に従い，1人に対して1台患者宅に設置された透析機器を用い，患者居宅で行う血液透析治療である」と定義されている[4)]。

2 在宅血液透析の動向

日本における在宅血液透析の歴史は1960年代後半から始まったとされ，1998年に保険適用となった。全透析患者数に占める割合は0.2%前後で推移しているが，患者数は増減を繰り返しながらも，ここ数年急激に数を増やしている（図Ⅱ-4-14）[1)]。

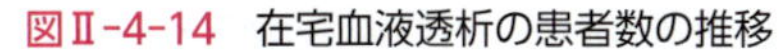

図Ⅱ-4-14　在宅血液透析の患者数の推移

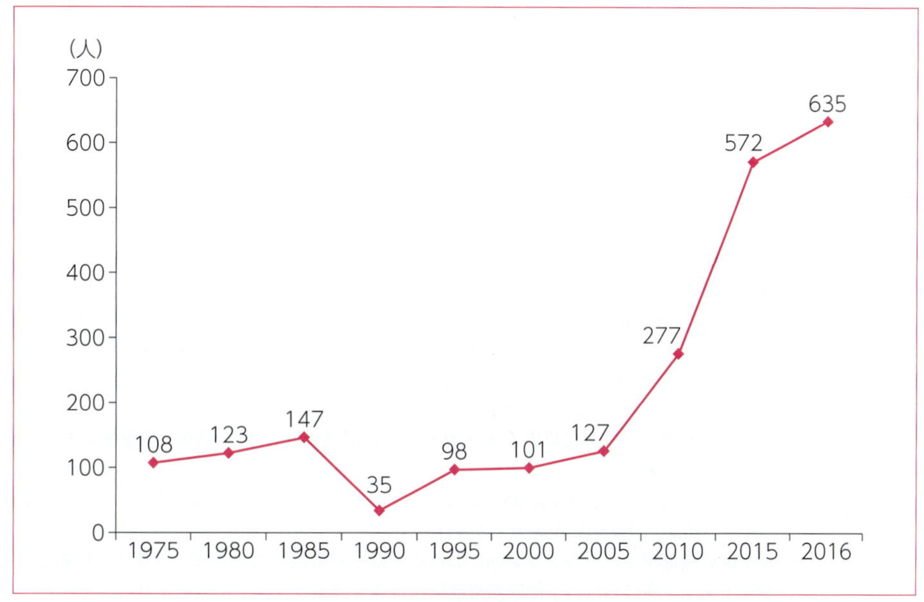

［日本透析医学会：図説 わが国の慢性透析療法の現況より作成］

3 在宅血液透析と訪問看護

在宅血液透析は，連日や長時間の透析を可能とし，透析効果の観点からも効果的だといわれている。また，頻回な施設への通院が不要で，自宅で透析を実施できることから，社会復帰しやすく，家族とともに過ごす時間が増えるなど患者のQOLの向上に寄与していることが指摘されている。しかし，透析機器の設置や自己穿刺が困難，介助者の不在などの理由で在宅透析を希望しながらも実施できない場合がある。訪問看護で自己穿刺の補助・見守り，緊急時の対応などが可能になれば，もっと在宅血液透析が普及していく可能性があり，訪問看護の支援が期待されている分野である。

なお，診療報酬における在宅血液透析指導管理料は，この在宅血液透析実施に対し算定されるものであり，通院による透析治療に算定されるものではない。

引用文献

1）満田年宏訳著（2010）：カテーテル関連尿路感染予防のためのCDCガイドライン2009，ヴァンメディカル．
2）日本透析医学会（2016）：慢性透析療法の現況．http://docs.jsdt.or.jp/overview/index.html
3）日本透析医学会（2010）：わが国の慢性透析療法の現況 認知症．http://docs.jsdt.or.jp/overview/pdf2011/p31.pdf
4）日本腹膜透析医学会（2009）：2009年版日本透析医学会 腹膜透析ガイドライン，日本透析医学会雑誌，Vol.42，No.4, p.291. https://www.jstage.jst.go.jp/article/jsdt/42/4/42_4_285/_pdf/-char/ja
5）日本透析医会・在宅血液透析管理マニュアル作成委員会監（2010）：在宅血液透析管理マニュアル，p.1. http://www.touseki-ikai.or.jp/htm/07_manual/doc/20100226_zaitaku_touseki.pdf

参考文献

- 西村かおる編（2009）：コンチネンスケアに強くなる 排泄ケアブック，学研メディカル秀潤社．
- 満田年宏訳著（2010）：カテーテル関連尿路感染予防のためのCDCガイドライン2009，ヴァンメディカル．
- 穴澤貞夫，他編（2009）：排泄リハビリテーション 理論と臨床，中山書店．
- 谷口珠実，武田正之編著（2017）：下部尿路機能障害の治療とケア 病態の理解と実践に役立つ，泌尿器Care&Cure Uro-Lo別冊，メディカ出版．
- 西村かおる（2013）：新・排泄ケアワークブック 課題発見とスキルアップのための70講，中央法規出版．
- 後藤百万，渡邉順子編（2006）：徹底ガイド排尿ケアQ&A，ナーシングケアQ&A，No.12．
- 日本創傷・オストミー・失禁管理学会編（2016）：平成28年度診療報酬改定「排尿自立指導料」に関する手引き，照林社．
- 医療情報科学研究所編（2013）：看護技術がみえるvol.2 臨床看護技術，メディックメディア．
- 大曲貴夫，操華子編（2015）：感染管理・感染症看護テキスト，照林社．
- 洪愛子編（2006）：ベストプラクティス NEW 感染管理ナーシング，学研メディカル秀潤社．
- 日本排尿機能学会，日本脊髄障害医学会，脊髄損傷における排尿障害の診療ガイドライン作成委員会編（2011）：脊髄損傷における排尿障害の診療ガイドライン，リッチヒルメディカル．
- 前田耕太郎編（2006）：徹底ガイド排便ケアQ&A，ナーシングケアQ&A，No.14．
- 山名哲郎編著（2007）：読んだら変わる！ 排便障害患者さんへのアプローチ 便秘・下痢・便失禁のアセスメントとケア，メディカ出版．
- 日本がん看護学会監／松原康美編（2016）：がん看護実践ガイド 病態・治療をふまえたがん患者の排便ケア，医学書院．
- 日本排尿機能学会女性下部尿路症状診療ガイドライン作成委員会編（2013）：女性下部尿路症状診療ガイドライン，リッチヒルメディカル．
- 日本排尿機能学会パーキンソン病における下部尿路機能障害診療ガイドライン作成委員会編（2017）：パーキンソン病における下部尿路機能障害診療ガイドライン，中外医学社．

- 日本腎不全看護学会編（2016）：腎不全看護 第5版，医学書院．
- 平松信，中山昌明編著（2008）：高齢者の腹膜透析，東京医学社．
- 石橋義孝（2008）：テルモ腎不全看護セミナー腹膜透析 Ⅰ概論（セミナー資料），テルモ．
- 下山節子（2011）：テルモ腎不全看護セミナー腹膜透析 Ⅱ看護②（セミナー資料），テルモ．
- 中山昌明（2009）：テルモ腎不全看護セミナー腹膜透析 Ⅲ合併症（セミナー資料），テルモ．
- 日本腎臓学会編（2014）：慢性腎臓病に対する食事療法基準 2014年版，日本腎臓学会誌，Vol.56，No.5，p.563-575．https://cdn.jsn.or.jp/guideline/pdf/CKD-Dietaryrecommendations2014.pdf
- 前田憲志（2013）：在宅血液透析の歴史と近未来における総合評価，日本透析医学会雑誌，Vol.46，No.10，p.979-981．https://www.jstage.jst.go.jp/article/jsdt/46/10/46_979/_pdf/-char/ja

参考サイト

- 日本腎臓学会．http://www.jsn.or.jp/index.php
- 日本透析医学会．http://www.jsdt.or.jp/
- 日本腹膜透析医学会．http://www.jspd.jp/
- 日本腎不全看護学会．http://ja-nn.jp/
- 在宅血液透析研究会．http://jshhd.jp/
- JMSいっしょに歩こう －Walk Together－ 腹膜透析情報サイト．http://capd.jms.cc/
- ノバルティス ファーマ 腎援隊．https：//jinentai.com/

5 呼吸管理

ねらい

在宅酸素療法および在宅人工呼吸療法を必要とする在宅療養者が，安全な呼吸状態を維持するための支援ができる。

目　標

1. 在宅酸素療法を行っている療養者の現状と課題が理解できる。
2. 在宅酸素療法を行っている療養者の支援ができる。
3. 在宅人工呼吸療法を行っている療養者の現状と課題が理解できる。
4. 在宅人工呼吸療法を行っている療養者の支援ができる。
5. 医師等の関係職種との連携のあり方および在宅で呼吸管理を支援する地域の社会資源が理解できる。

1 在宅酸素療法，在宅人工呼吸療法を要さない呼吸管理

1 吸引（口腔・鼻腔内，気管内）管理

1 在宅での吸引の適応と条件

吸引とは，気道・気管内にカテーテルを挿入し，分泌物を除去することにより，呼吸困難感の軽減や，肺胞でのガス交換を維持・改善する目的で行うケアである。在宅では，①自力で痰の喀出が困難である，②痰の量が多い，③全身が衰弱している，④意識レベルが低下している，⑤嚥下機能が低下し唾液の口腔内貯留や誤嚥がある，⑥気管切開しているなどの場合に吸引が行われる。

2 在宅での吸引開始時の支援

a 吸引器など必要物品の準備

吸引器

据え置き用の卓上タイプ，外出時に便利な充電機能を備えたポータブルタイプ，電源が不要な足踏み式や手動式吸引器がある（図Ⅱ-5-1）。吸引器は，レンタルや身体障害者手帳での日常生活用具給付制度を利用して購入できる。

吸引カテーテル

- 口腔・鼻腔内：成人では，10～16 Fr のカテーテルが使用される。
- 気管内：気管チューブの内径の 1/2 以下のものとされており，吸引カテーテルの目安は「気管チューブの内径（mm）×1.5（Fr）以下」となる。吸引カテーテルは，病院では単回使用であるが，在宅では吸引回数や痰の性状などにより，交換頻度や保存方法が異なるため，その他の物品も含めて，指示病院から提供される物品，購入が必要な物品などを確認する。

その他の物品

使い捨て手袋（または鑷子），アルコール綿，吸引水用ボトル，カテーテル保管用ボトルなど。

図Ⅱ-5-1　各種吸引器

小型卓上タイプ吸引器
3 電源方式（AC 電源，充電式内臓バッテリー，自動車専用バッテリー）

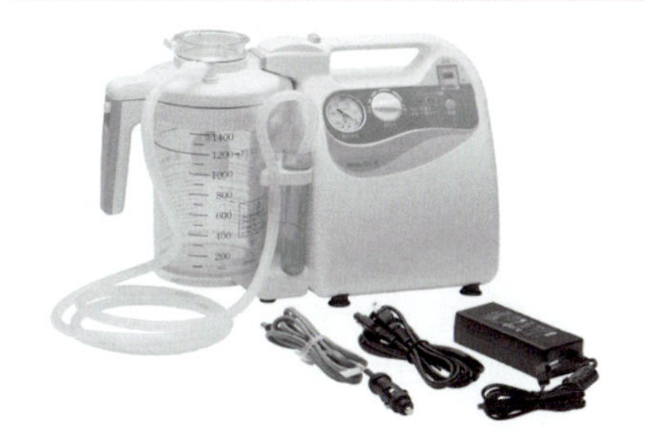

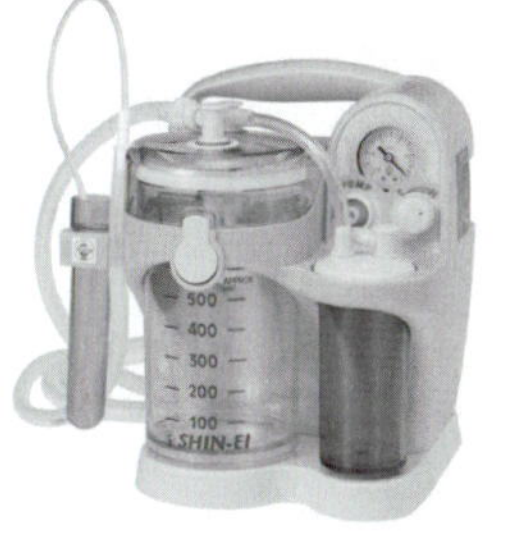

携帯型吸引器
重さ 1.2kg
AC 電源，乾電池（4 本）

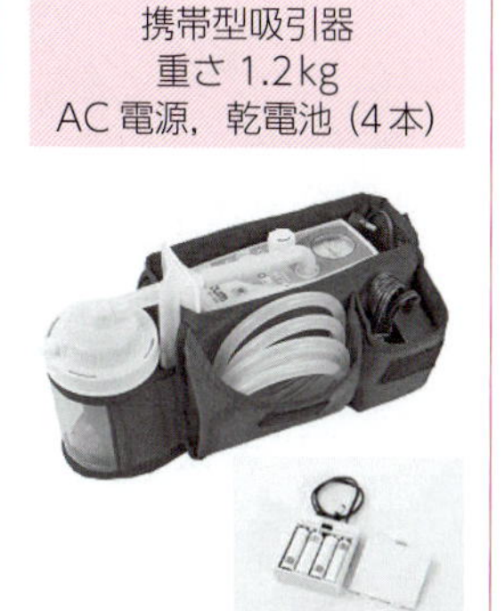

電源を必要としない吸引器

足踏み式

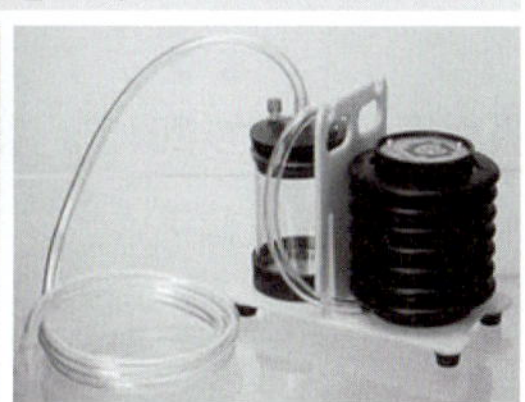

手動式

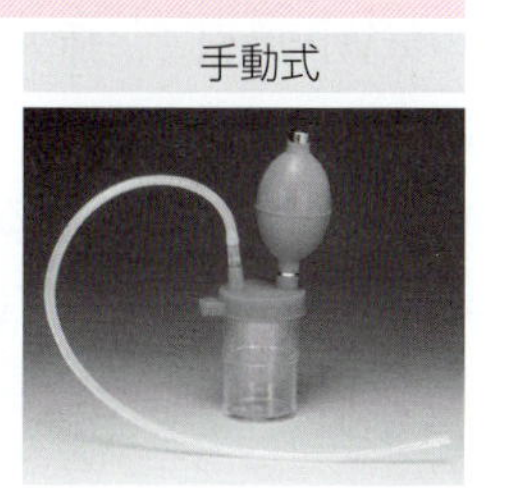

3　在宅での吸引の支援の実際

a 吸引のタイミングの確認

痰や唾液は，食事や飲水後，感情の変化時などに増える。本人の訴えや表情で要望をキャッチする。吸引は時間を決めて行うのではなく，唾液がたまっている，喘鳴があるとき，血中酸素飽和度（SpO_2）の低下時など，必要なときに行うように指導する。

b 吸引手技の確認

療養環境に合わせて，立ち位置，吸引器の位置，吸引時の手技を統一する。

吸引手技の確認ポイント

①挿入のタイミング：療養者の吸気時にタイミングを合わせて吸引カテーテルを挿入する。

②挿入の深さ：吸引カテーテルをゆっくりと，カテーテル先端が気管分岐部に当たらない位置まで挿入する。在宅で医療従事者以外の人が行う吸引は，口腔・鼻腔は咽頭手前まで，気管内吸引を行う場合にはカテーテル先端が気管カニューレ外に出ないように指導する（図Ⅱ-5-2）。

③吸引操作：陰圧をかけながら吸引カテーテルをゆっくりと引き戻すが，分泌物がある場所ではカテーテルを引き戻す操作を少しの間だけ止めて吸引する。1 回の吸引操作の中で 10 秒以上の陰圧をかけないことが推奨されている。

図Ⅱ-5-2 医療職以外が吸引を行う際の挿入の深さ

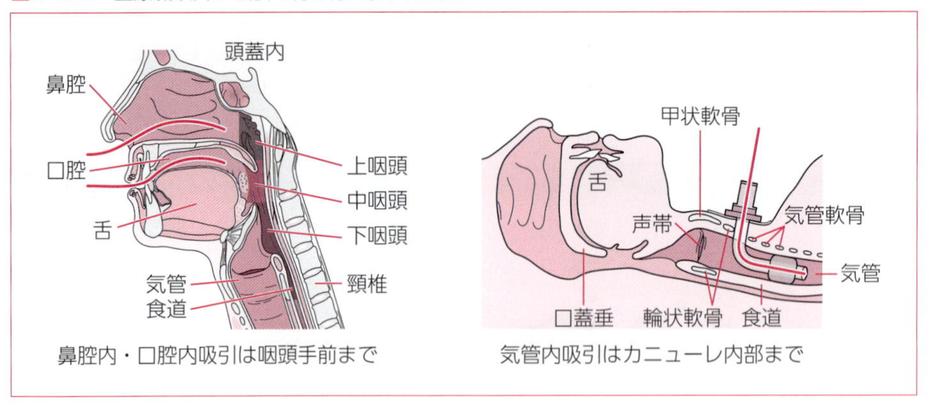

④挿入時間：1 回の気管内吸引で，挿入開始～終了までは 15 秒以内とし，低酸素血症を予防または最小限にとどめる。

⑤陰圧の強さ：気管内吸引で推奨される吸引圧は最大で 20 kPa（150 mmHg）であり，これを超えないように設定する。吸引圧の設定は，接続チューブを完全に閉塞させた状態で行う。

C 吸引前後の観察ポイント

吸引の前後で，以下について観察する。口腔内・鼻腔内の出血や傷の有無，義歯の有無・装着状態，口腔内の貯留物・食物残渣の有無，顔色，むせこみの有無，療養者の訴え（呼吸苦，痰のからみ），呼吸状態（喘鳴，呼吸数，チアノーゼの有無，酸素飽和度など），聴診器での副雑音の確認，胸部触診による確認，酸素飽和濃度の変化（吸引前，中，後），吸引中の表情の変化，分泌物の性状（喀痰の色，量，粘稠度，血液混入の有無など）。

4 在宅で起こりやすい異常やトラブル

吸引に関連するトラブルの一部を表Ⅱ-5-1 に示す。機器のトラブルも多いため，日頃からの管理が必要である。

災害時などの停電に備えて，電源がなくても使用できる手動式や足踏み式の吸引器を準備しておく。電化製品は一度使用したら，長期間放置すると不具合が出ることが多いので，ステーションに置いてある緊急用の吸引器なども月 1 回程度は始動点検を行うようにする。

5 療養者および家族への指導

自分で痰を出せない人への吸引は必要だが，吸引は療養者にとって非常につらい行為であるため，本人の体調に合わせて，無理のない範囲で行うよう指導する。

安全な吸引を行うために，以下のようなことを説明する。

表Ⅱ-5-1　吸引でよくみられるトラブルと対処法

問題内容	考えられる原因	対処方法など
吸引器が作動しない	プラグが抜けている。延長コードの電源が入っていない	プラグ，延長コードの接続確認
	電気コードの断線	修理依頼
	モーター内に水が入った	修理依頼
	停電	充電式または電源のいらない吸引器の使用
吸引圧が上がったまま戻らない	吸引回路内に閉塞がある。連結ホース内に汚物が詰まっている。逆流防止弁の異常	閉塞の確認と除去。逆流防止弁の確認。修理依頼
吸引圧が上がらない	吸引瓶の破損。パッキンの紛失。吸引回路の接続ミス	原因の対処 修理依頼
吸引瓶の破損	ガラスやプラスチック製のため滑りやすく，割れやすい	予備の吸引瓶を準備しておく。ゴム手袋の使用。洗い場の工夫
出血する	無理な吸引チューブの挿入。頻回な吸引	吸引手技，吸引圧などの確認 出血の量によっては主治医への報告
嘔吐	食事直後の吸引刺激	嘔吐状態の観察。誤嚥の確認
痰の色や量がいつもと違う	感染の可能性	病状の観察，家族への指導，主治医への報告など
痰の粘稠度が高く吸引できない	室内の乾燥。水分量の不足	室内の加湿。主治医に報告し，吸入などの検討

①カテーテルを鼻に入れるときは，粘膜を傷つけ出血するおそれがあるため，無理やり押し込まず，入れる角度や左右の鼻の穴を変えてみる。

②口からの吸引の際に，喉の奥を刺激すると吐き気を催すので注意する。

③吸引時間が必要以上に長いと（特に状態が不安定な人），低酸素状態を引き起こし危険な状態となることもあるので，無理をせず，時間をおいて再度行う。

④トラブルに応じた適切な対処法を常に確認しておき，吸引においては，痰による気道閉塞時の対応，痰の性状に応じた報告相手とタイミング（今すぐなのか，次回の訪問時，往診時でもよいのか），吸引による出血時の対応などをしっかり伝えておく。24時間対応を行っている訪問看護ステーションであれば，緊急度に応じた連絡先を主治医と相談してあらかじめ決めておくことで対応がスムーズになる。

2　気管カニューレ管理

1　在宅での気管カニューレ挿入の適応と条件

気管カニューレは上気道狭窄・閉塞に対する気道確保や，気道内分泌物の除去，呼吸不全の長期呼吸管理の目的で使用される。対象は，神経筋難病，脳血管障害後遺症，慢性呼吸器疾患，長期の意識障害の療養者である。

a　気管カニューレの種類

気管カニューレは，用途に応じてさまざま種類があり，それぞれの特徴を知ることが

図Ⅱ-5-3 気管カニューレの一例（複管タイプ，カフ有り，吸引ライン付き）

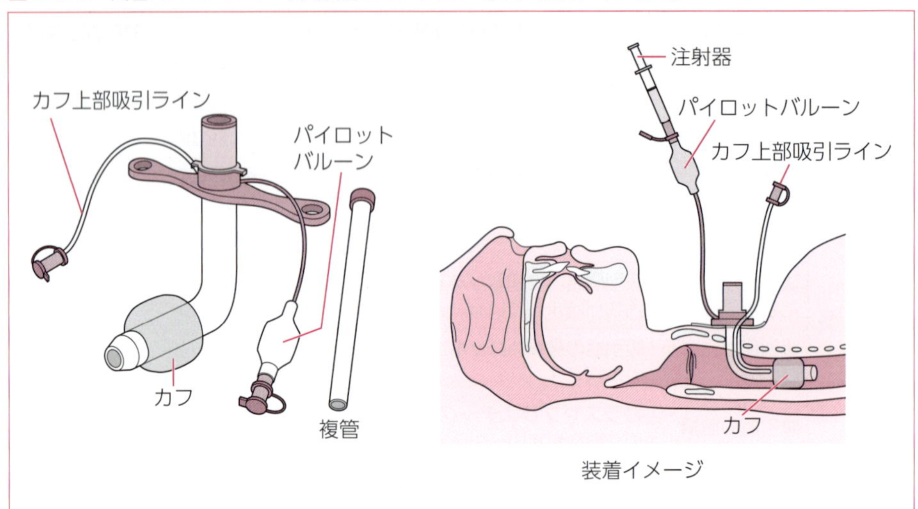

安全なカニューレ管理につながる（図Ⅱ-5-3）。

単管か複管か

痰が多くカニューレ内腔が閉塞しやすい場合は，複管タイプを使用することがあるが，内径が狭くなる。内管（複管）は，長時間抜きっぱなしにすると外筒内面に痰が付着し，再度内管を挿入する際に，気管内に落としてしまうことになるので注意する。

カフの有無

カフの役割は，気管壁とチューブの間のリーク防止で，上気道と下気道を遮断して，人工呼吸を行ってもその圧が上気道に漏れることなく有効な換気が行われる。誤嚥防止効果は100％ではないので，口腔ケアや吸引が必要である。

カフ圧は20～30 cmH_2O が適当といわれている。圧が高いとカフと接触している気管粘膜の壊死，出血や肉芽形成，最悪の場合は穿孔し気管食道瘻となる。カフ圧調整機構付きカニューレは，定圧バルブ付きカニューレといわれ，カフ圧を適正に保つ働きがあり，このカニューレでは，カフ圧確認のための日々の空気の入れ替えが不要である。

側孔付きカニューレ（スピーチカニューレ）

カニューレの彎曲部に孔があいていて，このカニューレの外孔を指などで防ぐと喉頭のほうに空気が漏れて発声できる。また指で押さえなくても弁を使い発声できる。一方弁は呼気時には開き，吸気時に閉じるようになっている。

カフ上部ラインの有無，吸引ライン/スピーチライン付きカニューレ

カフの上部に貯留した唾液などを吸引除去でき，吸引用として使用する。また，カフ上部，すなわち声門下に空気などを送り発声させる送気管として使用することもできる。

2　在宅での気管カニューレ装着開始時の支援

a 装着時の確認事項

気管カニューレ装着に伴い，必要な物品の準備状況および供給方法，量を確認する。

- カニューレの種類，サイズ，交換頻度，カフ圧のチェック方法を確認する。
- カフエア注入用注射器，卓上吸引器，充電式吸引器（必要時），バッグバルブマスク，気管内吸引セット，気管切開創処置セット，コミュニケーションボード，予備カニューレなど。

b カニューレの交換

気管カニューレの交換は通常医師が行うが，災害時や緊急時には医師が交換できない場合が予測されるため，介護者が交換できるようにしておくことが望ましい。

カニューレ抜去前に，必ず気管内，カフ上部からの吸引を行い，カフ上部に貯留した分泌物などが気管内に流れ込まないように注意する。切開部をポビドンヨード液で消毒後，カニューレを挿入し，カフに指示量の空気を入れ，ヒモでしっかり固定する。

3　在宅での気管カニューレ装着時の支援の実際

カニューレの交換頻度は，汚染などの状況によって，1回/1～2週間となる。毎日のケアを以下に示す。

①カフ圧の確認：カフ圧の確認時は，事前に気管内，カフ上部の吸引を行い，気管内部への唾液などの垂れ込みを予防する。

②カニューレの固定状態の確認：カニューレホルダー使用時は，マジックテープの劣化がないように確認する。

③気管切開部の管理：出血，炎症，肉芽の有無・程度の観察および処置。気管切開口は，分泌物による皮膚トラブルが起こりやすいので，綿棒などで拭く。気管切開口周囲のガーゼ保護は，必ずしも必要ではない。

④人工鼻の使用時は，汚染の有無，交換状況の確認を行う。

4　在宅で起こりやすい異常やトラブル

a 気管カニューレの事故抜去

体位変換時，移動時などに起こりやすい。カニューレの再挿入が必要となるため，医師に報告し指示を受ける。

日頃からカニューレ固定ヒモの緩みなどに注意する。

b カフの空気漏れ

カフの破損，パイロットバルンの破裂，一方弁の破損などが考えられる。カニューレの交換が必要なときは，医師に報告し指示を受ける。

c 気管切開口部周囲の発赤

カフ上部の吸引を行い，切開口からの唾液などの漏れを少なくする。

d 気管内や切開口部からの出血

出血量を確認し，多量の場合は医師に報告し指示を受ける。気管内出血の際は吸引の手技の確認を行う。

e 気管内肉芽形成

カニューレ先端の刺激などにより発生する。ガーゼや特殊カニューレ使用により，先端部の位置を調整する。肉芽の除去手術をする。

f カフ圧迫による気管粘膜潰瘍，気管径拡大（変形）

カフ圧の確認および適正カフ圧による管理を行う。

5　療養者および家族への指導

起こりやすいトラブルを説明し，予防に努める。

①筆談やコミュニケーションボード，パソコンなどでのコミュニケーションを行う。
②経口摂取時は，むせないように，ゆっくり食べる（食事に集中する）ようにする。
③入浴時は，カニューレ内に湯が入らないように気をつける。洗髪時は，ケープやシャンプーハットなどを使用する。
④トラブルに備え，予備のカニューレを準備しておく。

2 在宅酸素療法

1 在宅酸素療法の適応と条件

1 効 果

在宅酸素療法（home oxygen therapy：HOT）は，低酸素血症を改善することにより，運動耐容能の向上，睡眠や精神障害の改善，生命予後の改善，入院回数を減少させ，生活の質（QOL）を向上させるなどが効果として挙げられる。

2 適応基準

① HOT の対象疾患は，高度慢性呼吸不全，肺高血圧症，慢性心不全およびチアノーゼ型先天性心疾患である。

②高度慢性呼吸不全のうち対象となる患者は，動脈血酸素分圧（PaO_2）が 55 mmHg 以下の者および，PaO_2 60 mmHg 以下で睡眠時または運動負荷時に著しい低酸素血症をきたす者であって，医師が在宅酸素療法が必要であると認めた者である。適応患者の判定の際にパルスオキシメータによる SpO_2 値から推測し，PaO_2 を用いることは差し支えない。

③慢性心不全患者のうち，医師の診断により，NYHA 心機能分類Ⅲ度以上であると認められ，睡眠時のチェーン・ストークス呼吸がみられ，無呼吸低呼吸指数（1 時間当たりの無呼吸数および低呼吸数をいう）が 20 以上であることが睡眠ポリグラフィー上で確認されている場合。

2 在宅酸素療法開始時の支援

1 酸素機器の種類とレンタル制度

酸素を供給するための酸素濃縮器，液体酸素，高圧酸素ボンベ，外出用の携帯用酸素ボンベ，携帯型液体酸素は，健康保険が適用されており，レンタルシステムが確立している（図Ⅱ-5-4）。医療機関が酸素機器業者と契約し，酸素機器の設置や使用説明，保守点検や管理を業務委託し，管理している。

図Ⅱ-5-4　在宅医療機器のレンタルシステム

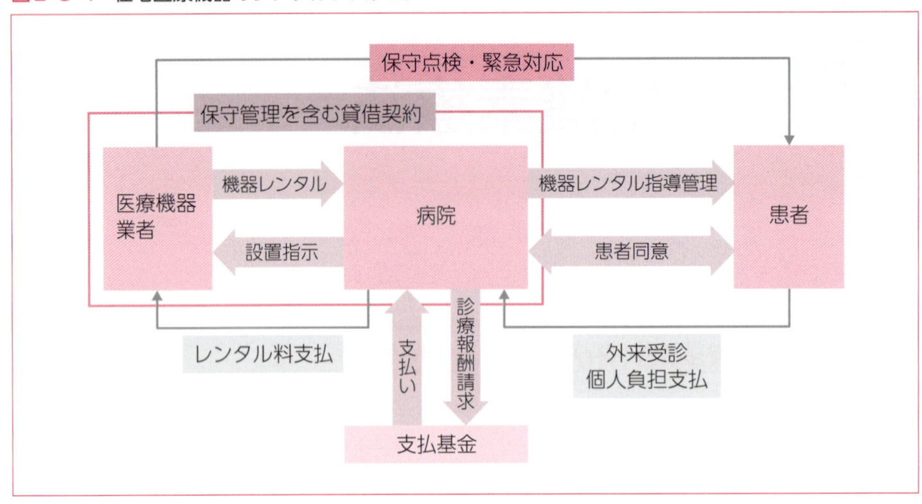

表Ⅱ-5-2　酸素濃縮装置＋携帯用酸素ボンベ使用時の1月あたりの負担額（平成30年度診療報酬より）

診療報酬		1割負担	3割負担
在宅酸素療法指導管理料	チアノーゼ型先天性心疾患	520円	1,560円
	その他	2,400円	7,200円
在宅療養指導管理料材料加算	酸素濃縮装置加算	4,000円	12,000円
	携帯用以外の酸素ボンベ	3,950円	11,850円
	設置型液化酸素装置	3,970円	11,910円
	携帯用酸素ボンベ	880円	2,640円
	携帯型液化酸素装置	880円	2,640円
	呼吸同調式デマンドバルブ	300円	900円
在宅酸素療法材料加算	チアノーゼ型先天性心疾患	780円	2,340円
	その他	100円	300円

加湿用の精製水代や電気代が必要。障害者手帳により，電気代の助成が行われる地域もある。

2　保険適用と保険外の自己負担費用

保険適用を受けるためには，月1回はかかりつけ医への受診が必要で，動脈血酸素分圧，経皮的動脈血酸素飽和度の測定も義務づけられている。

酸素機器には，酸素濃縮装置と液化酸素装置の2つのタイプがあり，費用が異なる（表Ⅱ-5-2）。

3　身体障害者手帳の取得

呼吸機能障害での身体障害者手帳が取得できるので，取得状況を確認し，まだの場合は申請をすすめる。パルスオキシメータの助成が受けられる地域があるので，市町村の障害福祉課などに確認をする。

3 在宅酸素療法の支援の実際

1 酸素供給装置の種類（図Ⅱ-5-5）

居宅に設置される酸素濃縮装置は，主に酸素濃縮装置と液化酸素で，酸素濃縮装置は電気で作動し，外出時には携帯用酸素ボンベを利用する。携帯型酸素濃縮器もある。

液体酸素は，酸素が－183℃で液化する性質を利用し，これを少しずつ気化させて酸素を供給するシステムで，親容器から子容器への充填が可能である。酸素機器の長所と短所を，表Ⅱ-5-3に示す。療養者の病状や環境，行動範囲などから選択するのが望ましい。

2 酸素機器の管理のポイントと日常管理

- 設置場所の確認をする。直射日光が当たらない場所に設置し，液化酸素では特に火気との位置関係に注意が必要である。
- 機器の操作方法は正しくできているか（設置型，携帯型）について確認する。
- 機器が正常に作動しているか，異常音の有無，アラーム音の確認，定期点検実施状況の確認をする。

図Ⅱ-5-5 各種酸素供給装置

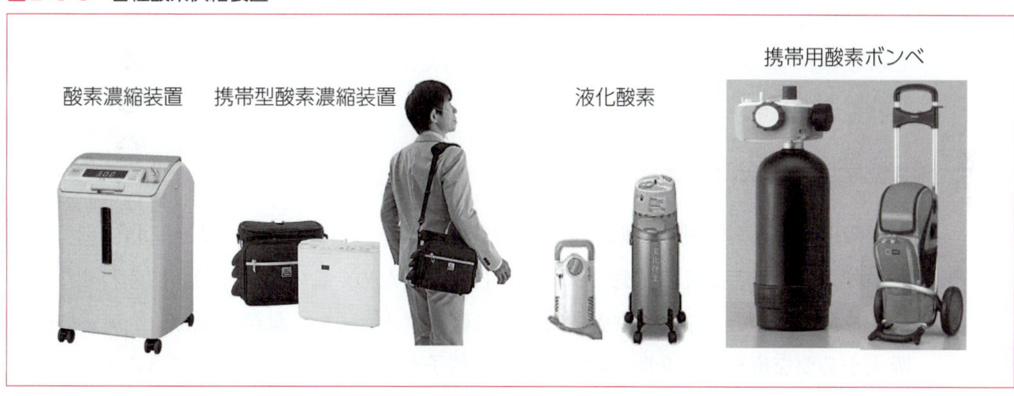

表Ⅱ-5-3 酸素機器の長所・短所

	酸素濃縮装置＋携帯用酸素ボンベ	液化酸素（親容器＋子容器）
長所	• 操作が簡便である • 比較的容易に連続使用ができる • メンテナンスに手間がかからず廉価である • ボンベは長期保存ができる	• 電気代がかからないため経済的である • 電気を使わないので停電時にも使用できる • 高流量の酸素投与ができる • 子容器は小型・軽量かつ比較的長時間使用ができる • 酸素濃度がほぼ100%である
短所	• 電気代がかかり，停電時には使用できない（停電時は酸素ボンベを使用） • 使用中，冷蔵庫程度の振動音と廃熱が発生する • 高流量の酸素吸入が必要な場合には不向きである（酸素濃度90%程度） • ボンベの交換が必要である	• デリバリーが不便な地域がある • 定期的に設置型容器の交換が必要である • 充填作業がやや困難である • 子容器は旅行時に，機内へ持ち込むことができない

- 日常必要な管理は適切か（フィルターの汚れ，接続部の緩み，加湿器使用者では，加湿水，異常音はしないか）などについて確認する。
- 酸素カニューレは定期的に交換する。硬くなっていれば交換する。

3 日常生活の管理

a 病状の観察

特に注意することは，日常生活の中で低酸素血症が起こっていないかの確認である。独居の療養者では，入院中と比較すると動作量が増す場合が多いため，さまざまな動作時に酸素飽和度や脈拍，呼吸困難感の強さを観察し，適切な酸素供給量かどうかを確認する。

機器の使用状況では，吸入量の切り替えが「できていない」または「しない」人もいるため，その理由を聴取し，療養者や介護者と一緒に考えることが必要である。

b 食事指導

酸素療法を行う患者の体重減少は呼吸不全への進行や死亡のリスクが高く，栄養障害を伴う症例は予後が悪いといわれている。早期からの栄養管理は「少しでも楽な生活」につながる。食事へのアドバイスとしては，1回の食事量が少ないときは食事回数を増やす。調理方法としては高カロリーを意識して，油や砂糖を使う。食べ方では，「噛むのがしんどい」「飲み込むのもしんどい」などの訴えが多く，軟菜食に変更するなどの工夫を行うとよい。

c 日常生活状況の把握

呼吸困難感から活動量が低下する療養者が多い。入浴などを行うときには，歩行や起座動作，更衣など多くの行動パターンが含まれるため，このときに動作に合わせた呼吸法や休憩のポイントなどを療養者と一緒に確認するとよい。低酸素血症，高流量の酸素吸入が必要な療養者の介助では，入浴用の椅子や効果的に酸素吸入ができる方法，更衣や洗体の順番などを考え，できる限り低酸素状態にならないように工夫する。

4 起こりやすい異常やトラブル対処方法

①酸素が出ていない。

- 設置型：加湿器の蓋の緩み，延長チューブの接続部が外れている，酸素濃縮装置の電源が入っていない。
- 携帯用酸素ボンベ：酸素ボンベの元栓を開けていない，呼吸同調式デマンドバルブの電源が入っていない，酸素ボンベが空になっている。

  酸素ボンベの使用可能時間の計算方法

  充填量酸素量（L）= 内容積（L）× 充填圧力（MPa）÷ 0.1（MPa））

酸素ボンベ使用可能時間 = 充填酸素量（L）÷ 患者使用流量（L/分）

②携帯用酸素ボンベの使用方法がわからない（受診時以外使用しない人に多い）。

③液化酸素で，子容器への充填時に，革手袋をはめずに充填部に触り凍傷を負った。

④酸素カニューレをつけたままの喫煙で，鼻をやけどした。

⑤酸素カニューレが折れたり捻じれていて，酸素が出ない。

⑥長期間の使用で，硬くなったカニューレで皮膚（特に耳）に潰瘍ができた。

多くが，慣れた頃に「ついうっかり」といったトラブルである。常に注意が必要である。また，酸素は支燃性のため，酸素供給装置を装着した状態で火気に近づかないこと。喫煙者では禁煙指導を行い，家族にも協力を依頼する。

4 療養者および家族への指導

発熱，呼吸困難感が強い，脈が速い，動悸がする，咳や痰の量が増えた，全身倦怠感がある，むくみがある，頭痛がある，眠気がある，何となく元気がない，食欲がないなどの症状や，いつもと違うような印象が強いときは，早期に訪問看護師や医師に報告するように指導する。

息苦しさは目に見える障害でないため，健常者ではなかなか理解できないものである。在宅酸素療法を受けている人は，息苦しさを周囲の人に理解してもらえず，動作負担を余儀なくされている場合がある。家族や介護者（介護職など）にも，病状や酸素療法の必要性と効果，病状を悪化させる要因，息苦しい動作，呼吸法，酸素機器の使用方法などを説明し理解してもらうことが必要である。

3 在宅人工呼吸療法

1 在宅人工呼吸療法の適応と条件

1 在宅人工呼吸療法の目的

在宅人工呼吸療法（home mechanical ventilation：HMV）とは，病状が安定した状態の患者に，病院以外の場所で，長期にわたり人工呼吸療法を行うものである。人工呼吸療法には，呼吸不全症状の改善，呼吸仕事量の減少，ガス交換の改善と安定化の目的があり，長期的には，睡眠の量と質の改善，活動性の向上を目指す。在宅で実施されている人工呼吸療法は，陽圧式人工呼吸器〔侵襲的陽圧換気（invasive positive pressure ventilation：IPPV），非侵襲的陽圧換気（noninvasive positive pressure ventilation：NPPV）〕と陰圧式人工呼吸器がある。

2 在宅人工呼吸療法の対象疾患など

在宅人工呼吸療法の対象となるのは，肺結核後遺症，慢性閉塞性肺疾患（COPD），肺線維症，慢性気管支炎，肺気腫などの呼吸器疾患，筋萎縮性側策硬化症（ALS），筋ジストロフィー症（PMD），脊髄小脳変性症（SCD），重症筋無力症（MG），ポリオ後遺症，横隔膜神経麻痺などの神経・筋疾患，胸郭運動障害，脊椎後側彎症，出生時仮死，気管狭窄，頸髄損傷，肺胞低換気症候群などによる療養者である。

3 在宅人工呼吸療法導入の前提条件

在宅人工呼吸療法を安全に実施するためには，いくつかの前提条件がある。

ⓐ 療養者・家族が希望している

最も大切なことは，療養者・家族が在宅人工呼吸療法を希望しているということで，主治医（医療関係者）と療養者・家族間での十分な話し合いが行われ，自らの意思で合意していることが重要である。

ⓑ ケアの知識・技術を療養者・家族が習得できる

療養者や家族・その他ケアの提供者が，使用する人工呼吸器や関連機器，その他ケアについての知識・技術を習得できることが必要である。気管切開下人工呼吸療法や24時間人工呼吸器装着者の場合は，用手人工呼吸や吸引などの技術を習得できている介護者が必須である。

c 在宅用人工呼吸器の確保ができる

在宅用の人工呼吸器が，適切なメンテナンス体制も含めて確保されていること。

d 医療機関の支援

中心となる医療機関での支援体制（緊急時対応やレスパイト体制）が万全である。

e 地域の支援体制がある

医療・介護について，地域での支援体制が十分に利用できる。

2 在宅人工呼吸療法の分類

人工呼吸器には，従量式（volume control：VC）と従圧式（pressure control：PC）があり，各々の特徴を表Ⅱ-5-4に示す。さらに非侵襲的陽圧換気（NPPV）と侵襲的陽圧換気（IPPV）があり，各々の特徴を表Ⅱ-5-5に示す。

表Ⅱ-5-4　従量式人工呼吸器と従圧式人工呼吸器

	従量式	従圧式
特徴	空気の量を決める	空気の圧力を決める
メリット	一定量の空気を送りこめる	必要以上に気道や肺に圧力がかからない
デメリット	肺が硬いと気道や肺に圧がかかる	肺が硬いと1回換気量が低下する
設定項目	FiO_2，PEEP，呼吸回数，一回換気量，吸気流速，吸気波形，トリガー	FiO_2，PEEP，呼吸回数，吸気圧，吸気時間（I：E比），立ち上がり時間，トリガー

表Ⅱ-5-5　NPPVとIPPVの特徴

	NPPV	IPPV
インターフェイス	鼻マスク，鼻プラグ，マウスピース，フェイスマスクなど	気管カニューレ
適応	• 意思の伝達ができる • 痰の喀出が自力でできる • 誤嚥の危険性が少ない • 自発呼吸がある • 慢性呼吸不全，睡眠時無呼吸症候群，神経筋疾患患者	• 炭酸ガスの改善がみられない • 自力で痰の喀出ができない • 疾患が進行し，自力での呼吸がほとんどできない
メリット	• 嚥下・食事・会話の機能が保持できる，咳嗽，加温加湿機能が損なわれない，声帯損傷，下気道の感染が防げる	• 気道確保が確実にできる • 気管内分泌物が確実に吸引できる
デメリット	• 本人の抵抗があると難しい • 胃に空気が入ることがある • 顔の傷があると使用できない • マスクの圧迫により皮膚の発赤，潰瘍形成が起こる • 鼻の乾燥が起こる • 睡眠中の口からの空気漏れ • 不眠	• 気管カニューレ装着のため，吸引が常時必要 • 気管カニューレの管理が必要 • 人工呼吸器関連肺炎（VAP）を起こしやすい • 会話や食事が不自由になる

3 在宅人工呼吸療法開始時の支援

1 人工呼吸器のレンタル制度（図Ⅱ-5-4）

人工呼吸器は健康保険が適用されており，レンタルシステムが確立している。医療機関が人工呼吸機器業者と契約し，人工呼吸器の設置や使用方法の説明，保守点検，管理を業務委託している。在宅人工呼吸療法の医療費について，表Ⅱ-5-6に示す。

2 開始時の支援

a 指導内容の確認

病院で行われている指導内容とそれについての理解度，技術習得状況を確認する。指導内容は，療養者ごとの背景や理解力，介護力に合わせたものであり，普段接することのない医療機器の指導には，写真や図を多く用いたパンフレットなどで，視覚的に理解しやすい工夫が必要である。

b 療養環境の整備

居室の整備

居室で電気を使用する機器は，人工呼吸器，加温加湿器，酸素濃縮器，エアマット，意思伝達装置，加湿器，吸引器，その他いろいろなものが考えられる。電気容量の確認およびコンセント数の確保を行い，たこ足配線に注意する。電源コードに足が絡まっての転倒，機器に絡まりコンセントからプラグが脱落する，電源コードの断線なども起こりやすくなるので，コンセントの位置や電源コードをまとめるなどを工夫する（図Ⅱ-5-6）。

サポート体制づくり

療養者の状況に合わせて，必要な在宅支援サービスを確保することが必要である。利用するサービスを選ぶにしても，療養者や家族にとっては初めてのことで，在宅生活のイメージもない状況であるため，各種サービスやそれぞれの役割を説明することが重要である。

表Ⅱ-5-6　在宅人工呼吸療法の1月あたりの自己負担額［2018（平成30）年診療報酬より］

		1割負担	3割負担
在宅人工呼吸指導管理料*	——	2,800円	8,400円
陽圧式人工呼吸器加算	気管切開口を介した人工呼吸器を使用した場合に算定	7,480円	22,440円
人工呼吸器加算	鼻マスク又は顔マスクを介した人工呼吸器を使用した場合に算定	6,480円	19,440円
陰圧式人工呼吸器	陰圧式人工呼吸器を使用した場合に算定	7,480円	22,440円

* 療養上必要な回路部品，その他付属品（療養上必要なバッテリーおよび手動式肺人工蘇生器などを含む）の費用は当該所定点数に含まれ，別に算定できない。
これらの費用のほかに呼吸器の加湿に必要な精製水や電気代が必要である。

図Ⅱ-5-6　電化製品が多い療養環境の例

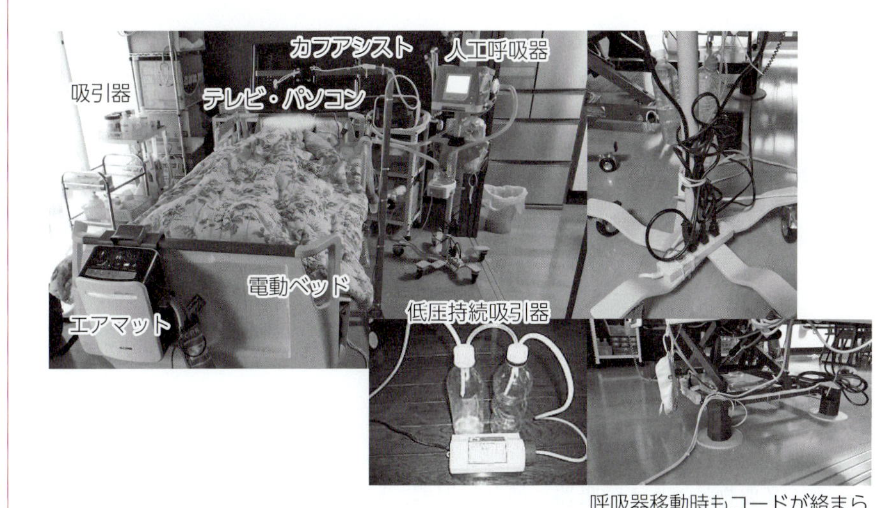

人工呼吸器の装着は，療養者本人にとっては生死にかかわる問題であり，介護を担当する家族にとっても生活に大きな影響を及ぼす重要な出来事となる。医療者は，療養者や家族が正しい知識や理解をもって，それぞれが適切に意思決定できるように支援する必要がある。

在宅で人工呼吸管理を必要とする療養者はまた，人工呼吸器装着だけでなく，経管栄養，胃瘻，膀胱留置カテーテル，吸引などの医療依存度が高くなり，24時間の介護が必要となる。病状悪化時の救急の受け入れだけでなく，介護者の状況で自宅での介護ができなくなった場合のことも考えておく必要がある（レスパイト入院）。人工呼吸療法を行う療養者が使用できる介護保険関連施設は少ない。介護者の身体的・精神的負担や拘束を考えると，チームでのサポート体制が必要であり，個々に合わせたチームづくりを行う。主治医や訪問看護師の夜間や休日の緊急時連絡先，対応方法を確認しておくことは重要である。

4　在宅での人工呼吸器の管理および支援の実際

1　NPPVの管理および支援の実際

a　インターフェイスの種類と管理（マスクフィッティング）

NPPVに用いられるインターフェイスは，鼻の周りだけの鼻マスク，鼻と口を覆うフルフェイスマスク，顔全体を覆うトータルフェイスマスク，マウスピースなどがある。有効な換気効果を得るためには，マスクの適切な装着が重要である（図Ⅱ-5-7）。

図Ⅱ-5-7 NPPV装着イメージとインターフェイス

装着イメージ　いろいろなインターフェイス

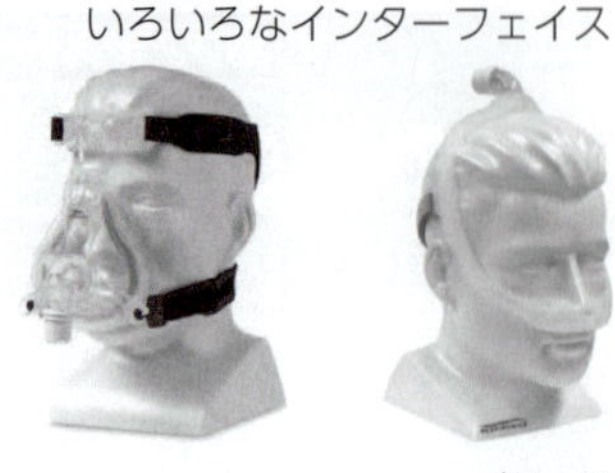
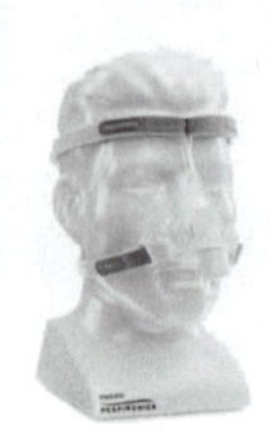
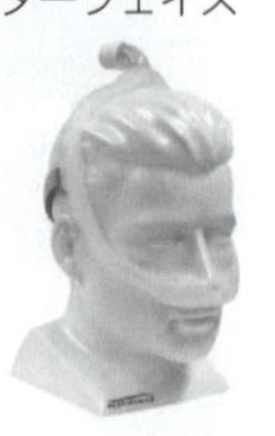
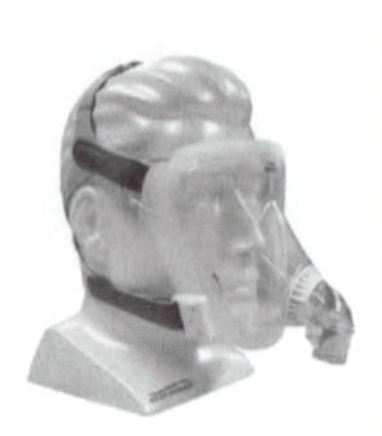

(フィリップス・レスピロニクス)

b 器材の管理

- 必要物品：人工呼吸器，加温加湿器，回路一式，マスク，ヘッドギア，精製水，バッテリー。必要に応じて，酸素機器，吸引器，バッグバルブマスク，カフアシスト。
- 機器の付属品：人工呼吸器1台につきマスク1個，エアチューブ1本，加温加湿器1個が1年当たりの提供となる。
- 毎日，濡れた布などでマスクを拭き，エアチューブを干す。
- 1週間に1回程度，マスク，呼吸回路などの洗浄をする。中性洗剤を使用し，洗浄後はよく洗い流し，陰干しにする。マスクやエアチューブは洗浄時に破損や亀裂がないかを確認する。
- 機器の使用時間により異なるが，業者による定期点検（1回/年）が行われる。

c 日常生活への支援

異常の早期発見と急性増悪への対応（感染予防と右心不全予防）が必要である。日々の観察では，体温，血圧，脈拍，呼吸，血中酸素飽和度などのバイタルサインと，自覚症状の変化に注意する。発熱，血中酸素飽和度の低下や脈拍数の上昇，呼吸困難感の増強，頭痛，痰の量の増加・性状の変化，浮腫の増加，活気がない，食欲の低下，うとうとしているなどの症状に注意する。急性増悪の原因としては，気道感染が多い。感染予防と早期発見，対応が重要である。家族も含めたインフルエンザワクチンや肺炎球菌ワクチンの接種，人ごみを避ける，外出後のうがい，手洗いなどによる自己管理が必要である。風邪に罹患した場合や，右心不全対策としての体重測定で，前日よりも1～2kgの増加があれば早急に主治医や訪問看護師に連絡し，早期に対応することを確認しておく。

2 在宅で起こりやすい異常やトラブル

a 機器のトラブル

呼吸器の停止

- 原因：プラグが抜けている，停電，バッテリーの充電不良，機器の故障。

表Ⅱ-5-7　医療関連機器圧迫創傷（MDRPU）

部　位	特　徴
前額部	• 額サポートパッド（ヘッドパッド）が皮膚に接触する部位 • ヘッドギア（上部ストラップ）が皮膚に接触する部位
鼻梁（鼻根部），鼻周囲	マスク上部のクッションが皮膚に接触する部位 ※前額部や鼻梁・鼻周囲は皮下組織が薄く皮膚直下に骨があるため圧迫による影響を受けやすい
鼻腔周囲	ピローマスクのクッションの先端部が接触する部位
頬部	マスクのクッションが接触する部位
下顎部	同上 ※特に前額部や鼻梁，鼻周囲，頬部，下顎部は，開口動作や表情筋の動きによりたえず皮下軟部組織が動くため摩擦やずれの影響を受けやすい
頸部・前胸部	トータルフェイスマスクの下部が皮膚に接触する部位
後頸部	ヘッドギア（下部ストラップ）が皮膚に接触する部位

• 対応：電源の確認，バッテリー交換，機器の交換。

リークが多い

• 原因：人工呼吸器の回路が外れている，破損，インターフェイスからのリーク，口からの漏れ，ヘッドギアの劣化，マジックテープの劣化。

• 対応：回路の確認・交換，マスクフィッティング，チンストラップの使用，ヘッドギアの更新。

回路内の結露がマスクに流れこんだ

• 原因：室内温度が低い，機器がベッドよりも高いところに設置されていた。

• 対応：室温の調整や回路の保温に努める。機器はベッドよりも低い位置に設置する。

ⓑ マスク関連

目の乾燥や充血

• 原因：マスクからの空気漏れ。

• 対応：マスクフィッティング，点眼薬の使用。

マスクによる発赤など

医療関連機器圧迫創傷（medical device related pressure ulcer：MDRPU）が起こりやすい部位と特徴を表Ⅱ-5-7に示す。創の悪化によりマスクの装着ができなくなるとNPPVの継続が困難になるため，早期に対応する。

3　IPPVの管理および支援の実際（図Ⅱ-5-8）

ⓐ インターフェイスの種類と管理

侵襲的陽圧換気（IPPV）では，適切な気管カニューレの管理を行うことが，有効な換気効果につながる（p.331～334参照）。

図Ⅱ-5-8 IPPV装着イメージと呼吸器（例）

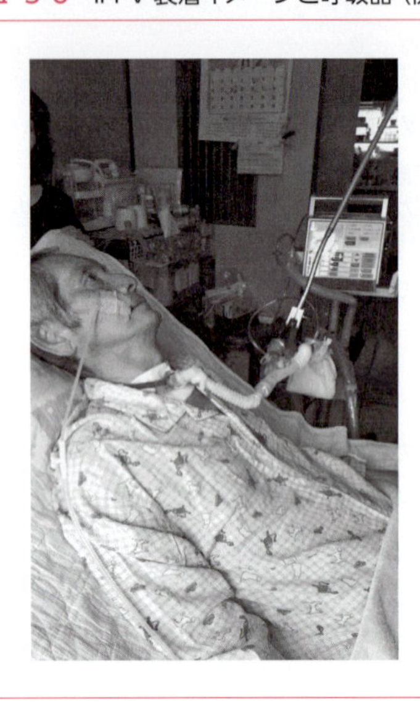

在宅で使用される人工呼吸器
・コンパクトで軽量
・内部バッテリーおよび外部バッテリーで停電等への対応が可能
・誤操作を防ぐパネルロック機能搭載
・日本語表記で操作がしやすい
・シンプルな呼吸回路構成
・NPPV 専用器でも内部バッテリー搭載

排痰補助装置（カフアシスト）
・人工呼吸を行っている入院中の患者以外の神経筋疾患等の患者に対して使用可能
・気道に陽圧をかけて肺に空気をたくさん入れた後に，陰圧で吸引するように息を吐き出させることで，咳の介助をして，気道内分泌を除去するのを助ける。

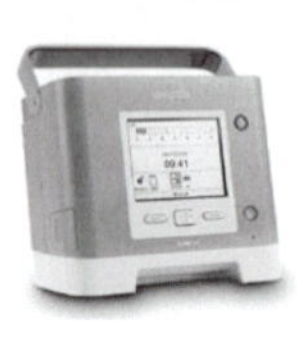
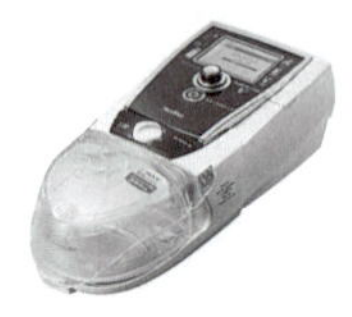
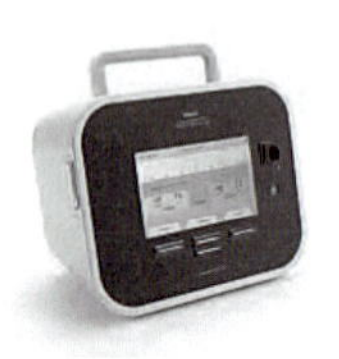

b 器材の管理

- 必要物品：人工呼吸器，加温加湿器，回路一式，気管カニューレ管理物品，吸引器，滅菌精製水，バッグバルブマスク，バッテリー。必要に応じて，酸素機器，カフアシスト，人工鼻など。
- 回路交換：1回/2週間。回路はディスポーザブルが多く使用されている。

c 日常生活への支援

病状の観察

- バイタルサインの測定（機器装着時，ウイニング時）
- 呼吸状態（自発呼吸の有無と人工呼吸器との同調状態）
- 全身状態（食事，嚥下の状態，排泄，病状進行状態など）
- 家族からの情報収集や記録のチェック

呼吸器など使用機器の管理

- 呼吸器などの作動状況確認，点検，呼吸回路などの点検，交換，吸引関連物品の整備，衛生材料・必要物品の在庫確認，コールの作動状況，位置確認など
- 気管カニューレの管理，吸引，排痰ケア，カフアシスト施行

日常のケア

療養者の病状に応じて，さまざまなケアが必要となる。多職種との協働になるので，情報共有，連携にて安全なケアの提供を行う

- 清潔援助：口腔ケア，全身清拭（温罨法），更衣，手浴・足浴
- 排泄援助：排便（浣腸，摘便など）・排尿（カテーテル管理など）・おむつ交換
- 食事援助：食事介助（嚥下状態の確認，食事形態の確認）経管栄養実施（チューブ管理，物品管理）

図Ⅱ-5-9　定量持続吸引（自動吸引システム）（例）

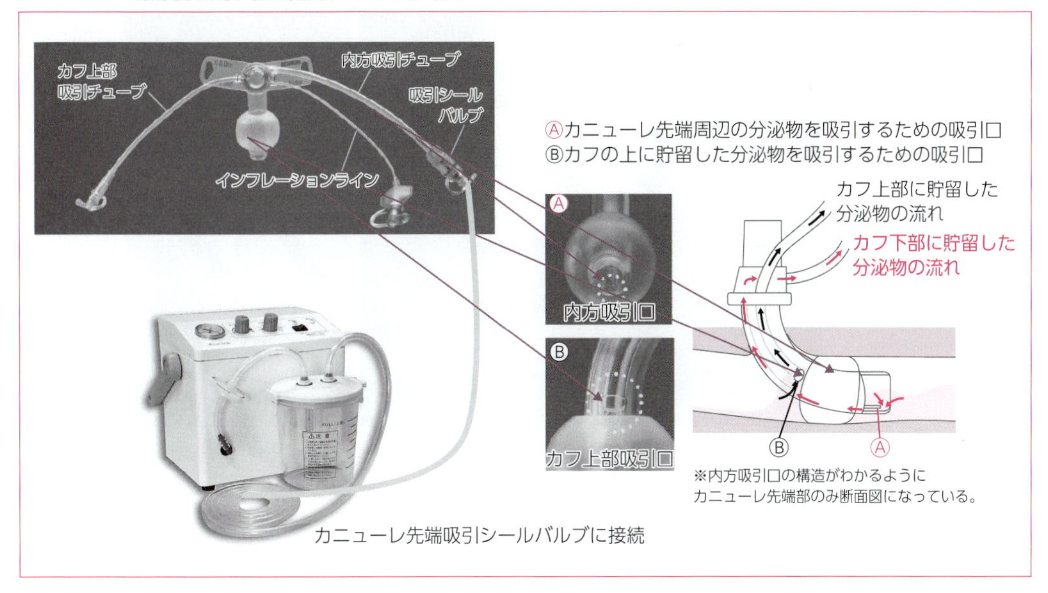

リハビリテーション援助

- 四肢の関節可動域訓練，マッサージ，胸郭可動域訓練，呼吸介助など

家族への援助

- 相談，助言，休憩や外出支援（留守番援助），家族の健康管理，物品手配の代行
- 介護記録の記入（各サービス提供者が共通で使用するもので，情報を共有できる）

多職種連携

- 関係職種間での情報共有を行い，定期的なカンファレンスを行う

d 定量持続吸引

気管カニューレ先端内部に吸引口のある専用カニューレを装着し，専用吸引器を用いて，専用カニューレ内の痰を持続的に低定量で吸引することで，吸引回数を減らすことができる（図Ⅱ-5-9）。

4 在宅で起こりやすい異常やトラブル

a 呼吸回路や付属品

低圧アラームが鳴る

- 原因：回路の接続部の外れや破損によるリーク，気道内圧モニター用チューブ内の水滴や折れによる閉塞，呼気弁の異常，気管カニューレの問題（カフ漏れ，カニューレ位置異常など）
- 対応：回路の接続確認，破損確認，回路交換を行う

図Ⅱ-5-10 気管切開チューブホルダー

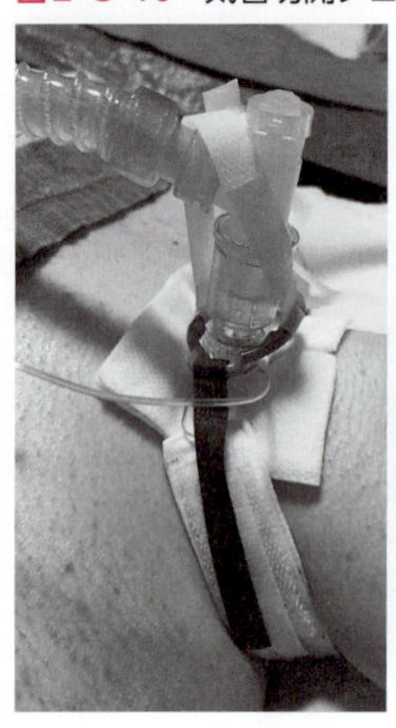
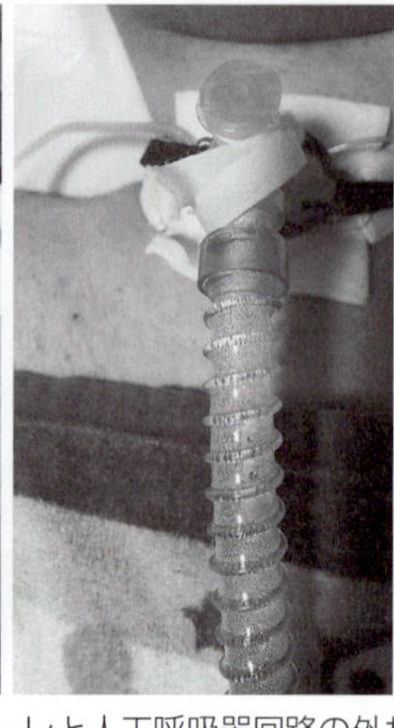
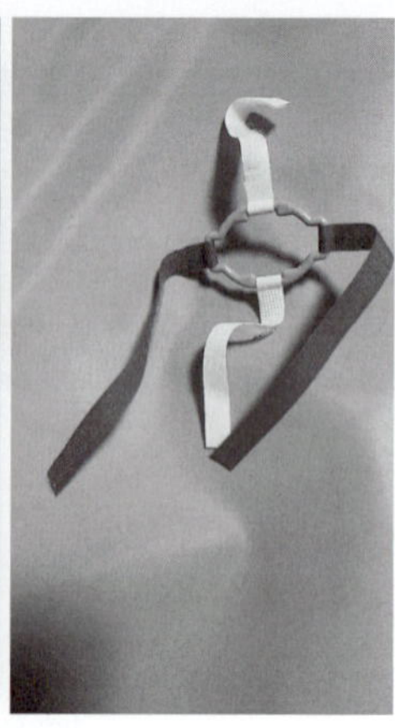

気管カニューレと人工呼吸器回路の外れを防止する

高圧アラームが鳴る

- 原因：呼吸回路の折れや閉塞，回路内への水のたまり，痰の貯留など
- 対応：回路のチェックやウオータートラップの使用，痰の吸引を行う

加温・加湿器のトラブル

- 原因：水が入っていない，温度設定が適切でない，電源が入らない
- 対応：水の追加，温度設定の調整，電源や接続の確認を行う

気管カニューレと呼吸器回路フレックスチューブの脱落

- 原因：回路に引っ張られた。固定ヒモが緩んでいた。接続が浅かった
- 対策：気管切開チューブホルダー（図Ⅱ-5-10）とトラキガードを使用する。気管カニューレのフレームをOリングで抑えてカニューレの飛び出しを防ぎ，呼吸器回路のコネクタ部をマジックテープで固定して，気管カニューレと呼吸器回路が外れるのを防止する。

b 呼吸器本体

機器本体の故障は，メーカーへ連絡する。自発呼吸がない療養者の場合は，バッグバルブマスクを使用する。緊急時の手順どおりに対応し，医師に報告する

c 停電・災害の対応

気管切開下で使用する人工呼吸器は内蔵バッテリー機能があるが，作動時間は機器ごとに異なる。また，予定より短い時間で切れることもあるので，長時間の停電や外出などに備えて，外部バッテリーや発電機などの準備が必要である。

d 人工呼吸器関連肺炎（VAP）対策

VAP（ventilator associated pneumonia）とは，人工呼吸器装着により発症する肺炎である。気道には本来，単なる空気の通り道ではなく，外部から侵入してくる埃や細菌，ウイルスなどの異物を下気道へ侵入させないためのフィルタ機能やクリアランス機能，吸

い込む空気に湿度を与える加温加湿機能がある。人工呼吸器を装着する療養者は，人工気道（気管カニューレ）が留置されるため，これらの機能がバイパスされ，上気道の細菌がカフと気道壁の間からあるいは人工気道から直接下気道へ侵入してしまう。VAPのような感染症は生体としての防御機能が低下しているときに発症しやすい。

予防方法

- 口腔ケアの実施：口腔内の汚染物などを除去する。奥から手前に向かって清拭する。
- 口腔ケア前後で，カフ上部吸引を行う。
- カフ圧の管理およびカフ上部吸引の実施：カフ上部にたまった分泌物は，時間とともに気管壁とカフの隙間から下気道に少しずつ垂れ込んでしまうので，垂れ込む前に吸引する。

5 療養者および家族への指導

長期間の介護となる療養者も多いため，人工呼吸療法開始時の導入条件を確認しながら，以下に挙げる手技や介護状況を確認する。

- 人工呼吸器の取り扱い方法
- 日常の点検内容
- 人工呼吸器回路交換・管理方法
- 用手人工呼吸法（バッグバルブマスク）の使用方法
- 気管カニューレ管理（TPPV）：気管チューブトラブル時の対応法（気管切開チューブの挿入），気管内などの吸引法
- マスクフィッテング方法（NPPV）
- その他介護方法
- コミュニケーション方法の確認
- 緊急時対応方法

4 呼吸リハビリテーション

1 呼吸リハビリテーションの定義（表Ⅱ-5-8）

わが国の呼吸リハビリテーションに関するステートメントによると，「わが国で頻度が高い呼吸器疾患には慢性閉塞性肺疾患（chronic obstructive pulmonary disease：COPD），肺結核後遺症，気管支拡張症などがあり，中高年者層に発生頻度が高く，数年間あるいは10年を越す経過中に臓器障害としての疾患が生理的機能障害をきたし，日常生活における能力障害，抑うつ傾向などの心理的障害，健常な社会的生活を営み得ない社会的不利を引き起こす。（略）21世紀の新しい医療は単に臓器の障害という視点にとどまらず全人的，包括的でなければならない」[1]，と示されている。

わが国の呼吸リハビリテーションは1955年頃，主に肺結核後遺症の患者を対象として実施された。ガイドラインとしては気管支喘息の身体活動における注意点と指導内容[2]，COPD診療ガイドライン（2018年に最新の第5版[3]），Global Initiative for Chronic Obstructive Lung Disease（2018年に最新の改訂[4]），神経筋疾患で2014年にガイドライン[5]が示されている。これらのガイドラインではいずれも呼吸リハビリテーションの重要性が指摘されており，その目的は，徹底した患者評価に基づいた包括的な介入であり，心身機能の維持・改善に加え，生活の質（quality of life：QOL）の向上，疾患の自己管理や急性増悪の予防へと拡大し，最近では生命予後の延長という新たな局面にも対応する幅広い概念でとらえられ，栄養管理，心理面のサポートや生活・環境面の工夫や改善を含み，長期的に健康を増進する全人的な取り組みとなっている。

呼吸リハビリテーションの適応は拡大し，慢性呼吸器疾患，人工呼吸中の患者，周術期の患者，肺炎，無気肺，神経筋疾患，中枢神経疾患，小児疾患，末期がんなど，幅広く呼吸障害に対応しており，実施環境は専門的な医療機関から地域へと拡大している。在宅における呼吸リハビリテーションの役割は重要である。

表Ⅱ-5-8　呼吸リハビリテーションの定義（呼吸リハビリテーションに関するステートメント，2018）

呼吸リハビリテーションとは，呼吸器に関連した病気をもつ患者が，可能なかぎり疾患の進行を予防あるいは健康状態を回復・維持するため，医療者と協働的なパートナーシップのもとに疾患を自身で管理して，自立できるよう生涯にわたり継続して支援していくための個別化された包括的介入である。

2 在宅呼吸リハビリテーションの対象

呼吸リハビリテーションの対象は制度により定められている。公的医療保険制度（以下，医療保険）では診療報酬の規定により病名および重症度（modified Medical Research Council：mMRC）で定められているが，訪問看護として実施する呼吸リハビリテーションの場合，医師の指示があれば疾患や重症度などの制限はない。一方，公的介護保険制度（以下，介護保険）のサービスの対象は要介護認定者であり，呼吸障害により必要となった要支援または要介護の状態が対象となる。在宅で呼吸リハビリテーションが必要な療養者は，通院困難事例が原則であることから，重症の慢性呼吸器疾患，増悪を繰り返す事例，頻回な入院，住まいが医療過疎地域，難病などの進行性疾患，悪性疾患，重症児などである。在宅酸素療法（HOT），非侵襲的陽圧換気（NPPV）と侵襲的陽圧換気（IPPV）の在宅人工呼吸療法（home mechanical ventilation：HMV）の利用者は，呼吸障害者でも重症例が多く，訪問看護の対象となる。HMVに追加処方できる排痰補助装置（mechanical insufflation exsufflation：MI-E）は介護者の痰吸引の負担を軽減し，呼吸リハビリテーションの頻度を減らす可能性があり，利用者が増えている。

3 在宅呼吸リハビリテーションの目的と効果[6)]

在宅における呼吸リハビリテーションは，従来の呼吸リハビリテーションの目的と効果[7)]を応用して実施されている。目的と効果は，対象となる疾患や症状により異なるが，在宅における療養者は高齢で，重症例が多く，呼吸器疾患以外に複雑な病態を呈することがあり，通院や通所による呼吸リハビリテーションと同様の効果を期待することは難しい。目標として自己管理能力を高めて自立を目指すことはまれで，長期的に支援が必要な事例や，終末期の時間を可能な限り自宅で過ごし，最終的に在宅看取りを希望する事例も多い。進行性疾患や悪性疾患，慢性疾患の終末期では，呼吸リハビリテーションを行っても症状は増悪，進行するため，増悪の予防と早期発見，増悪時の対応，症状の進行を予測し対応を準備することが必要である。在宅呼吸リハビリテーションの適応を表Ⅱ-5-9，期待される効果を表Ⅱ-5-10に示す。

表Ⅱ-5-9 在宅呼吸リハビリテーションの主な適応

- COPD，肺線維症，間質性肺炎，気管支喘息などの慢性呼吸器疾患
- 慢性呼吸器疾患の増悪
- 気管切開や人工呼吸管理中の患者
- 脳血管疾患，神経筋疾患による呼吸障害
- 急性発症した肺炎，無気肺
- 呼吸ケアが必要な医療的ケア児

表Ⅱ-5-10 期待される在宅呼吸リハビリテーションの効果

特に慢性呼吸器疾患において
- 呼吸困難の軽減
- 健康状態の改善
- 運動耐容能の改善

特に神経筋疾患において
- 肺コンプライアンスの維持
- 気道クリアランスの改善
- 呼吸筋力の維持

呼吸ケアが必要な療養者において
- 呼吸器症状の改善または増悪の予防
- 機器の適切な利用
- 呼吸器症状の安定による介護不安，介護負担の軽減
- 活動範囲の拡大

4 在宅呼吸リハビリテーションの実施に必要な評価（表Ⅱ-5-11）

在宅における呼吸リハビリテーションの評価[8]は，評価する環境と，療養者の重症度に影響を受ける。問診では呼吸器症状，病歴，既往歴の有無，喫煙，職業歴，運動習慣，家族構成，住宅構造などを聴取する。身体所見では体格，姿勢，動作要領，四肢の粗大筋力，関節可動性，呼吸パターン，胸郭運動，呼吸補助筋の肥厚や活動性などを評価する。スパイロメトリーや胸部X線写真は，在宅では入手しにくいため，主治医と連携し情報収集に努力する。呼吸困難の評価として普及しているのはmMRC[9]（表Ⅱ-5-12）である。ADL評価では，機能的自立度評価法やBarthel Index（BI），Nagasaki University Respiratory ADL questionnaire（NRADL）などの評価表を利用する。QOLではCOPD Assessment Test（CAT）[10,11]が使用される。CAT，栄養評価，身体活動量[12,13]は在宅でも増悪，予後予測に有用であり，積極的に評価する。

5 在宅呼吸リハビリテーションの実際[14-24]

HOT，HMVへの訪問看護では，呼吸リハビリテーションだけを目的とした計画は存在せず，健康状態の観察，他職種との連携，処置，在宅医療機器の保守，その他のケアが優先される。

在宅呼吸リハビリテーションは表Ⅱ-5-13の内容で構成される。疾患別に障害像が異なり，それぞれ呼吸リハビリテーションプログラムの適応[25]（表Ⅱ-5-14）が示されている。在宅では重症例が多く，症状緩和を中心に行う場合もある。重症度別の呼吸リハビリテーションの要点を表Ⅱ-5-15に示す。訪問看護ステーションにリハビリテーションの職種が配置されていなければ，看護師が呼吸リハビリテーションを実施する。医師の指示に加えて，かかりつけ医の医療機関のリハビリテーション職種と連携できる場合には，呼吸リハビリテーションの内容や注意点などの情報を収集して実施する。

表Ⅱ-5-11　在宅呼吸リハビリテーションにおける主な評価項目

- 問診：呼吸器症状（咳，痰，呼吸困難など），病歴，既往歴の有無，喫煙の有無，職業歴，運動習慣の有無，家族構成，住宅構造など
- 身体所見：体格，姿勢，動作要領，運動機能（四肢の粗大筋力，関節可動性など），呼吸状態（呼吸パターン，胸郭運動，呼吸補助筋の肥厚や活動性，努力呼吸の有無など）
- スパイロメトリー
- 胸部X線写真
- 心電図
- 呼吸困難（安静時，労作時）間接的評価法：mMRC, Baseline Dyspnea Index (BDI) および Transition Dyspnea Index (TDI)，Oxygen Cost Diagram (OCD)
  直接的評価法：修正 Borg スケール，Visual Analogue Scale (VAS)
- 経皮的動脈血酸素飽和度（SpO_2）
- 握力
- ADL（機能的自立評価法，BI，NRADL など）
- 四肢の粗大筋力
- 健康関連 QOL：Chronic Respiratory Disease Questionnaire (CRQ)，St. George's Respiratory Questionnaire (SGRQ)，CAT など
- 日常生活動作における SpO_2 モニタリング
- 栄養評価：摂取カロリー，体重，Body Mass Index (BMI)，Ideal Body Weight (%IBW)，生化学的検査，除脂肪体重など
- 動脈血ガス分析
- 心理社会的評価
- 身体活動量

表Ⅱ-5-12　mMRC

グレード0	激しい運動をしたときだけ息切れがある
グレード1	平坦な道を早足で歩く，あるいは緩やかな上り坂を歩くときに息切れがある
グレード2	息切れがあるので，同年代の人より平坦な道を歩くのが遅い，あるいは平坦な道を自分のペースで歩いているとき，息切れのために立ち止まることがある
グレード3	平坦な道を約100 m，あるいは数分歩くと息切れのために立ち止まる
グレード4	息切れがひどく家から出られない，あるいは衣服の着替えをするときにも息切れがある

［日本COPD対策推進会議編（2014）：COPD診療のエッセンス2014年版「補足解説」，p.13］

表Ⅱ-5-13　在宅呼吸リハビリテーションの実際

1) コンディショニング
   呼吸練習，リラクセーション，胸郭可動域練習，呼吸体操，排痰手技（気道クリアランス）
2) 運動療法
   全身持久力トレーニング，筋力トレーニング，呼吸筋力トレーニング
3) ADLトレーニング
4) セルフマネジメント教育

表Ⅱ-5-14 疾患別の呼吸リハビリテーション

	コンディショニング	全身持久力トレーニング	筋力（レジスタンス）トレーニング	ADL トレーニング
COPD	＋＋	＋＋＋	＋＋＋	＋＋
気管支喘息	＋	＋＋＋		＋
気管支拡張症	＋＋	＋＋	＋＋	＋
肺結核後遺症	＋＋	＋＋	＋＋	＋＋
神経筋疾患	＋＋			＋
間質性肺炎*	＋＋	＋＋	＋	＋＋
気管切開下の患者	＋	＋	＋	＋

空欄：現段階で評価できず，＋：適応が考慮される，＋＋：適応である，＋＋＋：適応であり有用性を示すエビデンスが示されている。
* 病型や重症度を考慮し介入する必要がある。
[日本呼吸ケア・リハビリテーション学会呼吸リハビリテーション委員会ワーキンググループ，他編（2012）：呼吸リハビリテーションマニュアル 運動療法 第2版，p.7，照林社より一部改変]

表Ⅱ-5-15 重症度による呼吸リハビリテーション

軽　症	必要最低限の介入を意識する。週2日の訪問より開始し，自立度に応じて訪問頻度を減らし，最終的に自己管理を目指す。積極的な運動療法や活動的な生活が継続できるように支援する。訪問看護の適応例では完全な自立は困難で，隔週や月1～2回程度の訪問の継続が必要な事例もある。軽症例では遠隔医療の導入により，訪問が不要になる可能性もある
中等症	週2～3日程度の訪問より開始し，自立度に応じて訪問頻度を減らすが，最終的に週1～2日の訪問の継続が必要となる場合が多い。軽症例と同様に積極的な運動療法や活動的な生活が継続できるように支援するが，自己管理だけでは長期的な安定は難しい状態である。増悪の予防と早期発見に必要な介入を心がける
重　症	週2～7日の訪問頻度で，コンディショニングが中心に実施される。日常的に身体活動は低く，活動量の維持を目的とした1対1での軽いストレッチなどの介助運動が有効な場合がある。気道のクリアランスも重要で，咳嗽や喀痰の評価は必須である。身体活動性の維持，症状の変化の早期発見，医療情報連携が必要である。増悪時，急変時の搬送，在宅看取りなど，医師と療養者の意思決定について確認しておく必要がある

1 コンディショニング

身体面と精神面に対して行われる。COPDでは運動療法を効率的に行うための補助として実施される。神経筋疾患のHMVでは中心的な項目である。喀痰の多い事例では排痰法が中心となる。

呼吸練習では，呼吸パターンを自身でコントロールできる場合は，口すぼめ呼吸や横隔膜（腹式）呼吸などを実施する。口すぼめ呼吸は上達に応じ動作時に応用する。横隔膜（腹式）呼吸は重症例では実施困難な場合が多く，無理に実施すべきではない。

リラクセーションは安楽なポジショニング，呼吸筋へのマッサージやストレッチ，呼吸介助法などを行う。胸郭可動域練習は呼吸介助法，徒手胸郭伸張法が実施され，特に神経筋疾患では重要な項目である。呼吸体操は呼吸困難の軽減，胸郭柔軟性の改善などの効果があり，運動療法の前後や，軽い運動療法として実施される。

排痰法（気道クリアランス）とは，気道内に貯留する分泌物の排出を促す手段である。自立可能な療養者では体位ドレナージ，アクティブサイクル呼吸法，排痰器具を用いた排痰法が行われる。自立困難な療養者や短期間に集中的に排痰が必要な場合には，呼吸介助法，スクイージング，スプリンギングなどの徒手的排痰手技が行われる。緊急的でない喀痰吸引では，排痰法で上気道まで喀痰を上昇させた後に吸引すると療養者の苦痛を軽減できる。

MI-Eは医師により処方される。マスクや気管チューブを介して吸気時に陽圧を加えた後に，急激に陰圧へシフトし，呼気流速を早め，気道内分泌物を中枢気道や上気道に移動させる。療養者への説明と同意のもと，事前練習を行い，実施する。MI-Eの導入は，症状が進行する前に行うべきである。

2 運動療法

慢性呼吸器疾患の呼吸リハビリテーションでは重要な項目であり，日常生活の中で無理なく継続でき，運動習慣がライフスタイルに組み込まれることが望ましい。運動時に酸素吸入量の変更やNPPVの使用，気管支拡張薬の使用などの指示がある場合は，その指示に従う。運動の処方には頻度（frequency），強度（intensity），実施時間（time），種類（type）の頭文字をとったFITTの処方が必要である。週3回以上の実施は改善，週2回の実施は維持の効果がある。強度は自覚的運動強度で設定するが，在宅では「軽い」程度で実施することが多い。実施時間は連続して20分以上が望ましいが，重症例では5分4セット，10分2セットなどのインターバルトレーニングでも効果が期待できる。

下肢の運動が重要で，平地歩行が理想であるが，市販のエルゴメータやトレッドミルなどを使用した下肢の運動でもよい。運動経験が乏しい療養者では，竹踏みや足ツボ刺激マットなどの健康器具を使用すると継続実施されやすい。重症例では臥位で介助運動をインターバルトレーニングで行う。筋力トレーニングでは，水を入れたペットボトルや市販のゴムバンドを用いた抵抗運動，上下肢の自動運動，重症例では臥位で軽いストレッチなどの自動介助運動を行う。呼吸体操は療養者の興味や自立度に応じて呼吸体操，COPD体操，ながいき呼吸体操などを行う。呼吸筋力トレーニングは専用の練習器具を購入して行うが，重症例では深呼吸練習や市販の風車や紙風船などの玩具を使った練習でもよい。

3 ADLトレーニング（表Ⅱ-5-13）

疾患や病態にかかわらず，在宅生活の実現と継続のために実施され，経過中の症状の変化に応じて常に評価，調整される項目で，在宅では重要な項目である。個々の活動レベルに応じて，可能な限り自立できるように練習，動作指導を行うが，終末期や神経筋疾患では生活支援についての調整が必要である。動作時の息こらえを回避し，動作と呼吸のタイミングを合わせるように指導する。力が入る動作は，動作の前に呼吸を整え，口すぼめで息を吐くタイミングで動作を行うように指導する。呼吸のリズムやタイミングに合ったスピードで動作を指導する。体幹の前傾を伴う動作は腹部の動きを制限し，上肢を使った動作は肩周囲の呼吸補助筋の動きが制限されるため，いずれも息切れを起こしやすい。着衣は臥位で行う，シャンプーハットの利用，便器周囲に手すりをつけるなどの動作指導や環境調整を行う。酸素吸入について指示がある場合は，指示に従う。

4 自己管理（セルフマネジメント）教育[26)]

療養者が疾患に対する日々の管理を自分自身で行い，ADL や QOL を最大限に維持し，疾患の重症化を予防することを目的とする。疾患の理解，禁煙，薬物療法，ワクチン，息切れなどの自覚症状のコントロールとアクションプラン，運動や身体活動の継続，栄養，HOT，HMV，心理療法などがある。教育の範囲は広く，必要に応じて個別に内容を調整する。息切れのセルフマネジメントでは，息が苦しくなる動作を理解する，息切れに慣れる，呼吸を整える方法を身につける，効率的な動作の方法や要領を習得する，動作をゆっくり行う，適切に吸息する，計画性をもった余裕のある生活の構築，適切な酸素吸入，生活環境の調整，福祉用具の有効利用などを考慮し指導する。

5 関係職種等との連携および社会資源の活用

1 呼吸管理に関する医師および関係職種等との連携

代表的な関連職種を表Ⅱ-5-16 に示す。

1 医師との連携

近年の在宅医療の基盤として，訪問看護師には在宅医療のゲートキーパーの役割が期待されている。訪問看護師は，かかりつけ医と療養者間における在宅療養に関する意思決定（事前指示書）について，常時，把握する必要がある[27]。

HOT に関しては通常，生命維持装置としての位置づけはなく，生活行為により酸素吸入の条件変更，酸素ボンベの使用，増悪時，災害時の対応[28]などの指示がある。HMV では，処方が生命維持装置なのか否かで医師の指示の性質が異なる。生命維持装置の場合，停電や災害などのバックアップは必須であり，バックアップの保守は定期的に実施されなければならない。かかりつけ医が基幹病院の専門医，一般内科医，在宅医かで連携方法が異なり，増悪や急変時の救急搬送や外来受診が，在宅支援診療所（病院）の医師がかかりつけ医の場合は，往診を行う場合もある。また在宅看取り例では，積極的な処置を行わず，自然経過となる場合もある。増悪や急変時の対応で救急搬送する場合，搬送先を救急外来か専門外来か，指示を確認するとよい。

医師の指示は訪問看護指示書で受けるが，十分な情報が網羅されていないこともある

表Ⅱ-5-16　呼吸管理における多職種連携

職種	内容
医　師	基幹病院，一般病院，診療所，在宅支援診療所で連携が異なる。緊急時の対応方法について，確認，指示受けが重要である
歯科医師	訪問歯科診療の可否で連携が異なる。栄養管理における口腔機能維持は重要である。肺炎予防に重要である
薬剤師	訪問薬剤指導の可否で連携が異なる。吸入薬の選択と吸入指導が特徴的である
リハビリテーション関連職種	理学療法士，作業療法士，言語聴覚士があり，それぞれ専門領域がある
医療ソーシャルワーカー	社会保障制度，社会資源の活用における情報提供，相談，アドバイスを受ける
管理栄養士	呼吸ケアには栄養が必須であり，個別に栄養指導を受けることができる。療養者宅に訪問し，栄養指導を行う居宅療養指導管理は，管理栄養士が行う

ため，確認が必要な項目に関しては問い合わせるようにする。呼吸リハビリテーションを実施する療養者の場合は運動の中止基準や注意点，HOT や NPPV の使用と条件変更，気管拡張薬の併用について指示を確認する。

2 歯科医師との連携

近年，訪問歯科診療が普及しており，従来の口腔ケアから口腔マネジメント（表Ⅱ-5-17）という概念で活動されている。HMV，HOT を行う療養者の口腔ケアは重要で，経口摂取が不可能であっても，誤嚥性肺炎の予防や適切な栄養管理を目的とした歯科医師による指導は有用である。訪問看護では口腔ケア，食形態の指導，食事介助の指導，などの指示を受け，ケアを行う。歯科医師の評価は定期的に実施され，現状に適したケアが実施できるように連携を保つとよい。

3 薬剤師との連携

かかりつけ薬剤師指導料が新設され，さらに在宅患者訪問薬剤管理指導，居宅療養管理指導としてかかわることが多くなっている。呼吸器疾患では吸入薬の使用が特徴的であるが，吸入デバイスには多くの種類があり，個々の療養者に適した吸入薬の選択が必要である。呼吸リハビリテーションでは，動作前や運動時のアクションプランとしての吸入薬の使用にかかわる。

4 リハビリテーション関連職種との連携

理学療法士（PT），作業療法士（OT），言語聴覚士（ST）（表Ⅱ-5-18）を示し，セラピストとも呼ばれる。各職種の主な役割として，理学療法士はコンディショニングと運動

表Ⅱ-5-17　歯科医師による口腔マネジメント

清掃（Cleaning）
リハビリテーション（Rehabilitation）
教育（Education）
評価（Assessment）
歯科治療（Treatment）
おいしく食べる（Enjoy，Eat）

各項目の頭文字を取って，CREATE と呼ばれる。

表Ⅱ-5-18　在宅呼吸リハビリテーションにかかわるセラピスト

職種	役割
理学療法士（PT）	呼吸理学療法の各手技，運動療法，身体活動の指導などを行う
作業療法士（OT）	日常活動の練習や指導，外出方法の提案などを行う
言語聴覚士（ST）	摂食嚥下練習，意思伝達装置などのコミュニケーション支援などを行う

全ての職種と連携できないことが多く，その場合，在宅では PT，OT，ST の領域を超えて対応する場合もある。

療法の個別化指導とセルフマネジメント教育，作業療法士はADL練習，動作指導，教育，言語聴覚士は摂食嚥下リハビリテーション，意思伝達方法の支援としてかかわる。

訪問看護ステーションにセラピストが所属していれば，呼吸リハビリテーションはセラピストが担当するが，セラピストがいない場合，看護師が呼吸リハビリテーションを行う必要があり，医師の指示だけではなく，かかりつけ医が所属する医療機関のセラピストから申し送りを受けることもある。コンディショニングにおける注意点，運動許容量の確認，酸素吸入やNPPVの利用，自覚症状と低酸素症状など，外来や入院中に実施していた内容について情報提供を受ける。

5 管理栄養士との連携

管理栄養士は居宅療養管理指導として食事指導，摂食嚥下能力に応じた食事内容の提案などを行う。誤嚥性肺炎の予防，適切な栄養管理に，栄養士の指導は重要である。リハビリテーション栄養の概念は日々，進化している領域であり，呼吸リハビリテーションにおいても栄養管理は重要である。栄養士は在宅では導入しにくいサービスの一つだが，居宅療養管理指導が不可能な場合は，管理栄養士のいる医療機関の協力を得ることも選択肢となる。

6 医療機関内の看護師との連携

HOTやHMVなどの医療依存度が高い療養者が安心・安全に在宅療養に移行し，在宅療養を継続できるようにするために，療養者が入院していた保険医療機関が退院直後において行う訪問指導が評価されている。医療機関内の看護師と訪問看護師との連携は重要である。

7 医療ソーシャルワーカーとの連携

障害認定，特定疾患，小児慢性特定疾患などにおける社会資源の活用について，適切な資源の利用とその申請などの指導やアドバイスをする。現在の社会保障制度は複雑で，病名や重症度などの条件，基準によっては利用できない，または利用することによって経済的に不利な条件も存在している。

8 臨床工学技士との連携

近年の在宅医療は高度な医療機器によって支えられているが，在宅でも機器のトラブルは発生している。臨床工学技士は医療機器の取り扱いに関する指導や保守点検，管理などを行う職種で，特に生命維持装置である在宅人工呼吸器における災害時の対応方法，バッテリーの確保，蘇生バッグの動作確認などで連携が期待されている。医療機関内の看護師との連携に加えることで，より確実な訪問看護が実施できる。

9 ケアマネジャー（介護支援専門員）との連携

HMVへの訪問看護は医療保険の適用となるため，ケアマネジャーがかかわることは少なかったが，近年はケアプランの中に医療保険のサービスが情報として盛り込まれるようになっている。最近のケアマネジャーは介護職が多く，在宅呼吸管理に関する教育や研修は不十分である。HOT，HMV事例の担当ケアマネジャーに対しては，かかりつけ医，看護師，リハビリテーション関連職種などによる，在宅療養や呼吸リハビリテーションに関する教育と提案が重要である。HOTやHMV事例でも身体活動の維持・拡大は増悪を予防し，予後に影響することを忘れてはならない。

10 介護職，介護施設職員との連携

特定研修を終了し，認定を受けていれば介護職員でも痰の吸引が可能となっているが，吸引が実施できる介護職員は少なく，近年，増加している地域のニーズに対応できていない。介護施設や通所施設への看護師の配置が進められているが，少数の看護師で対応しているのが現状である。HOT，HMVにおけるケアでは介護職員による医療行為の制限や教育の限界があり，今後も看護師の支援は必須である。

11 HOT，HMV業者との連携

365日24時間対応しており，日中と夜間とで連絡先電話番号が違う場合があるので，確認しておく必要がある。通常は業者による定期的なメンテナンスと消耗品の補充で問題ないが，急な消耗品の補充，酸素ボンベの補充，機器のトラブル時などは，連絡すると対応してくれる。基本的に在宅医療機器のトラブルは訪問した医療者が対応するため，トラブルシューティングに関するトレーニングは必須である。

2 社会資源の活用

1 レスパイトを目的とした連携

ⓐ 医療機関のレスパイト

HMVを対象としているが，重症難病患者入院施設確保事業における受け入れは医療機関の病棟で行っており，在宅と同様のケアや生活は望めない。レスパイト中の呼吸リハビリテーションには対応できることが多く，レスパイト先の医療機関との申し送りが必要となる。MI-E（排痰補助装置）の使用については，入院中は診療報酬の算定ができないため，レスパイト中に実施できない場合がある。

b 介護施設のレスパイト

HOT は可能であっても HMV の受け入れは少ない。NPPV は対応できる施設もあるが，IPPV は困難である。呼吸リハビリテーションは多くの場合，期待できない。

2 利用できる制度（表Ⅱ-5-19）

地域包括ケアシステムは自助，互助，共助，公助の全て役割が求められている。HOT，HMV 患者が利用できる可能性のある制度を以下に示す。制度の利用方法については対象となる患者の居住する地方自治体に問い合わせるとよい。

a 公的医療保険制度

被保険者において，在宅患者では訪問診療，訪問歯科診療，医師の指示により訪問看護，訪問リハビリテーション，訪問薬剤などが利用できる。

b 公的介護保険制度

要介護認定者において，介護支援専門員（ケアマネジャー）による計画に基づき，居宅サービスとして在宅療養指導管理，訪問看護，訪問リハビリテーション，通所リハビリテーションなどが利用できる。

c 重度心身障害者医療費助成制度

都道府県，市町村が実施する。呼吸障害は 1 級，3 級，4 級の等級がある（表Ⅱ-5-20）。

表Ⅱ-5-19　呼吸障害をもつ在宅療養者が利用できる制度

- 医療保険
- 介護保険
- 重度心身障害者医療費助成制度
- 特定疾患医療費助成制度
- 小児慢性特定疾病医療費助成制度
- 難病特別対策推進事業（在宅重症難病患者一時入院事業）
- 障害者総合支援法
- 災害支援

表Ⅱ-5-20　呼吸障害の認定基準

1 級	呼吸器の機能の障害により，自己の身辺の日常生活活動が極度に制限されるもの，予測肺活量 1 秒率が 20%以下または，動脈血酸素分圧（PaO_2）が 50 torr 以下
3 級	呼吸器の機能の障害により，家庭内での日常生活活動が著しく制限されるもの。予測肺活量 1 秒率が 20%を超え 30%以下または，PaO_2 が 50 torr を超え，60 torr 以下
4 級	呼吸器の機能の障害により，社会での日常生活活動が著しく制限されるもの。予測肺活量 1 秒率が 30%を超え，40%以下または，PaO_2 が 60 torr を超え，70 torr 以下

d 特定疾患医療費助成制度

難病法の指定難病と診断され，重症度分類により助成の対象かが決定される。都道府県で手続きが異なる。自己負担上限額（月額）の決定に影響するため，人工呼吸器装着者の証明が必要である。

e 小児慢性特定疾病医療費助成制度

指定された小児慢性特定疾患で，厚生労働大臣が定める疾病の程度である児童（基本的に18歳，最長で20歳未満）等が対象で，都道府県，指定都市，中核市ごとに手続きが異なる。

f 難病特別対策推進事業（在宅重症難病患者一時入院事業）

在宅で療養する重症難病患者が，家族などの介護者の休息（レスパイト）等の理由により，一時的に在宅で介護等を受けることが困難になった場合に，一時入院することが可能な病床を確保し，患者の安定した療養生活の確保と介護者の福祉の向上を図ることを目的としている。都道府県が主体である。

g 障害者総合支援法

HMVの重度訪問介護を利用することが多い。介護保険利用者は介護保険が優先され，介護保険の給付上限以上の支援が必要な場合に適応される。

h 災害支援

災害時の対応については各地域の特性に応じた個別計画が必要である。各自治体や難病情報センターのホームページ（http://www.nanbyou.or.jp/entry/1602）で情報が公開されている。

3 患者会

全国または都道府県規模で活動しているが，地域ごとに規模や内容が異なる。

引用文献

1）日本呼吸管理学会，日本呼吸器学会（2001）：呼吸リハビリテーションに関するステートメント，日本呼吸管理学会誌，Vol.11，p.321-330.
2）International Asthma Management Project（1992）：International Consensus Report on Diagnosis and Management of Asthma. Allergy, Vol.47, No.13（Suppl）, p.1-61.
3）日本呼吸器学会COPDガイドライン第4版作成委員会編（2013）：COPD（慢性閉塞性肺疾患）診断と治療のためのガイドライン 第4版，p.71-104，メディカルレビュー社.
4）Global Initiative for Chronic Obstructive Lung Disease：GOLD Reports 2018. http://goldcopd.org/gold-reports/
5）日本リハビリテーション医学会監（2014）：神経筋疾患・脊髄損傷の呼吸リハビリテーションガイドライン，金原出版.
6）伊藤隆夫，他（2014）：呼吸機能の維持と改善方法，図解訪問理学療法技術ガイド，p.388-396，文光堂.
7）Ries AL, et al（2007）：Pulmonary Rehabilitation：Joint ACCP/AACVPR Evidence-Based Clinical Practice Guidelines. Chest 131（5 Suppl）, p.4s-42s.
8）日本呼吸ケア・リハビリテーション学会呼吸リハビリテーション委員会ワーキンググループ，他編（2012）：呼吸リハビリテーションマニュアル 運動療法 第2版，p.25-32，照林社.
9）日本COPD対策推進会議（2014）：COPD診療のエッセンス2014年版「補足解説」，p.13.
http://dl.med.or.jp/dl-med/nosmoke/copd_essence2014_hosoku.pdf
10）Jones, P.W, et al（2009）：Development and first validation of the COPD Assessment Test. Eur Respir J, Vol.34, No.3, p.648-654.
11）GOLD日本委員会 COPD情報サイト：COPDアセスメントテスト（CAT）.
http://www.gold-jac.jp/support_contents/cat.html
12）Waschki B, et al（2011）：Physical activity is the strongest predictor of all-cause mortality in patients with COPD：a prospective cohort study. Chest, Vol.140, No.2, p.331-342.
13）日本呼吸ケア・リハビリテーション学会呼吸リハビリテーション委員会ワーキンググループ，他編（2012）：呼吸リハビリテーションマニュアル 運動療法 第2版，p.35-85，110-112，照林社.
14）中田隆文（2016）：在宅高齢者の内部障害リハビリテーション―症例3 慢性呼吸不全，Monthly Book Medical Rehabilitation，No.200，p.54-60.
15）中田隆文（2015）：在宅人工呼吸器使用者の活動と参加，訪問リハビリテーション，Vol.27，No.5-03，p.167-174.
16）中田隆文（2014）：排痰をはじめとする「在宅呼吸リハ」の可能性 難治化する高齢者肺炎への対策をめざして，訪問看護と介護，Vol.19，No.5，p.368-372.
17）中田隆文（2010）：呼吸器疾患患者への訪問リハビリテーション，地域リハビリテーション，Vol.5，No.6，p.484-487.
18）中田隆文（2010）：慢性呼吸不全患者への訪問リハビリテーション，理学療法ジャーナル，Vol.44，No.6，p.483-489.
19）中田隆文（2008）：地域医療における呼吸リハビリテーション，呼吸器ケア，Vol.6，No.11，p.1098-1102.
20）中田隆文（2007）：理学療法士のアセスメントと在宅における呼吸療法の実際，日本呼吸ケア・リハビリテーション学会誌，Vol.17，No.2，p.107-109.
21）石川 朗，他編（2009）：理学療法フィールドノート4 地域・在宅，p.114-125，162-173，南光堂.
22）日本緩和医療学会緩和医療ガイドライン委員会編（2016）：がん患者の呼吸器症状の緩和に関するガイドライン2016年版，p.81-99，金原出版.
23）塩谷隆信，他編（2014）：呼吸リハビリテーション最前線，p.193-208，医歯薬出版.
24）塩谷隆信編著（2007）：包括的呼吸リハビリテーションII 臨床編，p.86-96，104-110，新興医学出版社.
25）日本呼吸ケア・リハビリテーション学会呼吸リハビリテーション委員会ワーキンググループ，他編（2012）：呼吸リハビリテーションマニュアル 運動療法 第2版，p.2-8，照林社.
26）日本呼吸ケア・リハビリテーション学会呼吸リハビリテーション委員会，他編（2007）：呼吸リハビリテーションマニュアル 患者教育の考え方と実践，p.22-29，84-90，照林社.
27）前沢政次／日本在宅医学会テキスト編集委員会編（2008）：在宅医学，p.93-108，326-334，メディカルレビュー社.
28）小井土雄一，他編著（2017）：多職種連携で支える災害医療，p.116-122，医学書院.

参考文献

- 日本呼吸ケア・リハビリテーション学会呼吸リハビリテーション委員会，他編（2007）：呼吸リハビリテーションマニュアル 患者教育の考え方と実践，p.116-152，照林社.

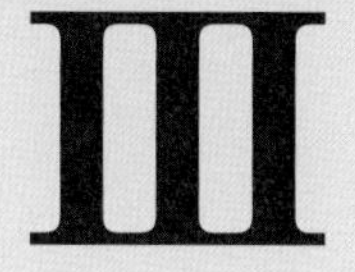

対象別の知識・技術

1 急変時の看護

ねらい

急変時の状況に応じた適切な対応ができる。

目　標

1. 急変時の対応の意義と必要なシステムが理解できる。
2. 急変時の症状の特徴を理解し，対応できる。

1 急変時の対応体制

急変とは病状の悪化を示す急激な変化のことをいう。生命の危機につながる変化であることが多い。

在宅では24時間医療者が見守る環境ではないため，突然の病状悪化を早期に発見し，対応するのは難しい。日頃からの病状の予測，予防が重要なケアといえる。療養者の疾患と経過，治療内容とともに，年齢による身体機能の評価などから予測し，日常のセルフケア能力と家族や介護職の支援体制などを総合的にアセスメントして，予防策を講じる必要がある。

急変時には，療養者や家族の意向も考慮しながら主治医と連携し，敏速な対応を行う必要がある。

1 急変時の状況に応じた適切な判断，指示

急変は最初の的確な判断が重要である。在宅療養者の急変の第一報は家族や介護職からの電話で訪問看護師に入ることが多い。その際には，状態を予測しながら看護師の訪問で対応可能か，あるいは救急搬送も考慮すべき生命危機にかかわる状態かといった，緊急性をおおむね判断することが求められる。療養者の疾患，およびその経過と，既往歴，また電話で家族や介護職から得られた情報も含め，緊急度の高い状態をいくつか想定しながら，療養者に起こっていることを絞り込み予測していく。

緊急度が高いと判断した場合は，救急搬送も視野に入れ，主治医へ直接電話してもらう。この場合，主治医への連絡は，その時点で，療養者の状態を目の当たりにしている家族や介護職にしてもらうことが望ましい。そして看護師の到着予定時刻を伝え，到着するまでの間にできるケアなどを家族や介護職に依頼して訪問へ向かう。

看護師による状態の観察が必要，または看護師の訪問で対応可能と判断した場合は，得た情報からアセスメントした内容と，おおよその到着予定時刻を伝え，その間にできるケアなどを，家族や介護職へ依頼して訪問へ向かう。

次の段階として療養者宅へ到着し実際に訪問看護師の目で見て判断を行う。それ以降は図Ⅲ-1-1の流れを参考にしてほしい。緊急度が高く，必要な場合は救命のための処置を行いながら，主治医へ連絡する。看護師のケアで症状が落ち着き退室する際は，必ず療養者や家族に，起こった症状の説明だけでなく，予防や予測につながるような生活上の注意点，観察点を説明する。また主治医にも報告し，必要に応じて今後の病状予測や予防的な治療の有無などの相談を行う。

図Ⅲ-1-1　急変時のフロー

～家族から電話連絡～
情報のキャッチ

〈情報収集〉
疾患とその経過を想起
現在起こっている状態の確認

緊急性の判断

〈緊急度高い〉
主治医へ連絡・救急搬送検討
家族の不安を軽減する声かけ
看護師到着までにできるケアや処置を指示

〈緊急度低い または 直接確認が必要〉
家族から得た情報に基づいた予測を説明
看護師到着までにできるケアや処置を指示

～療養者宅へ到着～
緊急訪問看護
緊急性判断とケア実施

〈緊急度高い〉
救命処置を行いながら主治医へ至急往診依頼・救急搬送も検討
主治医の指示で処置やケア

〈緊急度低い〉
症状に対する処置やケア実施
家族へ状態のアセスメント結果と行った処置やケアを説明
主治医へ報告

以上が急変時の一連の流れであるが，急変時の緊急性を判断する際には，療養者の重症度だけで決められない場合もあることを述べておきたい。在宅でも遷延性意識障害や呼吸器使用など日頃から重症度が高い療養者も多い。そのような療養者では，日頃の状態との違いから緊急性を判断する。

また，人生の最終段階の療養者では，在宅での看取りを希望していれば，主治医と連絡をとりながら，呼吸停止や意識の低下など，死が近いことをあらわす徴候であっても病院への搬送ではなく家族の不安軽減や，別れの時間を十分に確保することが優先される。

しかし同じ人生の最終段階でも，療養者の意向が確認できていないこともある。特に非がん疾患は予後予測がつきにくく，看取りの場を事前に決定しにくい。その場合，刻々と療養者の状態が変わる中，家族に短時間で在宅療養継続か病院へ搬送かの，決断を求めることになる。主治医と情報共有しながら，今の療養者の状態，在宅での治療と病院での治療の違い，考えられる治療とその有効性と限界などを説明する。家族にとって，葛藤の多い難しい決断であることを理解して対応する必要がある。また，訪問看護師は家族からの一報で駆けつけるので，主治医の到着前に一人で対応をすることもある。その場合は敏速に急変対応をしながら，細心の注意と配慮をもって家族の意思決定の支援を行うことが求められる。

今後の多死時代に向け在宅での看取りの増加が予想される。人生の最期が，その人と家族にとって何にも変えがたく意味があるものになるよう，訪問看護師は，個々の療養者，家族の状況に応じた，意思決定の支援と，決定に沿った対応を行う必要がある。

2 急変時の連絡体制

急変はいつでも起こり得ると考え準備しておくことは，急変時の敏速な対応につながる。療養者にかかわる医療，福祉，介護職の連絡先を日頃から確認し，スムースに連絡できる体制をつくっておくこともその一つである。高齢化が進み，家族が認知症である場合や，独居など，異変に気づいても連絡がとれない，気づきにくいといった状況もある。そのような場合でもさまざまな状況を想定し連絡体制を整えることは重要である。

また，人生の最終段階にある療養者では，病状の変化を見極めて予測しながら，家族，かかわっている医療・福祉・介護職全員で，療養者の決定を共有し，療養者に起こり得る身体的，精神的な変化と，どの時点で誰にファーストコールするかについて事前に決めておく必要がある。

1 緊急時に備えた療養者の緊急連絡先の把握

療養者にかかわっている医療・介護・福祉サービス担当の連絡先一覧と急変時のフローを作成し，誰もがわかる場所に掲示しておく。また，介護職や看護師が家族の不在時に訪問している場合は，家族の連絡先の記載も必要である。医療機器を使用している場合は機器トラブルで生命危機に陥ることもあるため，メーカーやメンテナンス業者の連絡先も記入しておくなど，状況に応じて緊急連絡先リストを作成する必要がある。

2 救急車要請時の情報伝達

救急車要請の場合は，救急隊に急変のエピソードとともに，主治医やかかりつけ病院，常用薬など療養者の情報が即座に伝えられるとよい。そのため，日頃から情報シート等を作っておく。自治体で緊急情報キットなど*を配布していればそれを準備しておくのもよい。また救急搬送先病院が決まっている場合は，主治医から搬送先病院へ一報入れてもらうように依頼する。それにより病院での治療も敏速になる。

療養者が救急搬送を希望しないことが確認されれば，その意思を尊重するようにする。

3 家族・介護者への説明

家族や介護者が，急変の発見者になることが多い。日頃から，療養者，家族，介護者

*：自治体で高齢者などに配布している患者情報のメモを入れた筒。冷蔵庫に入れ保管しておき救急搬送時の情報源とするもの。

に予測される病状の変化や急変の状態を説明しておくことは，いざというときに正確な情報を得るために有効である。呼吸器などの医療機器を使用している場合は，不具合が起こった際の対応フローを作成して，介護者とともに定期的にシミュレーションを行っておくとよい。

2 急変時の主な特徴と対応

1 心肺停止

1 心停止，呼吸停止の状態

心停止とは，有効な心拍出がない状態と定義され，心停止時の心リズムは，心静止（asystole：心臓が全く活動していない状態），心室細動（VF：心室がけいれんしている状態），無脈性心室頻拍（pulseless VT：心室が異常に速く収縮し脈がない状態），VF・VT以外の無脈性電気活動（PEA）の4つのいずれかに分類される。呼吸停止とは，自発呼吸がないか死戦期呼吸（あえぐような呼吸）が認められる場合があり，死戦期呼吸は心原性の心停止後に高頻度でみられる徴候である。これは致死的な低酸素に対する代償性過換気に続く低酸素性無呼吸の後に現れ，延髄の神経活動が残っているために生じる運動である。窒息の初期など，心臓が動いていて呼吸が停止している状態は存在するが，心停止時には呼吸停止も伴い，この状態では意識は消失し，心音消失，脈拍触知不能となり，低酸素状態により脳幹の機能が停止することで対光反射は消失し，やがて瞳孔は散大する。

心肺停止は，呼吸，循環に致死的な異常が起こった結果生じる，あらゆる病態の最終状態である。その原因はさまざまであり（表Ⅲ-1-1），一つまたは複数が関与し心肺停止

表Ⅲ-1-1　心肺停止の原因

	病態	疾患
気道の異常	気道閉塞	窒息（誤飲，誤嚥，腫瘍増大），アナフィラキシー，急性喉頭蓋炎
呼吸の異常	低酸素血症	うっ血性心不全，気管支喘息発作，重症肺炎
循環の異常	心原性ショック	急性冠症候群，不整脈（VF，VT），弁膜症（大動脈弁狭窄），心筋症
	心外閉塞・拘束性ショック	肺血栓塞栓症，緊張性気胸，心タンポナーデ
	循環血液量減少性ショック	脱水症，出血（上部消化管，腹腔内，外傷性），熱傷
	血管分布異常性ショック	重症感染症（敗血症），アナフィラキシー，神経原性ショック（脊髄損傷）
中枢神経系の異常	脳ヘルニア	くも膜下出血，脳出血，脳梗塞，脳腫瘍
その他	急性薬物中毒，低体温症	

［福井次矢，奈良信雄編（2016）：内科診断学 第3版，p.724，医学書院一部改変］

図Ⅲ-1-2　在宅での救命の連鎖

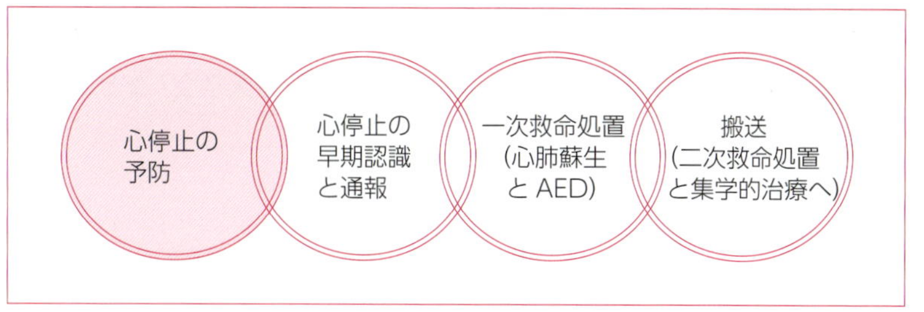

［日本蘇生協議会監（2016）：JRC 蘇生ガイドライン 2015，p.14，医学書院一部改変］

に至る。

在宅では，いずれ訪れる心肺停止がある程度予測可能なもの（悪性疾患，進行性疾患，遺伝性疾患や染色体異常，慢性心不全や腎不全，肺気腫，肝硬変などの慢性疾患，老衰など）と，予測が難しいもの（窒息，転倒，医療機器の動作不良などの事故，急性冠症候群，脳卒中，解離性大動脈瘤，肺血栓塞栓症などの致死的疾患，など）がある。予測可能なものはもちろんのこと，予測が難しいものの中にも常日頃からの予防的介入や前兆の早期発見により心肺停止を未然に防ぐことが可能なものも多い。JRC（日本蘇生協議会）の提唱する救命の連鎖では，心停止の予防，早期認識と通報，一次救命処置［心肺蘇生（cardiopulmonary resuscitation：CPR）と自動体外式除細動器（automated external defibrillator：AED）］，二次救命処置と心拍再開後の集学的治療までが，途切れることなくつながる重要性が述べられている。独居，核家族，高齢者夫婦暮らし，認知機能障害の存在などで，早期認識や通報が難しく一次救命処置が遅延しやすいことが，在宅での心肺停止の特徴であり，明らかに時間経過がありすでに死亡に至っているケースも想定される。在宅の救命の連鎖を考えるとき，心停止の予防が重要である（図Ⅲ-1-2）。

また，在宅では療養者が最期まで自宅で過ごすことを望み生活している場合が多く，DNAR（do not attempt resuscitation）などのアドバンス・ディレクティブ（事前指示）が存在する場合もあり，心肺蘇生や救急搬送を望まないことも多い。一方で，延命治療や救命処置を希望する療養者や医療依存度の高い小児とその家族なども暮らしており，在宅での心肺停止の現場で，最初にかかわる医療者として，療養者と家族の意思や尊厳を守る生命倫理観が要求される。

2　一次救命処置

ここでは訪問時に心肺停止の場面に遭遇した場合の，一次救命処置（basic life support：BLS）の方法について述べる（表Ⅲ-1-2）。BLS には胸骨圧迫と人工呼吸による心肺蘇生（CPR）と AED の使用が含まれる。心停止から 4 分以内は蘇生しやすく除細動に対し高率に反応し，その後蘇生率は低下していく。10 分を経過すると細胞の代謝障害が起こり，除細動をかけても蘇生率は低下していくと考えられている。厚生労働省では AED の販売およびレンタル業者の協力のもと，AED 設置者に対し日本救急医療財団への登録を要請，同財団のホームページ上で全国 AED マップを公開している。各自治体の情報サイトと合わせて把握しておきたい。また，必要時に質の高いBLSが実施できる知識と技術を備えるため，最新のガイドラインに準じたBLS知識の更新やトレーニングが必要である。AHA（アメリカ心臓協会）やJCS（日本救急医学会）などでの講習会も普及しており，利用したい。

表Ⅲ-1-2　BLSの方法

	手順	注意点
反応の確認と緊急通報	①肩を軽くたたきながら大声で呼びかけ，反応がない場合，主治医へ連絡する ②他に人がいるときは，通報やAEDの手配（近くにある場合）を依頼する	・携帯電話のハンズフリーを使用し，指示をあおぎながら手順を継続する
呼吸の確認と心停止の判断	③頸動脈の拍動の有無を確認（乳児では上腕動脈，小児では頸動脈か大腿動脈の拍動を触知）し，同時に気道を確保し，呼吸がない，または死戦期呼吸の場合，必要な療養者には直ちにCPRを開始する	・この判断に10秒以上かけない ・心停止の判断に自信がもてない場合も，直ちに胸骨圧迫を開始する
CPR	④療養者の横に位置し胸骨圧迫を開始する 胸骨の下半分を約5 cm（6 cmを超えない）の深さで圧迫，1分間に100～120回のテンポで，圧迫ごとに完全に胸壁が戻るよう解除する（小児は胸の厚さの約1/3片手または両手で，乳児は胸骨の下半分を指2本で） ⑤気道確保（頭部後屈　顎先挙上）しながら人工呼吸を開始 一回換気量は胸の上がりを確認できる程度を目安に一回1秒かけ，人工呼吸デバイス（バッグバルブマスク，ポケットマスク，フェイスシールドなど），在宅酸素があれば使用する 胸骨圧迫と人工呼吸は30：2の比で行う（小児で救助者が2名以上の場合は15：2，乳児は胸郭包み込み両母指圧迫法に切り替える）	・圧迫が浅くなりやすいため，エアマットは脱気し，小児など可能な場合は床に下ろすが，これらに時間をかけない ・過剰な換気量は胸腔内圧上昇による静脈還流を阻害し，胸骨圧迫時の心拍出量低下を招く ・冠環流量を高く維持するため胸骨圧迫の中断は最小にする
AED	①電源を入れる（ケースを開けると自動的に入るタイプもあり） ②成人用（8歳以上），小児を区別するスイッチを入れるか専用パッドを使用（成人に小児用の電極パッドを使用するべきではない） ③パッドは心臓を挟むように胸に貼る（パッドに書かれている図に従う） ④接続ケーブルをAED装置に接続（接続されている製品もあり） ⑤傷病者から「離れて」，AEDが心リズムを解析 ⑥ショック適応の場合，傷病者から「離れて」ショックボタンを押す ⑦ショック不要な場合も，ショック施行後も，直ちに胸骨圧迫からCPRを再開する ⑧ AEDが2分後に心電図の解析を開始する ⑨以後手順⑤～⑧を絶え間なく繰り返す ⑩パッドは救急車搭載型除細動器やマニュアル型除細動器にもそのまま接続できることがあるため，救急隊の到着まで剥がさない	・胸毛が濃い場合 除毛用テープが入っている場合は使用し，パッドが複数あるときは，1セット目のパッドを思いきり剥がすことで胸毛を除去し，2セット目のパッドを貼る ・胸が濡れている場合 衣類，タオルで拭き取ってから貼る ・埋め込み式除細動器やペースメーカーを装着している場合は3cmほど離した位置にパッドを貼る ・貼付薬（ニトログリセリン，気管支拡張薬，ホルモン補充薬，鎮痛薬など）の上にパッドを貼ると熱傷をきたすおそれがあるため，貼付薬を剥がし拭き取ってから貼る ・小児では，成人用電極パッドまたはショック量しか選択できなくても，AEDを使用するほうがよい

[日本蘇生協議会監（2016）：JRC蘇生ガイドライン2015，p.14-35，176-191，496-500，医学書院.
American Heart Association（2016）：AHA心肺蘇生と救急心血管治療のためのガイドラインアップデート2015，シナジー.
American Heart Association（2016）：BLSプロバイダーマニュアル　AHAガイドライン2015準拠，シナジーを参考に作成]

3 家族への指導

療養者が心肺停止に至るその瞬間に訪問看護師が遭遇することはまれで，家族（介護者）からの一報で知ることが想定される。心肺停止の第一発見者（バイスタンダー）は家族のみならず，介護・福祉など多様な関係者の可能性もある。動揺する家族（介護者）の背景（年齢，療養者との関係，理解力など）や療養状況などを鑑みながら，質の高い口頭指示を出す技術も求められる（図Ⅲ-1-3）。家族（介護者）に観察方法を指示しながら心肺

図Ⅲ-1-3　家族（介護者）への口頭指示アルゴリズムの一例

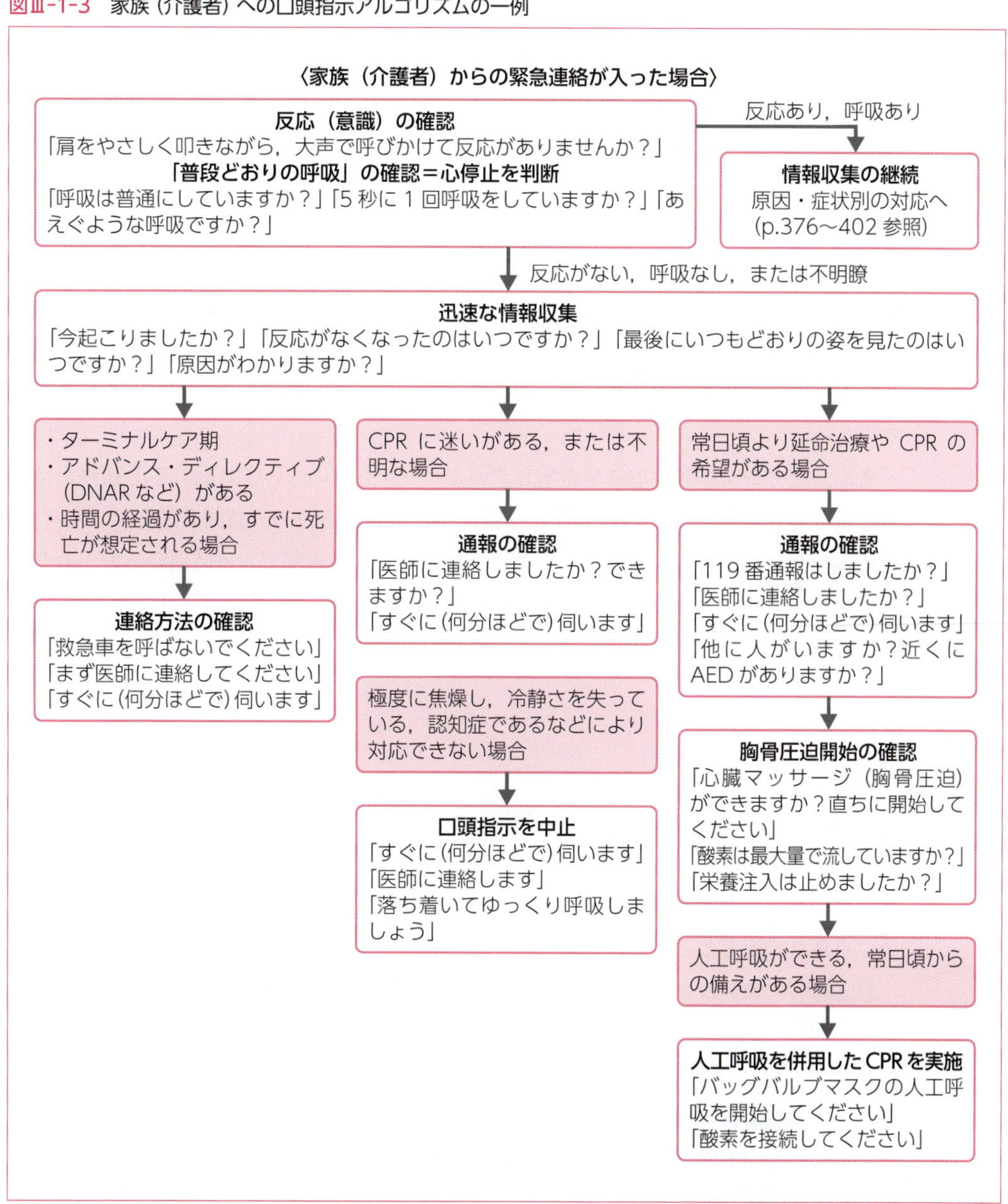

［日本救急医療財団心肺蘇生法委員会監（2016）：改訂 5 版 救急蘇生法の指針 2015　医療従事者用，p.218-239，へるす出版．福井次矢，奈良信雄編（2016）：心肺停止，内科診断学 第 3 版，p.723-730，医学書院を参考に作成］

停止の判断を行い，原因や発生からの時間経過を迅速に情報収集しつつ推察し，主治医への連絡や救急搬送を指示する。

携帯電話の利用者は，ハンズフリーモードで口頭指示を受けながら動くことが可能な場合もある。CPRが必要かつ可能と判断した家族（介護者）には，胸骨圧迫の開始や気道確保の方法を冷静に具体的に指導する。緊急連絡を受けたときに急変からの時間経過があり，すでに死亡に至っていることが想定される場合は，警察の介入を防ぐために119番通報ではなく，まず主治医への連絡をすすめ，慎重に対応の検討をする。

救急車の現場到着時間の全国平均は8.5分，病院収容所要時間は39.3分と延伸傾向にある[1)]。延命治療を希望し，急変時のCPRを希望している療養者とその家族には，常日頃から療養状況に合わせた心肺停止予防のための観察とケアや，心肺停止の早期認識のための意識，呼吸の確認方法，家族（介護者）が実施可能なCPRの方法，通報システムの整備，そして訪問看護師，主治医，救急隊それぞれの到着までの所要時間の目安や，在宅で可能な緊急対応範囲などを指導しておく。家族・介護者用のBLSアルゴリズムを作成し，誰がどのように行動するかを明文化し，日頃よりトレーニングしているとよい。

在宅では心肺停止時のCPRが成功しない可能性も高い。過去にも同様の緊迫した状況を経験した家族もいる。家族に過度な心的ストレスが発生する可能性があることも念頭に，対応の要求が過度になり在宅での暮らしが窮屈なものとならないよう配慮し，緊迫した現場で行った家族の意思決定と対応を支持するなど，精神的なサポートも忘れてはならない。

また，穏やかな在宅看取りを希望しているケースも多い。いずれ訪れる心肺停止は予測できる場合も多く，望まないCPRや救急搬送を避けるため，訪問看護師は，主治医，地域包括ケアシステムの構成員と協働し，療養者が意思表明できる時期からの十分なアドバンス・ケア・プランニングを支援する必要がある（Ⅵ・3「7 エンドオブライフケア」の項参照）。

2 意識障害

意識障害とは，「意識の明るさ（覚醒度）の低下，あるいはその内容（思考，判断，記憶などの能力）の障害された状態を指す」[2)]。覚醒には脳幹の働きが関係している。脳幹には生命維持にかかわる呼吸中枢や心臓血管中枢が存在しており，その障害が疑われる場合は重篤な状況ととらえる。

意識障害の原因はさまざまであるが，大きく表Ⅲ-1-3の2つの原因に分けられる。

表Ⅲ-1-3 意識障害の原因

一次性障害（脳自体の障害）	脳血管障害，脳腫瘍，髄膜炎，頭部外傷，けいれんなど
二次性障害（内因性疾患が脳血流や代謝に障害を及ぼすもの）	ショック，不整脈，低酸素血症，CO_2ナルコーシス，体温異常，代謝異常，内分泌異常，電解質異常，栄養障害，薬物など

1　発症経過の情報収集と程度の判断

a 情報収集

すぐに対応が必要な生命の危機的状況かどうかに注意して，情報収集を行う。在宅療養者における意識障害は，まず家族や介護者から電話連絡が入る場合が多い。「呼びかけに反応がない」「いつもと様子が違う」「ぼんやりしている」「言動がおかしい」など表現の幅が広く抽象的である。連絡者は少なからず動揺していると考えられるため，落ち着いて状況を説明できるように配慮する。「意識がないようです」という場合は，肩を叩くなど刺激してもらい，それでも反応が乏しい場合は重症度が高いとみる。呼吸や循環に関する異常から緊急性を予測するため，「いびきのような呼吸ですか？」「冷汗はかいていますか？」などわかりやすい表現で質問する。自宅にパルスオキシメータがあれば，酸素飽和度の数値も確認しておく。訪問までの間に変化の予測があることを念頭に置き，家族や介護職に必要な対応を伝えておく。例えば，舌根沈下や吐物による気道閉塞のリスクがあるようなら，姿勢の工夫や吸引の実施を指導する。不穏やけいれん時などの外傷に備え，安全な環境を整えてもらう。独居者の場合は，できれば看護師到着まで介護職などにそばにいてもらうと変化がつかみやすい。緊急性が高いと判断した場合は家族や介護者から直接主治医（訪問診療医）へ電話をかけてもらうか，看護師が連絡し，指示をあおぐ。日頃の訪問時の様子から，あらかじめ意識障害を起こしやすい病状を把握しておくことが適切な判断につながる。

訪問後は，気道・呼吸・循環の異常を確認する。これらが不安定であると意識障害の重篤化につながる。気道確保と呼吸補助を優先し，同時進行かあるいは安定が図られてから問診や身体診察に移る。

診　察

バイタルサイン，理学的所見，神経学的所見（瞳孔所見，運動機能，感覚機能）を観察する。普段の数値や様子との比較が大切である。所見の変化に注意して観察する。出血を見落とさないために，胃瘻や気管切開部などガーゼで覆われている部位の観察も忘れない。

問　診

現病歴，既往歴に加えて，発症様式，随伴症状，前駆症状，常用薬や治療の内容，アルコールや食事の摂取状況，周囲の環境（外傷や薬剤，中毒の可能性），の情報を合わせると，原因の予測がつけやすくなる。独居者の場合は，介護職の記録からも情報を得る。普段と変わらない状態を確認した最終時刻を聴取する。病院搬送後，脳梗塞と診断された場合の治療選択に重要である。

その他

人工呼吸器，酸素供給機などを使用している場合は，作動状況を確認する。機器の不具合から引き起こされる換気・酸素化への影響は，意識障害の原因になる。

b 程度の判断

意識障害の客観的評価

表Ⅲ-1-4にジャパン・コーマ・スケール（JCS）を，表Ⅲ-1-5にグラスゴー・コーマ・スケール（GCS）を示す。

緊急性の評価

表Ⅲ-1-6に在宅で遭遇しやすい意識障害の原因と疾患・病態に絞って示した。電話対応の時点で気道閉塞・狭窄やショックなどの危機的状況を疑えば，主治医に連絡をして

表Ⅲ-1-4　JCS（Japan Coma Scale）

大分類	小分類	スコア
Ⅰ桁 刺激しないでも覚醒している	だいたい意識清明だが，今ひとつはっきりしない	1
	見当識障害あり	2
	自分の名前，生年月日が言えない	3
Ⅱ桁 刺激すると覚醒する 刺激をやめると眠り込む	呼びかけで容易に開眼する	10
	大きな声または体を揺さぶることにより開眼する	20
	痛み刺激を加えつつ呼びかけをくり返すと辛うじて開眼する	30
Ⅲ桁 刺激しても覚醒しない	痛み刺激に対し払いのける動作をする	100
	痛み刺激で少し手足を動かしたり，顔をしかめたりする	200
	痛み刺激に反応しない	300

R：restlessness（不穏，落ち着きがない），I：incontinence（失禁あり），A：akinetic mutism，apallic state（自発性喪失）を付記する場合がある

表Ⅲ-1-5　GCS（Glasgow Coma Scale）

大分類	小分類	スコア
開眼反応 （eye opening：E）	自発的に（spontaneous）	4
	言葉により（to speech）	3
	痛み刺激により（to pain）	2
	開眼しない（never）	1
言葉による応答 （verbal response：V）	見当識あり（orientated）	5
	混乱した会話（confused conversation）	4
	不適当な言葉（inappropriate words）	3
	理解できない音声（incomprehensive sounds）	2
	発声がみられない（none）	1
運動による応答 （motor response：M）	命令に従う（obey commands）	6
	痛み刺激の部位に手足をもっていく（localize pain）	5
	四肢を屈曲：逃避（flexion：withdrawal）	4
	四肢を屈曲：異常屈曲（flexion：abnormal）	3
	四肢伸展（extention）	2
	まったく動かない（nill）	1

15点：意識清明，14～13点：軽症，12～9点：中等症，8点以下：重症。最も意識状態の悪い場合は3点となる。

表Ⅲ-1-6　意識障害の原因と疾患・病態

緊急性	疑われる疾患・病態	特徴的な前駆・随伴症状，観察点	意識障害のリスク因子など
病院での医療処置が必要。救急搬送を視野に入れての対応	くも膜下出血	突発的な発症，頭痛，嘔吐，髄膜刺激症状（出血が少量の場合，出ないこともある）	（脳血管障害全般）高血圧，糖尿病，不整脈
	脳出血	頭痛，神経症状	
	脳梗塞	神経症状，頭痛，嘔気・嘔吐など	
	髄膜炎	頭痛，発熱，頸部硬直など髄膜刺激症状，けいれん	先行感染（副鼻腔炎など）
	大動脈解離	胸背部痛，時に一過性の麻痺症状，頸静脈怒張，血圧の左右差	高血圧
	肺塞栓	呼吸困難・胸痛，頸静脈怒張	深部静脈血栓症，肥満，長期臥床
	心原性失神（アダムス・ストークス症候群）	動悸，冷汗など	家族歴，心血管疾患の既往
病態の重症度，意識レベルの程度により，病院または訪問診療での対応かの選択になる場合がある	低血糖	冷汗，動悸，手の震えなどの交感神経症状，片麻痺や眼球偏移，けいれんなどの神経局在症状を起こすことがある	経口血糖薬内服やインスリン療法中。肝硬変，副腎不全，アルコール依存症 中心静脈栄養法中の代謝性合併症 感染症などストレス誘因
	高血糖（糖尿病性ケトアシドーシス，高血糖高浸透圧症候群）	嘔気，腹痛，口渇	
	感染症（肺炎，尿路感染）脱水，栄養障害	発熱，呼吸状態への影響で頻呼吸や呼吸困難 「数日前から何となくぼんやりしている」など亜急性の意識変容	高齢でADLが低い，嚥下障害がある，ステロイド内服中など
	低酸素血症	呼吸困難，チアノーゼ，末梢冷感	慢性呼吸器疾患，HOT（在宅酸素療法）中
	CO_2ナルコーシス	呼吸困難，頭痛，振戦，発汗	
在宅での対応となる場合が多い	せん妄（終末期，薬剤性）	日内変動	医療系麻薬使用中，最近用量や種類の変更があった。高齢。せん妄をきたしやすい薬剤の使用
	肝性脳症	羽ばたき振戦，口臭，黄疸	現病歴（がん，肝硬変），腹水貯留
	脳腫瘍，脳転移	頭痛，嘔吐，局所神経症状，麻痺など（腫瘍の領域によって多彩な症状がある）	現病歴（がんの種類，経過）
	失神（血管迷走性失神，起立性低血圧）	眼前暗視感，一過性で自然に意識が回復している	多系統萎縮症，パーキンソン病や糖尿病など自律神経障害をきたす疾患

おく。なお，病態・疾患の重症度イコール緊急性の高さということではなく，個々の療養者の事前意思・事前指示に基づいて，どこまで医療的処置を行うかによって緊急性の高さは変わってくる。

2　意識障害に伴う全身症状と対処方法

意識障害の程度によっては，舌根沈下から上気道閉塞を起こし換気が障害される。低酸素血症による脳への不可逆的なダメージを防ぐために，早急な対応が求められる。

気道確保（頭部後屈顎先挙上法，下顎挙上法）をし，自宅にバッグバルブマスクや酸素供給機があれば補助換気，酸素投与を適切に行う。状況により救急蘇生法を実施する（「1

心肺停止」参照)。意識障害が起こっている時は咽頭反射や咳反射の減弱から吐物を誤嚥しやすく，窒息や誤嚥性肺炎につながるリスクが高いので，吸引の準備を行い，嘔吐の可能性が高い場合は誤嚥に備えた体位をとる。麻痺があれば，原則として麻痺側を上にした体位をとる。外傷や転倒などで頸椎骨折が否定できない場合には，頭部を動かすことで状態変化も起こり得ることを考えて慎重に対応する。

頭蓋内圧亢進が疑われる際は，脳血流・髄液のうっ滞を避けるために，ヘッドアップを15～30度にする。

けいれんを起こしている場合は，処方されている抗けいれん薬（坐薬）があれば投与する。

低血糖が疑われる場合は簡易測定器を用いて血糖値の測定を実施する。低血糖であった場合は，指を噛まれないように注意しながら，水に溶かしたブドウ糖を歯肉や口唇または頬の内側にすりこむ。自宅にグルカゴン注射があれば，注射する。意識障害が出るレベルの低血糖では，血糖値と意識の改善がみられても再び血糖が低下することもある。速やかな病院受診または，往診につなげられるよう対応する。

状態が落ち着いた段階で，環境整備を行う。吐物や排泄物の処理をし，室内の換気を行う。吐物で衣類やシーツが再度汚れないように工夫しておく。

3　家族への指導

たとえ意識が回復したとしても医療者のいる病院と違い，その後の経時的な変化を正確にとらえることが難しい。在宅で経過観察となる場合についての指導を以下に述べておく。なお，高齢者などで通所・入所介護を利用している場合は，関係機関への情報提供や指導も併せて行っておく。

- 終末期のせん妄・精神症状：Ⅵ・3「7 エンドオブライフケア」を参照。
- 在宅での処置で低血糖の改善が図れた場合：再発予防のための指導を行う。食事量や尿量，嘔吐や下痢の有無など具体的な観察方法を伝え，医療者へ連絡するタイミングを指導する。低血糖症状についての理解を確認する。ブドウ糖やジュース（糖分を含むもの）の備蓄を確認する。
- 緊急性の低い失神（神経調節性失神や起立性低血圧など）：過労やストレスなどの誘因があれば，生活指導をする。誘発されやすい状況では付き添ったほうがよいことや前駆症状とその対応について指導する。
- 在宅での点滴治療などで回復が見込まれる脱水，熱中症：再発予防のための指導。食事内容や水分摂取量，環境調整（適切な温度・湿度管理）の助言。
- 意識障害による二次的外傷（慢性硬膜下血腫など）が疑われる場合：特に抗凝固薬・抗血小板薬を内服している場合はリスクが高い。この先起こり得る症状と医療者へ連絡するタイミングを説明しておく。

3 呼吸困難

呼吸困難とは，不快感や努力感を伴う呼吸運動の自覚を指す[1]ものであり，自覚症状であるため客観的評価はできないものである。一方で，呼吸不全とは「種々の原因により血液ガスが異常な値を示し，そのため生体が正常な機能を営みえない状態」と定義される。具体的には室内気吸入時の動脈血酸素分圧（PaO_2）が60 mmHg以下となる呼吸器系の機能障害またはそれに相当する異常状態である[3]。身体所見と検査所見の客観的データから評価される。そのため，呼吸不全と呼吸困難は必ずしも一致しない（図Ⅲ-1-4）。

1 呼吸困難の判断および発症経過の情報収集

療養者に呼吸困難が生じていることを把握した際には，命にかかわるものかどうかを即座に判断する必要がある。まずは意識，呼吸（気道），循環の確認を行うための情報収集を行う（表Ⅲ-1-7）。緊急性が最も高いものは，気道閉塞（窒息，急性咽頭浮腫など）やショック（緊張性気胸，肺血栓塞栓症，心筋梗塞などに伴う急性心不全など）が疑われる場合である。その場合は，看護師の訪問を待たず直ちに主治医へ直接電話をかけてもらい緊急要請を検討する。療養者宅に到着したら，追加の情報収集と対処を行う。緊急度

図Ⅲ-1-4　呼吸困難と呼吸不全の関係

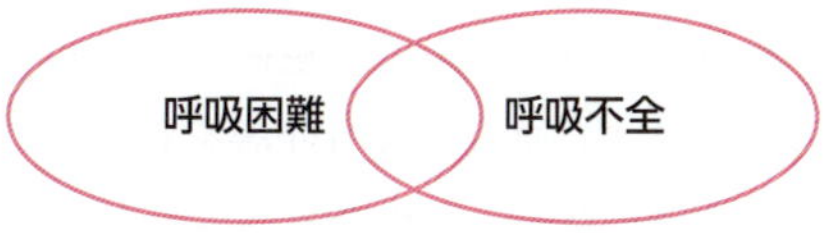

呼吸困難　呼吸不全

表Ⅲ-1-7　命にかかわる呼吸困難か判断するための情報収集

<table>
<tr><th colspan="2">状　態</th><th>所　見</th><th>確認の方法（例）</th></tr>
<tr><td colspan="2" rowspan="5">気道閉塞</td><td>呼吸に伴う雑音</td><td rowspan="16">【意識】：「呼びかけて反応がありますか？」「いつもと反応が違いますか？」「会話ができますか？」「息が苦しそうになった後に反応がなくなりましたか？」
【呼吸・気道】：「飲食中に突然苦しそうになり，声が出なくなりましたか？」「突然苦しそうになりましたか？」「ヒューヒューと息をしていますか？」「息をしてますか？」「いつもと呼吸の仕方が違いますか？」「（パルスオキシメータを所有している場合）SpO_2はいくつですか？」「体を起こして息をしていますか？」
【循環】：「顔や唇が青白く変化してますか？」「指先は冷たいですか？」「冷汗をかいていますか？」「（パルスオキシメータを所有している場合）脈はいくつですか？」</td></tr>
<tr><td>呼吸運動の減弱・停止</td></tr>
<tr><td>呼吸音の消失</td></tr>
<tr><td>口，鼻付近の気流の消失</td></tr>
<tr><td>会話，咳嗽の突然の消失</td></tr>
<tr><td rowspan="11">ショック</td><td rowspan="5">緊張性気胸</td><td>突然の呼吸困難</td></tr>
<tr><td>突然の血圧低下</td></tr>
<tr><td>チアノーゼ</td></tr>
<tr><td>皮下気腫</td></tr>
<tr><td>患側の頸静脈怒張</td></tr>
<tr><td rowspan="3">肺血栓塞栓症</td><td>突然の呼吸困難</td></tr>
<tr><td>胸痛</td></tr>
<tr><td>血痰</td></tr>
<tr><td rowspan="3">急性冠症候群に伴う急性心不全</td><td>胸部症状</td></tr>
<tr><td>冷汗</td></tr>
<tr><td>起座呼吸</td></tr>
</table>

表Ⅲ-1-8 呼吸困難のある療養者への情報収集項目

症状の経過と呼吸困難の程度	1) バイタルサインの観察 ・呼吸状態（呼吸数，深さ，リズム，呼吸様式の異常，胸部・腹部の動き） ・循環状態（脈拍，リズム，血圧，頸静脈怒張，冷汗，手足が冷たい） ・末梢への酸素の供給状態（SpO_2，チアノーゼ） ・意識状態（不安，不穏，もうろう，嗜眠など） 2) 自覚症状の把握 ①いつから息苦しくなったか（発症様式は突発性，発作性，急性，慢性進行性，発症時間など） ②息苦しさの程度はどうか 呼吸困難に対する数値的評価尺度（numerical rating scale：NRS），フレッチャー・ヒュー・ジョーンズ分類，心疾患による呼吸困難にはNYHA分類など ③息苦しさは増悪しているか，改善してきたか ④どのようなときに症状が増強するか，どのようにすると楽か 3) 肺音の観察（呼吸音減弱や消失，左右差，副雑音，喘鳴の有無，特徴） 4) その他の身体所見 随伴症状：胸痛，発熱，麻痺，発汗，顔色，表情，咳嗽（強さ）・痰が切れるか・喀痰（量，性状，色調，臭気），喀血，浮腫，動悸，皮下気腫，腹部膨満，疼痛
呼吸困難の原因となる状態の把握	1) 呼吸困難の原因となる疾患 2) 既往歴の把握 ・呼吸器疾患（肺塞栓），心疾患（心不全など），過換気症候群，貧血，代謝障害，アレルギー，脳神経疾患など呼吸困難に関連する疾患の既往がないか ・以前に息苦しさを経験したことがあるか，症状を引き起こすきっかけとして何が思い当たるか 3) 異物の誤嚥（むせた，激しく咳き込んだ） 4) 内服中の薬，服薬状況 5) 気管切開孔の状態 びらん，出血，肉芽，当てガーゼの汚染程度 6) 人工呼吸器回路・作動の管理 呼吸数，一回換気量，気道内圧など設定どおりか，電源は確保されているか，アラームの設定は指示どおりか，回路は正しく接続されているか，破損・屈曲・閉塞はないか，回路内の水の貯留はないか 7) 在宅酸素，吸引器の作動管理 決められた酸素流量が正しい方法で投与されているか，酸素チューブの破損・屈曲・閉塞はないか，吸引圧が適切か

が最も高いものに該当しなかった場合も，さらなる情報収集を行い主治医に報告する。

呼吸困難がある療養者への情報収集項目を（表Ⅲ-1-8）に示す。

今までみられていなかった症状として，呼吸回数30回/分以上または8回/分未満，SpO_2が80～85％といつもより低い，意識レベルの低下，収縮期血圧＜90 mmHgまたは普段より30 mmHg以上の低下，チアノーゼ，喘鳴，起座呼吸，シーソー呼吸，痰の量が多く咽頭部に貯留している，会話ができない状況，不整脈を伴うものなどは緊急事態として直ちに主治医に報告し指示を仰ぐ。

2 急性呼吸不全を呈する気道内異物や誤嚥時の異物の除去法

急性呼吸不全の中でも気道閉塞は命にかかわり救急処置の対象となるものである。気道内異物は食べ物（餅，米飯，パンなど），義歯，痰などの貯留分泌物，内服薬の包装シートなど[4]が挙げられる。

呼吸困難の判断で，気道閉塞の疑いをもった場合には気道内異物の除去方法として図Ⅲ-1-5の対応をとる。

窒息解除の方法として，腹部突き上げ法（ハイムリック法），胸部突き上げ法，背部叩打法を組み合わせ繰り返し行う。それぞれの方法を図Ⅲ-1-6に示す。

図Ⅲ-1-5　異物除去方法のフローチャート

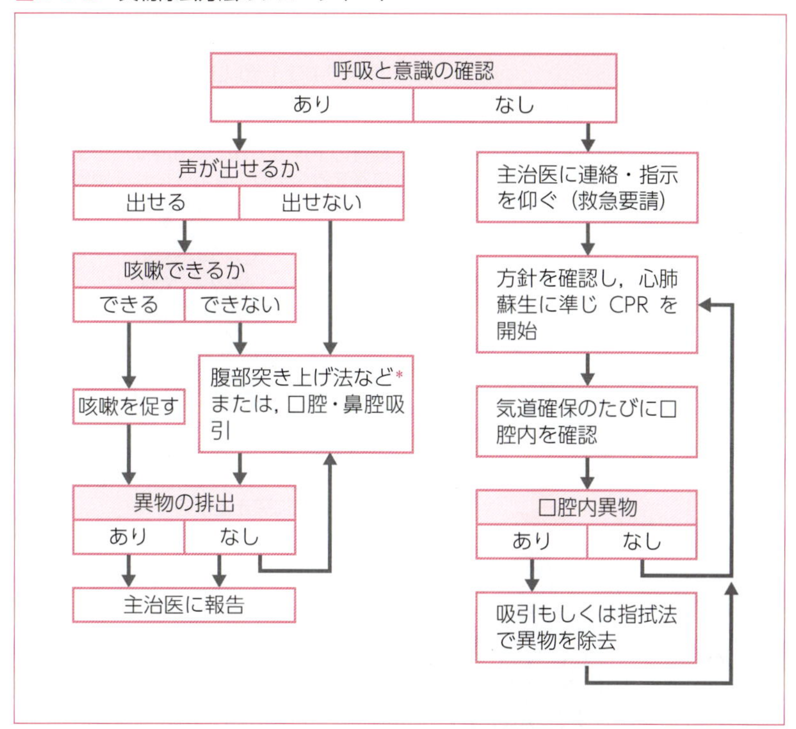

* 途中で意識がなくなった場合は，心肺蘇生に準じた対応を行い，気道確保するたびに口腔内を観察し，異物が見えれば除去する

[日本救急看護学会監／日本救急看護学会教育委員会編（2010）：ファーストエイド すべての看護職のための緊急・応急処置，p.40-42，へるす出版．日本蘇生協議会（2015）：JRC 蘇生ガイドライン 2015 オンライン版を参考に作成]

3　慢性呼吸不全増悪に伴う症状と呼吸困難の原因・誘因

慢性呼吸不全を引き起こす疾患は，慢性閉塞性肺疾患（COPD）が最も多く（48%），肺結核後遺症（18%），肺線維症・間質性肺炎（15%），肺癌（5%），びまん性汎細気管支炎（2%）などが挙げられる[5]。このような慢性呼吸不全状態にある療養者の呼吸状態が急速に悪化するものが慢性呼吸不全の増悪であり，増悪時には低酸素血症と高二酸化炭素血症の進行がみられる。また，増悪原因として呼吸器感染症も多いのが特徴である。増悪リスクを常に想定し，増悪症状に早期に気づき主治医に報告することが重要である。増悪の原因・症状を表Ⅲ-1-9 に示す。

呼吸困難が生じる原因は大きく分けて 3 つあり（表Ⅲ-1-10），「最大換気能力のある割合を超えて換気運動が行われたとき」「必要以上の力や仕事で換気運動が行われたとき」「心因性の原因があるとき」[3] である。在宅では人工呼吸器や在宅酸素療法，吸引器などの医療機器管理上のトラブルも生じやすく，それにより換気の増加と換気能力の低下を招き呼吸困難の原因となることを忘れてはならない。

図Ⅲ-1-6　窒息解除方法

種類	腹部突き上げ法	胸部突き上げ法	背部叩打法
適応	成人および１歳以上の小児		
	妊婦・肥満者は適応外	妊婦・肥満者にも適応	
方法	傷病者の背後から両手を腹部に回して手前に突き上げる みぞおちと臍の中間に片手の拳を当て，もう一方の手で覆うようにする 横隔膜の方向に素早く突き上げ，気管内圧を高めて異物を喀出させる	胸骨の下半分で胸の真ん中の位置を強く圧迫する 腹部突き上げ法と同じ要領で胸部を手前に突き上げる	手掌基部で傷病者の左右の肩甲骨の間を数回連続して叩く 立位あるいは座位で行う
注意	窒息解除後，医師の診察を受け合併症がないことを確認する		

表Ⅲ-1-9　慢性呼吸不全増悪に伴う症状とその原因と評価方法の例

原　因	症　状	評　価
低酸素血症	息切れの増強	呼吸困難の評価スケールの変化*
	呼吸が速くなる	日々の呼吸数測定
	SpO_2 の低下	日々の SpO_2 の測定
	動悸	日々の脈拍測定
高二酸化炭素血症	傾眠・頭痛	特に朝に出現する症状。同居者が傾眠傾向，ぼーっとしてると感じる
肺炎など呼吸器感染症の併発	咳嗽の増加	普段の咳嗽との比較
	痰量の増加，色調変化	痰の観察
	発熱	体温の測定
肺炎，胸膜炎，気胸などの併発	胸痛	突然の胸の痛みと息切れ悪化の自覚
高齢者の肺炎など体調変化	食欲不振・倦怠感	食事摂取量の低下，体重の低下
右心不全の合併	急激な体重増加	定期的な体重測定
	浮腫の出現	靴がきつくなったときなどの浮腫の観察

色文字は在宅呼吸ケア白書 2013 にて患者が救急に医療機関を受診する症状に挙げられたもの。
* スケールとは表Ⅲ-1-8 の呼吸困難に対する数値的評価尺度などのことを指す。

表Ⅲ-1-10　呼吸困難の原因

機　序	原　因
換気（労作）の増加	低酸素血症
	高炭酸ガス血症
	アシドーシス
	発熱
換気能力の低下	閉塞性肺機能障害
	拘束性肺機能障害
	肺胞低換気
心因性呼吸困難	不安，抑うつ，医原性

［福井次矢，奈良信雄編（2016）：呼吸困難 呼吸不全，内科診断学 第3版，p.479，医学書院より一部抜粋］

表Ⅲ-1-11　呼吸困難への主な対処方法

生命の安全確保	気道の確保	吸引や体位変換により気道の確保を行う
	酸素流量調整	SpO_2 がいつもより低いときには，SpO_2 ＞90％になるよう医師の指示の範囲で酸素流量を上昇させる
	薬剤の使用	使用目的を踏まえて，医師と相談したうえでステロイドなどを使用し効果を査定する
	医療機器の正常作動の確認	人工呼吸や在宅酸素療法など医療機器が正常に作動しているか確認する
身体的安静・安楽の確保	体位の工夫	・セミファーラー位や座位，オーバーテーブルの上にクッションやバスタオルを置き，抱え込むような姿勢をとる ・療養者自身が楽な体位をとってもらえるよう工夫する
	環境調整	・室温は低め（18～20℃）に設定し，湿度は50～70％に保つ。部屋の換気をこまめに行い，扇風機を利用するなど空気の流れをつくる ・締めつけない寝衣，軽い寝具を使用する ・香りの強いものは置かず静かな環境を整える
	酸素消費量を抑える工夫	・体動，歩行，排便怒責などの身体活動を抑え酸素消費量を減らす ・会話による症状増悪を避けるため，短い言葉で返答できる問いを工夫し，ゆっくり会話をする
緊張・不安の軽減，睡眠・休息の確保	心理的援助	・療養者の状態について本人に十分な説明を行い，疑問に丁寧に対応する ・独りにせず側にいて声をかける，タッチングやマッサージを行う
	肺理学療法	・口すぼめ呼吸，呼吸介助法，排痰介助などを実施する
	薬剤の使用	・鎮痛薬，抗不安薬などの使用を医師と相談する

4　家族への指導

命にかかわり緊急対応が必要となる呼吸困難だけでなく，慢性的呼吸不全の増悪による呼吸困難がある療養者への対応方法なども含め，広く在宅で想定しうる呼吸困難への対処方法を表Ⅲ-1-11に示す。

療養者に速い呼吸が生じていれば，衣服を緩めたり，頭を起こすなど安楽な体位をとってもらう。あわせて酸素消費量を抑えるために活動を最小限に抑えるようにしてもらう。事前に主治医からの指示があれば，在宅酸素療法の開始や酸素投与量の増量を行う。ヒューヒューと喘鳴がある場合には，安楽な体位をとってもらい，吸入薬などの指示がある場合には実施してもらう。ゼロゼロと痰の貯留がみられる場合には，吸引器があれば吸引をしてもらい，楽な体位をとってもらう。吸引器のない場合の排痰法として，口腔内をしめらせたり，自前に説明できる場合は，ハフィング（深呼吸後，大きく息を吸って止め，小刻みに軽い咳をする）の具体的手法を伝えておく。

食物がのどにつかえ苦しそうにしている場合は，図Ⅲ-1-5のフローチャートに沿って声が出れば咳嗽を促し，吸引器があれば吸引してもらったり，腹部突き上げ法や背部叩打法などを実施してもらう。意識と呼吸がなくなったらすぐに主治医へ連絡し，救急要請を検討する。

発熱がある場合には，体温を測定してもらう。急激な病状変化を予測できる場合には予防に努め，急激な病状変化が生じたときにもできるだけあわてず迅速に対応できるよう家族・療養者・介護職への日頃の説明を心がける。誤嚥などによる気道閉塞が予測される療養者の場合は，事前に気道閉塞発生のリスクを伝えておく。窒息が生じないよう，嚥下機能や食事内容，姿勢などについて評価し適切な方法を提案する。認知症がある場合は，食事の際に口に入る大きさの異物を周囲に置かないように説明する。家族の状況に合わせ気道確保の方法や意識がない場合に実施する口腔内異物除去の方法，腹部突き上げ法，心肺蘇生法の手技や手順などを説明する。視聴覚教材を提供したり，病院や地域で実施している講習会への参加をすすめてもよい。吸引の方法や，安楽に呼吸できる姿勢や体位についても事前に説明しておくのが望ましい。

4　疼痛（胸痛，腹痛）

「痛み」は国際疼痛学会によると「実際に何らかの組織損傷が起こったとき，あるいは組織損傷が起きそうなとき，あるいはそのような損傷の際に表現されるような，不快な感覚体験および情動体験」と定義されている[6)]。特に急変時の痛みは身体に起きた危険や異常を知らせる徴候の一つでもあり，胸痛や腹痛の訴えは，生命予後にかかわる急性冠症候群や急性腹症などの場合がある。しかし疼痛は主観的なものであるため，訴え方はさまざまである。そのため療養者に痛みを具体的に訴えてもらい，身体所見と合わせて緊急度や重症度を見極めることが重要である。

1　胸痛，腹痛とそれに伴う症状（意識障害，冷汗，チアノーゼなど）

ⓐ 胸　痛

胸痛は，胸部に起こる痛みの総称である。原因となる疾患は，循環器（心血管）系，呼吸器系，消化器系，筋骨格系，心因性などさまざまである。胸痛の訴えには生命予後の危険があり，早急な対応を要する急性冠症候群，急性大動脈解離，肺梗塞，緊張性気胸などがある。痛みの程度や性質，部位や持続時間は原因となる疾患により違いがあるため，痛みの性質や随伴症状を知り病態を予測することができる（表Ⅲ-1-12）。

ⓑ 腹　痛

腹痛とは，腹部に感じる痛みの総称である。内臓痛，体性痛，関連痛の３種類に分けられ（表Ⅲ-1-13），この３つが複雑に組み合わさって感じる痛みである。腹痛は，部位と随伴症状により原因疾患のおおまかな予測を立てることができる（表Ⅲ-1-14，図Ⅲ-1-7）。中でも急激な激痛で発症する急性腹症は，早急に対応しなければ生命の危険があるため見極めが肝心である。その多くは腹膜刺激症状やショック症状を伴う。

表Ⅲ-1-12　重症な胸痛の鑑別

疾患名	胸痛の性質	部　位	持続時間	随伴症状
急性心筋梗塞	圧迫感	前胸部，肩～上肢，頸部，顎など	30分以上	危険な不整脈，心不全，ショックを伴う 悪心・嘔気
不安定狭心症	圧迫感	胸骨，胃～左前胸部	30分以下	
急性大動脈解離	裂けるような痛み 刺されるような激痛	背部 前胸部，上腹部，腰部	30分以上・間欠的	解離の進展に伴って痛みが移動する ショック，心タンポナーデ，心筋梗塞を併発する 脈拍の左右差
緊張性気胸	呼吸困難感や圧迫感を伴う	一側性	30分以上	ショックを伴う
肺梗塞	呼吸困難を伴う		30分以上	チアノーゼ，血痰，右心不全症状 呼吸に伴い増悪

表Ⅲ-1-13　腹痛の分類

内臓痛	管腔臓器の伸展・拡張・収縮によるもので，腹部正中線上あるいは非限局的に間欠的な鈍痛を感じる
体性痛	腹膜刺激によるもので，痛みは限局し鋭い痛みが持続する。体動で痛みが増強する
関連痛	病変臓器から離れた腹部以外に感じる痛み

表Ⅲ-1-14　腹痛の随伴症状と考えられる疾患

随伴症状	考えられる疾患
発熱	虫垂炎や憩室炎などの炎症性疾患
悪心・嘔吐	急性胃腸炎，急性膵炎，腸閉塞
便秘，腹部膨満	腸閉塞
背部痛	急性大動脈解離，急性膵炎，尿管結石
胸痛	狭心症，心筋梗塞
呼吸困難，ショック	腹膜炎，腹部大動脈瘤破裂，急性大動脈解離，大量下血

図Ⅲ-1-7　腹痛の部位と起こり得る腹部疾患（色文字は急性腹症）

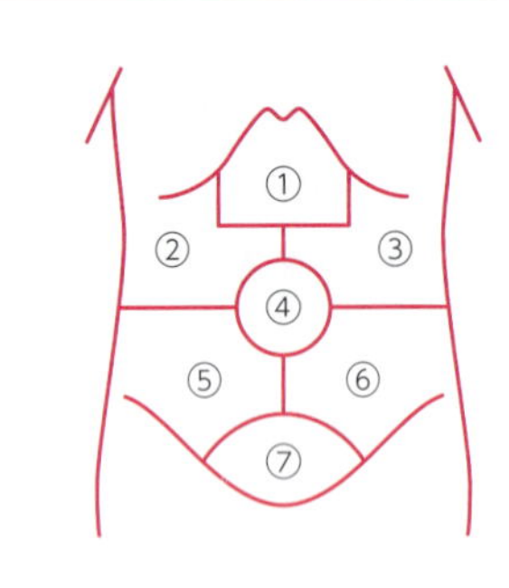

① 急性胆囊炎，急性膵炎，虫垂炎初期，胆石症，胃十二指腸潰瘍，消化管潰瘍穿孔，狭心症，心筋梗塞，肺炎
② 急性腸炎，胆石症，急性胆囊炎，胃十二指腸潰瘍穿孔，急性膵炎，肝癌，虫垂炎
③ 脾破裂，脾梗塞，急性膵炎
④ 虫垂炎初期，腸閉塞，腸間膜動脈塞栓症，大動脈瘤破裂
⑤ 虫垂炎，右憩室炎，腸重積，急性腸炎
⑥ 急性腸炎，大腸炎，大腸癌，大腸穿孔，左憩室炎
⑦ 骨盤腹膜炎，子宮外妊娠，膀胱拡張

2　胸痛時，腹痛時の観察方法と対処方法

胸痛，腹痛の観察方法と対処方法を以下に示す。

a 家族から急変の連絡を受けた場合

療養者や介護者から胸痛を訴える一報が入った場合は，まずは緊急性を判断する。胸痛の程度や，意識障害，冷汗，顔面蒼白などのショック徴候，呼吸不全の有無，既往疾患を確認する。意識障害やショック徴候を伴う場合，また重篤な状態を疑う場合は，その状況を直ちに主治医へ連絡するよう依頼する。主治医・看護師の到着に時間を要する場合，療養者や家族の様子から必要と判断した場合には，救急車の要請をしてもらう。

b 訪問看護師の情報収集と対処方法

看護師が緊急訪問した場合も，まず緊急性を判断する。胸痛，腹痛とも，バイタルサインを確認し，それと並行して身体症状の観察を行う（表Ⅲ-1-15，表Ⅲ-1-16）。

胸痛では，既往に狭心症や心筋梗塞がある場合は，普段の対処方法を確認する。硝酸薬（ニトログリセリンの舌下錠やスプレー）を持っていれば投与し，効果を確認する。しかし，収縮期圧 90 mmHg 未満，心拍 50 回/分未満のときは禁忌であるため注意する。そして療養者の安静・安楽が確保できるよう水平臥床・側臥位や，呼吸困難感がある場合はファーラー位などに体位を調整し，着衣の胸元やベルトの圧迫を取り除くなど，苦痛の緩和に努める。また胸痛は死を連想し強い不安や恐怖を感じさせるため，看護師は療養者や介護者に対し，落ち着いた態度を心がけ対応する。

腹痛では，高齢者の身体機能の特徴や認知症などの疾患を考慮し，本人の主訴のみでなく腹部の視診・聴診・打診を行うことで症状を把握するよう努める。また腹痛以外に「食欲がない」「元気がない」などの普段と違う症状も合わせて評価する。腹痛や随伴症状による苦痛がある場合は，衣服を緩め腹部の圧迫を避け，また膝を屈曲し腹壁の緊張をとる姿勢や側臥位など安楽な体位の工夫を行う。疼痛を緩和する目的で温罨法を行うことがあるが，炎症性の腹痛では症状を悪化させるため原則として行わない。ほかに経口摂取を中止することもある。

表Ⅲ-1-15　胸痛のある療養者への情報収集項目

1）バイタルサインの観察
- 意識レベル
- 呼吸状態：呼吸数，深さ，リズム，胸郭の運動異常，呼吸音減弱や消失・左右差・副雑音，呼吸困難感の有無
- 循環状態：血圧変動・血圧の左右差・上下肢の差，脈拍，不整脈の有無，心雑音，血管雑音，四肢冷感，冷汗，頸静脈怒張の有無・左右差，チアノーゼ，SpO_2 値
- その他：悪心・嘔吐，発熱，咳

2）自覚症状の把握
①胸痛の性質や程度：どのような痛みか（裂けるような激しい痛み，圧迫される・締めつけられる，鈍痛など），硝酸薬の効果はどうか
②持続時間：いつから痛いのか，どのくらい続いているか，出現と消失を繰り返す間欠的な痛みか
③胸痛の部位
④誘因：呼吸や咳，運動との関係，体位

3）既往歴や内服薬と服用状況

表Ⅲ-1-16　腹痛のある療養者への情報収集項目

1）バイタルサインの観察
- 意識レベル
- 呼吸状態：呼吸数，深さ，リズム，呼吸音減弱や消失・副雑音，呼吸困難感の有無
- 循環状態：血圧変動・血圧の左右差・上下肢の差，脈拍，血管雑音，四肢冷感，冷汗，チアノーゼ，SpO_2 値
- その他：発熱，脱力感

2）自覚症状の把握
①腹痛の性質や程度：どのような痛みか
②持続時間：いつから痛いのか，どのように始まったか，出現と消失を繰り返す間欠的な痛みか
③腹痛の部位
④誘因：食事，運動との関係，体位

3）腹部症状：悪心・嘔吐，下血・吐血，腹部膨満感，腸蠕動音，腹膜刺激症状（圧痛，腹壁筋強直，筋性防御），下痢・便秘，便の性状

4）既往歴や内服薬と服用状況

3　家族への指導

疼痛を感じている療養者・家族は強い不安を抱いていることが多く，痛みの程度によっては恐怖感をもたらすこともある。そのため介護者からの急変の連絡時には，落ち着いた態度で対応し，不安感を助長しないよう心がけることが重要である。生命予後に影響を及ぼすような胸痛を疑う場合は，あらかじめ急変で起こり得る意識レベル低下やショック徴候（蒼白，虚脱，冷汗，脈拍触知不能，呼吸不全）を家族へ説明しておく。それとともに急変時の救急要請など，医療処置をどこまで望むかについても確認しておくことが望ましい。緊急性が高い場合は医療者の到着を待たず救急要請の検討や，最悪の事態も想定し，気道確保ができる側臥位をとるよう指導する。また，苦痛緩和のため，衣服などを緩め安静を保持することや，既往に狭心症や心筋梗塞，糖尿病があり，硝酸薬（ニトログリセリンの舌下錠やスプレー）を持っていれば投与することを提案する。

5 出 血（消化管）

1 消化管出血とそれに伴う症状（意識障害，冷汗，チアノーゼなど）

消化管出血は突発的に起こることが多く，大量に出血すると容易にショック状態に陥りやすく，早急に出血源を精査し，治療対処することが必要となる。消化管出血は大きく上部消化管出血と下部消化管出血に分けられる（表Ⅲ-1-17）。

a 吐 血

吐血は主に上部消化管出血で生じ，消化管からの出血が血液のまま，または吐物に混ざって口から排出されることを指す。肉眼的にかなりの血液を確認できるものを指し，吐物にわずかに血液が混ざる程度のものは吐血とは呼ばない。また，気道からの出血，すなわち咳嗽とともに吐出される喀血とは異なるため注意する。吐血の色調は，鮮紅色～コーヒー残渣様であり，出血直後あるいは出血が大量かつ急激に起こった場合には鮮紅色をしているが，出血して胃内から嘔吐されるまでの時間が長い場合は，血液のヘモグロビンが胃酸によって塩酸ヘマチンに変化するためコーヒー残渣様を呈する。

随伴症状としては，腹痛，嘔気・嘔吐，心窩部痛・上腹部の鈍痛や圧痛（胃・十二指腸潰瘍からの出血など）があり，出血量が多く，循環血液量減少，貧血となると，頻拍，四肢冷感，冷汗，頻呼吸，血圧低下をきたし，意識レベルの低下から心停止となる場合がある。

b 下 血

下血とは，便に血液が混じっている状態のことを指す。便性状は，上部消化管出血の場合は黒色（コーヒー残渣様，タール便），下部消化管出血の場合は上部小腸～結腸までの出血は暗赤褐色を，下部小腸～肛門までの出血は赤色から時に鮮血を呈する。しかし，上部消化管由来でも出血の勢いが強いと鮮紅色が混じっていたり，大腸由来でも深部大腸由来の場合や出血の勢いが弱いと黒色になることがある。

随伴症状では，腹痛を伴うことが多く，そのほかに腹部膨満感，嘔気・嘔吐，下痢，便秘，その部位の圧痛や腫瘤が触知（憩室炎や腫瘍）されることもある。出血量が多かったり，下痢や脱水を伴う場合にはショック症状を起こす可能性があるが，上部消化管に比し，大量出血からバイタルサインが崩れることは比較的少ない。

表Ⅲ-1-17 消化管出血の分類

出血部位		症 状	原因疾患
上部消化管出血	口腔咽頭～十二指腸のトライツ靱帯まで	90％以上が吐血や下血	消化性潰瘍，胃炎（急性胃粘膜病変），食道静脈瘤，胃癌，マロリー・ワイス症候群，膵癌など
下部消化管出血	トライツ靱帯～肛門まで（上部消化管出血より頻度は低い）	主に下血	大腸癌，痔核・裂肛，潰瘍性大腸炎，大腸憩室症，虚血性大腸炎，抗生物質起因性大腸炎など

2 消化管出血と随伴症状の観察方法と対処方法，ならびに家族指導

a 電話連絡における情報収集・緊急性の判断と対処方法の指導

家族や介護者などから吐血・下血の第一報が入った際に何よりも最初に確認すべきことは，大量出血の有無とそれに伴うショック症状の有無である。突然の吐血・下血に動揺する療養者や家族を落ち着かせ，冷静に，適確に情報収集と緊急度の判断を行う。表Ⅲ-1-18のいずれかの症状がある場合は命にかかわる重篤な状態に陥る可能性があり，緊急処置が必要となるため，看護師の訪問を待たず直ちに家族（介護者）から主治医に直接連絡してもらい，緊急要請を検討する。

また，医療者が到着するまでに家族ができる対処方法を端的に伝える。まず，ショック症状がみられる際には水平仰臥位とし，下肢を座布団や枕などで15～30 cm挙上するショック体位をとってもらう。吐血の場合は，吐血によって誤嚥・窒息を起こす危険があるため，原則として側臥位あるいは顔を横に向けて血液を吐出させ，気道の確保を行うよう伝える。下血時は原則として仰臥位がよいが，本人の好む体位をとってもらう。なお，電話の段階では上記症状がみられていなくても，出血が持続することでショックへと移行する可能性があることを念頭におき，状態変化があった場合にも直ちに主治医に連絡することを伝える。

b 現場での消化管出血と随伴症状の再アセスメントと緊急性の判断

急変の連絡を受けて療養者宅に到着した際には，療養者と家族よりさらなる情報収集を行う（表Ⅲ-1-19）。ショック状態でバイタルサインが不安定な場合は救命が最優先されるため，直ちに救急要請を視野に主治医へ連絡する。また，明らかなショック状態ではないが大量出血の疑いが強い，あるいは出血が持続したり，貧血症状が進んでいる場合もできるだけ早い処置が必要となるため，同様に救急要請を視野に速やかに主治医へ報

表Ⅲ-1-18 緊急性の高い消化管出血と随伴症状に関する情報収集

状態	所見	確認方法（例）
循環動態に影響を及ぼすリスクのある出血	大量の吐血	「血を（今まで見たことがないくらい）たくさん吐きましたか？」
	大量の下血	「おしりから量はどのくらい出ていますか？」
	鮮紅色の出血	「血は真っ赤ですか？」
	腹膜刺激症状	「おなかが強く痛みますか？」
出血性ショック症状 →右記の所見に一つでも該当すればショックの可能性がある	顔面蒼白，チアノーゼ	「顔が青白くなっていますか？」 「指先や唇が青紫色になっていますか？」
	意識レベルの低下	「呼びかけて反応がありますか？」
	冷汗	「皮膚が冷たく湿っていますか？」
	血圧低下，脈圧低下，頻脈または徐脈	「（血圧計，パルスオキシメータを持っている場合）数値はいくつですか？」 「喉の両脇の脈は触れますか？」
	頻呼吸	「4秒に一回以上呼吸をしていますか？」

表Ⅲ-1-19 消化管出血と随伴症状などに関する情報収集項目

全身状態の観察
• バイタルサイン：血圧低下，頻脈・脈拍微弱，体温の低下，呼吸促迫 • 皮膚の状態：顔面蒼白，四肢冷感，冷汗，湿潤，チアノーゼの有無 • 意識レベル：低下の有無 • 時間尿：乏尿の有無 • 腹部の状態：疼痛・圧痛の有無と部位，腹壁静脈の怒張の有無，筋性防御，腹水
出血の状態
• 出血：量，回数（間隔），出血の程度，出血の持続時間 • 出血の性状：色（黒色，暗赤色，鮮紅色など），混入物（食物残渣，喀痰）の有無，pH，臭気
吐血・下血の発現状況
• 発現時間と持続時間：急激か緩徐か，短時間か長時間か • 食事との関係：空腹時，食後など • 随伴症状の有無：めまい，四肢冷感，冷汗，悪心・嘔吐，胃部不快感，発熱，疲労感 • 前駆症状の有無：悪心，胃部不快感，腹痛など
吐血・下血の原因・誘因の有無
• 現病歴：肝炎，肝硬変，消化管潰瘍，悪性腫瘍，腎不全，血液疾患など • 既往歴：吐血・下血の既往の有無，手術歴，現病歴にある疾患など • 常用薬：副腎皮質ホルモン薬，非ステロイド性鎮痛薬，抗凝固薬 • 家族歴：肝疾患・血液疾患患者の有無 • 生活歴：嗜好品の摂取，食習慣，生肉・生魚の摂取 • 精神的ストレスの有無

告を行う。バイタルサインに問題がなく出血量が多くなくても，それ以外の随伴症状や出血性素因がみられる場合にも速やかに主治医に報告を行い，指示を仰ぐとともに，必要な処置やケアを行う。

C 消化管出血と随伴症状への対処方法と家族への指導

消化管出血と随伴症状に対するケアとしては以下の内容が挙げられる。療養者と家族にアセスメント内容とケアの根拠を説明しながら行う。

大量出血による循環血液量の減少，再出血を予防する援助

身体運動は消化管の蠕動運動や消化機能を亢進させ，出血を増加させる可能性があるため，安静を促し，出血部位への刺激を最小限にするため飲食を禁止する。特に療養者が高齢の場合は重篤な状態へ移行する可能性もあるため，原因がはっきりして治療方針が立つまでは安静に留意する必要がある。吐血時の胃部の冷罨法は，血管を収縮させて止血を図るために効果的である。また，冷罨法は精神的な鎮静にも効果が得られやすいが，貼用部位の組織傷害を起こす可能性があるため，氷嚢はタオルなどで覆い，定期的に貼用部位の観察を行う。さらに部屋の音や照明の明るさを調整するなどして，吐血を誘発するような環境は回避する。前述のとおり，血圧低下時にはショック体位として，水平仰臥位とし，下肢を座布団や枕などで15～30cm挙上する。また，出血により末梢循環血液量が低下するため，四肢冷感がある場合は，寝具の調整により保温に努める。

二次的障害を回避し，苦痛を緩和するための援助

血液を含んだ吐物や便は独特の臭気を放ち，それによる嘔吐を誘発するため，吐血によって口腔内が不快にならないよう含嗽を促し，血液による汚染を拭き取り，清潔を保つ。また，下血時は速やかに排泄物を処理し，肛門部洗浄などによって不快感を除去する。療養者や家族は突然の出血や多量の出血からくる不安や死の恐怖を感じている可能性があるため，療養者や家族の表情に注意し，不安な気持ちを聴くようにする。さらに，感染予防の観点から，吐物・排泄物はスタンダードプリコーションの概念に沿って処理することを徹底する。

吐血・下血が予測される療養者への事前指導

もともと潰瘍の既往や出血傾向にある療養者の場合は，家族には吐血・下血した際は，その性状や量を観察することを指導する。また，栄養指導と服薬指導に併せて，吐血・下血の前駆症状と緊急時の対処方法について指導しておくのがよい。特に高齢者にみられる胃潰瘍は大きくて深く，吐血や下血などが起こりやすい一方，自覚症状の訴えが曖昧で，早期に発見することが困難な場合があるため，前駆症状や状態変化に気づいた際には早めに連絡相談を行ってもらえるよう指導する。

6 外　傷

1 外傷の部位・程度の観察

外傷とは，外的圧力によって組織損傷をきたす状態を指す。在宅療養の場ではスキン-テアから骨折まで，さまざまな外傷と遭遇する。外傷を負う主な原因として転倒が挙げられる。2016（平成 28）年の厚生労働省国民生活基礎調査によると，要介護の原因として「転倒による骨折」は第 4 位の 12.1%，男女別では男性 6.7%，女性 14.9%であった。加齢とともに骨量が減少し，特に女性は閉経後に骨粗鬆症のリスクが上がるため，室内での外力でも骨折しやすい。また，加齢や治療による皮膚の脆弱性から，小さな外力でも容易にスキン-テアが発生する。高齢者が転倒しやすい要因を内的要因と外的要因に分け表Ⅲ-1-20に示す。在宅療養の場で遭遇する高齢者の転倒に伴う骨折の種類と特徴は表Ⅲ-1-21に示すとおりである。

そのほかの外傷には熱傷が挙げられる。「湯呑のお茶をこぼし，やけどを負った」「電気あんかなどの暖房器具に長時間接触し低温やけどをした」というケースである。

熱傷とは，熱の外的作用により皮膚損傷を受ける状態を指す。熱傷が起こる療養者側の要因として，注意不足や高次脳機能障害，麻痺があり，「飲み物をこぼしやすい，やけどをしたことに気がつかない」ことが挙げられる。小児の場合は「手を伸ばす範囲に熱い飲み物や炊飯器など湯気の出るものがあった」など，周囲の者の注意不足，環境整備不備も要因となる。高温液体熱傷は頻度が高いものの範囲は狭く，熱源のエネルギー量を考慮しても重症度が低いケースが多い。

外傷の連絡を受けた際は，得た情報から生命の危機レベル状態かを判断し，早急に治療が必要な場合は直ちに主治医へ連絡し，救急搬送を行うことが原則である。また初期

表Ⅲ-1-20 高齢者の転倒要因

内的要因	**加齢性の機能低下**：視力・聴力，注意力・判断力，筋力，関節可動域の制限，活動性，姿勢反射，平行機能，サルコペニア
	転倒の既往：短期間に複数回
	疾患：心疾患，脳血管疾患，起立性低血圧，認知症，パーキンソン病，骨粗鬆症，関節リウマチ，変形性膝関節症，脊柱管狭窄症，白内障，加齢性難聴
	症状：疼痛，麻痺，拘縮，神経障害，高次脳機能障害，めまい，せん妄，陥入爪，頻尿，息切れ，眠気
	薬剤：多剤併用，鎮痛薬，向精神薬，睡眠薬，降圧薬，血糖降下薬，パーキンソン病治療薬，抗けいれん薬，利尿薬
	精神：抑うつ，不安，気持ちの焦り，転倒後症候群
外的要因	**室内環境**：段差，滑りやすい床，履物，つまずきやすい敷物，電気器具類のコード，暗い照明，ベッドの高さ，手すりや歩行補助具の不適合，不安定な家具，裾の長いズボン

〔水谷信子監（2017）：最新老年看護学 第3版 2018年版，p.187，日本看護協会出版会を参考に作成〕

表Ⅲ-1-21 高齢者の転倒に伴う骨折の種類と特徴

骨折の種類	転倒時の状況	特徴的な症状	推定出血量
脊椎圧迫骨折	尻もちをついた，重い物を持った	腰背部の強い痛み	—
大腿骨近位部骨折	側方，後方に倒れ，大腿を打った	股関節の疼痛，起立不能， 股関節の屈曲，外旋位， 患肢短縮，自動運動不能	1,000～2,000 mL
上腕骨骨折	肘をついた，肩を打った	肩関節部の疼痛，内出血の出現， 上肢の挙上ができない	300～500 mL
橈骨遠位部骨折	前方に倒れ，手をついた	橈骨周辺部の疼痛， フォーク状変形，腫脹，圧痛	—

〔水谷信子監（2017）：最新老年看護学 第3版 2018年版，p.194，日本看護協会出版会を参考に作成〕

表Ⅲ-1-22 在宅で救急搬送が必要と判断するために必要な情報項目

状 態	所 見	考慮すべき点
ショック	顔面蒼白*1，意識低下*1，冷汗*1，脈拍蝕知不能*1，呼吸不全*1，血圧低下，気分不快，嘔吐，動脈損傷による鮮血の溢れるような出血	軽度外傷でも血圧低下はショックとみなす 出血性疾患や抗凝固薬内服
大腿骨近位部骨折	疼痛，起立不能，股関節屈曲・外旋位，自動運動不能，皮下血腫	出血量1,000 mL以上を想定
広範囲熱傷	Ⅱ度の熱傷が30%以上，Ⅲ度の熱傷が10%以上，小児は体表面積の10%以上の熱傷，意識障害，めまい，呼吸困難が伴い，顔全体，胸全体，両下肢の熱傷	打撲や骨折を合併しやすい
コンパートメント症候群	末梢組織の虚血症状〔5つのP（pain：痛み*2，paresthesia：感覚異常*2，paralysis*2：麻痺，pallor：蒼白*2，pulselessness：無脈*2）〕，passive stretching pain：他動的伸展による疼痛増強	神経・筋の不可逆性壊死の可能性 フォルクマン拘縮 前脛骨区画症候群
基礎疾患の悪化	意識消失後に転倒，受傷時の記憶がない，てんかん，アダムス・ストークス発作など	基礎疾患治療へつなぐ

*1 1つでも呈していればショック徴候とみなす，*2 5つの症状のすべて呈していれば虚血症状とみなす。

対応では受傷部位の機能維持を目指し，QOL が低下しないように努める必要がある。

ⓐ 緊急度が高く救急搬送が必要な状態

全身状態の悪化がみられ，救急搬送の対象となる状態と所見，考慮すべき点を表Ⅲ-1-22 に示す。四肢の変形，運動障害の出現，激しい疼痛，活動性の出血，しびれの症状がある場合も救急搬送の対象となる。また受傷機転の情報は身体が受けた外的エネルギー量の情報となり，目に見える外傷以外の内出血やその後の経過観察のポイントとなる。高齢者は，小さな外的エネルギーでも外傷や骨折をきたしやすいことを考慮しておく。

ⓑ 緊急度は高くないが病院にて治療が必要な状態

前述のⓐから除外され，身体への影響が限局的かつ全身状態に重篤な影響がない状態である。

骨　折

骨折していると疑われる場合は，X 線による診断や加療のため，病院に搬送する必要がある。現場での確定診断はできないため，転倒後，強打部位の疼痛を訴え，自動運動でねじれない場合は骨折の可能性が高く，初期対応では骨折しているものとして対処する。特徴的な症状である骨折部位に限局した圧痛（マルゲーニュ疼痛），介達痛，外見上の変位，異常可動性，神経損傷によるしびれ，局所の皮下出血や強い腫脹，軋轢音の有無を観察する。また四肢の骨には多くの骨端・骨幹動脈が流れており，骨折と同時に出血をしていると考える。出血量が 1,000 mL を超えると頻脈，血圧低下が起こる。出血量が目視できなくても皮下血腫や骨折部位により出血量を考慮し，重症度判定の材料に加える。

裂　傷

裂傷の場合は目視でその程度を確認する。外的圧力が加われば身体中どこにでも起こり得るが，露出の多い四肢の受傷が多い。高齢者の皮膚は水分量が少なく，脆弱で容易に損傷する。疼痛，傷の大きさ，深さ（皮下組織，筋層，骨のどこまで達しているか），出血量，神経損傷の有無，汚染状況を確認する。活動性の出血が止まらない，筋層までの裂傷は病院での治療が必要である。

熱　傷

高温液体熱傷は，大腿や胸部，腹部，前腕～手指，口唇周囲に負うことが多い。熱傷の原因（熱源の種類，温度，量，直接触れたのか），熱傷面積（手掌法，広範囲であれば 9 の法則や 5 の法則，図Ⅲ-1-8），およその熱傷深度（色調，疼痛の有無，毛根の傷害の程度，表Ⅲ-1-23），患部の汚染状況，関節部の熱傷は関節可動域を観察する。熱傷部位が手掌より大きい，痛みが強い，手や陰部の水疱，視覚障害がある場合，Ⅱ度以上の熱傷は治療のために緊急受診が必要となる。低温熱傷は「心地よく温かい」と感じる 40～41℃でも長時間接触することにより起こる。自覚症状がないまま皮膚の深部に熱傷を負い，疼痛や水疱が出現したときには受傷してから 24 時間経過している場合もある。表面上は軽症に見えても深部の脂肪層では血流量が少なく，血流による冷却がなされないた

図Ⅲ-1-8 熱傷面積算定法（9 の法則と 5 の法則）

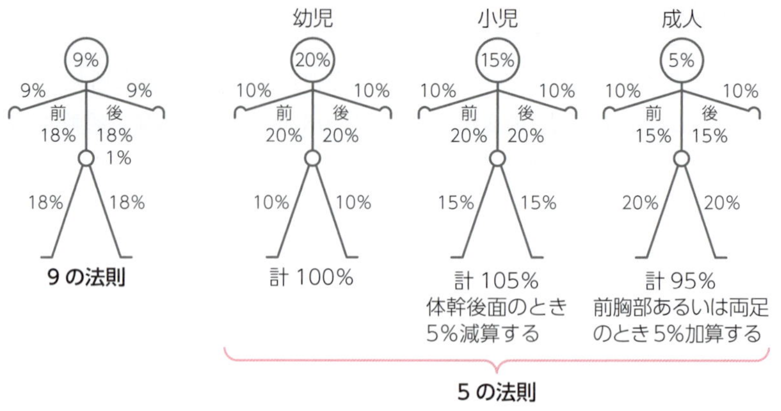

［日本救急看護学会／日本救急看護学会ファーストエイド委員会編（2017）：改訂第 2 版 ファーストエイド すべての看護職のための緊急・応急処置，p.126，へるす出版］

表Ⅲ-1-23 熱傷深度

熱傷深度	深さ	局所所見	疼痛	抜け毛テスト
Ⅰ度	表皮（角質層）	発赤・紅斑	疼痛，熱感	抜けない
浅達性Ⅱ度	真皮浅層（有棘層，基底層）	紅斑，水疱形成，水疱底が赤色	激しい疼痛，灼熱感	抜けない
深達性Ⅱ度	真皮深層まで	紅斑，紫斑～白色，水疱底が蒼白	知覚鈍麻	抜ける
Ⅲ度	皮膚全層～皮下組織	白色～褐色，黒色壊死	無痛	容易に抜ける

め，ほぼⅢ度の熱傷となり，治療の対象となる。

脊髄損傷や脳梗塞，椎体骨折などにより知覚に異常がある場合は，熱傷に気がつかず，治療が遅れ，さらに重症化しやすい。また，痛みによる深達度の評価が正確性に欠けることを考慮する。新旧混在した打撲跡，熱傷跡，骨折がある場合や，受傷の状況が不自然な外傷の場合には，虐待や DV（ドメスティックバイオレンス）も視野に入れて病院へ搬送する。

単独の外傷で全身状態に影響のないものは，連絡を受けて訪問し，状況確認後に主治医と相談して受診の手はずを整える。数日経過している外傷は緊急性がない。しかし，関節の痛みや腫脹，運動障害，受傷後 48 時間後も腫脹や皮下出血の増悪がある場合は，主治医へ報告する。

c 自宅にて訪問診療医を待てる状態

身体への影響が限局的かつ軽症な場合である。他に症状がなく，皮下組織までの裂傷で出血が止まっている場合やⅠ度の熱傷は緊急度が低く，医師の到着を待てる。ただし，高齢者の特徴として疼痛，低酸素，循環血液量の低下に対する感受性が低下しているため，すぐにバイタルサインに反映されないことを考慮しておく。抗凝固薬，抗血小板薬を内服している場合は注意が必要で，皮膚の色調，毛細血管再充満時間（capillary refilling time：CRT）や経過を追った観察が必要である。

在宅療養者に高頻度で発生するスキン-テアは，止血が可能な，真皮深層までの裂傷であり，皮膚科系疾患がなければ，必ずしも医師の診察の必要はなく，看護師による対応が可能である。

2 外傷の観察方法と対処法

初期対応は療養者のQOLが下がらないように状態の安定，疼痛緩和，合併症の予防に重点を置き，外傷部位の機能が最大限保持されることを目指す。四肢外傷の観察項目を表Ⅲ-1-24に示す。外傷を負った療養者は精神的ショックや疼痛により興奮状態となり，安静が保てない場合がある。小児，認知症や精神疾患をもつ療養者はその傾向が強く，二次的外傷や悪化を招く可能性が高いため，不安を取り除くような声かけや除痛が必要である。また患部の対処にとどまらず，皮膚の露出や患部の冷却により，凝固障害を引き起こす低体温とならないように努める必要がある。

a 出血への対処

出血源が動脈，静脈，毛細血管のどこからかを観察し，止血を行う。基本は直接圧迫止血法である。清潔なガーゼや洗濯済みのタオルと感染防止のために手袋やビニール袋を使用する。出血部位の上に直接ガーゼなどを当て，その上から徒手的に強く圧迫する。

表Ⅲ-1-24　四肢外傷の観察項目

①患者の訴えの確認
②疼痛：部位と程度
③変形：著しい変形は骨折や脱臼を意味する
④腫脹
⑤運動：障害部位およびその末梢の自動運動が可能かを確認
⑥知覚：障害部位およびそれよりも末梢で触った感覚がわかるかを確認
⑦色：特に，障害部位より末梢が蒼白になっていないかに注意
⑧脈拍：障害を受けた四肢の末梢の脈の触知が可能かを確認
⑨異常可動性：関節やそれ以外の部位が異常な方向に動いていないか
⑩軋轢音：触った時にゴリゴリやギシギシといった骨のこすれる音がしないか
⑪外表の損傷：皮膚損傷の程度，骨が見えるかどうか，汚染状況など
⑫出血：活動性の出血があるかを確認

［日本救急看護学会監／日本救急看護学会ファーストエイド委員会編（2017）：改訂第2版 ファーストエイド すべての看護職のための緊急・応急処置，p.121，へるす出版］

表Ⅲ-1-25 RICE

Rest（安静）	活動により出血や疼痛の増強を起こす可能性があり，さらなる損傷を防ぐために安静にする。安全な場所の確保，ベルトなどを緩めて安楽な体位（ショックに備えて極力仰臥位），骨折部位の安静に努める。骨折部の上下の関節をシーネまたは代用品（新聞紙や雑誌など）で固定し，包帯で巻く。その時に無理な整復はせず，そのまま固定する。固定後はきつく締めすぎていないか，末梢知覚・循環動態の観察が必要となる
Ice（冷却）	炎症や腫脹軽減，疼痛緩和のため，患部を冷却する。受傷後 15 分以内に冷却すると効果が高い。氷を袋に詰めタオルで巻き，患部をサイドから冷やす。低体温や凍傷を防ぐために 1 回の冷却時間は 20 分を目安とし，間欠的に行う
Compression（圧迫）	出血，腫脹軽減のため，テーピングや弾性包帯で圧迫する。包帯は患部の下から心臓に向かってらせん状に巻く。循環障害や神経損傷を起こさないように注意する。すでに腫脹が強く現れている場合やコンパートメント症候群が疑われる状況ではテーピングや包帯による圧迫は行わない。
Elevation（挙上）	患部の内出血，腫脹軽減のため，患部を心臓より高い位置まで挙上する

ガーゼに血液が染み出てくる場合はガーゼを交換するのではなく，その上にさらに新しいガーゼを追加していく。動脈損傷や抗凝固薬の内服などがなければ数分で止血できる。直接圧迫止血法で止血できない場合や四肢末梢の出血は間接圧迫止血法を行う。方法は出血部位に近い中枢側の動脈を直接圧迫止血法と同様に圧迫する。

b 骨折の対処

骨折の基本の初期対応は RICE（rest：安静，ice：冷却，compression：圧迫，elevation：挙上）である（表Ⅲ-1-25）。内出血や腫脹，疼痛を抑え，合併症予防に有効である。処置が早いほど回復によい影響を及ぼし，低侵襲の筋挫傷，打撲にも有効である。

c 裂傷の対処

裂傷の場合は止血ができ，神経損傷がなければ必ずしも受診する必要はなく，訪問診療医の到着を待つことができる。感染，乾燥をさせないように非固着性ガーゼなどを用いて創部の保護に努める。

スキン-テアの場合は止血し，弱酸性の泡で洗浄後，皮弁を戻す。新たな創傷を発生させないために非固着性の創傷被覆材と，上皮化促進のため白色ワセリン，ジメチルイソプロピルアズレン（アズノール® 軟膏）などで創面を保護する。そのときは，皮弁固定を妨げないよう，被覆材除去時の剥離方向を表面に矢印で示しておくとよい。さらに，医療用テープでの固定は新たな創傷を発生させるリスクが高いため，包帯などで保護することが望ましい。

d 熱傷の対処

おおよその熱傷面積・熱傷深度により重症度判定を行う。深部への進行を抑えるために，冷水や湿らせたガーゼにより患部を冷却する（目安は 5～15℃以下，15 分以上 20 分以内）。患部が衣類で覆われている場合，衣類と一緒に損傷した皮膚がはがれてしまうため，すぐに脱がせず，まず衣類の上から冷水をかける。冷却は疼痛緩和や浮腫の軽減に有効であるが，熱傷が広範囲の場合や小児の場合は低体温を招かないように注意する。痛みが強い場合は経口鎮痛薬があれば内服してもらう。浮腫が進行していくため，指輪や時計などは外しておく。水疱形成がある場合，感染予防のために潰さないように注意し，保護のためにラップで覆う。水疱が破れてしまった場合もラップで保護する。医師の診察後の治療に影響を及ぼすため，この段階でむやみに軟膏などを塗布してはならない。ただし，Ⅰ度の熱傷に限っては水疱形成がなく感染のリスクも低いことから，副腎皮質ステロイド含有軟膏やジメチルイソプロピルアズレン（アズノール® 軟膏）塗布による炎症の沈静化を図ることが可能である。

3 家族への指導

受傷の連絡を受けた際は，表Ⅲ-1-22 に示す状態かどうかを確認するために，「ぐったりしていないか，意識はあるか，顔色が悪くないか，呼吸が苦しそうではないか」「どのような状態で外傷を負ったのか，傷の状態，汚染状況，痛がっているか，吐いていないか，出血量はどのくらいか，冷や汗をかいていないか」を確認する。このときに顔面蒼白，意識低下の情報があれば生命の危機レベル状態と判断し，直ちに主治医への連絡と救急搬送要請を行う。

そのほかの場合，強打しているときには痛みがある部位を動かさない，出血しているときはタオルなどで覆い，手で押さえる，ベルトやアクセサリーなど身体を締めつけるものや装着物は外す，安全な場所で療養者が楽な姿勢で待つように伝える。熱傷のときはまず冷やす，衣類を無理に脱がない，水疱は潰さない，軟膏など何も塗らない，患部以外を保温するよう指導する。

転倒が起きた後は，療養者，家族，支援チームで転倒防止対策を見直す必要がある。高齢者にとって椎体骨折，大腿骨近位部骨折は ADL の低下を招き，寝たきり，廃用症候群，死亡へとつながるリスクを負う。骨折後はさらに再転倒のリスクが高まるため，今ある機能を維持し，転倒しない身体づくりを目指したリハビリテーションが欠かせない。日常生活訓練の場としてデイケアや訪問リハビリテーションなどのサービス導入を検討する。大腿骨頸部骨折予防にはヒッププロテクター使用のエビデンスが確立しており，有効である。また転倒リスクアセスメントを行い，生活動線の床の素材，段差，履物，手すりの位置などの環境整備を，ケアマネジャー，理学療法士，福祉用具業者とともに行う必要がある。骨粗鬆症と診断された場合には食事や運動習慣などの生活の見直しと，治療継続も併せて行っていく。さらに，看護師の役割としてフットケア，頻尿や薬の影響と考えられる眠気などの症状改善を目指し，転倒のリスクを下げていく。そして一度転倒し，受傷すると転倒への恐怖心や不安が残り，歩行意欲が低下する転倒後症候群となることがある。再転倒のリスク要因であるため，心理的支援も行い予防につなげる。

スキン-テアの場合は，皮膚の状態などの個体要因に加え，外力発生要因のリスクアセスメントを行う。「ぶつかる」ことや「ずれ」が原因となることが多いため，環境調整，栄養管理やスキンケア，皮膚を露出させないよう衣類で保護するなどの計画が必要である。さらに，身体に触れる支援者全員のケア技術指導，スキン-テアの初期処置として非固着性ガーゼや白色ワセリンを使用し，乾燥させないように努め，テープを使用して固定しないよう指導しておく（詳細は本テキストスキンケアと褥瘡ケア，スキン-テアの項参照）。

熱傷の場合は深達性Ⅱ度以上の熱傷の治癒過程で皮膚が瘢痕化し，皮膚の収縮，弾力性を失う。そのため屈曲ができず，可動域制限が起き，拘縮となりやすいので，早期に可動域訓練が必要となる。生活の中での訓練を指導していく。

しかし一番大切なのは予防することである。訪問看護師は，外傷が発生する前に上述したことを行い，リスクを下げ，安全に療養できる環境づくりに努めなければならない。

引用文献

1）総務省消防庁（2017）：平成 29 年版 救急・救助の現況，p.3.
http://www.fdma.go.jp/neuter/topics/kyukyukyujo_genkyo/h29/hajimeni.pdf
2）福井次矢，奈良信雄編（2016）：意識障害，内科診断学 第 3 版，p.739，医学書院.
3）福井次矢，奈良信雄編（2016）：呼吸困難 呼吸不全，内科診断学 第 3 版，p.477-483，761-770，医学書院 .
4）亀井智子編（2016）：救急手技 窒息，根拠と事故防止からみた老年看護技術 第 2 版，p.500-506，医学書院.
5）工藤翔二，青木きよ子編／村田朗（2016）：呼吸器疾患とその診療 主な呼吸器疾患の診療 換気とガス交換の障害，新体系看護学全書 成人看護学 2 呼吸器，p.212-214，メヂカルフレンド社.
6）日本緩和医療学会，緩和医療ガイドライン委員会（2014）：がん疼痛の薬物療法に関するガイドライン，p.18．https://www.jspm.ne.jp/guidelines/pain/2014/pdf/pain2014.pdf

参考文献

- 厚生労働省（2018）：平成 30 年 人生の最終段階における医療に関する意識調査報告書.
http://www.mhlw.go.jp/toukei/list/saisyuiryo.html
- 厚生労働省（2017）：情報通信機器（ICT）を利用した死亡診断等ガイドライン.
http://www.kansensho.or.jp/news/shouchou/pdf/1709_ICT_guidelines.pdf
- 厚生労働省（2016）：平成 28 年（2016）医療施設（動態）調査・病院報告の概況.
https://www.mhlw.go.jp/toukei/saikin/hw/iryosd/16/
- 日本臨床救急医学会（2017）：人生の最終段階にある傷病者の意思に沿った救急現場での心肺蘇生等のあり方に関する提言.
http://jsem.me/wp-content/uploads/2017/04/%E8%87%A8%E5%BA%8A%E6%95%91%E6%80%A5%E5%8C%BB%E5%AD%A6%E4%BC%9A%E6%8F%90%E8%A8%80%EF%BC%88%E5%85%AC%E8%A1%A8%E7%94%A8%EF%BC%89.pdf
- 角田直枝編（2016）：よくわかる在宅看護 知識が身につく！ 実践できる！ 改訂第 2 版，学研メディカル秀潤社.
- 鈴木央監／平原優美編（2015）：緊急時にどう動く？ 症状別 在宅看護ポイントブック，照林社.
- 日本救急看護学会監／日本救急看護学会ファーストエイド委員会編（2017）：ファーストエイド すべての看護職のための緊急・応急処置 改訂第 2 版，へるす出版.
- 日本医師会（2010）：日本医師会生涯教育シリーズ 在宅医療 午後から地域へ，医学書院.
- 福井次矢，奈良信雄編（2016）：内科診断学 第 3 版，医学書院.
- 日本救急医学会監（2014）：標準救急医学 第 5 版，医学書院.
- 山勢博彰，他（2013）：系統看護学講座 別巻 救急看護学 第 5 版，医学書院.
- 日本臨床倫理学会（2015）：日本版 POLST（DNAR 指示を含む）作成指針.
http://square.umin.ac.jp/j-ethics/pdf/POLST%E6%8C%87%E9%87%9D.pdf
- 日本集中治療医学会倫理委員会（2017）：DNAR（Do Not Attempt Resuscitation）の考え方，日本集中治療医学会雑誌，Vol.24，No.2，p.210-215.
- 日本集中治療医学会倫理委員会（2017）：生命維持治療に関する医師による指示書（Physician Orders for Life-sustaining Treatment, POLST）と Do Not Attempt Resuscitation（DNAR）指示，日本集

中治療医学会雑誌，Vol.24，No.2，p.216-226.
- 日本救急医学会，日本集中治療医学会，日本循環器学会（2014）：救急・集中治療における終末医療に関するガイドライン～3学会からの提言.
http://www.jaam.jp/html/info/2014/pdf/info-20141104_02_01_02.pdf
- 箕岡真子（2015）：「蘇生不要指示のゆくえ」医療者のためのDNARの倫理，蘇生，Vol.34，No.2，p.82-86.
- 日本救急看護学会（2015）：救急医療領域における看護倫理ガイドライン.
http://jaen.umin.ac.jp/pdf/nursing_ethics_guideline20130827ver.pdf
- 厚生労働省（2018）：人生の最終段階における医療・ケアの決定プロセスに関するガイドライン 改訂.
https://www.mhlw.go.jp/file/06-Seisakujouhou-10800000-Iseikyoku/0000197721.pdf
- 日本臨床救急医学会バイスタンダーサポート検討特別委員会（2015）：バイスタンダーとして活動した市民の心的ストレス反応をサポートする体制構築に係る提案.
http://jsem.me/about/baisuta_teigenn.pdf
- 太田祥一，他（2017）：高齢者救急；在宅医療に役立つ救急の知識，在宅新療0-100，Vol.2，No.2，p.109-149.
- 泰川恵吾，他（2016）：地域のなかで支えあう在宅医療と救急医療，在宅療養者の救急対応と地域連携，在宅新療0-100，Vol.1，No.9，p.779-811.
- 日本家庭医療学会編（2007）：プライマリ・ケア救急 即座の判断が必要なとき，p.106-116，プリメド社.
- 堤晴彦，他編（2012）：救急・ERノート レジデントノート別冊 まずい！から始める意識障害の初期診療，羊土社.
- 鈴木央監／平原優美編（2015）：緊急時にどう動く？ 症状別 在宅看護ポイントブック，昭林社.
- 上原譽志夫，他編（2010）：総合診療マニュアル，p.310-320，金芳堂.
- 井上智子，稲瀬直彦編（2014）：緊急度・重症度からみた症状別看護過程＋病態関連図，p.320-356，医学書院.
- 日野原重明編（2006）：フィジカルアセスメント ナースに必要な診断の知識と技術 第4版，p.140-141，医学書院.
- 日本救急医学会監（2008）：電話救急医療相談プロトコール 電話による傷病の緊急度・重症度評価のために，へるす出版.
- 曽我幸弘，泰川恵吾監（2007）：看護・介護の現場で役立つ すぐ引ける救急事典，成美堂出版.
- 垂井清一郎，他編（2000）：総合内科診断学，朝倉書店.
- 飯野四郎，陣田泰子監（2002）：Nursing Selection 2 消化器疾患，p.65-78，学研メディカル秀潤社.
- 井上智子編（2007）：症状からみた看護過程の展開 病態生理とケアのポイント，p.155-163，医学書院.
- 井廻道夫，菅原スミ編（2010）：新体系看護学全書 成人看護学5 消化器 第2版，p.54-57，374-377，メヂカルフレンド社.
- 岡元和文編著（2013）：症状・徴候を看る力！ アセスメントから初期対応（ケア）まで，p.175-181，総合医学社.
- 小田正枝編著（2014）：プチナースBOOKS 症状別看護過程 アセスメント・看護計画がわかる！，p.164-176，照林社.
- 菅野健太郎，他編（2015）：消化器疾患最新の治療2015-2016，p.84-86，南江堂.
- 富松昌彦，川野良子編（2009）：消化器疾患ベストナーシング，p.218-221，学研メディカル秀潤社.
- 日本家庭医療学会編（2007）：プライマリ・ケア救急 即座の判断が必要なとき，p.127-130，プリメド社.
- 後藤順（2017）：転倒・転落，コミュニティケア，Vol.19，No.2，p.21-24.
- 西塔依久美（2014）：高齢者における急変の特徴，Nursing Today，Vol.29，No.4，p.8-13.
- 山﨑祐嗣（2014）：転倒・骨折，Nursing Today，Vol.29，No.4，p.37-39.
- 水谷信子監（2016）：最新老年看護学 第3版，日本看護協会出版会.
- 飯島治（2013）：在宅整形が得意技になる本，南山堂.
- 日本救急医学会監（2012）：改訂 電話救急医療相談プロトコール 電話による傷病の緊急度・重症度評価のために，へるす出版.
- 厚生労働省（2018）：平成30年国民生活基礎調査（平成28年）の結果から グラフで見る世帯の状況. https://www.mhlw.go.jp/toukei/list/dl/20-21-h28.pdf
- 落合慈之監／五十嵐敦之編（2012）：新版 皮膚科疾患ビジュアルブック，学研メディカル秀潤社.
- 清水宏（2018）：あたらしい皮膚科学 第3版，中山書店.

- 高井信朗監：スーパービジュアル 全部見える 整形外科疾患，成美堂出版．
- 日本熱傷学会学術委員会編（2015）：熱傷診療ガイドライン 改訂第2版，日本熱傷学会．
- 日本救急看護学会監（2014）：外傷初期看護ガイドライン JNTEC 改訂第3版，へるす出版．
- 日本創傷・オストミー・失禁管理学会編（2015）：ベストプラクティス スキン-テア（皮膚裂傷）の予防と管理，照林社．

2 がん看護

ねらい

がん治療中の在宅療養者の支援について理解できる。

目　標

1. がんの基本的知識について理解できる。
2. がんの療養者の看護の基本が理解できる。
3. がんの療養者の家族への支援について理解できる。
4. がんの療養者を支援する社会資源について理解できる。

1 がんの理解

1 がんの特性

1 がんの患者数，死亡数などの動向

がんは，1981（昭和 56）年から日本人の死因の第 1 位であり，2014（平成 26）年には年間約 37 万人ががんにより死亡し，生涯のうちに約 2 人に 1 人の割合で罹ると推計されている。また，人口の高齢化を主な要因として，がんの罹患数・死亡数ともに増加し続けているのが現状である。こうしたことから，依然としてがんは国民の生命と健康にとって重大な問題である。

2 がんの発生機序や要因

がんは，何らかの要因により正常な細胞の遺伝子に傷がつき，異常な細胞ができて，それが自律的に増殖し，かたまりになったものである。正常な細胞は，身体や周囲の状態に応じて，増えたり，増えることをやめたりする。例えば，皮膚細胞は，外傷に伴い増殖して傷口をふさぎ，傷が治れば増殖を停止する。一方，がん細胞は，身体からの命令を無視して増え続け，周囲の大切な組織を壊したり，浸潤・転移（リンパ腺，血液）を招く。そして，臓器の働きを悪化させ，さまざまな症状を出現させる。

がんの発生には，加齢，放射線，高塩分，食品添加物，アスベストなどの環境要因のほか，昼夜逆転の生活といった社会環境が影響している。

3 がんの症状

がん患者は，がんそのものやがんに関連した全身衰弱により，さまざまな苦痛症状を体験する。主要な身体症状の出現からの生存期間では，生存期間が 1 カ月以上の場合，痛みの出現率が最も高く，生存期間が約 1 カ月未満になると，全身倦怠感，食欲不振，便秘，不眠などの症状の出現頻度が増加する（図Ⅲ-2-1）。これらの身体的苦痛症状はがん患者の日常生活にも大きな影響を及ぼし，日常生活の障害の出現から生存期間が 2 週未満になる頃から，自力での移動や食事・排泄などの日常生活動作の障害の頻度が高くなっている（図Ⅲ-2-2）。

図Ⅲ-2-1　主要な身体症状の出現からの生存期間（206例）

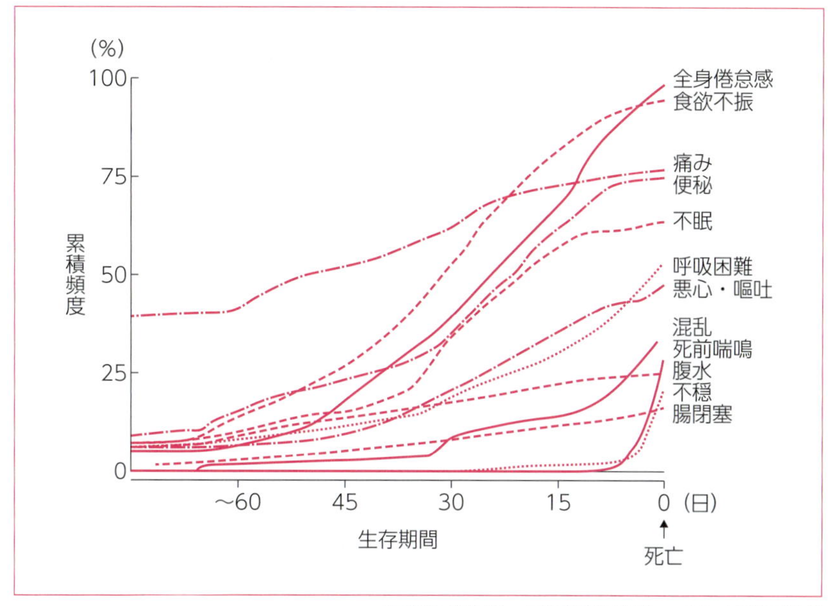

［恒藤暁（1999）：最新緩和医療学，p.19，最新医学社］

図Ⅲ-2-2　日常生活の障害の出現からの生存期間（206例）

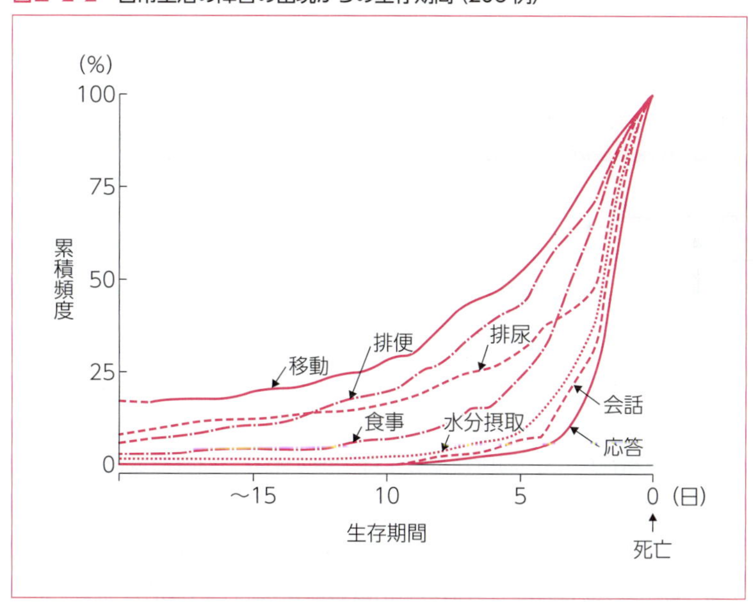

［恒藤暁（1999）：最新緩和医療学，p.20，最新医学社］

4　がんのステージ分類

がんの進行度を表しており，最も早期のステージ0（がんの種類によってはステージ0がないこともある）から，Ⅰ→Ⅱ→Ⅲ→Ⅳとあり，ステージⅣが最も進行している状態となる。判定には，①がんの大きさや広がり（T因子），②リンパ節への転移の有無（N因子），③他の臓器への転移の有無（M因子）の3つの基準をもとに分類されている（表Ⅲ

表Ⅲ-2-1　がんのステージ分類

ステージ0	がん細胞が上皮（身体や臓器の表面あるいは内腔などを覆う組織：消化管では粘膜）内にとどまっており，リンパ節に転移はしていない
ステージⅠ	腫瘍が少し広がっているが筋肉の層まででとどまっており，リンパ節に転移はしていない
ステージⅡ	リンパ節に転移はしていないが，筋肉の層を越えて浸潤している，または，腫瘍は広がっていないがリンパ節に少し転移している
ステージⅢ	腫瘍が筋肉の層を越えて深く浸潤（または臓器の壁を超えて露出）しており，リンパ節転移もみられる
ステージⅣ	がんが臓器の壁を越えて，周りの主要な血管などに浸潤しているか，離れた他の臓器へ転移している

-2-1）。

がんの種類によってステージの分類の仕方は異なり，がんの発生した部位や臓器によって病態や症状は違ってくるが，基本的には表Ⅲ-2-1のように分類される。ステージⅠであれば，ほとんどのがんで5年生存率が80～90%を超えるが，ステージが進むほど悪くなり，ⅢやⅣになると5年生存率は大きく低下する。ステージによって治療法も異なる。

5　がんの診断・治療

a 診　断

検診や，患者が症状に気づいて医療機関を受診することにより，精密検査のきっかけとなり，病理診断が決め手となって，がんの確定診断につながる。

b 治　療

がんの治療には，局所治療と全身治療があり，局所治療には，手術療法・放射線療法，全身治療には薬物療法がある（表Ⅲ-2-2）。そして，これら局所と全身の治療の組み合わせ（集学的治療）により効果の拡大を図る。治療の目的は，根治だけではなく，予防，延命，QOLの改善の場合もある。治療の際には，その目的と効果を評価し，患者への説明を十分に行ったうえで，患者が治療法や追加治療の選択を行うための意思決定を援助しながら進めていくことが大切である。

近年，がんに関する研究や治療の進歩により，治療の主流は手術療法から，化学療法や，放射線療法を併用した集学的治療が主流となっている。また，平均在院日数の短縮から，外来で化学療法を継続することが増え，自宅で仕事を続けながら副作用や症状をコントロールしている患者も増えている。こうした治療の場の変化に伴い，長期にわたりがんを抱えながら生活するなど患者のおかれている状況も変化している。

主に大腸癌の化学療法であるFOLFOX／FOLFIRI療法などは，静脈ポートから持続

表Ⅲ-2-2 がんの治療と特徴

手術療法	・早期の場合の治療の第一選択 ・内視鏡や腹腔鏡による低侵襲手術も増加している ・早期離床や麻酔技術も進歩し，早期退院が可能になってきている ・症状対策としても用いられる
放射線療法	・腫瘍細胞の DNA を損傷させる治療 ・X 線，電子線，γ線，重粒子線，陽子線などが腫瘍の部位や大きさにより用いられる ・基本的に通院で治療が受けられるが，数十日を要することもある ・体外からの外照射や内照射がある ・照射中から 90 日くらいに起こる急性有害事象は，骨髄抑制，皮膚粘膜障害，浮腫，倦怠感などである ・照射後に起こる晩期有害事象は，照射部位の機能障害や血行障害，二次がんがある
薬物療法	・抗がん剤や分子標的薬，内分泌療法薬，免疫賦活薬などがある ・薬剤の特徴によって内服や静脈注射，筋肉注射などのルートが使われる ・治療期間や薬剤量などは，ガイドラインに沿った標準治療が選択される ・有害事象は薬剤によって異なり，出現時期もさまざまである。脱毛，嘔気・嘔吐，食欲不振，倦怠感，骨髄抑制，口内炎，皮膚障害，心機能低下，腎機能障害，肝機能障害，肺機能低下など ・通院治療が一般的で，仕事をしながら治療を続けることができる

注入用インフューザーポンプで投与され，在宅管理のうえ，訪問看護師が抜針することもある。薬剤投与上の注意や副作用とともに，抗がん剤の排泄に伴う介助者の抗がん剤曝露についてなど，在宅における生活上の注意点についても理解が必要である。

6 がんの予防

がんの原因やハイリスク因子はさまざまな研究で明らかになっており，予防可能な疾患といえる。細胞の変異から発がんまでには長い時間を経て体内で進行するため，発病前からの予防や健康づくりが重要である。バランスのとれた規則正しい食生活や，ストレス対策などの生活習慣の見直し，がん検診の受診，禁煙，肝炎対策（重症化予防の推進），学校におけるがん教育の実施，ワクチン実施（子宮頸癌ワクチンなど）などの対策が有効である。

2 がん対策の概要

1 がん対策基本法

2006（平成 18）年，がんになっても安心して暮らせる社会の構築を目的として，がん対策に関する基本理念を定めた法律である。国，地方公共団体，医療保険者，国民および医師などの責務を明確化している。これに基づき，政府ががん対策推進基本計画を策定し，高齢多死社会に向けて，2015（平成 27）年 12 月にがん対策加速化プラン「がんの予防」「がんの治療・研究」「がんとの共生」の 3 つの柱を制定し，がんを克服して活力ある健康長寿社会の確立を目指している（表Ⅲ-2-3）。

がんの予防対策として具体的には，「がん検診推進事業」におけるがん検診を無料で受けられるクーポン券の配布や，国民一人ひとりへの受診勧奨（個別受診勧奨）があげられ

表Ⅲ-2-3 がん対策の基本的施策

がんの予防	・避けられるがんを防ぐ ・がん検診，たばこ対策，肝炎対策，学校におけるがん教育
がんの治療・研究	・がん死亡者の減少 ・がんのゲノム医療，標準的治療の開発・普及，がん医療に関する情報提供 ・小児・AYA 世代のがん*と希少がん対策，がん研究
がんとの共生	・がんとともに生きる ・就労支援，支持療法の開発・普及，緩和ケア

* AYA 世代のがん患者：15 歳以上 40 歳未満のがん患者（AYA 世代にある小児がん経験者も含む）
［厚生労働省（2015）：がん対策加速化プラン．http://www.mhlw.go.jp/file/04-Houdouhappyou-10901000-Kenkoukyoku-Soumuka/0000115121.pdf を参考に作成］

る。また，がんとの共生としては，近年増加している外来化学療法中のがん患者に対し，病院医師が在宅医療や訪問看護を紹介して緩和ケアにつなげると病院に点数が加算されるなど，外来から在宅医療への移行や，がん患者が安心して自宅で療養できるような支援が進められている。

2 がん診療連携拠点病院制度とがん相談支援センター

厚生労働省の「がん診療連携拠点病院の整備について」（厚生労働省健康局長通知）に基づき，全国どこでも質の高いがん医療を提供することができるよう，各都道府県に，がん診療連携拠点病院 400 施設，特定領域がん診療連携拠点病院 1 施設，地域がん診療病院 36 施設が指定されている（2018 年 4 月 1 日現在）。また，各拠点病院には「がん相談支援センター」を設置し，専門的ながん医療の提供，地域のがん診療の連携協力体制の構築，がん患者に対する相談支援および情報提供などを行っている。

また，「暮らしの保健室」や「マギーズ」など，がん患者やその家族が日々の暮らしや医療について気軽に相談できる地域に開かれた窓口や取り組みも全国に増えてきている。

3 緩和ケア

WHO（世界保健機関）は緩和ケアの定義を「緩和ケアとは，生命を脅かす疾患による問題に直面している患者とその家族に対して，痛みやその他の身体的問題，心理社会的問題，スピリチュアルな問題を早期に発見し，的確なアセスメントと対処（治療・処置）を行うことによって，苦しみを予防し，和らげることで，クオリティ・オブ・ライフ（QOL）を改善するアプローチである」（2002 年）としている（図Ⅲ-2-3）。

がん患者とその家族が可能な限り質の高い生活を送るためには，がんと診断されたときから，診断，治療，在宅医療などさまざまな場面で切れ目なく緩和ケアが実施されるべきである。緩和ケアを含むがん医療の目標は，単なる治療の効果としての延命だけではなく，患者の QOL を維持し，より向上させることにある。

QOL は，生活の質，人生の質，生命の質などと訳され，個人の価値観に基づく人生の生きがいや満足度など，包括的な概念である。がん患者の QOL は，多次元的で包括的で

図Ⅲ-2-3　緩和ケア

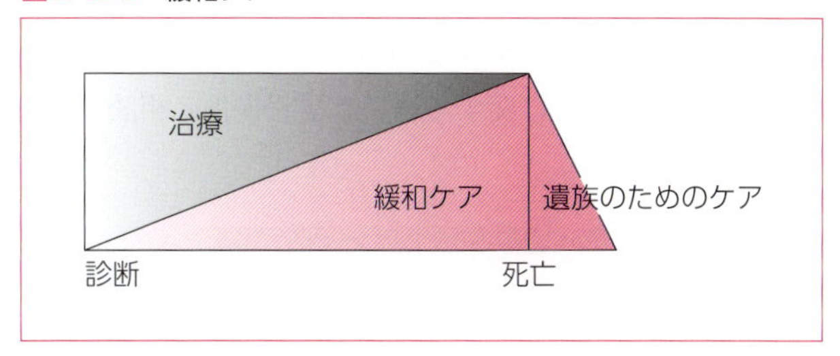

図Ⅲ-2-4　全人的苦痛（total pain）

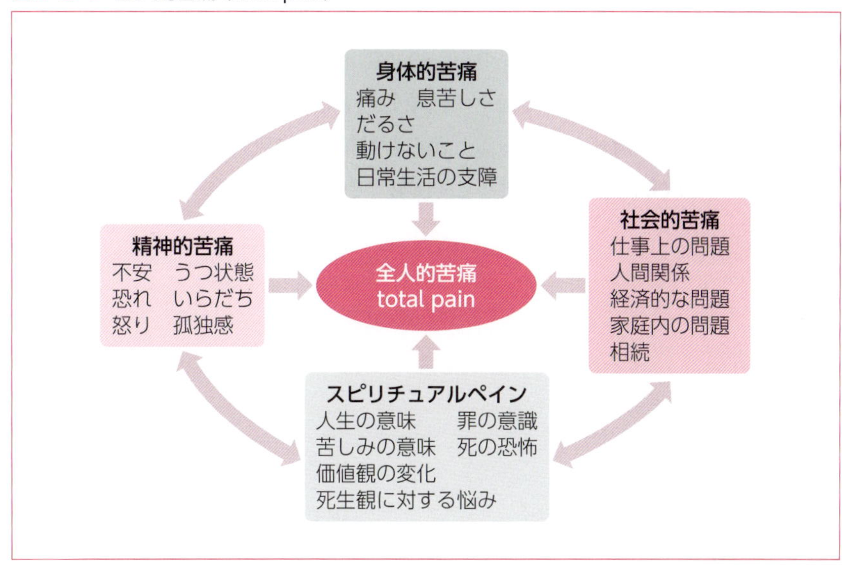

［淀川キリスト教病院ホスピス編（2007）：緩和ケアマニュアル 第５版，p.39，最新医学社を一部改変］

ある。がんの罹患は生命を脅かされるきわめて衝撃的な体験である。がん患者は，がんや治療に伴う苦痛，長期にわたる治療の継続，それらによる生活や役割の変更，心理・社会的苦痛，生きがいや人生に対する苦悩などさまざまな課題を抱える。したがって，がん患者のQOLは，「身体面」「機能面」「心理面」「社会面」「スピリチュアルな面」から包括的にとらえなければならない。QOLを評価するのはがんを生きる患者自身であり，その人独自の基準をもっている。すなわち，QOLとは，その人が望む生活やその人らしさを表現しており，その実現を目指したケアが求められる。

がん患者が体験している複雑な苦痛は全人的苦痛（total pain）と呼ばれている。身体的苦痛のみとしてとらえるのではなく，精神的側面や社会的側面，スピリチュアルな側面からもとらえる必要があり，これら４つの苦痛は互いに影響し合っており，全体として患者の苦痛を形成している（図Ⅲ-2-4）。

4　就労支援

がん患者・がんサバイバーは，生活費や治療費などの経済面はもとより，仕事と治療の両立の仕方や仕事への復帰時期などに不安を抱きやすい。就労を維持するための情報提供や相談体制として，がん診療連携拠点病院の相談支援センターに就労に関する専門家を配置し，患者の就労に関する問題をくみ上げ，ハローワークや労働局，就労先の各事業者と連携して，就労に関する適切な情報提供と相談支援を行っている。

5　小児がんや希少がんへの対策の推進

がん対策推進基本計画の重点的課題の１つとして，働く世代や小児へのがん対策の充実が挙げられ，小児がん拠点病院を整備し，小児がんの中核的な機関の整備が進められている。また，希少がんは，数が少ないため他のがんよりも専門とする医師や医療機関が少なく，治療開発も行いづらいために治療法が確立していないなど，さまざまな課題を抱えている。希少がん個々の種類の患者は少ないものの，希少がん全体としてはがん全体の一定の割合を占めることからも対策が必要とされていた。がん対策推進基本計画における取り組むべき課題として実践されている。

2 がん看護の実際

1 症状マネジメント

1 痛 み

ⓐ 定 義

国際疼痛学会は,「実際に何らかの組織損傷が起こったとき，あるいは組織損傷が起こりそうなとき，あるいはそのような損傷の際に表現されるような，不快な感覚体験および情動体験」と定義している[1)]。痛みは主観的なものであり，がんの痛みは身体的だけでなく，心理的，社会的，スピリチュアルな苦痛が複雑に絡み合って起こる全人的なものとしてとらえる必要がある。

ⓑ 原因・機序

がんによる浸潤や炎症，外傷などにより組織損傷が生じると，プロスタグランジンやヒスタミンなどの発痛物質が放出される。これらの化学物質は末梢神経にある侵害受容器を活性化させ，脊髄後根に伝達される。脊髄に到達するとグルタミン酸やソマトスタチン，興奮性アミノ酸，サブスタンスPなどが放出され，それぞれ受容体を介して脊髄後角の二次ニューロンを興奮させ，外側脊髄視床路と内側脊髄視床路の2つに分かれて伝達される。外側脊髄視床路は視床を経由して大脳皮質体性感覚野へ，内側脊髄視床路は視床下部を通り大脳辺縁系へと伝えられて痛みを認識する

ⓒ 痛みの分類

表Ⅲ-2-4に痛みの分類を示す。

ⓓ 在宅療養者の痛みのアセスメント

痛みは主観的なものであり，痛みを感じている療養者の表現なしにアセスメントはできない。また，がんの痛みは療養者のQOL（人生・生活の質）を低下させてしまうため，特に在宅においては痛みが生活に及ぼしている支障，QOLの視点で痛みをアセスメントする必要がある。以下の項目について，初回訪問時，痛み治療の開始前・開始後，鎮痛薬増量・変更後，症状変化時などの度に行う。痛みのアセスメントには図Ⅲ-2-5のような評価シートを用いて行うとよい。

表Ⅲ-2-4　痛みの分類

●時間による分類

急性疼痛	通常，身体の傷害に続いて起こり，傷害の治癒に伴って消失する。交感神経の活動による生理学的反応（血圧上昇，発汗など），行動学的反応（痛みの訴え，泣く，さするなど）が現れる
慢性疼痛	原則として，痛みに特効する療法に基づいた治療，あるいは非オピオイドのような痛みのコントロールの決まりきった方法に反応しないしつこく続く痛み

●痛みのパターンによる分類

持続痛	24 時間のうち 12 時間以上経験される平均的な痛み
突出痛	持続痛の有無や程度，あるいは鎮痛薬治療の有無にかかわらず発生する一過性の痛みの増強。痛みの発生からピークまで 3 分程度と短く，平均持続時間は 15～30 分で，90%は 1 時間以内に終息する

●神経学的分類

	侵害受容性疼痛		神経障害性疼痛
	体性痛	内臓痛	
痛みの部位	皮膚，粘膜，骨，関節，筋肉，結合組織など	管腔臓器（消化管），被膜をもつ固形臓器（肝臓，腎臓など）	末梢神経，脊髄神経，視床，大脳などの痛み伝達経路
痛みを起こす刺激	切る，刺す，叩くなどの機械的刺激	管腔臓器の内圧上昇，臓器被膜の急激な伸展，臓器局所および周囲組織の炎症	神経の圧迫，断裂
痛みの特徴	局在が明瞭な持続痛が体動に伴って増悪する	深く絞られるような，押されるような痛み，局在が不明瞭	障害神経支配領域のしびれ感を伴う痛み，電気が走るような痛み
例	骨転移局所の痛み 術後早期の創部痛 筋膜や筋骨格の炎症に伴う筋れん縮	消化管閉塞に伴う腹痛，肝臓腫瘍内出血に伴う上腹部・側腹部痛，膵臓癌に伴う上腹部・背部痛	がんの腕神経叢浸潤に伴う上肢のしびれ感を伴う痛み，脊椎転移の硬膜外浸潤に伴う背部痛，化学療法後の手足の痛み
随伴症状	頭蓋骨，脊椎転移では病巣から離れた場所に特徴的な関節痛を認める	嘔気・嘔吐，発汗などを伴うことがある。病巣から離れた場所に関連痛を認める	知覚低下，知覚異常，運動障害を伴う

［日本緩和医療学会緩和医療ガイドライン委員会編（2014）：がん疼痛の薬物療法に関するガイドライン 2014 年版，金原出版より作成］

痛みの原因のアセスメント

がん患者の痛みのすべてががんによるものとは限らない（表Ⅲ-2-5）。対応に緊急性を要する痛みを見逃さないようにする。

❖緊急性の高い痛み：脊髄圧迫症候群，硬膜外転移，体重支持骨の骨折または切迫骨折，脳転移，軟髄膜転移，感染症に関連した痛み，消化管の閉塞・穿孔・出血など

日常生活への影響

痛みにより日常生活にどの程度支障をきたしているのか，また，療養者がどの程度の対応を希望しているのか，症状への対応の必要性についても評価する。

排泄

消化器・尿路・婦人科系のがんの場合，排尿・排便障害や腸蠕動に伴う腹痛，肛門痛，排尿時痛を生じやすい。排泄中やその前後の痛みの出現・変化に注意する。また，活動性低下や鎮痛薬の副作用による便秘も痛みにつながる。骨転移による体性痛や神経障害

表Ⅲ-2-5 痛みの原因として考えられるもの

がん自体によるもの	骨浸潤，軟部組織への伸展，内臓浸潤，神経圧迫・浸潤，頭蓋内圧亢進など
がんに関連したもの	リンパ浮腫，便秘，口内炎，褥瘡，筋・筋膜症候群など
がん治療に関連したもの	手術後の瘢痕による痛み，化学療法による副作用，放射線療法による副作用など
がん患者に併発したがん以外の疾患によるもの	頭痛，骨関節炎，帯状疱疹など

性疼痛がある場合，排泄動作に伴う苦痛もみられる

入浴

温熱効果が痛みの緩和につながることもある。また，入浴動作に伴う痛みの増強の有無も確認する。

食事

食事に伴う消化器粘膜への刺激・蠕動に伴い痛みが出現・増強することもある。また，食事内容によっても口腔内粘膜の刺激から痛みを生じる場合もある。

睡眠

痛みによる不眠はQOLが低下するため，必ず確認する。睡眠に対する感じ方には個人差もあるため，時間だけで評価せず，療養者がどう感じているかを重視する。

療養者・家族の対処状況

療養者・家族は，痛みを抱えながらも生活動作や環境などを工夫して痛みに対処している場合もある。療養者の何気ない動きや生活動作の様子，生活パターンや身の回りの環境などをよく観察するとともに，対処方法を確認する。

痛みのパターン

1日の中で痛みの強さに変化がある場合，鎮痛薬の効果や生活動作による影響も考えられる。また，持続痛の場合には鎮痛薬の定期投与や増量，突出痛の場合にはレスキュー薬を使うなど，痛みのパターンにより治療方針も異なってくる

痛みの強さ

痛みは主観的なものなので，療養者自身による評価を共有することが大切である。その際，図Ⅲ-2-5の「痛みの強さ」の評価ツールを用いるとよい。一番強いときの痛み，一番弱いときの痛み，1日の平均の痛みに分けて評価する。

認知障害や意識障害のある療養者や小児など，自分で痛みを訴えられない場合，評価ツールを使用するのは難しい。この場合には，①表情，②声や話し方，③身体の動き，④様子や行動，他人とのかかわり方の変化，⑤日常生活パターンの変化，⑥精神状態の変化を観察することが参考になる。

痛みの部位

帯状疱疹，蜂窩織炎，外傷など，がんと関連しない痛みが合併していることもあるので注意する。

痛みの経過

いつから痛みが出現するようになったのか，以前からある痛みなのかどうかを確認す

図Ⅲ-2-5　痛みの評価シート

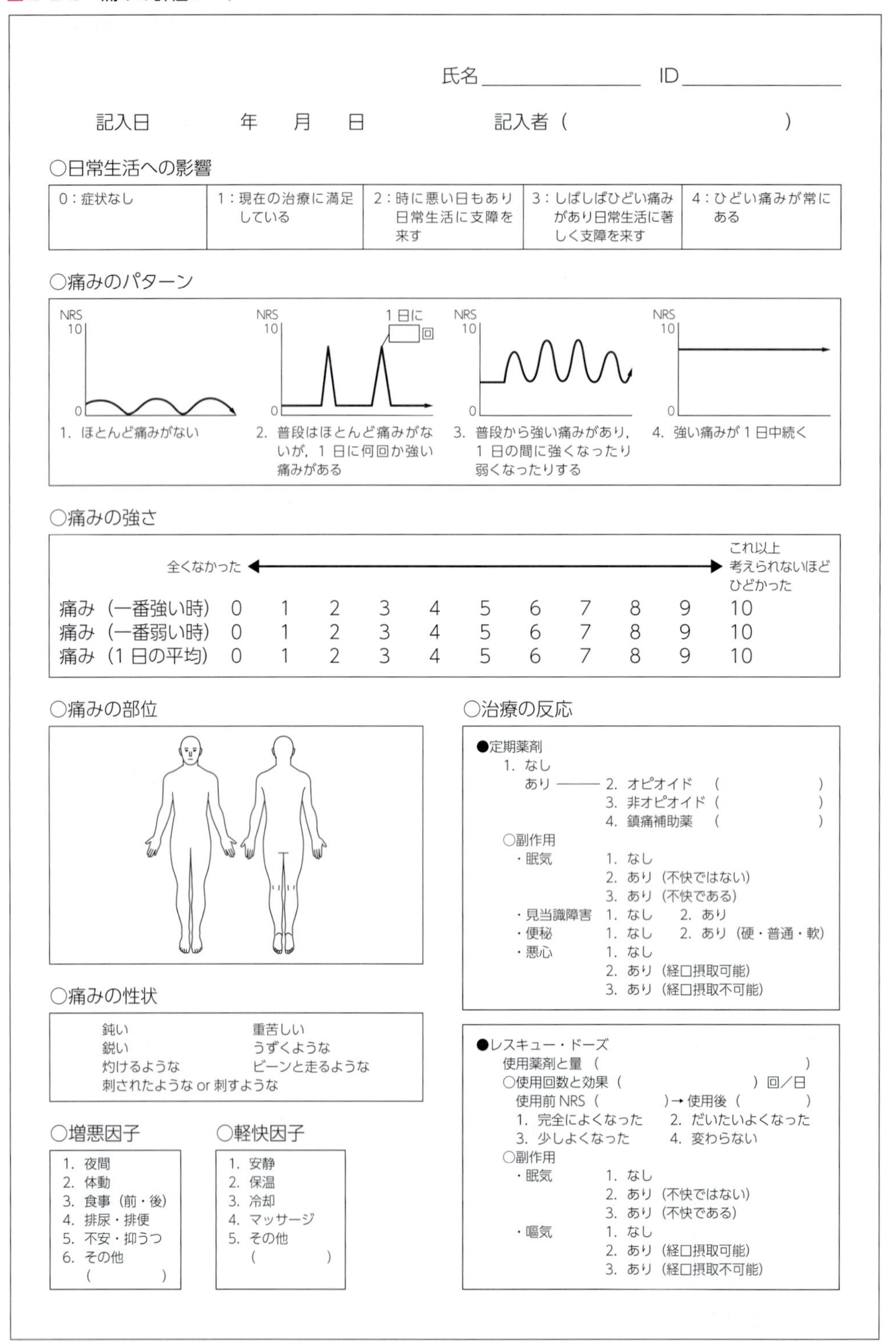

氏名＿＿＿＿＿＿＿＿　ID＿＿＿＿＿＿＿＿

記入日　　年　　月　　日　　記入者（　　　　　　）

○日常生活への影響

0：症状なし	1：現在の治療に満足している	2：時に悪い日もあり日常生活に支障を来す	3：しばしばひどい痛みがあり日常生活に著しく支障を来す	4：ひどい痛みが常にある

○痛みのパターン

1. ほとんど痛みがない
2. 普段はほとんど痛みがないが，1日に何回か強い痛みがある
3. 普段から強い痛みがあり，1日の間に強くなったり弱くなったりする
4. 強い痛みが1日中続く

○痛みの強さ

全くなかった ◀―――――――――▶ これ以上考えられないほどひどかった

痛み（一番強い時）	0	1	2	3	4	5	6	7	8	9	10
痛み（一番弱い時）	0	1	2	3	4	5	6	7	8	9	10
痛み（1日の平均）	0	1	2	3	4	5	6	7	8	9	10

○痛みの部位

○痛みの性状

鈍い　　重苦しい
鋭い　　うずくような
灼けるような　　ビーンと走るような
刺されたような or 刺すような

○増悪因子

1. 夜間
2. 体動
3. 食事（前・後）
4. 排尿・排便
5. 不安・抑うつ
6. その他（　　　）

○軽快因子

1. 安静
2. 保温
3. 冷却
4. マッサージ
5. その他（　　　）

○治療の反応

●定期薬剤
1. なし
あり ―― 2. オピオイド（　　　）
3. 非オピオイド（　　　）
4. 鎮痛補助薬（　　　）

○副作用
・眠気　1. なし
2. あり（不快ではない）
3. あり（不快である）
・見当識障害　1. なし　2. あり
・便秘　1. なし　2. あり（硬・普通・軟）
・悪心　1. なし
2. あり（経口摂取可能）
3. あり（経口摂取不可能）

●レスキュー・ドーズ
使用薬剤と量（　　　）
○使用回数と効果（　　　）回／日
使用前NRS（　　）→使用後（　　）
1. 完全によくなった　2. だいたいよくなった
3. 少しよくなった　4. 変わらない
○副作用
・眠気　1. なし
2. あり（不快ではない）
3. あり（不快である）
・嘔気　1. なし
2. あり（経口摂取可能）
3. あり（経口摂取不可能）

[日本緩和医療学会緩和医療ガイドライン委員会編（2014）：がん疼痛の薬物療法に関するガイドライン 2014年版，p.36，金原出版．https://www.jspm.ne.jp/guidelines/pain/2014/pdf/pain2014.pdf]

る。また，突然の痛みの出現は，骨折・消化管穿孔・感染症・出血など緊急的な医療処置が必要なことが原因である可能性もあるので注意を要する。

痛みの性状

療養者の痛みの表現や，安静時・体動時など生活動作に伴う痛みの出現や変化を観察し，体性痛，内臓痛，神経障害性疼痛であるかを判断する参考にする。

痛みの増悪因子と軽快因子

一般的に，痛みに影響する因子には以下のようなものがある。

増強因子：夜間，体動，食事，排尿・排便，不眠，不安，抑うつ，孤独感など
軽快因子：安静，睡眠，不安の減退，他の症状緩和，保温，冷却，ふれあいなど

現在行っている痛みの治療の反応

定期的な鎮痛薬として何を使用しているか，指示どおり服用できているか，副作用は出現していないかを確認する。副作用の確認の際は，嘔気は「なし」or「あり（経口摂取可能）」，便秘は「なし」or「あり（便の硬さは普通，硬い，軟らかい）」，眠気は「なし」or「あり（不快でない or 不快である）」のように，生活への支障や療養者がどのように感じているかについても具体的に確認する。

レスキュー薬の効果と副作用

痛みの増悪時に使用する薬剤が処方されている場合には，その使用回数，効果と副作用を確認する。

療養者にとっての痛みの意味や心理・社会的な因子

療養者にとっての痛みの意味や重要さ，鎮痛薬や副作用に対する認識など，本人の価値観を確認する。不安や抑うつ，孤独感など精神的・社会的な問題が痛みの増強に影響していないかについても注意する。また，鎮痛薬の剤形・投与時間・間隔・経路が日常生活に支障をきたしていないか，薬価等経済的な負担についても評価する。

e 在宅ケアの実際

痛みの治療が効果的に行われるように痛みの評価を繰り返し行う。また，痛みの増強因子をなるべく避け，痛みの軽快因子を取り入れられるように，多職種でアプローチし，生活上の工夫を行う。痛みが緩和しても痛み治療に伴う副作用の眠気が増強し，生活に困難が生じることもあるなど，痛みについての感じ方は療養者によって異なる。療養者とよく話し合い，療養者の価値観を尊重したQOLを重視したケアを行う必要がある。

2 全身倦怠感

a 定 義

がん自体やがん治療に伴って，普段の生活活動量には関係なく日常生活を妨げる苦痛が持続する主観的感覚で，肉体的，精神的，および／または認知的な要素が含まれる倦怠感や消耗感。

表Ⅲ-2-6　全身倦怠感の原因

治療によるもの	化学療法，放射線療法，手術，インターフェロン
全身性によるもの	貧血，感染症，がん悪液質
代謝・内分泌異常	電解質異常（高カルシウム血症，低カリウム血症，低ナトリウム血症），甲状腺機能低下症，副腎機能低下症，性腺機能低下症
薬剤性	オピオイド，向精神薬（抗不安薬，抗うつ薬，鎮静薬，睡眠薬），制吐薬，抗ヒスタミン薬
精神症状	不安，抑うつ，不眠
臓器不全	腎不全，肝不全，呼吸不全，心不全

b 原因・機序

病態は十分に解明されていない部分もあるが，がんそのものやがん治療により炎症性サイトカインが産生されることによるものや，同様にがんそのものとがん治療の両方から起こりやすい貧血や電解質異常によるものなど，さまざまな要因が重なり合って起きていると考えられる（表Ⅲ-2-6）。

c 治　療

原因治療が可能な場合には，まずそれを行うのが原則である。治療期においては，化学療法や放射線療法の副作用による脱水や電解質異常で倦怠感が出現することがあり，電解質補正目的で補液などが行われることもある。同じく，がん治療の副作用の一つである貧血によるものに対しては，赤血球輸血を施行することで症状が軽減することがある。また，がん悪液質など末期がん特有の症状に対してはコルチコステロイドが有効である。

d ケ　ア

まずは倦怠感を療養者自身がどのように感じ，苦痛に思っているのかをよく聴き，個々の療養者に合わせた日常生活動作の援助やセルフケア支援をともに考えていくことが必要である。

活動と休息のバランスをとる工夫

- がん治療に伴って倦怠感が出現している場合は，治療後いつ頃症状が強くなり，どの程度で軽減してくるのか，などの症状の出現パターンを療養者自身がつかめるようにしていく必要がある。症状の有無や程度などを把握するための「症状日記」のようなものを記載することも有効である。
- 症状の出現パターンをふまえ，倦怠感が強いときには休息を優先し，軽減してきたタイミングで活動できるようにする。
- 活動を行う際には，療養者が優先したい活動や可能な活動は何かをともに考え，優先度が高くかつ可能な活動から行うようにする。
- 倦怠感を感じたら休息し，軽減したら活動を再開することが大切であり，休息をこまめにとることが活動を可能にするコツの一つである。

- 仕事や家事などの役割をもっている療養者については，仕事量や内容，休息時間などを療養者とともに考え，療養者自身が活動と休息のバランスをとれるように支援していく必要がある。

運動療法

- 倦怠感に対して必要な休息は重要であるが，過剰な安静状態は筋力や体力の低下を招き，さらに倦怠感を増強する可能性がある。
- 活動性が低下しすぎている場合には，軽い運動が倦怠感の改善に有効であることを伝え，リハビリテーションや散歩などを日常生活に上手く取り入れるなどの工夫が必要になる。

リラクセーション・気分転換など

- 倦怠感の改善には，漸進的筋弛緩法，呼吸弛緩法，マッサージやヒーリングタッチなどのリラクセーションが有効であるといわれている。
- 好きな音楽を聴いたり，映画やスポーツを鑑賞したりなど趣味に時間を費やすことや，親しい家族や友人との時間をもつことなどで上手く気分転換をはかることは，倦怠感の感じ方に影響を与え，療養者が感じる苦痛の程度の軽減につながると考えられる。

日常生活動作の援助

- 自力での日常生活動作が困難になってきた際には，苦痛やエネルギーの消耗を最小限にするための援助を行う必要が出てくる。
- 療養者個々の疼痛に配慮した体位や移動方法の工夫，快刺激や気分転換も意識した清潔ケアの提供，療養者の自尊心にも配慮した排泄ケアの援助などを行うことも大切である。

3 嘔気・嘔吐

a 定 義

嘔気とは，吐きたくなるような切迫した不快な自覚症状。嘔吐とは，胃内容物を反射的に口から出すこと。

b 原因・機序

何らかの原因により延髄にある嘔吐中枢が刺激されたときに発生する（表Ⅲ-2-7）。

c 治 療

治療可能な原因による嘔気・嘔吐の可能性もあるので，漫然と薬物を投与し続けることは避け，原因を究明し，それを治療することが第一である。原因の検査を進めることが治療につながると判断された場合は，医師に相談し積極的に考慮すべきである。ただし，検査結果により治療方針が変わらなければ検査を行うことは慎重に考える。

消化管閉塞に対する消化管ドレナージ

消化管閉塞の有無について検査を行い，閉塞が判明した場合，胃管挿入についてのメ

表Ⅲ-2-7 嘔気・嘔吐の原因

末梢性刺激によるもの	• 末梢の自律神経の求心路を介して直接嘔吐中枢に作用する • 胃内容物停滞，便秘，腸閉塞，腹膜播種，肝転移，大量腹水などによる消化管への刺激は，脊髄，迷走神経や大内臓神経を介して直接嘔吐中枢を刺激する
化学的刺激によるもの（化学受容器引金帯）	• 薬物（オピオイド，抗がん薬，NSAIDs，抗コリン薬など） • 電解質異常（高カルシウム血症など）
大脳皮質の刺激によるもの	• 頭蓋内圧の亢進や脳腫瘍が，脳内のヒスタミン H_1 受容体を介して嘔吐中枢を直接刺激する • 過去に化学療法によって嘔気・嘔吐を経験した場合，その苦痛を思い出して嘔吐するのではないかという不安を抱くことや，嫌いな臭いを感じるなどの心因反応から，大脳皮質を介して嘔吐中枢に刺激が伝えられる
前庭神経の刺激	• 中耳炎，聴神経腫瘍などの場合，前庭神経を介して嘔吐中枢に刺激が伝えられる

リット・デメリットについて療養者とよく話し合ったうえで選択する。

電解質異常への対応

特に高カルシウム血症に注意する。

消化性潰瘍の治療

特にNSAIDsを併用している場合は，消化性潰瘍の出現に注意する。

頭蓋内圧亢進症状への対応

脳転移・脳浮腫がある場合，医師に相談し，放射線療法，外科的療法についても検討する。

原因となる薬物の検索

原因薬物の中止，もしくは減量を考慮する。

d ケア

におい，光，室温，湿度等の環境を調整する

- においの強い食事や薬剤，香水，芳香剤を避ける。
- 嘔吐物などの排泄物や，汚れた衣類やリネンは早めに片づける。
- 換気をよくし，部屋のにおいをできるだけ少なくする。
- 症状を増悪させるにおいが室内に入らないよう，療養者の部屋の周囲の環境を見直す。
- 食事のにおいが症状を増悪させる場合，同居家族との食事時間や場所を調整する。
- 必要時，脱臭剤や空気清浄機などを使用する。

衣類・体位の工夫

- 腹部や胸部を締め付けるような衣類は避ける。
- 安楽な体位が保持できるように寝具や枕類などを調節する。
- 腫瘍による肝肥大によって胃の幽門から十二指腸にかけて圧迫されているとき，右側臥位により嘔気が緩和する場合がある。このような原因で苦痛がある場合の安楽な体位を把握しておく。

口腔ケア

- 嘔吐後は，口腔内がすっきりするように氷水やレモン水でうがいをするように促す。

排便コントロール

- オピオイドや抗うつ薬などの便秘を誘発しやすい薬物を使用している場合，便秘により嘔気を催すこともあるため対策を十分に行う。

食事の工夫

- 食事時間や回数にこだわらず，嘔気が落ち着いているときに摂取する。
- 栄養面を気にせず，無理をしない。
- 少量ずつ分けて食べる。
- 消化が悪いもの，刺激が強いもの，においが強いものは避ける。
- 温かい食品はにおいが強いため，冷ました食事を用意する。

清潔の保持

- 部屋や食事の臭気，特定の薬物のにおいが残らないように換気し，汚染された寝衣・寝具は交換する。

リラクセーション・気分転換

- 静かな環境で音楽を聴くことや，指圧，マッサージが有効な場合もある。
- 衣類や寝具の工夫として，胸腹部を締め付けない衣類を着用する。
- 重たい寝具は避ける。

精神面のケア

嘔気・嘔吐は療養者にとって非常につらい症状である。この症状の体験は，不安の増強やストレス状態を引き起こし，治療継続や生きることに困難を感じさせることもある。そのため，療養者の訴えを傾聴し，症状緩和のための方策を療養者とともに考える。

4 便 秘

a 定 義

排便の困難感，不快感を伴う排便の回数の低下であり，腹痛，むくみ，腹部膨満感，食欲不振，悪心などの症状を伴った状態を指す。2～3日に1回しか排便がなくても，便の硬さが普通であり，排便に困難を感じなければ便秘とは考えにくい。これとは逆に，毎日少量の排便があっても，それが硬く，排便に努力と苦痛を伴い，腹部膨満感などの不快な症状を伴うものは便秘と考えられる。

b 原因・機序

一つだけではなく，複数の原因が絡み合っていることが多い（表Ⅲ-2-8）。

c 治 療

消化管閉塞への対応

消化管閉塞が疑われる場合は医師に相談し，検査を行って閉塞が認められた場合は，胃管挿入，胃瘻，人工肛門など外科的療法も考慮する。

表Ⅲ-2-8 便秘の原因

消化管異常によるもの	腸管内腔が狭窄・閉塞している場合や，腹水・腹部の腫瘍により腸管が圧迫されている場合に通過障害が起こる（器質性便秘）
薬剤性によるもの	オピオイドや抗うつ薬など，副作用として腸蠕動運動が抑制される
電解質異常によるもの	高カルシウム血症や低カリウム血症により起こることがある
全身性	全身が衰弱している場合や活動性が低下し長期臥床している場合，腹筋の筋力や腹圧が低下している場合などに，腸管の運動機能が低下し，腸内容物の通過遅延により水分の吸収が増加するため硬便となる（弛緩性便秘）
食事性	食物の摂取量が低下した場合や食物繊維が少ない場合，また水分摂取量が減少し脱水になっている場合など，腸管の運動機能が低下し，腸内容物の通過遅延により水分の吸収が増加するため硬便となる（弛緩性便秘）
神経因性	腫瘍の脊椎転移により，便は生成されていても排便反射が起こらず便秘となっている場合があるため，全身状態の評価は重要である
心因性	ベッド上など落ち着いて排便できない環境の場合や，過剰なストレスや抑うつなどがある場合，腸管の緊張によって蠕動運動が亢進し，痙攣性収縮が生じ，便の移送が障害される（痙攣性便秘）

代謝・電解質異常への対応

特に高カルシウム血症の症状に注意する。

原因となる薬物の検索

特にオピオイド，抗うつ薬には注意し，医師に相談し，原因薬物の中止や変更を考慮する。

対症療法

療養者の排便習慣を把握して，予防的にかかわることが重要である。また，器質的な原因の有無，便秘の始まり方や持続時間，随伴症状から腸閉塞の潜在を念頭においた慎重な対応が必要である。

薬物療法の場合，便が硬いときには浸透圧性下剤，硬さは問題ないが排便がないときには，大腸刺激性下剤を用いる。基本的にこれらの2種類の下剤を組み合わせて調整する。

がん性腹膜炎などの場合には，腸蠕動を亢進させることで腹痛が悪化することが多いため，薬物投与は慎重に行う。

d ケア

水分・食事の工夫

- 便が硬くなっている場合には，食物繊維を多く含む食品（豆類，果物，野菜，海藻など），腸管に刺激を与える食品（はちみつ，レモン，みかんなど），腸管に物理的刺激を与える食品（冷たい水や牛乳，排便を促しやすい物）を摂取するよう工夫する。可能であれば，水分を積極的に摂取する。

安全で安楽な排泄方法の工夫

- 療養者の体調に合わせていきみやすい体位を工夫する。
- 療養者に負担の少ない方法で，安全で安楽に排泄できるような環境を整える。

排泄習慣の確立

- 胃・結腸反射を促すために，体調に合わせて，便意がなくとも食後にトイレに座ってみることを促す。
- 看護師が“毎日排便があることがよいこと”としてケアにあたることは，療養者にこれまでの生活習慣を変えることを強いることになり，ストレスになる可能性があるので，療養者のこれまでの排便習慣を把握したうえでケアを提供する。

腸蠕動の促進

- マッサージ　交感神経の緊張の除去，迷走神経や骨盤神経等の自律神経系への作用，腸への血流の増加により，腸蠕動を亢進させ，排便を促す。便秘点（臍から1横指左外側でそこから3横指下）などの便秘に効果のあるツボを親指で気持ちのよい程度に押すことで，腸への物理的刺激で腸管の動きを促すことができる場合もある。
- 温罨法　交感神経の緊張をとり，副交感神経を亢進させ，腸管運動を促す。消化管穿孔，閉塞，炎症がある場合，腹部・腰部を温めることは禁忌である。

5 浮 腫

a 定 義

組織間隙に過剰な水分が貯留した状態を指す。組織を構成する細胞群，毛細血管やリンパ管といった脈管系や膠原線維などの支持組織の隙間を満たしている組織間液が異常に増加している状態を指す。

b 原因・機序

浮腫の原因の主なものを挙げる（表Ⅲ-2-9）。

c 治 療

全身性の浮腫か局所性の浮腫か両者が複合したものかを判断し，対処が可能な場合にはそれらの原因への対応が重要である。

- 全身性浮腫　低タンパク血症，心疾患，腎疾患，薬剤性など

表Ⅲ-2-9　浮腫の原因

組織液の供給異常	• 平均毛細血管圧の上昇：深部静脈血栓症や静脈瘤などの静脈弁機能不全，うっ血性心不全，電解質異常など • 血漿膠質浸透圧の低下：肝硬変などの肝疾患，腎不全，ネフローゼ症候群，栄養障害など （アルブミン濃度の低下） • 血管透過性亢進：外傷，熱傷，アレルギー反応，感染症など （アルブミン漏出の亢進）
組織液の回収異常	• リンパ管系の機能異常：リンパ節転移など • リンパ管系の形態異常：二次性リンパ浮腫など
組織コンプライアンスの異常	• 高齢者や代謝異常による皮膚の弾性低下によるもの

- 局所性浮腫　静脈血栓，蜂窩織炎，リンパ浮腫など

水分出納の調節，利尿薬の投与

- 腎機能や予後を考慮して輸液量の減量を検討することもある。
- 生命予後が1カ月程度と予測される療養者に対して，1,000mL／日以上の輸液は浮腫を悪化させる可能性がある。

血漿タンパクの補充（アルブミンの投与）

- 低栄養状態に対してのアルブミン投与は，一時的には血清タンパクやアルブミンの改善に有効である。しかし，もともとの病態によっては改善にはつながらないこともあるため，適応については十分に考慮する必要がある。

蜂窩織炎などの急性感染症の炎症による浮腫が疑われる場合は，医師に報告し抗菌薬などの投与を検討する。

d ケア

体位の工夫

- 枕やクッションなどの寝具類を工夫する。むくんだ四肢は，枕やクッションを使用してできるだけ挙上しておくと，静脈圧の上昇が緩和し，静脈とリンパ系への還流が促進され，浮腫が軽減する。また，四肢を挙上することにより重力で体液が移動することで，間質液の静脈やリンパ管への還流が増加し，浮腫が軽減する。

スキンケア

- 浮腫のある療養者では，皮膚の清潔，保湿，感染を起こさないことが目標となる。保湿性のあるクリームや軟膏を塗布し，むくんだ皮膚が乾燥してひび割れを起こして感染が起こらないように努める。

圧迫ストッキング，弾力包帯の着用の検討

- 心不全や肝臓，腎臓の障害を伴っている場合などは，全身性浮腫にリンパ浮腫が合併していることが多い。この場合，マッサージや圧迫が身体に負担になることがあるので注意する。
- 着用することで，血液循環を悪化させたり強い痛みを感じたりする場合は使用しない。

精神面のケア

- 浮腫による外見の変化や歩行困難などのADLの制限は，療養者にとって精神的負担となり，QOLの低下につながる。療養者の思いを傾聴し，支持することが重要である。
- スキンケアはタッチングの効果もあり，看護師だけでなく家族にも手伝ってもらうことで，療養者の安心感や関係性の深まりにつながる。

2 リハビリテーション

がん医療の発展により，がん患者の生存期間が延長し，社会の中で生活しながらがんの治療・フォローアップを受けるがんサバイバーが増加している。その一方で，治療による合併症や障害，不安・うつ，再発への恐怖などを体験し，QOLの低下を経験している人も少なくない。がんのリハビリテーションは，身体機能の改善を目的とするのみなら

ず，合併症・二次障害，不安や心配を抱える患者にとって，心身の状況を安定・改善し，活力を高め，より健康へ向かうための支援となる。治療を受ける患者が，がんになる前の生活に戻ることはできなくても，がんとともに個々の生活を主体的に，可能な限り自立して生きるために，がんや治療に伴う苦痛を最小限に抑え，機能回復を促進し，残存機能を最大限に生かして，その人にとっての普通の生活を送れるように支援することが看

表Ⅲ-2-10　がんのリハビリテーションの対象となる障害の種類

がん自体による障害	
がんの直接的影響	• 転移性骨腫瘍に伴う切迫骨折・病的骨折 • 脳腫瘍（脳転移）に伴う片麻痺，失語症など • 脊髄・脊椎腫瘍（脊髄・脊椎転移）に伴う四肢麻痺，対麻痺など • 腫瘍の直接浸潤による神経障害（腕神経叢麻痺，腰仙部神経叢麻痺，神経根症） • 疼痛
がんの間接的影響（遠隔効果）	• がん性末梢神経炎（運動性・感覚性多発性末梢神経炎） • 悪性腫瘍随伴症候群（小脳性運動失調，筋炎に伴う筋力低下など）
主に治療の過程において起こり得る障害	
全身性の機能低下，廃用症候群	• 化学・放射線療法，造血幹細胞移植後
手術	• 骨・軟部腫瘍術後（患肢温存術後，四肢切断術後） • 乳癌術後の癒着性関節包炎・肩関節拘縮 • 乳癌・婦人科癌などの手術（腋窩・骨盤内リンパ節郭清）後のリンパ浮腫 • 頭頸部癌術後の摂食嚥下障害，構音障害，発声障害 • 頸部リンパ節郭清後の副神経麻痺（僧帽筋の筋力低下・萎縮，翼状肩甲） • 開胸・開腹術後（肺癌，食道癌など）の呼吸器合併症・嚥下障害
化学療法	• 四肢末梢神経障害（感覚障害による上肢巧緻性・バランス障害，腓骨神経麻痺など）
放射線療法	• 横断性脊髄炎，腕神経叢麻痺，嚥下障害，開口障害など

［辻哲也編著（2011）：がんのリハビリテーションの概要，がんのリハビリテーションマニュアル―周術期から緩和ケアまで，p.23-37，医学書院を一部改変］

図Ⅲ-2-6　がんのリハビリテーションの病期別の目的

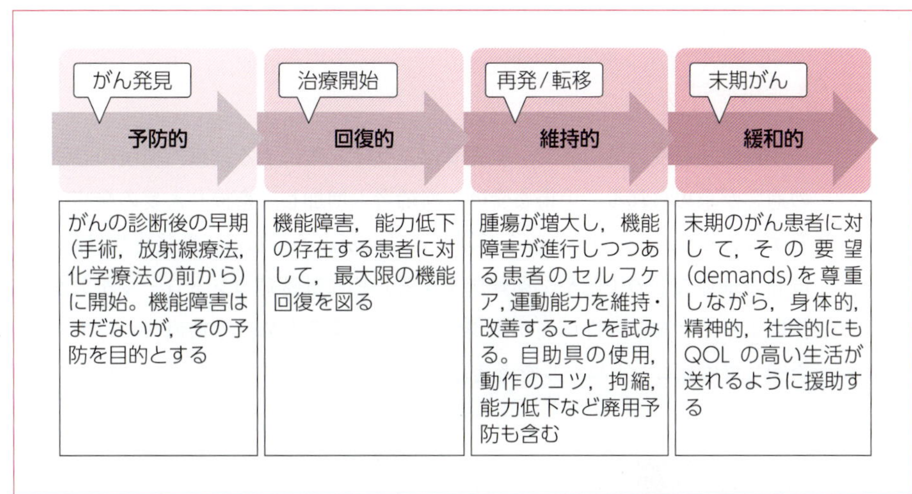

本図はがんのリハビリの流れを示すものでWHOの緩和ケア定義とは異なる（2002年のWHOの定義では緩和ケアは末期がんに限定されない）。

［辻哲也（2011）：がんのリハビリテーション，日本医師会雑誌，Vol.140，No.1，p.56］

護師の重要な役割である。がんのリハビリテーションを促進するための看護の知識，技術を備えなければならない。

がんのリハビリテーションの対象となる障害の種類と病期別の目的を表Ⅲ-2-10と図Ⅲ-2-6に示す。

3 がんと治療と看護

1 手術療法

手術療法は，がんに対する3大治療の一つで，基本は「原発巣摘出＋リンパ節郭清」である。手術療法を選択する際の原則は，切除可能であること，残された臓器での生体機能の維持が可能であることの2点である。

a ボディイメージの変化

Gormanによると[2)]，身体像は知覚と経験の相互作用によって形成されるもので，現在と過去のすべての知覚体験が入っており，すべての経験・感情・記憶が入っている。身体像は，変化してやまないダイナミックなイメージと考えられており，それは新しい知覚や新しい経験によって修正され，年齢によっても，また健康状態によっても変化する。このようにきわめて主観的な価値体験であり，些細な外観上の変化に大きな苦痛を感じる人もいれば，広範囲な変化を受け入れる人もいる。

がんの療養者が自分の身体の好ましくない変化を受け入れていくには，つらさを乗り越え，身体への概念，生活様式，仕事や社会活動・家族の問題，性行動などを変更することや，新たな方法を身につけるなど，新たなボディイメージを構築していく必要がある。療養者の悲嘆反応は，手術を受けて変化した新たな自分自身を受容する大事な経過である。そのことを十分理解して，療養者の思いをよく聞きながら個人の生活に合った指導や援助が必要である。

b 合併症対策

手術療法を受けることで，療養者は，ライン類による拘束，環境の急激な変化などへの適応が求められる。手術を受ける高齢者も増加し，術後せん妄の発症予防と早期発見をすることや，二次的な事故を予防することが求められる。術後疼痛は急性痛であり，術後肺合併症などの予防や早期離床をするためには疼痛コントロールが欠かせない。術操作によっては神経因性疼痛が出現することもあるため，手術直後だけでなく，術後全般を通して疼痛コントロールを考える必要がある。

2 化学療法

化学療法は手術療法・放射線療法とともにがんの3大治療の一つである。化学療法とは細胞傷害性抗がん薬，分子標的薬，内分泌療法薬，免疫療法薬などの薬剤を用いたがん治療を示す。化学療法は全身療法であり，手術療法や放射線療法は局所療法である。

がん治療においては，治療効果の向上を目的に多剤併用療法が行われることが多いため，薬物相互作用による症状に注意が必要である。薬物相互作用とは，2剤以上の薬物を併用した際に，薬物が体内動態に影響を与え，作用や副作用が減弱または増強することをいう。

a 抗がん薬の分類と特徴

各抗がん薬によって出現する薬物有害反応の種類や程度，出現時期などが異なるため，使用される抗がん薬の特徴を十分に理解して，それらの発症時期を予測して対処する。薬物有害反応が患者のQOLや治療の継続へ及ぼす影響を考慮して，療養者に合った支持療法やケアを提供する。

細胞傷害性抗がん薬

抗腫瘍効果のある化合物や，細菌誘導の誘導体を作成して薬にしたものである。がん細胞だけでなく正常細胞にも作用するため，細胞周期の短い骨髄細胞や粘膜上皮細胞などが影響を受ける。細胞傷害性抗がん薬は，細胞周期の特定の段階に効果を発揮する細胞周期特異性薬と，細胞周期のすべての段階で効果を発揮する細胞周期非特異性に分類される。

分子標的薬

細胞の生死や増殖などに影響している分子に対して特異的に作用する。標的としている分子以外には作用しないが，標的分子は正常細胞にも存在するため，皮膚障害などの反応が起こる。

内分泌療法薬

乳癌や子宮内膜癌，前立腺癌などのホルモン依存性腫瘍に対して，腫瘍増殖に必要なホルモンを抑制，またはホルモンの取り込みを阻害する薬である。

b 抗がん薬（抗悪性腫瘍薬）による有害反応

一般薬は治療域が広いため，個体差があっても効果の減弱や重大な毒性が生じることは少ない。しかし，抗がん薬は治療域の狭い薬物で，効果と毒性が出現する用量が接近しているため，個人差があるが，重篤な毒性を引き起こす可能性が高い。

抗がん薬は，細胞分裂の早い造血細胞，毛母細胞，粘膜細胞に影響が強く現れる。造血細胞への影響は，白血球減少による易感染，赤血球減少による貧血，血小板減少による出血傾向，毛母細胞への影響による脱毛，粘膜細胞への影響による消化管粘膜の障害として口内炎，悪心・嘔吐，食欲不振，下痢などがある。その他，全身倦怠感や末梢神経障害のしびれや皮膚炎が生じる。

最近，開発が進んだ分子標的薬では，血管新生阻害，上皮細胞の成長阻害など特異的な物質を標的にし，それぞれに出血，高血圧（血管新生阻害），皮膚炎（上皮化阻害）などの特有な症状がある。有害反応の種類は抗がん薬によって異なるため，使用する薬剤ではどのような有害反応が出現するのか，事前に調べて対応する必要がある。

有害反応の出現時期

抗がん薬の有害反応は，投与直後から投与終了後数年にわたって出現する可能性がある。投与中から2週間程度で繰り返す症状や，徐々に悪化する症状がある。同じ薬剤であっても投与スケジュールや薬剤の量で有害反応の程度や経過が異なるため，投与前に医療スタッフと療養者・家族でその経過を確認することが大切である。

治療当日　抗がん薬投与直後には過敏反応，アナフィラキシー，インフュージョンリアクションが出現する可能性がある。また，処置に起因する症状としては，血管外漏出がある。起壊死性薬剤における血管外漏出の場合には特に注意が必要である。さらに，抗がん薬が脳や消化管粘膜に影響を及ぼし，急性悪心・嘔吐が生じる。イリノテカン使用の場合はコリン作動性の下痢が生じる。一方，抗がん薬の支持療法で用いられる5-HT_3受容体拮抗薬は便秘を生じる。

がん細胞への効果が高い場合には，腫瘍崩壊による腫瘍細胞のカリウム，リンなどが血中に放出されることで腫瘍崩壊症候群が生じることがある。通常治療開始後12～72時間以内に，高カリウム血症，腎不全，呼吸不全など，急性の多様な症状が発生する。

治療後2～3日　悪心・嘔吐は軽減するが，さまざまな症状があるために全身倦怠感があり，食欲不振がある。味覚異常や口内炎が徐々に出現する。

治療後7～14日　食欲不振が持続している場合がある。骨髄抑制や粘膜障害による下痢，口内炎，倦怠感，味覚障害などの症状が重なる場合もある。

治療後14日以降　食欲不振や倦怠感が持続したまま次の治療に移行する場合がある。症状は個人差が大きく，治療後7日頃には症状が軽快し普段の生活と変わりなく過ごせる場合もある。さまざまな症状の出現に伴い心理的負担が大きくなり，食欲低下や倦怠感がさらに活動性の低下につながりやすい。

C 抗がん薬の曝露対策

抗がん薬の曝露のタイミングとして次の場面が挙げられる。抗がん薬の調製，薬剤の運搬と保管，投与準備時，スピル（漏出）およびその処理時，薬剤が付着したものの廃棄，治療を受けている療養者の排泄物処理時，療養者が利用したリネン類の取り扱い時，個人防護具（PPE）脱衣時などである。

曝露の経路としては，薬剤の皮膚や眼球粘膜への接触，エアロゾルとして吸入，針刺し事故，抗がん薬で汚染された手での食事などがある。

抗がん薬の曝露対策としては，PPEの装着が必要で，ガウン，手袋，防護メガネ，マスクを用いる。療養者の排泄物・体液やそれらで汚染されたリネン類を取り扱う場合は一般的なPPEでよい。PPEは使い捨てとし，適切な方法で着脱と処理を行う（表Ⅲ-2-11）。

抗がん薬投与後の療養者の排泄物・体液には，一定期間は抗がん薬の残留物と活性代謝物が含まれる。排泄率は薬剤によって異なるが，投与量・経路などの影響を受けるため個人差があるものの，大半の薬剤においては48時間以内に排泄される。そのため，療養者の排泄物・体液やそれらで汚染されたリネンを取り扱う際は，最低48時間は曝露対策が必要である。具体的に，次のことを説明する[3)]。

表Ⅲ-2-11　抗がん薬の曝露対策

ケア内容	手　袋	ガウン	保護メガネ	マスク
排泄物や吐物の取り扱い	○	○	○	○
排泄物や吐物で汚染されたリネン類の取り扱い	○	○	○	○
リネン類の取り扱い	○	×	×	○

[日本がん看護学会，日本臨床腫瘍学会，日本臨床腫瘍薬学会編（2015）：がん薬物療法における曝露対策合同ガイドライン 2015年版，p.45，金原出版]

- 直接手で排泄物や体液に触れないように，手袋の着用と，ディスポーザブルのエプロンを推奨する。少なくとも汚染されたリネン類に直接手で触れることがないように指導する。
- 排泄物の処理には，水洗トイレを使用することにし，使用後はトイレの蓋をして洗浄する。
- 排泄物を洗浄する水量・水圧が不十分な場合は2回洗浄する。
- 尿の飛散を防ぐため，男性，女性ともに洋式便器に座位で排尿する。
- ストーマ管理をしている場合には，排泄物はナイロン袋に入れて廃棄する。

d 経口抗がん薬の正しい服用

近年，経口抗がん薬による治療が増加している。簡便であるが，一方で確実な投与となるかどうかは患者のアドヒアランスによる。そのため，経口抗がん薬を開始する際には，療養者に自己管理する必要性をきちんと説明し，療養者が主体性をもって治療を受けることができるよう支援する。

アドヒアランス

病気に対する治療方法について，療養者が十分に理解し，服用方法や薬の種類に十分に納得したうえで実施，継続することを指す。具体的に，次のことを説明する。

- 内服方法（服薬時間，服薬期間，服薬方法など）。
- 内服を忘れたとき，処方と異なる服用をしてしまったとき，服用したが嘔吐してしまったときなどの対応の方法。
- 薬剤の管理方法としては，TS-1など白い錠剤やカプセルは他の薬剤との混乱を避けるようにする（特に高齢者）。また直接手に触れないようにし，専用カップに取り出してそのまま口に運ぶことをすすめる。
- 起こり得る薬物有害反応とその対応の方法。

3　放射線療法

放射線療法は，がん細胞のDNAを標的とし，遺伝子を損傷することによって細胞死を導く治療である。これが正常細胞に生じると有害事象となり，がん細胞に起これば治療効果となるため，治療効果を最大限にして有害事象を最小とするための工夫が行われている。

放射線療法には，一般的に多く用いられる外部照射，容器に密封された状態で放射線源を腫瘍の近傍に置くことによって放射線を照射する密封小線源治療，密封されていない放射性同位元素を内服もしくは静脈内注射によって体内に投与する放射性核種治療（RI内用療法）がある。

がんの放射線療法の中で外部照射に利用される放射線の種類は，X線，電子線，γ線，重粒子線や陽子線などで，最も多く利用されているのが高エネルギーX線で，世界中の多くの医療施設で汎用されている。放射線による影響は，基本的に放射線が照射された部位のみに出現する。したがって，可能な限り腫瘍に限局して照射を行う。

a 放射線療法による有害事象（急性反応・晩期反応）

放射線療法による有害事象は，放射線宿酔や骨髄抑制などを例外として，原則的には照射野のみに生じる。放射線照射が開始されて3カ月以内に起こる急性反応と，3カ月以降に起こる晩期反応に分けることができる（表Ⅲ-2-12）。

急性反応は，放射線療法中もしくは放射線療法直後に起こるもので，基本的に可逆性である。セルフケアによって症状の悪化を防ぎ最小限にとどめることができるため，看護支援が重要である。訪問看護では，放射線療法が終了するまでの期間，療養者の状況を定期的に観察することになる。照射量が20～30Gyでは皮膚や粘膜発赤，違和感が出現する。30～40Gyでは皮膚や粘膜炎の増強，疼痛の増強，40Gy以上ではさらに症状の悪化がみられる可能性が高い。いずれの症状も照射終了後1カ月程度で軽快するものである。症状に応じて軟膏やローション，鎮痛薬が処方されるが，薬剤を適切に服用することで症状のコントロールを図ることができる。症状の経過は治療による反応である場合が多いが，症状の出現により療養者の身体的・精神的な負担は大きい。症状が急性反応であるものか病状の悪化によるものか見極める必要がある。急性反応である場合には，症状の経過や改善の見通しなどを情報提供しながら，計画された治療を完遂できるように支援する。一方，晩期反応は，発生の可能性が少ないものの，発生すれば不可逆的で，難治性である。状況によるが生命を脅かすこともあるため，異常を早期に発見し適切な対応が求められる。

表Ⅲ-2-12　放射線治療による有害事象

臓器・組織	急性反応	晩期反応
皮膚	脱毛，紅斑，水疱形成，びらん，潰瘍	色素沈着，萎縮，瘢痕，潰瘍
粘膜	充血，浮腫，びらん，皮膜形成，潰瘍	線維化（腸管狭窄），潰瘍，穿孔
肺	充血，浮腫，びらん，皮膜形成，潰瘍	放射線肺線維症
脳・脊髄	浮腫，脳圧亢進	放射線壊死，放射線脊髄炎，末梢神経麻痺
骨・脊髄	骨髄機能障害，骨芽細胞減少	成長障害（小児），骨折，骨壊死，再生不良性貧血，白血病
眼	結膜炎，角膜炎	白内障，角膜潰瘍，網膜症
泌尿器	膀胱炎，腎炎	膀胱腫瘍，腎硬化

ⓑ 小線源療法による曝露対策（家族およびケアスタッフ）

放射線防護の3原則は，時間，距離，遮蔽であり，放射線被曝を最小限にすることが基本となる。ヨウ素125小線源を挿入した際に体外へ出る放射線は，0.0018mSv/時間と非常に弱いもの（胸部X線集団検診では，1回当たり0.05mSvの被曝）である。普通の生活ならば，一緒に生活をする人をはじめ周囲の人への弊害は全くないといわれているが，妊婦への接触，子どもやペットを抱くなどの行為は避けるように指導する。

4　その他の治療

ⓐ 内分泌療法

前立腺癌，乳癌，子宮内膜癌などのホルモン依存性腫瘍が対象である。抗エストロゲン薬のタモキシフェン，アンドロゲンからエストロゲンへの変換を阻害するアロマターゼ阻害薬，LH-RHアゴニストのリュープロレリン，ゴセレリンなどがある。

ⓑ 免疫療法

免疫抑制をかける過程でチェックポイントとなっている免疫細胞や，がん細胞の表面にあるタンパクを制御する治療のことをいう。

ⓒ 補完代替療法

近代西洋医学以外の伝統医療，自然療法，薬草，心身療法，芸術療法，音楽療法など多様な療法の総称である。補完代替療法には伝統医療と民間療法が含まれている。伝統医療はWHO（世界保健機関）に認可された独自の理論体系をもつ医療のことであり，民間療法は理論体系をもたないが広く一般に用いられている療法である。

エビデンスに基づいた補完代替療法への対応

国内，国外でガイドラインがある。通常ガイドラインでは推奨度が示されている。最新のものでは『がんの補完代替療法クリニカル・エビデンス2016年版』（日本緩和医療学会，2016）が作成された。『がん補完代替医療ガイドライン』（日本緩和医療学会，2009）では，アロマセラピー・マッサージのみ推奨度B（勧められる）であり，その他の健康食品を含む療法はすべて推奨度C（勧められるだけの根拠が明確でない）の評価になっている。補完代替療法を使用するにはエビデンスの有無を十分に考慮する必要がある。

5　がん治療による主な生活課題への支援

ⓐ 痛　み

痛みは，侵害受容性疼痛（体性痛と内臓痛）と神経障害性疼痛に分類される。療養者の主観的な体験と客観的データを関連づけて痛みのアセスメントを適切に行うことは療養者の痛みを緩和し QOL 向上につながる。

痛みのアセスメント (p.411～415)

療養者の痛みの体験を身体，精神，社会，スピリチュアルな側面からアセスメントし，全人的苦痛を理解する。痛みのアセスメントを継続的に行い，多職種チームで情報共有しながら適切な薬物療法と看護ケアを実施する。

薬物療法

- 医師から指示された薬剤量，服薬方法を守る。
- 除痛の目標を一緒に考える。
- 痛みの症状をそのまま表現できる関係性を構築する。

マッサージ

- 血液循環を促し，筋の緊張を和らげる。
- 人によっては，他者に触れてほしくない部分があることを理解する。
- 効果的な実施のためには，信頼関係の構築が必要である。
- タイミングを見計らう。

安楽な体位の工夫

- 疼痛部位に加重をかけないようにする。
- 拘縮予防のための適度な関節可動域運動を行う。
- クッションなどの補助具を活用する。

温罨法

- 局所の血行を増進させることで筋肉の緊張を回復し，発痛物質の排泄を促す。
- 内臓痛や神経障害性疼痛にも効果がある。
- 入浴が全身的な血行を増進することに効果的であるが，体力の低下や倦怠感がある場合には部分的な温罨法でも効果がある。

リラクセーション

- 好きな音楽を流して気分転換を図る。
- 精油の効果を活用し，入浴や足浴，マッサージなどにアロマセラピーを用いる。
- 呼吸法，漸減的筋弛緩法などで痛みによって生じている緊張や不安を軽減する。

b 食欲不振，味覚障害

食欲不振は，消化器癌や進行がんの療養者に多くみられ，低栄養状態や悪液質を伴うことが多い。がん治療中においては，抗がん薬により悪心・嘔吐，味覚障害，口腔粘膜障害などの有害事象から二次的に生じることや，放射線療法における放射線宿酔，悪心・嘔吐などからも生じることがある。

味覚障害は，抗がん薬によるものや，長期間の食事摂取量低下による亜鉛不足が考えられる場合がある。また，口腔内の清潔が維持できていない場合に生じることもある。

食事の工夫

- さっぱりした喉越しのよい食べ物，少量で栄養価が高い食べ物，タンパク質が豊富な食べ物を取り入れる。
- 食事の際の雰囲気や盛りつけを工夫する。

- 味覚が減退している場合には，だしを濃くするなど，味覚障害の症状に応じて味つけを工夫し，亜鉛を多く含む食品を取り入れるようすすめる。

口腔ケア

- 舌苔の除去を行い口腔内の清潔を保つ。
- 含嗽を促すなど口腔乾燥を防ぐ。

情緒的サポート

- 食べることの必要性をわかっていても食べることができない状況や，食事を楽しめないつらさがあることに支持的にかかわる。

患者教育

- 食べたいときに食べられるものを少量ずつ食べることでよいことを伝える。
- 療養者自身が症状マネジメントにかかわる重要性について理解できるように伝える。
- 療養者自身が食べられる物を見つけたり，食事の工夫を行ったりしていることは肯定的にフィードバックする。

c 悪心・嘔吐

p.417〜419 参照。

d 口内炎

口内炎は口腔粘膜のびまん性の炎症で，びらんや潰瘍を形成した病変をいう。がん治療による口腔粘膜の傷害と，カンジダなどの口腔内感染が原因となるものがある。さらに，義歯や口腔乾燥などによる機械刺激，免疫力低下や栄養状態不良により口内炎が発生しやすくなる。

口腔ケア

- ブラッシング，含嗽など，療養者の状態に応じたケアを実施する。
- 口腔内の湿潤のために水分補給を促す。

e 下痢，便秘

定義については，p.21〜22 参照。

排便コントロール

- これまでの排便習慣や自己調節方法について情報を収集し，排便コントロールについて一緒に考える。
- 下痢の場合は，肛門周囲のスキントラブルに注意し，皮膚状態の清潔を維持する。
- 便秘の場合はマッサージ，温罨法で腸蠕動を促進する。

f 頻尿，排尿困難

頻尿とは，尿が近い，排尿回数が多いという症状である。一般的には，1 日の排尿回数が 8 回以上の場合をいう。過活動膀胱，残尿，多尿，尿路感染や炎症，がん，心理的なものなどが原因となる。

排尿困難とは，尿意を感じ排尿を試みるが，尿排出に困難がある状態をいう。神経因性膀胱，薬剤の副作用に起因した排尿筋の低活動，骨盤内腫瘍による圧排や浸潤，前立腺肥大などが原因となる。

適切な薬物投与

- 排尿障害治療薬が投与される場合には，適切に投与する。
- 尿失禁や尿漏れを伴うこともあるため，身体やアウターの清潔を保持する。

情緒的サポート

- 排尿に関する情報収集は，羞恥心に十分に配慮する。

g 排泄経路の変更

排泄経路の変更とは，腫瘍やその周囲臓器を摘出した際に，肛門や尿路の機能が失われるため，腸や尿路の一部を体外に出してストーマを造設することである。治療の選択は人それぞれであり，療養者の価値観や選択を尊重したかかわりが求められる。

h イレウス

イレウスは，腸管内容物の運搬が障害され腸管拡張を生じ，腹部膨満，腹痛，嘔吐などを主症状とする。腸管の血流障害を伴わない単純性イレウスと，血流障害が生じる絞扼性イレウスがある。消化器系疾患，婦人科・泌尿器系疾患に関連して発症することが多い。またオピオイド薬の服用などの影響により生じる可能性もある。

腸蠕動の促進

- 温罨法やマッサージを行う。
- 腸蠕動を促進する薬剤の投与を適切に行う。
- 身体症状に応じて，体操やヨガを取り入れる。

i リンパ浮腫

リンパ浮腫とは，リンパ管の途絶や圧排のためリンパの流れが停滞し，タンパク成分が豊富な組織間液が貯留した状態である。治療に関連して発症するもの，腫瘍自体の増大によるリンパ管の圧排，腫瘍浸潤によるリンパ管閉塞がある。

症状のモニタリング

- 視診，触診（左右同一部位の皮膚をつまみ，厚みの違いやしわのより方の違いを観察する），周囲計測。

スキンケア

- 皮膚の保湿と保護を行い，外傷や感染を防ぐ。

リハビリテーション

- セルフマッサージの実施。
- 運動療法を行う。

情緒的サポート

- リンパ浮腫は，身体的苦痛に加えて外観上の変化を伴うことでボディイメージの障害が生じることがある。患者の思いをよく聞き，受け止める。

ⓙ 末梢神経障害

末梢神経障害は，神経障害のうち中枢神経障害以外のものを指す。運動神経，感覚神経，自律神経の障害があり，障害された神経により症状が異なる。手術，抗がん薬によって生じる可能性がある。

情報収集とアセスメント

- 過去のがん治療や糖尿病などの既往，身体状況を確認する。

二次障害の予防

- 症状の程度によるが，熱傷，転倒などのリスクが高まるため，予防について情報提供する。

ⓚ 皮膚障害（手足症候群），脱毛

皮膚障害とは，皮膚に生じるさまざまなトラブルである。抗がん薬，分子標的薬，放射線療法によって生じる可能性がある。手足症候群の発生メカニズムは明らかではない。手足症候群は，手足の紅潮，疼痛，過角化，皮膚剥離などが特徴的である。

症状の観察

- 皮膚症状の発生パターンを観察する。

スキンケア

- 皮膚の清潔，保湿に努め，刺激を最小限にする。
- 爪周囲炎を予防するために窮屈な靴を履かないことをすすめる。

ⓛ 骨髄抑制（貧血，出血傾向，易感染）

骨髄抑制とは，骨髄機能の抑制により，末梢血中の血小板，赤血球，白血球の数が減少することである。抗がん薬や放射線によって骨髄の造血機能が影響を受け，造血幹細胞が減少し，成熟した好中球，赤血球，血小板が減少する。

感染予防

- 手洗い，含嗽を徹底し，身体の清潔を実施する。

皮膚・粘膜の損傷を防ぐ

- 髭そりは電気カミソリを使用する。
- 締めつけのきつい衣類を避ける。
- やわらかい歯ブラシを使用するなど，粘膜刺激を避ける。

ⓜ 倦怠感

定義については，p.415 参照。

症状の観察

- 倦怠感の症状パターンを観察する。

エネルギーの温存

- 休息をとるようすすめる。
- 状態に応じて支援を受けながら生活行動をとるようにすすめる。

リラクセーション

- マッサージやタッチングなど，希望に応じて支援する。

n 小児がんにおける成長への影響

小児がんとは，白血病，脳腫瘍のほか神経芽腫をはじめとする種々の胎児性腫瘍や肉腫などの固形腫瘍から構成される小児期に多いがんの総称で，成人のがんとは異なった種類のがんである。これらの疾患の発症は小児期のみならず，思春期および若年成人にも及ぶ。発症数は年間 2000～2500 人と成人がんと比較すると少ないが，小児～若年成人の死亡原因疾患の第 1 位である。

小児がんは抗がん薬の有効性がきわめて高く，遠隔転移があっても 3～4 割の患者で治癒が期待できる。そのため，がんが治ってもその後の人生が長く，小児がんの治療成績が向上し，小児がん経験者が長期生存者となっている現在において，成長障害や二次発がん，生殖機能障害などの晩期合併症のモニタリングのための長期間のフォローアップが必要である。また治療の影響などでさらに別のがんを発症する確率が高く，後年，血管障害などの成人病を一般より若年で発症しやすいという問題がある。これを晩期合併症といい，治療中よりみられる合併症とともに大きな問題となる。

子どもはストレスへの適応能力が未熟であるため，疾患や治療による苦痛などで容易に PTSD などを発症し，その後の成長に悪影響を与えることがある。そのため，治療に際しては心理的ケアや療養環境の整備など，特に配慮が必要である[4,5]。

4 精神的支援

1 診断・再発への不安

療養者はがんに関する身体の不調を自覚し受診行動をとる場合が多く，がんの結果が出るまではさまざまな思いを抱く。がんと診断されると，療養者だけでなく家族も大きな衝撃を受ける。2017 年に医学誌『Cancer』にて報告された研究結果によると，がんと診断された患者における心的外傷後ストレス障害（PTSD）の発症率は診断後 6 カ月時点で 21.7%であった[6]。がん患者の心的外傷後ストレス障害（PTSD）を軽減させるためには，心理的ストレスの障害の度合いに応じた早期介入の重要性が必要であることが明らかにされている。

窪寺は[7]，「不治の病気になると，肉体的苦痛に加えて，職業を失い，家族に負担をかけ，将来は不安定になる。すると，それまでの『生きる枠組み』が崩れて人生の意味・目的が崩壊してしまう。『生きる枠組み』を作っている条件や生きる意味が揺れ動き，自分の意思や能力では自分をコントロールすることが不可能になり，おそってきた不幸を受け止められない拒否感情，不安，恐怖，無力感におそわれる。存在全体が『揺さぶられている』ことからスピリチュアルペインが起きてくる」と述べている。がんに罹患したことを知ることがスピリチュアルペインをもたらすことになる。しかし，がん患者は絶望感や希望を失う体験をするが，時間の経過とともに個人のスピリチュアリティを刺激し，生と死，自分自身や人生について深く考える機会にもなる。このようにスピリチュアルペインは，エンドオブライフだけにおける苦痛ではなく，がんの診断期から生じるものであるといえる。そのため，看護師は療養者のストレス体験とその変化について察知し，がんが生活に及ぼす影響や機能障害を予測して社会生活への復帰や継続を支援する必要がある。がんの治療は，手術，化学療法，放射線療法が主体であるが，治療に伴う身体症状の出現や精神的な苦痛など，治療を受ける期間を通して患者と家族は不安を抱いたり，悩むことが多い。一連の治療が終了することで受診間隔が延長し，医療者と接する機会が減少する。身体状況は落ち着いているが，心のどこかに再発についての不安があり，わずかな体調の変化でも，再発や転移に結びつけて考えてしまうことが多い。

がんについては診断時の告知だけでなく，その治療経過に伴ってよいニュースも悪いニュースも伝えられることになる。療養者の状態を適切にアセスメントし，患者のもつ力を最大限に発揮できるよう援助するために，常に精神的支援が必要である。

がんを告知され，自己の存在を脅かされるという精神的な苦悩に直面しながら生きていく療養者への，理解的な態度と支持的ケアが望まれる。

2 死への恐怖感

看護師は死が目前にある終末期の療養者には，死を受容することを求めがちであるが，それは容易ではなく，大きな苦悩を伴う。死を受容したかのように見えても，療養者の思いは揺れ動く。看護師は，療養者が必ず死を受け入れるわけではないことを理解しておく必要がある。死を間近に感じて不安が高まっている療養者は，死への恐怖感が強い。療養者の思いを傾聴し感情に焦点を当て，理解的な態度で接することが大切である。トータルペインの視点から安全で安楽な環境を提供する必要がある。

3 がんサバイバーとしての社会での役割遂行に関する不安

人は，誰でも社会においてさまざまな役割をもって生活しているが，がん患者は，がんに罹患したことや治療によるボディイメージの変化などから，それらの役割を遂行できなくなることに対し不安をもつことがある。療養者や家族の抱く不安な気持ちをよく理解し，家族関係の葛藤に対応する必要がある。具体的には，主婦としての役割を果たしたいと思っていても家事が上手くできなくなってしまうことで家族に負い目や引け目を感じてしまい，自分の意思を明確に示すことができない場合などがある。

4 治療選択などにおける倫理的課題・意思決定支援

がんの告知においては多くの場合，診断，再発・転移など療養者や家族にとって衝撃が大きい病状と一緒に告げられることが多く，療養者と家族が十分に内容を把握できないまま治療選択について意思決定しなくてはならない状況が多い。病状や治療について納得したうえでの意思決定を支えることは，がんとともに生きる人生を支援するうえでも重要なことである。

5 がんに特徴的なエンドオブライフケア

がんの療養者のQOLに配慮して，早期からの緩和ケアが求められる。緩和ケアは，厚生労働省が示す緩和ケア病棟承認基準を満たした緩和ケア病棟，緩和ケアを専門とする医師や看護師などを含めた多職種から成り立つ緩和ケアチームがある施設，患者の自宅（自宅とみなす場としての施設なども含む）で提供される。療養者と家族の価値観を大切にしながら，療養者の症状マネジメントと療養者と家族のQOLを重視したケアが求められる。

3 家族への支援

1 在宅でがんの療養者を支える家族への理解

1 家族の実態（介護状況，課題）

がんは進行性の慢性疾患であり，診断・治療・再発を繰り返し，長期に経過することが多い。そのため，家族成員の一人ががんに罹患すると，他の家族成員も「がん＝死」「がん＝大変な病気」と受け止め，療養者本人と同じく家族にも大きな衝撃が加わる。しかし，わが国ではいまだ「療養者の介護者＝家族」とする考え方があり，療養者の心身を支え，生活を維持し，経済面の負担も家族に背負わせてしまう現状がある。また，高齢者の一人暮らしや単身者，高齢者世帯も増えており，家族が遠方に離れているなど，介護を担い療養者を支えるうえでのキーパーソンが不在のこともある。

2 家族の心理および心身への負担

家族成員の一人ががんに罹患すると，ほかの家族成員も療養者と同じ心理過程をたどる。療養者と家族は互いに影響し，影響される存在であることから，療養者と家族を一つのユニットとして観察していくことが必要である。

療養者の状態を以下のⓐ～ⓕの6つの時期に分け，それぞれの家族の状況の特徴について説明する。

ⓐ 症状発症から診断までの時期

症状や不安を訴え，検査による苦痛に耐える療養者の姿は，見ている家族にとってもとてもつらいものである。そして，療養者ががんと診断されると，個々の家族成員は大きな衝撃を受け，疾患の経過や成り行き，今後の生活などについて漠然とした不安を抱き，苦悩し，予期悲嘆に陥る。家族成員が死に至る病気に罹患した場合，多くの家族は一時的にせよ危機に陥ると考えられている。家族が危機的状況にあっても，家族には病名や予後が告知され，さらに療養者本人にどのように伝えるか，どのような治療を行うかなどの選択や決断を迫られることも多い。家族は症状や治療に伴う苦痛をもつ療養者を支えながら，自分たちの生活を確保しなくてはならないため，身体的・精神的負担に加え，治療への不安や期待，療養者を見守るつらさ，入院・治療に伴う経済的な心配などが生じ，全体の力が低下しやすい。今まで築いてきた家族の形態が大きく揺らぎ，危機的状況をきたしやすいこの時期は，安心して家族成員の一人ひとりが自分たちの問題に向き合えるよう，環境を整えるための援助が必要になる。

b 治療期

治療開始とともに療養者本人は，入院や通院という規制を受け，社会的役割から遠ざかる存在となる。そして，家族は，「療養者の資源＝介護者」という大きな役割を担う存在となると同時に，家庭内での役割変更，仕事への影響，入院や医療費による経済的負担などを強いられる。わが国では，家族だけに療養者の治療方針や生命維持に関する決断を迫ることも多く，自分たちの生活を守りながら，療養者の身の回りの世話，療養者や周囲の人たちへの配慮を行わなくてはならない家族の心身の負担は大きい。その結果，これまでに培ってきた問題解決様式では家族生活の平衡を維持できない状況，すなわち危機に陥ると，家族としてのストレスに対する能力が低下し，特定の家族成員，特に療養者の母親や配偶者に過剰な負担がかかり，葛藤や苦悩，家族の団結の揺らぎ，協力する家族成員の健康障害などをきたしやすい。

c 長期生存期

集中的治療がいったん終了して退院となり，家庭もしくはそれに代わる場所で過ごしながら，経過観察，追加治療を行う時期である。家族は，治療の終了に伴う安堵もあるものの，在宅における療養者支援のための準備やその負担を抱えることになる。療養者の日常生活の自立度や治療の後遺症の有無や程度などにより介護度は異なるが，繰り返される治療の中で，家族は実質的な介護と，療養者の心身の苦痛を受け止める役割を担うことになる。在宅への準備は，できるだけもとの生活に近い環境を維持・継続できるように，家族のライフスタイルを尊重しながら行う。

また，いったん治療が終了し経過観察している時期でも，家族は常に療養者と同様に，今後の治療や転移・再発などに対する漠然とした不安を抱いている。家族も療養者の病状の変化に影響を受けやすい。

d 再発期

再発を診断されると，療養者だけでなく家族にも大きな衝撃が走る。動揺し，頭が混乱したり，戸惑いが生じて，今までの治療は正しい選択だったのだろうかと不信感を抱くなど，家族も大きな不安やストレスを抱えやすい。療養者を失うかもしれないというやりきれない気持ち，予期悲嘆を招きやすい。

e 終末期

終末期の療養者はさまざまな全人的苦痛をもっており，そばで見ている家族にも大きな苦痛を伴う。終末期は，がんそのものの治癒や延命を目的とした治療ができなくなり，病状の進行による症状の緩和を目的とした緩和医療が優先される。医師からそのことを伝えられると，家族はいったんは理解しても，「何とか治療が継続できないか」「認めたくない・あきらめたくない」という気持ちと，「早く楽にさせてあげたい」という相反する気持ちに揺れ動く。そして，迫り来る療養者の死を受け入れられず，「あのときこうすればよかったのではないか」という過去への後悔や執着心，今まで堪えていた医療や治療に対する思いなどが，不安・不満，怒りとなって現れることがある。

f 臨終期

徐々に全身衰弱が進行し，食べられなくなったり，動けなくなっていく療養者の姿を目の当たりにすると，家族は療養者の死が近づいていることを実感し，予期悲嘆を強める。この予期悲嘆は，死別の衝撃に耐え，悲しみを少しでも受け入れられるように心の準備をする反応である。臨終間近になると，ケアの中心は家族になる場合も多い。

そして，臨終のときが近づくと，これまでの病状や治療の経過を十分に理解できていない親戚が療養者のもとを訪れることも多い。この際，親戚は，久しぶりに会った療養者の変わり果てた姿に大きな衝撃を受け，「なぜこんな姿になったのか」「かわいそう」など，自分たちの動揺した気持ちをそのまま口にしてしまうこともある。これらの言動は，予期悲嘆を強めながらも療養者の前で何とか平静を保とうとしている家族成員の心を砕き，何もできない無力感，自責の念，心身の疲労を強めることにつながりやすい。

予期悲嘆について

予期悲嘆とは，療養者の死を想定して，実際に死が訪れる前に死別したときのことを想定して嘆き，悲しむことをいう。家族は，療養者の死が避けられないと気づいた時点から予期悲嘆の心理的プロセスをたどり始める（表Ⅲ-2-13）。この心理的プロセスは，行きつ戻りつしながら変化していき，次第に家族は現実として訪れつつある療養者の死を受け入れていく（表Ⅲ-2-14）。

表Ⅲ-2-14 に終末期のがんの療養者の家族の死への気づきに対する心理的反応を示す。

表Ⅲ-2-13　予期悲嘆の心理的プロセス

(1) 衝撃と無感覚の局面 死が近いという脅威に対する衝撃反応が生じる局面（通常 1～2 週間続く）	療養者の死が避けられないと気づいたとき，家族は衝撃を受け，愕然とし，動けなくなり，血の気が引いていくような感覚や力が抜けていく感覚を覚える。また，何も考えられない，考えていることと行動が一致しない経験をする
(2) 否認の局面 療養者の死が避けられないという気づきに対して，家族はその状況に直面するのはあまりに恐ろしく，圧倒的過ぎるため，種々の防衛機制を用いて自分自身の内面を守ろうとする局面	家族は否認や逃避を用いることにより，死が近づきつつあるという現実から心を閉ざした状態になる
(3) 苦悩する局面 家族は療養者の死が近いことを信じたくない，治るという希望を持ち続けたいという気持ちをもちながらも，次第に悪化していく療養者の状況から死が近づきつつあることを心で理解するようになる局面	心をえぐられるような深い悲しみや不安，今後の状況に対する不確かさ，患者を助けられない医療従事者や早期発見できなかった自分に対する怒り，罪悪感，孤独感，無力感，絶望感，抑うつなどの感情を体験する
(4) 受け入れていく局面 家族は療養者の悪化していく姿を見て，患者の死が近いことを認める局面	療養者は精一杯生きたのだから，もう楽にしてあげたいと願い，自分自身に仕方がないと言い聞かせ，死別後の自分の生活を建設的に考えようと努力しはじめる

［鈴木志津枝（2003）：家族がたどる心理プロセスとニード，家族看護，Vol.1，No.2，p.38 一部改変］

表Ⅲ-2-14　終末期のがんの療養者の家族の死への気づきに対する心理的反応

死の過程に対する衝動	衝撃を受ける	動けなくなる
		血の気が引く
		力が抜ける
		落胆する
		何も考えられなくなる
		愕然とする・驚く
		混乱状態に陥る
	否認する	状況をわかりたくない
		現状を見たくない
		状況を認めたくない
	逃避したい	現状から逃げ出したい
	否定的感情が生じる	恨めしく思う
		怒りを感じる
溢れ出る悲しみ	大切な人を失う悲哀を感じる	私をおいて逝かないでほしい
		患者のことが頭から離れない
		別れの寂しさを感じる
		命のはかなさを感じる
		悲しみを感じる
		孤独を感じる
	感情が溢れ出る	気持ちがこみ上げる
		不安が押し寄せる
家族の限界の実感	自分の無力さを感じる	自分の力ではどうにもならない
		どうすることもできない
		患者の意向がつかめない
		患者の役に立てない
		仕方がない
	方策が見つからない	患者のために何をすればよいのかわからない
		自分のしていることがこれでよいのかわからない
		これ以上なす術がない
	希望がもてない	希望が萎えていく
		希望が見えない
不確かな状況への没入	患者の病状経過が見通せない	時間の見通しがつかない
		病状の今後が見通せない
		余命が予測できない
	これからの生活が想定できない	今後の療養生活がいつまで続くのかがわからない
		看病に先が見えない
	看取ることを心配する	看取りへの自信がない
		臨終へのときを不安に思う
生への希求	回復への期待をもちたい	治してみせる
		治ってほしい
		奇跡が起きてほしい
	希望をもっていたい	少しの改善の兆しがほしい
		希望を捨てたくない
		かすかな望みをもっていたい
	患者の生存を願う	患者にも闘ってほしい
		一緒にいたい
		時間が止まってほしい
死の過程の感知	患者の病状の変化に脅かされる	胸騒ぎがする
		緊張感をもつ
		恐怖感をもつ
		心が切り裂かれる
		やり場のなさを感じる
		絶望感をもつ
	病状の進行が予想外である	予想よりも病状の進行が早い
		病状が急激に変化した
		病状の悪化を不思議に思う
	残された時間の少なさを感じる	最期の日が来るのを何となく感じる
		思った通りに悪くなっていく
		患者から目が離せない
		患者も死期（病名・病状）を感じている
		ともに過ごす時間がなくなる
死にゆく人の安寧の切望	患者の苦しみを共感する	患者のつらさを感じる
		患者の境遇を哀れむ
	患者の苦しみを見たくない	患者の苦しむ姿を見たくない
		患者の苦しむ姿を見ていられない
		患者の衰弱した姿を見たくない
	できる限り患者が楽になるようにしたい	患者のためなら何でもしたい
		患者を楽な状態にしてあげたい
	安らかな人生の終焉を迎えてほしい	もう一度患者の望みを叶えさせてあげたい
		最後まで患者に希望をもち続けさせたい
		安らかな最期を望む
		残された時間を有意義にしたい

[大川宣容，他（2002）：終末期がん患者の家族の死への気づきに対する反応，高知女子大学紀要 看護学部編，Vol.51，p.11-12 より一部抜粋]

2 家族支援に必要なアセスメントの視点

1 家族の気持ちを理解し，意思を尊重した支援

前述のように家族は，身体的・精神的負担に加え，症状・治療への不安や期待，療養者を見守るつらさ，入院・治療に伴う経済的な心配などを抱え，家族全体の力が低下しやすく，今まで築いてきた家族の形態も大きく揺らぎ，危機的状況をきたしやすい。家族がどの程度療養者の病状を理解しているかを把握するとともに，家族構成，家族の関係性，変更された家族内での役割分担の変調，それぞれが抱えるストレスや不安の状況などを観察する。経済状況や家族の健康・生活面にも配慮し，在宅療養や介護に対する家族の意向や気がかりを確認しておく。また，家族成員の病気に伴う家族間の役割分担はスムーズに行えているか，療養者・家族の意思疎通が図れ同じ方向に向かって歩めているか，家族のセルフケア機能が維持できているかを継続して観察していく必要がある。

家族はこうあるべきだという看護師自身の価値観を押しつけることなく，何事もその家族のペースでしか進まない現実を受け入れ，家族が何を望み，何を必要としているのか，敏感に洞察することが大切である。症状の変化や徴候について家族にもわかりやすく説明する。治療の継続や療養の場の選択，治療処置やケア方法の選択など，何が療養者・家族にとってよりよいのか，倫理的課題を考慮する。将来の状態変化に備えて，療養者・家族と，現在の気がかり，ケア全体の目標や具体的な治療・療養の選択肢，病状や予後などを話し合う。今，あるいはこれから先，人生の最終段階も，どのようなことが気がかりになるのか，何を大切にしたいか，何を避けたいか，どのようにしてほしいか，普段からのコミュニケーションを大切にする。

人生の最終段階の時期においては，家族の意向も尊重し，療養者は最期まで聴覚や触覚があるといわれていることを説明し，話しかけたり触れてよいことを伝える。家族ができることを伝え支援する。治療方針や療養の場について，揺れる気持ちに寄り添い，療養者・家族の意思決定を支援する。

2 介護に必要な知識，技術を習得できるための支援

在宅療養移行前に，病院や施設で指導を受けたり，訪問看護師と一緒に行うことで段階的に処置やケアを習得できるような環境を調整する。家族は，療養者の病状や在宅生活における不安を抱えていることを理解し，家族の介護しやすい方法，福祉用具など環境調整を図る。多職種でのチームアプローチを行い，各職種が専門的な知識を生かして，療養者・家族ともに負担の少ない生活が継続できるよう援助する。

3 介護負担を軽減するための支援

家族成員の介護への負担感，今後への不安などさまざまな思いを観察する。療養者が生活する環境，家族内での介護力・協力体制，協力者の有無，対応が在宅療養可能・継

続できるものかどうか，家族間の負担の程度とその内容，経済状況，家族間の意思疎通・コミュニケーションの状況，家族成員の健康状態，ライフスタイルの変化の有無と適応できているか，緊急時の対応方法とその理解などを確認する。また，家族が適宜，休息をとったり気分転換ができるように配慮する。家族の健康・生活面に配慮するうえで，レスパイトケアの機会がつくれるか，キーパーソンとなる家族を支える人の存在の有無を確認しておく。

4　緊急時の対応

療養者の症状が安定している時期に，今後療養者の状態が変化したときはどのように対応していくか，家族の中で少しずつ意識していくことが大切である。また，家族が今までの経過の中で何か疑問や不安などを抱いていないか，今後の見通しをどうとらえているか，療養者と病気についてどのように話しているか，家族として今後どのようにしていきたいか，やり残していること（後悔や自責），これからやりたいことはないか，家族の状況や認識，気持ちの変化を観察・確認しておく。

そして，急変時の対処法，連絡先などの確認も行っておく。認知症や精神疾患，脳転移，小児など，自ら意思が伝えにくい療養者にも十分配慮する。独居療養者の場合，意識低下や急変時を想定して，事前に意向を確認しておく（アドバンス・ケア・プランニング：ACP）。

常に急変のリスクがあることを療養者・家族，医療者間で共通理解しておく。最期のときに，医療者がそばにいないことが多いので，呼吸停止時や急変時の連絡先，対応方法を事前に具体的に話し合っておく。死が間近に迫ってきたときにどのような身体的な変化が現れるか，その際の対応法などを，時期をみて家族に伝えておく。

3　家族性腫瘍・遺伝性腫瘍の場合の対応

近年の遺伝子研究により，遺伝性のがんがあることがわかっている。がんの発症は遺伝要因と環境要因が関与しているが，一部のがんは，生まれつき遺伝子変異があり，卵・精子を経て次世代にも受け継がれる。家族性大腸腺腫症や遺伝性乳癌，卵巣癌症候群などがこれにあたる。遺伝性のがんの特徴として，若年性，多発性，多重性（重複がん），症候群を示し，倫理的な問題や精神的・社会的問題が多い。

1　早期発見・予防のための対策

若年発症が多いため，気づかれずに手遅れになる危険性があることや，一般的ながん対策が有効ではないこともあるため，遺伝性のがん患者を特定し，その血縁者を含めてがんの発症予防と早期発見のための働きかけが必要になる。定期検査，ライフスタイルの修正，予防的な治療などの対応を行う。

2　がんの遺伝に対するカウンセリング

がんが遺伝性であるかどうかの判断のための検査を実施し，遺伝性であることが確定すれば，療養者・家族が正しく理解できるように情報を提供し，今後どうしていけばよいのかについて意思決定の過程を支援する。がんの病態，検査・治療，症状コントロール，予防方法，検診について，長期的な支援を行うことを説明する。

3　家族内のコミュニケーションを支援

子ども，未成年者，配偶者との疾患に関する理解を促すため，家族内のコミュニケーションを支援する。

4 がんの療養者を支援する社会資源

1 がん診療連携拠点病院

1 がん相談支援センター

前述したとおり，がん診療連携拠点病院は「がん相談支援センター」を設置しており，専門的ながん医療の提供，地域のがん診療の連携協力体制の構築，がん患者に対する相談支援および情報提供などを行っている[8)]。

2 地域連携クリティカルパス

一人の療養者が，急性期病院から回復期病院を経て早期に自宅に帰れるよう作成された診療計画で，治療を受けるすべての医療機関で共有して用いる。診療にあたる複数の医療機関が，役割分担を含め，療養者にあらかじめ診療内容を提示・説明することにより，療養者が安心して医療を受けることができる。内容としては，施設ごとの治療経過に従って，診療ガイドラインなどに基づき，診療内容や達成目標などを診療計画として明示する。療養者がどのような状態で転院してくるかをあらかじめ把握できるため，重複した検査をせずにすむなど，転院早々から効果的な医療を開始できる。医療連携体制に基づく地域完結型医療を具体的に実現することができる。

2 多職種連携

1 医療機関看護師と訪問看護師との連携

多職種連携では，表Ⅲ-2-15，表Ⅲ-2-16，表Ⅲ-2-17に示したような制度が活用できる。

2 専門性の高い看護師との同行訪問

がんにかかわる専門的な知識・技術をもつ看護師として，専門看護師や認定看護師が存在する（表Ⅲ-2-18）。所属地域におけるこれらの人的リソースの把握・活用が大切である。

表Ⅲ-2-15　外泊・退院に関する制度

①外泊日の訪問看護（訪問看護基本療養費（Ⅲ）・退院前訪問指導料） ・一時的な試験外泊時の訪問看護による支援 ・在宅療養に備えた一時的な外泊を行うことにより，入院時から在宅療養への移行準備ができる
②退院当日の訪問看護（退院支援指導加算・退院前訪問指導料） ・早期の在宅療養への円滑な移行のため退院当日に訪問看護を行い，支援する
③退院直後の訪問看護（特別訪問看護指示加算） ・医療ニーズの高い療養者に対し必要に応じて訪問看護を活用し，在宅療養移行の不安を軽減する

表Ⅲ-2-16　退院調整に関する制度（退院時共同指導料 2）

・退院前に関係者が集まり，「退院前カンファレンス」を行うことにより算定可能 ・療養者が退院後に必要となる在宅医療やリソースを利用しながら安心して在宅療養ができることを目的としたもの ・参加者：療養者，家族，病院の医療・ケアスタッフ，地域の在宅医療従事者（往診医，訪問看護師など），介護福祉従事者（ケアマネジャー，介護福祉士など） ・療養者の情報共有，各医療機関の役割分担など，退院後の生活をスムーズに開始するための重要な連携の場となる

表Ⅲ-2-17　在宅でのがん療養者のケアに関する制度

訪問看護基本療養費（Ⅰ）（Ⅱ）は在宅患者訪問看護・指導料が算定できる
在宅にて悪性腫瘍の鎮痛療法や化学療法を行っている療養者を対象として，がんにかかわる専門の研修を受けた看護師と訪問看護師が共同して，看護・療養上必要な指導を行うことができるとするものである

表Ⅲ-2-18　専門看護師と認定看護師（2018 年 8 月現在）

専門看護師	認定看護師	
がん看護：775 人	緩和ケア：2,354 人 がん化学療法看護：1,585 人 がん放射線看護：274 人	がん性疼痛看護：769 人 乳がん看護：354 人

[日本看護協会：専門看護師．http://nintei.nurse.or.jp/nursing/qualification/cns，認定看護師．http://nintei.nurse.or.jp/nursing/qualification/cn]

3　主治医，専門医，薬剤師，管理栄養士などとの連携

さまざまな専門職がかかわることで，療養者・家族により質の高いケアの提供ができる。個々の療養者にどのようなケアを提供していくのか，ケアの目標について各職種が合意したうえで，そのケアを提供するために各職種が自分の専門性を発揮しながら力を合わせ協働することが重要となる。多職種チームアプローチでは，看護師が療養者・家族を最も理解する者として療養者・家族の代弁者の役割とチームの調整役を担う。

3　介護保険，訪問看護の制度

介護保険の適用は表Ⅲ-2-19のようになるが，40歳以上65歳未満の末期がんの療養者の場合，介護保険法で定める16特定疾病の対象となり，介護認定審査の結果，要支援または要介護と認定された場合は，訪問看護等の在宅サービスを利用できる。その場合でも訪問看護は医療保険が優先される。

末期がんの療養者は療養通所介護の利用も可能である。療養者が可能な限り自宅で自立した日常生活を送ることができるよう，自宅にこもりきりの療養者の孤独感の解消や心身機能の維持回復だけでなく，家族の介護負担軽減などを目的として利用できる。

4　経済的負担の軽減

高額療養費制度

医療機関や薬局の窓口で支払った額が，暦月（月の初めから終わりまで）で一定額を超えた場合に，その超えた金額を支給する制度である（入院時の食事代や差額ベッド代などは含まない）。保険が適用される医療費であれば，入院・通院・在宅医療を問わず対象となる。負担の上限額は年齢や所得によって異なる。加入している健康保険の窓口（国民健康保険の場合は市町村の役所の窓口）に事前に申請して「限度額適用認定書」を発行

表Ⅲ-2-19　がんの療養者の介護保険適用対象者

第1号被保険者	65歳以上	理由にかかわらず日常生活に支障を生じた場合，介護保険適用の対象となる
第2号被保険者	40～65歳未満の医療保険加入者	がん末期状態の場合にのみ，介護保険適用対象者となる

表Ⅲ-2-20　高額療養費制度

①世帯合算

一人の一回の受診では高額療養費の支給対象とならなくても，複数の受診や，同一の医療保険に加入している人に限り，同じ世帯の人がそれぞれ窓口で払った自己負担額を暦月単位で合算することができる。その合算額が一定額を超えたときは，超えた分が高額療養費として支給される。

②多数回該当

高額療養費を申請する月以前の直近の12カ月間に，すでに3回以上高額療養費の支給を受けている場合には，4カ月目から多数回該当という扱いになり，負担の上限額がさらに引き下がる。

③高額医療・高額介護合算療養費制度（合算療養費制度）

世帯に介護保険の受給者がいる場合，世帯内の同一の医療保険の加入者について，1年間にかかった医療保険と介護保険の自己負担を合計した額が基準額を超えた場合，その超えた金額が支給される。高額療養費制度が「月」単位で負担を軽減するのに対し，合算療養費制度は，さらに「年」単位でもその負担を軽減する制度である。例えば，夫が医療サービスを，妻が介護保険を受けている場合などがこれにあたる。

- 合算できない医療費：入院医療費と外来医療費（70歳未満の人），別々の病院や薬局（70歳未満の人）
月をまたいだ医療費
- 合算できる医療費：窓口負担が21,000円を超えたもの（70歳未満の人）

表Ⅲ-2-21　がんの種類によって利用できる制度

障害年金受給 ・人工肛門造設，人工膀胱・尿路変更術，喉頭全摘術，在宅酸素療法，胃瘻などの恒久的措置実施，治療による副作用による倦怠感・悪心・嘔吐・下痢貧血・体重減少などの全身衰弱
身体障害者手帳交付 ・人工肛門・人工膀胱を永久的に造設した場合，喉頭部摘出による音声機能喪失，肢体に関しては指定医と相談する必要がある ・受けられる支援は自治体により異なるが，ストーマ装具や人工喉頭，ネブライザーの購入費支給などがある
四肢のリンパ浮腫治療のための弾性着衣等に係る療養費の支給 ・リンパ節郭清術を伴う悪性腫瘍の術後に発生する四肢のリンパ浮腫が対象で，医師の指示に基づき購入する弾性着衣（スリーブ，ストッキングなど）が年に2回計4セットまで（1回の購入時2セットまで）を療養費として申請することが認められている

してもらうことにより，医療機関の窓口での支払いを負担の上限額までにとどめることもできる。このため，一度に用意する立て替え払いをする必要がなくなり，手続きがよりスムーズになる。表Ⅲ-2-19，表Ⅲ-2-20，表Ⅲ-2-21の場合，さらに負担が軽減される。

引用文献

1）日本緩和医療学会，緩和医療ガイドライン委員会編（2014）：がん疼痛の薬物療法に関するガイドライン，p.18. https://www.jspm.ne.jp/guidelines/pain/2014/pdf/pain2014.pdf
2）W・ゴーマン／村山久美子訳（1981）：ボディ・イメージ―心の目でみるからだと脳，誠信書房.
3）日本がん看護学会，他編（2015）：がん薬物療法における曝露対策合同ガイドライン，金原出版.
4）がん対策推進協議会小児がん専門委員会（2011）：今後の小児がん対策のあり方について. http://www.mhlw.go.jp/stf/shingi/2r9852000001n1eo-att/2r9852000001n1mm.pdf
5）国立がん研究センター：小児がん情報サービス一般の方向けサイト 小児がんの解説 生活・療養. https://ganjoho.jp/child/support/index.html
6）Chan CMH, et al（2018）：Course and predictors of post-traumatic stress disorder in a cohort of psychologically distressed patients with cancer：A 4-year follow-up study. Cancer, Vol.124, No.2, p.406-416
7）窪寺俊之（2005）：スピリチュアルペインの本質とケアの方法，緩和ケア，Vol.15，No.5，P391-395.
8）厚生労働省（2018）：がん診療連携拠点病院等. https://www.mhlw.go.jp/stf/seisakunitsuite/bunya/kenkou_iryou/kenkou/gan/gan_byoin.html

参考文献

- 日本がん看護学会教育・研究活動委員会コアカリキュラムワーキンググループ編（2017）：がん看護コアカリキュラム日本版―手術療法・薬物療法・放射線療法・緩和ケア，医学書院.
- 大西和子，飯野京子編（2011）：がん看護学―臨床に活かすがん看護の基礎と実践，ヌーヴェルヒロカワ.
- 小島操子，佐藤禮子監訳（2007）：がん看護コアカリキュラム，医学書院.
- 海野徳二（2004）：系統看護学講座 専門18 成人看護学14，耳鼻咽喉疾患患者の看護，医学書院.
- 季羽倭文子，他監（1998）：がん看護学 ベッドサイドから在宅ケアまで，三輪書店.
- 国立がん研究センター：がん情報サービス一般の方向けサイト 生活・療養. http://ganjoho.jp/public/support/index.html
- 近藤まゆみ，他編著（2006）：がんサバイバーシップ がんとともに生きる人びとへの看護ケア，医歯薬出版.
- 厚生労働省：高額療養費制度を利用される皆様へ. http://www.mhlw.go.jp/stf/seisakunitsuite/bunya/kenkou.iryou/iryouhoken/juuyou/kougakuiryou/index.html?utm source=echofon

- 日本緩和医療学会緩和医療ガイドライン委員会編（2014）：がん疼痛の薬物療法に関するガイドライン 2014年版，金原出版.
- 小野寺綾子編／宮崎和子監（2010）：新看護観察のキーポイントシリーズ がん看護・緩和ケア，中央法規出版.
- 矢ケ崎香編／日本がん看護学会監（2016）：がん看護実践ガイド サバイバーを支える看護師が行うがんリハビリテーション，医学書院.
- キャンサーリボンズ編（2017）：がんの治療と暮らしのサポート実践ガイド，エス・エム・エス.

3 認知症の人の看護

ねらい

認知症の人が安定した在宅療養を継続するための支援ができる。

目　標

1. 認知症について理解できる。
2. 認知症の人の看護の特徴が理解できる。
3. 認知症の人を支える家族の現状が理解できる。
4. 認知症の人を支援する地域の社会資源が理解できる。
5. 認知症の人の尊厳を守ることができる。

1 認知症の理解

1 認知症の動向

1 認知症高齢者

厚生労働省は2015（平成27）年，「認知症施策推進総合戦略～認知症高齢者等にやさしい地域づくりに向けて～（新オレンジプラン）」を発表した[1]。この中では，認知症の人の数は2025年には700万人を超えるとの推計値が示されている。この推計に従えば，認知症高齢者の数は2012年の時点で全国に約462万人となり，約10年で1.5倍にも増えることになる。認知症の有病率の算定は疫学調査によって異なり，上記の数字がどこまで正確に実状を表しているかは定かではないが，平均寿命が延びることによる高齢者の増加に伴い，認知症の人の数も増大することは間違いないだろう。

認知症の原因疾患として最も多いのはアルツハイマー病である。認知症全体の有病率は年齢とともに上昇し，65歳未満では1%以下，65歳でおおよそ1.5%で，5歳ごとにほぼ倍となり，85歳以上では30%前後となるといわれ，その認知症全体のうち50～60%がアルツハイマー病であるとされる。

2 若年性認知症

65歳未満に発症した認知症に対して「若年性認知症」という用語が用いられているが，欧米などにおいて日本でいうところの若年性認知症に当たる用語はなく，医学的に疾患名や単一の病態を示しているものではない。つまり，若年性認知症は病態を表すものではないため，いずれの原因疾患においても若年発症型と，65歳以上で発症する晩期発症型の認知症の間で医学的診断や治療に関して本質的な違いはない。

日本で若年性認知症という言葉で示される枠組みは，単に医学的な課題だけでなく，若くして認知症を患った人を取り巻く広く社会的な問題を含有している。若年性認知症の場合，何よりも問題となるのが，老年期に発症した認知症と比較して家族や周囲へもたらす影響が大きいことである。若年性認知症では，発症した時点で就労していることも多く，一家の主が発症した場合，職を失うことによる家族の経済的負担は多大なものとなる。また，本人も身体的に元気であり，子どもがまだ自立していない場合などは，家族が背負う心理的負担も小さくない。一方，若年発症の認知症患者でかつ軽症例では，認知機能障害が目立たず，身体的機能に問題が認められないために，介護の必要性が認識されず，十分な支援が受けられないという現状がある。

厚生労働省も若年性認知症施策について，さまざまな取り組みを進めており，2008（平成20）年に報告された「認知症の医療と生活の質を高める緊急プロジェクト」では，①若年性認知症に係る相談コールセンターの設置，②診断後からのオーダーメイドの支援体制の形成，③若年性認知症就労支援ネットワークの構築，④若年性認知症ケアの研究・普及，⑤若年性認知症に関する国民への広報啓発，⑥若年性認知症対応の介護サービスの評価，といった提言を行っている[2)]。この提言に基づいて，都道府県，政令指定都市などの地方自治体単位で若年性認知症の支援基盤の整備が試みられている。

ケアマネジャーなどが若年性認知症の人を支援する場合，どうしても介護保険のサービスに視点が偏りがちだが，症状や状態に応じて障害福祉サービスなど多様な制度を活用する必要もある。税の減免や費用の軽減，各種の手当や利用可能な貸付など，経済的支援をする諸制度について，必要な人に適時情報を提供する必要がある。さらに若年性認知症の支援においては，本人だけではなく介護する家族を支援する制度などについても，情報提供を行うことが重要である。

2 認知症の原因・症状と認知症状の評価

1 代表的な疾患

a アルツハイマー病

アルツハイマー病とは

1906年にドイツの精神科医アルツハイマー（Alzheimer）博士により最初に報告された疾患である。アルツハイマー病の初期症状は記憶障害であり，他の認知機能障害を伴いながら慢性進行性の経過をたどる変性疾患である。

早期には大脳の変化は乏しいが，進行とともに海馬や側頭葉内側部と側頭頭頂葉連合野に萎縮を認めるようになる。経過とともにびまん性に脳萎縮が広がる。中期以降は，画像検査上でも萎縮が明らかとなり，高度のアルツハイマー病では全般的な大脳皮質の萎縮や脳室拡大を認める。

脳内のアミロイド沈着が神経細胞死の原因であるとみなすアミロイド・カスケード仮説が提唱されている。性差は3：2で女性に多いといわれている。家族性にみられる場合もあるが，多くは散発性である。顕微鏡レベルである神経病理学的変化としては，老人斑，神経原線維変化の2つの変化が脳に多数出現することが特徴であり，マクロ的には神経細胞が脱落して大脳が萎縮する。

症状と経過

アルツハイマー病では，認知機能障害がいつとはなしに発症し，緩徐に進行することが特徴である。一般的には記憶障害が最初に出現するが，初期には記憶障害の中でも近時のエピソード記憶が障害される。一方で即時記憶や遠隔記憶は保たれている。意欲低下や興味・関心の低下がみられることもあるが，対人配慮は保たれ，日常会話には大きな問題がないため，障害に気づかないことがある。早期の段階では本人にもある程度の病識があり，能力低下に対し，不安や抑うつ的になったりする。見当識障害としては，時間に関するものが現れる。

中等度では，認知機能障害が誰の目にも明らかとなり，基本的な日常生活動作に障害が生じるために介助が必要になり始める。地誌的見当識障害が現れ，道に迷ったりする。この頃には失語症状も出現し，会話内容にも深みがなくなり，複雑な会話などは理解するのが難しくなる。中等度では麻痺や感覚障害はないが，失行が現れ，道具の使用や着衣が困難（着衣失行）になる。

高度のアルツハイマー病では，認知機能障害がさらに悪化し，神経症状も加わり，日常生活全般に介助が必要になる。自分の生年月日も忘れ，家族など身近な人もわからなくなる。自発語は減少し，簡単な日常会話でも意思の疎通を図ることが困難となり，最終的には発語がなくなり，関節の屈曲・拘縮も加わって寝たきり状態となる。

全体の経過は10年前後とされているが，個人差もあり，15年以上経過した例もある。

b 血管性認知症

血管性認知症とは

血管性認知症は，脳梗塞や脳出血などの脳血管性障害や，脳循環の不全状態が原因となって神経細胞の機能障害を生じ，認知症症状を示す疾患である。以前は日本における認知症の原因として最も多い疾患と考えられていたが，現在はアルツハイマー病よりも少ないとされる。

症状と経過

血管性認知症の大部分は脳梗塞による。多発性病変によること（多発梗塞性認知症）が一般的であるが，局所性病変によっても起こり得る。血管性認知症の病型は多様で，臨床症状は病変の部位，大きさ，分布によってさまざまであり，臨床経過も症状ごとに異なる。したがって初期症状も多彩であり，必ずしもアルツハイマー病のように記憶障害が初期症状として出現するというわけではない。むしろ実行機能・遂行機能の障害などが最初に出現することが多い。

血管性認知症では，脳血管障害が病態の主要因であり，病前に，高血圧，糖尿病，心疾患などの脳血管障害を引き起こすリスク要因を有していることが多い。症状は脳梗塞を起こした部位によって異なり，ある能力は低下しているが，別の能力は比較的よく保たれていることがある。このような認知機能障害の程度に濃淡がある血管性認知症を，「まだら認知症」といった呼び方をすることもある。初期から，麻痺，固縮，反射の亢進，感覚障害などの局所神経症候を伴う。一般に記憶障害があっても，判断力は保たれ，病識があることが多く，人格変化がみられることは少ない。夜間せん妄，感情失禁が，アルツハイマー病と比較して多く認められる。経過としては，脳卒中発作あるいは脳血管障害による神経症候の出現時期と認知症の発症との間に時間的な関連がみられ，多くは卒中発作に伴って，階段状または動揺性に神経症候ならびに認知機能障害が悪化する。高血圧や心疾患などの合併症が原因と考えられるが，平均余命はアルツハイマー病などに比較すると短いとされる。

c レビー小体型認知症

レビー小体型認知症とは

レビー小体型認知症とは，α シヌクレインといわれる特殊なタンパク質が脳内に沈着し，レビー小体を形成することにより発症する神経変性疾患を指す。同様の病態にはパーキンソン病も含まれる。レビー小体は，パーキンソン病においては脳幹部に主に認められる病理変化であるが，レビー小体型認知症では大脳にびまん性に出現し，認知症を呈する。両者は類縁の疾患であり，実際に80歳以上のパーキンソン病患者においても，70%に認知症症状が出現するともいわれている。レビー小体型認知症は，欧米では認知症の原因疾患としてアルツハイマー病に次いで2番目に多いとされている。

症状と経過

レビー小体型認知症の進行は緩徐で，アルツハイマー病と同様に認知機能の低下は一般に記憶障害で始まり，見当識障害，言語障害，失行，失認といった認知機能障害が進行とともに出現する。病前から，レム睡眠行動障害（正常では筋緊張が低下しているレム睡眠時に感情体験を伴う夢の中で，大声を上げ，起き上がったり，手足を激しく動かしてしまう睡眠時異常行動）が発現することも多い。認知機能障害の著明な変動が特徴的であり，数時間～数日，時に数週間～数カ月に及ぶことがある。特有の症状として幻視があり，内容が具体的で非常に鮮明であるという特徴がある。患者は意識が清明な際にも幻視について説明することができる点でせん妄による幻視とは異なる。パーキンソン症候は，病初期では動作緩慢や筋固縮といった症状が主体であるが，進行に伴い姿勢反射障害，歩行障害などがみられるようになる。

d 前頭側頭葉変性症

前頭側頭葉変性症とは

前頭葉および側頭葉の萎縮と特異な精神症状・行動異常を示す認知症を従来はピック病と呼んでいたが，1990年代以降，ピック病とその周辺疾患が整理・分類され，前頭側頭葉変性症（fronto-temporal lobar degeneration：FTLD）と総称するようになった。前頭側頭葉変性症はさらに前頭側頭型認知症，意味性認知症，進行性非流暢性失語の3つの症候群に分けられている。しかし，近年ではその疾患分類にも議論があり，上記の症候群すべてを大まかに前頭側頭型認知症と呼ぶようにもなってきている。

症状と経過

前頭側頭葉変性症，特に前頭側頭型認知症は先行性の発症で，緩徐に進行する変性疾患である。しかし，アルツハイマー病とは異なり，早期には記憶障害は目立たず，脱抑制や自発性の低下，無関心，常同行動（例えば，毎日同じ道順を繰り返し歩く）などの臨床症状が前景に立つことが多い。性格変化が目立ち，礼儀や身なり，対人関係に対して無頓着，非協力的でよく考えずに答えたり無関心になり，自己の行動制御が困難となって窃盗や性的逸脱行為などの脱抑制的行動を起こすこともある。そのため，早期には認知症の診断が下されず不適切な対応がなされたり，また適切な診断が下されても，その特異な精神症状・問題行動から，介護や処遇に非常な困難を伴うことが多い。タイプにより特徴的な言語障害が出現する。認知症症状が進行すると，最終的には身体機能も低下し，寝たきりの状態となる。

2　認知症の症状

認知症の症状は，記憶障害，判断力低下，見当識障害，失語，失行，失認などの認知機能障害である中核症状と，認知機能障害を背景に出現する興奮や攻撃性，抑うつなどの感情障害や睡眠覚醒障害，徘徊などの認知症の行動・心理症状（behavioral and psychological symptoms of dementia：BPSD）とに分けて考えるのが一般的である。

a　中核症状

中核症状とは，程度の差はあれほとんどすべての認知症の人に認められる症状で，疾患の進行とともに障害の程度も悪化する。これは，神経細胞の脱落・障害によって直接もたらされる症状と考えることができる。以下に主な中核症状を示す。

記憶障害

記憶障害は認知症における最も重要な症状であり，アルツハイマー病では全例に認められ，進行性に増悪する。記憶が維持される時間や内容によって以下のように分類される。時間に関しては，その保持間隔により，秒単位で保持される「即時記憶あるいは短期記憶」，数分後いったん脳裡から消えて再生される「近時記憶」，いわゆる過去に関する記憶である「遠隔記憶」に大別される。また記憶の内容により，意識的に想起できる「陳述記憶」と，意識的には想起されない「非陳述記憶」に大別される。陳述記憶はさらに，個人的な体験（例えば「コンサートに行った」）に相当する「エピソード記憶」と，知識（例えば「日本の首都は東京」）に相当する「意味記憶」に分けられる。非陳述記憶には，「身体で覚える記憶」（例えば，運動や楽器演奏など）である「手続き記憶」などが含まれる。アルツハイマー病で最も初期から障害されるのは，近時記憶とエピソード記憶である。

見当識障害

時間や場所，さらには人に関して不確かになることをいう。「季節感がなくなる」「夜なのに昼間と勘違いする」「よく知っているはずの道に迷う」といった症状として出現する。認知症が進行すると「その人が誰かわからなくなる」「娘を姉と間違える」といった誤認という症状が出現するが，それが人物に対する見当識障害と解釈されることもある。

実行機能障害

目的に沿って計画を立て，修正しつつ物事を遂行する機能を実行機能という。実行機能障害の代表的な例は，段どりよく料理ができなくなることである。家族の人数，献立を考えながらご飯を炊き，同時進行でおかずをつくるのは高度な実行機能である。

その他

失語，失行，失認といったものも認知症には出現する。失語とは，いったん獲得された読む，書く，聞く，理解するといった言語機能が障害されることをいうが，認知症ではさまざまな失語症がみられる。アルツハイマー病では多くの場合，流暢に話すが，物の名前が出てこなくなる健忘失語がみられ，進行とともに会話の理解が障害されて，話がうまくかみ合わなくなる。前頭側頭葉変性症では，言葉の意味がわからなくなったり，意味はわかるが発語がうまくいかなくなるなどの特徴的な失語症状がみられる。失行とは，身体の運動障害はないのに，一定の行為が遂行できない状態をいい，「上着をうまく着ることができない」などの障害がみられる。失認は，視覚，聴覚，触覚などの知覚機能は正常だが，それが何であるかを判別する上位の大脳機能の障害により判定できない障害をいう。

b 行動・心理症状（BPSD）

BPSDは中核症状と区別しにくいものもあり，その明確な原因もわかっていない。認知機能障害を背景に，身体疾患，環境因子，薬物などの影響により生じる場合も多い。BPSDには精神症状や行動障害が含まれ，患者によって認められる場合と認められない場合とがある。しかも，認知症の重症度とは相関せず，認知症が重症化すると消失する場合もある。BPSDは一度出現すると本人のみならず，周囲の人に大きな負担を強いることがあるが，中核症状は根本的には治療困難である一方で，BPSDは対応や環境調整によっても改善や消失する点で重要である。多種多様なBPSDがあるが，以下に例を挙げる（表Ⅲ-3-1）。

妄想

妄想とは，訂正不能な誤った確信をいう。認知症においては，アルツハイマー病にみられる「物盗られ妄想」が典型である。その他，「配偶者が不貞をはたらいている」「自分は見捨てられている」といった被害的な妄想がアルツハイマー病にはみられやすい。

幻覚

認知症の人における幻覚の頻度は，10～40％程度といわれている。レビー小体型認知症では80％の高頻度でみられる。幻臭や幻触といった幻覚は比較的まれであるとされる。

抑うつ

抑うつは認知症の経過の中で30％にみられ，アルツハイマー病では最も出現頻度が高い。

表Ⅲ-3-1　主なBPSDの症状

	対処が難しい症状	やや対処に悩まされる症状	比較的対処しやすい症状
心理症状	• 幻覚 • 妄想 • 抑うつ • 不眠 • 不安	• 誤認	
行動症状	• 身体的攻撃性 • 徘徊 • 不穏	• 焦燥 • 社会通念上の不適切な行動と性的脱抑制 • 喚声	• 泣き叫ぶ • ののしる • 無気力 • 繰り返し尋ねる • 反響行為

[International Psychogeriatric Association：BPSD Educational Pack-Module2 より一部改変]

徘 徊

徘徊は一度出現すると特に対応に苦慮する問題行動の一つであり，介護者に及ぼす負担も大きい。徘徊には，無目的な徘徊もあれば，目的がある（出口を探すなど）徘徊もある。

焦 燥

焦燥とは，周囲からみて，その人の要求や困惑から直接生じた結果とは考えられないような不適切な発声，言語，身体的行動をとることと定義される。具体的には「いらいらする」「いてもたってもいられない」「訴えを繰り返す」「動き回る」といった言動・行動である。

3 認知症状の評価

ⓐ スクリーニング

認知機能を詳細に調べることができる評価尺度は多数ある。しかし，情報量が多く時間がかかるため，高齢者に用いることが困難な場合があり，認知症における記憶障害などに焦点をしぼりいくつかの認知機能を組み合わせたスクリーニング検査が開発されている。代表的なスクリーニング検査として，改訂長谷川式簡易知能評価スケール（HDS-R）と Mini-Mental State Examination（MMSE）がある。

改訂長谷川式簡易知能評価スケール（HDS-R）

1974 年に長谷川らによって作成された長谷川式簡易知能評価スケール（HDS）を 1991 年に改訂したものである。検査内容として，①年齢，②時間的見当識，③地誌的見当識，④単語の復唱，⑤計算，⑥数字の逆唱，⑦単語の遅延再生，⑧物品記銘，⑨言語の流暢性がある。最高点は 30 点で，21/20 点にカットオフポイントが設定されている（20 点以下が認知症の疑いあり）。

Mini-Mental State Examination（MMSE）

MMSE は本来は精神疾患と脳器質性障害の鑑別のために開発された経緯があり，特定の疾患の鑑別に対して作成されたわけではないが，国際的にアルツハイマー病のスクリーニング検査として最も汎用されている検査法である。検査項目は，①時間と場所に関する見当識，②単語の復唱，③注意と計算，④単語の遅延再生，⑤物品呼称，⑥短文の復唱，⑦指示，⑧文章理解・構成，⑨図形模写からなる。最高点は 30 点であり，24/23 点にカットオフポイントを設定した場合（23 点以下が認知症の疑いあり），アルツハイマー病の鑑別力が最も高くなるとされている。

Neurobehavioral Cognitive Status Examination（COGNISTAT）

COGNISTAT は，8 領域にわたる認知機能（覚醒水準，見当識，注意，言語，構成能力，記憶，計算，論理）を評価することができる。これらの下位項目はスクリーニング検査とメトリック検査から構成されており，被検者がスクリーニング検査に失敗した場合に限り，メトリック検査を行うことになっている。多面的な認知機能評価が可能であるわりには施行に要する時間が短く（認知症患者では 30～40 分程度），かつ複雑でないことから，高齢者の認知症の評価に用いることが多い。COGNISTATは，検査結果が合計得点で表されるMMSEやHDS-Rとは異なり，結果をプロフィールとして示すようになっているため，認知機能障害のプロフィールが視覚的にわかりやすいことや，家族や介護者に結果説明を行う際に活用しやすいという利点もある。

Frontal Assessment Battery (FAB)

FABは主に前頭葉機能を評価する尺度として用いられ，前頭側頭葉変性症を診断・鑑別する際の検査として用いられることが多い。FABは，前頭前野が関与するとされている，①概念化課題，②知的柔軟性課題，③行動プログラム課題，④反応の選択課題，⑤抑制課題，⑥把握行動課題の6つの課題からなる。18点が満点で，健常人はほぼ満点をとれる。認知症患者は健常人よりも低い点数となるが，認知症患者の中でも前頭側頭葉変性症は，アルツハイマー病よりもさらに得点が低い傾向がある。

Functional Assessment Staging (FAST)

FASTは，アルツハイマー病に対してその病期をADLの障害の程度によって分類・評価するものである。アルツハイマー病について，正常老化を含めて7段階に病期が分類されている。病期の段階ごとに臨床的特徴が詳細に記述されていることが特徴であり，評価の際に参考になる。反面，そのような具体的な臨床症状に一致しない症例も当然のことながら多く，評価に迷うことも出てくるが，日常の臨床場面でアルツハイマー病の重症度を把握するうえでは有用な手段となる。また，認知症の経過が本スケールと著しく異なる場合は，アルツハイマー病以外の疾患を疑うポイントになる。

Clinical Dementia Rating (CDR)

CDRは，臨床的に認知症の重症度を評価する目的として国際的に広く用いられている行動観察尺度である。本人に面接した結果と本人の日常生活を十分に把握している家族や介護者からの詳しい情報をもとにして，①記憶，②見当識，③判断力と問題解決能力，④社会適応，⑤家庭状況および趣味，⑥介護状況の6項目について，可能な限りそれぞれの項目を独立して「障害なし」〜「高度障害」までの5段階で評価する。それらを総合して健康（CDR＝0）〜高度認知症（CDR＝3）のいずれかに評定する。認知症の疑い（CDR＝0.5）は，明らかに認知症とはいえないが，健常者ともいえない場合に該当する。この群には，ごく早期の認知症，軽度認知障害，うつ状態と考えられる例などが含まれるとされる。

3 認知症の治療・療法

認知症の治療は，主に薬物療法と非薬物療法に大別することができる。また，その治療のターゲットを考えた場合には，中核症状である認知機能障害の治療と，BPSDの治療に分けることができる。

1　薬物療法

a 認知機能障害に対する薬物療法

現在，認知機能障害に対して用いられている薬には，コリンエステラーゼ阻害薬とNMDA 受容体拮抗薬の 2 種類がある。認知症では，神経細胞の脱落により，認知機能に深くかかわる神経伝達物質であるアセチルコリンが減少している。コリンエステラーゼ阻害薬は，アセチルコリンの分解酵素であるコリンエステラーゼを阻害することで，減少したシナプス間隙のアセチルコリンを増やす。コリンエステラーゼ阻害薬は，現在日本では 3 種類あり（ドネペジル，ガランタミン，リバスチグミン），アルツハイマー病と一部のレビー小体型認知症に対して承認されている。

また，アルツハイマー病では，グルタミン酸の受容体である NMDA 受容体が過剰に活性化されるために，記憶・学習形成異常と器質的な神経細胞障害が生じていると考えられている。現在日本でアルツハイマー病に対して用いられているメマンチンは，NMDA 受容体に作用することで受容体本来の生理的機能を調整していると考えられている。

血管性認知症では，脳梗塞を引き起こす脳血栓や脳塞栓などの脳血管障害自体の予防が重要となる。脳血栓に対しては，脳動脈硬化部位に血小板による血栓が形成されることを防ぐ抗血小板療法が行われる。脳塞栓は，脳以外の部位（心臓の不整脈など）でできた血液凝固塊などが血流とともに脳に至り，血栓と同じように脳細動脈を塞いで発症する。脳塞栓の予防に対しては，ワルファリン，アスピリンが用いられる。

b BPSD に対する薬物療法

BPSD に対する治療の原則は，誘因となるものを取り除くことや環境調整であるが，BPSD が高度となり本人に過大なストレスや危険が及ぶ際には，非薬物介入とともに薬物療法が用いられているのが実情である。その際に用いられるのは，抗精神病薬（リスペリドン，オランザピン，クエチアピンなど），抗不安薬（主にベンゾジアゼピン系薬），睡眠薬といった向精神薬が主である。副作用としては，抗精神病薬には薬剤性パーキンソン症候群，またいずれの向精神薬に共通する過鎮静，転倒・骨折などがある。

2　非薬物療法

認知症全体に対する非薬物療法として，認知リハビリテーション，行動療法，運動療法，心理療法などさまざまなものがある。これらの非薬物療法は，中核症状である認知機能障害に対する明確な効果はないものの，BPSD を和らげ，介護負担を軽減する補助的治療法としての役割はあるとされている。

2 認知症の人への支援

1 認知症の人のアセスメントとニーズの把握—パーソン・センタード・ケアの考え方

認知症の人は中核症状を有することで,「他人に迷惑をかけている」「私は他人より劣っている」「周りの人から見捨てられるかもしれない」「私はこれからどこでどのように過ごしたらよいのだろう」など,ネガティブな感情を抱きやすい。しかし,認知症の人もこのような感情を払拭したいと考え,対処している。これらの苦悩に常に直面している認知症の人が,充実した日常生活や人生を送り,家族や社会とのつながりを実感しながら過ごすことを全人的に支援することがパーソン・センタード・ケアである。

「パーソン」には,本来,論理的に意思決定できる能力を有している人という意味がある。看護師や家族が,認知症の人を「ノン・パーソン」として区別する考え方[3]にいつしか陥っていないかを日々確認することが,たいへん重要である。

看護師には,パーソン・センタード・ケアの考え方に立ち,認知症の人の思いや体験を理解し,アセスメントによって,認知症の人のニーズを明らかにして支援を行うことが求められている。

2 認知症の人への支援

1 日常生活の自立支援

a 支援機器の活用

認知症の人が在宅生活を継続できるためには,日常生活行為をより自立的に行えることや家族の介護負担を低減することが重要であり,そのために支援機器を活用していく。しかし,認知症の主な症状は記憶障害であるため,新たな機器の使用方法や手順を覚えることが大きな課題となる。使用できたとしても,認知症が進行して使用できなくなる時期がやってくることも,あらかじめ考慮に入れておく。認知症の人が利用できる支援機器については,認知機能を代行する機器,認知的な負担が軽い機器,安全のための機器,情緒を安定できるようにするための機器などに分類することができる[4]。

具体的にはアラーム付き薬入れ,電子カレンダー,シンプルリモコンをはじめとするさまざまな支援機器がある。

b リハビリテーション（非薬物療法としてのリハビリテーション）

認知症の人を対象としたリハビリテーションについて，旭は「認知症によって心身面と身体機能に障害のある人に対して，神経心理療法，理学療法，作業療法，言語療法を複合的に取り入れて行う療法である」と定義し，その具体例を表Ⅲ-3-2に挙げている[5)]。

認知症の非薬物療法として効果が十分に実証されていないものもあるが，実施されることの多いものについて解説していく。

現実見当識訓練（リアリティ・オリエンテーション，RO）

ROは，時間や場所，人物を認識する機能の低下に対して治療的に介入する技法である。ROには，まずケア提供者が認知症の人に対して，時間と場所を問わずにさまざまな場所で日時や現在いる場所，周りにいる人物の情報などを繰り返し提示していく非定型ROがあり，24時間ROともいわれている。一方，定型ROというものもあり，あらかじめ決められた時刻と場所に認知症の人を集め，グループになって見当識についての情報を繰り返し学習していく方法である。

非定型ROと定型ROを組み合わせることで効果が得られるといわれているが，週1回の定型ROで効果があるという報告もある。

回想法

具体的に回想法は，高齢者の多くが思い出をもっていて関心があるテーマと，そのテーマに関係する，駄菓子や玩具（おはじき，けん玉など），生活用品（固形石鹸やラジオなど）といった材料を入り口として活用しながら回想し，これまでの人生を確かなものとして実感していくというものである。記憶障害や失語のためにスムースに回想できない場合でも，他者の回想に触れることで実感することは可能である。

音楽療法

音楽療法とは，音楽という聴覚からの刺激によって覚醒水準が高まり，認知症の人自らが身体を動かし，自分の感情を表現したり，周囲の人々や物への関心を高めたりすることを促すものである。音楽療法に用いられる楽曲は，参加者の嗜好性，生活史，音楽療法を行う場や季節などによって選定されるが，そのとき，その場で歌いたい，聴きたいと思う楽曲を選択することで，認知症の人の主体性を尊重し，より高めていく。

表Ⅲ-3-2 認知症リハビリテーション

［Ⅰ］神経心理療法
（1）現実見当識訓練（RO） 現実見当識を活用して，活動性の向上を図る
（2）回想法 長期記憶を回想して，心理的安定を図る
（3）音楽療法 音楽を介して意欲・感情の向上を図る
（4）その他 絵画，園芸，ペット，レクリエーション，アロマセラピー，囲碁，将棋
［Ⅱ］理学療法，作業療法，言語療法，摂食嚥下療法

［旭俊臣（2016）：認知症リハビリ，臨床精神医学，Vo.45 No.5，p.633-642より一部改変］

園芸療法

園芸療法とは，一般の家庭でも行われている園芸作業を認知症の人も行うことによって，植物の成長や実りを体験し，身体機能の維持・向上や精神状態の安定，一緒に行った他者との心地よい感情の共感を期待するものである。

個々の認知症の人の過去の農作業経験や認知症の重症度，さらに身体機能によって，園芸作業への参加のしかたや必要な援助は異なるので，個別性を見極めて実施することが重要である。

アニマルセラピー

アニマルセラピーとは，動物介在活動と動物介在療法の2種類を含むものである。認知症の人を対象とした動物介在活動では，自宅や施設で動物とのふれあいを通して動物との良好な関係をつくり，えさやりや散歩，掃除などの役割を自ら得ることを期待するものである。一方，動物介在療法とは，認知症の人のリハビリテーションなどに動物を同行させることをいうが，主に欧米で実施されている。

アロマセラピー

アロマセラピーは，植物から抽出された芳香成分を含むエッセンシャルオイル（精油）を用いた治療のことをいい，認知症の人を対象としたアロマセラピーも広まりつつある。レモンとローズマリーのオイルによって重度のアルツハイマー病患者の認知機能が改善されたという報告もある。適切に保存されたエッセンシャルオイルであれば副作用は生じないとされている。皮膚の過敏性などに配慮が必要であるが，根拠のあるセラピーとして今後確立することが期待されている。

2 健康課題の早期発見，潜在能力の発揮

認知症になったら，「すべてわからなくなりできなくなる」わけではない。さまざまな能力を発揮して日常生活，人生を送っている人もいる。健康課題の早期発見，潜在能力の発揮のためにもICF（Classification of Functioning Disability and Health, p.114～115,図Ⅰ-4-2，表Ⅰ-4-3参照）の考え方に基づいて認知症の人の能力と障害を客観的にとらえることが求められる。

ICFで示されている生活機能とは，人間が生活するうえで発揮しているすべての機能であり，日常生活動作（ADL）に含まれる食事，入浴，排泄，更衣なども含まれる。ICFでは数多くの生活機能を「心身機能・身体構造」「活動」「参加」という3つのレベルに分け，それらの生活機能が相互に支え合いながら発揮されることで人間は生活，人生を送っているとした。そして，これらの生活機能は，健康状態（変調または病気），環境（本人にとって本人以外はすべて環境であり，看護師など専門職者や家族も環境），個人因子（性別，年齢，生活史，信念，価値観，ライフスタイルなど）から影響を受けて発揮されている[6)]。

また，生活機能が低下した状態を「障害」と位置づけ，「心身機能・身体構造の障害」「活動制限（活動の障害）」「参加制約（参加の障害）」としている。ICFでは，これらの障害を克服するための基本的な考え方を二つ提示している（表Ⅲ-3-3）。まず一つめは医学

表Ⅲ-3-3　医学モデルと社会モデルを統合して障害をとらえ克服する

	医学モデル	社会モデル
障害とは	身体疾病や身体の変調によって起こる	社会・環境によって起こる
克服手段	治療 リハビリテーションによる	社会・環境の側の改善による

＊その人がどのような人生を送りたいか，また障害の内容に応じて，2つのモデルを使いこなすことが重要！！＝統合

モデルである。障害の原因は，身体疾患や変調であるので，それを治療やリハビリテーションによって改善・克服するという考え方である。一方の社会モデルとは，障害の原因は，本人以外の環境であるので，家族や専門職，市民の考え方やかかわり方，行動，法制度，物理的環境などの環境を，本人にとってよりよく改善することで障害の克服を目指す考え方である。

このようなICFの考え方に基づいて認知症の人を理解しケアを実践することで，認知症の人の自律と自立を支え，精神的な安寧をもたらして看護師が信頼できる存在になる。

3　認知症の特徴に留意したコミュニケーション

認知症の人は中核症状によって，話している内容を途中で忘れてしまう，話している相手が誰なのかわからなくなる。また，言葉を理解できなくなり，自分が伝えたいことを言葉で表現できなくなるということも起こり，周囲の人たちとの言語的コミュニケーションが困難になる。しかし，看護師の表情やしぐさ，態度，体勢などから非言語的コミュニケーション（ノンバーバルコミュニケーション）を行い，看護師が自分を尊重しているか，信頼できる人物であるかを判断している。このことに留意し，むしろノンバーバルコミュニケーションを重要視して認知症の人とコミュニケーションをとっていく。

以下に，認知症の人とのコミュニケーションの際の留意点について述べる。

a　認知症の症状に留意したコミュニケーションの実際

自己紹介する，自分が誰なのかを伝える

後述のように，人物の見当識障害があると，目の前の人が誰であるか見当がつきにくい。したがって，看護師のほうから名札を示したりしながら，自分が誰であるのか，誠意をもって応対していることを伝えていく。「私が誰なのかわかりますか」と認知症の人に質問して答えに困るような場面はつくらないように留意する。

看護師から伝わっているノンバーバルコミュニケーションを意識する

認知症の人は，言語的コミュニケーションが困難になっても，看護師の表情やしぐさ，態度，体勢などから，看護師が自分を尊重しているか，信頼できる人物であるかを判断していることはすでに述べた。

認知症の人に触れるときは，手のひらから触れ，脅かさないように意識する。注意を向けてほしい人や物を指で指し示すのも有効である。さらに，失行のある人には，動作

を言葉で伝えてもそのとおりにすることができないため，一緒に手を添えながら，行ってほしい動作を伝える。例えば，箸を使うことができない場合には，手を添えて，一緒に箸を扱うことが重要である。ただちに全介助するのではなく，できることを尊重して介助することが自尊心を支えることになる。

さらに，何気ないやりとりの場面でも，うれしいことを笑顔で伝えるなど，伝えたい内容と表情，しぐさ，態度を一致させることを心がけ，認知症の人が看護師と十分にコミュニケーションできていると実感できるようにしていく。

看護師はよりよいケアを提供しようとするほどに表情が硬くなる傾向がある。自分の目つきや口元が近寄りがたい印象を与えていないかに留意し，表情豊かにかかわっていく。認知症の人に指示・命令的な態度や威圧的と誤解されるような言動はとらない。

ゆっくり落ち着いて，短くはっきり伝える

記憶障害や言語の理解力の低下がある認知症の人に対しては，理解しやすいようにゆっくり落ち着いて，短くはっきり話す。一つの文章が一つの内容となるように留意する。このとき，丁寧さを意識しすぎると，一文が長くなり，また複数の内容を含むようになりやすい。認知症の人が日頃から使っている理解できる表現を選んで伝えることも重要である。

「はい」「いいえ」で答えることのできる質問をする

記憶障害や言語の理解力や表現力が低下すると，長い文章で返答することが難しい。選択肢を示しながら，「はい」「いいえ」で答えることができるように配慮する。

周囲の雑音，騒音，動きがコミュニケーションを妨げていないか意識する

注意障害や，視力，聴力が低下すると，周囲の情報をキャッチすることが困難になる。できるだけ情報を得やすくするために，周囲の雑音，騒音，人々の動きが，認知症の人の注意集中を妨げていないか，感覚器官から情報を得ることができているかどうかを視線の動き，表情から確認し，より静かで落ち着いた環境でコミュニケーションをとれるようにする。

本人が伝えたいと思っている言葉のヒントを出す

言語での表現力が低下していくと，言葉を適切に用いて発言することができなくなる。そのため，本人のニーズや感情などを表情やしぐさ，態度，体勢，普段の生活リズムなどから察する。「○○が食べたいですか？」「○○が見たいのですか？」などと言葉のヒントを出してコミュニケーションをつないでいき，「はい」「いいえ」などの短い言葉で伝えたいことを表現できるようにする。

書いたものとともに伝える

記憶障害や聴力の低下があると，口頭だけの伝達では伝えられたことを記憶にとどめておくことはできない。重要なことはメモに書いて伝え，認知症の人自身はもちろん，認知症の人と看護師がともに何回でも確認できるようにする。

言葉に振り回されることなく，認知症の人の感情を理解する

認知症の人から看護師を拒否するような言葉やさげすむような言葉が発せられることがある。言葉の表現だけをとらえると，嫌悪感を抱きやすい。しかし，認知症の人が身体状態や周囲の環境から影響を大きく受けて，不安感，不快感，焦燥感，孤立感を感じ

ていることを理解し，むしろこれらの感情に看護師が共感していることを言葉や表情，しぐさ，態度で伝えていく。

b 知っておきたいコミュニケーション技法

バリデーション

バリデーションは認知症の人とのコミュニケーション技法の一つであり，その原則やテクニックにのっとって，傾聴する，共感する，誘導しない，受容する，うそをつかない，ごまかさないという態度でかかわり，認知症の人に共感し，評価せずに認知症の人に現実に起こっている感情を受け入れることである。認知機能の低下によって認知レベルでの意思疎通は困難になるが，感情は機能することを基盤にして，感情レベルで共感しあうことを目指す。

ユマニチュード

ユマニチュードは，体育学を専攻するイブ・ジネストとロゼット・マレスコッティによって体系化された認知症の人とのコミュニケーション技法である。フランスでは30年以上の実績がある。「見る」「話しかける」「触れる」「立つ」の4つを主軸としてコミュニケーション技法が整理されており，認知症ケアの初心者には実行しやすい。看護師をはじめとするケアの専門職にとっては，基礎教育課程において学習したコミュニケーションのあり方が技法として再整理されたものだといえる。ただし，認知症の原因疾患や脳の障害部位，症状，重症度などに応じたコミュニケーション技法ではない。

以上に述べてきたコミュニケーションの留意点も，パーソン・センタード・ケアを基盤にして，中核症状が認知症の人へもたらす影響を考慮したものであることを理解したい。

4　認知症の中核症状による行動の理解と支援

中核症状があることでどのような思いになり，発言・行動しているのか，それらを尊重したケアのポイントについて述べる。

a 注意障害

日常生活の中で，一つの事柄に注意を注いだり，一つの事柄から他へと注意を移動したり，さらに同時に複数のものに注意を向けたりすることが困難になる。これが注意障害である。また，注意障害があることで，適切に記憶することが難しくなる。

ケアする側が見てほしい，聞いてほしいと思う事柄に対して，注意して見る，聞くということができなくなる。例えば，食事のときは，食べてほしい料理を視線上や視野の中に置いたり，指し示すことが必要になる。音やにおい，ケアスタッフの動きが注意を妨げることも多い。食事中にケア提供者がお皿の位置を変えようと目の前に手を出しただけでも，注意集中が途絶えてしまい，食事が継続できなくなることもある。したがって，落ち着いて日常生活行為を遂行できるよう，集中しやすい環境をつくる必要がある。

b 記憶障害

数分前に起こったことを適切に思い出すことができなくなる近時記憶障害と，自分が体験したこと全体をすっかり忘れてしまうエピソード記憶の障害が出現する。

「自分が何かを忘れてしまった」と自覚する認知症の人は多く，「自分が大切なことを忘れていることで，誰かに迷惑をかけているのではないか」と心配したり，忘れている何かを，一生懸命思い出そうとする。

また，認知症の人には，同じことを繰り返し言うようになる人がいる。そこには，その人の役割や価値観，信念に基づいた，気になることや大切に思っていることが込められている。そのことを，家族や看護師に数分前に伝えた事実があったとしても，近時記憶障害とエピソード記憶の障害があると，「まだ誰にも伝えていない」「まだ誰にもわかってもらっていない」という状態に陥る。そのため，気になることを解決して安心したいがために，同じことを繰り返し言うようになる。家族や看護師がそこに込められた内容を汲み取ってコミュニケーションをとることが重要になる。

さらに，記憶障害によって，自分が大切にしている物のしまい場所を忘れ，見当たらなくなり，誰かにとられたのかもしれないと思うようになって，まわりにいる人々に猜疑心を抱くようになることもある。

一緒に置き場所を決めて，そこに置くことができるように援助したり，見当たらなくなった物を探すときも，自分で見つけ出すことができるように援助する。

c 見当識障害

時間の見当識障害

時間の見当識障害とは，今がいつなのか，すなわち時刻や日付，季節，年を自分一人で見当をつけることが難しくなる障害である。

時間の見当がつけられる場合は，目が覚めたときに時間がわからずドキッとしても，周囲の時計やカレンダーを探し，あるいはあたりの明るさや音などから情報を得て，「今は朝6時頃だ」などと判断し，身支度などの次の行動をとることができる。

しかし，時間の見当識障害があると，目が覚めたときから時間がわからず不安なままで過ごすことになる。そのような人も，「時間の見当がつかなくて不安に陥っている」ことを周りの人々に知られたくないと思い，懸命に笑顔で過ごそうとすることもある。

さらに，「今，この時間に行かなければならないところがあるのではないかと不安に思う」ことを，繰り返し体験するようになり，「今，この時間に家族がおなかをすかせて自分のことを待っているのではないか」「今，自分がここにいることで，無断欠勤したことになっていないだろうか」などと思うようになる。すなわち，時間の見当識機能は，「自分は今こうしていていいのだ」と判断するための基盤となっている。それがない状態では，とてつもない不安にかられる。そのため，「私は今ここにいていいのでしょうか？」と人に聞いてみることもある。

また，心身ともに健康状態が安定している人間は，一日24時間の中で，食事・排泄，活動・休息，入浴，睡眠・覚醒などをおおよそ同じような時間で日々繰り返しており，それを生活リズムという。しかし時間の見当識障害があると，自分なりのいつもの過ごし方ができなくなり，自律的に生活リズムを調整できなくなる。この状態が生活リズム障害である。家族や看護師から時間を知らせる，次にすべきことへと導くなどの適切なケアが提供されないと，認知症の人は生活リズム障害へと陥っていく。すると，栄養状態が悪化したり，便秘や皮膚の汚れなど体内のバランスが崩れ，さらに倦怠感や瘙痒感，腹部の膨満感などの不快な症状が起こり，BPSD が発症しやすくなってしまう。

そのため，「おはようございます」などときを告げる挨拶をしたり，外の景色を実感してもらうなどして時間の見当がつけられるように援助する。

場所の見当識障害

私たち人間は自分が今いる場所がどこなのか見当をつけることができないと，ここはいったいどこなのか，ここで何が行われるのだろうか，自分はなぜここにいるのかと思い，不安になる。そのような状態に置かれると，人間の基本的な欲求として，自分が安心できて安定することを求めるので，わかる場所，知っている場所に戻りたいと思うようになる。そして，自分の家のようによく知っている場所に戻って安心し，場所がわからなくて緊張している状態から解放されたいと望むようになる。

その場合，人生経験から育まれた対処能力を発揮し，まずは自分で戻ろうとし，そこへの行き方を周りの人に尋ねる。

認知症が進行して場所の見当識障害が重くなっていることを自分で感じるようになると，周りの人に帰りたいと繰り返し伝えてくる，しかし一人では帰ろうとはせず，家族や友人など，自分がよく知っている人に迎えに来てほしいと願うようになる。

また，場所の見当識障害があることで，誘導というケアを断ったり拒否したりすることもある。例えば入浴の誘導で考えてみよう。

入浴の誘導を拒否する認知症の人に対して，入浴する意欲が低下した，入浴という言葉が理解できない，若い頃から入浴が嫌いだったなどと理由をとらえていることが多いが，場所の見当識障害があることで今自分がいる場所がわからず，今いる場所から見渡すことのできない浴室まで移動していくことに不安を感じ，誘導を拒否することがある。

このような認知症の人に対して看護師が大切にすべきことは，本人を清潔にすることではなく，今いる場所がどこかを理解してもらうようなケアをすることで，信頼できる看護師だと実感してもらえるようにかかわっていくことである。

人物の見当識障害

人物の見当識障害があると，周りにいる人が誰なのか，自分とどのような関係にあるのかわからないという状態に陥る。初めて会う人なのか，よく知っている人なのかがわからず，よく知っているはずの人に全く異なる人の名前で呼びかけたり，知らない人に家族や友人のように話しかけたりすることがある。あるいは「あなたは〇〇さんでしょう？」と確認してくることもある。そして，相手からの返答によって，誰なのかわかって安心したり，自分が間違っていたことを知って，驚いたりする。

そのため自分が知っている人だと自信をもって言える人に会って安心したいという思いにかられ，「家族や友人など，知っている人がいないか探す」「知っている人が近くにいないか，周りの人に尋ねてみる」という行動をとる。一方，周りにいる人が誰なのかがわからない状況にいるので，自分はここにいてよいのだろうかと思い，今いる場所から出ていこうとすることがある。

また，周りにいる人のことがわからないので不安だけれど，失礼にならず，知らない人にも好感をもってもらえるような大人としてのふるまいをするなど，社会性を発揮することもある。その場合は,「失礼にならないように丁寧に挨拶する」「『奥さん』『ご主人』など，相手に失礼にならないように呼びかける」といったことで，対人関係を維持し人間関係を大切にしながら，人物の見当識障害に自分なりに対処しようとする。

d 失 行

失行では，観念失行と観念運動失行に着目することが重要である。観念失行とは，一つの道具が何であるかわかっていても適切に扱うことができない，また複数の道具をスムースに扱ったり，扱う際の手順を組み立てたりすることができないという障害である。一方の観念運動失行は，自分一人なら動作をスムースに行うことができるが，他人から言葉や動作で指示されると，その動作を行えなくなってしまうという障害である。したがって，動作を一人で遂行できるかを見守ることが必要となる。

観念失行によって道具を適切に扱うことができない場合は，扱い方を言葉や動作でわかりやすく伝えることが重要になる。観念運動失行のある人に言葉や動作で指示してしまい，行為が遂行できなくなってしまった場合は，仕切り直して最初からその行為を一人で行ってもらうようにする。その際には，言葉や動作で指示を出してはならない。

以上のように，失行はやってみようと思ってもできない状態であるので，叱ったり無理やりやらせたり，繰り返し口頭で指示しようとすると，興奮や拒否が起こりやすいことに留意する。

e 失 認

失認にはいくつかの種類がある。まず，眼で見た空間の半分を無視してしまう半側空間無視がある。ほかにも視覚失認，触覚失認，聴覚失認など，感覚機能から得た情報が何であるのか認識できないということが起こる。例えば，よく知っているはずの家族の顔を見ても誰であるかがわからないという相貌失認がある。また，鏡の中に映る自分を他の人と間違えて話しかけたりするということは，「鏡現象」といわれる視覚失認である。

さらに失行と失認が混合しているのが構成障害であり，視空間構成能力の障害ともいわれる。視空間構成能力は，視覚的に物と物や人と物，人と人の正確な位置関係を把握する能力である。この能力が障害されると，物を置いた場所がどの位置にあるのかわからなくなったり，よく知っているはずの場所で位置関係がわからず迷ってしまったりする。自分自身と物との位置関係を適切に把握することも困難になるので，段差につまずきやすくなったり，段差やくぼみがなくても，床の暗い色に塗られた部分や影で暗くなっている部分をまたごうとしたり近づかなくなったりする。

したがって失認のある人には，本人が認識できていない人や物について伝え，周囲の人々との人間関係をつなぎ，お互いに安心できるように促していくことが重要になる。その人から見てどの位置に何があるのか，足元に段差があることなどを適宜伝えていくことも大切である。また，部分的に暗い色で塗られた床は，段差があると誤認しやすいため，誤認しにくい色へと塗り替える工夫なども必要である。

f 失 語

アルツハイマー病の療養者では，流暢に話せても，言語の理解力が低下している状態となる。これを感覚性失語といい，言い間違いや言葉が出てこない，言葉を復唱することはできるが理解していないということが起こる。したがって，失語のある人には，表情やしぐさ，態度から本人の思いを予測，理解していくことと，ケア提供者の表情，しぐさ，態度によって，安心感を得て，孤立感を感じることがないようにかかわっていく。触れる際も，本人が不快を感じていないか，驚いていないかに留意していく。

g 実行機能障害

実行機能障害は，段取りを考えて計画的に物事を進めることができなくなる障害である。「自分がこれから，この次に何をしたらよいのか決めることができない」という障害と言うこともできる。ただし,家族やケアスタッフが次に行う事柄を言葉や動作で伝えて「促す」というケアが提供されることで，困らずに次の動作を行うことができる。実行機能障害の一例として，料理が難しくなることが挙げられる。いくつかの野菜を目の前にして，次にどうしたらよいのか決められず，動作が止まってしまった場合も，家族やケアスタッフが「次はにんじんを包丁で切りましょう」と促すことで,次の動作に進むことができる。

実行機能障害がある人にとっては，暮らしの中のさまざまな行為が促されることで失敗なく継続できるならば，それは自信になる。しかし，促されてやったことを失敗したり，止まってしまう状態を「できない」「やることが遅い」と周りの人から非難されたりする体験を繰り返してしまうと，自尊心が低下していく。どうせ失敗や無駄に終わるなら，と促されることや促す人を拒否することにもつながる。

以上，認知症の中核症状による日常生活への影響と，症状があることでどのような思いになるのか，そしてケアのポイントについて述べた。実際には，複数の中核症状と人的・物理的環境が原因・要因となり，食事，入浴，排泄だけに焦点を当てても，表Ⅲ-3-4，表Ⅲ-3-5，表Ⅲ-3-6 に示した障害が重症度に応じて出現することが多い[7]。

中核症状と人的・物理的環境が不適切なために日常生活行為を自分一人で遂行できなくなることを生活障害という。生活障害を適切に支援し，自律と自立を尊重することが，尊厳保持に寄与し，住み慣れた自宅や地域で暮らし続けることを可能にする。

5 行動・心理症状（BPSD）を予防・緩和するためのケア

認知症の行動・心理症状（Behavioral and Psychological Symptoms of Dementia；以下，BPSD）には，強い不安やこだわり，執着，興奮，暴力・暴言，徘徊，不眠，幻覚，妄想，帰宅欲求，過鎮静などがある。

表Ⅲ-3-4　食事に関する具体的生活障害

軽　度	中等度	重　度
• 料理が面倒になる • 同じおかずをつくる • 料理の火を消し忘れる • まだ冷蔵庫にある食材を何回も購入する • 冷蔵庫の整理や賞味期限の管理ができない • 料理の味付けがおかしくなる • 咀嚼の回数が減る • 家電製品を適切に扱えず壊してしまう	• 調理前の食材を食べる • お茶を入れる手順がわからない • ふたを扱えない • 料理の温度の見当がつけられない • まんべんなく食べなくなり，摂取内容が偏る • 一口量を調整できない • おすましを認識できない • 料理をしながら後片付けができない	• 料理との位置関係で適切な位置に座れない • 食べ始めない • 適切な大きさに切り，裂くことができない • 手づかみで食べる • 一皿ずつ食べる • 空になった食器に食事道具をあてている • 口に食べ物を運べない • 咀嚼・嚥下しない

［諏訪さゆり／朝田隆代表研究（2013）：都市部における認知症有病率と認知症の生活機能障害への対応 平成24年度総括・分担研究報告書 厚生労働科学研究費補助金認知症対策総合研究事業，p.96-164，厚生労働省より一部抜粋］

表Ⅲ-3-5　入浴に関する具体的生活障害

軽　度	中等度	重　度
• 風呂掃除が面倒になる • 汚れた下着を着る • 洗髪を嫌がる • シャンプーのすすぎが不十分なことがある • シャンプーとリンス，ボディソープの違いがわからない	• 脱衣の途中で脱ぐのか着るのかわからなくなる • 洗顔のとき，顔の中央しか洗わない • 浴槽のまたぎ方がわからない • 浴槽内で立ったまま湯船につからない • シャワーの出し方がわからない • スポンジやタオルを持ったままでいる • シャンプー，リンス，ボディソープの押し方にとまどう	• 入浴を嫌がる，怖がる • 洗い残しがある • 同じ部分を洗い続ける • 浴槽をまたぐときに怖がる • 浴槽内で湯船につかる姿勢をとることができない • 洗い方，泡の流し方がわからない • シャンプーを手に取り，顔を洗おうとする • シャンプーを頭部全体に行きわたらせることができない

［諏訪さゆり／朝田隆代表研究（2013）：都市部における認知症有病率と認知症の生活機能障害への対応 平成24年度総括・分担研究報告書 厚生労働科学研究費補助金認知症対策総合研究事業，p.96-164，厚生労働省より一部抜粋］

表Ⅲ-3-6　排泄に関する具体的生活障害

軽　度	中等度	重　度
• 衣服の下し方が不十分になる（衣類が汚れる） • 男性便器を汚すようになる • 排泄物を多少拭き残す	• トイレの場所がわからなくなるときがある • トイレのドアの開け方の違いにとまどう（とまどいながらも開けようとする） • トイレの鍵の開け方・閉め方がわからない • 排泄物を流す際，どのハンドルやボタンを押すのかわからない • 排泄後，ズボンのチャックを閉めない • 排泄物で衣類が汚れていても気づかない • あわてているとき，便座のふたをしたまま座る	• トイレでないところで排泄する • 適切な位置，姿勢で便座に向かい，座ることができない • 尿導口を便器に向けられない（男性） • いきむことができない • トイレットペーパーを適切な長さまで引き出せない • 手で便を拭く • 拭き終わった紙を便器内に捨てない • 排泄物を流さない

［諏訪さゆり／朝田隆代表研究（2013）：都市部における認知症有病率と認知症の生活機能障害への対応 平成24年度総括・分担研究報告書 厚生労働科学研究費補助金認知症対策総合研究事業，p.96-164，厚生労働省より一部抜粋］

図Ⅲ-3-1　BPSD の発症プロセス

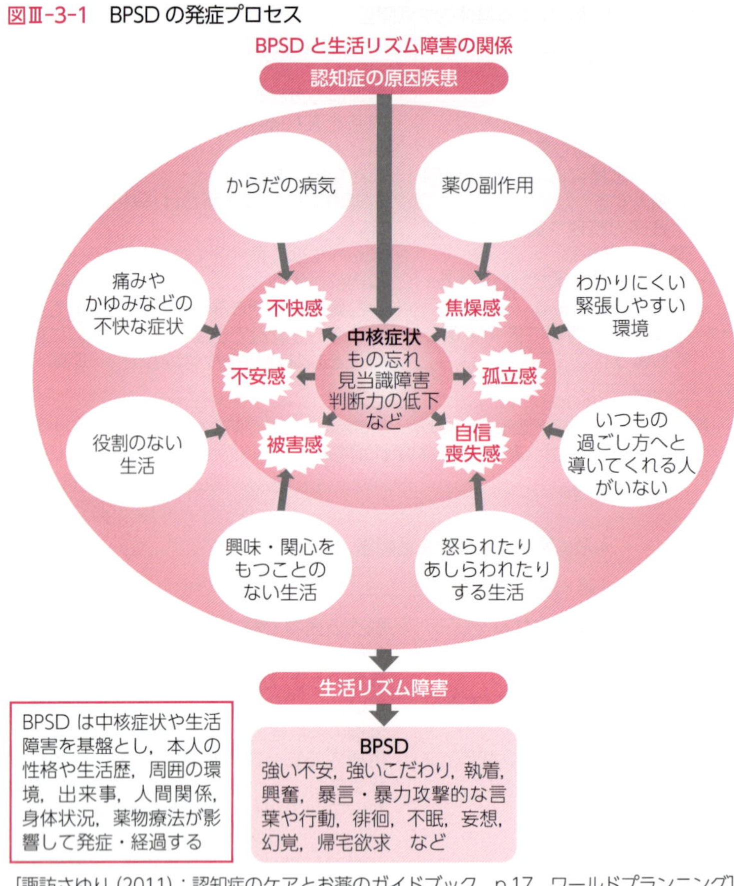

［諏訪さゆり（2011）：認知症のケアとお薬のガイドブック，p.17，ワールドプランニング］

図Ⅲ-3-1 には BPSD の発症プロセスを示した。身体疾患の悪化や薬物療法の副作用，疼痛や瘙痒感，便秘，下痢といった身体症状，環境から不快感，不安感を感じると発症する[8)]。

BPSD の原因となる生活リズム障害は，認知症の特徴を踏まえたケアによって予防・緩和することができる。以下に，その基本を述べる。

a 時刻の見当をつけやすくするためのケア

時間の見当識障害がある人は，生活リズム障害を起こしやすい。時刻の見当をつけやすくするためのケアの例は以下のとおりである。

- 家族や看護師から時間を伝える。
- 「おはようございます」「こんにちは」など，ときを告げる挨拶をする。
- 時計やカレンダーを視野に入るところに置く。
- 時間や季節を感じられるようにする。
- その人が習慣としていることを適切な時間に行えるようにする。
- 適切に調整された眼鏡，補聴器を使用できるようにする。

時刻や年月日を質問して正しく答えることを求める家族や看護師がいるが，認知症の人にとって，間違えたことは失敗体験になり，自尊心の低下や他者への不信につながりやすい。さりげない会話の中で時刻や年月日を伝え，安心し信頼できるようにすることこそが重要である。

b 食事を規則正しく，おいしさを感じながらとるためのケア

注意障害，時間の見当識障害，失認，失行がある場合は，食事を規則正しく，おいしさを感じながらとることが困難になりやすい。そのため，以下のケアがヒントになる。

- その人の習慣を大切にしながら，体調，体力，本人やまわりの人の一日の過ごし方などを考慮して適切な食事時間を検討し，その人なりに規則正しく食事をとれるようにする。
- 食事に注意集中できるように，注意機能に合わせて，食事をする場所を検討する。視野あるいは視線上に料理を置くことで，食事をすることや料理に関する情報を把握しやすくする。
- 使われている食材や味がわかりやすい料理を大切にする。彩り，盛りつけ，温度，食器の形や色，柄などにも配慮して，おいしそうだ，食べたいと思えるようにする。
- 自分から食べ始めることを確認し，家族や看護師のペースで介助することを極力避ける。
- 箸やスプーンなどを自分から持ち，使えているかを確認する。自分から行おうとしない場合は家族や看護師から手渡す。手渡したうえでさらに使い方がわからないようなら，使い方を言葉や動作で伝える。

c 日中に日光を浴びて睡眠障害を防ぐケア

睡眠障害を予防するために，日中に日光を浴びることができるようにしたい。以下にケアの例を示す。

- カーテンを開けて，朝日を取り入れる。
- 特に午前中，日光を浴びることのできる活動をする。
- 屋外や窓辺の近くで過ごすことができるよう，ベンチやソファなどをしつらえる（ただし，熱中症，日焼け，脱水症に注意する）。
- 夜間のトイレ誘導やおむつ交換の際の照明の明るさに配慮する。

d 睡眠・覚醒リズムを整えるケア

睡眠・覚醒リズムの障害の原因となりやすい症状と考えられる原因

これらの症状がコントロールされることで，睡眠・覚醒リズムの障害の改善をもたらす。

- せん妄
- 筋拘縮，不随意運動（パーキンソン病など）
- 夜間の口渇，発汗，神経痛（糖尿病など）
- 動悸（不整脈，夜間狭心症など）
- 咳・息苦しさ（喘息発作，慢性閉塞性肺疾患による肺胞低換気など）
- むずむず脚症候群

- 腰痛，関節痛，神経痛，口腔内の痛み，歯痛，頭痛，胸部痛，腹痛など
- 瘙痒感（ドライスキン，排泄物や汗による皮膚汚染，衣類やおむつ類，洗剤などの刺激）
- 夜間頻尿（飲水量過多，利尿作用のある飲み物，利尿薬，冷え）

日中の覚醒を促す

- 朝，起床後，その人の嗜好を考慮しながら，日本茶やコーヒーなどカフェインを含む飲み物をすすめる。
- 興味・関心をもてること，趣味活動を取り入れることで日中の覚醒を促し，楽しく充実した過ごし方ができるようにする。
- デイサービスを利用する。

環境の調整

- 就寝前に入浴や足浴で体温調整やリラックスを促し，入眠につながるようにする。
- 室温の調整（日中は18～25℃，夜間は13～17℃程度）
- 湿度の調整（60％程度）
- 光の調整（印刷物の文字が何とか読める30ルクス未満）
- 音の調整（テレビやラジオの音）
- 不快なにおいの除去と心地よい香りの活用
- 寝衣・寝具（清潔さ，材質，大きさ，重さ，硬さ，高さ，保温）
- 夜間のトイレ誘導，おむつ交換，巡視のタイミングを検討する。
- 失禁パッドの活用と，その交換によって睡眠を阻害することがないようにする。

前述したような中核症状がある認知症の人にとって，周囲の物理的環境がわかりにくいものであったり，家族介護者やケア提供者から怒られたりあしらわれたりする，役割がない，興味・関心をもつ過ごし方ができないことが原因で孤立感，自信喪失，被害感を感じることでもBPSDは発症する。

認知症の人に負荷をかけている原因・要因を確認し，改善していくことが重要なケアとなる。

6　緊急時の対処方法

認知症の人に身体合併症が発症した場合，もともとあった疾患が増悪した場合などは，バイタルサインが基準値から逸脱したり，BPSDを発症したりする。特にBPSDを発症した際には，看護師は身体合併症を疑い，家族や他職種から経過に関する情報収集，バイタルサインの測定，フィジカルアセスメントを実施する。BPSDを発症しやすい身体疾患として，誤嚥性肺炎，悪性新生物，糖尿病，尿路感染症，心不全，腎不全などが挙げられる。

状態によっては，入院による治療が必要になることがある。その場合には，総合病院に設置されている基幹型の認知症疾患医療センターが身体合併症の治療の機能を有しているので，受診へつなげる。多くの認知症疾患医療センターは，かかりつけの医療機関

からの紹介状が必要となるので，主治医と訪問看護師との連携が必要になる。

7 認知症ケアにおける緩和ケア

訪問看護において看護師が行う終末期ケアは，がんの療養者に対するものが多く，緩和ケアもがんの療養者に提供されるものととらえられていることが多い。しかし，WHOにおいて緩和ケアは「生命を脅かす疾患に関連する問題に直面している患者やその家族」が対象とされており，超高齢社会の日本では，終末期の認知症の人が増加し，認知症の人への緩和ケアがいっそう重要になる。認知症ケアにおいても，認知症の人が体験している身体的ペイン，心理的ペイン，社会的ペイン，スピリチュアルペインを看護師が的確にとらえ，身体疾患の治療や不快な症状の軽減，認知症の人本人や家族とのコミュニケーション，社会資源の活用等によって，支援していく。

認知症の人の身体的苦痛を軽減することは終末期の安寧を保障するといえる。一方，緩和ケアにおいて対応が必要となる精神症状として，不安，抑うつ，せん妄などがある。不安や抑うつは身体的ペインや社会的ペインが緩和されることで軽減できるとされている。せん妄は，高齢や認知症が準備因子といわれており，身体の脆弱性もあいまって，発症しやすい。薬剤性せん妄など，発症要因をアセスメントして，緩和を目指す。

終末期には，胃瘻や経鼻経管栄養などの人工的水分・栄養補給が苦痛をもたらすことがある。人工的水分の栄養補給法の中止・差し控えを検討する場合，日本老年医学会「高齢者ケアの意思決定プロセスに関するガイドライン—人工的水分・栄養補給の導入を中心として」（表Ⅲ-3-7）に則って，本人にとっての最善を慎重かつ丁寧に関係者で検討することが求められている[9]。このガイドラインが，人工的水分・栄養補給法の中止・差し控えを推奨するものではないことを十分に理解しておく必要がある。

表Ⅲ-3-7 「高齢者ケアの意思決定プロセスに関するガイドライン　人工的水分・栄養補給の導入を中心として」の概要

1. 医療・介護における意思決定プロセス
   医療・介護・福祉従事者は，患者本人およびその家族や代理人とのコミュニケーションを通して，**皆が共に納得できる合意形成とそれに基づく選択・決定を目指す。**
2. いのちについてどう考えるか
   生きていることは良いことであり，多くの場合本人の益になる—このように評価するのは，**本人の人生をより豊かにし得る**限り，生命はより長く続いたほうが良いからである。医療・介護・福祉従事者は，このような価値観に基づいて，個別事例ごとに，**本人の人生をより豊かにすること，少なくともより悪くしないことを目指して，本人の QOL の保持・向上および生命維持のために，どのような介入をする，あるいはしないのがよいかを判断する。**
3. AHN 導入に関する意思決定プロセスにおける留意点
   AHN 導入および導入後の減量・中止についても，以上の意思決定プロセスおよびいのちの考え方についての指針を基本として考える。ことに次の諸点に配慮する。
   ① 経口摂取の可能性を適切に評価し，AHN 導入の必要性を確認する。
   ② **AHN 導入に関する諸選択肢（導入しないことも含む）を，本人の人生にとっての益と害という観点で評価し，目的を明確にしつつ，最善のものを見出す。**
   ③ 本人の人生にとっての最善を達成するという観点で，家族の事情や生活環境についても配慮する。

AHN：人工的水分・栄養補給法

［日本老年医学会（2012）：高齢者ケアの意思決定プロセスに関するガイドライン 人工的水分・栄養補給の導入を中心として，日本老年医学会雑誌，Vol.49，No.5，p.632-645］

さらに，終末期では苦痛緩和が困難となる場合，日本緩和医療学会の指針に基づいて緩和的鎮静を検討することがある[10)]。緩和的鎮静の適応は，せん妄，呼吸困難，痛みなどが挙げられ，耐え難い苦痛があり，緩和的鎮静以外に苦痛を軽減する手段がなく，予後が限られている場合である。認知症の人に緩和的鎮静を検討する場合は，本人の意思決定能力が低下している場合が多いため，家族とともに本人にとっての最善とは何かを多職種から成るチームで検討し，合意することが必要になる。

3 家族への支援

認知症の人の数は増えているとはいうものの，実際に物忘れ外来などに受診し認知症という確定診断を受けたというケースは少ないのではないだろうか。在宅で療養する高齢者の多くは，加齢による認知機能の低下を大なり小なり伴っている。また主治医による訪問看護指示書に，主疾患に付随して「認知症」と書かれていることもある。この場合，専門外来での受診を受けての診断なのかどうかを明らかにしておくことや，抗認知症薬が処方されているかどうか，処方されている場合はいつどう診断されたのか確認が必要である。訪問看護指示書に認知症と書かれてあっても，加齢に伴う認知機能の低下であることも多いので，注意が必要である。ここでは，主に認知症の専門外来などで検査を受け，認知症と診断された場合の家族への支援について述べるが，時に高齢者は心身の状態の影響により認知機能の低下をきたしやすいので，そのことも含めることとする。

1 認知症の人と暮らす家族の理解

1 認知症の人と暮らす家族の実態

a 訪問看護導入までの家族の経験

認知症の人が自宅で介護を受けながら暮らしている場合，その介護の担い手の大部分は家族である。しかもその介護を担う家族は多くは一人で，介護だけでなく他の家族や自分自身の世話もしながら生活をしている。中島[11]は，介護を主として担当する人が心身ともに疲労するのは，次のような出来事があるためとしている。

- 家族特有の感情のねじれや感情のすれ違いがある。
- 認知症の人との日常的なコミュニケーション・トラブルや，行動・心理症状（BPSD）に対応する際の感情のコントロールが難しい。
- 介護時間がもたらす拘束感。
- 急性増悪時にタイミングよく対応してくれる入院施設と在宅医療（訪問看護を含む）の確保のみならず，家族の中に介護担当者を補助する人を担保することが難しい。

一方，認知症の人自身，今までできていたことができなくなる中で，自分自身の変化や周囲の対応の変化を感じている可能性がある。認知症の人は，一般的に病識がないといわれているが，「何か変」と感じている。「馬鹿になってしまった」と話す人もいる。特に初期では認知症という言葉は出なくても，周囲の態度やかかわりから自分に問題があることや不安を感じている可能性がある。そのような思いをうまく表現できないため，軋轢が生まれやすい状況がある。介護している側も，その不安に寄り添う余裕がない。

家族特有の感情のねじれや感情のすれ違いは，家族の歴史の中で生じ，積み重なってきている。それは，認知症の人を抱える家族に限ったことではなく，どの家庭にでもあり得ることである。そこに記憶障害ゆえに生じるコミュニケーションのトラブルや介護者のかかわり方が加わって，認知症の人のストレスとなり，BPSD の発現につながっているかもしれない。家族が同じ話に何度も付き合うことができないのは，長い介護時間による拘束感がもたらしているのかもしれない。一方，身体状態の悪化があっても認知症の人は言葉で説明することができないために具合が悪くなっても，介護者もどう対応したらよいのかわからない。具合が悪いことに気づいて病院に連れて行こうとしても，認知症の人は記憶障害があるがために何をされるのかわからず，強く抵抗をするかもしれない。やっとの思いで病院に連れて行っても入院することができなかったら，家族はまたいつ具合が悪くなるのか，具合が悪くなったらどう対応をしたらよいのか，不安や戸惑いを感じながら連れて帰る，そんな経験をしているかもしれない。

そう考えると，認知症と診断された段階で，訪問看護が入り，身体面の管理がなされることがよいのだが，認知症という診断だけで訪問看護が入るケースはまだ非常に少ない。多くは，生活支援として，介護職の導入やデイサービスなどの利用が始まる。訪問看護が入るのは，認知症に加えてさらに疾患管理の必要性がある場合などが多く，すでに介護生活が長きにわたっているケースもある。したがって，それまでの家族の経験を丁寧に紐解きながら実態を把握していくことが大切である。

b 認知症の診断前後

家族は，何となく療養者の日々のわずかな変化を感じながら，「認知症なのでは？」と感じながらともに生活を送ってきている。また，認知症の進行に伴い，家族は家族なりの介護の方法を見出し，ケアをしてきている。時に，その方法は医療従事者である訪問看護師からみると非効率的で非効果的だったりするかもしれない。しかし，まずはそのケアを訪問看護師が否定することなく受け止めて，これまでの介護をねぎらう姿勢が重要である。

安武[12]は，認知症の人を介護する家族の体験の特徴と支援のあり方について，大きく「認知症診断前」と「認知症診断後」とに分けている。以下，安武の報告を中心に，この時期の家族の特徴について述べる。

認知症の症状発現から診断前までの家族の体験

①日常のかすかな変化を認識し，認知症の症状に気づく：家族は，以前できていたことができなくなることに気づく。また飛び込みのセールスに勧誘されて契約させられたり，一人での外出が困難になるなどの体験を通して，認知症の人自身で危険を回避できなくなっていることをとらえる。

②認知症の確定診断をするまでの不確実さ：家族は，症状が加齢によるものか認知症によるものかを判断しようとする。医療受診にこぎつけても加齢によるものと判断される

など，認知症という病気に関して不確実な判断をされ，もどかしい思いを経験する。

③社会的な孤立感：家族は，本人の言動が認知症の症状であることを近隣や親戚に理解してもらえず，もどかしい経験をしてきたため，認知症の診断が出ると，周りがやっと受け入れてくると思い，安堵することもある。しかし，BPSDは病気とは理解されにくく，その介護の大変さは周囲の人々からさらに理解されにくく，家族は社会的な孤立を感じる。

認知症診断後の家族の体験

①自分の存在する意味を喪失することに対する恐れ：記憶障害によって，これまで家族と築いてきた関係性や思い出を認知症の人が喪失していることを目の当たりにする。この心理については，次の「家族の心理」で「曖昧な喪失」として改めて触れる。

②思いどおりにならない介護に困惑する：認知症の人とのかかわりにについての情報などを得ても，実際にはうまく対応できないことで生じる苛立ちや戸惑い，自分自身でコントロールできないことに困惑している。

③介護方法を模索する：認知症の人の症状，特にBPSDは対応が困難なことが多く，家族は必死にどうしたらよいのかを試行錯誤しながら具体的な方法を模索する。

④認知症介護に向き合う：家族は，介護を負担としてだけでなく，励みとして捉えることもある。介護そのものを受け入れ向き合っていく。

⑤情愛を深める：家族は自分が実施する介護を通して，認知症の人ができるだけ安楽な生活ができるように望み，これまで抱いてきた情愛を介護を通してさらに深めていく。

⑥自分の役割を再認識する：自分の介護役割を再確認することで，その認知症の人の介護者としての役割期待に応えようとする。

⑦生活を円滑に送るための介護量の調整する：在宅介護を継続するために，自分たちの介護の内容や量について医療福祉関係者と話し合いながら，役割調整をし，サポートを利用することで家族の介護量の調整を行う。フォーマルあるいはインフォーマルなサポートを獲得することによって，それぞれの家族らしい介護のあり方を肯定的にとらえられることにつながる機会となる。家族会への参加もその一つとなる。

⑧内省を通して自分の感情を再構築する：家族は自分の思いが相手に理解されるように自己表出をしたり，日記をつけ気持ちを整理したりする。そして認知症の人が家族に対して怒りをあらわにするときに，自分自身が認知症の人をより愛し幸せな気持ちになるように心理的に統制を図る。

ここに挙げた診断前後の家族の体験は，家族をどのようにとらえるか，その切り口の一つであるが，認知症診断前の家族は，不確実性の中で社会的な孤立感を経験している。この時期に訪問看護が開始となったのであれば，そういった孤立感や理解してもらえなかった家族の思いを引き出し，語ってもらうことが必要である。そのうえで，どのような支援が必要か，どのように家族は認知症の人にかかわっているのかを引き出し，認知症の人の代弁をしていく。なぜならBPSDは，基盤となる認知機能障害が原因で生活障害が生じたり，その認知機能障害に応じたコミュニケーションを周囲がとることができないためにトラブルとなり，さらに周囲の不適切なかかわりが引き金となり，攻撃的になってしまうことも多いからである。孤立感が強い場合は家族会などへつなぐことも効果的かもしれない。

診断後はより早期に介護保険による支援を活用し，認知症の進行に応じて，介護量の調整などができているかを確かめていくことが必要である。なぜなら，診断によって疾患として認められ，知識としては認知機能障害などの特性を理解したとしても，実際の場面になると相手の行動に対してつい怒りを覚えたり，怒ってしまうことがあるからである。そのことは，決して家族を責めることではないし，今のところ認知症は治る病気ではなく，確実に進行し，そのつど家族は新たな難問に向き合うことがあるからである。大事なことは，そのときに家族以外の介護の担い手，あるいは認知症の人と家族を見守る存在があることである。

2 家族の心理および心身への負担―「曖昧な喪失」

認知症，特にアルツハイマー病についての病みの軌跡を図Ⅲ-3-2に示す。認知症は脳の変性で進行するため，死に至る疾患である（脳の変性や加齢などによる嚥下機能の障害で窒息や誤嚥性肺炎によって死に転帰することもある）。記憶障害に始まり，見当識障害（時間→場所→人の順にわからなくなる）が起こり，今までできていたことができなくなり，最期は家族の顔をもわからなくなる。

そのような病みの軌跡を歩む認知症の人の家族の心理として，「曖昧な喪失」という概念を紹介したい。曖昧な喪失には2つの種類があり，第1のタイプは「死んでいるか，生きているかどうか不明確であるために，人々が家族成員によって，身体的には不在であるが，心理的に存在していると認知される場合」[13]であり，行方不明の兵士や誘拐された子どもたち，自然災害における行方不明者の家族が抱える喪失とされる。

第2のタイプは，「人が身体的に存在しているが，心理的には不在であると認知される場合」[3]で，アルツハイマー病やその他の認知症，慢性精神病，脳挫傷，脳梗塞などの疾

図Ⅲ-3-2　認知症（アルツハイマー病）と死までの軌跡

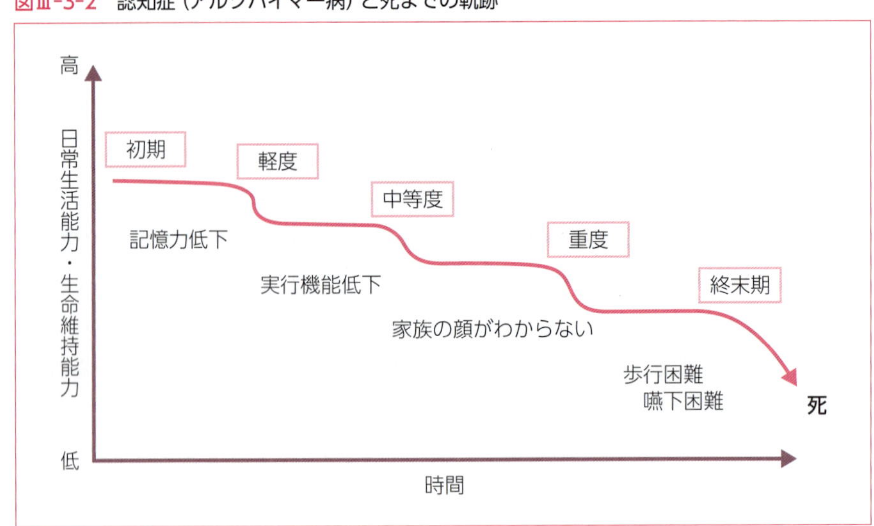

［桑田美代子（2007）：豊かないのちの看取り 生活の中のケア，緩和ケア，Vol.17，No.2，p.98を一部改変］

患をもつ人の家族の喪失である。それまでできていたことができず家庭内での役割を果たすことができない，家族の顔を見ても忘れてしまう，身体は存在しているのに心理的には不在な状況である。家族はまだできることがあるのではないか，そう思って一生懸命介護をしたり，介護を支援する人が「できない人」として扱うことに憤りを感じ，できることにこだわって身体状況に合わないリハビリテーションを望む場合もある。時に，この曖昧な喪失のその問題は，そのことを理解し対処し前進するというプロセスを遅らせ，抑うつ，不安，葛藤が大きなものになるということである。そして，問題解決に向かうことができない，また，明確な喪失でないために，周囲に理解されず社会的承認を得られず，サポートが得られないことがある。

曖昧な喪失を経験している家族が，介護する中で，何を感じているのか語りを促すことは重要である。そしてその中で，その経験の意味を見出し，すべて自分でコントロールしようとする感覚を弱める，療養者ができなくなることを認めることにつながるのである。

認知症の人の家族は，時に認知症の人の生活状況などを多く尋ねられることはあっても，家族自身がどのような経験やストレスを抱えているかということを聞かれることが少ない。それは，例えばサービス提供者側が，認知症の人と家族とのかかわりなどにより「認知症の人を看る家族は大変だろう」というバリアで，家族をひとくくりにしてしまう傾向があるからである。しかし，個々の経験を丁寧に聞くことは，認知症の人およびその家族の理解につながり，ケアにつながる可能性がある。家族がどのような経験をしているのか語りを促し，曖昧な喪失を認めることから始めなければならない。

2 家族支援に必要なアセスメント

1 家族の精神的不安や介護負担および健康状態

家族支援に必要なアセスメントとして，前述した認知症の人と暮らす家族の実態を，それまでの家族と，介護の歴史を紐解きながら，家族は何を経験してきたのかを明らかにし，その過程で，身体的・物理的負担，精神的・心理的負担を明らかにしていく。

老老介護であれば，その介護者の老いや疾患に伴った健康状態，経済状況，他の家族はどこまで介護を担えるのかなども確認が必要である。場合によっては介護者の受診の支援も検討しなければならない。また，昨今，介護離職が社会問題としても取り上げられているが，介護のために離職・転職を選択した家族もいる。不本意ながらの選択であるかもしれず，またその選択が経済的不安につながり介護に影響することもある。その不安が，認知症の人とのコミュニケーションを悪化させ，BPSD の発現につながってしまう可能性もある。最悪の場合，暴力や暴言，放置といった虐待につながる可能性は，誰にでも，そして介護をし続けている限り起こりうることなのである。

家族，特に介護者の心理状況に合わせたサポートを行うことが非常に重要である。そのためには，家族の状況を見極める基準として作成された，「介護者の心理ステップ」[14]が有効である（図Ⅲ-3-3）。ここには，前述した診断前後の家族の経験，そして曖昧な喪失を経験している家族の心理状況も含まれている。注意したいのは，それぞれステップの間に矢印が一方向で書かれているが，決して一方向ではない。認知症の進行や症状の変化は，前や前々のステップに戻ったり，行きつ戻りつしているということである。それは，つまりその人の死まで，第5ステップに至ってはその人の死亡後に実感されることも多い。

2　認知症の人と家族とのかかわり方および家庭内の協力体制

認知症の人に家族がどのようにかかわっているのかを，まずは批判的にではなく見守りながら様子をみていく。というのもBPSDを発症するのは，少なからず周りのかかわり方が影響しているためである。図Ⅲ-3-4は，認知症の中核症状とBPSDの関係性を示したものであるが，BPSDの発症には身体の不調や環境要因，薬物，ケアの方法や処置が影響していると考えられている。そして，もしも，家族のかかわり方がBPSDの発症に関係していると思われるようであれば，なぜ家族がそのようなかかわり方をしているのかをみる必要がある。介護者自身の体調が悪いのかもしれないし，かかわり方そのものを学んだことがないのかもしれない，またそれまでの家族の歴史が関連しているかもしれないし，誰からの協力も得られずたった一人で介護をしているからかもしれない。もちろん，環境要因については人的環境も含まれるため，家族以外の人的要因，つまり支援サポート体制側であるわれわれのかかわり方も関与しているかもしれない。

3　地域の社会資源の活用状況

家族が社会的孤独に陥っていないか，担当するケアマネジャーや介護職と情報を共有し，介護サービスの利用状況とその効果を確認していく。家族の強い希望で本人が望まないサービスを利用している場合があるかないか，サービス利用時の様子や，本人の強い拒否がある場合の家族の様子などをみながら，必要な支援を検討する。家族のレスパイトを目的にサービスを利用していることもあるが，そのサービスは本人にとってどうなのか，本人の意思はどうなのかを直接本人に確かめたり（自分の気持ちを伝えることができる場合もある），本人が言えない場合は，身体状況や利用時の様子から総合的にアセスメントしていく。

3　家族への支援

1　家族が認知症を理解し，家族で協力し合うことができるための支援

家族が認知症を理解し，家族で協力し合うことができるために，まずは，その認知症の中核となる症状（疾患により異なる）とその対応を家族が理解できることが重要である。訪問看護師は，訪問の場面の中で折を見てかかわりのモデルを示す必要がある。そ

図Ⅲ-3-3　介護者の心理ステップ

第1ステップ：まさかそんなはずない，どうしよう		〈見極めのポイント〉
驚愕・戸惑い	おかしい行動に少しずつ気づき始め，驚き，戸惑う	★他人には知られたくないと思っている
否定	周囲にはなかなか理解してもらえない 介護者自身も病気だということを納得できないでいる	

↓

第2ステップ：ゆとりがなく追いつめられる		
①混乱	認知症の症状に振り回され，精神的・肉体的に疲労困ぱいする。やってもやっても介護が空回りする	★要介護者のペースに振り回される ★介護者自身は被害者意識が強くなる（いい加減にしてほしい!!） ★虐待（暴力，暴言，放任など）をしてしまう ★まだ受診をしていない人も多い
②怒り・拒絶・抑うつ	「自分だけがなぜ…」「気丈に頑張っているのに」と苦労しても理解してもらえないことを腹立たしく思う。認知症の人を拒絶しようとする。そんな自分が嫌になる	

↓

第3ステップ：なるようにしかならない		
①あきらめ	怒ったり，イライラしても仕方ないと気づく（介護サービスを使うなどして生活を立て直し始める）	★介護者のペース，自分の力量に合わせ，うまくできるようになる ★何とか折り合いをつけられる ★手抜きの介護（60%介護）ができるようになる
②開き直り	なるようにしかならないと開き直る。自らを「よくやっている」と認められるようになる	
③適応	認知症の人をありのままに受け入れた対応ができるようになる。介護に前向きになる	

↓

第4ステップ：認知症の人の世界を認めることができる		
理解	認知症の症状を問題と捉えなくなり，認知症の人に対する愛おしさが増してくる	★相手の気持ちを深く理解しようとする

↓

第5ステップ：人生観への影響		
受容	介護の経験を自分の人生において意味あるものとして位置づけていく 自分なりの看取りができる	★自分自身への深い理解 ★自分の経験を社会に活かそうとする

［認知症の人と家族の会愛知県支部編（2012）：介護家族をささえる―認知症家族会の取り組みに学ぶ，p.99，中央法規出版］

図Ⅲ-3-4 認知症の中核症状と行動・心理症状（BPSD）

脳の変性やダメージ

中核症状

記憶障害，実行機能障害，見当識障害，視空間認知障害，失語，失行，失認など

＋ 素因（生来の性格など）

身体不調，環境要因，薬物の影響，ケア方法や処置，対応など

認知症の行動，心理症状（BPSD）

帰宅要求，妄想，幻覚，攻撃的行動，易疲労，自発性低下，嗜好の変化，抑うつなど

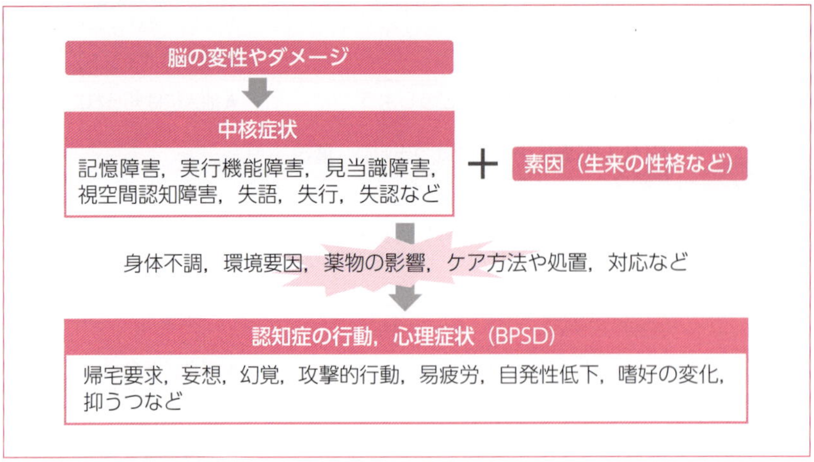

［ELNEC-J 高齢者カリキュラム（2017 年版）M2 スライドより］

れは，一度聞いたり見るだけでは理解することは難しい（看護職でも無理である）。中核症状は生活の中でさまざまな様相で現れるため，家族が理解するまでに時間がかかるかもしれないし，適切でない対応をとることもあるかもしれない。この前までできていたことが今日はできないかもしれないし，できないと思っていたことができるかもしれない。認知症の人がもっている力を奪うことなくケアを進められるように，家族を見守っていく。そして家族が失敗をしても自分を責めることがないよう，繰り返し認知症による症状によるものであること，認知症の人の不安な思いを代弁しながら，ともに対応を考えていく。また，本人ができることを，必要以上に家族が行ってしまっていることもあるかもしれない。危険を回避しようと，できることを奪っていることも考えられるため，その点もみながら，できることを伝えていく。

認知症を理解するに従って，家族によるかかわりがBPSDを発症させていたと気づくことがあるかもしれない。そのときは決して責めることなく，気づいたことに価値をおき，今後どうかかわるかをともに考えていく。

また，主たる介護者だけが適切な対応をとれるだけでは，認知症の人の不安の解決にはならない。ともに生活する他の家族を巻き込み，認知症の人の安心につながるかかわりを考えられるようにしたい。訪問看護の場面だけでは状況の把握は難しいため，介護職やケアマネジャーなどとも情報を共有し，さまざまな場面を通してかかわり方や支援を考えることも必要となる。

2 介護に必要な知識・技術を習得できるための支援

家族が介護に必要な知識や具体的な技術を習得するための支援として，訪問看護の場面は非常に重要である。これまで家族が行ってきた方法を尊重し，そのことに対してねぎらいを伝えつつ，様子をみながらより効率的な方法を説明したり，一つひとつ根拠を伝えながら，家族が安全にできる方法をともに考えていく。実施の際には，認知症の人

へのかかわりそのものも，モデルとして示す機会となる。

訪問看護師以外の専門職，理学療法士や作業療法士，あるいは介護職など，あらゆる在宅サービスのスタッフの知識・技術も家族にとっては学習の機会となり得る。そのことをかかわる職種全員で共有し，それぞれの専門性を発揮しつつ，ともに家族を支援することを認識していく。

それ以外では，それぞれの地区の保健所や地域包括支援センターなどで開かれている介護教室，認知症家族会での勉強会，また利用しているデイサービス主催で行われることもある。また，訪問看護ステーションの多機能化が進む今後は，訪問看護ステーションも介護教室などを開催し知識・技術を習得できるための場となるなどの役割が求められるだろう。

3　介護負担軽減のための支援

介護負担軽減については，訪問介護やデイサービスを利用すること以外に，ショートステイを利用することも一つの選択である。家族だけですべてを抱え込まないようにしていくことが大事である。ただし，これには認知症の人の気持ちもとても大事で，ショートステイに行ってほしい家族と行きたくない本人との板挟みになることもしばしばである。行きたくないというところには必ず理由がある。しかし，認知症の人にとっては，それを表現することが難しい。例えば，認知機能障害には，物体や人，空間を十分に認識することができない失認といった症状があり，環境の変化に適応できず，不安や混乱をきたす可能性がある。時にそれがBPSDとして現れることもあるかもしれず，継続して利用することが難しくなるかもしれない。その認知症の人にある，起こり得る認知機能障害を理解し，環境への適応を手助けできるような具体的なかかわりを，利用する施設のスタッフと十分に共有すること，例えば日常生活状況のサマリーの作成が必要となる。認知症の介護は長く続くことになるため，継続して同一の施設を使えると，家族の心理的な負担の軽減につながる。

認知症の人にとって，住み慣れた自宅で最期まで過ごすことは，負担も少なく，安心につながる。しかし，時にさまざまな事情によって，そのことが難しくなることもある。自宅で最期まで過ごすことは理想ではあるが，施設という選択肢も考えておくことが必要である。訪問看護師が，「最期まで自宅で看るべき」という価値観にとらわれることによって，家族を苦しめることもあることを考える必要がある。施設入所を選択した場合は，家族も後ろめたい気持ちをもつ。悩んで悩んだ結果であると，その家族の気持ちを受容しつつ，その選択を支持する姿勢も示していく。

4　家族への精神的・心理的支援

家族への精神的・心理的支援としては，前述した認知症と診断された前後の家族の経験，曖昧な喪失や介護者の心理ステップを踏まえ，家族の気持ちに関心を寄せ，労うことである。家族がどのような経験をしてきたのか，語りに耳を傾け，その介護の歴史に敬意を示す。大変な時期を経験している，あるいは乗り越えてきたことを踏まえ，試行錯誤しながら創造・獲得してきた家族独自の介護方法を尊重する。その姿勢は，家族の介護を認めることにつながり，家族にとってこれまでの経験の意味に価値を見出すかもしれない。

「旅行に連れていって，そのときは喜んでいたけど，帰ってきたらそのこと自体忘れているんです」とがっかりした表情で話してくれた家族がいる。「よかれと思って一生懸命やっていることに意味があるのだろうか」と思い悩む家族の姿がある。例えば，旅行に行ったことは忘れてしまうかもしれないが，「嬉しかった」「楽しかった」「連れていってくれた」「心遣いをしてもらった」という感情は蓄積されるといわれている。認知症の人はただ，その感情を言葉に出して表現することができないのである。「言葉にできないだけで，喜びの感情は蓄積されている」「きっと嬉しかったと思う」などと認知症の人の気持ちを代弁していくことが，家族の精神的な支援につながっていく。

5 家族が緊急時の対応ができるための支援

療養者の身体疾患の重症度に限らず，電話で相談ができる，話すことができる場があることが大事である。療養者の身体状況と家族のニーズに合わせ，訪問看護ステーション，介護職による随時対応サービスの利用の検討を進めていく。

また家族が緊急に対処が必要な状況であると判断できるよう，その時点での療養者の身体状況を見極めながら，起こり得ることを説明し，家族が観察できるように，訪問看護導入時から繰り返し説明しておくことも重要である。

4 社会資源の理解

1 社会資源の現状

1 認知症施策

わが国では高齢化の大きな波に伴って，認知症の人の増加が見込まれている。現在推進されている地域包括ケアシステムは，地域における認知症の人の生活を支えるためのシステムでもある。さらに，将来においても認知症の人とその家族が，地域において自身が望む生活を継続できる社会をつくる対策が必要である。2014(平成26)年に開催されたG8認知症サミットの日本後継イベントの際に，わが国の認知症施策を加速するための新たな戦略の策定方針が唱えられ，これを受けて2015(平成27)年1月に「認知症施策推進総合戦略：認知症高齢者等にやさしい地域づくりに向けて(新オレンジプラン)」が策定された。その2年前に策定された「認知症施策推進五カ年計画(オレンジプラン)」との違いは，介護を提供する側の介護者・医療者の視点を中心とする側面から，新オレンジプランでは，認知症の本人とその家族の視点を重視するものとして改訂された。基本的な考え方は，「認知症の人の意思が尊重され，できる限り住み慣れた地域の良い環境で自分らしく暮らしを続けることができる社会を実現する」[15)]である。認知症の人本人主体の医療・介護などを基本とし，その身体・精神状態に応じて適切な対応が行われ，住み慣れた地域で，自分らしく，よい状態で暮らし続けるための社会資源のしくみをつくることとなった。対象期間はいわゆる団塊の世代が75歳以上となる2025年までである。また，その戦略には次の7つの柱がある。

ⓐ 新オレンジプランの7つの柱[15)]

第1の柱：認知症への理解を深めるための普及・啓発の推進

社会全体で認知症の人を支えるためには，認知症に関する社会の理解を進める必要がある。それには，認知症の人の視点に立った理解が重要である。そのために，認知症への理解を深めるキャンペーン，認知症サポーターの養成，学校教育における認知症の人の理解の推進などを行うものである。

認知症サポーター　認知症に関する正しい知識と理解をもち，地域や職域で，認知症の人や家族に対してできる範囲での手助けをする人のことである。認知症サポーターには，認知症の人やその家族を応援する「目印」として，オレンジリングが渡される(図Ⅲ-3-5)。また，認知症サポーターを自治体と協働して養成する講師のことを「キャラバ

図Ⅲ-3-5　認知症サポーターの目印である オレンジリングおよびバッジ等

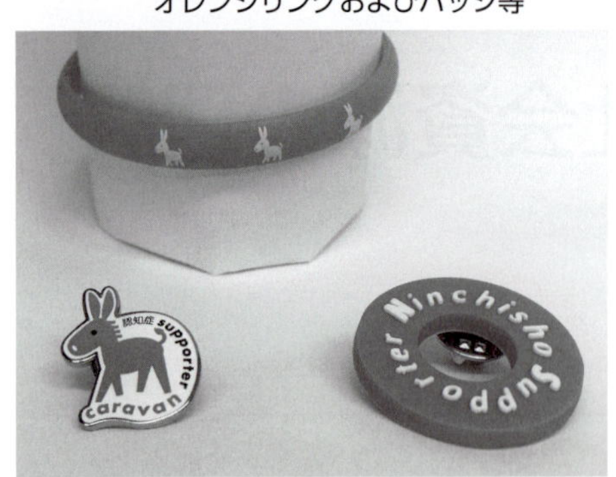

［全国キャラバン・メイト連絡協議会：認知症サポーターキャラバン．http://www.caravanmate.com/］

ン・メイト」と呼ぶ。全国キャラバン・メイト連絡協議会によると，2018（平成30）年の時点で全国の認知症サポーターは約1千万人，うちキャラバン・メイトは約15万人である[16]。

認知症サポーター養成の成果[17]としては，スーパーで支払いをせずに万引き犯として警察に通報されるような認知症の人がいたが，スーパーや企業の人が養成講座を受けて認知症サポーターとなったことで，不安なく認知症の人に対応できるようになり，地域ぐるみで見守る体制が整ったとの報告もある。

第2の柱：認知症の容態に応じた適時・適切な医療・介護等の提供

本人主体の医療・介護などを基本に据えて医療・介護などが有機的に連携し，認知症の容態の変化に応じて適時・適切に切れ目なく提供されることで，認知症の人が住み慣れた地域のよい環境で自分らしく暮らし続けることができるようにする。このため，早期診断・早期対応を軸とし，BPSDや身体合併症などがみられた場合にも，医療機関や介護施設などでの対応が固定化されないように，退院・退所後もそのときの容態に最もふさわしい場所で適切なサービスが提供される循環型のしくみを構築する[15]。具体的には次のような対策がある。

かかりつけ医の認知症対応力向上研修　高齢者が日頃から受診する診療所などの主治医（かかりつけ医）を対象に，認知症への対応力を高めるための研修を開催する。対象の診療科は問われない。

認知症サポート医　認知症サポート医養成研修を修了した医師は，かかりつけ医の認知症診断などのサポート，かかりつけ医の認知症対応力向上研修を企画立案し，講師を務め，また，地域包括支援センターとの連携体制づくりなど，地域における認知症の医療体制の中核的な役割を担う。

認知症疾患医療センター　認知症疾患に関する鑑別診断と初期対応，周辺症状と身体合併症の急性期治療に関する対応，専門医療相談などの実施，地域保健医療・介護関係者などへの研修を行い，地域において認知症に対して進行予防から地域生活の維持まで，必要となる医療を提供できる機能体制の構築を図ることを目的とする機関である。2015（平成27）年時点での全国の設置数は336カ所[15]である。新オレンジプランにおいては，都道府県ごとに認知症疾患医療センターが地域の中で担うべき機能を明らかにしたうえで，認知症疾患の鑑別診断を行うことができる他の医療機関と併せて計画的に整備することとなった。

認知症初期集中支援チーム　早期に認知症の鑑別診断が行われ，速やかに適切な医療・介護などが受けられる初期の対応体制を構築するために設置された[15]，認知症専門医，看護師などの医療職，介護福祉士などの介護職などで構成されるチームである。家族からの訴えなどにより認知症が疑われる人，認知症の人およびその家族を訪問し，認知症の観察，評価，家族支援などの初期の支援を包括的，集中的（おおむね6カ月）に行い，自立した生活のサポートを行う。配置場所は，地域包括支援センター，診療所，病院，認知症疾患医療センター，市町村などである。2014（平成26）年度末で41市町村の設置にとどまっており[18]，社会的に浸透していないことが指摘されていたが，新オレンジプランでは2018（平成30）年度までにすべての市町村に設置する方針である。

病院勤務の医療従事者向け認知症対応力向上研修　認知症の人が医療機関で手術や処置を受ける場合もある。そのため，医療機関の医療従事者における認知症の人とその家族への対応力を向上させる目的で，医療と介護の連携の重要性，認知症ケアの原則などの知識に関する研修が行われている。

BPSDガイドライン　厚生労働省が策定した「かかりつけ医のためのBPSDに対応する向精神薬使用ガイドライン（第2版）」（2015年）で，BPSDがみられた場合の投薬に関するガイドラインである。BPSDがみられても非薬物的介入を対応の第一選択とするのが原則であり，投薬による対応であっても高齢者の特性を考慮するためのガイドラインである。

認知症介護実践者研修等　認知症の人の介護に携わる人は，認知症を理解して本人主体の介護を行うことができる人材であることが不可欠である[15]。介護保険施設・事業所において，介護実務者およびその指導的立場にある人を対象に，質の高い認知症介護を普及させるための研修である。

認知症ケアパス　認知症の人の状態に応じた適切なサービス提供の流れをパス化したものである。認知症の進行に合わせて受けられる各自治体におけるサービスや支援などの情報がまとめられている。

認知症地域支援推進員　認知症地域支援推進員の役割は，認知症疾患医療センターを含む医療機関と介護サービスおよび地域の支援機関とのネットワークを構築し，また，認知症にかかわる医療・介護職が認知症対応力を向上するための支援を行い，認知症の人やその家族への相談業務なども行うことである。配置先は，地域包括支援センター，市町村，認知症疾患医療センターなどである。新オレンジプランでは，2018（平成30）年度からすべての市区町村で認知症地域支援推進員を配置することを目標としている。認知症地域支援推進員になることができるのは，次の資格要件を満たし，研修を受けた者である。認知症の医療や介護における専門的知識および経験を有する医師，歯科医師，薬剤師，保健師，助産師，看護師，准看護師，理学療法士，作業療法士，社会福祉士，介護福祉士，視能訓練士，義肢装具士，歯科衛生士，言語聴覚士，あん摩マッサージ指圧師，はり師，きゅう師，柔道整復師，栄養士，精神保健福祉士または介護支援専門員。また，これ以外で，認知症の医療や介護における専門的知識および経験を有する者として市町村が認めた者[19]である。

第3の柱：若年性認知症施策の強化

若年性認知症の発症は，本人だけではなく，就労の継続や家計の維持，子どもの教育費などの経済的な問題が生じやすく，家族への影響が大きい。また，主介護者は配偶者である場合が多く，親の介護とのいわゆるダブル介護となる可能性もある。若年性認知症と診断された場合の相談窓口には，全国若年性認知症コールセンターなどがあり，発症の初期からその状態に応じた適切なサービスが利用できるように「若年性認知症ハンドブック」を，若年性認知症の相談業務にあたる担当者向けには「若年性認知症ガイドブック」を配布している。若年者が認知症を発症してたとえ仕事をやめざるを得なくなっても，就労・社会参加支援などを通じて他者とのコミュニケーションや地域との交流をもてるような居場所づくりを進める事業も推進している。そのほか，若年性認知症施策の推進のための意見交換会，実態調査，生活実態調査などが行われている。

第4の柱：認知症の人の介護者への支援

認知症の人の介護者を支援することは，結果的に認知症の人の生活の質の改善につながる。特に地域で生活する認知症の人とその家族は，一体的にかかわることが重要である。介護者の身体的・精神的な負担を軽減する支援や，介護者の生活を守りつつ，介護の両立を支援する取り組みを推進している。主な資源には認知症カフェがある。

認知症カフェ　認知症の人やその家族が，地域の人や専門家と情報を共有し互いを理解し合う場である（図Ⅲ-3-6）。地域の状況に応じて，さまざまな設置主体により実施されており，2014（平成26）年には，41都道府県で，655カ所が運営されている。設置主体は，地域包括支援センター，介護サービス施設・事業所が多い[15]。家族向けの認知症介護教室の普及などもカフェで開催される場合もあり，情報共有や憩いの場ともなっている（図Ⅲ-3-7）。

認知症カフェはオレンジプランのときから，その運営資金の確保が課題となっている。また，「本当に困っている家族ほどカフェに参加する余裕がない」などの利用者の意見もあり，認知症の人や家族の状況に応じた運営方法が模索されている[20]。

第5の柱：認知症の人を含む高齢者にやさしい地域づくりの推進

高齢者全体にとって暮らしやすい環境を整備することは，認知症の人にとっても暮ら

図Ⅲ-3-6　認知症カフェの例

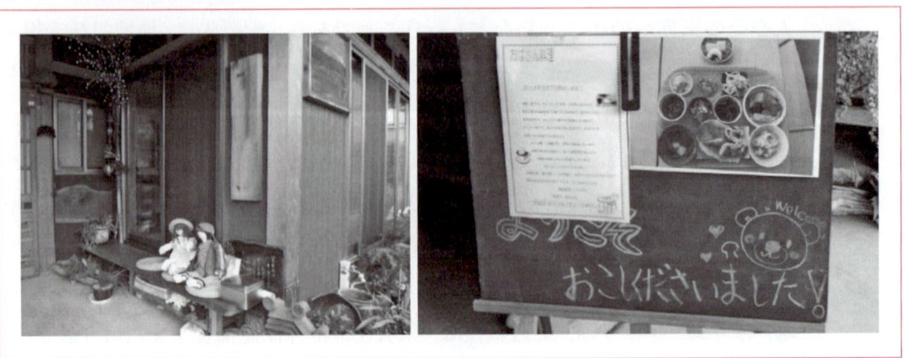

［認知症の人と家族の会編（2013）：認知症カフェのあり方と運営に関する調査研究事業報告書］

図Ⅲ-3-7　認知症カフェで実施している内容

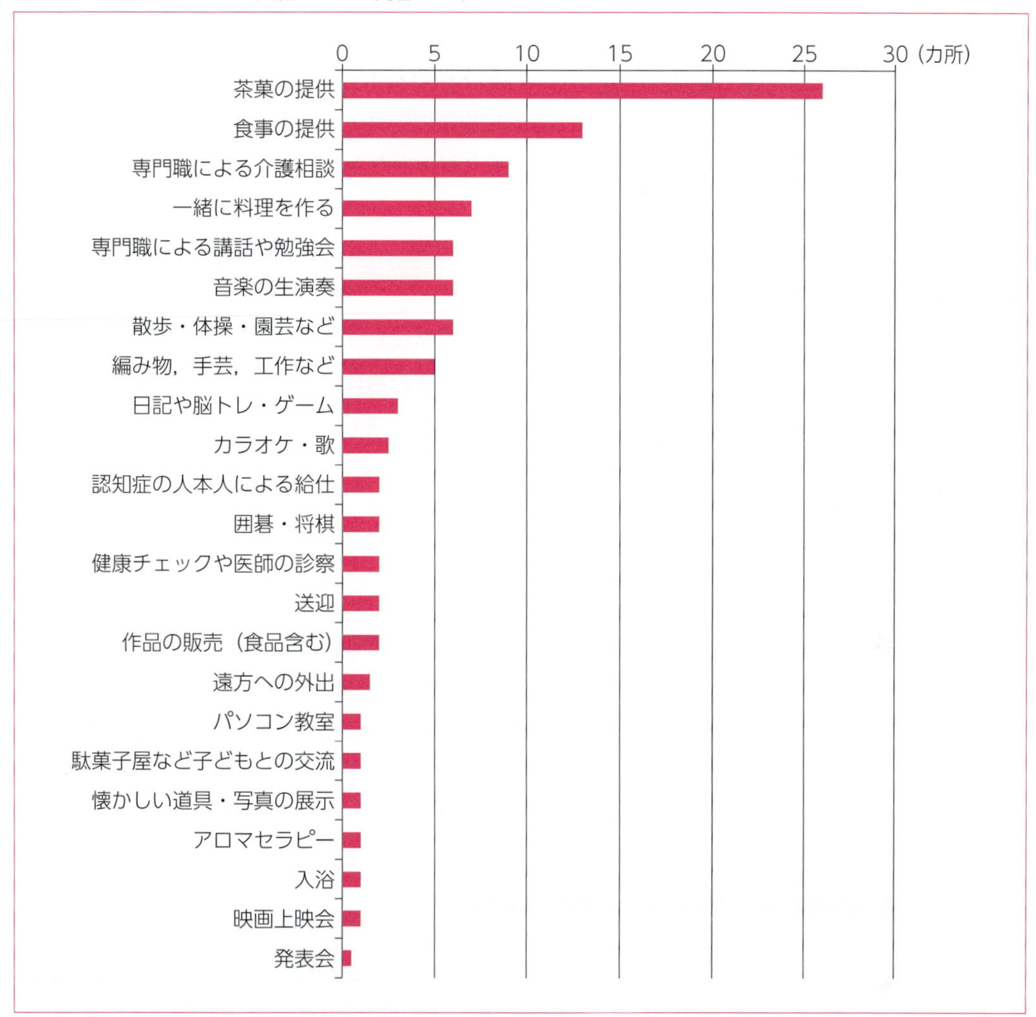

［認知症の人と家族の会編（2013）：認知症カフェのあり方と運営に関する調査研究事業報告書，p.11 より一部改変］

しやすい環境を整えることでもある[15]。認知症の人であることを考慮した住環境では，安全への配慮と，孤立させないかかわりが重視される。自宅のみならず，地域における安全確保，就労および社会参加の支援など，認知症の人を含む高齢者にやさしい地域づくり[1]が，行政および企業，支援機関などによって推進されている。具体的には，買い物などの生活支援，住まいの確保やバリアフリー化の推進，地域活動などの社会参加の促進，見守り体制の整備などである。

第６の柱：認知症の予防法，診断法，治療法，リハビリテーション，介護モデルなどの研究開発及びその成果の普及の推進

認知症をきたす疾患それぞれの病態やBPSDを起こすメカニズムの解明を通じて，認知症の予防法，診断法，治療法，リハビリテーションモデル，介護モデルなどの研究開発が推進されている[15]。当事者の研究参加を促すようなしくみも構築されている。また，認知症の人の介護に利用できるロボットやICTの技術開発などにも取り組んでいる。

第７の柱：認知症の人やその家族の視点の重視

認知症の人とその家族の視点に立った施策をとるという，新オレンジプランにおける中核の理念である。認知症への社会の理解を深めるキャンペーン，初期段階の認知症の人のニーズの把握や生きがい支援，認知症施策の企画・立案や評価への認知症の人やその家族の参画など，この理念を重視した取り組みがなされている[15]。

2 認知症の人を取り巻く地域の関係職種，ボランティアなど

地域において認知症の人とかかわる主な職種を表Ⅲ-3-8にまとめた。

また，認知症の人が地域で一市民として暮らすためには，市民同士の支え合いが必要である。フォーマルなサービスだけでは限界があり，その隙間を埋めるインフォーマルなサービスとして，民生委員や市民ボランティアがある。

ⓐ 民生委員

「厚生労働大臣から委嘱された社会奉仕の精神をもって，常に住民の立場に立って相談に応じ，必要な援助を行い，福祉事務所等関係行政機関の業務に協力するなどして，社会福祉の増進に努める人」(民生委員法第１条）である。市町村の区域に配置されており，行政においては非常勤の特別職の地方公務員に該当するとされているが，基本的には無報酬の民間奉仕者である。

表Ⅲ-3-8 地域において認知症とかかわる主な職種とその役割

職種名	役 割
介護福祉士	「介護福祉士の名称を用いて，専門的知識及び技術をもって，身体上または精神上の障害があることにより日常生活を営むのに支障がある者につき，心身の状態に応じた介護を行い，ならびにその者及びその介護者に対して介護に関する指導を行うことを業とする者をいう」(社会福祉士及び介護福祉士法第２条)。高齢者施設や認知症の人の自宅において，日常生活を援助する介護を担っている
訪問介護員	要支援・要介護高齢者，障害者（児)，難病患者などの自宅に訪問して排泄，入浴，食事などに関する身体介護や，買い物，調理，洗濯，掃除などの生活援助，さらに日常生活全般にわたる相談・助言などのサービスを提供する人。介護保険法では訪問介護を行う人を介護福祉士およびその他政令で定める者(都道府県知事の行う介護員の養成に関する研修を終了した者)としている[21]。自宅で生活している認知症の人を，身体的ケアや生活援助によって支えている
社会福祉士	「社会福祉士の名称を用いて，専門的知識及び技術をもつて，身体上若しくは精神上の障害があること又は環境上の理由により日常生活を営むのに支障がある者の福祉に関する相談に応じ，助言，指導，福祉サービスを提供する者又は医師その他の保健医療サービスを提供する者その他の関係者との連絡及び調整その他の援助を行うことを業とする者をいう」(社会福祉士及び介護福祉士法第２条)。地域包括支援センターに配置が義務づけられている
(居宅) 介護支援専門員	「要介護者又は要支援者（以下「要介護者等」という。) からの相談に応じ，及び要介護者等がその心身の状況等に応じ適切な居宅サービス，地域密着型サービス，施設サービス，介護予防サービス又は地域密着型介護予防サービスを利用できるよう市町村，居宅サービス事業を行う者，地域密着型サービス事業を行う者，介護保険施設，介護予防サービス事業を行う者，地域密着型介護予防サービス事業を行う者等との連絡調整等を行う者であって，要介護者等が自立した日常生活を営むのに必要な援助に関する専門的知識及び技術を有するものとして介護支援専門員証の交付を受けたもの」(介護保険法第７条)。居宅サービス計画書（ケアプラン）作成において，認知症の人の状態に応じた居宅サービスを計画し，各サービス担当者によるサービスの実施をモニタリングする，関連職種の連携の要の存在にある

ⓑ 市民ボランティア

自発的な意志に基づき，基本的には無報酬で，住みやすい地域社会をつくる活動や他者を支える活動などに携わること，および携わっている人のことである。活動は個人の場合と，グループや団体の場合とがある。活動の方法には特に決まりはなく，多種多様なボランティア活動がある。認知症の人とその家族を対象とした市民ボランティア組織の例として，東京都のNPO法人杉並介護者応援団の活動をコラムに紹介する[22,23]。

2 介護保険における認知症に関するサービス

地域における介護保険法に基づくサービスには，介護予防サービス，地域密着型介護予防サービス，居宅サービス，地域密着型サービス，地域支援事業がある。いずれのサービス・事業においても認知症の人はその対象となるが，以下では特に認知症の人との関連が大きい地域密着型サービスと地域支援事業について述べる。

Column

❾ NPO法人杉並介護者応援団

東京都杉並区で活動するNPO法人。2009年に杉並区教育委員会が主催する「介護者サポーター養成講座」の修了生を中心に立ち上げた。活動目的は「杉並区内の主に高齢者を介護する人が集う「介護者の会」の運営を応援・支援することである。11カ所の「介護者の会」に介護者サポーターが同席し，介護者同士が同じ立場で語り合い，聞き合い，情報交換を行う「集い」の応援を行ったり，楽しみながら健康づくりや仲間づくりをするサロンなどを運営している。

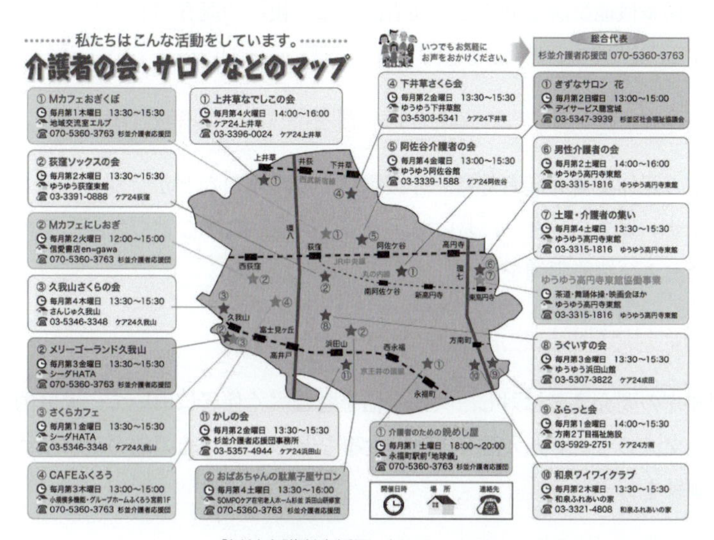

［杉並介護者応援団．https://suginami-kaigosha-ouendan.jimdo.com/］

1　地域密着型サービス

増加が見込まれる認知症高齢者や中・重度の要介護高齢者などが，できる限り住み慣れた地域で生活が継続できるように創設された。利用者は原則としてその市町村の介護保険被保険者である。サービス事業者の指定は広域型のサービスが都道府県であるのに対し，地域密着型は市町村が指定する。

a 夜間対応型訪問介護

居宅の要介護者に対し，夜間に定期的な巡回訪問を行い，また通報により訪問し，排泄の介護や日常生活上の緊急の対応を行う[21)]。

b 定期巡回・随時対応型訪問介護看護

日中・夜間を通じて，訪問介護と訪問看護が連携しながら，短時間の定期巡回型訪問と随時の対応を行う。1日24時間に複数回訪問することで，例えば独居の中・重度者や，認知症の人の在宅生活も支えることを可能にする。しかし，サービス提供の特性上，狭い訪問範囲を対象とせざるを得ないことから，都市部の人口密集地域でしか普及しないともいわれている。しかし，藤井[24)]は，むしろこのサービスの理解の促進と介護報酬のアップが必要であると述べている。

c 小規模多機能型居宅介護

要介護者に対し，居宅またはサービスの拠点において，家庭的な環境と地域住民との交流のもとで，入浴，排泄，食事などの介護，その他の日常生活上の世話および機能訓練を行う[21)]。

d 複合型サービス（看護小規模多機能型居宅介護）

小規模多機能型居宅介護と訪問看護など，複数の既存の在宅サービスを組み合わせて提供する[21)]。

e 介護予防認知症対応型通所介護／認知症対応型通所介護

居宅の認知症要介護者等に，介護職員，看護職員などが特別養護老人ホームまたは老人デイサービスセンターにおいて，入浴，排泄，食事などの介護，その他の日常生活上の世話および機能訓練を行う[21)]。

f 認知症対応型共同生活介護（グループホーム）

認知症の要介護者に対し，共同生活を営むべく住居において，家庭的な環境と地域住民との交流のもとで，入浴，排泄，食事などの介護，その他の日常生活上の世話および機能訓練を行う[21)]。

g 療養通所介護

常に看護師による観察を必要とする難病・認知症等の要介護者（要介護1～5）を対象にしたサービスで，療養通所介護の施設に通って日常生活上の支援や生活機能向上のための機能訓練等を行う。

2 地域支援事業

地域支援事業の目的は，要支援・要介護状態となることを予防すること，包括的・継続的なマネジメント機能を強化することにある。この目的において，各市町村で介護予防・日常生活支援総合事業（以下，総合事業），包括的支援事業，任意事業が実施されている。いずれの事業も認知症の人に関連するが，ここでは包括的支援事業と任意事業における認知症の人への施策について述べる。

a 包括的支援事業

地域包括支援センターにおける認知症対策　地域包括支援センターは，地域包括ケアシステムにおける要の位置づけにあり，認知症の人を含む高齢者が，住み慣れた地域で安心して暮らすことを支えるための，包括的・継続的な支援を行う，市民にとって身近な地域の中核機関である。地域の実情に応じた設置が必要であるが，おおむね中学校区に1カ所のセンターが設置されている。認知症の人への対応としては，まず，権利擁護機能が挙げられる。例えば，独居の認知症高齢者などで判断力が低下しているために，自分では種々のサービスの契約行為ができない場合など，サービスを利用する権利を守るための意思決定を支援したり，高齢者虐待に関する相談や通報を受けたり，高齢者をねらった犯罪（消費者犯罪）の被害に遭うことを防止するなどの活動を行っている。前述の認知症初期集中支援チーム，認知症地域支援推進員の活動は，包括的支援事業に位置づく認知症施策の推進として，地域包括支援センターなどで行われている。

b 任意事業

市町村が地域の実情に応じ，創意工夫して行う事業で，認知症高齢者見守り事業，成年後見制度利用支援事業などがある。認知症高齢者見守り事業は，認知症の人の見守り，話し相手，散歩などの外出支援，その他，認知症のBPSDが緩和できるような援助を行う。成年後見制度利用支援事業は，認知症などにより判断が困難であったり，身寄りがないなど，後見開始の審判を申立てることができない人について，市町村長が代わって申立てを行う手続きをするものである。また，成年後見制度の利用にかかる費用負担が困難な場合，審判の申立てにかかる費用，後見人などへの報酬の助成も行う。

3 認知症の人の権利擁護

1　成年後見制度

認知症，知的障害，精神障害などによって物事を判断する能力が十分でない人が不利益を被らないよう，自身の権利を守る援助者（成年後見人）を選ぶことで，自身を法律的に保護，支援する制度である。任意後見と法定後見がある。任意後見は判断能力を有している人が，将来判断能力が不十分になったときに備えて，あらかじめ公正証書で任意後見契約を結んでおき，判断能力が不十分となったときに，契約に基づいて任意後見人が本人を援助する制度である。法定後見では，本人の4親等内の親族，検察官，市町村長などが，後見人の必要を家庭裁判所に申立てる。家庭裁判所が本人の個別の事情に応じて後見人を選任する。後見人には，本人の家族，法律・福祉の専門家，その他の第三者が選ばれるが，福祉関係の公益法人やその他の法人が選ばれることもある。法定後見には後見・保佐・補助の類型があり，援助者はそれぞれ後見人・保佐人・補助人という。どの類型で申立てるかは，医師の診断書に基づく。法定後見人には本人に代わって法律行為をしたり取り消したりする権限が与えられる。認知症の人をねらった悪徳商法の被害はあとを絶たないが，財産管理や法律行為をゆだねることもできる成年後見制度を利用していれば，その被害を防ぐことに寄与できるだろう。

2　高齢者虐待防止法

高齢者虐待防止法は2006年4月から施行された，高齢者の尊厳を守るためにきわめて重要な法律である。高齢者虐待の防止と，虐待を受けた高齢者の保護，養護者への支援のため，国，地方公共団体，国民，高齢者の福祉に関係のある団体と従事者などに対する責務が規定されている。当時は，高齢者に対する虐待が多く報告され，死亡に至るケースもあり，社会的な関心が高まった。主な加害者は養護者（家族，親族，同居人など），要介護施設（高齢者施設など）の職員などである。虐待の被害者について，加害者が養護者であっても施設職員であっても，認知症の人はそれ以外の人に比べて被害者となる割合が有意に高く，また身体的な虐待を受ける割合も多い[25]。特に養護者による虐待は，さまざまな要因が重なり合って発生するといわれており，一様な対応はできない実情がある。虐待は早期に発見し，問題が深刻化する前に対応することが重要である。特に地域においては，認知症の人が利用している訪問サービス，民生委員，自治会・町内会，近隣住民との協力と連携が重要である。虐待が疑われるケースを発見した場合に，かかわるすべての人が相談する窓口は，地域包括支援センターまたは市町村の高齢者対策の担当課である。地域包括支援センターは高齢者虐待防止ネットワークを構築，運営しており，その構成員は，県および市町村職員，法務局，弁護士，医療機関，福祉施設，警察，民生委員，介護保険サービス事業者，学識経験者などからなっている。

3 認知症の人の日常生活・社会生活における意思決定支援ガイドライン

2018（平成30）年に策定されたこのガイドラインは，認知症の人を支える周囲の人において行われる意思決定支援の基本的考え方（理念）や姿勢，方法，配慮すべき事柄等を整理して示し，これにより，認知症の人が，自らの意思に基づいた日常生活・社会生活を送れることを目指すものである[26]。

4 関係職種などとの連携

1 医療機関や地域の関係機関，関係職種，地域のボランティアなどの役割と連携方法

地域で生活する認知症の人と家族を支援するにあたり，個々の関連機関，職種，ボランティアなどが果たせる活動には限界がある。一人の人間の「生活」には，実に複雑で多岐にわたる要素がある。それらすべてを1つの職種が包括的に担当することなど，どの職種においても不可能である。相互に有機的に連携することで支えることができる。

かつて，医療，介護，行政，地域住民の間の壁は高かったが，地域包括ケアシステムの推進によって，連携関係の構築が進んできた。その中でも地域ケア会議は，今後，重要な位置づけになっていくことが見込まれる。

a 地域ケア会議（図Ⅲ-3-8）

新オレンジプランと地域包括ケアシステムを推進していくにあたり，地域の個別の課題を吸い上げ，地域の実情として蓄積し，自治体レベルの課題として，地域における社会資源の開発，構築を行うための関連機関，関連職種が連携して参加する会議である。これまでも地域支援事業の一つではあったが，「通知」に位置づけられていたため，義務ではなかった。そのため，定期的に開催されなかったり，個別の検討会で終わり，社会資源の開発までには至らないこともあった。そこで，2014（平成26）年の介護保険法改正で，介護保険法115条の48において制度的にも位置づけられることになった。

地域ケア会議には以下の5つの機能がある。①個別課題解決機能（個別の援助困難事例などを直接関与する多職種協働によるケアマネジメント支援で解決を目指す），②ネットワーク構築機能（地域における関係者間のネットワークの構築を目指す），③地域課題発見機能（地域の課題を分析，抽出して解決を目指す），④地域づくり・資源開発機能（地域の課題に対応する地域の資源を開発する），⑤政策形成機能（市町村レベルでの解決策を検討して事業化，施策化するとともに，必要時，国・都道府県へ政策提言をする）。

地域ケア会議に参加する職種は，自治体職員（介護保険担当，地域福祉課，障害福祉課など），地域包括支援センター職員，介護支援専門員，介護事業者，民生委員，医師，歯科医師，看護師，薬剤師，リハビリテーション職，社会福祉士などである[27]。上記，5つの機能の①に近いほど実務者レベル，⑤に近いほど代表者レベルの関連機関，関連職

図Ⅲ-3-8 地域ケア会議のイメージ

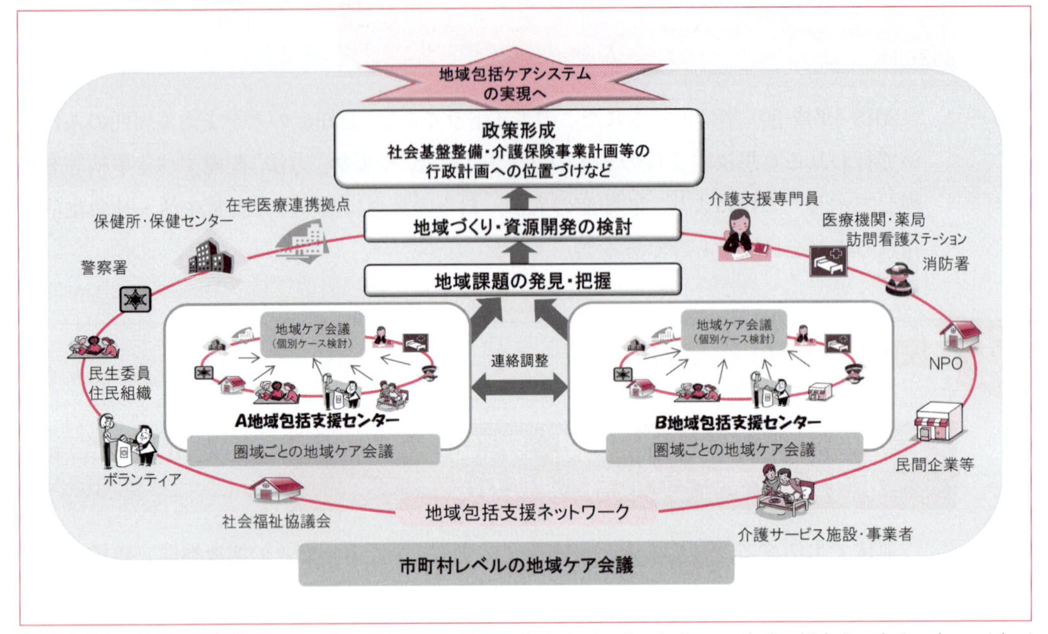

[厚生労働省：地域ケア会議について．http://www.mhlw.go.jp/seisakunitsuite/bunya/hukushi_kaigo/kaigo_koureisha/chiiki-houkatsu/dl/link3-1.pdf]

種が会議の担当者となる。

2 認知症ケアの専門職

a 老年看護専門看護師

日本看護協会により2001年に専門看護師の分野として特定され，2002年から認定が開始された。分野特性は，高齢者が入院・入所・利用する施設において，認知症や嚥下障害などをはじめとする複雑な健康問題をもつ高齢者のQOLを向上させるために水準の高い看護を提供するものである。

b 認知症看護認定看護師

日本看護協会により2004年に認定看護師の分野として特定され，2006年から認定が開始された。認知症看護認定看護師の熟練した看護技術と知識とは，認知症の各期に応じた療養環境の調整およびケア体制の構築，BPSDの緩和・予防である。

c 認知症専門医

日本認知症学会，日本精神科医学会が，認知症の専門的知識と診断・治療技術を有すると認定した医師である。認定審査には，一定年数以上各学会に所属していること，認知症の臨床に従事していることなどの条件がある。認知症対策の専門医療機関のリーダーとして患者・家族へ治療ならびに指導を行い，かかりつけ医や認知症サポート医に対しては助言を行う。

d 認知症ケア専門士

認知症ケアに優れた学識と高度の技能を有し，それに倫理観を備えた認定資格である。2005 年に日本認知症ケア学会が創設した。認知症ケア専門士となるには認定試験を受ける必要がある。受験資格は認知症ケアに関する施設，団体機関などにおいて直近で 3 年以上の認知症ケアの実務経験を有する者である。また，認定後，3 年以上の経験を有し，30 単位以上を取得した者は「認知症ケア上級専門士」の受験資格を得ることができる[28]。

3 家族会，患者会

代表的な会としては，「認知症の人と家族の会」がある。1979 年に京都新聞のぼけ相談を担当していた堀川病院の医師の呼びかけで，1980 年には「呆け老人をかかえる家族の会」として発足した。1994 年，当時の厚生省から公益社団法人の認可を受けた。2017 年現在，各都道府県に支部があり，会員数は専門職なども含め 1 万人以上にのぼる。その活動内容は，認知症に関する相談，調査研究事業，認知症介護に関する情報の提供と発信，国への提言・要望・主張の提出，機関誌の発行，各支部でのつどいのお知らせと運営などがある[29]。

引用文献

1）厚生労働省（2015）：認知症施策推進総合戦略（新オレンジプラン）．
http://www.mhlw.go.jp/stf/seisakunitsuite/bunya/0000064084.html
2）厚生労働省（2008）：認知症の医療と生活の質を高める緊急プロジェクト．
http://www.mhlw.go.jp/houdou/2008/07/h0710-1.html
3）箕岡真子（2010）：認知症ケアの倫理，p.75，ワールドプランニング．
4）国立障害リハビリテーションセンター研究所（2015）：認知症者の福祉機器．
http://www.rehab.go.jp/ri/kaihatsu/dementia/topj.html
5）旭俊臣（2016）：認知症リハビリ，臨床精神医学，Vol.45，No.5，p.633-642.
6）障害者福祉研究会編（2002）：ICF 国際生活機能分類 国際障害分類改訂版，p.9-18，中央法規出版.
7）諏訪さゆり／朝田隆代表研究（2013）：認知症生活障害の実態と効果的なケア，都市部における認知症有病率と認知症の生活機能障害への対応 平成 24 年度総括・分担研究報告書 厚生労働科学研究費補助金認知症対策総合研究事業，p.96-164，厚生労働省.
8）諏訪さゆり編著（2011）：認知症のケアとお薬のガイドブック，p.17，ワールドプランニング.
9）日本老年医学会編（2012）：高齢者ケアの意思決定プロセスに関するガイドライン 人工的水分・栄養補給の導入を中心として．http://www.jpn-geriat-soc.or.jp/proposal/pdf/jgs_ahn_gl_2012.pdf
10）日本緩和医療学会緩和医療ガイドライン作成委員会編（2010）：苦痛緩和のための鎮静に関するガイドライン．https://www.jspm.ne.jp/guidelines/sedation/2010/index.php
11）中島紀惠子編（2017）：認知症の人びとの看護 第 3 版，p.31，医歯薬出版.
12）安武綾（2013）：認知症の人の家族の体験の特徴と支援のあり方，家族看護，Vol.11，No.1，p.20-28.
13）ポーリン・ボス／南山浩二訳（2005）：「さよなら」のない別れ 別れのない「さよなら」—あいまいな喪失，p.10，学文社.
14）認知症の人と家族の会愛知県支部編（2012）：介護家族をささえる 認知症家族会の取り組みに学ぶ，p.99，中央法規出版.
15）厚生労働省：認知症施策推進総合戦略（新オレンジプラン）．
http://www.mhlw.go.jp/stf/seisakunitsuite/bunya/0000064084.html
16）全国キャラバン・メイト連絡協議会：認知症サポーターキャラバン．http://www.caravanmate.com/
17）田中順子（2016）：認知症を地域で支える～全国の認知症支援の取り組みから，認知症ケア最前線，

Vol.60, p.69-73.
18) 延育子（2016）：認知症初期集中支援チームの現状，日本認知症ケア学会誌，Vol.15，No.2，p.426-432.
19) 認知症介護情報ネットワーク：認知症地域支援推進員研修.
https://www.dcnet.gr.jp/study/suishinin/
20) 認知症の人と家族の会編（2013）：認知症カフェのあり方と運営に関する調査研究事業報告書.
21) 波川京子，三徳和子編（2016）：在宅看護学 第5刷増補新訂版，p.72，204，クオリティケア.
22) 中島由利子（2017）：市民ボランティアが地域を変える，日本認知症ケア学会誌，Vol.16，No.2，p.451-460.
23) 杉並介護者応援団. http://www.sugi-chiiki.com/k-ouendan/index.php
24) 藤井賢一郎（2017）：定期巡回・随時対応型訪問介護看護の普及に向けて，月刊介護保険，No.251，p.12-13.
25) 厚生労働省（2017）：平成27年度高齢者虐待の防止，高齢者の擁護者に対する支援等に関する法律に基づく対応状況等に関する調査結果. http://www.mhlw.go.jp/stf/houdou/0000155598.html
26) 厚生労働省（2018）：認知症の人の日常生活・社会生活における意思決定支援ガイドライン.
https://www.mhlw.go.jp/file/06-Seisakujouhou-12300000-Roukenkyoku/0000212396.pdf
27) 厚生労働省老健局振興課（2014）：介護保険制度の改正と地域ケア会議の位置づけについて 平成26年10月8日 地域ケア会議推進に係る全国担当者会議資料.
28) 今井幸充（2016）：新オレンジプランと認知症ケア専門士，日本認知症ケア学会誌，Vol.15，No.2，p.441-447.
29) 認知症の人と家族の会：入会のご案内. http://www.alzheimer.or.jp/?page_id=246

参考文献

- ブルッカー D／水野裕監（2010）：VIPSですすめるパーソン・センタード・ケア，クリエイツかもがわ.
- 諏訪さゆり（2016）：高齢者看護の実践，メディカ出版.
- 高橋誠一，篠崎人理監訳，飛松美紀訳（2014）：バリデーション・ブレイクスルー―認知症ケアの画期的メソッド―，全国コミュニティライフサポートセンター.
- 南山浩二（2012）：あいまいな喪失―存在と不在をめぐる不確実性，精神療法，Vol.38，No.4，p.455-459，金剛出版.
- 小澤勲（2003）：痴呆を生きるということ，岩波書店.
- 日本認知症ケア学会編（2016）：認知症ケア標準テキスト 認知症ケアにおける社会資源 改訂5版，ワールドプランニング.

4 精神障がい者の看護

ねらい

精神障がい者が，安定した在宅療養を維持できるための支援ができる。

目　標

1. 精神障がい者について理解できる。
2. 精神障がい者の看護の特徴を理解し，支援できる。
3. 精神障がい者と暮らす家族の現状を理解し，支援できる。
4. 精神障がい者と家族を支援する地域の社会資源が理解できる。

1 精神障がい者の理解

1 精神障がい者をめぐる歴史と動向

1 精神障がい者に対する制度の誕生と私宅監置

わが国では，明治時代に制度が制定されるまで，精神障がい者に関する法的規制は存在せず，精神障がいをもつ人は何かに憑（つ）かれたり，祟（たた）られた者として，祈祷によって治療を行っていた。明治時代になると衛生行政も一変し，政府は「加持祈祷は庶民を惑わす行為」として禁止し，相馬事件*などを契機として，1900（明治 33）年に「精神病者監護法」が制定された。この法律は精神病者の人権保護や治療を目的とするものではなく，「精神病院」（精神病室）および私宅における監置を法によって規定するといった隔離を主眼にするものであった。また，精神病者の監督義務者を定め，精神病者を私宅あるいは精神病院に監置する手続きを定めた。

1933（大正 8）年の「精神病院法」の制定により，都道府県に公立精神科病院を設置し地方長官が患者を入院させる制度が創設されたが，精神科病院設置は予算不足のため遅々として進まなかった。昭和に入り，戦時へと移行する中で，国の医療への取り組みは縮小され，精神医療を受ける場は減少する結果となった。

2 強制入院制度と精神科病院の増加

第二次世界大戦の後は欧米の最新の精神衛生に関する知識の導入や，公衆衛生の向上・増進を国の責務とする新憲法の成立があり，1950（昭和 25）年に「精神障害者に適切な医療及び保護」を主な目的とする「精神衛生法」が制定された。私宅における患者の監置を廃止し，精神科病院の設置を都道府県に義務づけ，精神障がい者を拘束することの要否を決定するため，精神衛生鑑定医制度を新設した。

ところが，1964（昭和 39）年 3 月，当時の駐日米国大使ライシャワーが統合失調症の日本人少年に刺される事件が起きた。この事件は「ライシャワー事件」と呼ばれ，精神障がい者への不十分な医療の現状が大きな社会問題となった。その結果，1965（昭和 40）年に「精神衛生法」が一部改正され，自傷他害が著しい精神障がい者に対する強制的な入

* 相馬事件：精神に変調をきたした旧中村藩（現，福島県）藩主，相馬誠胤の監禁，入院をめぐるお家騒動とその報道の是非が問われた 1880 年代末の事件。

院制度である緊急措置入院制度が新設され，精神病床は増加を続けることとなった。

3　患者の権利擁護と地域ケアへの転換

精神病床が急速に増加していた1984（昭和59）年，精神科病院において看護職員が患者に暴行し，死に至らしめた事件が起きた（宇都宮病院事件）。これをきっかけに，無資格診療や医療者による患者からの搾取など，不正が次々と明らかになり，社会に衝撃を与えた。さらにこの事件をきっかけとして国連人権委員会などの国際機関でも日本の精神医療現場における人権侵害が取り上げられ，日本政府に批判が集中した。その結果，1987（昭和62）年に精神衛生法の改正法として，精神障がい者の人権に配慮した適正な医療および保護の確保と精神障がい者の社会復帰の促進が法律の観点となった「精神保健法」が制定された。そこでは精神障がい者本人の意思に基づく任意入院制度を創設するなどの改善が図られた。改正以降の精神医療は入院医療中心の治療体制から，地域におけるケアを中心とした体制への転換期を迎えた。そして自傷他害のおそれがある場合の都道府県知事の行政処分による措置入院患者は徐々に減少し，同時に家族など（保護義務者）の同意による医療保護入院患者も減少した。一方，本人の同意による任意入院患者は年々増加した。

また，精神障がい者に対する福祉施策の規定がなかったため，社会的援護が十分とはいえない状態が続いていたが，1993（平成5）年に「心身障害者対策基本法」が「障害者基本法」と改称され，精神障害も身体障害や知的障害と同格となり，福祉施策の充実が図られることにつながった。

1995（平成7）年には精神保健法を改正し，精神保健福祉法が施行された。ここでは精神保健法の目的であった精神障がい者の人権に配慮した適正な精神医療の確保や社会復帰の促進に，自立と社会参加の促進のための援助を加え，障害者福祉の要素を法の枠組みの中に組み込み福祉の充実が図られ，精神障害者社会福祉施設の設置とその機能が明記された。1999（平成11）年には，人権擁護の施策を強化してきたにもかかわらず，その後も精神科病院における人権侵害事件や不祥事件が続発したため，同様の事件の再発を防止し，精神障がい者の人権保護をさらに強化するべく，一部改正が行われた。さらに2014（平成26）年には，保護者制度が廃止され，医療保護入院の要件が「精神保健指定医1名の診断と家族等のいずれかの者の同意」に変更され，また，病院の管理者には「退院後生活環境相談員の設置等」の義務が新たに課されることとなった。

4　地域生活を支える制度の整備

今日の精神医療は，2004（平成16）年9月に厚生労働省精神保健福祉対策本部が提示した「精神保健医療福祉の改革ビジョン」に基づいた，「入院医療中心から地域生活中心へ」という方策に始まり，精神障がい者が地域で生活できるような施策の整備や，長期入院患者・難治性患者が退院できるための体制整備が進められている。現在では，この体制をつくるために，精神障がいをもつ療養者の多様なニーズや個別性に応じたケアを提供できる多職種チームでの支援提供が不可欠であることも叫ばれている。精神障がい者に対して地域で支援を提供するために，訪問看護師だけでなく多くの職種が密な情報共有やカンファレンスを行うなど，幅広い連携が求められる時代であるといえる。

2 代表的な疾患

1 統合失調症

統合失調症は，主に思春期～青年期に発症し，長期の経過をたどる慢性疾患である。その経過や転帰には個人差があり，近年は治療法の進歩から多くの患者が回復する疾患となった。高血圧や糖尿病などの身体疾患と同様に，早期に気づいて対処し，症状が治まった後も薬物療法や心理・社会的な治療を続けることが，再燃を防ぐための鍵となる。

a 疫　学

100～120人に1人の割合で起こるとされ，決して珍しい疾患ではない。どの年齢でも発症するが，10歳代後半～20歳代に発症のピークがあり，女性のほうがやや遅めである。社会に出て自立した生活を営むようになる前や直後の若い年代で発症する人が多く，社会性を身につける機会が乏しいままに経過することも多い。

b 原　因

発症の原因は明らかになっておらず，現在も研究が続けられている。いくつかの仮説が唱えられており，その1つに，脳内の神経伝達物質のドパミンが過剰に放出されることで，興奮や過敏，幻覚・妄想などの症状を引き起こすというドパミン仮説がある。また，一卵性双生児において2人とも統合失調症を発症する確率は約50%とされ，遺伝の要素はあるものの，発症のすべてが遺伝的に決まるとは考えられていない。生活上のストレスが関与しているとされ，周囲との人間関係，進学や就職，引っ越しなど，悩みや不安を伴うイベントを契機に発症することがある。ただし，同程度にストレスのかかる体験であっても対処できる人もいることから，ストレスとそれに敏感に反応する脆弱性とが複雑に絡み合っていると考えられている。

c 症　状

統合失調症の症状は大きく2つある。1つは陽性症状と呼ばれる神経の興奮によって引き起こされる症状で，人がいないのに声が聞こえたり，ないはずの物が見えたりする幻覚や，客観的な事実とは異なるが本人は強く信じている考え（妄想）が代表的である。もう1つは陰性症状と呼ばれ，活発な陽性症状とは反対に，エネルギーが低下して感情の起伏がなくなる，うつ状態になる，自分の殻に閉じこもるといった状態を呈する。

d 経　過

個人差が大きいものの，回復までの過程は，急性期，休息期，回復期の大きく3つにとらえることができる。まず，発症後間もない急性期には，陽性症状が前面に現れやすい。神経が興奮して周囲に対して過敏になり，通常であれば取捨選択できるような音や光に過剰に反応する。人の話し声や生活音に気づきやすくなり,「自分の噂話をしている」「あれは何かのサインだ」などの妄想の引き金になることもある。周囲の情報を処理しきれず，強い不安を感じて混乱しやすい。この時期に適切な治療を受けることが重要である。そして，神経が過敏になりエネルギーを使い切った結果，活気や意欲が減退し，よく眠るようになる（休息期)。外からは，周りに無関心で子どもに戻ったかのように映ることもある。徐々にエネルギーを取り戻す回復期へと移るが，ここまでに数カ月，中にはそれ以上の時間を要することもある。

家族など周囲の人も悲観的になりがちであるが，現在は治療とリハビリテーションにより，回復して安定を取り戻す人も多い。ただし，回復を迎えても再発しないよう維持することが重要であり，治療を継続し，自身の症状悪化のサインに気づく，疲れやストレスをためないなど，日々セルフケアが欠かせない。

2 気分障害

気分障害*は,気分の変化を特徴とする疾患である。誰でも嫌なことがあれば気分が落ち込むし，嬉しいことがあれば楽しい気分になる。そのため気分障害は，日常生活で誰もが経験する気分の延長上にあると考えられがちだが，気分や感情をつかさどる脳の働きが関与している疾患であり，適切な介入が必要となる。気分が抑制されるうつ病相と，逆に高揚する躁病相からなり，うつ病相だけを呈する場合は，うつ病または単極性うつ病と呼ばれ，躁病相とうつ病相を交互に繰り返す場合は双極性障害と呼ばれる。多くはないが躁病相だけが現れることもあり，後者の双極性障害に分類される。また，双極性障害は，躁病相を躁と軽躁に分けてとらえ，躁病相を伴う双極Ⅰ型障害と軽躁病相を伴う双極Ⅱ型障害とに分類される。Ⅱ型は躁が軽いとはいえ，病気が軽いということではなく，Ⅰ型よりもうつ病相が長く，慢性化しやすい。Ⅰ型とⅡ型の間には移行型もあるとされ，最近では，双極スペクトラムとして大きくとらえるようにもなっている。

ⓐ 疫 学

100人のうち5～17人が一生に一度はうつ病になるとされており，珍しい疾患ではない。双極性障害では生涯の有病率は1％未満とされているが，軽症例が見逃されているとの指摘もある。うつ病の発症年齢は平均40歳くらいで，双極性障害では10歳代後半から出現して20歳代後半にピークがあり，うつ病に比べて若い年代に多い。男女差は，うつ病では女性が多いのに対し，双極性障害では性差はない。また，障害による健康寿命の損失に着目したDALY（障害調整生命年）において，うつ病はわが国で最も社会的損失の大きな疾患に位置づけられており，その対策が急務となっている。

* DSM-Ⅴ(Diagnostic and Statistical Manual of Mental Disorders)では気分障害という名称が廃止され，うつ病と双極性障害は別のものとして考えられることになったが，この分類についてもいまだ議論が続いている。

b 原 因

気分障害の原因もはっきりとはわかっていない。一卵性双生児の2人ともが発症する割合は，うつ病で約4割，双極性障害で6～7割とされ，何らかの遺伝子が関与している可能性が指摘されているものの，必ず発症する原因とは言い切れず，心理・社会的な要因も複雑に絡み合って発症すると考えられている。誘因なく発症する場合もあるが，例えば，受験，就職，職場や家庭内の人間関係，引っ越しなどの環境変化，親しい人との死別など，ライフステージにおけるさまざまな出来事が誘因になることもある。昇進や結婚など，一般的には喜ばしいとされる出来事も誘因になり得る。こうした出来事がストレス要因となり，うつ状態を招くことがある。また，徹夜が続くなど睡眠時間が短くなると，躁状態が起こりやすくなることがわかっている。

c 症 状

うつ病相

うつ病相は，心身両面に症状が現れるが，心の症状としては，感情，意欲・行動，思考の3つが障害される。感情の障害の中核になるのが抑うつで，気分が落ち込み，やりがいを感じていた仕事や趣味に充実感や楽しさが得られなくなる。不安や焦りを感じ，自分を責めたり，イライラして怒りっぽくなったりする。意欲・行動の面では，何をやるにも億劫で，強い倦怠感におそわれ，入浴や着替えすらままならないこともある。思考は，物事を悪い方向にしか考えられなくなる。集中力も低下し，本や新聞が読めない，仕事や家事でミスが目立つといったことが起きてくる。重篤になると，妄想的な考えをもつようになり，財産を失ったと思い込む貧困妄想，身体的には異常はないのに病気にかかっていると思い込む心気妄想，さらに，取り返しのつかない失敗を犯してしまったと思い込む罪責妄想（この3つをうつ病の3大妄想という）を抱くようになる。虚無感や罪責感から希死念慮が現れることもある。

身体の症状としては，最も多くの人にみられるのが睡眠障害で，中でも早朝覚醒が多い。食欲不振もよく起こり，何を食べても味がない，砂を食べているようだと訴えることもある。ただし，中には，逆に過眠・過食を呈する場合もある。他にも，全身の倦怠感，頭痛，発汗，動悸など，人によってさまざまな身体症状を呈し，はじめは内科を受診することもある。

躁病相

躁状態では，感情面では気分が高揚して爽快になり，自分は何でもできると自信満々，意気揚々となる。通常の楽しいという気分の範疇を越えているため，態度も大きくなり他人を見下し，思いどおりにいかないと攻撃的になって周囲とトラブルになることもある。また，思考面では頭の回転が速くなり，新しいアイデアが次から次へと湧き，新発見をしたなど誇大妄想をもつこともある。あらゆる意欲が亢進して行動的になり，ほとんど眠らなくても疲れを感じず，ブレーキが効かない状態になる。多弁・多動となり，相手かまわずメールを送る・電話をかける，高額な買い物や大きな事業に手を出す，性的に逸脱した行動に出るなど，単に元気で快活であるといった以上に，度を越えた振る舞いをするようになる。

d 経　過

うつ病相の経過は，一般的には3～6カ月とされているが，数年にわたることもある。うつ病相は，回復すれば精神的な欠陥を残さずに寛解する。発症の初期と回復期に自殺の危険性が高く，注意が必要である。双極性障害では，躁病相とうつ病相を繰り返し，躁でもうつでもない時期に至り寛解という経過をとるが，躁状態とうつ状態の交じり合った混合状態を呈する場合もある。双極性障害はうつ病に比べて診断が難しいとされ，加えて，本人は躁状態のときの思考や行動を本来の自分であると思い込んでいることが多いため，継続治療が難しく，長期化する傾向にある。したがって，本人の自覚と家族など周囲の人たちの理解や協力が欠かせない。

3 主な症状と対応

1 うつ状態の特徴と支援

a うつ状態の特徴

うつ状態はエネルギーの枯渇した状態といえる。行動は緩慢となり，口数は少なくなる。人に会うのが億劫になったり，周囲の人が自分より立派に見えたりする。それまでは普通にできていたことができなくなり，特に決断をするのが難しく，何を食べるかの選択さえできないこともある。また，悲しい，寂しいなどの感情すら湧かなくなり，表情は乏しく涙さえ出なくなる人もいる。自己価値は下がり，自信を失いがちである。また症状には日内変動があり，特に寝起き～午前中がつらく，夕方～夜になるといくらか楽になることが多い。

なお，出産後のホルモンバランスの変化，脳の器質的疾患や代謝性疾患，内分泌疾患などの身体疾患や，薬剤の生理作用としてうつ状態を呈することもある。

b うつ状態の在宅療養者への支援

身体疾患や薬剤が誘引となっていると思われる場合は，原疾患の治療や薬物療法の調整がなされるよう取り計らう。そのうえで，うつ状態の程度や療養者のエネルギーのレベルに応じた働きかけを行う。大切なのは，枯渇したエネルギーを蓄えること，つまり，心身ともに十分に休むことである。休職する，家事や育児などを誰かに任せるなどの調整が必要になることもあり，家族など周囲の人たちの理解や協力も欠かせない。周囲の人たちは，励ましたり，外出して気晴らしをすることをすすめたりすることもあるが，焦らず，本人がそうしたいと思えるようになるまでは，見守るよう促す。そして，うつ状態によって障害されているセルフケアを査定し，必要に応じて援助して，徐々に本人が自己決定，自己管理ができる範囲を広げていく。また，自尊感情が低下しやすいことから，自尊心を保ち，現実的な対処ができるよう，できていることには肯定的なフィードバックを行う。うつ状態では自殺の問題がついてまわるが，うつ病や双極性障害の療養者では，治療の効果が現れ気分が上向き始めた時期に特に注意が必要である。

2 幻覚・妄想状態の特徴と支援

a 幻覚・妄想状態の特徴

幻覚や妄想は統合失調症に特徴的な症状である。幻覚の代表的なものが幻聴であり，統合失調症の発症前後は，声ともつかぬ雑音のように聞かれることが多い。急性期では，「殺す」「死ね」などの強迫的な内容や「バカ」などの軽蔑・嘲笑する内容の幻聴が声として聞かれ，集団から疎外される恐怖や不安を伴い，自殺を試みる，警察に行くなどの行動に出ることもある。回復期になると，朝目が覚めたときや疲れたときに聞かれることが多く，ある程度聞き流すこともできるようになる。

妄想とは，思考内容の障害で，周囲で起こる出来事に対する訂正不能な確信である。危険にさらされているなどの思い込みから，周囲の人を疑って避けるようになったり，外界との接触を避けて自室に閉じこもったりすることもある。

b 幻覚・妄想状態の在宅療養者への支援

幻覚や妄想によってどの程度，生活を維持する行動が影響を受けているのかを査定し，できない部分をサポートし，全身状態を改善させ，食事，睡眠，排泄といった基本的な毎日の生活を送れるよう支援する。幻覚・妄想で不安や恐怖が強いときには，薬の頓用を検討したり，症状が活発で持続する場合には，薬の処方内容や量が適切かを査定したりすることも必要になる。また，統合失調症では，自他の境界が曖昧であり，慣れ親しんだ人以外の新しい人との関係では緊張が高まりやすく，緊張感から幻覚・妄想が悪化することがある。

訪問看護の支援においては，療養者のペースを尊重しながら徐々に関係性をつくり，「脅かす存在ではない」とわかってもらうことがスタート地点となる。一般に幻覚・妄想に対しては中立的な立場をとることが推奨されており，療養者が体験しているつらさに共感しながら，「看護師には聞こえない」と伝えるとよい。頭から否定したり，もう聞き飽きたなど，突き放した態度をとったりするのは避ける。

3 不安な状態の特徴と支援

a 不安な状態の特徴

不安は心身の両面を巻き込む自己防衛機能の一つであり，自分に降りかかるかもしれない脅威に対する警報としての役割をもつ。不安にはレベルがあり，それがあることで学習意欲が向上するような軽度の不安から，ひどく混乱してパニックになる不安まで，さまざまである。不安は種々の精神科疾患の前駆症状としても経験されやすく，うつ状態や幻覚・妄想状態は，不安を軽減するために，不安が分化したり加工されたりして生じるともいわれている。また，うつ状態では，「見放されてしまう」という強い不安を経験しやすく，統合失調症では，「自分が壊れてしまう」といった存在が脅かされるような強い緊張感を伴う不安を抱くことが多い。不安は，身体面にも症状が出ることがあり，胸が締めつけられる感じ（胸内苦悶感），呼吸困難，動悸，冷汗，めまいなどがある。

b 不安な状態の在宅療養者への支援

まずは，療養者が安心できる環境をつくる。静かな環境に身を置けるよう，刺激となるような活動は控え，環境音・照明にも配慮し，安心感をもたらすようにする。支援者は，落ち着いてゆっくりとした口調で静かに話す。次に，不安が軽減するまでは，療養者に多くのことを要求せず，不安によって障害されているセルフケアについて代行する，あるいは家族など周囲の人に代行を促す。温浴や足浴，マッサージなどの身体的ケアによってリラクセーションを図り，心地よさと安心感を提供するのもよい。不安のレベルや要因を査定することは重要であるが，療養者に悩みやつらさについての理由や説明を求めることは避け，不安の感情に共感しながら訴えを傾聴するにとどめる。

4 せん妄状態の特徴と支援

a せん妄状態の特徴

せん妄は，急性に発症する可逆的な一過性の症候群であり，時間や場所がわからなくなる見当識障害から始まる場合が多く，思考力や注意力が低下してさまざまな症状が出現する。不安，恐怖，抑うつ，易刺激性，怒り，多幸，無欲といった情緒の障害を伴いやすく，しばしば感情が突然，一方から他方へと急激に変化するような不安定性が認められることもある。その症状は時間や場所によっても変化し，錯視や幻視を伴うこともある。入院中の，特に一般病棟の患者において観察されることが多いが，在宅療養者にみられることもある。せん妄は，さまざまな因子が影響して起こるとされ，薬剤，高齢（65歳以上），慢性脳疾患，短気で几帳面な性格，ストレス，そして睡眠パターンの変化などがリスク因子と考えられている。

b せん妄状態の在宅療養者への支援

対応としては，まず，現実への適応を助けるよう働きかける。療養者と話をするときは目線を合わせて自分の名前と看護師であることを伝え，注意をこちらに向けてもらう。窓やカーテンの開閉など，昼夜の区別がつけられるような環境をつくる。認知障害の程度に応じてコミュニケーションのとり方を工夫し，短く簡潔で具体的な言葉を用いる，一度に多くのことを要求せず，段階的に分けて伝えるようにする。事故防止のための環境づくりも大切であり，自宅の転倒・転落のリスクを査定し，環境の整備を図る。せん妄状態によって障害されているセルフケアについては必要な援助を提供するが，せん妄には症状の変動性があるため，意識レベルを継時的に観察しながら，そのときの症状に応じた支援を提供していく。

4 主な治療や取り組み

1 薬物療法

薬物療法は精神科疾患の症状のコントロールと再発・再燃の防止を目的に用いられる。薬物療法単独よりも，後述する，認知行動療法や社会生活技能訓練などの心理・社会的な治療やリハビリテーションと組み合わせることでその効果がより発揮されることがわかっている。ここでは薬剤の種類ごとに説明する。

a 抗精神病薬

抗精神病薬は，幻覚や妄想，興奮などを抑える効果のある薬の一群である。主に統合失調症の治療薬として用いられ，双極性障害の躁病相にも効果がある。抗精神病薬のうち，現在は，パーキンソニズムに代表される錐体外路症状や月経不順などを引き起こすプロラクチンの上昇が起こりにくい，非定型抗精神病薬が主流になっている。一方で，非定型抗精神病薬は体重増加，血糖上昇，脂質異常を伴いやすく，定期的に血糖値を測定し，運動や食事に気をつける必要がある。統合失調症では，急性期の症状が落ち着き寛解した後でも，再発防止のため，初発の場合は1～2年，再発の場合はより長期に服用を続けることが推奨されている。個人差もあるが，薬剤によっても鎮静効果の程度や起こりやすい副作用などの特色が異なるため，飲み心地や効果・副作用に対する本人の好みなどを聞き，一緒に治療内容を考えていくことが望ましい。

b 抗うつ薬

抗うつ薬とは，主にうつ病の治療に用いられる薬の総称で，気分や感情，意欲を高めたり，改善したりする。ただし，うつ病の軽症例では，薬物療法よりも前に支持的精神療法と疾患の心理教育を行うことが優先される。現在，抗うつ薬でよく用いられるのが選択的セロトニン再取り込み阻害薬（SSRI）と呼ばれる一群で，口渇や便秘が起こりにくく，大量服用でも心毒性が少ないという利点がある。一方で，吐き気などの消化器症状が出やすく，さらに若年層では不安や焦燥感が惹起され自傷行為のリスクが高まる（賦活症候群）ことがあり注意を要する。意欲を改善する効果もあるとされるセロトニン・ノルアドレナリン再取り込み阻害薬（SNRI）や，ノルアドレナリン作動性・特異的セロトニン作動性薬（NaSSA）と呼ばれる一群もよく用いられている。飲み心地や効果・副作用に対する本人の好みや意向を確認し，一緒に治療薬剤を選択していくことが望ましい。

抗うつ薬は，明らかな効果発現までに2週程度を要するため，服用前にこの点について説明しておく必要がある。また急にやめるとめまいや頭痛などが起こりやすい。一般に，飲み始めて6～8週で症状が軽減し，12週程度で寛解に至ることが多いが，寛解した後も8カ月間は服用を続けることが再発・再燃予防の点から推奨されている。

c 気分安定薬

気分安定薬とは，双極性障害の治療に使われる薬の総称である。うつ病相と躁病相とを繰り返す双極性障害では，うつ病とは治療法が異なり，抗うつ薬ではなくこの気分安定薬が用いられる。リチウムや抗てんかん薬のバルプロ酸，ラモトリギンなどが該当し，躁状態を抑えるだけでなく，抗うつ作用や再燃の予防効果もある。リチウムは振戦や意識障害などの中枢神経症状や下痢や嘔吐などの消化器症状といった中毒症状が出ることがあるため，定期的に血中濃度をモニタリングしながら服用する。バルプロ酸は催奇形性が指摘されており，妊娠可能な年代の女性への使用は慎重に行う。ラモトリギンは，発疹などの過敏反応が多く，時に重篤な皮膚障害を招くため，少量から漸増しながら使用する。安心して服用を続けられるよう，こうした薬剤の特徴を療養者や家族によく説明し，症状が現れた場合はすぐに受診するよう伝えておく。

d 抗不安薬

抗不安薬とはさまざまな状況下の不安に効果のある薬の総称で，即効性のあるベンゾジアゼピン系薬剤が最もよく用いられている。ただし，すぐに効果を発揮して便利な反面，常用量であっても数カ月の服用で身体的・心理的な依存が生じるため，依存や乱用がわが国でも問題となっており，慎重な使用が求められている。

2 認知行動療法

認知行動療法とは，対象者の認知や行動に働きかけ，それらを対象者自身でコントロールできることや，生活上の課題の改善を目指す精神療法である。さまざまな精神科疾患においてその効果が検証されており，近年，気分障害のほか，強迫性障害やパニック障害などの不安障害でも診療報酬化された。

この療法は認知行動モデルを基底にしており，生活体験を５つの領域からとらえる。５つとは，①人を取り巻く「環境（状況）」，②それをどう受け止めるかの「認知」，③それに伴い生じる「気分」，④そこから影響を受ける「行動」，そして，⑤「体の状態」である。例えば，店で知人を見かけて会釈したが反応がなかったという「状況」に遭遇したとする。瞬時に浮かぶ考えが「認知」であり，無視されたというネガティヴな「認知」が頭をよぎると，不安や落ち込みなどの「気分」が生じ，その結果，店に行けなくなったり（「行動」），食欲がなくなったり（「体の状態」）するかもしれない。一方で，気づかなかったのだろうという「認知」であれば，不安や落ち込みなどの「気分」は軽減されるであろう。このように，５つの領域は互いに関連していることに着目し，認知行動療法では，認知・気分・行動の悪循環を良循環へと変えていく。療養者と医療者が１対１で実施する場合と，複数の療養者が集団で実施する場合とがあり，個人対象では，個別性の強い課題に焦点を当てることが可能であり，集団では，多数の経験知を活用できる利点がある。

3 社会生活技能訓練

社会生活技能訓練は，SST（social skills training）とも呼ばれ，認知行動療法の考えに基づくリハビリテーション技法である。精神障害をもつ人が社会で生活していくために，対人関係を良好に保つための技能を身につけ，ストレスへの対処法や問題解決のスキルを習得することを目的とする。統合失調症を対象とすることが多いが，コミュニケーションスキルの獲得が期待できることから，近年は発達障害に対しても推奨されている。一般的には4〜8人（多くても12人程度）の集団によるロールプレイの形式で行われる。具体的には，挨拶をする，人に何かを頼むなどの対人関係における生活技能のほか，服用している薬に関する知識や副作用への対処法，症状のコントロール法などの疾患の自己管理のための技能などを学習していく。ロールプレイで役割を演じるという体験を通じて，実際にその場面に遭遇したときに，どのような振る舞いをすればよいのかを学んでいく。

4 精神科作業療法

作業療法は，さまざまな活動を通じて心身の機能の維持・向上を目指すリハビリテーション治療の1つである。病院内で実施される作業プログラムは，リラクセーションやレクリエーション，料理などの手作業，絵画や音楽などの芸術療法など，多岐にわたる。各種の芸術活動のプログラムでは，個別的には継続的に参加者の作業の様子や作品を観察することで，経過や症状の回復の程度を知る手助けになる。また，集団での活動は，言語的コミュニケーションに乏しい場合でも，作業の場を通じて，社会性の獲得にもつながる。近年は地域で暮らす精神障がい者を対象に，作業療法士による訪問リハビリテーションの導入も広がりつつある。

5 包括的地域生活支援プログラム（ACT）

包括的地域生活支援プログラム（assertive community treatment：ACT）とは，重症な精神障がい者が地域で生活することを目的とした多職種チームによる訪問活動の1つの支援形態である。従来であれば入院が必要とされていた人でも，より自立して質の高い地域生活を送れるよう，訪問チームよる包括的なケアが提供される。10〜12人のスタッフが100〜120人程度の人々を担当する1日24時間・週7日のサービス・プログラムで，日常活動援助，家族支援，就労支援などを多職種で展開し，危機介入にも対応する。

2 精神障がい者の看護の要点

1 リカバリーとストレングスモデル

1 リカバリーという考え方

精神障がい者は，慢性疾患である精神疾患とともに生きる人たちである。慢性疾患のため，その回復は右肩上がりに進むわけではない。本人や家族の加齢，本人をサポートする周囲の力も変化し，疾患は時に増悪することもある。通常用いられる問題解決モデルは，時間とともに身体的な回復が進むことを前提としているため，このような精神障がい者の回復過程に対応できないことがある。支援者が右肩上がりの問題解決を志向していると，「何も問題が解決しない」「ちっともよくならない」「自分たちが何をしているかわからない」と無力感をもち，支援を継続することが難しくなることがままある。

精神科訪問看護では，支援のゴールは精神障がい者自身が，「自分自身を取り戻した」と感じられるようになること，つまり主観的回復（リカバリー）である。たとえ症状や生活上の困難があっても，当事者が主観的に自身の回復を感じていれば，支援の方向性は当事者の望む方向に向かっている。精神障がい者のリカバリーを，野中は，「病や障害に挑戦して，自分の人生を取り戻そうとしている過程」[1)] と説明している。この考え方では，毎日の生活を営むことそのものがリカバリーであり，訪問看護師はそのような当事者の挑戦を支えることになる。結果としてうまくいくこともあるし，いかない場合もあるが，そうした試行錯誤に寄り添うことが支援となる。

2 リカバリーの表現

当事者の日常生活を支援する際に，会話の中で本人にリカバリーが起こっていることを確かめるためには，次のような表現の有無が参考になる。

・○○をやってみたい，食べてみたい，見てみたい
・よいことが起こるかもしれない
・こういうふうになりたい
・助けを求めたら助けてくれると思う
・自分の生活を取り戻した，自分が戻ってきた

3　ストレングスモデルとは

支援の目標はリカバリーが起こることである。そのために活用するのがストレングスモデルである。ストレングスとは「強み」という意味で，当事者がもっている力の中で，リカバリーにつながる強みを見出し，夢の実現に結びつけて活用する[2)]。

ストレングスモデルを用いるときには，まず，当事者が何を望み，何をしたいかという「夢」「したいこと」「希望」を当事者に問いかけることから始める。その希望をケアの目標とし，目標を実現するために何が必要か，できることは何かを話し合いながら，当事者が参加して短期目標，行動目標を立てる。精神障がい者は以下に説明するような状況におかれていることが多いため，ストレングスモデルを展開するためには，その基礎となる信頼関係の構築が必要である。

a 夢・希望を語ること

精神障がい者にとって，夢や希望を語ることは，簡単ではない。精神疾患は発症年齢が若い場合も多く，家庭，学校，地域で成功体験をもてていない人も多いためである。夢を実現した経験がない人にとって，他者から自分の夢や希望を聞かれることには緊張や不安を伴う。そのため，関係性がうまく築かれていないときには，「夢なんてありません」「わかりません」というような答えが返ってくる場合もある。看護師はこのような返答があった場合，看護師とのかかわりの拒絶ととらえることがある。しかし，精神障がい者がおかれている状況から，夢を聞かれてもすぐに語ることが難しいということを理解してかかわることが重要である。

b 夢を語れる関係性をつくる技法：ジョイニング

夢や希望を語ることはストレングスモデルの基礎だが，それを共有できる信頼関係の構築はその前提となる。カウンセリングのプロセスで，目的を共有できる関係性を構築する技法としてジョイニングがある。家族療法において，かかわろうとする家族にとけこむことを目的とする技法は，自分の夢や希望という，とてもプライベートで，信頼できる人にしか話したくない内容を共有させてもらおうとするときにも効果的である。

野坂は，ジョイニングの技法として表Ⅲ-4-1の項目を挙げた[3)]。このうち，「褒める」は当事者との間で当事者の強みを共有するために特に大切にしたい技法である。ただし，いい加減なコメントは信頼を損ねることにつながるため，日頃から当事者が好むことや，

表Ⅲ-4-1　ジョイニング

• 相手の雰囲気や家風に合わせる
• 褒める
• 興味がある話をする
• 相手と同じ姿勢と動作をする
• 呼吸や動作，声の調子を合わせる
• 話の内容に合わせる（同意する）
• 相手のルールやパターンに合わせる

［野坂達志（2009）：精神科におけるチーム医療とカンファレンスの実際，看護実践の科学，Vol.34，No.9，p.13-20］

努力していることを知っておき，それについて肯定的なコメントをする。対人緊張が強く，またそれを言語化できにくい精神障がい者とのかかわりでは，相手の姿勢や動作に注目することが，当事者の気持ちを理解するために役立つ。例えば，体をそらしたり，足や手を深く組んで訪問看護師を避けようとする仕草は緊張を示す。訪問看護の初期にこのような仕草が観察された場合には，訪問を短く切り上げるなどの工夫をする。

環境整備は看護師の大切な仕事の一つだが，精神障がい者の中には，物を収集したり，部屋の中に一般的には不要と思われるものを置くことが，自我を守るための工夫である場合がある。室内の様子に当事者のどのような意図が働いた結果が現在の状況であるかを注意深く観察し，わからないときには当事者との会話の中でその意図を知る努力が必要である。仮に室内の環境が当事者の健康に悪影響を及ぼしている場合には，当事者がそのことによって困ったと感じる場面をとらえて，整理することを提案し，了解を得たうえで，一緒に片づけを行う。当事者にとって大切なものを無断で廃棄することは，信頼関係を大きく損なう可能性がある。当事者のルールやパターンには独自のものがあるので，訪問看護師と同じ価値観を持っていることを前提としないことが必要である。

C 回復（リカバリー）の旅に伴走する

当事者の回復（リカバリー）を支援するプロセスは，図Ⅲ-4-1[4]のように説明することができる。

われわれは，日頃から調子のよいときと悪いときを何とかやりすごしながら生活している。その中で精神障害を得るという体験は危機的なものであることが多く，特に当事者の意思によらない，強制入院のような体験をすることは，自分には状況をどうすることもできない，自分は無力であるという感覚〔パワレス（powerless）〕を当事者にもたらす。そのような無力感から，回復に向かいたいと願い，行動するエネルギーを取り戻す働きをするのが，人に備わった回復力（レジリエンス）である。このレジリエンスは，人によってすぐに働く場合と，時間がかかる場合とがある。看護師は当事者のレジリエンスが

図Ⅲ-4-1　リカバリーの旅と支援プロセス

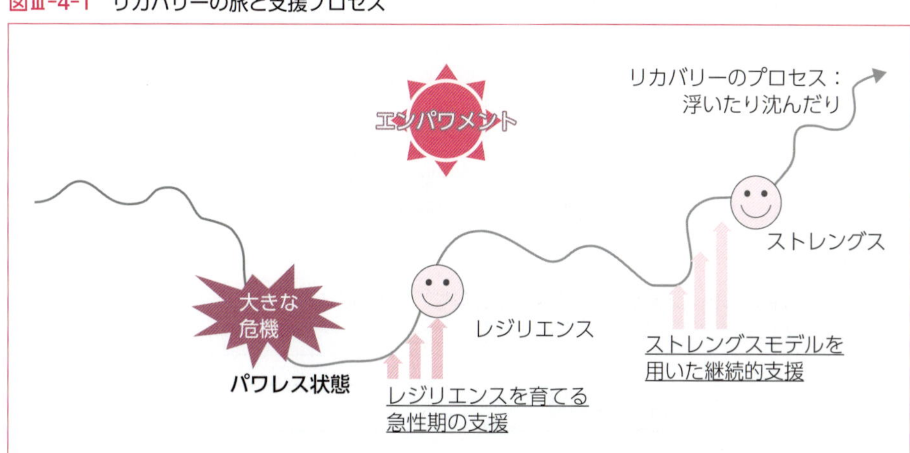

［萱間真美（2016）：リカバリー・退院支援・地域連携のためのストレングスモデル実践活用術，p.9，医学書院一部改変］

働きやすいように，①病的な思考や行動から注意をそらす，②当事者が抱えている問題を小さく分割して，取り組みが可能な課題にする，③やり遂げたいと思うことをなぜできないと思うのかを書き出し，できないと思う理由が現実的かどうかを検討し，助けてくれそうな人をリストアップしてみる[5]などを用いてかかわる。強い無力感から脱したい精神障がい者には，自分の行動に自信がもてるよう，小さな成功体験を積み重ね，成功したことをそのつど保証し，これからもやっていける見込みを伝えるエンパワメントするためのかかわりを行う。かかわりが継続する中で，精神障がい者が向かおうとするリカバリー（回復）のゴールについて話題にし，再度その方向性を確認するための対話を行う。このときに用いることができるのが，ストレングス・マッピングシート（図Ⅲ-4-2）[6]である。

ストレングスモデルでは，当事者の夢やしたいことを言葉にしてもらい，それを看護師が勝手に言い換えることなく，そのままそれを目標にする。大きな夢であっても，「当面この２週間ではどこまでを目標とするか」を話し合い，短期目標とする。ストレングス・マッピングシートの中央に，当事者自身の言葉で，夢・したいことを記入する。

次に，「これまでの出来事」を話し合う。どんなことがあってその夢をもつようになったのか，これまでどんな苦労をしてきたか，どうやって乗り越えてきたかを聞くことは，訪問看護師がその人の物語を共有することに役立つ。「夢の実現に役立つこれまでの経験」を話し合うことは，当事者の意外な能力や経験，強みを見出すことにつながる。当事者は現在障がいをもつ存在として訪問看護師の前にいるが，その人の活動の場や力を

図Ⅲ-4-2　ストレングス・マッピングシート

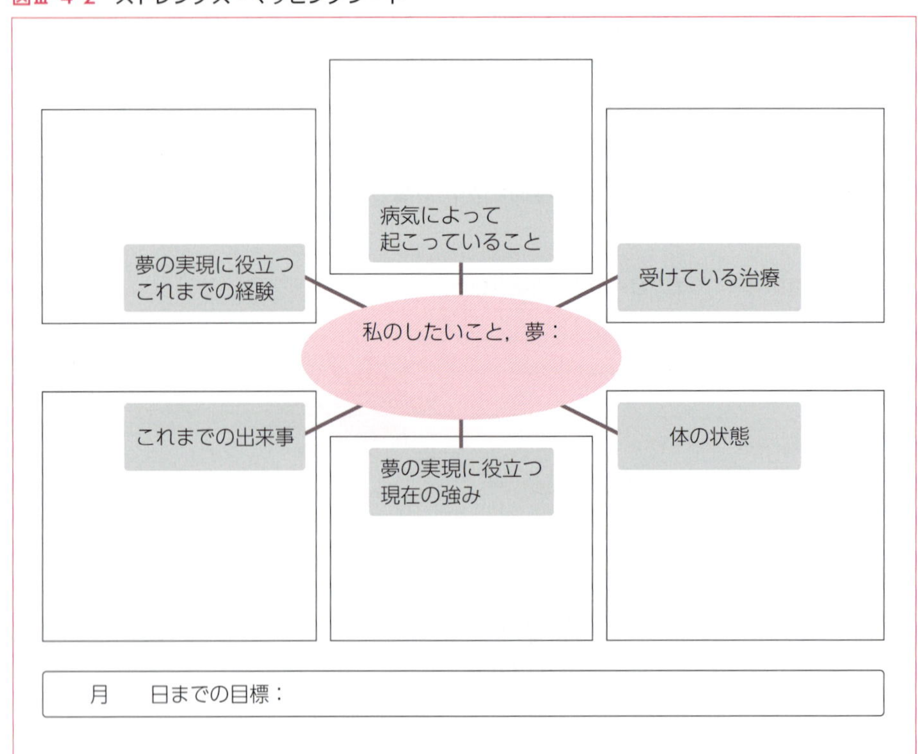

［萱間真美（2015）：皆さんから出されたストレングス・マッピングシートに関する質問，精神看護，Vol.18，No.4，p.364-376］

もって社会で暮らしてきた存在である。これまで知らなかったその人の能力を知り，その人を見直すことにつながる。「病気によって起こっていること」「現在受けている治療」「体の状態」は，その人の夢やしたいことを実現するために，健康上のどのような課題や取り組みが行われているかをその人がどのようにとらえ，理解し，行動しているかを理解するために役立つ。最後に，「夢の実現に役立つ現在の強み」を整理することによって，当事者の強みを確認する。それらを踏まえて，2週間程度で達成可能な短期目標を立てる。通常の問題解決モデルと異なるのは，看護師が勝手に目標を立てるのではなく，当事者とともに目標を立てることである。当事者は，自分の夢やしたいことにつながる目標であれば，なぜそれに取り組むのかを理解することができ，たとえ努力や困難を伴うものであっても，努力しやすい。ストレングス・マッピングシートは，そのような当事者の力を最大限に生かすために用いる。

2 アウトリーチ

アウトリーチという言葉は，芸術や文化に触れる機会を増やし届けるという意味で使われてきた。有名な美術館や博物館では，移動展や出張展を開いて，その施設まで出かけてくることができる限られた人だけにとどまらず，より多くの人が所蔵品にふれる機会をつくっている。ヨーロッパまで出かけるのはすぐには難しくても，最寄りのデパートなどで展示があれば容易に観に行くことができる。そうした場で展示物にふれ，強い興味をもてば実際にヨーロッパに出かけて行くこともあるだろう。このような相互作用を促進するのがアウトリーチ活動である。

精神医療のアウトリーチ活動には，すでに医療保険で制度化されている精神科訪問看護や往診がある。介護保険でも精神疾患のある人を対象に訪問看護が行われるものもある。アウトリーチ活動は，相互の理解のきっかけをつくり出し，さらなる交流を促すものである。このような意味では，当事者や身近でかかわる人たちに，精神科訪問看護を受けながら地域で暮らす当事者と家族の状況を理解してもらい，自分や身近な人にメンタルヘルスの問題が起こったときには，精神科訪問看護のサービスを受けることができることを知り，何かあったときには相談したいと思えるような，相互理解を促進するところまでがアウトリーチ活動であることを理解してもらう必要がある。精神医療は，かつて病気の人を移送するという形でのアウトリーチを実施した時期がある。その状況は都市伝説として子どもたちにも語られ，「緑の救急車に連れていかれたら帰ってこられない」と脅された経験をもつ人もいる。救急車の色は地域によって異なるようだが，精神医療を怖いもの，連れ去られるものとして誤解させてきた。現在の精神医療は，精神障がい者が生活したいと望む場所で，その人の夢やしたいことを軸に組み立てられる。この変化を多くの生活者に理解してもらうためには，精神科訪問看護をはじめとしたアウトリーチ活動を担う人たちの役割は大きい。

3 再発予防

精神障がい者は，精神疾患という慢性疾患をもつ人たちでもある。慢性疾患は，コントロールの状況によって悪化する可能性がある。薬物療法，精神療法をはじめとする治療と，療養環境の調整，家族ケアによって，精神疾患の症状を緩和し，回復（リカバリー）を目指す。しかし，どんなに治療やケアがうまくいったとしても，調子を崩す・症状が増悪をみるということは疾患にはつきものである。

再発は，当然起こりうることとして当事者とともにそれを直視し，症状が増悪したときにはどんな支援を受けたいか，当事者自身は，訪問看護師は，主治医は何をするかについて，当事者とともに作成するのがクライシスプラン[7]である。クライシスプランは，症状増悪のレベルによって，頓用薬の服用などの対処，相談する相手，当事者自身がとる行動，緊急時の連絡先などをあらかじめ文書にし，当事者と支援者で共有する。病状が安定し，余裕がある時期に策定し，双方が十分に納得できる内容としておくことが効果的な対処につながる。

4 身体合併症への対応

精神障がい者の合併症は，高齢化に伴う生活習慣病や循環器疾患，がんのような身体疾患はもちろん，精神疾患の治療のために服用している抗精神病薬などの副作用も起こることが知られている。精神疾患をもつ人の平均余命は，そうでない人よりも10年あまり短いとされている[8]。精神疾患をもち，治療を受けながら生活する人の健康管理は重要である。

抗精神病薬の副作用は，定型薬（強い鎮静作用をもつ薬物）を服用している人では，パーキンソニズム（錐体外路系の有害作用）が中心であった。近年は，錐体外路系の副作用が緩和された非定型抗精神病薬を中心とし，多剤大量投与を避け，単剤化・低用量化を目指した薬物療法が行われるようになりつつある。非定型抗精神病薬では，代謝系・内分泌系の副作用がみられることがある。代謝系の副作用では，肥満・血糖値のコントロール不良，脂質異常などがある。服用している薬剤によってこれらの発現状況は異なるため，訪問看護師は担当する精神障がい者の処方内容やその変化を把握し，起こり得る副作用，当事者に実際に起こっている反応をとらえ，必要時は主治医との間で情報交換と調整を行う必要がある。特に血糖値のコントロール不良は，急激に発症した糖尿病で命の危険を伴うこともあるため，日頃から血糖値のコントロール状況を把握し，起こり得る状況を早期に把握する必要がある。

精神障がい者の高齢化により，がんや糖尿病を原因とする腎不全，透析治療など，継続的な医療ケアを必要とする当事者も増加している。特に急激な症状増悪を起こした場合，精神疾患の診断名がついていると，医療機関によっては治療を躊躇したり，拒否したりする場合がみられる。医療関係者に対する啓発活動を進め，精神障がい者への偏見を軽減させる取り組みが必須であるが，時間がかかることも予測される。訪問看護師自身が，精神科の診断がついているからという理由によって，本来受けられるべき身体的ケアから阻害されることがないよう，日頃から医療機関との関係性構築と情報交換について努力する必要がある。

精神障がい者は，症状がコントロールされた状態にあれば病院で治療を受けることに支障は全くない。ただ，急激な環境の変化が起こったときには配慮が必要となる。しかし，これは高齢者も同様である。精神疾患をひとくくりにせず，どんな環境でどんな反応を起こすことがあるか，どんなときには安定していられるかという個別の情報が医療者の対応を助け，感情的な反応を軽減する場合も多い。日頃から精神障がい者を知り，身体的ケアにも対応できる訪問看護師の存在は，病院の医療関係者と連携する場でも非常に大きい。

3 家族への支援

1 家族のアセスメントとニーズの把握

一般的に人はどのような形を家族ととらえるだろうか。戸籍上の結びつきを家族の定義とする人もいれば，ともにいる時間の長さや，心の結びつきで家族と定義する人もいる。家族の形は非常に多様であり，療養者や家族にかかわる看護師には柔軟なアセスメントが求められる。ここでは，精神障がいをもつ療養者とその家族をアセスメントする際のポイントを紹介する。

1 療養者とその家族の人間関係

家族関係をアセスメントするうえで重要なのは，看護師自身の価値観を押しつけずに「家族の姿をそのままとらえる」ことである。「正しい家族の形」はなく，多様性を受け入れながら，その家族の現在の状態を俯瞰することが大切である。看護師が対象とする療養者が精神障がいをもつ場合，療養者の症状と家族の疲弊に目が向きがちであるが，家族の療養者に対する対応や，家族が療養者に与えている影響，および家族の疲弊の状況にも留意する必要がある。家族の対応や疲弊の状態が改善することで，療養者の症状や問題行動が緩和されることも少なくない。

在宅療養者とその家族をアセスメントする際には，ジェノグラム（図Ⅲ-4-3）やエコマップ（図Ⅲ-4-4）を描くことで，家族の全体像を視覚化することができ，多職種で共有する際にも役立つ。ジェノグラムは表Ⅲ-4-2のポイントに沿って作成し，療養者だけでなく家族全体の状況や健康状態を把握できる。これに加えてエコマップでは，家族メンバー同士や，社会資源と家族の結びつきの強さやストレスとなる関係も表すことができるため（表Ⅲ-4-3），家族と周囲とのつながりの把握に役立つ。

療養者と家族をアセスメントする際には，それぞれの身体状態・精神状態だけではなく，両者の関係や相互作用そのものにも注目する必要がある。同じ気分障害の療養者でも，療養者に支持的な家族とそうでない家族では，療養者の病状が異なる場合が多いからである。両者の関係や相互作用を含めた視点を得るためには「家族システム理論」が有効である。つまり，対象者や家族を個別にアセスメントするのではなく，それぞれの関係性も視野に入れ「システム」として家族が機能しているかをアセスメントするのである。そしてシステムとして家族をとらえた際のその家族の特徴（表Ⅲ-4-4）がどのように現れているかを観察し，家族をアセスメントする。

図Ⅲ-4-3　ジェノグラムの例

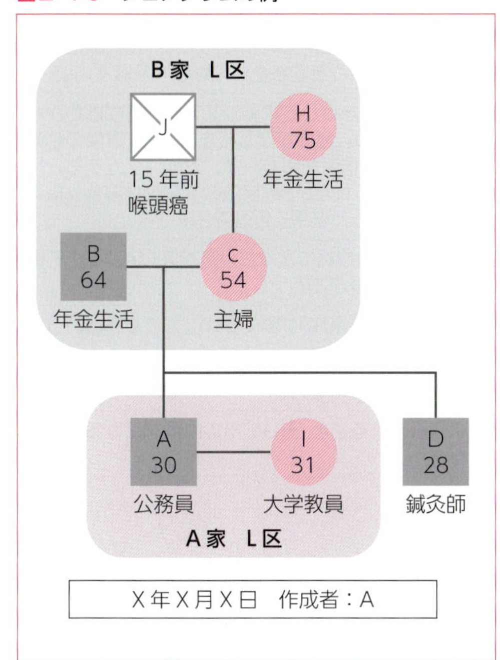

表Ⅲ-4-2　ジェノグラム作成のポイント

1	男性は「□」，女性は「○」で描き，年齢は記号の中，名前（呼び名）がわかる場合は，記号のそば（または中）に描く
2	Index Person（当事者）は，□○を二重で描く
3	夫婦を描く場合，原則的に男性は左，女性を右に描く。場所の関係で描きにくい場合は，反対になってもよい
4	夫婦の子どもたちは，一段下に並列に描き，生年順に左から描く
5	年齢をそれぞれの記号の中に描き，夫婦，親子，きょうだいなどを1本の直線でつなぐ
6	夫婦の場合，結婚した年あるいは婚姻時期がわかる場合は，直線上に描く
7	同居している人同士を線で囲い，居住する場所を描く（A県あるいはB市など）
8	学年や職業，疾患や病歴，健康状態（服薬の状況）がわかる場合は，記号のそばに描きこむ
9	死亡した人の年齢がわかる場合は記号に描きこみ，死因や長く患っていた病気や状況がわかる場合は，それを描きこむ（何年前に死亡したか描き加えてもよい）。詳しい情報が不明な場合は，記号に×を描きこむのがよい
10	基本的には，関係の近い3世代を描く。重要な世代がさらに多ければ，加えてもよい

[小林奈美(2009)：実践力を高める 家族アセスメント Part Ⅰ カルガリー式家族看護モデル実践へのセカンドステップ ジェノグラム・エコマップの描き方と使い方，p.56-57，医歯薬出版より作成]

図Ⅲ-4-4　エコマップの例

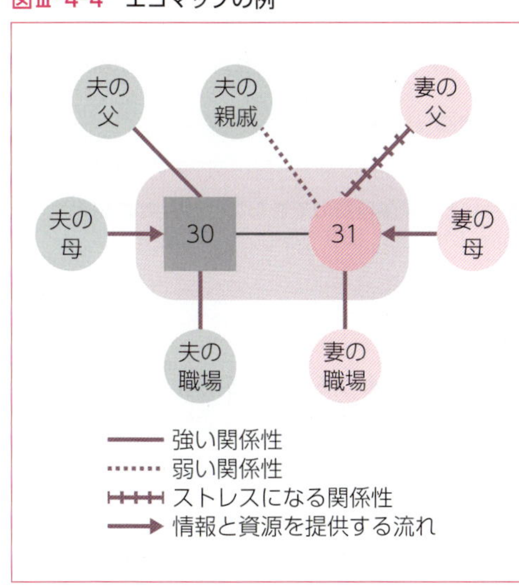

表Ⅲ-4-3　エコマップの記載方法

1	ジェノグラムにおける中心となる同居家族のメンバーを囲む
2	同居家族のメンバーそれぞれにとって，生活するうえで関係の深い組織，人，ものなどを描き出し，それぞれを「○」で囲む ※学校や職場，趣味やサークル，友人や近隣の人，酒やパチンコ，保健医療サービス，役所など
3	祖父母などの拡大家族，重要な親戚，②で描き出したものと，家族メンバーとの関係で重要なものを，記号のルールに従って図示する
4	同居家族内の関係性についても，情報があれば描き加える

[小林奈美(2009)：実践力を高める 家族アセスメント Part Ⅰ カルガリー式家族看護モデル実践へのセカンドステップ ジェノグラム・エコマップの描き方と使い方，p.56-57，医歯薬出版より作成]

2　精神症状の理解

対象者が精神疾患の症状を呈していても，対象者の家族がその原因を精神疾患だと考えるには時間がかかる場合が多い。精神症状によって起こっているコミュニケーションの障害や生活上の支障を家族が生活上の問題や困難としてとらえ，情報収集や専門機関

表Ⅲ-4-4　家族システムの特徴

特徴	説明
全体性	家族に起きた出来事は，家族成員個人に起きたことでも全体に影響を及ぼすこと
境界の存在	家族と外部の間に存在しており，開いたり閉じたりして家族システムの外部とかかわり，外部からの情報を調整する役割をもつもの。境界が閉じたままだと，家族の結束力（凝集性）は高まるが，外部とのかかわりや情報が得られず，家族は孤立する。反対に境界が開いたままだと，多くの情報が得られるが，家族内の凝集性は高まりにくく，家族内で膨大な情報の統合をできなくなった結果，混乱を招く
円環的因果関係	1人の家族成員に起こった出来事が，他の家族成員に次々に反応を呼び起こし，結果的に最初に原因になった家族成員にも影響が及ぶこと
非累積性	家族システム全体の機能は個々の部分の差や総和ではなくそれ以上であるという考え方。「1＋1＝2以上」ということ
恒常性	家族には安定を保つための適応力があるという考え方
階層性	システムである家族には上位のシステムがあること，そしてその影響を受けるという考え方

図Ⅲ-4-5　家族の経験の変化の過程

① 身内が精神疾患であることに直面し混乱する段階
・戸惑い，衝撃，混乱，不安といった情緒的反応
・誰にも相談できず，孤立化する
・家族成員間の顕在的・潜在的葛藤が大きくなる
・精神的病気であることを受け入れ難い

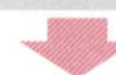

② 発病した身内をもとに戻そうと必死になる段階
・罪責感，問題の過小評価といった情緒的反応
・精神医療への両価的感情をもっている
・回復のためのあらゆる情報を集め，必死に対処する（ドクターショッピング，民間療法に頼るなど）
・患者のことを優先させ，家族自身の健康管理が後回しになる

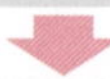

③ 現状を次第に認め始め，病気の身内との付き合い方，家族自身のできることを模索する段階
・一進一退に悲嘆の過程を繰り返す，絶望感と期待，いらだち，抑うつなどの情緒的反応
・負担感が大きくなる
・家族なりにできることをみつけようと模索する

④ 病気の身内の新たな関係を築き，描写を含めて社会とかかわろうとする段階
・期待感と諦め，家族の亡き後の憂慮，不安といった情緒的反応
・新たな価値観の発見
・同じ経験をもつ人々と交流を通して安心感や先への希望をもつ

［萱間真美編（2005）：最新訪問看護研修テキスト ステップ2 精神障害者の看護，p.76，日本看護協会出版会］

への相談，専門機関を受診することによって初めて疾患と結びつくのではないだろうか。家族は，身内が精神疾患であると診断された際に，図Ⅲ-4-5のような情緒の反応をたどると報告されている。「精神疾患や症状を理解できない家族」ではなく，衝撃や混乱の中で受容しつつある家族であることを念頭におき，家族がどのように現在の療養者の精神症状を理解しているか，表Ⅲ-4-5のような流れで丁寧に話を聞く必要がある。

また，療養者が呈している精神症状はもちろん，家族にも何かしらの身体・精神症状

表Ⅲ-4-5　発病した身内の病気についての家族の理解を知るための問いと把握すべき内容

問い	把握すべき内容
1. 家族のとらえた問題の内容は何か	家族のとらえた問題
2. 問題の内容を病気の症状ととらえているか	病気である⇔病気でない
3. 病気ととらえているとしたら，どのように理解しているか	精神科の病気である⇔精神科の病気でない（別の病気である）
4. その原因をどのようにとらえているか	家族のとらえた原因
5. ①医師の診断をどうとらえているのか ②医師の診断をどう受け止めているのか	家族のとらえた診断内容 受け止めることができている⇔できていない
6. 精神科における治療や看護をどのように理解しているのか	家族の理解した内容
7. 今後についてどのようにとらえているか	家族のとらえた内容
8. 専門家には何を期待しているのか	家族の希望・期待
9. 上記1～8までについての家族の理解は，家族内でまとまっているのか，成員ごとに異なるのか	個々の家族成員の理解の内容と差異，相互の影響の程度など
10. 家族と専門家のとらえた問題の認識のずれは何か	家族と共有できる問題と共有できていない問題の有無とその程度

［萱間真美編（2005）：最新訪問看護研修テキスト ステップ2 精神障害者の看護，p.80，日本看護協会出版会］

がないかを観察する必要がある。ある家族成員は，たび重なる療養者の怒声によって気分の落ち込みが出ているかもしれないし，またある家族成員は，療養者の介護疲れに耐えた結果，身体の痛みという形で不調が現れているかもしれない。精神的な側面のみにとらわれず，身体面も含めた観察が必要である。さらに，家族は身体面の不調を，精神的な不調の結果起こっているとはとらえていないかもしれない。訪問看護師は家族の健康状態にも気を配り，心と身体のつながりを踏まえて家族の状態をアセスメントする必要がある。

3　家族がもつ力

家族が生活する力，療養者を支える力は，家族によってさまざまである。家族成員自身が精神障がいをもちながら療養者を支えているケースや，認知症をもつ高齢者同士の夫婦が互いに支え合って生活しているケースもあり，それぞれの家族成員の生活の様子を観察することが必要である。

生活する力を観察するには，家族セルフケア理論を活用するとよい。家族セルフケア理論とは「家族の統合性を維持・増進し，安寧を促進することに対する家族のニーズを充足するために作動する複合的・後天的な能力」である。家族がその機能を維持・増進するために，さまざまな能力を発揮できているかを，表Ⅲ-4-6に挙げた視点をもとにアセスメントする。

情報収集とアセスメントをする際には，看護師だけの情報に頼らないことも重要である。筋力の低下が著しい療養者は，理学療法士の情報がリハビリテーションや日常生活上の助言とADLの向上につながり，障害福祉サービスの調整が必要な療養者は，精神保健福祉士や相談支援専門員の情報と介入がサービスの速やかな導入につながるかもし

表Ⅲ-4-6　家族セルフケアの能力

家族セルフケアの能力
家族がセルフケア行動を実施するために必要な知識を収集し，理解する能力
健康的な家族生活を維持する家族の判断力や意思決定力
健康的な家族生活を実現し続ける能力

［坂田三允（2005）：精神看護エクスペール 11 精神看護と家族ケア，p.46，中山書店より作成］

れない。つまり，地域で療養者を支援するためには，多様な情報収集と支援が必要であり，それぞれの領域の専門家とつながり，情報を共有することが，よりきめ細やかな支援には大切である。

4　これまでの療養生活と家族の対応

家族は，療養者の疾患や症状に困惑しながらも，療養者を支え，今日まで生活している。家族が療養者へどんな支援や対応をしてきたかについて話を聴く際は，これを念頭におくことが重要である。そしてまずは家族の対応を支持し，これまでの苦労を労い，話を傾聴することで，家族との関係性を構築するきっかけとする。

家族から話を聴くにあたっては，特定の家族成員とかかわりすぎないように留意し，情報の偏りだけでなく，他の家族成員との関係性づくりにも影響するなどいろいろ考えられるので，家族全体を見渡せるようにかかわることが重要である。

また，療養者と家族の生活については，療養者が精神障害を発症したときのことだけではなく，病状が現れてくる前の生活ではどのように暮らしていたのかなど具体的に話を聴く。さらに，これらの情報をもとに支援を提供する際には，家族の問題が医療チームの中で繰り返されないよう，注意することが必要である。例えば，母親の過干渉が症状悪化につながっている療養者を支援する場合は，療養者と看護師の間でも，気づかぬうちに過干渉になっている場合があるからである。訪問看護師は療養者との関係を自己洞察し，治療者として療養者にかかわることが求められる。

5　家族が療養者に抱く期待と，家族・療養者のゴール

今後の方向性について家族や療養者と話をしていると，それぞれが異なった目標を語る場合がある。例えば，療養者の疾患や障害を受け入れることが難しく，療養者には就労を望んでいる家族と，まずはゆっくり療養し，自分のペースを大切にしながら今後のことを考えたいと思っている療養者というケースが挙げられる。このような場合は，両者の意見をすり合わせ，支援の方向性を確認する機会ととらえ，時間をかけて話し合いをすることが重要である。場合によっては，療養者と家族の話を別々に聴く機会をつくり，それぞれの思いを看護師に話してもらう。今後のことだけではなく，家族のこれまでの歩みを含めて聴き，同じ目標を共有できるよう，時間をかけて考えることが重要である。

家族と在宅療養者が何を目標とするのかは家族によってさまざまである。ある家族は在宅療養者の就労を目指し，ある家族は自宅での落ち着いた生活を継続することに目標

をおくかもしれない。在宅療養者や家族とかかわる際には，両者が何を望むのかをそれぞれに確認し，できるだけ小さなステップで目標を立てていくことが大切である。また，目標に向けた支援を話し合う際には，本人・家族の希望とともに「訪問看護に何を望むのか」を聞いておくと，支援の方向性を共有しやすい。

2 家族への支援

1 精神症状を理解するための支援

家族が療養者の精神症状を理解するための支援としては，訪問時の心理教育が挙げられる。心理教育とは，「受容しにくい問題をもつ人たちに，正しい知識や情報を心理面の十分な配慮をしながら伝え，病気や障害の結果もたらされる諸問題・諸困難に対する対処方法を習得してもらうことによって，主体的な療養生活を営めるよう援助すること」[9]と浦田は定義している。精神障がいをもつ療養者は，その症状によって苦しんでいても，家族には理解されにくい場合がある。例えば，自分を卑下する幻聴に苦しんだ結果，周囲の人に粗暴な言動をとってしまった療養者に対し，その場に居合わせた家族は厳しく叱責してしまうかもしれない。そのとき，看護師は，家族の叱責を止め，責めるのではなく，まずは，家族がどのような気持ちでいるかを十分に聴くことが必要である。家族の気持ちを理解したうえで，療養者に起きていることや症状，家族の対応で注意することを具体的に説明する。病状によって療養者も苦痛をもっていることを併せて説明し，その苦痛を緩和するためにどうすればよいか，家族とともに考えることができるような雰囲気づくりや姿勢も重要である。

2 家族の心理支援

家族の中には，療養者へのかかわり方がわからず困惑している人や，長期にわたり療養者を支援しているために疲労困憊の状態にある人もいる。介護の助けとなるような具体的な社会資源を紹介することも，看護師が行う支援の１つであるが，訪問の際に家族の心理的支援を行うことも重要である。

家族への心理的支援の際に，まず大切なのは，看護師が家族を気にかけていることを態度で示すことである。家族は，療養者の介護に困難を感じていても，他者に打ち明けにくい場合もある。看護師が家族にも声をかけ，家族のことも心配していることを言葉にして伝えることで，少しずつ家族が自分のことを話せる状況をつくり出すようにする。

また，話を傾聴して労うことは，心理的な支援の基本である。療養者への対応を指導するのではなく，まずはじっくり話を聴き，これまでの苦労を労うことで，さまざまな気持ちを打ち明けてもらうことにつながる。さらに，家族が療養者への今後のかかわり方について悩んでいる際には，医師とゆっくり話をする機会を設けたり，同じ状況下にある人たちが集まる家族会の情報を提供するとよい。社会資源の導入を通して，さまざまな専門職種の意見やケアを提供することも，家族の療養者への向き合い方の変化につながる。

3 家庭内の協力体制づくりと，介護負担の軽減

療養者を支えるうえで，家庭内の協力体制がどの程度構築されているかを知ることも重要である。その家族に必要な支援体制を整えながら，家族が療養者への介護の中で「できていること」を具体的にフィードバックし，家族のもつ力を高める（エンパワメント）することで，少しずつ家庭内の協力体制を家族とともにつくり上げていくことが大切である。特に精神障がいをもつ療養者の場合，家族と疎遠になっていることも多く，家族の協力を得ることが難しいケースもある。そのような場合には，焦らず，家族の気持ちを傾聴し，障害福祉サービスの導入も検討しながら，療養環境を整えることが重要である。

支援体制を整えても家族の負担が大きい場合は，さらなる障害福祉サービスの導入を検討する必要がある。しかし，精神障がいをもつ療養者は，その精神症状のために多様なサービスや支援者を受け入れることが難しい場合がある。そのような場合は訪問看護師が療養者との関係性を築き，サービスへとつないでいくケアマネジメントの機能を担うことになる。

訪問看護師がケアマネジメントを行う場合に最も重要なのは，療養者の意向であるが，療養者がどのような生活を望んでいるのかを，療養者や家族を交えたケア会議で聞き取り，検討する。療養者にサービスを導入する際は，受け入れ状況に留意し，まずは関係性のとれたスタッフが中心となって，他のスタッフとの顔つなぎをすることで，少しずつ支援者を増やすとよい。

表Ⅲ-4-7 セルフヘルプグループの機能

認識の再構築	今まで問題だと感じていたことについて，否定的ではない別の見方が得られること
適応技術の学習	参加者から，自身の困っていることに関するアドバイスや，同様の困難を乗り越えた体験を具体的に聞くことで，困っていることに対する解決方法が得られること
情緒的サポート	参加者から受容的・共感的な態度で接してもらえることにより，情緒的に支えられること
個人的な開示	他人に話すことができないつらい体験や恥ずかしい体験を吐露することができること
社会化	同じような悩みをもつ人に出会うことで，孤立感から立ち直ること
一緒に活動すること	メンバーとともに活動することで，充実感や達成感を抱くこと
自尊心の回復とエンパワメント	はじめは無力感や孤立感を抱いていたものが，問題への対処方法を取得することで，自分の役割や存在価値を見出して自尊心を回復し，元気になっていくこと

［小松容子（2017）：岡本眞知子，萱間真美編，精神科ナースのアセスメント＆プランニングbooks 家族ケア，p.75-78，中央法規出版より作成］

4　セルフヘルプグループと家族会

障がいをもつ当事者が当事者同士でしかわからない体験や困難を共有し，困難の解決に向けて歩むグループがある。このグループはセルフヘルプグループと呼ばれる。セルフヘルプグループがどのような機能をもっているかを，表Ⅲ-4-7 に示す。一方，療養者を支える家族が抱える困難や悩みは共通していることが多い。家族会は療養者の家族を対象としたピアサポートグループであり，家族が介護に疲弊している状態から，家族本来の機能を取り戻すことにつながるといわれている。

家族会は，セルフヘルプグループとしての機能と同時に，さまざまな情報を収集し，療養者とのかかわり方や疾患について学ぶ心理教育としての機能も併せもつ。どちらの要素が強いかは会によって異なるため，参加を検討している家族の目的を把握し，事前に情報収集をしてから紹介する必要がある。

4 精神障がい者の保健医療福祉に関する諸制度と社会資源

精神障がい者の地域生活支援には，多様な職種，さまざまな保健医療福祉サービスがかかわっており，それらが総合的に行われることが重要である。そのため訪問看護師には，利用者がどのような専門職種とかかわり，どのようなサービスによって支えられているかを理解し，把握しておくことが重要である。

1 諸制度および社会資源の現状

1 精神障がい者を支える法律

a 精神保健福祉法（精神保健及び精神障害者福祉に関する法律）

精神障がい者の医療保健福祉に関する法律である。精神障がい者の入院形態（任意入院，医療保護入院，措置入院，応急入院）の中には本人の同意が得られない場合もあるため，人権や尊厳への配慮のためにさまざまな規定がある。訪問看護では，利用者がこれまでどのような治療・入院を経験してきたかを把握するとともに，人権や尊厳の配慮について知っておくことが大事である。

b 障害者総合支援法（障害者の日常生活及び社会生活を総合的に支援するための法律）

障害種別にかかわらず，障がい者の利用できる保健福祉サービスについて定められている。提供されるサービスは「自立支援給付」と「地域生活支援事業」に大きく分かれ，「自立支援給付」にはさらに介護給付，訓練等給付，自立支援医療，補助具の4つの給付がある。

2 国および都道府県の基本的な考え方

厚生労働省は入院治療中心であった精神科の医療を，地域中心へ，すなわち地域移行を促進している。2013（平成25）年の「良質かつ適切な精神障害者に対する医療の提供を確保するための指針」では，地域移行のさらなる推進が述べられており，地域で必要な医療が受けられる体制を確保するために精神科訪問看護が多職種と連携する必要性が述べられた。また，医療法における医療計画制度に精神疾患が加えられ，都道府県が各地域の実情に合った医療計画を策定することとなった。訪問看護師は個別の支援を提供するうえで，このような施策の流れやそれぞれの地域の状況を把握し，その中での訪問看護の役割を認識しておくことも大切である。

3 利用可能な諸制度および社会資源の概略

a 障害者総合支援法に基づくサービス

障害者総合支援法によるサービスのうち，精神障がい者に関連の深い主なサービスを表Ⅲ-4-8 に示す。

b 精神保健福祉センター

精神保健福祉相談員がおり，精神保健福祉の普及啓発活動，相談指導業務，調査研究などを行っている。

c 精神科デイケア・ナイトケア

日中・夕方の居場所・活動の場として，集団活動や個別支援を通じて，利用者の対人交流や主体性の促進を目指す。病院・診療所のほか，精神保健センターなどで行われている。

d 精神障害者保健福祉手帳

障害の程度に応じて 1～3 級があり，精神障がい者の自立と社会参加の促進のためのさまざまな支援や割引などが受けられる。

e 障害年金

精神障害も障害年金の対象となる。障害基礎年金と障害厚生（共済）年金があり，申請

表Ⅲ-4-8　障害者総合支援法における主なサービス

<table>
<tr><td>介護給付</td><td>居宅介護
（ホームヘルプ）</td><td>自宅で入浴，排泄，食事の介護等を行う</td></tr>
<tr><td rowspan="3">訓練等給付</td><td>就労継続支援</td><td>就労が困難な人に働く場を提供するとともに，就労に必要な知識・能力の向上のために必要な訓練を行う</td></tr>
<tr><td>就労移行支援</td><td>一般企業等への就労を希望する人に，一定期間，就労に必要な知識及び能力の向上のために必要な訓練を行う</td></tr>
<tr><td>共同生活援助
（グループホーム）</td><td>夜間や休日，共同生活を行う住居で，相談その他の日常生活の援助を行う</td></tr>
<tr><td colspan="2">自立支援医療（精神通院医療）</td><td>指定支援医療機関における医療費に対して，自己負担が 1 割，または負担上限額となるよう補助が受けられる制度</td></tr>
<tr><td>地域生活
支援事業</td><td>地域活動支援センター</td><td>目的によってⅠ型・Ⅱ型・Ⅲ型があり，相談支援事業・機能訓練・社会との交流等を行う</td></tr>
<tr><td rowspan="2">相談支援
事業</td><td>地域相談支援
「地域移行支援」</td><td>障害者支援施設や精神科病院にいる人の地域生活に向けた支援を行う</td></tr>
<tr><td>地域相談支援
「地域定着支援」</td><td>単身生活者等に 24 時間の連絡相談体制を確保し，必要な支援を行う</td></tr>
</table>

にあたっては，年金の支払いや診断書が必要となる。

f 生活保護

生活に困窮する人に対し，その困窮の程度に応じて必要な保護を行い，健康で文化的な最低限度の生活を保障する制度である。

2 諸制度および社会資源の活用

1 自立支援医療，グループホーム，就労支援などの諸制度

a 自立支援医療（精神通院医療）

利用者が窓口などで支払う医療費は公的医療保険で70％補助されている。自立支援医療（精神通院医療）では指定支援医療機関からの医療について，個人負担が原則10％あるいは負担上限額となるよう補助が受けられる。申請書，医師の意見書などを市町村に提出し，都道府県が支給を決定する。

b 共同生活援助（グループホーム）

2014（平成26）年に障害福祉サービスにあった「ケアホーム（共同生活介護）」と「グループホーム（共同生活援助）」は「グループホーム」に一元化された。

c 就労支援など

障がい者の職場定着にあたって地域における就労支援機関の支援能力の向上と定着支援の充実の必要性が高まっている。障害者総合支援法では，就労移行支援，就労継続支援などのサービスがある。また，地域障害者職業センターは，障害者雇用促進法に基づき公共職業安定所（ハローワーク）との密接な連携のもと，障がい者に対する専門的な職業リハビリテーションを提供する施設として，各都道府県に設置されている。

2 障害者総合支援法によるサービスの申請

サービスの利用を希望する場合は，市町村の窓口に利用者（家族）が申請し，「障害程度区分」（区分1～6，非該当）について認定を受ける。「指定特定相談支援事業者」の作成した「サービス等利用計画案」などと合わせて支給が決定される。支給決定後はサービス担当者会議が開催され，「サービス等利用計画」に基づいてサービスが提供される。

3 関係職種などとの連携

1 主治医との連携

精神科訪問看護は主治医の指示により行われており，訪問看護指示書や報告書を通じて，ケアの方針を主治医と共有して実施する。訪問時には，利用者の症状，副作用，服薬状況，合併症などについてアセスメントし，主治医と情報共有を行うことが大切である。

2 病院・行政の精神保健福祉士または社会福祉士との連携

この2つの職種は福祉職としてさまざまな支援サービスや制度の利用申請，ケアマネジメントなどを担っている。利用しているサービスについて情報を共有したり，利用者の入退院時，サービスの利用・変更時に連携して，本人・家族の希望に沿ったサービスが整えられるようかかわる。

3 行政保健師との連携

市町村の地域全体における保健活動を担っている。地域でのケア会議などで連携して利用者にかかわる。

4 相談支援専門員との連携

「指定特定相談支援事業者」の相談支援専門員は，障害者総合支援法のサービス利用にあたり，サービス担当者会議の開催，サービス事業者などとの連絡調整，「サービス等利用計画」の作成を行い，継続的な調整と運用を行う。「指定一般相談支援事業者」は「地域移行支援」や「地域定着支援」などの相談支援を行う。サービス調整や相談を担う相談支援専門員との連携は，利用者の地域生活を支えるうえで大切である。

5 民生委員などとの連携

地域には，民生委員や「社会福祉協議会（社協）」，病院や保健所などが主催している「家族会」や「患者会」などがあり，利用者や家族のニーズに応じて連携する。

4 精神科訪問看護の報酬のしくみ

精神科訪問看護は診療報酬制度により提供され，医療機関から提供されるものと，訪問看護ステーションから提供されるものの2種類がある（表Ⅲ-4-9）。精神科訪問看護の報酬は，訪問する職種と人数，時間と頻度によって違いがあり，医療機関からの訪問で

表Ⅲ-4-9　訪問看護ステーションと医療機関からの精神科訪問看護報酬の違い

訪問元	訪問看護ステーションから	医療機関から
管理料	訪問看護管理療養費	
訪問算定料	精神科訪問看護基本療養費（Ⅰ）	精神科訪問看護・指導料（Ⅰ）
	利用者・家族への訪問	
	精神科訪問看護基本療養費（Ⅲ）	精神科訪問看護・指導料（Ⅲ）
	同一建物の居住者に対する訪問	
	精神科訪問看護基本療養費（Ⅳ）	精神科退院前訪問指導料
	退院後に訪問看護を受ける患者が外泊をする際に行う訪問	
訪問可能な職種	保健師，看護師，作業療法士，准看護師	保健師，看護師，作業療法士，准看護師，精神保健福祉士
可能な加算*	精神科緊急訪問看護加算，長時間精神科訪問看護加算，夜間・早朝訪問看護加算，深夜訪問看護加算，複数名精神科訪問看護加算，精神科複数回訪問加算**	
	・特別地域訪問看護加算 ・精神科重症患者支援管理連携加算**	精神科在宅患者支援管理料

*　加算に関しては同時に算定できるものとできないものがあり，詳細は診療報酬を参照されたい。
**医療機関で「精神科在宅患者支援管理料 2」(長期入院から退院した人・入院を繰り返す人を対象に，多職種チームが集中的に幅広い援助を提供するもの) を算定する利用者に対して加算される。

は精神保健福祉士が含まれる。精神科訪問看護では対象が「入院している者以外の精神障がいを有する者又はその家族等」とされており，家族もその対象になっていることが特徴である。

診療報酬算定の要件

精神科訪問看護を実施するには「精神疾患を有する者に対する看護について相当の経験を有する」ことが求められている。①精神科を標榜する保険医療機関において，精神病棟または精神科外来に勤務した経験を1年以上有する者，②精神疾患を有する者に対する訪問看護の経験を1年以上有する者，③精神保健福祉センターまたは保健所等における精神保健に関する業務の経験を1年以上有する者，④専門機関等が主催する精神科訪問看護の知識・技術に関する研修を修了している者となっている。

引用文献

1）野中猛（2011）：図説―リカバリー医療保険福祉のキーワード，p.37，中央法規出版.
2）萱間真美（2016）：リカバリー・退院支援・地域連携のためのストレングスモデル実践活用術，p.2，医学書院.
3）野坂達志（2009）：精神科におけるチーム医療とカンファレンスの実際，看護実践の科学，Vol.34，No.9，p.13-20.
4）前掲書 2)，p9.
5）ダン・ショート，他著／浅田仁子訳（2014）：ミルトン・エリクソン心理療法〈レジリエンス〉を育てる，p.368-382，春秋社.
6）前掲書 2)，p.55-72.
7）増川ねてる（2016）：WRAP をはじめる！ クライシスプラン②―主体的な事前のプラン，精神科看護，Vol.43，No.5，p.52-61.
8）Crump C, et al（2013）：Comorbidities and mortality in persons with schizophrenia：a Swedish national cohort study. Am J Psychiatry, Vol.170, No.3, p.324-333.
9）浦田重治郎編（2004）：統合失調症の治療及びリハビリテーションのガイドライン作成とその実証的研究：総括研究報告書：厚生労働省精神・神経疾患研究委託費，心理教育を中心とした心理社会的援助プログラムガイドライン，p.7，厚生労働省.

参考文献

- 萱間真美，野田文隆編（2010）：看護学テキストNiCEシリーズ 精神看護学 こころ・からだ・かかわりのプラクティス，南江堂.
- 厚生労働省（2004）：精神保健医療福祉の改革ビジョン（概要）. http://www.mhlw.go.jp/topics/2004/09/dl/tp0902-1a.pdf
- 井上令一監（2016）：カプラン臨床精神医学テキスト DSM-5診断基準の臨床への展開 第3版，メディカルサイエンスインターナショナル.
- 萱間真美，野田文隆編（2015）：看護学テキスト NiCEシリーズ 精神看護学Ⅱ 臨床で活かすケア こころ・からだ・かかわりのプラクティス 第2版，南江堂.
- 萱間真美，野田文隆編（2015）：看護学テキスト NiCEシリーズ 精神看護学Ⅰ 精神保健・多職種のつながり こころ・からだ・かかわりのプラクティス 第2版，南江堂.
- 中井久夫，山口直彦（2004）：看護のための精神医学 第2版，医学書院.
- 野末聖香編著（2004）：リエゾン精神看護 患者ケアとナース支援のために，医歯薬出版.
- 浦部昌夫，他編（2018）：今日の治療薬，南江堂.
- 日本うつ病学会監／気分障害の治療ガイドライン作成委員会編（2017）：うつ病治療ガイドライン 第2版，医学書院.
- 小林奈美（2009）：実践力を高める 家族アセスメント Part Ⅰ ジェノグラム・エコマップの描き方と使い方 カルガリー式家族看護モデル実践へのセカンドステップ，医歯薬出版.
- 坂田三允編（2005）：精神看護エクスペール 11 精神看護と家族ケア，中山書店.
- 川越博美，他編（2005）：最新 訪問看護研修テキスト ステップ2 精神障害者の看護，日本看護協会出版会.
- 日本精神科看護協会監／岡本眞知子，萱間真美編（2017）：精神科ナースのアセスメント&プランニング books 家族ケア，中央法規出版.
- 遊佐安一郎（1984）：家族療法入門 システムズ・アプローチの理論と実際，星和書店.
- 医学通信社編（2018）：診療点数早見表，医学通信社.
- 全国社会福祉協議会（2015）：障害福祉サービスの利用について（平成27年4月版）. http://www.shakyo.or.jp/news/kako/materials/pdf/pamphlet_201504.pdf
- 厚生労働省（2018）：訪問看護療養費に係る指定訪問看護の費用の額の算定方法の一部を改正する件（厚生労働省告示第48号平成30年3月5日）. https://www.mhlw.go.jp/file/06-Seisakujouhou-12400000-Hokenkyoku/0000196327.pdf

5 難病の人の看護

ねらい

難病の人が安定した在宅療養を継続するための支援ができる。

目　標

1. 難病の種類と看護の特徴が理解できる。
2. 難病の人の看護の実際が理解できる。
3. 難病の人の家族への支援が理解できる。
4. 難病の人を支援する制度と社会資源が理解できる。
5. 難病の人へのチームアプローチケアの役割が理解できる。

1 難病の理解

1 新たな難病施策と難病

1 難病施策の変遷と動向

わが国では，スモン患者の発生を機に「難病対策要綱（昭和 47 年）」が制定され，「難病」を「(1) 原因不明，治療方法未確立であり，かつ，後遺症を残すおそれが少なくない疾病，(2) 経過が慢性にわたり，単に経済的な問題のみならず介護等に著しく人手を要するために家族の負担が重く，また精神的にも負担の大きい疾病」と定義し，下記を 5 本柱とする予算事業としての難病対策が進められてきた。

①調査研究の推進

②医療施設の整備

③医療費の自己負担の解消

④地域における保健医療福祉の充実・連携

⑤ QOL の向上を目指した福祉施策の推進

医療費助成の対象は，当初 4 疾患であったが（スモン，ベーチェット病，重症筋無力症，全身性エリテマトーデス），その後 56 疾患を対象とする制度となり，対象患者数の増加などにより，制度の継続に課題が生ずることとなった。

そこで，「持続可能な社会保障制度の確立を図るための改革の推進に関する法律に基づく措置として，難病の患者に対する医療費助成に関して，法定化により消費税の収入を充てることができるようにするなど，公平かつ安定的な制度を確立するほか，基本方針の策定，調査及び研究の推進，療養生活環境整備事業の実施等の措置を講ずる」[1]ことを背景として，2015（平成 27）年 1 月に「難病の患者に対する医療等に関する法律」（以下，難病法）が施行された。

「難病法」の基本理念は，「難病の克服を目指し，難病の患者がその社会参加の機会が確保されること及び地域社会において尊厳を保持しつつ他の人々と共生することを妨げられないことを旨とする」（第 2 条）であり，法制度に基づく新たな難病施策が開始されることとなった。

2 難病対策として取り上げる疾患の範囲

難病法のもとでは，難病および医療費助成の対象となる指定難病は，以下のように定義された。

ⓐ 難　病

発病の機構が明らかでなく，かつ，治療方法が確立していない希少な疾病であって，当該疾病にかかることにより長期にわたり療養を必要とすることとなるものをいう（第1条）。

ⓑ 指定難病

「難病」のうち，当該難病の患者数が本邦において厚生労働省令で定める人数に達せず，かつ，当該難病の診断に関し客観的な指標による一定の基準が定まっていること，その他の厚生労働省令で定める要件を満たすものであって，当該難病の患者の置かれている状況からみて当該難病の患者に対する良質かつ適切な医療の確保を図る必要性が高いものとして，厚生労働大臣が厚生科学審議会の意見を聴いて指定するものをいう（第5条）。

難病法施行後「指定難病」の数は増加しているが，2018（平成30）年4月1日現在，331疾患が「指定難病」となっており，該当する疾患であることの診断に加えて，病状の程度が一定以上の場合に，「特定医療費受給者」として認定されることとされた。

2016（平成28）年度末現在，特定医療費受給者証所持者数（医療費助成対象者としての認定者数）は，全国で986,071人で[2)]（平成28年度衛生行政報告例，平成28年度時点対象306疾患のうち認定者数が0人の16疾患を除く290疾患合計患者数），患者数の多い疾患は，潰瘍性大腸炎167,872人，パーキンソン病127,347人，全身性エリテマトーデス（SLE）63,792人，クローン病42,789人などとなっている。

なお難病法施行後，医療費助成対象難病の認定要件が変更されたことから，2017（平成29）年12月末までを従前の制度からの経過措置期間としてきた。2018（平成30）年1月から新たな制度が適用されたことから，受給者証所持者数の動向に変化の生ずることが見込まれる。

これまでの医療費助成対象となっていた「難病」の療養経過は，以下の2つのパターンに分けられる。

①病状が進行し，悪化していくもの

②寛解と再燃とを繰り返すもの

いずれの場合でも，専門医療を継続的に必要とする点が難病の特徴であり，病状の評価と治療などの対応，合併症への対応，再燃・寛解時の治療などが必要である。また同時に，専門医療と連携し，日々の体調管理にかかる，かかりつけ主治医による診療も重要であり，これらの診療と密接に連携する，外来看護，訪問看護，また診断早期より地域で支援にあたる保健所保健師などの役割は非常に大きい。

331の指定難病は15の疾患群に分類され[3)]，小児期～成人期，老齢期に発症するさまざまな疾患からなっており，医療側が十分な支援経験を蓄積していない場合も多い。看護職は，希少な疾患をもつ患者と向き合い，患者が経験する健康問題や生活障害への対応法を考え学び，今後その経験を蓄積していく必要がある。

なお，これまでは，診断早期よりも，「医療費助成」の申請を機に保健所などの保健師が難病患者の所在を把握し，医療からの脱落を予防し，また病状経過に応じて療養環境を整え，医療保険，介護保険，障害福祉制度などの利用につなげるなどのシステムが，特に早期に重症化するALSなどの患者支援において有効に働いてきた現状があった。しかし新たな難病施策下では，「病状の程度が一定以上」，つまり重症化した段階で「医療費助成対象者」とされることから，重症化する以前の診断早期からの療養支援が，これまでのように円滑に進まないことも想定される。

医療機関や難病相談支援センターなどの関係機関と連携し，保健所などが核となって進める，地域における療養支援の体制づくりの再構築が求められている。

3　主な難病施策

難病法のもとでは，「厚生労働大臣は，難病の患者に対する医療等の総合的な推進を図るための基本的な方針（以下「基本方針」という。）を定めなければならない」（第4条）とされており，下記の事項を定め施策を推進することとされている。現在は，「難病の患者に対する医療等の総合的な推進を図るための基本的な方針」（以下，基本方針，平成27年9月厚生労働省告示第375号）に基づき，国が方向性を提示し，それに基づいて，各都道府県などの自治体が具体的な難病施策を再構築しているのが現状である。

a　基本方針に定められている事項

1　難病の患者に対する医療等の推進の基本的な方向
2　難病の患者に対する医療を提供する体制の確保に関する事項
3　難病の患者に対する医療に関する人材の養成に関する事項
4　難病に関する調査及び研究に関する事項
5　難病の患者に対する医療のための医薬品及び医療機器に関する研究開発の推進に関する事項
6　難病の患者の療養生活の環境整備に関する事項
7　難病の患者に対する医療等と難病の患者に対する福祉サービスに関する施策，就労の支援に関する施策その他の関連する施策との連携に関する事項
8　その他難病の患者に対する医療等の推進に関する重要事項

なお，「医療費助成」以外の難病事業の一部については，表Ⅲ-5-1に記す。難病患者の療養支援に際しては，都道府県，保健所設置市*の保健師との連携を密に行い，これらの難病事業が円滑に活用されるよう支援することも有用である。

* ここでいう「保健所設置市」とは，地域保健法第3章第5条により，保健所を設置することとされている市および特別区を指すこととする。具体的には，地方自治法第252条に定める，政令指定都市，中核市，その他の政令で定める市または特別区である。

表Ⅲ-5-1　難病患者が利用できる難病事業および保健所等による療養調整やケアシステムづくりに係る事業（一部抜粋）

事業名		事業の概要
(1) 難病相談支援センター事業		地域で生活する難病の患者等の日常生活における相談・支援，地域交流活動の促進および就労支援などを行う拠点施設として，難病相談支援センターを設置し，難病の患者等の療養上，日常生活上での悩みや不安等の解消を図るとともに，難病の患者等のもつさまざまなニーズに対応したきめ細やかな相談や支援を通じて，地域における支援対策を一層推進するものとする 難病患者は，一般事業としての相談支援事業等に加え，就労支援事業，ピアサポート等を利用することができる
(2) 在宅人工呼吸器使用患者支援事業（訪問看護）		人工呼吸器を装着していることについて特別の配慮を必要とする難病の患者に対して，在宅において適切な医療の確保を図ることを目的とする 1日につき4回目以降（ただし，特別な事情により複数の訪問看護ステーション等医療機関により訪問看護を実施する場合にはこの限りではない）の訪問看護について患者1人当たり年間260回を限度に難病事業費より支払われるもの
(3) 在宅難病患者一時入院事業		在宅の難病の患者が，家族等の介護者の病気治療や休息（レスパイト）等の理由により，一時的に在宅で介護等を受けることが困難になった場合に一時入院することが可能な病床を確保することにより，当該患者の安定した療養生活の確保と介護者の福祉の向上を図る
(4) 難病患者地域支援対策推進事業	在宅療養支援計画策定・評価事業	要支援難病患者に対し，個々の患者等の実態に応じて，きめ細やかな支援を行うため，対象患者別の在宅療養支援計画を作成し，各種サービスの適切な提供に資するまた，当該支援計画については，適宜，評価を行い，その改善を図る
	訪問相談員育成事業	要支援難病患者やその家族に対する，療養生活を支援するための相談，指導，助言等を行う訪問相談員の確保と資質の向上を図るため，保健師，看護師等の育成を行う
	医療相談事業	患者等の療養上の不安の解消を図るため，難病に関する専門の医師，保健師，看護師，社会福祉士等による医療相談班を編成し，地域の状況を勘案の上，患者等の利用のしやすさやプライバシーの保護に配慮した会場を設置し，相談事業を実施する
	訪問相談・指導事業	要支援難病患者やその家族が抱える日常生活上および療養上の悩みに対する相談や在宅療養に必要な医学的指導等を行うため，専門の医師，対象患者の主治医，保健師，看護師，理学療法士等による，訪問相談・指導（診療も含む）事業を実施する
	難病対策地域協議会の設置	難病法第32条に規定する難病対策地域協議会を設置し，地域における難病の患者への支援体制に関する課題について情報を共有し，地域の実情に応じた体制の整備について協議を行う

［厚生労働省健康局長通知（2018）：健発0329第3号 療養生活環境整備事業実施要綱の一部改正について，
厚生労働省健康局長通知（2018）：健発0329第4号 難病特別対策推進事業実施要綱の一部改正についてより作成］

2　在宅療養における難病の人の課題

1　専門医療およびかかりつけ医療の受療とその継続の必要性

難病はその希少性から診断の確定までに多くの時間を要したり，複数の医療機関の受診が必要となるなど，困難を生ずる場合も多い。国は2016（平成28）年10月に「難病の医療提供体制の在り方について（報告書）」を出し，各都道府県などにおける難病の医療提供体制に関して，「早期の診断，診断後は身近な医療機関との連携のなかで医療を継続して受けられるようにすること」などを，体制整備の柱として掲げている（厚生科学審議会疾病対策部会難病対策委員会）。難病の治療法は確立していないが，寛解と再燃を繰り返す多発性硬化症や炎症性腸疾患などでの治療，あるいは症状をコントロールするための抗パーキンソン薬，筋萎縮性側索硬化症におけるエダラボン治療などにみられるように，症状への対応や病状の進行，再燃を抑制する可能性のある専門治療が開発されてきている。また合併症を早期に発見し，適切な対症療法を受けることは，身体の苦痛を軽減し，生命予後の延長や生活の質（QOL）の向上にもつながるものである。

以上のことから診断後も，「専門医療を継続して受け，必要な対応を受けること」そして「専門医と連携するかかりつけ主治医の診療を日常的に受けられること」は，難病の人々の療養に非常に重要であり，専門医療機関への通院に困難を生じた場合でも，移送手段や移送時の安全を確保して通院が可能となるよう支援することが重要である。なお，定期的な精査入院が実施される場合もあり，病状に合わせて在宅療養環境を調整する機会としても活用することができる。

2　診断早期からの看護支援の必要性

医療機関，あるいは，地域における保健・看護の活動の場では，難病の診断を受けた人々の多くの苦悩に直面する。その内容は，「いったい自分の体はどうなっていくのか。どのように生活していけばよいのか。家族に迷惑がかかるのではないか」「なぜこのような病気になったのか。遺伝する病気なのか」「仕事は続けられるのか」など，個々の状況によってその内容はさまざまである[4,5]。

難病の人々が，抱えたその苦悩の中で孤独になり，追いつめられることのないように，診断早期から，またさまざまな病状や支援が必要な状態にあるときに，継続的な看護支援を提供していきたいものである。具体的には医療機関における外来看護，訪問看護，あるいは保健所などの行政の保健師による保健活動，難病相談支援センターなどの看護職間での，あるいは関係他機関との連携，他職種との連携による看護支援などである。

難病の人々自身が，療養にかかわるさまざまな意思決定を行い，安心して療養できるための支援が求められている。

3　重度の症状と障害とともにある在宅療養生活の安全

筋萎縮性側索硬化症に代表される神経・筋疾患の場合は，ほとんどの随意運動筋が障害されるため，日常生活活動のすべてにおいて介助を要し，加えて，人工呼吸療法を実施し，また自身の意思を他者に伝える方法までもが障害された状態での療養を余儀なくされている人も多い。

このような中，身の危険が生じた際に他者にそのことを伝えることができずに，「健康被害を生ずる」こともある[6,7,8]。訪問看護においては，個々の療養者の療養の安全確保に留意すること，また安全確保のための環境整備について，チーム全体で検討することも重要である。

なお，医療処置管理の実施については，「介護サービスの基盤強化のための介護保険法等の一部を改正する法律」（2011）に基づき，2012（平成24）年4月より介護職員などによる喀痰吸引等の実施が所定の制度として開始され，在宅医療安全を担うチームに介護職員も参画する場合があることとなった。意思伝達ならびに日常生活活動の障がいが重度である難病患者における在宅医療安全の確保は，現在の大きな課題の一つである。

また，このように障がいが重度の人々の在宅療養期間の長期化が指摘されている（報告書）。長期の療養において家族の生活状況も変化し，また病状の不安定性が増すなどの状況が生ずる場合もある。このような場合，療養者が自宅での療養を継続することが困難となることもある。在宅療養の継続を支えるレスパイトケアの体制整備の必要性も高まっている。具体的には，療養通所介護事業所などにおける日中の通所サービス，加えて宿泊サービス，あるいは，頻回な訪問看護（医療保険と難病事業など）と制度を活用する長時間看護などである。現在これらの提供体制が十分には整備されておらず，課題となっている。

また自宅での療養が困難になった際には，自宅以外の療養の場が選択できることなどが必要である。サービス付き高齢者住宅などにおける療養支援が試みられているが，必要な看護量，介護量を充足するための体制整備に課題も生じている。

4　望む生活を実現するための医療・看護の重要性

難病法の理念は，「難病の治療研究をすすめ疾患の克服を目指すこと」「難病患者の社会参加を支援し，地域で尊厳をもって生きられる共生社会の実現を目指すこと」とされている（第2条）。このような中，日常生活活動に全介助を要し「在宅人工呼吸療法」を実施している神経・筋疾患の人々が，「学校に通う」「障がい者スポーツを楽しむ」「家族や仲間とともに旅行に出かける」「介護事業所を経営する」などの生活を実現していることを，近年見聞きすることが多くなった。

就学，就労などの社会参加を含む，意思に基づくより自由な生活を実現するためには，病状の安定が不可欠であり，そのためにも綿密な医療・看護が重要となる。状態に合った気道ケアや呼吸管理により，「排痰困難となって，学校を早退する」などの事態を回避したり，「外出中の転倒や転落による受傷」を回避するための安全な移動・移送支援方法を検討するなど，日々の訪問看護における支援の方向性は拡大してきている。

なお，日々の生活や社会参加活動における日常生活活動の障がいを補完する療養環境や支援体制の調整も同時に重要であり，関連する制度を活用する支援が求められる。なお，「就労および就労継続支援」は，現在の難病施策の柱の一つとなっており，一部の難病の療養者では，就労という形での社会参加を実現しながらの療養も可能となっている。

各都道府県および政令指定都市に設置されている難病相談支援センターにおいて「就労支援事業」を実施できることとされており[9)]，就労支援担当職員が，ハローワークに配置されている「難病患者就職サポーター」や医療機関のソーシャルワーカー，保健所保健師等とともに支援にあたり，その成果も報告されている[10,11)]。

難病の療養では，日常生活を営むための支援体制づくりにおいてでさえ多くの課題が生ずる現状であるが，難病の療養者と家族が望む生活を実現するための看護支援について，引き続き取り組んでいくことが大切である。

5 介護を担う家族が抱える身体的・精神的な課題とその支援

難病は小児から，成人，高齢者に至るあらゆる年齢層の人が罹患する疾患である。難病の人の家族は，さまざまな側面から療養児・者を支え，日々の生活を営むこととなる。家族は療養支援にかかわる身体的・精神的な課題，加えて経済的な課題を抱えることも多い。ここでは，日常生活活動に重度の障害を生じ，また医療依存度の高い状態で療養する筋萎縮性側索硬化症（ALS）の例では，夜間も継続的に必要とされる人工呼吸療法や喀痰吸引のケアを実施するために「夜間の中途覚醒」を余儀なくされ，その結果として「睡眠の質の低下・慢性的な疲労感」など生じることが知られている[12)]。また，家族は適切にケアできなかった場合，「患者を命の危険にさらしてしまうのではないか」，といった緊張感をも背負うこととなり，ストレスにさらされ続けることが報告されている[13)]。

このような中，医療保険における「長時間訪問看護」や「難病等複数回訪問加算」，あるいは介護保険における「療養通所介護」などは，必要な看護提供の機会となること，あわせて家族のレスパイトともなることが指摘され成果をあげている[14,15)]。

加えて国の難病事業の一つである「在宅人工呼吸器使用患者支援事業（訪問看護）」も，家族への支援としても活用されており[16)]，今後，これら看護事業の普及と活用による家族支援の成果も期待される。

2 難病の人の看護の実際

1 難病の人の看護に必要なアセスメント

難病法の定義にあるように原因不明で治療法が未確立，すなわち，現在の医学では太刀打ち困難であり，さらに，経過が慢性にわたり，長期の療養すなわち生活支援を必要とする。難病の人は，最も看護を必要とする対象であるといえる。さらに加えるならば，その希少性ゆえに，社会で支えるしくみを当事者とともに築き上げてきた疾患といえる。

原因究明，治療法開発，進行抑制といった医学的側面，長期の療養が必要，障害が生じる，介護を要するなどの福祉的側面，そして，地域住民の住みやすさに通じる療養環境整備の保健的側面など，多方面の融合したサービスを創出し，“Nambyo care”と呼ばれる日本独自の支援システムを構築してきたことが，難病の大きな特徴といえる。

さて，この難病の人の看護に必要なアセスメントを考えるにあたって，当然のことながら，さまざまな疾患があり，一言で説明がつくものではない。これまでは難病は，「疾患群」として整理されてきたが，指定難病の増加に伴い，現在では15疾患群（神経・筋疾患，代謝系疾患，皮膚・結合組織疾患，免疫系疾患，循環器系疾患，血液系疾患，腎・泌尿器系疾患，骨・関節系疾患，内分泌系疾患，呼吸器系疾患，視覚系疾患，聴覚・平衡機能系疾患，消化器系疾患，染色体または遺伝子に変化を伴う症候群，耳鼻科系疾患）に分類されている[17]。

これら疾患群だけでも十分複雑なのだが，大きくは，その進行の程度や状態から3つのグループに分けてとらえることで，理解が深まるであろう。1つ目は，進行性でADLの低下をきたすグループ，2つ目は，寛解・再燃を繰り返すグループ，3つ目は，目に見えない症状をもつグループである。訪問看護では，神経難病をはじめとする1つ目のADLの低下をきたすグループの患者に接することが多い。2つ目の寛解・再燃を繰り返す例や，3つ目の目に見えない症状のグループは，対応する機会が少ないともいえる。寛解・再燃を繰り返す例では，セルフケアを基本とするために，訪問看護としての介入時期の見極めが難しい。特に感覚障害や疲労・倦怠感などを伴う疾患の場合は，外見からはわかりにくく，ADLの低下が少ないために，支援の必要性が見えにくいことがある。

このように，一見とらえどころのない難病であるが，どの難病にも共通し，かつ看護として大切なことは，「療養行程」をとらえる視点である（図Ⅲ-5-1）[18]。もともと看護師は，五感を駆使してアセスメントをするわけであるが，卓越した訪問看護師には第六感ともいうべき感覚が備わっている。難病看護の場合の第六感とは，この療養行程をとらえる，つまり「経過」をみる視点が備わっていることにほかならない。目の前の療養者がいつ，

図Ⅲ-5-1 難病患者の療養行程

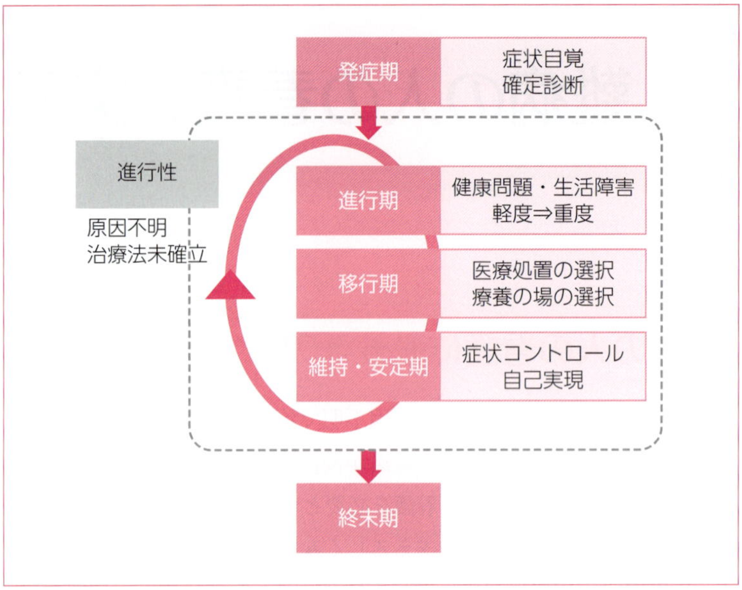

発症期
症状自覚
確定診断
進行性
原因不明
治療法未確立
進行期
健康問題・生活障害
軽度⇒重度
移行期
医療処置の選択
療養の場の選択
維持・安定期
症状コントロール
自己実現
終末期

どのように発症し，紆余曲折を経たうえでの「今」であるのかを見定め，「これから」について予測的にかかわる視点が欠かせない。以下，「療養行程」とその看護について概説する。

1 発症期

症状が出現し，確定診断がつくまでの時期である。訪問看護は，患者や家族の選択と契約によって開始されるため，発症時期からかかわりをもつことは少ない。しかし，患者にとって，発症時期や病名の告知の衝撃は，その後の療養生活に大きな影響を与えるといえ，いつ・どのように発症し，告知の際にどのような説明を受けたか，それをどのように理解したかなどは，訪問看護開始にあたって，押さえておくべき情報である。

2 進行期

健康問題や症状による生活障害が軽度に生じ始めたときから，重度になっていく時期である。身体症状をはじめさまざまな症状があるが，この時期には，症状進行のモニタリングと進行に応じた支援体制の整備が課題となる。特に，呼吸障害や嚥下・構音障害は，生命維持に影響を及ぼす特定症状としてとらえ，これらの機能の定期的なモニタリングを行う。この時期に支援体制の整備として訪問看護が導入されると，「人となり」を把握できるので，その後の進行や疾患の受容の過程を看護師が理解し，患者や家族の求めている情報を提供することで，その後の療養の大きな力となるといえる。

3　移行期

症状への対応(医療処置を含む)や療養の場所についての選択に基づいた対処がなされる時期である。療養の過程においては，受ける支援や社会制度の利用など，療養者や家族は常に意思決定の連続である。特に急速に進行する疾患の場合，その意思決定が進行のさなかに迫られることになり，通常の判断が難しい場合もある。また，従前の日本の文化的背景から意思決定が不慣れな年齢層，療養者本人・家族の価値観の相違，医療処置の選択などの生命維持に直結する事柄といった，本人の置かれている状況を理解したうえでの意思決定支援が求められる。さらに，その選択が，タイミングを逃さず実施できるように努める必要がある。

療養の場の変化では，病院から在宅療養への移行支援が挙げられ，支援体制の整備，在宅療養環境の整備，ケア技術の獲得支援を多職種の連携に基づき網羅的に行う時期で，地域側支援者として訪問看護の果たす役割は大きい。

4　維持・安定期

呼吸や嚥下，排泄などに，生命維持に困難をきたす症状があるが，軽度あるいは進行があまりないとき，または症状に対する必要な医療処置が実施され，生活障害への対応法も確立している時期である。

症状に対する医療処置や生活障害への対応がなされている時期では，胃瘻や人工呼吸の実施について，さまざまな葛藤や生命維持の危険から脱却し，第二の人生のスタートともいえる時期となり得る。そのためには，生命維持を支える看護，日常生活を支える看護，自己実現を支える看護の視点でのかかわりが重要となる[19)]。

5　終末期

死との直面期，グリーフケアの時期である。終末期そのものは構成概念でもあり，「いつから」とはっきり区切れないところに特徴がある。また，医療処置を選択した場合としなかった場合では，その看護の特徴は異なる面が大きい。特に，人工呼吸器装着などの医療処置の選択により，生命予後が長期化している中では，維持・安定期でも，合併症や随伴症状などにより，全身状態の変動をきたしながら病状は徐々に進行するため，継続的なかかわりが重要である。療養の長期化による介護負担や家族の状況変化などを踏まえ，後悔のない療養生活が送れるよう支援していく。そして生き抜くことを支え，残される家族や支援者がともに，やりきった気持ちをもてるようなかかわりが，その後のグリーフケアにつながるといえる。

以上，療養行程に沿って，難病に対する訪問看護のアセスメントの視点を述べたが，もう一つ重要な視点として「チームでかかわる」ということが挙げられる。難病の人は多くの社会資源を利用して生活を成り立たせており，そのぶんかかわる関係者が多岐に及ぶ。この多専門職種（multi-disciplinary and inter-disciplinary team）ケアが患者のQOL向上に密接に関与しており，チームケアの中で訪問看護師が果たす役割は大きい。特に，医療と生活をつなぐ立場として，チームが円滑に機能するための調整役としての役割も期待されている。

2　療養生活の支援，医療的ケア

1　精神的な支援

ある日突然，自分が原因不明で治療法がない疾患にかかっており，またその疾患は，進行していくことを知るショックは計り知れない。また，健康問題のある家族成員が生じることにより，家族内の役割の変化と再構築の必要性は，本人のみならずその家族の人生にも大きな影響を与える。

精神的な支援の重要性に異議を唱える人はいないが，「何をもって，精神的な支援といえるのか」と聞かれた際に即座に答えることができるであろうか。励ましの言葉のつもりが，相手の状況によっては思いもよらぬふうに受け止められることもある。信頼関係が構築されているか否かに尽きるといえる。では，その信頼関係を構築するには，どうしたらよいか，ということになるわけだが，これにもノウハウがあるとは言い難い。療養者・家族側からの願いに共通していることは，「知ってほしい」という思いであろう。「どんな病気で，どんな症状があって，どんなことに困っているのか，知ってほしい」と多くの療養者・家族は言う[20]。知るということは，誰にでもできそうなことである反面，知った後にどうするか，特に解決にすぐ結びつけられない場合など，何もできることがないと訪問看護師は無力感にさいなまれ，「知る」ことから遠ざかりたくなることもあるだろう。何もできない自分を認め，それでもそばにいることを放棄しない姿勢，これが療養者・家族を孤立させず，そして自らも一人で抱え込まないために重要な点である。

次に，難病における精神的支援の目標を考えてみる。私たちは，日常的に難病の人が，「前向きだ」「受容した・していない」など，適応（adaptation）しているかどうかに関心をもっている。もちろん，状況への適応は大事な概念であるが，ここでも「何をもって適応といえるのか」がついてまわる。治らない病気に対する受容や適応については，自らの価値観の変容，すなわち，ナラティブ（narrative）*の書き換えに通じるといえる。病気・障害・老化とともに生きていく中で，また時間経過や治療によって，人の心に今までと異なった価値感や意味が再構成されていくという[21]。つまり，難病の発症によって絶望の淵にあったとしても，時間の経過や人とのかかわりによって，「病気にならなければ出会わなかった人々と知り合えた」「よくもないけど，悪くもない」「どんな人生にも，苦あれば楽あり」といったように過去を再評価し，現在や未来の意味を変えていくことができるのである。これこそが，難病の人の看護に療養行程をとらえる視点が重要なゆえんかもしれない。

*ナラティブ（narrative）とは，事象についてその人自身の物語（story）と言葉で語られるもの。

療養者の語るナラティブを知り，その意味の再構成を行いながら心理的に支援していくことが求められる。その際に有用な方法の1つは，SEIQoL〔Schedule for Evaluation of Individual Quality of Life（シーコール）〕という，半構造化面接に基づく，主観的QOL評価である[22]。従来のQOL評価尺度は，一次元的に，患者が設問の状態を「できるかできないか」で評価するため，難病のように治癒が望めない疾患ではQOL評価の結果が，死より悪い状態を呈する場合もあり得る。これに対し，SEIQoLでは患者自身が何を大切にしているかに基づき，評価する。まず，大切な生活領域（Cue）を5つ挙げてもらい，その5つそれぞれの満足度（Level）をVAS（visual analogue scale）で評価してもらう。そして，5つのCueについての心に占める重みづけ（Weight）を0～100%の間で分けてもらう。手順はこの3段階であり，回答後，各CueのLevelとWeightを掛け合わせた値を5つ加算することでIndex（0～100）が得られる（図Ⅲ-5-2）。

Cueの内容で，本人が何を大切にしているかがわかり，LevelやWeightでケアの方向性をともに検討することができる。さらに，継時的に実施することにより，Indexの推移がわかり，ケアの妥当性を評価することにもつながる。SEIQoLは，5つの大切な領域の想起など，構成概念やワーキングメモリが必要で，実施できる人や状況が限定されるかもしれないが，その人の大切にしているものを「知る」ことは，patients reported outcome（PRO；患者報告アウトカム），患者中心の医療の提供につながる第一歩といえ，完全で

図Ⅲ-5-2　SEIQoL-DW

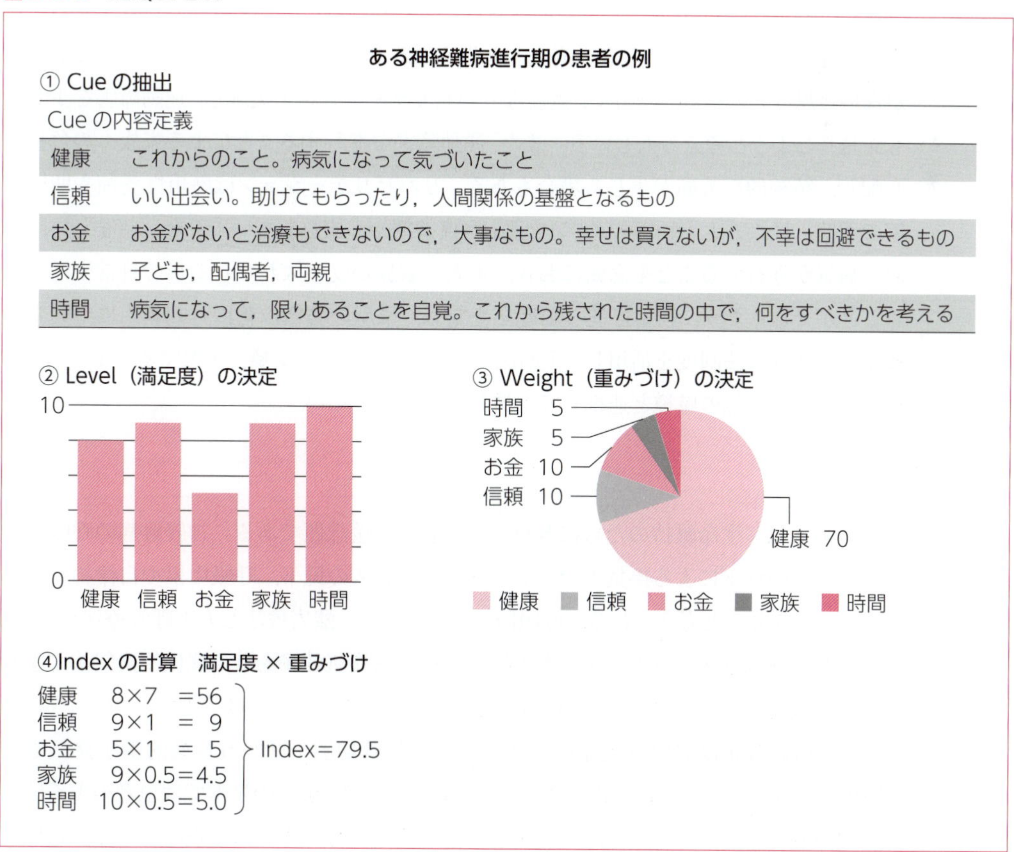

なくても対話のツール，糸口としての利用が期待できる。

2　身体症状に対する支援

運動とは，日常生活動作だけでなく呼吸や嚥下などを含む幅広いものであり，これらの運動が何らかの理由でうまくできなくなることを運動障害という。難病の人は，運動障害に加えて，排泄障害や自律神経障害など障害が多岐にわたる。特に神経難病では，経過とともに障害が重度化することが多いため，苦痛緩和に努め，生活しやすくできるよう身体症状を維持する支援が重要である。

呼吸障害には酸素療法や人工呼吸療法，嚥下障害には経管栄養法や中心静脈栄養法，排泄障害には間欠導尿や膀胱留置カテーテルというように，医療処置の選択が必要になる。医療処置についてどのような治療法を選択するか，その決定時期を誤ると，生命の危機に直結したり，望まぬ医療処置を実施したまま生活を送らなければならなくなる可能性があるため，適切に身体的アセスメントを行い，どのように生きていくか，治療法について十分に検討し納得した意思決定ができるよう支援する。

a 四肢の運動機能障害

難病の中でも日常生活動作についての障害程度が大きく，リハビリテーションの適用になるものが，四肢・体幹の運動障害である。「字が書きづらい」「歩くことができない」「寝返りができない」など，これらの症状はできなくなったことを敏感に自覚させる。難病を「進行する病気」「治らない病気」と思うことで，リハビリテーションをしても仕方がないと思う人もいる。一方で，過度なリハビリテーションを実施し，運動障害を少しでも先送りしようと考える人もいる。また，運動障害が進行することによる家族への負担を心配し，精神的な苦痛が生じる場合もある。リハビリテーションは廃用性萎縮や関節拘縮の予防，およびリラクセーションを兼ね，病初期から実施していくことが望ましい。なお，病気が進行することを念頭におき，本人・家族が受け入れられる形で日常生活を送ることができるように利用可能な制度を査定し，家屋の修繕や補助具の利用について支援する。多様な法制度を活用し，主治医，リハビリテーション職，ケアマネジャー，福祉用具業者など，他の職種と連携して支援していく。

b 呼吸障害

呼吸障害は，生命維持のためにきわめて重要な支援課題である。神経難病の呼吸障害は，呼吸筋の低下による換気不全，気道クリアランスの低下，呼吸中枢や自律神経の問題によって生じると考えられる。呼吸障害に対しては，酸素療法と人工呼吸療法がある。人工呼吸療法は蘇生バッグによる人工換気，機械的換気法があり，機械的換気法すなわち人工呼吸器による換気では，気管切開を用いずインターフェイス（鼻マスクやマウスピース）を用いる非侵襲的換気療法（NPPV）と，気管切開下で行う侵襲的陽圧換気療法（IPPV）がある。人工呼吸器装着後も病気は進行するが，現在の日本では患者の多くは在宅での療養となるため，人工呼吸器装着の意思決定支援はきわめて重要である。適切な時期に本人が納得した意思決定ができるよう，呼吸障害のアセスメントと人工呼吸器を装着した生活をイメージできるような情報提供が重要である。

訪問看護師は，呼吸状態のフィジカルアセスメントとして呼吸困難感などの自覚症状と客観的データを統合し，評価する。換気不全から生じる呼吸障害の場合，進行がゆるやかで，四肢の運動障害により活動性が低下していることもあり，息切れなどの呼吸症状が出現することが少なく，他人に気づかれにくい。初期の自覚症状としては，朝方の頭痛，疲労や倦怠感，大きな声を出せないなどがある。客観的データの測定として，在宅療養でも，スパイロメータを用いた肺活量の測定，最大咳嗽時呼吸流速，パルスオキシメータ，経皮炭酸ガスモニターなど，機器の活用も可能である。気道クリアランスの低下は，咳嗽力の低下が主要因であり，肺胞から酸素を取り入れる機能を低下させる。気道クリアランスのケアとして，排痰誘導のための体位ドレナージや呼吸リハビリテーションを行うことは重要で，排痰補助装置の適切な使用確認を行う。また，自己排痰が困難となった場合は吸引器を用いる。さらに球麻痺により誤嚥や気道閉塞を起こす場合があるため，気管切開の検討が必要になる。

C 嚥下障害

嚥下障害は，呼吸障害とほぼ同時期に出現し，生命維持を脅かす重度な障害である。嚥下障害では，栄養障害をきたし，誤嚥による肺炎を起こしたり，最悪の場合窒息することもある。適切な嚥下障害の程度と栄養状態の評価を行い，食物形態の工夫や栄養補助剤を開始する。嚥下障害が進行した場合には，胃瘻造設術，経鼻経管栄養などを考慮する必要がある。嚥下状態の評価としては，テスト法や質問紙法があり，反復唾液嚥下テストや水飲みテスト，フードテストが用いられている。身体的アセスメントとしては，食べるのにかかる時間，飲み込めなかった食べ物が口の中に残っていないか，痰の性状・喀出状態，唾液が漏れていないかなどの評価を確実に行う。

パーキンソン病は，嚥下障害の自覚に乏しく不顕性誤嚥が特徴である。誤嚥している状態に気づきにくいため，食事の摂取状況や発熱などのバイタルサインに注意し，定期的に検査を行うことが必要である。経口摂取は，覚醒していることが大前提である。姿勢の保持ができるよう，薬の内服量や内服時間が適切か医師に確認する。筋萎縮性側索硬化症の場合では，病初期に急激な体重減少をきたし，エネルギー代謝の亢進をきたすとされている。筋萎縮性側索硬化症の場合は，胃瘻造設は，十分な呼吸機能がなければ，造設術施行時に呼吸不全が悪化するリスクが高くなるため，努力性肺活量（% FVC）が50%を下回る前に造設することが推奨されている。胃瘻は栄養投与のルートになるだけでなく，薬の投与ルートにもなるので，治療法の選択のために十分に検討することが必要である。

安全を確保することは看護の重要な役割であるが，食べることは大きな楽しみである。胃瘻を造設した後でも，病状によっては楽しみ程度に食べることを続けたり，気管と食道の分離術を実施して食べることを続けている人もいる。在宅でも，訪問リハビリテーションとして言語聴覚士が入って摂食嚥下リハビリテーションを実施したり，歯科が入り義歯の調整や専門的な口腔ケアを行い，食べるための口づくりをしていくことが可能である。また，理学療法士による食事時の姿勢の調整や作業療法士による自助具の選定も食べることには必要であるため，多職種連携による支援が重要である。

d 排泄（排尿，排便）障害

排泄は老廃物を体外から出すという生命維持に欠かせない重要な機能である。神経難病の中でもシャイ・ドレーガー症候群では比較的早い時期から失禁，残尿，尿閉などの症状が出現する。排尿回数や尿量の測定，残尿測定や検尿を行って，治療や介入をする必要がある。排尿障害は進行すれば間欠導尿や膀胱留置カテーテルが必要になる。排便の障害がある場合は，排便周期と便の形状や排便量を確認する。パーキンソン病では排便障害が運動障害に先行する場合もある。排泄の症状と合わせて，どの程度食事ができているか，活動ができているか，排泄に副作用のある内服薬の状況についてもみていく必要がある。

自分でトイレに行きたい，トイレで排泄したいという気持ちは人として当然である。消化器症状が顕著に出る潰瘍性大腸炎やクローン病は，セルフケアで対処できるように個別指導や相談を必要とする。一方，排泄機能に問題はなくとも，日常生活動作の低下や常時介助者がいる環境ではないことから，トイレに行くまでに間に合わず失禁してしまったり，車椅子ではトイレに入ることができない住環境であることが問題になる場合がある。尿器や便器，ポータブルトイレの使用，トイレなどの改修費用についてもケアマネジャーに相談することが必要である。

e コミュニケーション障害

コミュニケーションは，情報の相互交換である。コミュニケーションに対する支援は，療養生活の中で他者との交流をするためのQOL維持を目指すとともに，症状や異常を伝えるなどの生命維持に必要不可欠な支援である。

難病の人のコミュニケーション障害は，構音障害だけでなく，呼吸障害による声量の減少，運動失調症状や随意筋の低下により身体表現（表情やジェスチャー）ができないことによって生じる。また，コミュニケーションが円滑にいかない状態として，認知機能障害を伴っている場合がある。気管切開下の人工呼吸療法の例では，中耳炎により聴力が低下している場合があり，聴力の評価も必要である。

コミュニケーション障害の程度により，補助・代替コミュニケーション（AAC）手段が用いられる。感情や日常生活で必要なことが書かれている文字盤や，対面式に視線を合わせて五十音表の文字を読み上げたりする透明アクリルの文字盤がある。口の形から母音を読み取り，読み上げる方法もある。さらに，情報技術（IT）を用いたコミュニケーションエイドや意思伝達装置も進化している（表Ⅲ-5-2）。意思伝達装置には，随意筋の動き，呼吸，筋電など生体信号で操作するものがある（表Ⅲ-5-3）。難病の人の場合，特に同一部位を動かし続けると負担がかかり，疲れやすい。また，機器の不具合も起こりうるため，可能であれば複数の手段を確保したほうがよい。また，病気の進行によりスイッチの操作が不安定となり，中止・変更を余儀なくされる。スイッチのセッティングに時間がかかると，介護側の負担も大きくなるため，作業療法士などを中心としたスイッチの

表Ⅲ-5-2　補助・代替コミュニケーション（AAC）の種類

種類	方法	特徴	製品の例
ITを用いない	発語・口話	発声。構音障害が進行すると聞き取りにくくなる 気管切開でも，構音機能が保たれていれば，スピーチカニューレやスピーキングバルブなどの使用で可能な場合がある	スピーチカニューレ スピーキングバルブ
	筆談	筆記具などで書く場合と，指文字とがある	
	文字盤	用件を羅列したものや五十音や数字を書き込んだ盤を指し示したり，透明アクリル盤を使用し対面して目の動きを読み取ることで意思を伝える	透明文字盤
		聞き手が五十音を読み上げ，非言語の合図（サイン）を送ることで会話が成立する読み上げ式や，話し手が母音の形を示し，それに合わせて読み上げる「口文字」など目の疲労を緩和する方法もある	読み上げ式 口文字
ITを用いる	コミュニケーションエイド	VOCA（携帯用会話補助装置）。ボタンやスイッチ操作で選択することにより，合成音声やあらかじめ録音したメッセージを伝えることができる。携帯型（バッテリー充電により移動先で使えるもの）もある	トーキングエイド トーキングエイド for iPad ボイスキャリーペチャラ
	意思伝達装置	ワープロ機能を，療養者の残存機能に合わせたスイッチ操作で使用可能にしたもの。市販のパソコン専用に開発したコミュニケーション用のソフトを組み合わせてあるものが多い（ソフトのみ）。出力スイッチは，瞬きを利用するものなど，療養者の状態によって工夫する必要がある	レッツチャット 伝の心 マイトビー ハーティーラダー オペレートナビ

［道又元裕編（2014）：新 人工呼吸ケアのすべてがわかる本，p.397，照林社］

表Ⅲ-5-3　スイッチ・センサー類

利用する部位	作動方法	製品名
随意筋の動き	押す（圧迫）	マイクロスイッチ
		ビックスイッチ
		ジェリービーンスイッチ
	触れる（接触）	タッチセンサースイッチ
		ピンタッチスイッチ
	圧素子/空圧	PPS（ピエゾ・ニューマティック）センサー
	視線	画像認識（カメラ）スイッチ
	光（赤外線反射量の差）	光電スイッチ
呼吸	吸気・呼気	ブレススイッチ
	音感知スイッチ	音認識スイッチ
生体信号	眼電	EOG 眼電センサースイッチ
	筋電	筋電スイッチ
	微弱生体電位	マクトス
	脳血流	心語り
	脳波	脳波スイッチ

［道又元裕編（2014）：新 人工呼吸ケアのすべてがわかる本，p.397，照林社］

適合の評価と新たな手段の検討も必要である。また，少しでもコミュニケーションをとりやすくするために，眼のケアや表情筋や四肢のマッサージは重要な看護ケアである[23]。

3 医療機器の管理，異常の早期発見

医療依存度の高い状態で在宅療養を継続している難病の人に対しては，非医療職である家族や介護職たちとともに安全な療養生活を営んでいけるよう環境づくりをすることが必要である。人工呼吸療法を実施している場合など，コミュニケーション障害により異常を伝えることもままならないといった状況も考えられる。常日頃から機器の管理や緊急時の対策について，関係者間で共有し医療機器の管理や異常の早期発見に努める。

a 人工呼吸器の安全管理

前述のように人工呼吸には気管切開下の侵襲的陽圧換気療法（IPPV）と非侵襲的人工呼吸療法（NPPV）があり，在宅では安定した病状の人に実施される。

在宅で使用する人工呼吸器は，高度な機能よりも，使用方法がシンプルで取り扱いがしやすいものが求められる。人工呼吸器の電源は，AC電源，内部バッテリー，外部バッテリーがあり，機器によって特徴がある。定期的な点検は医療機器メーカーや臨床工学士により実施される。訪問看護においては，日常的に人工呼吸器の安全管理をするために，チェックリストの活用が有効である。また，常日頃から緊急時，災害時の対応を検討しておく必要がある（表Ⅲ-5-4，図Ⅲ-5-3）[24]。人工呼吸器を装着する人は，吸引器を必要とする場合が多い。吸引器の選定条件としては，充電機能，十分な吸引力（排気流量の大きいもの），持ち運びが可能な大きさと重さ，吸引力の調整が可能などが挙げられる。吸引器が故障したときや災害時のために，電源を用いないものや発電機を合わせて準備しているほうが望ましい。

b 異常の早期発見

異常の早期発見と対応により，重大な健康問題を予防することが大切である。そのためには通常の状態を確認し，何が異常であるかを判断する能力が求められる。人工呼吸の場合，気道クリアランスが低下しており，肺炎を起こしやすい状態にある。また，陽圧換気になることで，心拍出量低下，血圧低下，尿量低下など身体に影響が出るため，フィジカルアセスメントは大変重要である。

機器に関しては，人工呼吸器回路および付属品のトラブル，人工呼吸器本体のトラブルがある。回路や付属品のトラブルでは，ベッドの柵や外出時にエレベーターに挟まれて回路が外れたり，破損したりすることがある。人工呼吸器本体では，突然の作動不良（電源が立ち上がらないなど）がある。人工呼吸器が作動している場合は，アラーム機能が異常を知らせるが，アラーム機能に頼りきらず，速やかに蘇生バッグによる用手換気に切り替え，異常の原因が機器由来のものか，本人の状態によるものかの観察を確実に行うことが必要である。こうした緊急時に対応できるよう，主治医，訪問看護ステーション，医療機器メーカーとの連絡について，本人・家族をまじえて事前に話し合っておく。

表Ⅲ-5-4 災害に備えて準備しておくもの

品目		留意点
蘇生バッグ		• 蘇生バッグは，停電による呼吸器停止時に，手動で呼吸を確保する道具である • 常に手の届く場所に置き，すぐ使える状態にしておく • 緊急時に複数の人が使用できるよう，日頃から練習しておく
外部バッテリー		• 外部バッテリーは停電時の電源である • 常に人工呼吸器につないでおくタイプと，停電時（使用時）につなぐタイプがある • 停電時につなぐタイプの場合は，つなぎ方を練習しておくこと，月1回は充電すること，2年をめやすに交換すること（バッテリー劣化のため）が大切 • バッテリーの劣化状態は，フル充電で何時間使用できるか計測することで確認できる
予備の物品	呼吸器回路	• 災害により，破損したり，新しい回路が供給されなくなったりする恐れがあるため，予備の呼吸器回路を一式準備しておく
	吸引器	• 充電式や足踏み式の吸引器を準備しておく • 充電式吸引器は常に充電しておくこと，2年をめやすに交換すること（バッテリー劣化のため）が大切である
	その他吸引物品	• 予備の吸引カテーテル，手袋，アルコール綿，蒸留水などは，平常時の吸引回数を考慮し，7日分以上の量を準備する
栄養剤 薬剤		• 7日分以上の量を準備する • 最新の処方せんのコピーも入れておく • 栄養剤や薬剤，滅菌物には使用期限があるため，定期的に確認する（確認した日付を記載しておく）
電源	発電機 使用燃料	• 発電機を直接人工呼吸器につないで使用することは推奨されない。必ず主治医や人工呼吸器取扱事業者に確認する • 発電機は必ず屋外で使用する（一酸化炭素中毒を起こす危険がある） • ガソリンは，できるだけ携行缶一杯に満たし，冷暗所に保管する • ガソリンは半年以内をめやすに使い切るのが望ましい。個人で所有できるガソリンの量は限られるため，詳細は消防署等で確認する
	延長コード	• 自家用車や発電機から電気を取る場合や，避難所等で使用する場合に備えて準備する
懐中電灯 ラジオ 乾電池		• 懐中電灯は，ランタン型やヘッドランプ型が使いやすい • 電池式や手回し式のラジオを準備する • 携帯電話のワンセグも活用する • 懐中電灯やラジオ等の種類に応じた電池を，多めに準備する

［道又元裕編（2014）：新 人工呼吸ケアのすべてがわかる本，p.412，照林社］

なお，蘇生バッグの手技は，緊急時に慌てないよう定期的に練習しておく。

4 生活障害に対する支援

生活障害は多岐にわたり，かつ慢性的に進行していくため，症状を的確にアセスメントし，対応をしていくことが必要である。療養者の生活障害が重度化した場合には，家族の介護負担を重くしないために，定期的な短期入所や通所サービスの利用も検討する必要がある。

a コミュニケーション

自分の考えていることを相手に伝え，意思を通わせて生きることは生活の基本である。コミュニケーション手段の確保は，日常生活を円滑に送るうえでの，基本的かつ最優先事項である。重度な難病の場合は，言語によるコミュニケーション手段をすべて失ってしまうことがある。残存機能を補完する方法をともに考え，難病の人が人間として重要

図Ⅲ-5-3 緊急時の医療情報連絡票の例（在宅人工呼吸器使用者用）

患者情報				
氏　名			性別	男性　・　女性
生年月日	大正・昭和・平成　　年　　月　　日（　　　歳）			
住　所	〒　　（電話：　　　）			
診断名				
合併症				
主治医	専門医	医療機関名 医師名　　（電話：　　　）		
	かかりつけ医	医療機関名 医師名　　（電話：　　　）		
今までの経過	発症	年　　月	人工呼吸器装着	年　　月
服薬中の薬				
基礎情報	身長	cm	体重	kg
	血圧	／　　mmHg	体温	℃
	脈拍	回／分	SpO_2	%　〜　　%
コミュニケーション	会話　　筆談　　文字盤　　意思伝達装置　　その他（　　　） 具体的に記載（YES／NO サイン等）			
医療処置情報				
人工呼吸器	機種名（　　　）			
	□ 気管切開で使用（TPPV）		□ マスクで使用（NPPV）	
	□ 量規定（VCV）		□ 圧規定（PCV）	
	換気モード		換気モード	
	一回換気量（　　　）mL ／分		IPAP（　　　）　EPAP（　　　）	
	PS（　　　）　PEEP（　　　）		吸気圧（　　）　PS（　　）　PEEP（　　）	
	呼吸回数（　　　）回／分		呼吸回数（　　　）回／分	
	吸気時間または換気流量（　　　）		吸気時間（　　　）	
	人工呼吸器装着時間：□ 24 時間　　□ 夜間のみ　　□ その他（　　　）			
酸素使用	□ あり（　　　）L ／分　　□ なし　　□ その他（　　　）			
気管切開	気管切開チューブ製品名（　　　）　サイズ（　　　）　カフエア量（　　　）mL			
吸　引	□ 気管　　□ 鼻腔　　□ 口腔　　（特記事項：　　　）			
栄　養	□ 経口　　□ 経鼻カテーテル □ 胃ろう・腸ろう 製品名（　　　）　　サイズ（　　　） 栄養剤商品名（　　　）　　1 日の総カロリー（　　　）kcal □ その他（　　　）			
膀胱留置カテーテル	□ あり（サイズ　　　）　　□ なし			
その他の特記事項				
記入者：所属	職種	氏名	記入日	年　　月

［道又元裕編（2014）：新 人工呼吸ケアのすべてがわかる本，p.413，照林社］

な「痛み」や「つらさ」「悲しみ」「喜び」を伝え続けられることを支援する。

b 移動の援助

日常生活において，難病の人ができるかぎり自立して生活するために，自助具や補装具の活用が求められる。自助具，補装具は多種多様であるので，その人に合ったものや目的に応じて使用することができるよう選定する。理学療法士や作業療法士，福祉用具の専門職などと話し合い，専門的で具体的な助言を得て本人が自宅でどのように使用するかを十分に検討し，介助者が使用を手助けできるようにして実施する。

人工呼吸器使用者の場合，車椅子には，人工呼吸器のほか，蘇生バッグ，吸引器，吸引操作物品一式，コミュニケーション手段など本人から遠ざけてはいけないものが搭載できるようにする。移乗には，本人の体格，療養室のスペース，車椅子の構造，介助人数を考慮し，スライディングボード，スライディングシート，介護リフトなどを活用し，頭頸部を支え，気管カニューレが引っ張られず，手足が落下しないように注意する。

c 転倒の防止

歩行障害により転倒し，大腿骨骨頭部骨折がきっかけとなって寝たきりになったり，頸椎を損傷し上下肢が不自由になった人もいる。病気が進行したことを受け入れにくい状態にあることを理解し，適切な時期に歩行の補助具や補装具，介護リフトなどの導入ができるように支援していく。医師や理学療法士の意見を聞いたり，サービスや制度の利用をどのようにすればよいかケアマネジャーの協力を得る。また，自律神経障害から生じる起立性低血圧は，症状が軽度なうちに対応する。起立性低血圧の症状は立位をとった際に立ちくらみやふらつきが起こったり，臥位から座位への体位変換時に応答不良が起こる。立ちくらみの際には，通常は臥位をとったり，弾性ストッキングをはくなどの対応がとられるが，医師にその状態についての対応策が適切か確認し，家族や支援者間で情報共有する必要がある。

d セルフケア

セルフケアは，清潔，排泄，食事など生活していくのに欠かせない日常生活行動を行うためになされるものである。安全性を守るあまり，これらの行為が著しく制限を受けることがある。QOL の維持と安全性の両立は難しいが，できる限りセルフケアができるよう他職種と連携していく。

5 合併症や二次的障害による病状悪化の予防

a 合併症の予防

看護の重要な役割は，生命の維持，合併症の予防にある。疾患の特徴から，症状の悪化や進行を防ぐには限界があるが，悪化の徴候を早期に把握し，事前に準備をしていくことで速やかな対応ができる。そのため，顕在化している問題だけでなく，これから予測される問題を考え，対応する必要がある。

また，動かさないことによる廃用症候群は，さまざまな合併症を起こす。長期臥床の場合，沈下性肺炎などの呼吸器感染症，カテーテルの留置による尿路感染症，同一体位による褥瘡などが生じる可能性がある。筋萎縮性側索硬化症では，従来，眼球運動制限，膀胱・直腸障害，感覚障害，褥瘡は陰性徴候として起こらないとされてきたが，長期の経過において出現することがわかってきた。さらに，長期人工呼吸療法では，気胸，胆石や胆囊炎，脂肪肝や糖尿病，心不全，麻痺性イレウスが起きたり，自律神経障害による体温調節障害，血圧変動などを合併する例が報告されている。

長期に調整栄養剤を使用する場合には，電解質異常が生じることがあり，定期的な検査が必要である。

b 感染の予防

感染症の感染経路には接触感染，空気感染，飛沫感染があり，感染源と感染性宿主（人）が連鎖しないように断ち切ることが必要である。在宅の場合，医療職だけでなく，家族や介護職など複数の人が居室に入り，医療機器や衛生材料などを使用することになるため，手指衛生や個人防護具，使用物品の取り扱いなどを徹底できるように対応策を立てる。難病の人の場合，上気道感染が全身状態に与える影響は大きい。本来，吸引カテーテルは1回ごとの使い捨てが基本である。しかし，衛生材料の供給やコスト，ゴミ処理の関係から，1日数本を消毒しながら複数回使用することが多い。感染のリスクを減らせるよう感染対策の根拠に基づく判断が必要である。また，家族介護者がインフルエンザなどの感染症にかかることもある。状態によっては，居室から遠ざけることが必要であるが，その人がケアのほとんどを担っている場合，療養支援体制全体を見直す必要がある。

6 残存機能の活用による機能低下の防止とQOL向上のための支援

難病は，慢性進行性の経過をたどるため，進行に応じた支援が必要である。また，残存機能をいかに活用し，自己実現が達成できるか，QOL向上のための支援は重要である。QOLは疾患によって悪化するのではない。苦痛症状を緩和し，維持・安定した状態で残存機能の低下を最小限にできれば，その人なりの自己実現の可能性は広がっていき，QOLは向上する。その人のやりたいこと，できることをどのように支えるかを考え，難病の人の疾患に対するケアだけでなく，家族が介護負担を軽減でき，困難な状況に対処できるよう，多専門職チームで支援する必要がある。

a 残存機能の活用による機能低下の防止

日々進行していく病状の中で，昨日までできたことが今日はできないということを繰り返し，「明日起きたらできなくなっているのではないか」と不安に思っている人も多い。できないことで嘆くのではなく，そのときにできることを一つでも広げていく支援が求められる。残存機能の低下を予防の観点では，動かさないことによる廃用性萎縮は課題である。しかし，動かすときに痛みを感じると，いっそう動かすことから遠ざかる場合もある。マッサージやリハビリテーションを行うことで，口角が上げやすくなったり，指を動かしやすくなったりすれば，意思の伝達もしやすくなり，人との交流に大きな可能性を広げるものとなる。また，関節可動域や座位の訓練を行い，残存する筋力や関節可動域に応じた装具や補助具，車椅子などを用いることで，外出の可能性は広がる。

b QOL 向上のための支援

QOL への支援とは，人間らしい充実した生活の質の維持・向上のために行うものである。難病は治癒しないため，本人と家族の QOL を向上させることが必要となる。

バリアフリー化が進み，人工呼吸器の小型化やバッテリーの性能の向上，車椅子の軽量化などにより，人工呼吸を行っていても病状が安定していれば外出することが可能となってきた。学校に通いたい，友人と出かけたいなどの目的を達せられるよう支援体制を整備することが必要であるが，療養者の安全はもちろん，機器の安全管理は必須条件となる。

難病の人に「何をしたいか」と質問すると，「今までのように当たり前の生活がしたい」と答える人が多い。その人なりの「当たり前の生活」をともに考え，具体的にし，多職種と共有していく。また，難病の人や家族は，「何のために生きているのか」と生きる意味や病気になった意味を考え，自己否定などの情緒的問題を抱えていることもある。訪問看護師は，それらの感情を受け止め，理解するように心がけ，病状の安定や生命の維持のための支援を行い，自己実現につながる QOL 向上のための支援をしていく。

3 家族への支援

1 在宅で難病の人を支える家族への理解

1 家族の実態

2013（平成25）年度の東京都の調査[25]によると，在宅で生活している難病の療養者の主な介護者は配偶者が68.9%と最も多く，次いで子ども7.5%，両親3.1%で，介護者の年齢は70歳以上が41.7%であった。また約6割の療養者が主な介護者の状況について不安をもっており，その内容は，①健康状態に問題がある42.1%，②他の家族の介護もしている5.0%，③未就学児の世話1.7%，③就労中で介護が負担8.7%であった。これらの結果から，家族による老老介護の割合が高く，介護者が自分の健康に不安を抱えたり，複数の責任を負いながら介護を行っている実情がうかがえる。

東京都における人工呼吸器使用難病等患者の調査[26]によると，在宅人工呼吸療法を行う人の数は増加し，療養期間は延長している。そして胃・腸瘻の造設率も増加していた。これらのことから，介護の長期化や医療処置などの介護内容も高度になり，家族の介護負担が大きくなっていることが推測される。

筆者らは20～30年間の長期にわたり介護してきた家族から,「自分の人生は介護一色」「子どもをレストランや旅行に連れて行くこともできなかった」「昔は若かったから短時間にできたこと（介護など）が今はすぐに動けなくって時間もかかる」などの嘆きを聞いた経験がある。難病の療養者を介護する家族の実態として，医療処置内容の増加，介護期間の長期化などがあり，そこに関連する種々の問題が発生している。

2 家族の心理および心身の負担

a 家族の心理

病状の進行や合併症の出現などで介護量が増えると，家族全員の日常生活が圧迫され，家族間のコミュニケーションが減ったり，室内が雑然としてくるなど，余裕がなくなる。そのうえ疾患によっては胃瘻や気管切開・人工呼吸器などの医療処置の選択・非選択という意思決定が必要な時期も訪れる。療養者と家族または家族間での意思が一致しない場合もあり，悩みは大きい。訪問看護は身体看護だけではなく，療養者と家族に寄り添って話を聞くなどの精神的支援も必要になる。

難病の中には遺伝との関連が指摘される疾患もある。遺伝の関連性をもつ親は，わが子に申し訳なく感じ自身を責めたり，自身の健康を顧みず介護に没頭することもある。時には配偶者の親族から非難を浴びたり，離婚の原因になったりする。また遺伝のリスクをもつ子どもは，適齢期になったときに遺伝子診断を迷ったり，診断後の結果に悲観し将来の展望を失う場合もある。このような遺伝に関連する種々の問題で，親族や友人に病気になったことを告げられず，相談する人もいないまま孤立した状況におかれる家族もいる。

筆者らは訪問看護の現場で，家族の攻撃的な接し方などに戸惑いを感じた例も少なくない。後で振り返ると，慢性的な寝不足，複雑な家庭事情や経済事情，介護対象の療養者との軋轢などが原因であった。家族の心理を理解し，その負担感や拘束感を軽減できるように，家族の生活の質（QOL）も考えながら訪問看護することが求められている。

b 心身への負担

難病の療養者の命を預かる家族介護者は，長期間の精神的緊張と身体的負担を受けながら介護している。以下に介護者の負担要因を整理してみる。

身体的負担

- 生理的に必要な時間（トイレ，入浴，食事など）が制限される
- 睡眠時間の短縮や中断
- 疲労感，肩こりや腰痛，腱鞘炎など
- ストレスや不規則な食事時間による過食や食思低下（そのための健康障害）
- 介護者自身に健康問題が生じたときに受診や治療が遅れがちになる

心理的負担

- 療養者の命を委ねられているという緊張感，責任感，重圧感
- 療養者の近くを離れられない拘束感
- 療養者とのコミュニケーションがとりにくいための寂しさや無力感，徒労感
- 訪問支援者の出入りによる気ぜわしさやプライバシー確保の困難感

社会的負担

- 職業（喪失，配置転換，非正規社員になる）
- 友人や親戚と縁遠くなった孤立感
- 趣味や自由時間の余裕がなくなる

2 家族支援に必要なアセスメントの視点

1 家族の気持ちを理解し，意思を尊重した支援

訪問看護は療養者や家族の「生活の場」に訪問することになる。そのため，主体は「難病の人を含めた家族」と考えて支援することが肝要である。その「生活の場」は，これまでの生活習慣や生活感覚，価値観などで形成されている。すなわち在宅療養は自分たちらしい療養生活が送れる場所である。しかし，われわれ看護職は医療機関内の看護の

経験や年代の相違などから，各家庭の個別ニーズに合わせた看護・ケアに慣れていない場合もある。看護側とは異なった考えやこだわりをもつ療養者や家族に出会ったときは，受け入れて一緒に考えていくような心がまえが大切である。療養者や家族の意思を正確に確認できているか，その意思に沿った支援計画が作成されているか，家族のライフサイクルも考慮しているか，などを定期的に確認する場を設ける必要がある。

2　介護に必要な知識，技術を習得できるための支援

介護に必要な知識や技術の指導は，退院移行時にまとめて集中的に行われることが多い。この退院時指導は主介護者に対してだけでなく，家族全員に行っておくとよい。また療養者は，入院中の経験などから家族以上に指導内容をよく理解できる場合もある。訪問看護師は，退院時指導を実施した医療機関の看護師と連携をとりながら，病院で行われていたケアが在宅でも実施可能なように，療養者の家の状況に合わせた方法に調整していく。また，退院直後は療養者・家族ともに緊張や不安が強く，指導内容の細部を忘れたり，疑問が発生したりする。この始まりの期間は，訪問看護も特別な態勢で丁寧に行うことが大切である。

療養者の健康問題や身体状況は，病気の進行に応じて変化していく。そのため，介護内容や技術は変化に合わせて修正していく必要が出てくる。現在の療養者の状態に合っているのか，家族の介護技術に問題はないか，などを定期的にアセスメントすることが必要である。

3　介護負担を軽減するための支援

介護負担は療養者の病状や精神状態，医療処置の内容，また介護者側の健康状態や心理状態，家族構成や家庭の事情の変化などによって影響を受ける。これらの状況は流動的で，在宅療養開始時の条件とは違ってくることが多々ある。したがって，心身の介護負担は定期的にアセスメントし，その時々の状況に応じた支援計画を作成する。アセスメントの結果などは，支援チーム間で情報交換しながら連携して対策をとることが大事である。

介護負担の軽減対策としては，①療養者への訪問支援量の増加，②新たなサービスの導入（訪問入浴や訪問リハビリテーションなど），③医療・介護機器類や器具の導入，④家族への支援（未就学児の子育て支援・保育所の利用，高齢家族の介護保険利用など），⑤レスパイト（入院や入所，長時間訪問看護など），などがある。また，在宅療養の継続が可能かどうかを支援者側が客観的にアセスメントして，療養者や家族に考えてもらうことも必要になる。

4　緊急時の対応

川村[27]によると，緊急時とは，生命の安全が確保できず在宅療養の継続が困難になっ

た事態であり，①病状の進行に伴う健康状態の悪化や合併症などにより自宅療養に困難が生じたとき，②医療機器や器具類に不調が発生したとき，③家族の介護力が急激に低下したとき，④必要としている訪問支援サービスが減少したとき，⑤地震や水害などの災害時，が考えられる。①～④の緊急事態は日常起こり得る内容であり，緊急時を想定した事前対策が必要である。医療機器業者への連絡方法や，かかりつけ医が夜間や休日を含め往診可能か，電話相談できるかなどを事前に確認しておく。場合によっては，在宅療養のままでは解決策が不十分なことも起こり得る。そのため，このような緊急時に入院できる病床を確保することが重要といえる。本人・家族に対しては，緊急時の連絡先や連絡方法について理解しているかを確認し，連絡表をわかりやすいところに表示しておく。また，入院時の移動手段についても確認しておく。

災害時については，難病の人は，移動が困難であったり，特殊な内服薬や酸素療法，人工呼吸療法，人工透析療法を行っているなど，医療の継続が生命に影響する場合があるため，平素からの準備は欠かせない。過去の災害時には，人工呼吸器使用者が電気さえあれば問題ないからとの理由で低くトリアージされたとの報告や，希少疾患であるがゆえに避難所で病状の理解を得ることが難しかったり，医薬品の供給不足によって症状コントロールが困難であったとの報告があった[28,29]。大災害の発生直後は，自助や共助で乗り切るしかないことも想定し，疾患の特性に配慮した個別の災害対策を考えておく必要がある。都道府県や中核市など自治体の状況によって差はあるが，難病患者は災害時要配慮者（ⓐ参照）の対象に含まれ，医療依存度の高い在宅人工呼吸器等使用者に対しては，災害時支援計画（ⓑ参照）を策定することが推進されている。訪問看護師は，災害時医療手帳（ⓒ参照）の作成を支援したり，保健所などの関係機関と連携し，個別の災害時支援計画を考え，本人・家族と，停電対策や医薬品や必要物品などの備蓄品の準備，室内環境の見直しなどを行う。また，関係部署とともに，定期的に避難訓練や停電シミュレーションなどの訓練を実施し，いざというときに対応できるようにすることが重要である。東京都の在宅人工呼吸器使用者の実態調査[30]では，最初の安否確認先が訪問看護ステーションである療養者は60%であったことからも，災害時に訪問看護ステーションが担う役割は大きいことが予想される。また，支援者自らが被災することも想定し，本人と家族の自助力が向上するような支援を，日頃の訪問に取り入れることも大切である（例：バッテリーの充電確認，避難訓練としての散歩など）。

ⓐ 災害時要配慮者

2013（平成25）年6月の災害対策基本法の一部改正により，高齢者，障害者，乳幼児などの防災施策において特に配慮を要する人を「要配慮者」とし，そのうち，災害発生時の避難などに特に支援を要する人の名簿（避難行動要支援者名簿）の作成を義務づけることなどが規定された。

ⓑ 災害時支援計画

被害発生時またはそのおそれが高まったときに，要援護者の避難支援・誘導を迅速かつ適切に実施するためには，誰が支援して，どこの避難所などに避難させるかをあらかじめ定めておく必要がある。このため，避難方法などについて避難支援登録者，本人，その家族などとともに，個々に対応する支援者や支援に関する必要事項などを示した個別支援計画を作成することが求められている。

C 災害時医療手帳

自治体により名称や形態は異なるが，療養者の病状や必要な医薬品，医療処置，医療機関などが記入できるようになっている。また，患者会や友の会により発行されているものもある。

難病患者に対する災害対策について参考になるホームページ

- 災害時難病患者個別支援計画を策定するための指針改訂版
  http://www.nanbyou.or.jp/upload_files/saigai.kaitei.pdf
- 「東京都医学総合研究所難病ケア看護プロジェクト難病ケア看護データベース」には，災害に関する文献や停電シミュレーションの画像等がアップロードされている。
  https://nambyocare.jp/product/product3/
- 全国の自治体や地域で，難病患者と家族のための災害対策マニュアルやガイドブックなどが作成されている。インターネット検索で参考にするとよい。

4 療養環境の整備と社会資源の活用

1 社会資源の現状

1972（昭和47）年の難病対策要綱の策定から約40年を経た2014（平成26）年5月に「難病の患者に対する医療等に関する法律」（以下，難病法）が成立し，2015（平成27）年1月に施行された。難病法では，医療費助成制度や国による難病の発症の機構・診断・治療方法に関する調査研究の推進，療養生活環境整備事業による保健・医療・福祉サービスなどの安定的な提供が明確化された。難病法施行前から実施されている難病特別対策推進事業では，難病の医療提供，地域支援の包括的な体制を構築している（表Ⅲ-5-5）。

表Ⅲ-5-5　難病法：療養生活環境整備事業と難病特別対策推進事業

難病の患者に対する医療等に関する法律：療養生活環境整備事業
■難病相談支援センター事業【都道府県・指定都市；委託可】 ○一般事業（各種相談支援，地域交流会等の活動支援，講演・研修会の開催） ○就労支援事業
■難病患者等ホームヘルパー養成研修事業【都道府県・指定都市；委託可】
■在宅人工呼吸器使用患者支援事業【都道府県・指定都市】
難病特別対策推進事業
■難病医療提供体制整備事業【都道府県】 ○難病医療連絡協議会の設置　○難病診療連携拠点病院・難病医療協力病院等の指定 ○難病診療連携コーディネータの配置，難病診療カウンセラーの配置
■在宅難病患者一時入院事業【都道府県】
■難病患者地域支援対策推進事業【都道府県・保健所設置市・特別区（保健所を中心）】 ○在宅療養支援計画策定・評価事業　○訪問相談員育成事業 ○医療相談事業　○訪問相談・指導事業　○難病対策地域協議会の設置 ○多機関との協働による包括的支援体制構築事業との連携
■神経難病患者在宅医療支援事業 【都道府県・国立大学法人・国立高度専門医療研究センター・独立行政法人国立病院機構】
■難病指定医等研修事業【都道府県・指定都市；委託可】
■指定難病審査会事業【都道府県・指定都市】
■指定難病患者情報提供事業【都道府県・指定都市；委託可】

※【　】実施主体

［原口道子，他編著（2016）：難病ケアマネジメント研修テキスト，p.75，社会保険出版社を参考に改変．厚生労働省健康局長通知（2018）：療養生活環境整備事業実施要綱の一部改正について（健発0329第3号）．厚生労働省健康局長通知（2018）：難病特別対策推進事業実施要綱の一部改正について（健発0329第4号）］

1 療養生活環境整備事業

難病相談支援センター事業は，都道府県が設置して地域で生活する難病の療養者などの相談・支援，地域交流活動の促進や就労支援などを行う。

難病患者等ホームヘルパー養成研修事業は，難病の療養者などの多様化するニーズに対応したホームヘルプサービスの提供に必要な知識，技能を有する介護職員の養成を目的として実施されている。

在宅人工呼吸器使用患者支援事業は，人工呼吸器を装着していることについて特別の配慮を必要とする難病の療養者に対して，在宅において適切な医療の確保を図ることを目的としている。医療保険による訪問看護の利用において，1日につき4回目以降の訪問看護を要する場合の費用が交付される（年間260回まで）制度である。

2 難病特別対策推進事業

難病特別対策推進事業によって，難病医療提供体制や地域における支援体制およびそのしくみが構築されている。

難病患者地域支援対策推進事業の在宅療養支援計画策定・評価事業は，必要に応じて保健師が地域の支援職種とともに在宅療養支援の計画を策定しながら個別支援にかかわる事業である。医療相談事業では，相談会を開催して難病の専門医・看護師・社会福祉士などによる医療相談班が相談会の会場で相談に応じる。訪問相談・指導事業は，医療相談事業に参加できない要支援難病患者・家族に対して，専門の医師，主治医，保健師，看護師，理学療法士などが居宅を訪問して，在宅療養に必要な医学的指導を行う。在宅療養生活が長期化した患者や介護状況に課題がある場合は，在宅難病患者一時入院事業の利用によって，レスパイトや入院による身体的評価・リハビリテーションを受けながら安定した在宅療養を支援するしくみがある。

2 社会資源の活用

難病の療養者は，年齢や疾病によって，難病法および難病特別対策推進事業による支援のほかに，医療保険制度（健康保険法），介護保険制度，障害者総合支援法の制度によるサービスが利用できる。

1 介護保険法の特定疾病

介護保険制度は，65歳以上の要支援・要介護の人と，40歳以上65歳未満で特定疾病に該当する人が対象である。特定疾病には，一部の指定難病も含まれており，必要に応じて，住宅改修や福祉用具の貸与，訪問介護や通所介護，短期入所などのサービスを利用することができる。呼吸症状や目に見えにくい内部障害は，要介護認定に反映されにくい。

図Ⅲ-5-4　神経難病の療養者の療養過程における社会資源の活用例

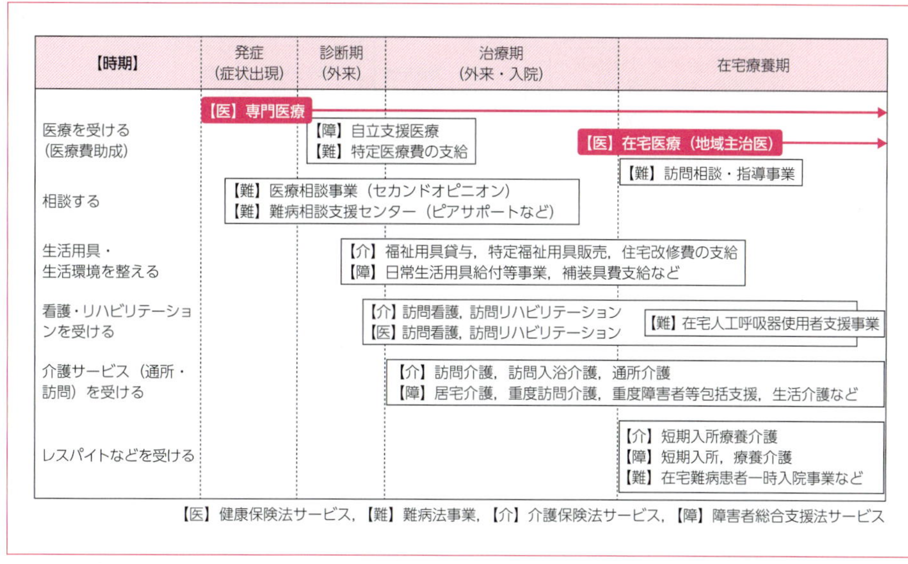

［原口道子，他編著（2016）：難病ケアマネジメント研修テキスト，p.87，社会保険出版社を一部改変］

2　医療保険制度の「厚生労働大臣が定める疾病等」

一部の指定難病や状態については，医療保険制度（健康保険法）の「厚生労働大臣が定める疾病等」に定められている。通常，介護保険の対象者は介護保険サービスの利用を優先するが，「厚生労働大臣が定める疾病等」の場合の訪問看護は医療保険が適用される。通常，訪問看護の利用は1カ所の事業所に限られるが，2カ所（週7日の場合は3カ所）の利用が可能となったり，退院支援指導加算や難病等複数回訪問看護加算によるサービスが利用できる。在宅で一定の医療処置管理を要する場合は特別管理加算の対象となり，長時間訪問看護加算が算定できるなど，利用の幅が広がる。

難病の療養者は，病状の進行や生活障害に応じて，難病法，医療保険制度，介護保険制度，障害者総合支援法の社会資源を組み合わせながら活用する。図Ⅲ-5-4は，神経難病の療養者の療養過程におけるサービス活用の一例である。病状の進行や介護状況などを早めに察知して，必要なタイミングで必要なサービスを活用することが重要である。

3　障害者総合支援法による支援

2013（平成25）年4月より，難病は障害者総合支援法の対象となり，障害者手帳の取得の有無にかかわらず，障害福祉サービスなどを利用できることになった。指定難病は331疾病であるが，障害者総合支援法の対象となる難病は359疾病である〔2018（平成30）年4月時点〕。障害福祉サービスでは，居宅介護，重度訪問介護などの介護サービス，ネブライザーや吸引器などの日常生活用具給付事業，車椅子や歩行器，意思伝達装置などの補装具給付事業などが利用できる。介護保険と重なるサービスは介護保険が優先されるが，介護保険で対応しきれないニーズや個別対応を要する補装具などは，障害福祉サー

図Ⅲ-5-5　在宅で療養する難病患者・家族の支援関係機関

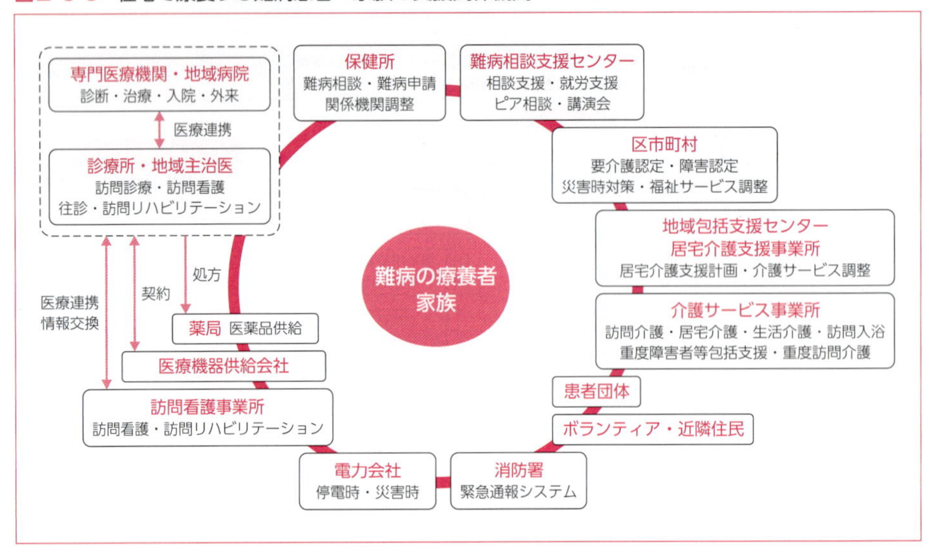

ビスが検討される。

4　共生型サービス

2018年より介護保険制度と障害福祉制度に新たに共生型サービスが位置づけられた。両制度で類似するサービス（ホームヘルプ・デイサービス・ショートステイ）について，介護保険または障害福祉のいずれかの指定を受けている事業所が，もう一方の制度の指定を受けやすくなり，高齢者と障害児・者が同一事業所でのサービスを受けやすくなる。難病患者を含む障がい者が65歳以上になっても介護保険事業所に移行せず，使い慣れた障害福祉事業所からのサービスを継続して利用できる。

3　多職種連携・協働

難病の療養者が在宅で医療を必要としながら生活をするために，医療・保健・福祉，行政の各種機関や地域の人々を含めたさまざまな人がかかわっている。本人・家族を中心とした支援チームを結成して，顔の見える関係をもって信頼関係を築き，日頃からの情報共有や緊急時対応・災害時の相談など，安全で安心できる生活のための体制を構築する（図Ⅲ-5-5）。

また，近年の在宅における医療依存度の高まりによって，一定の研修を修了して認定を受けた介護職員は喀痰吸引や経管栄養の行為を医療的ケアとして実施できる〔2012（平成24）年4月から〕。介護職員が医療的ケアを提供する際は，医師・看護職員による状態確認や安全管理など，連携の確保が必須とされている。訪問看護師は，保健・医療・福祉・地域の機関との連携の強化や，チームを調整する役割としての貢献も期待されている。

引用文献

1）厚生労働省：難病の患者に対する医療等に関する法律の概要，p.4. https://www.mhlw.go.jp/file/06-Seisakujouhou-10900000-Kenkoukyoku/0000128881.pdf
2）難病医学研究財団／難病情報センター：平成28年度末現在 特定医療費（指定難病）受給者証所持者数（厚生労働省）．http://www.nanbyou.or.jp/upload_files/kouhu20171.pdf
3）難病医学研究財団／難病情報センター：病気の解説・診断基準・臨床調査個人票の一覧疾患群別索引（神経・筋疾患）http://www.nanbyou.or.jp/entry/5347
4）川村佐和子（2007）：ALS（筋萎縮性側索硬化症）およびALS以外の療養患者・障害者における，在宅医療の療養環境整備に関する研究 平成18年度研究報告書，厚生労働省．
5）中山優季（2018）：H29年度在宅難病患者生活環境把握事業 就労に関する難病患者実態把握研究事業報告書 別冊 自由記載回答の状況，東京都医学総合研究所難病ケア看護プロジェクト．
6）其田貴美枝（2017）：医療機器管理や医療処置におけるリスクマネジメント 呼吸療法，訪問看護におけるリスクマネジメント 療養者・家族・医療者の安全をどう確保するか，看護技術，Vol.63 No.5, p426-434.
7）原口道子，他（2016）：在宅人工呼吸管理における入浴介助に関連したヒヤリハット事例のリスク分析，日本在宅看護学会誌，Vol.5，p.80.
8）今若陽子（2014）：在宅人工呼吸器療養の安全管理を支援するガイドライン，難病と在宅ケア，Vol.20 No.3，p.15-18.
9）厚生労働省健康局長通知（2018）：健発0329第3号 療養生活環境整備事業実施要綱の一部改正について．http://www.nanbyou.or.jp/upload_files/H300329_1.pdf
10）戸田真里，他（2016）：難病相談・支援センターと難病患者就職サポーターの連携による就労支援の有効性と課題，公衆衛生雑誌，Vol.63 p.236.
11）岡部正子，他（2015）：ネットワークによる難病の就労支援，日本難病医療ネットワーク学会機関誌，Vol.3，No.1，p.69.
12）尾崎章子（1998）：在宅人工呼吸療養者の家族介護者の睡眠に関する研究，お茶の水医学雑誌，Vol.46，p.1-12.
13）尾崎章子（1996）：在宅人工呼吸療養者のケアを担当する家族の健康状態と看護課題に関する研究，お茶の水医学雑誌，Vol.44，p.19-28.
14）安藤眞知子（2017）：地域密着型介護サービスと難病，平成28年度 難病の保健師研修テキスト（基礎編），p.88-89. http://www.nanbyou.or.jp/upload_files/kenkyuuhannkara20170403-2.pdf
15）菊池ひろみ，他（2015）：在宅神経難病療養者の療養継続に対する療養通所介護の役割，日本在宅看護学会誌，Vol.4，p.111.
16）板垣ゆみ，他（2018）：在宅人工呼吸器使用特定疾患患者訪問看護治療研究事業による訪問看護利用の実態，日本難病看護学会，Vol.22，p.269-276.
17）難病情報センター：病気の解説・診断基準・臨床調査個人票の一覧，疾患・群別索引（神経・筋疾患）．http://www.nanbyou.or.jp/entry/5347
18）西澤正豊専門編集（2015）：すべてがわかる神経難病医療，p.154-165，中山書店．
19）中山優季（2016）：在宅における難病ケアの現状と課題，訪問看護と介護，Vol.21，No.9，p.684-689.
20）和田美紀／河原仁志，中山優季編（2016）：夢は，ナース現場への復職，快をささえる難病ケアスターティングガイド，p.174-184，医学書院．
21）中島孝（2015）：難病ケアにおけるコペルニクス的転回 臨床評価を患者・家族の主観的評価に変える，総合診療，Vol.25，No.3，p.206-209.
22）SEIQoL-DW日本語版事務局およびSEIQoL-DW日本語版ユーザー会：SEIQoL-DW日本語版 QOL評価の新しい実践．http://seiqol.jp/
23）道又元裕編（2014）：新 人工呼吸ケアのすべてがわかる本，p.397，照林社．
24）道又元裕編（2014）：新 人工呼吸ケアのすべてがわかる本，p.412-413，照林社．
25）東京都福祉保健局：平成25年度東京都福祉保健基礎調査「障害者の生活実態」．http://www.fukushihoken.metro.tokyo.jp/kiban/chosa_tokei/zenbun/heisei25/25tyosahokokusyozenbun.html
26）板垣ゆみ，他（2012）：東京都における，人工呼吸器使用難病患者の療養状況に関する研究―平成22年度・平成18年度の臨床調査個人票の分析から，日本難病看護学会看護学会誌，Vol.17，No.1，p.35.
27）川村佐和子監（2002）：在宅ケア高度実践術―組織のケア力を高める，日本看護協会出版会．
28）災害対策プロジェクトチーム（チームリーダー溝口功一）（2013）：希少性難治性疾患患者に関する医療の向上及び患者支援のあり方に関する研究：平成23年度総括・分担研究報告書：厚生労働省科学研究費補助金難治性疾患克服研究事業（研究代表者西澤正豊），災害時の難病患者対応マニュアル策定についての指針（2013年版）．

29) NPO 法人静岡県難病団体連絡協議会（理事長鈴木孝尚）(2012)：大災害時難病患者対応マニュアル見直しについての提言，厚生労働省科学研究費補助金難治性疾患克服研究事業希少性難治性疾患患者に関する医療の向上及び患者支援のあり方に関する研究班（研究代表者西澤正豊）.
30) 板垣ゆみ，他（2015）：東京都における在宅人工呼吸器使用患者の災害時の備え等に関する実態調査，第 11 回東京都福祉保健医療学抄録，p.64.

参考文献

- 小森哲夫，他編著（2016）：難病ケアマネジメント研修テキスト，p.87，社会保険出版社.
- 厚生労働省健康局長通知（2018）：療養生活環境整備事業実施要綱の一部改正について（健発 0329 第 3 号平成 30 年 3 月 29 日）.
- 厚生労働省健康局長通知（2018）：難病特別対策推進事業実施要綱の一部改正について（健発 0329 第 4 号平成 30 年 3 月 29 日）.
- 川村佐和子監／中山優季編（2016）：難病看護の基礎と実践 すべての看護の原点として 改訂版，桐書房.
- 日本神経学会監（2013）：筋萎縮性側索硬化症診療ガイドライン 2013，南江堂.
- 渡辺裕子監／上野まり，他編（2018）：家族看護を基盤とした在宅看護論 第 4 版 Ⅰ概論編，日本看護協会出版会.

6 疾患や障がいのある小児の看護

ねらい

疾患や障がいのある小児が，安定した在宅療養を継続できるための支援ができる。

目　標

1. 疾病や障がいのある小児の特徴が理解できる。
2. 疾病や障がいのある小児に対する基礎的な看護ができる。
3. 疾病や障がいのある小児を支える家族の現状を理解し，支援できる。
4. 在宅療養を支える地域の社会資源の活用やネットワークづくりについて理解できる。

1 在宅ケアを必要とする小児の特徴

小児医療の進歩により多くの命が救われると同時に，医療機器や医療ケアを必要とする子どもが地域で生活するようになった。在宅の場には，① NICU（新生児集中治療室）から地域に移行した先天性疾患などにより人工呼吸器などの医療やケアを必要とする子ども，②救命処置後の脳障害あるいは医療的ケアが必要になった重症心身障がい児（以下，重症児），③慢性疾患による中心静脈栄養など医療依存度が高くても知的障害や運動障害がない子ども（以下，医療的ケア児）が生活している。子どもにとっての在宅ケアの場は，「家族」「おうち」「地域社会」を含み，当たり前のことを当たり前にできる場であり，ありのままの自分でいることが保障された成長・発達や生活の基盤である。在宅ケアでは，子どもと家族が安全に暮らし，特別であった医療的ケアや生活が普通の「当たり前」のことになり，子どもが家族の一員として親やきょうだいとの相互作用を重ねながら，地域社会の中で成長・発達の過程を歩めるようにすることが重要である。

1 成長・発達途上にある小児の看護

1 小児の成長・発達過程と療育

子どもはどのような病気や障害があろうとも，絶えず成長・発達をしている。「成長」とは体重が増えるなどの身体の量的な増大であり，「発達」とは精神・運動・生理などの機能の成熟過程を示す。子どもの成長・発達には，以下のような原則がある。

a 一定の順序性と方向性がある（図Ⅲ-6-1）

ヒトの成長・発達には一定の順序があり，身体発育，内臓器官の発達は，胎児のときから同じ順序，同じ期間に進む。また，発達の方向性は，頭から足へ（上から下へ），身体の中心部から末端へ（中央から末端へ），粗大運動から微細運動へと進む。

b 一定の速度ではなく，臓器ごとに特徴がある

成長・発達の速度は，器官や臓器により異なる。Scammon の臓器別発育曲線（図Ⅲ-6-2）は，20 歳時の発達を 100％として各臓器の成熟度を示したもので，脳神経系（脳，脊髄，視神経）は 3 歳ですでに 70％に達する。また，一般系（身長，体重，胸腹部臓器）は 3～4 歳，12～16 歳で成熟のスピードが増す。生殖器系は性ホルモンの分泌により 12～16 歳で一気に成熟に向かうことが示されている。

図Ⅲ-6-1　発達の方向性

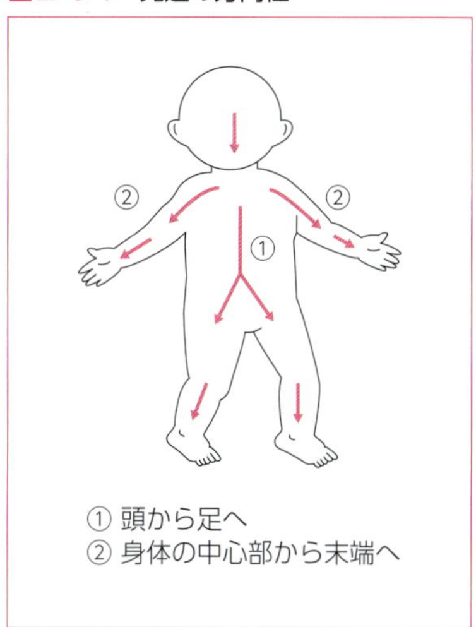

図Ⅲ-6-2　Scammon の臓器別発育曲線 (1928)

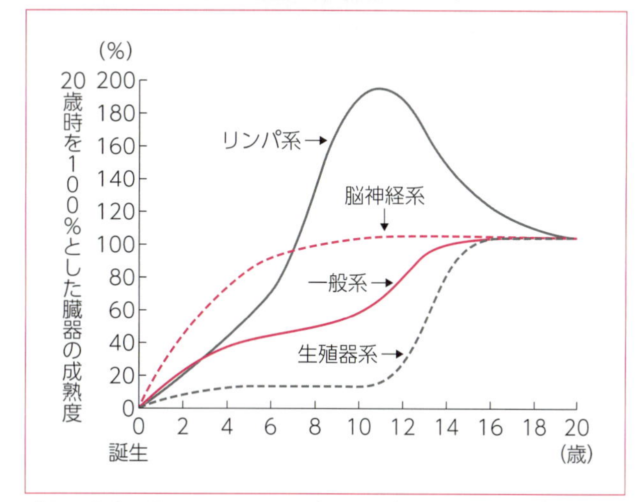

成長と発達は臓器によってそのパターンが異なる。①リンパ系 (扁桃・リンパ組織)，②脳神経系，③一般系 (身長・体重など)，④生殖器系の 4 つに分類される

表Ⅲ-6-1　成長・発達に影響する要因

遺伝因子	環境因子
・人種 (民族) ・家族 (家系) ・性 ・単一遺伝子疾患 ・染色体異常 ・内分泌疾患	・栄養 ・運動 ・疾病 ・社会環境 ・家庭環境 ・心因 (精神的影響) ・薬剤 ・季節

[内山聖監修／原寿郎編 (2013)：小児の成長，標準小児科学 第 8 版，p.5-6，医学書院をもとに作成]

c 臨界期 (critical period) がある

Scammon の臓器別発育曲線が示すとおり，各器官の機能には，その時期に成長・発達が妨げられると永続的な欠陥や機能障害を残すとされる決定的に重要な時期があり，これを「臨界期」という。近年,「臨界期」は「感受性期」ともいわれ，脳がある機能を獲得するための学習に最適な期間，すなわち，成長発達が最もすすむ時期としてかかわることが求められるようになった[1)]。各発達の感受性期は明確に示されていないが，Scammon の臓器別発育曲線をはじめ各発達の標準時期が目安となるだろう。

d 個人差がある

子どもの成長・発達には個人差があり，環境などの影響を受ける。成長・発達に影響する因子には，内的な要因 (遺伝因子) と外的な要因 (環境因子) がある (表Ⅲ-6-1)。先天的な疾患をもち遺伝因子による成長・発達への影響がある場合でも，環境に働きかけることで成長・発達を促すことができる。

2 健康障害と小児の成長・発達[2,3]

子どもの成長・発達は，環境との相互作用の中で育まれ，統合と分化を繰り返していく。例えば，子どもは偶然手が触れたベビージムのおもちゃに楽しさを感じ，再度動かした手で同じ現象を楽しめたことから，手を意図的に動かすと楽しめることを学んでいく。このように発達は環境との相互作用により起こる。Bridgesは，3カ月時点で「快」「不快」だけであった情緒が他者との相互作用の経験をもとに統合され，6カ月時点では「怒り」「嫌悪」「恐れ」に分化するという情緒の発達を示した（図Ⅲ-6-3）。このように，子どもは他者や環境との相互作用を通して統合と分化を繰り返す中で成長・発達を遂げていく。

前述のように，脳神経系の発達は3歳で成人の70%に達するため，早期療育として適切な人・環境との相互作用をもたらす発達環境を整える必要がある。しかし，在宅ケアの場で出会う子どもたちの中には，胎児のときから疾病がある，出生後の状態悪化により医療依存度の高い子どもがいる。このような場合は，人工呼吸器を装着しているなど医療的処置があるために，手を伸ばそうにも身体を自由に動かせない，呼吸苦など症状の悪化によりさまざまな外部刺激を十分に受け取れない，また相互作用の相手となる母親や家族がケアに追われ十分に相手をする余裕がない，きょうだいがどのようにかかわってよいかわからないなど，適切な発達環境が整えられないことがある。一方，わが子の成長・発達の可能性に希望をもてない親もいる。

子どもの発達において，重度の脳機能障害がある場合でも繰り返しの刺激によって損傷を受けていない神経細胞がネットワークをつくり神経伝達が可能になる。そしてさらなる繰り返しの刺激を受ける中で，脳の神経細胞がつながり神経伝達の効率化である「髄鞘化」が起こっていく。髄鞘化は神経伝達のスピードを100倍にアップさせ，随意的で

図Ⅲ-6-3 Bridgesの情緒の分化

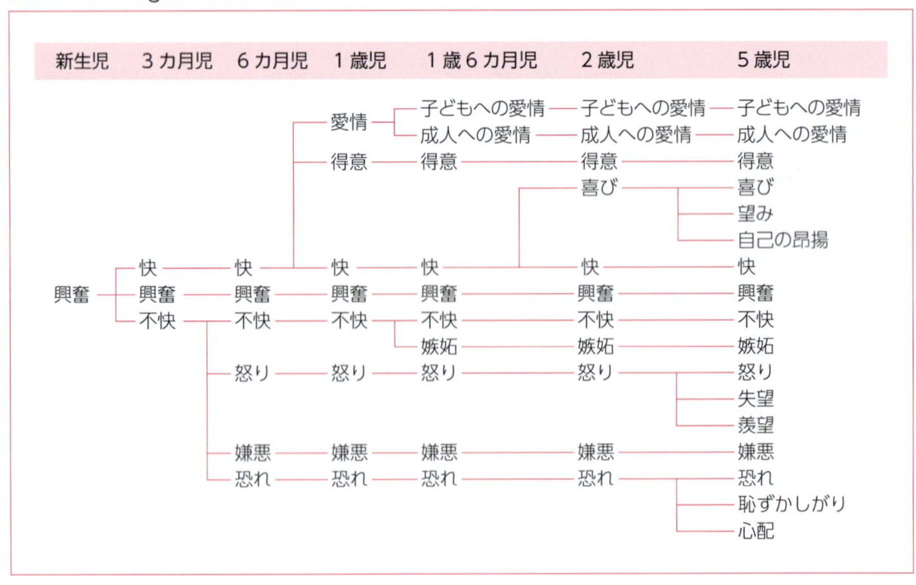

高等なレベルの活動へと変化させる。このように環境や経験により脳が変化することを「可塑性」といい，これは脳機能に障害があっても起こることが示されている。また可塑性は若い脳ほど活発であるため，早期療育を行うことが重要なのである。

2 障害につながる主な疾患

1 長期にわたり在宅ケアが必要となる主な疾患

在宅ケアが必要な子どもは，退院しても継続的な医療や濃厚なケアが必要であったり，エンドオブライフの状態にあることが多い。この背景にある疾患を知ることは，現在の子どもの状態だけでなく，これからたどる経過を予測した子どもと家族へのかかわりのためにも重要である。ここでは在宅ケアが必要となる主な疾患について述べる。

a 脳・神経系の疾患

二分脊椎[4)]

胎生期の神経管形成不全が原因であり，背部の正中，腰仙部の脊椎骨の欠損部から脊髄，髄膜，髄液が脱出するものを開放性二分脊椎という。二分脊椎は，腰髄以下で脊髄の形成不全があり，下肢の運動機能障害，感覚障害，膀胱直腸障害などがあるほか，90%に水頭症を合併する。閉鎖性二分脊椎は，脊椎骨の異常が皮膚で覆われ顕在化せず，徐々に神経症状が出る場合もある。在宅では，自己導尿，感染予防，排便調整，下肢のリハビリテーションなどを実施する。

水頭症[5)]

脳脊髄液が頭蓋腔内にたまり，脳室が正常より拡大する。頭囲拡大，大泉門膨隆，頭蓋骨縫合の拡大などとともに，頭蓋内圧亢進症状として哺乳力の低下，嘔吐，不機嫌，眼球運動障害（下方偏位）がみられる。脳室拡大が進行する場合は脳室−腹腔シャントにより髄液を脳室から誘導する。シャント管理は，バルブパンピングなどで適切な流れを維持し，併せて症状の観察を行うことを家族に指導する必要がある。

てんかん症状・けいれん[6,7)]

けいれんとは，中枢神経系の異常興奮により，発作性または不随意に，あるいは継続的に起こる筋収縮を指す。てんかんは脳疾患など脳内に異常興奮を起こす原因が焦点となりけいれん発作を起こす[7)]。よって焦点部位の大脳機能がけいれん症状として出現する。例えば，大脳運動野の一部が焦点ならば手や足がピクつく，視覚野ならば目がチカチカするなどである。治療はこの焦点部位に有効な薬剤が選択される。けいれん発作の型を観察することは薬剤を決定する手がかりとなるため重要である。けいれんの型は，意識障害があり発作が全身に及ぶ「全般発作」，意識障害がなく声を上げ手を回すなどの「焦点発作」がある。発作が5分以上続くものを「けいれん重積状態」といい，けいれん発作を止めるための薬物治療が必要となる。また，呼吸停止や意識消失による外傷などの二次障害が生じることもある。在宅ケアでは，家族に観察のポイントと安全の確保や緊急時の対応について指導することと，学校や保育所，通所施設との連携が大切である

表Ⅲ-6-2 けいれん時の観察と対応

	けいれん時	けいれん後
観察	時間 前駆症状の有無，原因となるものはあるか けいれんの始まった部位と広がり方 持続時間 呼吸状態 意識の有無 チアノーゼ，酸素飽和度 眼球の偏位	外傷の有無 失禁の有無 発作後の意識状態（活気，理解度，機嫌） 神経学的な変化（眼振，眼球偏位，瞳孔，対光反射，髄膜刺激症状，麻痺の有無）
対応	安全確保 バイタルサインの観察 呼吸管理 発作症状の観察 けいれん重積への移行予防（与薬）	意識障害の回復の有無を確認 神経症状の観察 発作の前兆 部分発作の確認

［佐藤朝美（2017）：パーフェクト臨床実習ガイド小児看護 第2版，p.249-250，照林社を参考に作成］

（表Ⅲ-6-2）。

b 先天奇形[8)]

先天奇形とは，胎生期から存在し，出生時あるいは乳幼児期に生じる正常範囲を逸脱した形態機能であり，血管腫のような小奇形から，口唇口蓋裂，心疾患のような大奇形，単一奇形，複数器官にわたる多発奇形がある。大奇形は手術などの治療が必要となる。在宅ケアの場では，親の気持ちに寄り添ってともにそのプロセスを見守り，肯定的にサポートすることが大切である（3 家族への支援 p.586～592 参照）。

c 染色体異常[9)]

染色体異常とは，染色体の数や構造の異常であり，放射線や化学物質，ウイルスなどの原因により染色体に異常を起こした結果，知能や身体発達遅滞，奇形として現れる。代表的なものにダウン症候群，13トリソミー症候群などがある。染色体異常の多くは多臓器に発生し，それぞれの合併症が年齢ごとに出現する。在宅移行後，ほとんどの母親は症状のケアと育児に追われ病気の受容が十分でないため，病院や保健師などと連携したサポートが必要となる。在宅ケアの場では，全身管理を行いながら通所施設などとの連携を行い，発達に応じた療育を開始する。発達には個人差がありその子のペースで進むため，発達評価のフィードバックを家族に行い，育児上の悩みに対応しながら子どもが社会や集団の中で過ごせるように援助する。

d 脳腫瘍[10, 11)]

子どもに発生する代表的な脳腫瘍には，神経膠腫（グリオーマ）や髄芽腫がある。神経膠腫は3分の1が脳幹に発生する。脳幹グリオーマは手術が困難で放射線療法・化学療法にも限界があり，脳障害による呼吸障害，身体の変形，関節拘縮などが起こる。エンド・オブ・ライフの時期にある場合は苦痛の緩和や家族とともに過ごせるかかわりがさらに重要となる。髄芽腫は小脳の中心部に発生し，5～9歳に発症する。脳圧亢進，水頭症を発症し，歩行障害もきたす。近年，手術療法に加え放射線療法・化学療法により生存率が上昇している。治療による身体の発育や知能発達への影響があるため，成長・発達へのかかわりが必要となる。

e 脳性麻痺[5)]

脳性麻痺は，受胎から生後4週間以内に生じた脳の非進行性病変に基づく，永続的なしかし変化しうる姿勢・運動の異常を症状とする。原因は，脳の奇形性病変，胎児期の脳血管障害，周産期の低酸素脳症や脳血管障害など非進行性の疾患である。また，脳性麻痺は知的障害を伴わないが，重症心身障害の主病態とされている。症状である運動障害は四肢麻痺，両麻痺，対麻痺，片麻痺とに分かれ，麻痺は筋緊張や不随意運動として現れる。麻痺症状は主に痙直型とアテトーゼ型があり，痙直型は全身の筋肉を硬く強ばらせることが特徴で，変形や拘縮をきたす。体幹の変形は呼吸状態を悪化させ，四肢の拘縮は介護の難易度を上げるため予防が重要である。アテトーゼ型は体幹をくねらすような不随意運動が特徴である。筋緊張は精神的緊張などの情動により強く現れるが，リラックスすると解けるので，体調や苦痛に伴う快・不快，筋緊張と関連する原因のアセスメントができる。

f 筋疾患[12)]

進行性筋ジストロフィー

Dushenne（デュシェンヌ）型，Becker（ベッカー）型があり，デュシェンヌ型は3～5歳で発症し，10歳前後で歩行困難，18歳を過ぎると心筋障害を生じる。そのため心不全，呼吸不全に至るケースが多いが，非侵襲的人工呼吸器の普及により，気管切開の時期を遅らせ，生命予後の延長が可能になった。関節拘縮，脊柱側彎にはリハビリテーション，運動機能障害による排痰困難には理学療法を導入する。知的レベルは高く，徐々に起こる機能低下へのつらさや思いに寄り添い，安楽な環境をつくることが必要である。

先天性筋ジストロフィー（福山型先天性筋ジストロフィー）

運動機能の発達の遅れが特徴であり，自発運動の少なさ，身体のやわらかさから気づかれることが多い。実際は座位がとれる程度まで発達し，知的障害が伴う。進行に伴い嚥下障害，胃食道逆流，心筋障害による心不全，呼吸筋障害による呼吸不全も生じる。けいれんを伴うことも多い。在宅ケアでは，呼吸ケアや摂食指導，リハビリテーションなどが中心となる。

g 内分泌疾患

内分泌疾患の代表的なものには，1型糖尿病や，成長ホルモン分泌不全性低身長症などがある。自己注射やインスリンポンプ療法などの医療処置を的確に行い，症状コントロールの知識をもつことが必要である。在宅ケアでは，まず親にこれらの管理を理解してもらい，子どもへのセルフケアをどのように取り入れ成長・発達を育むかが課題となる。

h 不慮の事故

不慮の事故は子どもの死因の上位を占めている。頭部外傷，溺水などでは，救命後に脳障害を残す場合がある。先天性疾患と異なり，事故年齢までの発達状況と傷害された脳の部位によりその症状が異なる。それまでの子どもの発達を知り，子どもの反応や表現などを観察して個別的なケアを行う必要がある。

2　重症心身障がい児の理解

重症児は，児童福祉法では「重度の知的障害および重度の肢体不自由が重複している児童」と示されているが，具体的な定義は明確ではない。臨床で用いられる重症児の定義は大島の分類[13]であり，移動機能と知能指数をもとに「IQ 35 以下，移動機能は寝たきりあるいは座れる（区分 1・2・3・4）」と定義される（表Ⅲ-6-3）。また横地分類[14]では，重症児の移動機能を細分化し，知的発達は適応行動の側面から言語・色・数などの概念的スキルとして区分され，重症児は A1・2・3・4，B1・2・3・4 に分類される（図Ⅲ-6-4）。

近年，呼吸状態，摂食機能，消化器症状があり，人工呼吸器，気管切開，酸素療法，中心静脈栄養輸液などの濃厚な医療ケアを必要とする重症児を「超重症児」「準超重症児」として基準が定められた[15]。両者は判定基準（表Ⅲ-6-4）に基づき 25 点以上を超重症児，10～25 点未満は準超重症児とみなされる。また，判定結果は重症児の医療・看護の必要度として点数化され，医療保険加算，診療報酬加算に用いられる。超重症児や準超重症児の家族は，育児だけでなく医療技術を習得することや，病気の受容，家族の関係形成などにも多岐にわたる課題をもつため，子どもへのケアだけでなく家族機能を支える支援が必要となる。

表Ⅲ-6-3　大島の分類

					IQ
21	22	23	24	25	80
20	13	14	15	16	70
19	12	7	8	9	50
18	11	6	3	4	35
17	10	5	2	1	20
走れる	歩ける	歩行障害	座れる	寝たきり	0

1，2，3，4 の範囲に入るものが重症心身障害児。
5，6，7，8，9 は重症心身障害児の定義に当てはまりにくいが，①絶えず医学的管理下に置くべきもの，②障害の状態が進行的と思われるもの，③合併症があるもの，が多く，周辺児と呼ばれている。
[大島一良（1971）：重症心身障害の基本的問題，公衆衛生，Vol.35, No.11，p.648-655]

図Ⅲ-6-4　横地分類

身体障害者手帳
1級：B1～B4・A1～A4（列1～4）
2級：B1～B4・A1～A4（列1～4）

						【知的発達】	発達年齢（DA）
E6	E5	E4	E3	E2	E1	簡単な計算可	9歳以上
D6	D5	D4	D3	D2	D1	簡単な文字・数字の理解可	6歳以上
C6	C5	C4	C3	C2	C1	簡単な色・数の理解可	3歳半以上
B6	B5	B4	B3	B2	B1	簡単な言語理解可	1歳以上
A6	A5	A4	A3	A2	A1	言語理解不可	
戸外歩行可	室内歩行可	室内移動可	座位保持可	寝返り可	寝返り不可	【移動機能】	
走れる	歩ける	歩行障害	座れる	寝たきり		大島分類	

A1，A2，A3，A4，B1，B2，B3，B4が重症心身障害児・者に分類される

〈特記事項〉
C　：有意な眼瞼運動がなく，睡眠・覚醒リズム（概日リズム）なし
B　：盲
D　：難聴
U　：両上肢機能全廃
TLS：完全閉じ込め状態

［横地健治（2015）：重症心身障害とその周辺，重症心身障害の療育，Vol.10，No.1，p.1-6 一部改変］

表Ⅲ-6-4　超重症児（者）・準超重症児（者）の判定基準

以下の各項目に規定する状態が6カ月以上継続する場合※1に，それぞれのスコアを合算する。

1．運動機能：座位まで

2．判定スコア

項目	（スコア）
(1) レスピレーター管理※2	＝10
(2) 気管内挿管，気管切開	＝ 8
(3) 鼻咽頭エアウェイ	＝ 5
(4) O_2 吸入又は SpO_2 90%以下の状態が10%以上	＝ 5
(5) 1回／時間以上の頻回の吸引	＝ 8
6回／日以上の頻回の吸引	＝ 3
(6) ネブライザー　6回／日以上または継続使用	＝ 3
(7) IVH	＝10
(8) 経口摂取（全介助）※3	＝ 3
経管（経鼻・胃ろう含む）※3	＝ 5
(9) 腸ろう・腸管栄養※3	＝ 8
持続注入ポンプ使用（腸ろう・腸管栄養時）	＝ 3
(10) 手術・服薬にても改善しない過緊張で，発汗による更衣と姿勢修正を3回／日以上	＝ 3
(11) 継続する透析（腹膜灌流を含む）	＝10
(12) 定期導尿（3回／日以上）※4	＝ 5
(13) 人工肛門	＝ 5
(14) 体位交換　6回／日以上	＝ 3

〈判定〉

1の運動機能が座位までであり，かつ，2の判定スコアの合計が25点以上の場合を超重症児（者），10点以上25点未満である場合を準超重症児（者）とする。

※1 新生児集中治療室を退室した児であって当該治療室での状態が引き続き継続する児については，当該状態が1カ月以上継続する場合とする。ただし，新生児集中治療室を退室した後の症状増悪，又は新たな疾患の発生についてはその後の状態が6カ月以上継続する場合とする。

※2 毎日行う機械的気道加圧を要するカフマシン・NIPPV・CPAPなどは，レスピレーター管理に含む。

※3 (8)(9)は経口摂取，経管，腸ろう・腸管栄養のいずれかを選択。

※4 人工膀胱を含む。

［厚生労働省（2018）：基本診療料の施設基準等及びその届出に関する手続きの取扱いについて（平成30年3月5日保医発0305第2号）別添6別紙14］

3　医療的ケア児の理解

医療的ケア児とは，医学の進歩を背景として，NICU 等に長期入院した後，引き続き人工呼吸器や胃ろう等を使用し，たんの吸引や経管栄養などの医療的ケアが日常的に必要な障がい児のこととされ，改正された児童福祉法では，ニーズに沿って保健・医療・障害福祉・保育・教育などの関係機関が連携し支援に努めることが明示されている[16)]。これまで医療的ケア児の家族は，子どものニーズだけでなく，医療技術を習得したうえで子どもへのセルフケア指導を行い，さらに子どもが地域社会で暮らすための保育所や学校との調整を担っていたが，この法改正により通学や通園を妨げられず，子どもと家族が望む生活に向けた公的支援を受けられる体制が整った。

3　よくみられる代表的な身体症状

1　体温調節

子どもは基礎代謝が高く，熱産生が多いため体温は高い傾向にある。体温は，昼夜，ホルモンバランスなどにより変動するため，同一時刻に測定することで状態の違いが把握できる。通常の体温調節は，皮膚からの温熱入力が視床下部の体温調節中枢に伝えられ，熱の放散あるいは産生の指示によりコントロールされるが，子どもは汗腺の発達が未熟であり，体重に対する体表面積が大きいため，外界温に影響されやすいことが特徴である。

脳障害がある場合，体温調節中枢の機能不全，筋緊張による過剰な熱産生に伴う体温上昇，あるいは低緊張で動けないことでの低エネルギー代謝による低体温が生じていることがあるため，基準値が必ずしも安楽とは限らない。掛け物や衣類，外気温などの調整，罨法を行い，その子どもにとっての安楽さを求め，環境を整えることが重要である。安楽さの指標は，バイタルサインをはじめ表情や筋緊張，睡眠，胃内容物の消化状況などを目安に，普段の状態と比較して判断するとよい。体温調節中枢に障害がある場合は環境の影響を受けやすく，急激に高体温，低体温へと変化するため細やかな観察と，子どもにとっての「よい状態」を維持できるよう心がけることが大切である。

2　呼吸機能

呼吸は意識せずに行われるものであり，血中の酸素や二酸化炭素濃度に応じて呼吸中枢を通じ自然に換気が行われるしくみになっている。在宅療養が必要な子どもは，臥位の姿勢が続くこと，遊びを通して胸郭を動かし筋肉を発達させる機会が少ないこと，筋緊張により胸郭の変形をきたすことなどから呼吸機能が低下しやすい。呼吸困難を自ら訴えることができない場合は，呼吸の数，深さ，努力呼吸（鼻翼呼吸，肩呼吸，陥没呼吸）の有無，皮膚の色，喘鳴の有無，酸素飽和度（SO_2）モニター，終末呼気二酸化炭素濃度（カプノメーター）を観察し，「苦しさ」「安楽さ」を把握することが重要である。また，酸素飽和度が低い場合は痰の貯留による気道閉塞を考え，二酸化炭素が高濃度であれば，換気障害と考えケアを行う必要がある。呼吸により換気を促すためには，ポジショニングにより気道を確保し「安楽さ」を指標に体位を整える。また，気道に痰が貯留している場合は，排痰法による痰のドレナージ，適度な加湿，貯留した分泌物の吸引を行う。排痰は加湿により促されるため，入浴後にポジショニングやドレナージを組み合わせて行うと有効である。これらの視点は，人工呼吸器や気管切開などの医療処置を行っていても同様である。

3 摂食機能

子どもにとって「食べること」は，食行動の獲得，食習慣の形成，家族や仲間で食べる楽しさを味わうという社会的な発達として重要である。「食べる」行為は，食欲を感じる，食物を認識する，食物を口に入れる，食物を噛み砕いて飲み込む，体内で消化・吸収し取り込むというプロセスをたどり，目的である栄養吸収を果たす。「食べること」は段階を経て機能を獲得するが，「食べる」機能が備わっていない場合は，特殊な方法での栄養供給を行いながら機能発達への援助を開始する。胃瘻などから食事摂取を行っている場合にも，「食べる」機能を最大限に発揮できるようにかかわる必要がある。例えば「おなかがすいているか」という点に注目し，注入時間の間隔を適切にすると，空腹時に注入食を見ることで胃液の分泌が促され栄養吸収が進む。同時に「おいしいね」などの声かけにより食べる意識をもつことができ，満腹時に「おなかいっぱいだね」と声をかければ食べることの喜びにつながる。この喜びや楽しみが，次なる発達への土台となる。子どもの体調を整え，安全で安楽な姿勢で進める必要がある。

4 排 泄

子どもにとってひとりで排泄ができるということは，発達・自立の意味をもつ。生後すぐは反射的に排泄してしまうが，6カ月頃より大脳中枢からの抑制が始まり，尿や便の我慢ができるようになる。2～3歳になると便意や尿意を伝えられるが，おまるに座ってもうまく出せないのは，緊張して交感神経が優位になるために，排尿筋の収縮と内尿道筋の弛緩に至らないためである。これらをうまくコントロールできるのは運動野が「髄鞘化」する3歳頃であり，それに合わせてトイレットトレーニングが開始される。

脳障害がある子どもの尿失禁にはおむつをすることが当たり前なのではなく，排泄プロセスのどこに原因があるのかを把握してかかわる必要がある。原因は尿意を伝えられないことかもしれないし，多くの人が周囲にいて緊張するからかもしれない。また，自己導尿を行う場合は，導尿間隔を適切にして，ケアの際はプライバシーを守れる環境にすることが重要である。おむつを使用する場合には，尿漏れで日常生活を中断しないように工夫する必要がある。

5 睡 眠

睡眠と覚醒にはリズムがあり，本来は規則正しく繰り返される。睡眠は代謝を下げ疲労を回復させ次の活動の活力になる。眠りは副交感神経が優位になると起こり，ストレスなどで交感神経が優位になると覚醒し不眠になるというメカニズムをもつ。

在宅ケアを受ける子どもは，呼吸苦や同一体位による苦痛，体位変換，吸引などにより交感神経が高まること，室内で過ごしがちになることから睡眠・覚醒リズムが崩れやすくなる。睡眠を整えるためには，生活と睡眠パターンを把握して夜間に眠れるように工夫をする必要がある。例えば，夜間のケアを減らすためのエアマットの使用，苦痛や不快を予測した入眠前の呼吸ケア，クーリングを用いたケアなどを行うことを検討してみる。規則正しい生活は重要であり，「人と触れ合う刺激のある時間」と「ゆっくり休む時間」のリズムをつくるとよい。また，睡眠リズムの崩れている子どもの家族は疲弊しやすいため，レスパイトなどにより休息を促すことも大切であり，家族の生活リズムを整えることが，睡眠リズムをつくる援助にもなる。

6 姿勢保持・運動

動くためには，姿勢を保つことが重要である。それには，骨，骨格筋，中枢神経，体性神経の連携した働きができるように神経と筋の発達を促す必要がある。

在宅ケアを受ける子どもの場合，脳障害があったり，医療的ケアなどにより行動制限があり，神経系を「髄鞘化」できる個体条件があっても，発達できる環境が整っていない場合がある。例えば，何かに興味があっても筋緊張があると手に入れることは難しい，またはコミュニケーションに障害があり伝えられないために相互作用が起こりにくい，などである。そこでは，いろいろなことがわかる・できる姿勢を保てるようにすることが大切である。それにはまず，筋緊張や拘縮などにより姿勢への弊害が出ないように，手足や身体のマッサージ，関節を動かすこと，仰向け，横向き，うつ伏せ，座位などの姿勢をとるようにして，骨や臓器を支える筋肉を育てることにつなげる。また，呼吸障害のある子どもの場合，ある姿勢をとることで排痰が促され，胸郭が広がり呼吸が楽になる。そうすると興味や関心が外に向き，発達が促される。よい姿勢を保ち育てることは発達環境を整えるうえで重要である。

2 在宅ケアを必要とする小児に対する基礎的な看護

1 疾病や障がいのある小児をめぐる看護

1 疾病や障がいのある小児に対する支援ニーズが増加した背景

医学や治療技術の進歩によって日本の新生児死亡率は世界一低い。一方で，NICUなどから退院後も気管切開や人工呼吸器による呼吸管理や経管栄養などが必要な医療的ケア児は増加傾向にある。また，医療の質や効率化が問われ，医療費削減対策の１つとしての入院の短期化，小児の発達や家族生活の背景などで，以前よりも早期の在宅生活移行が進められていることが，支援ニーズの増加の背景としてある。具体的には，NICUや小児（科）病棟からの在宅生活への移行に関すること，地域で暮らす重症心身障がい児や医療的ケア児のライフイベントや加齢に伴う身体変化，生活場所に関するニーズがある。

2 疾病や障がいのある小児の在宅生活の実態

母親は胎児期あるいは出生後にわが子の障がいが告げられた段階から，さまざまな心理的苦悩を感じ，わが子のライフサイクル上の危機と重なりながら養育姿勢を変化させていく。母親が次々に感じる心理的危機はわが子の障がいに対する自責の念や受容に加え，社会の偏見・差別の枠組みの強固さに傷くことや，支援制度が欠けていることに起因するものが多い。特に障がいの重い小児は，医療的ケアや日常生活援助が欠かせない状態が続き，養育者の負担感と苦悩は成長してからも続く。したがって，在宅生活において医療的ケア，二次的障害を予防するためのリハビリテーション，日常生活，療育機関への通園，定期受診などに対して多くの援助が必要である。親の加齢とともに介護を行うための体力も低下する。障がいのある子どもの世話に加え，次子の出産，きょうだいの育児，自分が病気になったとき，家族の行事などで外出が必要なときに，世話をしてくれる人や施設の問題もある。このように小児の成長に伴う変化や状況に応じた支援を組み立てるためには，相談支援専門員など関係職種との連携が重要となる。

2 小児の在宅生活を支える訪問看護の意義

1 小児の在宅生活を継続させるうえでの訪問看護の意義と役割

乳幼児期から生涯にわたり医療的ケアを必要とする重い障がいをもつ小児の身体状況や生活歴をよく知る存在は家族以外では訪問看護師である。訪問看護師は小児の生活や成長に伴う活動をイメージし，必要な医療的ケアを行い，相談支援専門員とともに療育，福祉，教育関係者とも連携しながら生活を整える中心的役割を担うことが期待されている。したがって医療的ケアの提供とともに，地域の社会資源や保健事業，福祉サービスを理解し，相談支援機能をもち，多職種と連携ができるように情報や制度を把握しておく必要がある。

2 小児や家族が必要とする看護

生涯にわたり医療的ケアを必要とする小児の看護には次のような視点と，継続したケアが必要である。

- 小児の障がいや疾病の治療を理解するための支援
- 現況の受容と意思決定への支援
- 親が過剰な責任を負わないような支援
- 家族構成員が状況を理解できるような，また役割調整できるような支援
- 親戚や地域を含めたサポート体制やサポートグループの紹介
- 家族自身の生活リズムが整うような支援
- 家族の意思決定を重視し，相談役になる
- 家族の休息の確保
- 在宅生活に必要な医療的ケア技術や，日常生活援助に必要な技術獲得への支援
- 必要な医療・福祉サービスの紹介
- 就園，就学・学校生活において必要となる医療的ケアへの連携や支援

3 医療的ケアが必要な小児に対する看護の方法と技術

a 経管栄養（経鼻経管栄養，胃瘻）

消化・吸収能力はあるが，摂食機能障害がある場合や不顕性誤嚥で呼吸器感染を繰り返す場合などが適応となる。主な経管栄養には経鼻経管栄養と胃瘻がある。

必要物品（経鼻経管栄養）

栄養チューブ（新生児～乳児は5～7Fr，幼児は7～10Fr，学童は8～14Fr）。サイズは目安で，年齢，体格，注入物の種類によって選ぶ。ディスポーザブル注射器（20mLを2本），潤滑油または微温湯，聴診器，膿盆，絆創膏，ハサミ，ティッシュペーパー，イリゲーターと連結チューブ，スタンドまたはフック，栄養剤（38～40℃くらいに温めて

おく），白湯（10 mL 程度）など

①経鼻経管栄養の方法，栄養剤の種類・量・濃度および注入速度などについての医師の指示書と必要物品の確認をする。

②口腔・鼻咽頭に分泌物がある場合は，除去（吸引）を行う。

③療養者は座位または半座位（30～40 度）で膝を軽く曲げて喉から腹部の緊張をとる。ティッシュペーパーや膿盆を頭の近くに置く。

④チューブを入れる長さを決める。外鼻孔から外耳孔（a）までと，外耳孔から鼻尖部剣状突起（b）のところまでチューブを当てて（a＋b），注入の長さの部分に印をつける。挿入の長さの目安は小児では通常，身長×0.2＋7 cm である。成長期の子どもは身長が伸びるため，チューブ入れ替えのときには挿入の長さの再測定を行い，確認する。

⑤栄養剤の滴下速度は目安として，乳幼児では 3～6 mL/分である。その他の手順は成人の場合と同様である。

胃瘻の必要物品と実施方法

胃瘻のためのカテーテルには入れ替えの容易なバルーンカテーテルと長期利用に適したボタンカニューレがあり，それぞれの種類により栄養セットにつなぐためのコネクターや三方活栓，専用アダプターを準備する。その他の必要物品は経鼻経管栄養と同じである。実施方法は成人の場合と同様である。

b 気管カニューレからの吸引の必要物品と実施方法

必要物品

吸引カテーテル（通常 5～12Fr，通常内径の 1/2 の太さ）と連結チューブ，ポータブル吸引器，消毒済み容器 2 個（精製水用，消毒用），消毒液（0.02％ステリクロン® 液など），滅菌精製水（チューブ内洗浄用），アルコール綿もしくは清浄綿，滅菌手袋，聴診器など

手順（成人と同様である）

①必要物品と医師の指示書を確認する。

②実施者は石鹸などを用い，流水下で手洗いを行う。無菌操作で行う。

③吸引器とチューブを接続し電源を入れる。

④吸引圧を調整する。気管内吸引では圧は通常，20 kpr 以下（150 mmHg）が適切である。

在宅では気管カニューレは通常，1～2 週間に 1 回以上交換する。またいざというときに，家族がカニューレ交換ができるよう，主治医から指導を受けておく必要がある。

c ストーマ（人工肛門）ケア

ストーマを造設している小児のケアは成人と同様であるが，生涯にわたり造設している小児は少ない。ただし，小児は皮膚が弱いため，皮膚保護に気をつける必要がある。また，成長に伴い造設部の位置が変化することや，ストーマ部位が痩せや肥満により陥没することもある。ストーマ装具の交換手順は成人と同様である。

d 救急蘇生

救命は，①心停止の予防，②早期認識と通報，③一次救命処置（心肺蘇生と除細動），

表Ⅲ-6-5　胸骨圧迫心臓マッサージと人工呼吸

	乳児	小児（思春期まで）
心肺蘇生（CPR）	心停止や疑いのある場合，気道を確保し人工呼吸と胸骨圧迫を行う	
胸骨圧迫部位	胸部中央に指 2 本を当て胸骨を圧迫。専門職が 2 人いる場合は，胸郭を包み込み両母指で圧迫	胸骨の下半分を両手もしくは片手の手のひらで圧迫
胸骨圧迫の深さ	胸郭前後径（胸の厚さ）の約 1/3	
胸骨圧迫回数	強く，早く（100～120 回/分）絶え間なく行う。胸骨圧迫がもとに戻るまで待って次の圧迫を行う	
胸骨圧迫対人工呼吸比	援助者が 1 人のときは 30：2 で胸骨圧迫と人工呼吸を行う 援助者が 2 人のときは 15：2 で胸骨圧迫と人工呼吸を行う	

［日本蘇生協議会（2016）：「JRC 蘇生ガイドライン 2015 オンライン版」小児の蘇生（PLS）を参考に作成］

④二次救命措置と心拍再開後の集中治療の 4 つの要素から成る[17]。小児の一次救命処置（PBLS）は，心停止に直結する呼吸障害とショックに早期に気づき，速やかに対応することが救命率向上に欠かせない。

医療的ケアが必要な小児の在宅生活では，訪問看護師が蘇生技術を実施できるだけではなく，一次救命処置に関しては，家族（特に，日常多くの世話をしている保護者）や療育，教育場面で小児にかかわっている専門職が習得しておくべき技術である。成長に応じた実施時の注意点を表Ⅲ-6-5 に示す。

e リハビリテーション

リハビリテーションは小児の QOL の向上と，呼吸機能や身体変形などの二次障害を予防し，日常生活を安楽にさらに日常生活の自立へ向けて行う。小児のリハビリテーションも一般的に理学療法士，作業療法士，言語聴覚士などの専門職が行う。訪問看護師はリハビリテーションの専門職と情報交換し，日常生活での注意点，生活の中でできる移動・移乗・ポジショニング技術などを理解しておく必要がある。

f 小児がんへの看護

医療面の支援では，退院前から入院している病院や往診医と連携し，終末期の身体的苦痛の緩和ケア，日常生活における保清，吸引，ポジショニング，点滴管理などのケアを行う。さらに将来の看取りも視野に入れ，家族の不安や負担を軽減しながら，親やきょうだいとしての誇りがもて，「安心して死を迎える」心の準備ができるようにするかかわりや，医療的ケアや日常生活援助技術への安心感を提供する役割がある。

4　日常生活への支援

1　日常生活の環境を整えることの意義と方法

障がいをもつ小児が日常生活を送る物理的な在宅環境は，小児と援助者の両方にとって安全・安楽で快適であることが望まれる。生活環境が不十分であるために活動が妨げられている場合があるからである。家族から相談を受けたときは，相談支援専門員と連携し内容によってどこに相談すればよいのか，日頃から情報を整理・把握しておくとよい。

a 居室，浴室，トイレ

住宅改修に関しては，小児の心身の特性に応じた改修案を専門家（建築士，福祉住環境コーディネーター，リフォームヘルパー，理学療法士，工務店など）と相談する。

b 生活補助用具

福祉用具はさまざまなものがあるが，企業の商品カタログの中から小児や家族の状態に応じて使用を考える福祉用具のコーディネーター，相談支援専門員に相談し，検討していくとよい。最近はインターネットを活用し，口腔ケアや食事介助に必要なケア用品などを取り寄せて使用している家族も増えてきている。

リフトは小児・介助者両者にとって，安全で安楽な介護機器である。

2 身の回りの世話の方法

a 食　事

小児にとって食事は楽しみ，コミュニケーションの場，成長に必要な栄養摂取などの意味をもつ。しかし，障がいの重い小児は反応や表現が個別的であり，読み取りにくい場合がある。食事介助は時間を要する援助でもある。さらに，食事の問題として，十分な食事量や質の確保ができないことにより起こる栄養障害や，口腔機能や嚥下機能に障害があり経口的に食事をとることが困難な摂食機能障害がある。意識障害，嚥下障害，呼吸不全，逆流性食道炎などが原因で，長期間にわたり経管栄養やミキサー食を続けている場合はビタミン不足や亜鉛，銅などの微量元素の不足，食物繊維の不足などが起こりやすい。水分，エネルギーだけでなくこれらのことにも気をつけ，血液検査結果を観察していく必要がある。

b 排　泄

中枢神経に障がいのある小児は排泄の問題も起こる。排泄介助・訓練は日常生活を送るうえでの重要なリハビリテーション看護である。したがって，排便・排尿の自立に向けてその子の障がい・発達を理解し，継続した排泄ケアを行う。その際の注意すべき点としては，①プライバシーを確保し，トイレは清潔で快適であること，②個別性を判断し，性別に配慮した介助者，能力に合った排泄用具の使用の配慮，③個別の排泄ケアマニュアルや援助技術の記録などの工夫が必要である。

c 移　動

補装具製作業者によって小児の身体状況に合わせて製作したバギー，車椅子がよい。

身体状況の変化や成長に合わせて新たに製作する必要もある。しかし高価なので，限度額などの条件もあるが，費用に関しては公費負担制度の活用などについて関係職種につなげるなどの支援も必要である。

3　日常の健康観察のポイントと方法

小児が一番健康状態のよいときのバイタルサイン（脈拍・呼吸・体温・血圧）を把握しておく。外界の気温により急激に低体温や高体温になったり，起立性低血圧になったりする小児もいる。呼吸は長期的生命の予後に直結することから，呼吸音の聴取も重要となる。また，表情や発声，活動量，食事量，排泄なども重要な観察ポイントである。

4　感染予防の必要性と対策

ⓐ 小児感染症

栄養状態，免疫状態が低下していることが多い医療的ケア児や重症心身障がい児などは，易感染状態であることを理解しておく。訪問看護では「持ち込まない・持ち出さない・ばらまかない」という基本姿勢で，標準予防策（スタンダードプリコーション）と接触感染・飛沫感染・空気感染の感染経路別予防策の実施が重要である。

小児の感染症として，低頻度ではあるが重症化しやすいものに，飛沫感染をするインフルエンザウイルス，RS ウイルス，マイコプラズマ，A 群溶血性連鎖球菌がある。接触感染にはロタウイルス，ノロウイルス，流行性結膜炎（はやり目）などがある。特に感染性胃腸炎（ノロウイルス，ロタウイルス，溶血性大腸菌 O157）の便や吐物の処理には，使い捨て手袋，サージカルマスク，ガウンを着用して，汚物による感染が拡大しないよう対応する。また，家族が不安にならないよう主治医などとも相談し，感染時の対応策を家族に説明しておく必要もある。

ⓑ その他の感染症

重症心身障がい児にとって，呼吸器感染症は死亡の最も重要な原因である。皮膚の感染症ではおむつの使用から接触皮膚炎や手足の変形拘縮に伴う通気障がいなどが重なり，白癬もみられる。また，反復性尿路感染を起こすこともある。肝炎などの血液を介して感染するウイルスのキャリアである場合は，歯ブラシ，カミソリ，タオルなど血液がつく可能性のあるものを共用しない。医療従事者自身や他者への感染を防ぐために，けが，鼻血，月経血，皮膚から出血した場合，血液は素手で触らない。また，血液が付着した下着，タオルなどはビニール袋等に包んで捨てるか，流水でよく洗い流すなどの配慮が必要である。家族にもこのような対応を説明しておく必要がある。

ⓒ MRSA など耐性菌感染

MRSA（メチシリン耐性黄色ブドウ球菌）は在宅では保菌状態であることが多いため，

増殖させないよう口腔ケア，水分補給，陰部ケアなどを行う。介助者は標準予防策に基づき対応し，介助前後に十分な手洗いを行う。ショートステイや集団生活を行う場合は，各施設と事前に相談しておくとよい。MRSAの判断には検査日や検査したときの小児の体調なども把握し対応を考慮する必要がある。

d 予防接種の考え方

予防接種は主治医と相談し，体調のよいときにできる限り受けておくとよい。特に，療育機関に通ったり就学すると集団生活となり，麻疹，インフルエンザなどに感染する機会も増える。それらに感染した際は重症化する可能性や，生命の危機に直結する場合もあるため，注意が必要である。

5 発達を促す働きかけ

a 運動，遊び

遊びは健康レベルや障がいの有無を問わず，すべての小児にとって重要である。しかし障がいのある小児は自らの力で遊んだりする能力が弱く，遊びが制限されがちである。また身体を自由に動かすことにも障がいがあり，運動にも制限がある。そこで日常生活の中で援助する保育士，介護職，看護師，作業療法士などの専門職は，小児が喜ぶ遊びをみつけ，成長・発達を促す遊びを工夫し，生活を楽しむことができるかかわりをすることが重要である。また全身を使う遊びは二次障害の予防にもなる。

b 学 習

発達に障がいのある小児は刺激を取り込んで選定し，適切に反応することが健常児と比べて困難である。したがって，新たな知識や技術を習得することにも時間を要する。障がいのある小児にとっての学習は，自立，セルフケアの拡大につながることが重要である。母親だけの援助を受けるのではなく，専門職やボランティアの人々からの援助も受け入れられるように育てるのも自立援助の1つである。

3 家族への支援

家族とは，相互に情緒的に巻き込まれ，地理的に近くで生活している人々（2人以上の人々）である[18]。相互に共通の感覚をもち，相互に義務を共有し，かかわり合い，助け合う存在である家族は，家族成員の発達に大きな影響を与える。子どもは家族の中に生まれ，成長・発達していく存在である。よって，家族全体の心身の健康は，子どもの健康，成長・発達に大きく影響を及ぼす。

近年の周産期医療，小児医療の進展により，多くの命を救うことができるようになった。しかし，元気に家に帰っていくことのできる子どもがいる一方で，医療に依存しなくては生きていくことが難しい子どもたちも存在する。未熟で恒常性を保ちにくい子どもたちはしばしば体調が変化し，家族は子どもの安全を守ることに常に気を配っている。そのため家族の精神的・身体的負担が大きいのも現実である。さらに親は子どもの障がいを知ったときからさまざまな心の葛藤を抱えている。Drotar らは先天異常をもつ子どもの誕生に対する正常な親の反応（ショック，否認，悲しみと怒り，適応，再起）の過程を仮説的な図に示している（図Ⅲ-6-5）[19]。また，親はそのような心情を人生の中で繰り返しながら暮らしており，複雑な過程をたどっている（図Ⅲ-6-6）。さまざまな苦悩や葛藤の中であっても，子どもがその子なりに成長・発達が促進されることは家族にとって大きな喜びであり，そこには療育や教育という視点も欠かすことができない。

訪問看護師には障がいのある子どもとその家族の暮らしの実態を理解し，家族全体の

図Ⅲ-6-5　先天異常をもつ子どもを有する両親の心理的推移の仮説

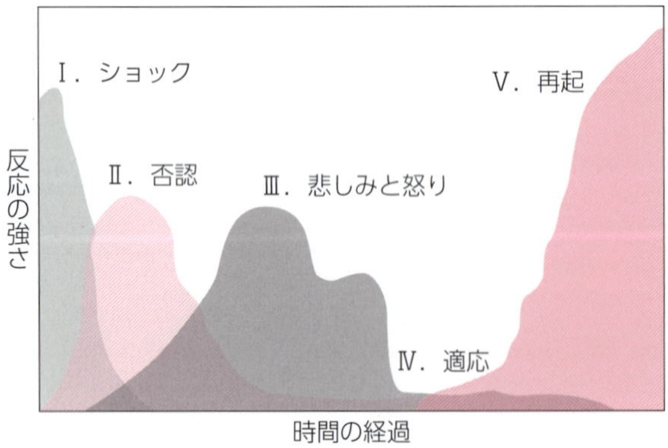

［Drotar D, et al（1975）：The adaptation of parents to the birth of an infant with a congenital malformation：a hypothetical model. Pediatrics, Vol.56, p.710-717］

図Ⅲ-6-6　中田の障害受容の螺旋形モデル

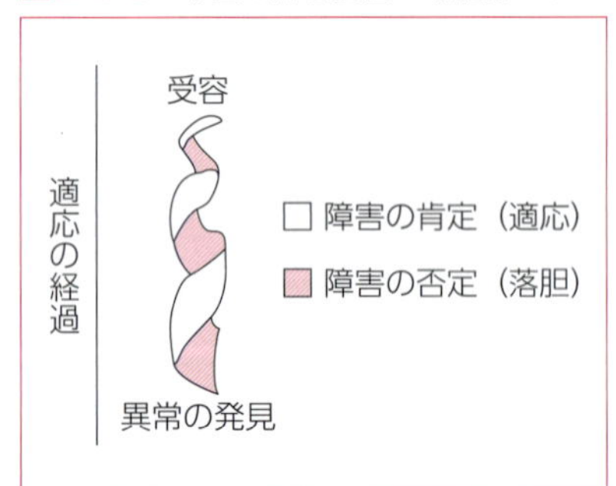

［中田洋二郎（1995）：親の障害の認識と受容に関する考察 受容の段階説と慢性的悲哀．早稲田心理学年報，Vol.27，p.83-92］

心身の健康が守られ，生活に満足できるよう支援することが求められている。

1 疾患や障がいのある小児を支える家族の理解

子どもは成長する存在である。それとともに家族成員一人ひとりも歳を重ね，その過程で，親自身の心身の状況も変化していく（図Ⅲ-6-7）。疾患や障がいのある子どもの家族を理解するためには，ライフステージにおける家族介護者の心情と暮らしの実態を知ることや，子どもの安全を守り，成長・発達を促すかかわりをどのように行っているのかを知ることが重要である。

1 介護者（保育者）の実態

子どもの介護（保育）をするのは多くは母親である。先天的な障がいをもつ子どもを出産した母親の場合，出産直後から治療に関する大きな決定を迫られる。そして，親はNICUや小児病棟において，医療的ケアが必要な場合は，その技術を獲得し，体調を見極めるための指導を受け自宅に帰ってくる。入院中はすぐそばにいた看護師はおらず，退院したその日から子どもの安全と安楽を確保するという大きな責任を母親と家族は負うことになる。特に母親は昼夜を問わず常に子どもに気を配っており，良質な睡眠が確保できずにいる。子どものケアに追われる暮らしの中で，自身の健康に対する予防や増進への取り組みは後回しになってしまうことも多い。子どもが成長し身体が大きくなると，入浴や移動には介護者の身体的負担が増える。子どもが成人期に差しかかる頃には親は

図Ⅲ-6-7　ライフステージごとの家族の変化

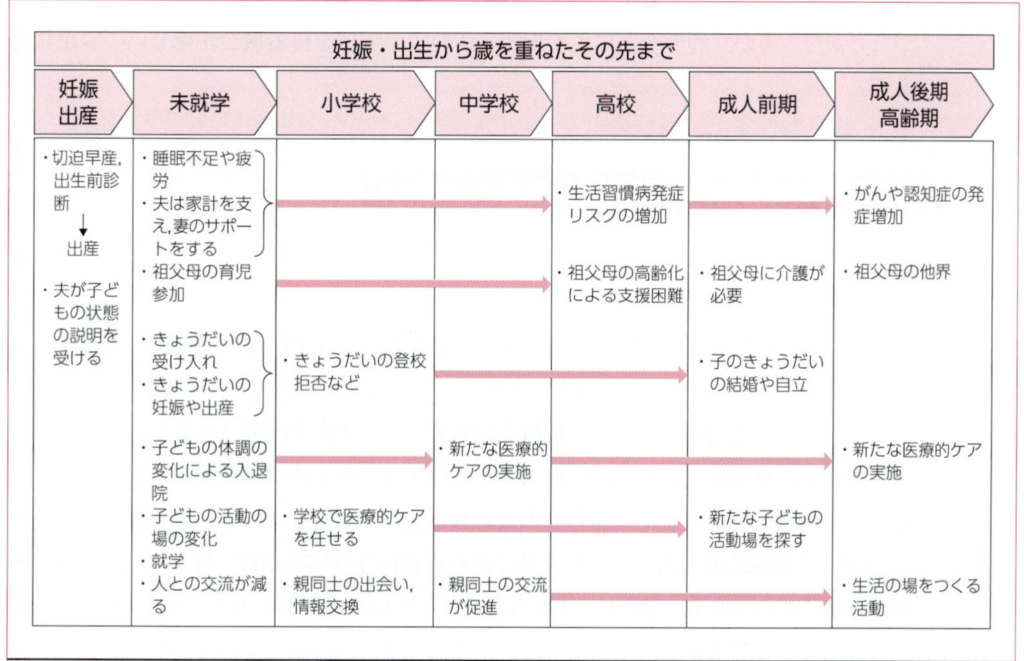

壮年期を迎え，健康に関する問題も増えていく。また社会との接点が減少するのも特徴である。特に医療的ケアの必要な場合，親は，自由な外出が難しく孤立しやすい。子どもの成長に伴い，通所施設や保育所，学校とかかわり始めることで，同じように障がいをもつ子どもの親と出会い，新たな社会との接点を見出していく。

一方，父親は家計を支えるとともに，母親のサポートをするという重要な役割がある。母親が行うケアの代替や母親の心理的サポートが求められるが，父親も心情的なショックや悲嘆，不安による精神的問題なども抱え，歳を重ねれば，健康に関する問題も出てくる。

2 訓練や教育などにかかわる介護の実態および介護上の課題

疾患や障がいのある小児の潜在的能力を最大限に引き出し発達を促進するためには，リハビリテーションや教育の適切な活用が重要である。リハビリテーションは在宅において継続的に行われることが必要であるが，親は医療的ケアや介護，家事・家政，きょうだいの養育などの時間に追われ，リハビリテーションに割く時間をもち続けることが難しい場合がある。訪問看護師や療法士はそれらを補うとともに，評価・対策を適宜行い，必要な補装具の調整や環境整備も含め発達段階に合わせて変更や導入を支援する。

どのような障がいがあっても，子どもには教育を受ける権利がある。しかし，「うちの子が学校教育を受けることができるとは思っていなかった」と義務教育の対象とならないと誤解している親もいる。就学の準備は前年の7月頃から始まる。親への情報提供を忘れずに行い，スムースな就学支援ができるよう努めなくてはならない。医療的ケアのある子どものケアは学校においては学校の看護師が行うが，ケアの注意点や体調の見極め方などの情報の共有が必要である。特に人工呼吸器を装着している場合は通学が難しく，自宅において訪問教育を受けている場合が多い。校外学習などで学友との接点をもつことができるが，通学などによる集団生活の中で学びを得る機会が乏しいのも現状である。

3 家族や介護者の心理および心身への負担

a 介護に対する負担

平成27年度障害者支援状況等調査研究事業報告書「在宅医療ケアが必要な子どもに関する調査」（厚生労働省）によれば，在宅生活の継続にあたっての主な負担感は，介護，見守りのための時間的拘束による負担が最も多い[20]。また介護者は良質な睡眠が確保できておらず，身体的・精神的負担が大きいといえる。例えば頻回な吸引や体位交換，入浴や食事介助，排泄の世話は常に行わなければ生命の維持ができないとなれば，介護は24時間365日続くのである。また介護に追われ親自身の健康維持に対する取り組みは後回しになりがちである。さらに，子どもが成長していくと身体が大きくなり，移動や入浴の介助などには労力が必要となることや，二次性徴を期に新たな医療的ケアが必要になる場合もあり，新しい医療的ケア技術の獲得もしなくてはならない。

ⓑ 身体症状の変化に対する不安

重度な障がいをもつ子どもたちは，身体の恒常性を保ちにくく体調が変化しやすい。高度な医療的管理が必要な子どもに関しては，体調の変化が生命の危険に直結する可能性も大きい。このような体調の変化は個別性が高く，親はその個別的な変化をよく観察しているが，「これは受診したほうがよいのか」迷う状態のときがある。訪問看護師は日頃から早期に体調の変化をとらえ，主治医と相談し重症化を防ぐことや，体調の変化があった際の相談機能として働くことが重要である。

ⓒ 周囲の人々や社会の無理解・偏見による負担

障がいをもつ子どもの親の心情は大きなショックから始まる。その受容の過程はいくたびとなく繰り返される。例えば，ライフイベントの際に心情は大きく揺れる。七五三や入学を迎えた子どもの親は「なぜ，うちの子だけみなと同じようにできないのか」と大きな悲嘆にくれ，特に母親は「私のせいで」と自責の念を抱えている。一方で親は障がいがあっても「その子らしく暮らさせてあげたい」と願っている。保育所や幼稚園の入園を断られるなどは親にとって大きな葛藤となる。また，親自身が就業を望んでも子どもの面倒を見てくれる場所がなかったり，周囲からの反対を受けることがしばしばある。

2 家族支援に必要なアセスメント

障がいや疾病をもつ子どもを介護しているのは母親であることが多い。家族がその生活に満足し肯定的な気持ちがもてるよう支援するためには，家族全体を総合的にアセスメントすることが重要である。家族はその構造や機能，発達段階が個別であることや，家族個々がニードをもっていること，また個々の家族成員は相互に影響し合っていることから，アセスメントには細かな情報を意図的に収集していくことが必要となる。

1 家族の機能

個々の家族の構成や機能は異なる。役割の過剰や不足，機能の破たんをきたしていないか，以下のような情報を収集しアセスメントすることが必要である。

ⓐ 家族の構成

- 両親がいるのか，きょうだいがいるのか
- 家族の関係性はどうか
- キーパーソンは誰か
- 役割の代替はできるか
- 家族が大切にしていることは何か

b 家族の機能

- 家族は互いが情緒を安定させる存在となっているか
- 子どもの教育や養育的機能はどうか
- 経済的機能はどうか（生活に必要な収入が得られているか）
- 健康維持のための機能はどうか（健康的な食生活や運動をしているか，健康診断を受けているか）
- 生殖機能はどうか（同胞の出産計画など）

2 疾病や障害に対する家族の受容状況

子どもの障がいに対する受け止めは一人ひとり異なっていることを理解したうえで，家族成員がそれぞれどのように受け止めているかを知ることが必要である。また，家族内で円滑なコミュニケーションが図られ，その家族なりに支え合える状態であるか，以下のような事柄についてアセスメントする必要がある。

- 障がいのある子どもに対して家族成員それぞれがどのように考えているか
- 互いの感情を敏感に察知し，家族内のコミュニケーションが円滑に行われているか
- 何か問題が出現したときにはどのように対処しているか

3 家族や介護者の精神的不安や介護負担

家族の暮らしの中で，家族のニードが何であるかをとらえることは重要である。さまざまなニードが満たされていないことで身体的負担や精神的負担につながる。例えば，子どもの入浴をする際に，人的支援を受けられないことで，毎回入浴が重労働となり，腰痛や腱鞘炎になってしまうこともある。あるいは適切な福祉用具が得られていないことでも身体的負担につながる。また，家族は発達する存在であるが，その発達段階によって身体的不安や精神的負担も異なる。例えば，子どもたちの年齢が小さいときは就学などが悩みや精神的負担になることもあるが，歳を重ねれば親たちの老化に伴い，子どもの未来を案じるようになる。このように家族は発達段階によって超えていく課題があるが，それを超えるために困難を生じることは家族にとって大きな試練となる。支援をしていくうえで家族のニードや家族の発達段階についての視点は重要である。

a 家族のニード

- 家族のニードは満たされているか（食事，睡眠，排泄，安全な環境，レクリエーションなど）
- 親類や近隣の人の支援は受けられているか
- 利用可能なフォーマルサポートは得られているか
- 利用可能な福祉用具は得られているのか
- 社会参加はできているか

b 家族の発達段階

- 家族の発達段階はどこであるか
- 家族の発達段階が家族成員個々の発達段階に及ぼす影響は何か
- 家族の健康問題が家族成員にどのような影響を及ぼしているか

3 家族への支援のポイント

1 家族が小児の状態を受け入れ，協力体制をとれるための支援

家族は障がいのある子どもの状態をはじめに医師から伝えられる。親がそれをどのように受け止めたのか知っておくことは重要である。言葉の難しさやその場の緊張感などで，医療者からの話をとらえきれていないことが多い。何がわかって何がわからなかったのか，十分に話を聞き，ともに考えるという姿勢が重要である。また，子どもの介護（保育）は母親に偏りがちであるが，家族全体で子どもを受け入れる体制をつくるために，父親の参加を促すことや，祖父母の協力が必要な場合もある。そのうえで，個々の家族成員が何を担えるのか自律的に話し合える場を設けることも必要である。その際に，地域で利用できる資源には何があり，それはどのようなことが担えるかを具体的に伝えることが大切である。

2 育児や介護に必要な知識・技術を習得するための支援

家族は介護（保育）に必要な知識を当初は病院で得ている。在宅に移行する際に重要なのは，それらの知識を親はどう理解しているかということである。退院する前に，病棟の看護師と協働して具体的に指導していくことが必要である。自宅に帰って初めて直面するのは，24時間医療者がそばにいない現実である。多くのケアをしなくてはならない場合や，状態が変化しやすい場合は，目に見える形で1日のスケジュールを示しておくことや，緊急時の対応方法を示しておくことが必要である。また，高度な医療技術が必要な場合は，退院直後から一緒に行い，確認し合うことも必要である。さらに，子どもが示す表現方法を探ることや，成長していく子どもの変化を細かに観察し，その変化を親とともに共有して愛着の促進を意図的に図る。これらは親が自信をもってケアを行えることにつながっていく。

3 介護負担の軽減を図るための支援

前述のように，子どもの介護の多くは母親が担っている。そのため，負担が母親にかかりやすいのが現状である。ケアの代替者がいないと母親の心身の疲労によって在宅での生活は容易に破たんしてしまう。例えば，ケアが行き届かず，子どもが体調の変化を繰り返したり，家族内の協力が得られないことで家族内のコミュニケーションが停滞し，

夫婦の関係が悪化してしまうこともある。訪問看護師による長時間訪問看護，居宅介護，児童発達支援などの利用は，母親が自分の時間をつくったり，休息するために必要である。父親が介護の代替をしたり，親族に手伝いの依頼がスムースに行えることで「自分がいなくてはならない」と母親が介護を抱え込むことが減り，精神的・身体的負担の軽減につながる。また，ほかの同胞のいる家庭では日頃，その子たちに十分にかかわれずに苦悩している親も多い。同胞のために時間をつくり，レクリエーションを楽しむ時間も必要であり，家族生活の満足度を上げる支援を心がけたい。そのためには，相談支援専門員などとの連携・協働が重要である。

4 緊急時の対応

親は，子どもの体調の変化に対する不安を常にもっている。そのため，特に生命の維持に直結するような変化については，日頃から対処の方法をシミュレーションしておくことが必要である。例えば呼吸に変調が起こった際には，バッグバルブマスクはどの程度押すのか，どのくらいのスピードで押すのか，親と一緒に実施してみる。さらに緊急時の連絡先をすぐに見えるように掲示し，適切に連絡ができるようにしておくことも必要である。

4 社会資源の活用およびネットワークづくり

子どもは常に成長していく存在である。制度やかかわる人も成長に伴い変化していく。保健，医療，療育，福祉，教育のすべてが円滑に連携し支えていくことが重要であるが，地域支援の連携は成人に比べると十分に整備されてはいない。訪問看護師は医療と暮らしの両側面から子どもとその家族の抱える問題をアセスメントし，職種間の情報共有や連携促進に積極的にかかわっていかなくてはならない。

1 小児の在宅生活を支える関係機関・関係職種の現状

1 小児の在宅生活を支える法律や制度と各種サービスの現状

子どもの在宅生活を支える法律や制度は，主に「健康保険法」「児童福祉法」「障害者総合支援法」「学校教育法」から成り立っている。訪問看護師はこれらの法律が影響し合っていることを理解しておく必要がある。2016（平成 28）年に公布された「障害者の日常生活及び社会生活を総合的に支援するための法律及び児童福祉法の一部を改正する法律」では，医療的ケア児が必要な支援を円滑に利用できるよう，地方公共団体において保健，医療，障害福祉，保育，教育などの各関連分野がいっそうの連携に努めることを義務づけた[21]。

a 健康保険法

通院や入院，訪問診療，訪問薬剤管理指導，訪問歯科診療，訪問看護は健康保険から支払われる。子どもの医療にかかる一部負担金はさまざまな法律のもと，助成対象となっている。例えば，小児慢性疾患の医療費助成は児童福祉法，育成医療（自立支援医療）は障害者総合支援法，養育医療は母子保健法である。

b 児童福祉法

2012（平成 24）年に児童福祉法の改正が行われた。それまで障害児の通所サービスや入所サービスは障害者自立支援法と児童福祉法に基づき，障害種別で分かれていたが，障害児支援強化のため，通所・入所の利用形態の別により一元化された。障害児相談支援は相談支援専門員が，サービス等利用計画案の作成→支給決定→サービス担当者会議→サービス利用という一連の流れのマネジメントを行い，以後も定期的にモニタリングを行い継続的に支援するしくみとなっている。

c 障害者総合支援法

2013 (平成 25) 年に「障害者自立支援法」から障害者の日常生活及び社会生活を総合的に支援するための法律，いわゆる「障害者総合支援法」に改定された。障害者総合支援法では障害福祉サービス（介護・訓練等給付），相談支援事業，地域生活支援事業，自立支援医療，補装具についての規定がある。障害児の居宅介護（ホームヘルプ）や行動援護（外出支援），18 歳以上になったときの日中活動系支援として生活介護や療養介護（通所サービス）もここに位置づけられる。

d 学校教育法

文部科学省は 2007 (平成 19) 年に特別支援教育を法的に位置付けた。その際，特別支援教育コーディネーターを配置し関連諸機関との連携や親の相談の窓口などを設けた。子どもの障がいの重度・重複化は多様化しており，関連職種間との連携が重視されている。

2 地域で利用可能な各種サービス

各種サービスの対象をはじめ，種類や手続き方法などを表Ⅲ-6-6 に示す。

3 地域のボランティア，当事者団体などの役割

在宅支援において，フォーマルサポートは重要であるが，地域の中のさまざまなインフォーマルサポートも重要である。障がいのある子どもの親は孤立化しやすいが，最近では SNS などによってつながりをもつ親同士も少なくない。地域においてはより身近な親同士のつながりによって，相談や不安感の共有をすることが，心理的な支えとなる。

2 地域の社会資源の活用

地域の社会資源はさまざまなものがある。その資源をどのように利用していくかを考えるときに最も重要なのは，子どもとその家族の意向が尊重されているかということである。「子どもとどのような生活がしたいか」を共有しながら進めていくことが重要である。その意向に基づいて，適切な情報を提供し，疑問を解消し，ともに支援内容を決めていく。適切な社会資源の情報を提供するためには，訪問看護師自身も社会資源についてよく理解をしておく必要がある。そのうえで訪問看護師は子どもとその家族の意向を見極め，適切な時期に適切な社会資源の情報提供を行うとともに，医療職以外の他職種が必要とする医療情報をわかりやすく伝え，協働していくことが重要である。

表Ⅲ-6-6　地域で利用可能な各種サービス

各種サービス	対象	サービスの種類	手続き方法や場所	備考
手帳	①視覚障害，②聴覚障害，③平衡機能障害，④音声機能・言語機能・そしゃく機能の障害，⑤肢体不自由（上肢，下肢，乳幼児期以前の非進行性の脳病変による運動機能障害），⑥肢体不自由（体幹），⑦心臓，腎臓，呼吸器，ぼうこう，直腸，小腸の機能の障害，⑧ヒト免疫不全ウイルスによる免疫機能障害，肝臓機能障害，がある人	身体障害者手帳	福祉事務所，町村役場へ。15歳未満の場合は保護者が代わって申請	手帳の等級には1級から6級までがあり，各等級は指数化され，二つ以上の重複障害の場合は，重複する障害の合計指数により決定される。肢体不自由の7級の障害一つのみでは，手帳は交付されない
	児童相談所，心身障害者福祉センターによって知的障害と判定された人	療育手帳（東京都では愛の手帳）	18歳未満の場合は児童相談所，18歳以上の場合は心身障害者福祉センターへ。保護者が代わって申請できる	障害の程度を総合判定し，1度（最重度）・2度（重度）・3度（中度）・4度（軽度）に区分し手帳に記載
手当	次のいずれかに該当する20歳未満の児童を監護している父母又は養育者 ①精神の発達が遅滞しているか，精神の障害があり日常生活に著しい制限を受ける状態にあるとき。②身体に重度，中度の障害や長期にわたる安静を必要とする病状があり，日常生活に著しい制限を受けるとき	特別児童扶養手当	区市役所・町村役場へ	重度障害児は月額5万1,450円，中度障害児は月額3万4,270円
	20歳未満で精神又は身体に重度の障害があるため，日常生活において常時介護を必要とする状態（おおむね身体障害者手帳1級及び2級の一部若しくは愛の手帳1度及び2度の一部に相当する程度又はこれらと同等の疾病・精神の障害）にある人	障害児福祉手当	区市役所，町村役場，各島支庁へ	月額1万4,580円
	都内に住所があり，次のいずれかに該当する20歳未満の児童を扶養している人，①愛の手帳1から3度程度の知的障害児，②身体障害者手帳1級・2級程度の身体障害児，③脳性まひ又は進行性筋萎縮症，ただし，児童が児童福祉施設等に入所しているときは，支給対象外となる	児童育成手当（障害手当）	区市役所・町村役場へ	該当児童1人につき次の額（月額）障害手当1万5,500円
医療費助成	18歳未満の児童で，次の病気にかかっており，病状が認定基準を満たすもの。ただし，18歳に達した時点で助成を受けていて，なお引き続き医療を受ける必要がある場合は，20歳に達するまで延長することができる。①悪性新生物，②慢性腎疾患，③慢性呼吸器疾患，④慢性心疾患，⑤内分泌疾患，⑥膠原病，⑦糖尿病，⑧先天性代謝異常，⑨血液疾患，⑩免疫疾患，⑪神経・筋疾患，⑫慢性消化器疾患，⑬染色体又は遺伝子に変化を伴う症候群，⑭皮膚疾患	小児慢性特定疾病の医療費助成	区部，保健所へ。市町村部は各市町村所管課へ	医療保険の自己負担分（所得に応じた自己負担あり）

（つづく）

表Ⅲ-6-6 地域で利用可能な各種サービス（つづき）

各種サービス	対象	サービスの種類	手続き方法や場所	備考
医療費助成	18歳未満で，以下の疾病治療のため手術等を必要とし，確実な治療効果が期待される児童，①視覚障害，②聴覚・平衡機能障害，③音声・言語・そしゃく機能障害，④肢体不自由，⑤心臓，腎臓，呼吸器，ぼうこう若しくは直腸，小腸又は肝臓機能障害，⑥その他の先天性内臓機能障害，⑦免疫機能障害	自立支援医療（育成医療）の給付	各区市町村所管課へ	身体に障害のある児童が，指定自立支援医療機関において，早い時期に治療を始め，将来生活していくために必要な能力を得るために必要な手術等の医療を給付（医療保険の自己負担分。ただし，医療費の1割の自己負担あり）。なお，原則，世帯の住民税額（所得割）が23万5千円未満であること
	6歳に達する日以後の最初の3月31日までの間にある乳幼児（義務教育就学前までの乳幼児）を養育している者。対象除外，助成範囲あり	乳幼児医療費の助成	区市役所・町村役場へ	「㊓乳医療証」と保険証を医療機関の窓口に提示し，受診する。なお，都外や当制度による診療を取り扱わない医療機関で受診するときは，保険の自己負担分を一時立替払をし，後で区市役所・町村役場の窓口に請求する
補装具費の支給（購入又は修理）	身体障害者・児等	障害者の職業その他日常生活の能率の向上を図るために，障害児については，将来社会人として独立自活するための素地の育成・助長のため，次の補装具費の支給（購入又は修理）を行う。 盲人安全つえ，義眼，眼鏡，補聴器，重度障害者用意思伝達装置，義肢，装具，車椅子，電動車椅子，歩行器，歩行補助つえなど	福祉事務所，町村役場で補装具費支給券の交付を受け，補装具製作施設又は製作業者に提出し，契約を結ぶ。なお，補装具の種目により心身障害者福祉センターの判定等が必要。18歳未満の場合は，原則として指定自立支援医療機関（又は保健所）の担当医師等の意見書が必要	原則1割。ただし，所得に応じて負担上限あり
施設	障害児であって，心身の状況・家庭の状況等を勘案して，入所による支援・医学的治療が必要と認められる児童	医療型障害児入所施設	児童相談所へ	療育内容：保護，日常生活の指導，独立自活に必要な知識技能の付与及び治療。費用：世帯の所得状況等に応じ利用者負担あり（最大利用料の1割）。別途食費等の実費負担あり。所得が一定以下の場合，減免措置あり
	自宅での生活に支障がある障害者（児）	短期入所（ショートステイ）	区市町村	居宅で介護する人が病気の場合等，一時的に自宅での生活に支障がある障害者（児）に，短期間，夜間も含め施設等で，入浴，排せつ及び食事の介護その他の必要な保護を行う
	重度の知的障害と重度の肢体不自由が重複している児童（者）	重症心身障害児（者）通所施設	区市町村へ	療育内容：通所による日常生活動作訓練，運動機能等の低下防止訓練及び集団生活訓練。費用：世帯の所得状況等に応じ利用者負担あり（最大利用料の1割）。別途食費等の実費負担あり

（つづく）

表Ⅲ-6-6　地域で利用可能な各種サービス（つづき）

各種サービス	対象	サービスの種類	手続き方法や場所	備考
施設	原則として就学前の障害児であって，心身の状況・家庭の状況等を勘案して，通所によっても十分療育効果が得られると認められる児童	児童発達支援事業（児童発達支援センター以外で行うもの）	区市町村へ	療育内容：日常生活における基本的動作の指導，独立自活に必要な知識技能の付与又は集団生活への適応のための訓練。費用：世帯の所得状況等に応じ利用者負担あり（最大利用料の1割）。別途おやつ代等の実費負担あり
	学校教育法第1条に規定する学校（幼稚園及び大学を除く）に就学中の障害児	放課後等デイサービス	区市町村へ	療育内容：生活能力の向上のために必要な訓練・社会との交流の促進その他の支援。費用：世帯の所得状況等に応じ利用者負担あり（最大利用料の1割）。別途おやつ代等の実費負担あり
	次のような状態にある乳児及び特に乳児院にて養育する必要がある場合の就学前の幼児，①保護者のいない場合，②保護者の疾病その他の事情により，保護者による養育が困難又は不適当な場合	乳児院	児童相談所へ	養育内容：精神発達の観察・指導，授乳，食事，おむつ交換，入浴，外気浴，健康診断など。費用：費用徴収基準額表のとおり負担
子育て支援	18歳未満の子ども自身，子育て家庭	子ども家庭支援センター	区市町村	①子ども家庭総合ケースマネジメント事業，②地域組織化事業，③要支援家庭サポート事業，④在宅サービス基盤整備事業，⑤専門性強化事業
	育児の手助けをしたい人（提供会員）と手助けを受けたい人（依頼会員）からなる会員組織で，仕事と育児の両立を支援するため，会員どうしで地域において育児に関する援助活動を行う	子育て援助活動支援事業（ファミリー・サポート・センター事業）	区市役所・町村役場へ	①保育施設の保育開始前や終了後に子供を預かる。②保育施設までの送迎を行う。③学童クラブ終了後に子供を預かる。④学校の放課後に子供を預かる。⑤冠婚葬祭や他の子供の学校行事の際，子供を預かる。⑥買い物等外出の際，子供を預かる（子供を預かる場所は，原則として提供会員の自宅）
障害福祉サービス等	障害者（児）	居宅介護（ホームヘルプ）	区市町村	障害者（児）の居宅で，入浴，排せつ及び食事等の介護，調理，洗濯及び掃除などの家事，生活等に関する相談・助言等の生活全般にわたる援助を行う（サービスの種類として，身体介護，家事援助，通院等介助，通院等乗降介助がある）
	重度の肢体不自由者又は重度の知的障害・精神障害により行動上著しい困難を有する人で，常時介護を必要とする人	重度訪問介護	区市町村	居宅で入浴，排せつ及び食事等の介護，調理，洗濯及び掃除などの家事，外出時における移動中の介護，生活等に関する相談・助言等の生活全般にわたる援助を総合的に行う
	重症心身障害児などの重度の障害児等であって，児童発達支援等の障害児通所支援を受けるために外出することが著しく困難な障害児	居宅訪問型児童発達支援（2018年4月より施行）	区市町村	障害児の居宅を訪問し，日常生活における基本的な動作の指導，知識技能の付与等の支援を実施

（つづく）

表Ⅲ-6-6 地域で利用可能な各種サービス（つづき）

各種サービス	対象	サービスの種類	手続き方法や場所	備考
相談支援	障害のある人やその保護者など	障害者相談支援	市町村（又は市町村から委託された指定特定相談支援事業者，指定一般相談支援事業者）	①福祉サービスを利用するための情報提供，相談，②社会資源を活用するための支援，③社会生活力を高めるための支援，④ピアカウンセリング，⑤専門機関の紹介など
在宅医療	在宅の重症心身障害児（者）及び医療的ケアが必要な障害児	重症心身障害児（者）等在宅レスパイト事業	区市町村	訪問看護師が自宅に出向いて一定時間ケアを代替し，当該家族の休養を図ることにより，重症心身障害児（者）及び医療的ケアが必要な障害児の健康の保持とその家族の福祉の向上を図る
	在宅の重症心身障害児（者）及び医療的ケアが必要な障害児	在宅重症心身障害児（者）等訪問事業	各保健所等へ	訪問看護：看護師等が家庭を訪問し，重症心身障害児（者）及び医療的ケアが必要な障害児の状況に応じ，家族とともに日常生活上の看護を行うほか，看護技術指導，療育指導，相談などを行う。原則として週１回 訪問健康診査：専門医師及び看護師等が重症心身障害児（者）及び医療的ケアが必要な障害児の家庭を訪問して，健康状態，障害の程度等を診査するとともに必要な指導を行う。原則として年１回程度
	障害児（者）	心身障害児（者）歯科診療	事前に予約が必要。受け入れ可能な障害の状況や受診日などは施設ごとに異なるので，必ず施設に事前確認すること	都立心身障害者口腔保健センターをはじめ，地区口腔保健センター，民間病院及び心身障害児施設などでは，障害児（者）を対象とした歯科診療を行っている
教育	保護者・本人とも都内に住所があり，学校教育法施行令に定められた障害のある児童・生徒や病弱の児童・生徒	特別支援学校	小学部，中学部は，区市町村の教育委員会へ。翌年４月に入学を希望する人に対して，就学相談を行っている（病弱特別支援学校への転学相談は随時）。幼稚部，高等部は直接該当校へ	右記の障害の状態に該当する児童・生徒について，教育上必要な支援の内容，地域における教育の体制の整備状況，その他の事情を総合的に勘案して，小・中学校等又は特別支援学校のうち，最もふさわしい就学先を，区市町村教育委員会が決定する
	病院・施設内分教室 病院や児童福祉施設などに入院・入所中の児童・生徒	病院・施設内分教室・訪問教育	住所地の区市町村教育委員会へ	下記の①と②の中に設けられている。①病院（都立小児総合医療センター，国立成育医療研究センター病院，国立精神・神経医療研究センター病院，東京大学医学部附属病院，国立がん研究センター中央病院），②児童福祉施設等（府中療育センター，東部療育センター，島田療育センター）
	在宅訪問教育 障害が重く通学が困難な児童・生徒や病気で通学が困難な児童・生徒			週３回（１回２時間）を標準として，教師が家庭・施設に訪問して教育を行う
	病院内訪問教育 都内の病院へ入院している児童・生徒			週５日（１回２時間）を標準として，教師及び支援員が病院に訪問して教育を行う

（東京都福祉保健局：2017 社会福祉の手引をもとに作成）

3 小児を取り巻く関係機関・関係職種との連携および協働のあり方

1 関係機関

以下のような機関があり，それぞれ支援を行っている。

a 市町村，市町村保健センター，保健所

市町村ではさまざまな申請や相談を受け付けている。母子健康手帳の発行や，出生届けが受理される。乳児健診では，成長・発達に何らかの異常を発見した際には，専門的な医療機関の受療につなげている。しかし，これらの時点で訪問看護につながることは少ない。支援の必要な母子に対し，訪問看護師は市町村，保健センター，保健所と連携ができ，より早期からの支援につながるとよい。特に乳幼児期には，予防接種や健診は欠かせない。管轄する保健所がどこにあり，どのように進めているか確認しておくことが必要である。

b 児童相談所

児童相談所には子育てに困難や問題が発生した際に相談が持ち込まれる。「障害者虐待防止法」(家庭の障がい児は「児童虐待防止法」)では，虐待を受けたと思われる障がい児・者を発見した者には，速やかな通報義務があるとしている。虐待の可能性が考えられる場合は，訪問看護師は速やかにかかわる他職種と協働することが必要である。訪問看護師は居宅におもむき，子どもの身体に直接触れて，見て，安全が守られているかを観察することができる。さらに親の心身の状態も併せて観察することができる存在である。虐待が疑われ緊急性があるときは，必要に応じて保護の措置をとらなくてはならない。

c 障害児通所施設(児童発達支援事業，放課後等デイサービス)，療養通所介護事業所

障害児通所施設では児童発達支援事業，放課後等デイサービスなどを行っている。児童発達支援事業所は就学前の子ども，放課後等デイサービスは就学児童が対象である。2012(平成24)年から療養通所介護事業所は児童福祉法に定める指定基準を満たせば，児童発達支援事業や放課後等デイサービス事業を提供できるようになった。親にとって子どもを初めて通所施設に通わせるときは大きな不安がある。訪問看護師は子どもの呼吸，栄養，排泄はどのような状況であるか，移動やポジショニングは日頃どのように行っているかなどを事業所に伝え，親が安心して子どもを預けられるよう支援する必要がある。

d 特別支援学校

小学校への入学は前の年の7月頃から各家庭に案内が届く。特別支援学校への入学については，教育委員会の担当者との面談が必要になる。学校という場へ初めて子どもを通わせることになる親は，不安に思っている。訪問看護師は初めての面談には同席し，医

療面での情報を伝えることや，どのようなサービスを使っているかなどのサポートも必要である。

就学後は，学校では個別の教育支援計画や指導計画が立案されている。これは学校が親から情報を得て作成するが，訪問看護師が見る機会は少ない。一方，学校と障害児通所支援事業者間には情報共有の必要性を国が明らかにしている。2012（平成24）年の厚生労働省社会・援護局障害福祉部障害福祉課と文部科学省初等中等教育局特別支援教育課連盟の通知,「児童福祉法等の改正による教育と福祉の連携の一層の推進について」によれば[22]，学校と障害児通所支援を行う事業所が双方で作成する個別の支援計画を連携させ支援していくことを求めている。

長い期間就学し子どもは成長していく。その発達のとらえ方は同じか，体調の変化に対するとらえ方は同じかなど学校と共有すべきことは多岐にわたる。障がいの重度な子どもが増えている近年では，就学時に医療的ケアが必要な児童数も増加している[23]。障がいのある子どもの支援において訪問看護師と学校との連携はこれまで以上に重要である。

2 関係職種

a 相談支援専門員

相談支援専門員は通所系サービスを利用する場合と，訪問系サービスを利用する場合の計画相談支援および基本相談支援（障がい児・者などからの相談）を行っている。そして支援全体をコーディネートし計画立案するとともに，障がい児・者などの保護者からの相談に応じ，必要な情報提供や助言を行うことが責務となっている。重度の障がいをもつ子どもの支援が円滑にコーディネートされるために，訪問看護師は医療の情報と発達に関する情報をわかりやすくタイムリーに提供する必要がある。また，子どもと親の意向を伝えるという代弁機能も担わなくてはならない。

b 主治医

障がいのある子どもの体調は変化しやすく，時に重症化しやすい。子どもによって体調の変化の徴候は異なり，その点を家族と共有し，早期に主治医につなげるようにする。移動やポジショニングに必要な補装具の製作や障害申請には医師の意見書が必要になる。主治医の担う役割は診断，治療にとどまらないことを理解しておくことが必要である。

c 医療機関看護師

入・退院時や外来通院時は病院（病棟）看護師との情報共有と協働が必要である。子どもの体調についてのみならず，家族の状況についての情報共有はケアが適切に継続されることにつながる。

d 保健師

障がいのある子どもをもつ親は，利用できるサービスや手当てなどを知らないことが多い。また自治体によって独自のサービスがあるなどさまざまであり，年齢を重ねていく過程で利用するサービスも変化する。それらに対する相談や橋渡しは，保健師が行っている。どのような支援が該当するかタイムリーに相談にのってもらうためには，日頃から保健師に子どもと家族の状態を伝えておくことが必要である。

e 保育士

保育士は遊びを通して子どもの心身の発達を助け，保護者の保育に関する相談にのっている。障がいのある子どもに対しては施設型保育と訪問型保育がある。子どもにとって遊びは非常に大切であり，訪問看護師はどのような遊びがその子の発達を促すか保育士と連携し，在宅において発達を促すケアが継続できるように努めなくてはならない。

f 教　師

障がいのある子どもがその子に適した教育を受ける際に，教師は個別の教育プラン，支援計画を立てている。子どもが必要な教育を安定的に受けるには，体調の安定は欠かせない。教師は子どもの体調について，親から情報を得ていることがほとんどである。しかし投薬や栄養の変更など，体調に影響を及ぼす内容についてタイムリーに伝えられてはいないこともある。訪問看護師は教師と日頃から情報を共有し，子どもに対し教育が最大限提供されることを目指していく。

3 その他（地域のボランティア，親の会など）

地域の親の会は，介護者の心理的サポート，社会活動の機会や場となる。障がいのある子どもをもつ親が新たな支援をつくるなどの自立的活動が促進されることや，人々とふれあい楽しみのある生活を求めることができるよう，訪問看護師も地域づくりに積極的にかかわっていくことが必要である。

引用文献

1）五十嵐隆編（2011）：小児科学 第10版，p.32-42，文光堂.
2）高嶋幸男（2015）：神経病理からみた療育・リハビリテーションの発展，小児保健研究，Vol.74，No.2，p.191-195.
3）佐藤朝美（2016）：重症心身障害児の看護，p.48-72，へるす出版.
4）日下康子（2009）：神経管閉鎖不全，小児内科 Vol.41，p.580-587.
5）前掲書1），p.882-895.
6）佐藤朝美／筒井真優美監修（2017）：パーフェクト臨床実習ガイド小児看護 第2版，p.246-256，照林社.
7）Kliegman RM, et al，衛藤義勝監修（2015）：ネルソン小児科学 原著第19版，p.2336-2368，エルゼビア・ジャパン.
8）前掲書1），p.362-372.
9）黒澤健司（2015）：先天異常症候群児のトータルケア．小児内科，Vol.47，No.10，p.1707-1710.

10) 前掲書 1), p.865-866.
11) 国立がん研究センターがん対策情報センター編 (2013)：小児の脳腫瘍 受診から診断, 治療, 経過観察への流れ, p.7-11.
12) 前掲書 1), p.920-936.
13) 大島一良 (1971)：重症心身障害の基本問題, 公衆衛生, Vol.35, No.11, p.648-655.
14) 横地健治 (2015)：重症心身障害とその周辺, 重症心身障害の療育, Vol.10, No.1, p.1-6.
15) 鈴木康之, 他 (1995)：超重度障害児（超重症児）の定義とその課題. 小児保健研究, Vol.54, No.3, p.406-410.
16) 厚生労働省 (2017)：平成 29 年度医療的ケア児等の地域支援体制構築に係る担当者合同会議 医療的ケアが必要な障害児の支援の充実に向けて.
https://www.mhlw.go.jp/file/06-Seisakujouhou-12200000-Shakaiengokyokushougaihokenfukushibu/0000180993.pdf
17) 日本蘇生協議会 (2016)：「JRC 蘇生ガイドライン 2015」オンライン版, 小児の蘇生 (PLS).
http://www.japanresuscitationcouncil.org/wp-content/uploads/2016/04/6f3eb900600bc2bdf95fdce0d37ee1b5.pdf
18) Friedman MM／野嶋佐由美監訳 (1993)：家族看護学 理論とアセスメント, p.12, へるす出版.
19) Drotar D, et al (1975)：The adaptation of parents to the birth of an infant with a congenital malformation：a hypothetical model. Pediatrics, Vol.56, No.5, p.710-717.
20) 厚生労働省 (2017)：平成 29 年度医療的ケア児等の地域支援体制構築に係る担当者合同会議 医療的ケアが必要な障害児への支援の充実に向けて.
http://www.mhlw.go.jp/file/06-Seisakujouhou-12200000-Shakaiengokyokushougaihokenfukushibu/0000130383.pdf
21) 厚生労働省：障害者の日常生活及び社会生活を総合的に支援するための法律及び児童福祉法の一部を改正する法律について. http://www.mhlw.go.jp/file/05-Shingikai-12601000-Seisakutoukatsukan-Sanjikanshitsu_Shakaihoshoutantou/0000128863.pdf
22) 文部科学省：児童福祉法等の改正による教育と福祉の連携の一層の推進について. http://www.mext.go.jp/a_menu/shotou/tokubetu/material/1322204.htm
23) 文部科学省：平成 26 年度特別支援学校等の医療的ケアに関する調査結果. http://www.mext.go.jp/a_menu/shotou/tokubetu/material/1356215.htm

参考文献

- 山元恵子監／佐々木祥子編著 (2015)：写真でわかる小児看護技術 改訂第 3 版, インターメディカ.
- 重症心身障害児在宅療育支援マニュアル作成委員会編 (2011)：訪問看護師のための重症心身障害児在宅療育支援マニュアル, 東京都福祉保健局.
- 田村正徳監／梶原厚子編著 (2017)：在宅医療が必要な子どものための図解ケアテキスト Q&A 家族といっしょに読める！, メディカ出版.
- 奈良間美保 (2014)：親であること, 家族であること, 自分らしくあること, そのための在宅医療 小児在宅ケアガイドラインの視点から, 小児看護 Vol.37, No.8, p.929-940.
- 岡田洋子, 他 (2010)：小児看護学Ⅰ 小児と家族への系統的アプローチ 第 2 版, 医歯薬出版.
- 前田浩利, 岡野恵里香編 (2013)：NICU から始める退院調整 & 在宅ケアガイドブック 疾患・障害を持つ赤ちゃんがお家へ帰るための 52 の Q&A, NEONATAL CARE 秋季増刊, メディカ出版.

7 エンドオブライフケア

ねらい

在宅療養者と家族が人生の最終段階を可能な限り安楽に過ごし，最期を迎えるための支援ができる。

目　標

1. エンドオブライフケアの特徴が理解できる。
2. 在宅で最期を迎える療養者および家族への支援ができる。
3. エンドオブライフケアにおけるチームアプローチの役割が理解できる。

1 エンドオブライフケアの特徴

1 在宅でのエンドオブライフケアが必要とされる背景と概念的特徴

わが国の高齢者の増加に関する推計統計では，2065年には65歳以上の人口が全人口の38.4%に達し，2.6人に1人が65歳以上になると推計されている[1)]。高齢者が増えることは，多くの人が人生の最終段階を生きることになる。高齢になれば罹患率も高くなり，死亡する人が増加する。高齢者の主な死因は，悪性新生物，心疾患，肺炎，脳血管疾患，腎不全，慢性閉塞性肺疾患などの慢性疾患であり，死因の半数は上位3つの疾患で占められている[2)]。

これら慢性疾患の経過は，終末期のプロセスが多様であることを示している。がんのように死の数カ月前から急激に身体機能が低下する疾患群や，心不全のように悪化と回復を繰り返す疾患群，老いによる心身の機能低下，障害とともに長期にわたる生活機能の低下など，さまざまな経過をたどる[3)]（図Ⅲ-7-1）。高齢者の多くは地域で暮らしており，

図Ⅲ-7-1　終末期の死までのプロセスの類型

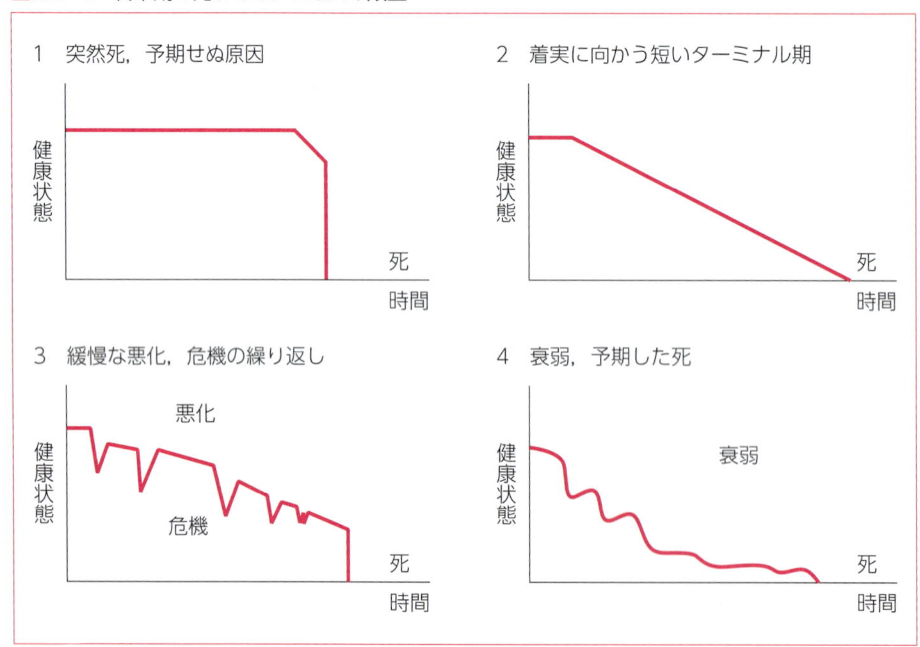

[Lunney JR, et al (2003)：Patterns of functional decline at the end of life, JAMA, Vol.289, No.18, p.2387-2392 より作成]

複数の慢性疾患とともに生き，慢性疾患のケアを受ける期間が人生の終生期としてのエンドオブライフの時期とほぼ重なるため，高齢者ケアにおいてエンドオブライフケアは重要な概念であるといえる。

エンドオブライフケアの概念に関する世界的なコンセンサスは，概して，①高齢者医療と緩和ケアを統合する考え方を基盤にした終末期ケアであること，②がんのみならず，非がんを含めたあらゆる疾患や症状，苦痛などをもつ人たちを対象としたケアであること，③地域のヘルスサービスをつなぐケアシステムであることの3つが主要な要件である。また，もう1つ重要なことは，対象の健康レベルや死までの距離によってケアのあり方を提示する場合も含めた幅広い概念であることである。Izumiらは，エンドオブライフケアを，看護倫理の観点から，より包括的で幅広い層の人々にも適応できる定義として，「診断名，健康状態，年齢にかかわらず，差し迫った死，あるいはいつかは来る死について考える人が，生が終わる時まで最善の生を生きることができるように支援すること」[4]と明示した。

エンドオブライフケアの始まりは，死について考える時点からであることが特徴的であり，病を有する患者だけではなく，長期療養型施設に入所する人々や，健康で自立する地域住民をも広く対象とする概念である。したがって，エンドオブライフケアは，比較的健康な高齢者，あるいは子育て中の母親や若い世代の地域住民を対象とする“生や死に関する死生観教育や生涯教育”から，病に罹患した後の“診断・初期治療—積極的治療期—回復・維持期—終末期のケア”における緩和ケアまでを内包した包括的概念として図Ⅲ-7-2[5]のように示すことができると考える。

さらにわが国では，かつては病院での死亡割合が高かったが，限られた医療資源と死亡者数の増加により，医療の場以外での看取り機能の拡充が求められている。介護老人保健施設と老人ホームを加えた施設での死亡数は，2000年の2.4%から2006年の看取り介護加算策定以降，2016年には9.2%に増加した[6]。しかしながら，まだ施設での看取り

図Ⅲ-7-2　エンドオブライフケアの概念：死生観育成から終末期ケアまで

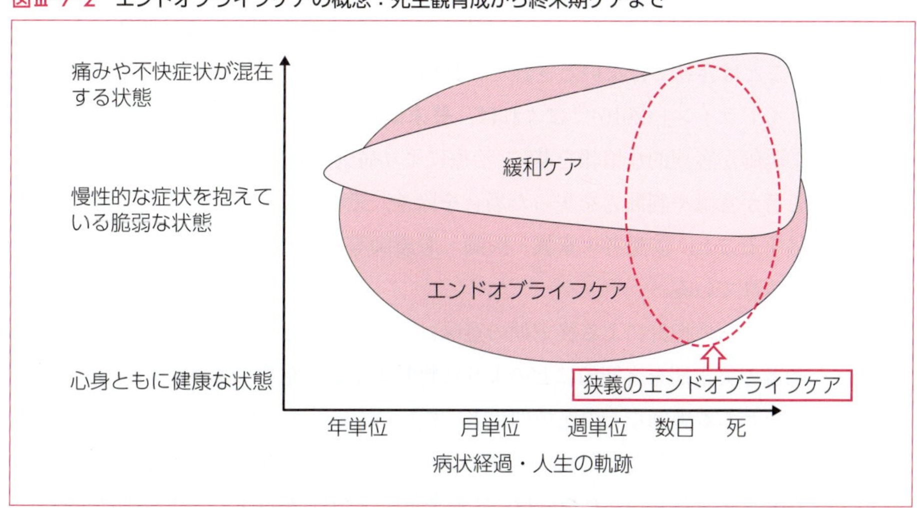

[European Association for Palliative Care (2009)：White Paper on standards and norms for hospice and palliative care in Europe：Part1, J Palliat Care, Vol.16, No.6, p.289より引用，一部改変]

の受け入れは始まったばかりである。今後は，独居高齢者，生活困窮者，老老介護者の増加も伴い，多様な生き方や価値観をもつ人々がエンドオブライフを迎えることになる。看護職者は，これらの社会的情勢を踏まえ，個々人が最善の生を生ききることを支援するエンドオブライフケアを，地域，すなわち自宅，高齢者介護施設，病院など，療養の場が移行しても病状変化に合わせて継続的に展開することが求められている。

2 在宅でのエンドオブライフケアの基本となる考え方

1 エンドオブライフと看取りそして終末期，緩和ケアの考え方

看取りとは，三省堂の大辞林によれば「病人のそばにいて世話をすること。また，死期まで見守り看病すること。看護」と定義されている。長寿科学振興財団のホームページ，健康長寿ネット[7]によれば，看取りとは，もともとはこの定義のように「患者を介護する行為そのものを表す言葉であったが，最近では人生の最期（臨死期）における看取りを単に『看取り』と言い表すことが多くなっている」としている。一方，看取りをプロセスとしてとらえ，看取りの過程[8]として7つの段階を示しながら，一般病棟での看取りのケアをする際の課題と改善策を述べているものもある。それによれば，ターミナル前期，中期，後期，危篤・臨終期，命終期，死後の処置，死亡後の家族のケアとされ，死に向かう約3カ月という期間を想定して，大切なケアのポイントとその環境的要因を説明している。

このように看取りのケアの意味を検討すると，死までの時間が長くて1年，短くて数日，数時間という時期までを含み，それぞれの時期に応じた個別的なケアが求められるといえる。さらにそのケアの範疇には，エンゼルケアや死化粧といった遺体のケアや葬儀の仕方までの作法も含まれるとされる。こうしたケアは，死そのものや死後の世界の考え方，宗教，地域性や慣習，風習，しきたりなど多様な文化的要因に影響を受けていると考えられ，文化に配慮するケアといえるだろう。

次に終末期の定義について概観する。近年，終末期の定義は時間的な枠組みでとらえることは容易ではないとされた。具体的には，全日本病院協会の「終末期医療に関するガイドライン」(2016)[9]によれば，終末期とは以下の3条件を満たす場合を指すとして，①医師が客観的な情報を基に，治療により病気の回復が期待できないと判断すること，②患者が意識や判断力を失った場合を除き，患者・家族・医師・看護師などの関係者が納得すること，③患者・家族・医師・看護師等の関係者が死を予測し対応すること，が明記されている。

これらの指針による終末期の意味は，予後予測が困難な状態である慢性疾患をもつ高齢者の終末期を客観的にどのように判断するかが重要であり，医師のみではなく関係者，すなわち看護師などの医療関係者，本人・家族とが「終末期である状態」に合意する，そして「死を意識して対応するチームアプローチ」を開始するということが意味づけられたと考えられる。これを受け，日本老年医学会は2011年に立場表明[10]を行い，高齢者における終末期とは「病状が不可逆的かつ進行性で，その時代に可能な最善の治療により

病状の好転や進行の阻止が期待できなくなり，近い将来の死が不可避となった状態」と定義した。加えて高齢者は，「終末期」にあると判断されても，余命を予測するための医学的成績の集積が現状では不十分であり，余命の予測が困難であるとして，「終末期」の定義に具体的な期間の規程を設けていないとした。高齢者においては，慢性疾患患者の臨床的症状も多様で治療の選択肢も増え，病状変化も複雑であることに加え，エビデンスも少ないことが指摘されている[10)]。

以上のことから，高齢者ケアの一環として看取りは，生活文化を含む重要なケアの一部である。また緩和ケア，終末期ケア（ターミナルケア）は，医学的見地から身体的状態を客観的な情報のもとに判断し，的確に状態を査定することにその起点があり重要性がある。高齢者のエンドオブライフケアの狭義の意味が看取りケアであり，さらに近い将来の死についてかかわる関係者が予測し，対応することが緩和ケア，終末期ケアである。高齢者の看取り，緩和ケア，終末期ケアにおけるケアのあり方は共通しており，患者本人の意向を尊重することを中心に据え，身体的・精神的・社会的・霊的苦痛（スピリチュアル・ペイン）をできるだけ緩和し，家族を含めてその人が望む最期を迎えられるよう，その人と家族の生活の質（QOL）の維持を目指した全人的ケアをチームで支えていくケアのあり方である。

穏やかな看取りのケアを達成するためには，その人がどのような人生を歩んできたのか，時間軸でその人の物語を最大限理解し，その人の人生の幕引きを見送る身近な人たちとともに，われわれ支援者も他者の死を経験することが重要である。この人にとって何が最善なのか，尊厳あるケアとは何か，問い続け最善を尽くすことが死を見送るすべての者にとって意味があるケアとなるといえる。そして他者の生と死に出会うことは他者の生き方を学ぶ経験であり，そこから「自分の生き方を学ぶこと」でもあると考える。

2 人生の最終段階における尊厳ある生き方を支える意思表明支援

厚生労働省は「平成 26 年度人生の最終段階における医療体制整備事業」[11)]を開始し，わが国の終末期医療における意思決定支援の仕組みづくりと教育プログラムをモデル事業として実施した。そして 2015（平成 27）年 3 月に「人生の最終段階における医療の決定プロセスに関するガイドライン」[12)]を掲げ，終末期医療を人生の最終段階という表現に変え，本人の意思の尊重を中心に据え，関係者が合意することの重要性を説いた。すなわち，人生の最終段階における医療は，その人自身が「死までをどう生きるか」という自らの生と死について問い，考え，自分らしく生きるとはどういうことか，最期までどう生きたいかについてを知り，関係者が理解し合うことを促進する，こうした意思表明を支えるケアのプロセスが基本であるということである。よってエンドオブライフケアの目指すものは，「人生の最終段階における尊厳ある生き方を支える」ことであり，その人にとっての最善とは何か，死までをどう生きるかを問うことでもある。

人生の軌跡を描いたとき，「生きること」を問うさまざまな場面が想定される。とりわけ，保健医療従事者であるわれわれが遭遇する場面とは，外来受診時の病状説明や検査後の説明の場面，病棟での病状説明場面や退院支援・在宅移行期が典型的な場面である。

図Ⅲ-7-3　エンドオブライフケアを必要とする看護実践

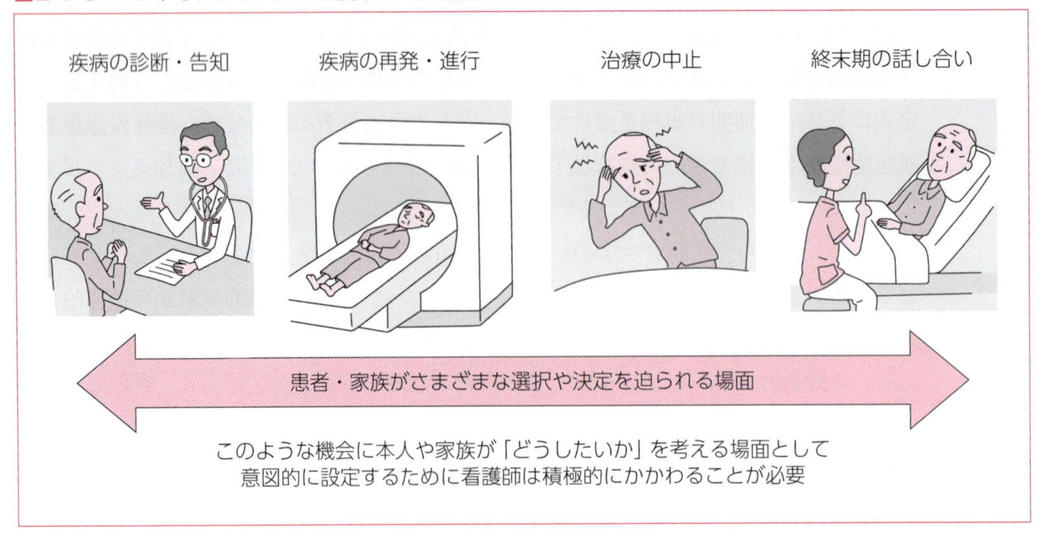

図Ⅲ-7-3の場面は主に病院の病状説明場面であるが，地域においては地域包括支援センターなど，地域の相談窓口での介護保険の申請や，制度やサービス相談の場面，がん検診，人間ドックや健康診断の結果説明や再検査などの説明場面もある。これらを患者や家族の立場で考えてみれば，これまでの生活を変えなければならない病気の診断を受けたとき（疾病の診断・告知），進行した悪性の疾患のために死期が迫っていると知らされたとき，感じたとき（疾病の再発・進行，治療の中止，終末期の話し合い），加齢による身体・精神機能の衰えを感じたとき（老いや障害の自覚），自分の家族が上記のような状況になったとき，身近な人の死を体験したときとさまざまに考えられる。これらは人々の生活が抗うことのできない老いや病いによって「当たり前の日常」が脅かされ，生き方，暮らし方の選択を迫られる状況に遭遇しているときである。当事者はもちろん，その家族を含めて，今後，どのような治療を受けながら，どのような制度を活用し，自分たちの生活をどう継続していくのか，あるいはどう生活したいのかについて考えさせられる場面である。これらはエンドオブライフケアを必要とする典型的な場面である。

このように考えると，エンドオブライフケアは，病状の変化期に「さまざまな選択」を迫られる事態に直面している人とその家族に必要とされるケアであると考えられる。この「さまざまな選択」にわれわれ保健医療従事者がケアのプロセスとしてかかわることが重要である。これまで医療現場では，病状・治療方針の説明（インフォームド・コンセント；IC）といった考え方で医療者の専門的判断を説明し，いくつかの選択肢を提示し，その中から当事者や家族が選び，それに同意する“説明同意モデル”を進めてきた。しかしエンドオブライフケアでは，「さまざまな選択」に際し，葛藤やジレンマが伴うことを前提に，互いに説明し合い状況を理解したうえでの最善に関する合意（informed will）が重要である（合意形成モデル）。なぜなら自分のエンドオブライフについて語ること，すなわち「死までをどう生きるか」「自分は何を大切にしているのか」ということを表現することは簡単ではないからである。

そこで，アドバンス・ケア・プランニング（advance care planning；ACP）を進めるという働きかけが重要である。アドバンス・ケア・プランニングは，直訳すればadvance（前もって），care（医療やケアについて），planning（計画すること）となる。advanceの部分を「前もって」以外にも「病気が進行する前に」ととらえ，あらかじめ，備えとして行うことにACPの意義がある。

ACPの定義について例を挙げると，米国医師会では「患者が自分で意思決定ができなくなった場合の将来的な医療について，医師，患者，家族または代理意思決定者間で継続的に話し合うこと」[13]としている。また，英国のNational Health Serviceのガイドラインにおいては「個人およびそのケア提供者との間で行われる自発的な話し合いのプロセスである」としており，医療における通常の話し合いとの違いは「個人（患者）の希望を明らかにする意図があること」そして「自分の意思や希望を伝えられなくなるような病状の悪化が予想されたときに行われること」[14]であるとしている。

つまり，将来の意思決定能力の低下に備えて，今後の治療・ケア・療養に関する意向，代理意思決定者などについて患者・家族，そして医療者があらかじめ話し合うプロセスと定義することができる。よって，ACPの実践は，その人が今後，どのような治療を受け，どう生活し，最期までどう生きたいかについて考え，表現する自発的な話し合いのプロセスを進め，その人が何を大切にしているかを関係者が理解していくことである。話し合いの過程で書面に何らかの意向を書くことは表現の一つであり，意思表明の機会となることは言うまでもないが，決して事前指示やDNARを書くことが目的ではない。その人を理解することが，いつか自分の意思や希望を伝えられなくなったときに，「その人が何を望むか」を推定する当事者性を高めることに意義がある実践なのである。

3 エンドオブライフケアにおける看護実践の構成要素と看護師の役割

エンドオブライフケア実践に関する国内外の文献検討の結果から，エンドオブライフケアの実践は，6つの要素で構成されることが明示された[15]（図Ⅲ-7-4）。それは，①疼痛・症状マネジメント，②意思表明支援，③治療の選択，④家族ケア，⑤人生のQOL，⑥人間尊重である。これらの構成要素がチームアプローチと組織的アプローチを用いて機能的に連動することによって，看護師は，患者とその家族の価値観や選好に気づき，患者とその家族の意思表明を支援し，関係者と共有するための明確なコミュニケーションを通して到達する高度に個別化されたケアを提供することができる。その結果，やがて訪れる死までの「生」が，安らかな最期の時を過ごすことに貢献すると考えられる。これらの要素は，緩和ケアで重要としているQOLおよびトータルペインのアセスメントのもと，チームアプローチを行うことで成しうる全人的ケアであることと共通している。すなわち，患者・家族にとってよい死を迎えるということは，その最期をどうするかという点が重要なのではなく，最期を迎えるまでの身体的な安楽さとともに，大切な人との関係を確認し合い，絆を強め，自分らしく最期まで最善の生を生きていくそのプロセスが重要なのである。6つの構成要素はその人の病状の経過やステージに応じて，かかわりの焦点が変化すると考えられる。

図Ⅲ-7-4　質の高いエンドオブライフケア実践の構成要素

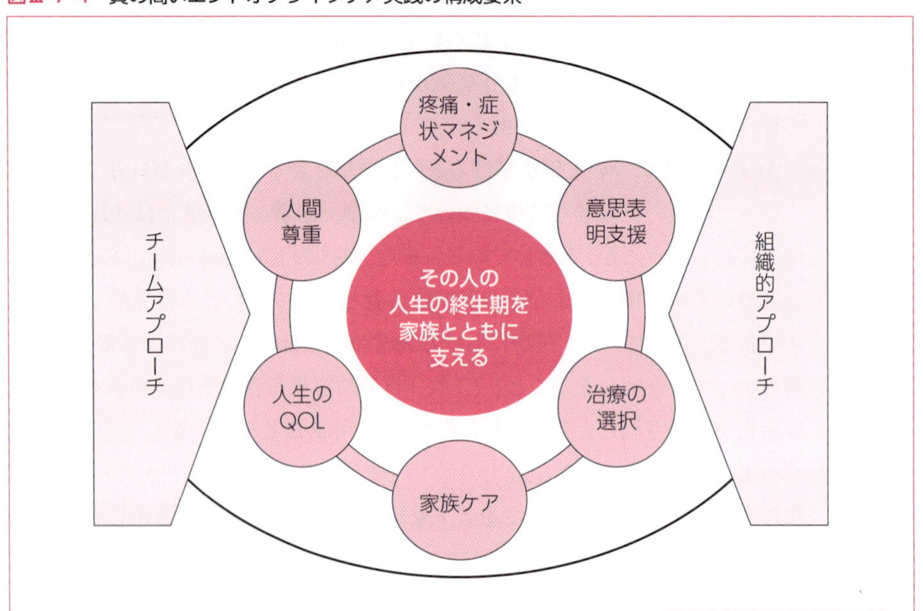

表Ⅲ-7-1　エンドオブライフケアの概念を基盤とした看護実践の構成要素とケアの焦点

構成要素	ケアの焦点（望ましい状態）
疼痛・症状マネジメント	①痛みや不快症状なく安楽に過ごすことができる ②個々人の身体的・精神的・社会的快適さ（comfort）が維持される
意思表明支援	①「どう生きたいか」について表現できる ②周囲の人との関係の中で自分がどうしたいかを決めることができる
治療の選択	①どのような治療を受けたいか、その選択肢を話し合うこができる ②治療の中止、差し控えの判断を合意する/納得することができる
家族ケア	①家族としての時間（過去、未来、現在）を意識する ②大切な人との関係性を保持・強化することができる ③生老病死とともに生きる家族の歴史を意味づける ④当事者にとっての最善とは何かについて考えることができる
人生のQOL	①その人自身が人生の質や幸福とは何かについて考え意識化する
人間尊重	①自律性の保持：コントロール感覚を取り戻す/得ることができる ②自己の存在を肯定的にとらえ、生きる意味や目的を見出すことができる/自分を大切に思える

エンドオブライフケアの概念を基盤とした看護実践の６つ構成要素とケアの焦点（望ましい状態）について以下に述べる（表Ⅲ-7-1）。

1　疼痛・症状マネジメント

疼痛・症状マネジメントは，最優先に実践されるべき内容である。痛みと不快な身体症状の改善には個別性がある。日常的な生活行為にどのような影響があるかを十分に把握し，その人が身体的に安楽で心地よい状態（comfort）をつくることがこの実践である。基本的な薬物療法を理解し，薬物療法の管理ができることが重要である。

しかし，薬物療法だけではなく看護ケアによって改善する症状，また患者が気持ちよさや快適さを得ることが多くある。看護師が行う疼痛・症状マネジメントの看護実践には，日常的な口腔ケアや排泄ケアなど清潔を維持すること，温罨法やマッサージ，体位などの工夫があり，このような看護師のケアによって心地よさを維持・回復することは，その人の尊厳を保つことであり，生きる意欲につながる。

2 意思表明支援

意思表明支援はエンドオブライフケアの最も中心になる看護実践であり，それ自体がケアのプロセスである。それは意思「決定する」ことに意味があるのではなく，患者や家族が「どう生きたいか」について考えるきっかけをつくることや，これまで生きてきた人生を振り返り，自分が何を大事にして生きてきたかを意識化するために働きかけることである。すなわち，どうしたいか，気がかりを表現することなのである。そして，その振り返りに寄り添うことで，その人が「どう生きたいか」を本人とともに理解し合うことが重要である。

3 治療の選択

治療の選択にかかわる看護実践は，医学的な専門的判断や一般的な判断基準をもとに，「その人にとって最善な治療」という個別化した判断を患者とその家族，専門職が考え選択する看護実践プロセスである。2つめの構成要素である「意思表明支援」と同時に進めていくことになる。「どう生きたいか」という尊厳ある生き方の表明とその意向を尊重した治療の選択は，エンドオブライフケアの本質的なケアの目的であり，実践の核となるものである。この実践のプロセスでは，医療の倫理の4原則を照らし合わせ，この人にとって適正治療とは何か，何が延命治療なのか，現在の治療を継続すべきかどうかという治療の中止・差し控えの判断，その人にとって無益な治療とならないかの吟味など，終末期医療のあり方を考え，倫理的判断や行動が求められる重要な看護実践である。

この項目を意思表明支援と別に項目を挙げているのは，看護師がこうした終末期医療に参画し，患者の権利，尊厳，自律性を守る擁護者となることが必要であるからである。医師や他職種に委ねるのではなく，医療の専門家の一人として自覚し，患者の尊厳を守るために看護師としての責務を全うするため，倫理的態度と推論に基づいた判断を行い，責任ある行動をとる必要がある。

4 家族ケア

家族ケアは人間発達的視点で「その人の人生・生活に焦点を当てる」，いわば人生という時間軸で必要なケアを考える看護実践を意味する。

エンドオブライフケアの看護実践における家族ケアには2つの意味がある。1つは，家族成員の「死」によって家族を失うという喪失体験をする家族は，ケアの対象であるということである。もう1つは，死にゆく人をケアするチームの一員であり，死にゆく人にとっての最重要他者であるため，「その人」の生きる意味や目的と深く関連し，死にゆく人の望ましい状態に影響する「自己の存在の意味」と「家族として生きること」を再考するうえで重要な存在である。その人を含めた家族を一つのまとまりとしてとらえ，「これまでとこれから，そして今できること」すなわち過去，未来，そして現在，ともに過ごした時間と関係性を意識化し，死にゆく人とその家族構成員が，家族を意味づけ分かち合う時間を大切にしながら関係性を強化し，家族としての成長を促すケアである。

5 人生のQOL

その人自身が人生の質や幸福とは何かについて考え，意識化するように働きかける看護実践である。その人が自分の人生を肯定的にとらえ，生ある限りその人の希望や計画が実現できるように働きかけることである。それはその人の人生や生活で大事にしてきたことや価値を理解することであり，エンドオブライフケアの方向性を示す看護実践である。意思表明支援，治療の選択，人間尊重とも深く関連している。しかし，日常的には表現していないことも多く，抽象的で曖昧なことであるため暗黙化していることが多い。それゆえ看護師はその人が大切にしていることは何かを敏感に感じ取り確認し，患者自身が気づくように働きかけて言語化し，さらにチームで共有することが必要である。

6 人間尊重

その人はかけがえのない存在であると同時にその人自身は主体性をもった一人の人間として扱われ，尊厳を保ち，自律的存在を維持することを支える看護実践である。その人のあり様の理解は，地域やその人のコミュニティを視野に入れて考えることが必要である。患者・家族ではなく，「その人とその人の大切な人たち，ともに生活する人たち」であり，「その人」のあり様は，生活の場や空間によってつくられていると考えられる。それは人生そのものであり，当たり前にある日常なのである。だからこそ人間尊重のケアは，その人の日常にある居心地のよさやあり様をその人自身が意識化し自己の存在を肯定的にとらえ，生きる意味や目的を見出すというスピリチュアリティに働きかけるケアである。よって人生のQOLを焦点化する看護実践とも深く関連している。

これらの実践の6つの構成要素は一つひとつが単独にあるものではなく，それぞれが関連しており，必ずしもすべてが均等に必要というものでもない。しかし，この6つの要素を意識化して実践することによって，質の高いエンドオブライフケアとなる。エンドオブライフケアの実践は病状経過に伴った時間的経過の中でケアの課題を見出し，患者・家族の「いのち」と向き合い，答えのない問いに対して，専門職としての責務を関係者がともに考え続けることに大きな意味があると考える。

2 エンドオブライフケアにおける在宅療養者の支援

1 在宅でのエンドオブライフケアに必要なアセスメント

1 全人的な視点で療養者・家族・地域をアセスメント

療養者を人として全人的視点で全体像を把握する。これは療養者の疾患・病状のみに焦点を当てるのではなく，疾患をもつ一人の人間としてとらえる視点である。当然，現在の疾患の進行・病状を把握し，今後どのような症状が出現するのか予測される身体状況を考慮することは医療者の役割である。しかし身体状況のみならず，身体症状によって影響を受ける精神・心理状態や役割の担い方など，身体・精神・社会的状況の関係性を考慮し包括的にアセスメントすることが重要である。在宅においては療養者本人のほか，家族の心身の状態や療養者と家族との関係性，経済的状況も不可欠な視点となる。さらにエンドオブライフケアの展開においては，療養者と家族を取り巻く地域の資源の状況と，死や看取りに関する考え方や文化なども，今後看取りの場をどのように選択するか，どのような療養生活を送るかに影響を与えるため，これらすべてを包括的かつ全人的視点でアセスメントすることが重要である。

2 過去・現在・未来の時間軸の理解

終末期の療養者の現在の状態のみならず，今後の病状進行と具体的な疾患と予後について，療養者と家族がどのように理解しているかを考慮したうえで，死に至るまでの療養者の身体・精神状態，社会的な状況の変化を予測し，その変化に伴う介護などの家族の役割変化，大切な家族の死に直面しなければならない家族の不安や悲嘆なども推測する。このように現在と未来とともに，発病や身体機能が低下し始めてからの病歴や，どのように疾患に向き合い，生活してきたのかという過去の生活史の理解も重要である。疾患のみでなく，人としての療養者と家族について，過去・現在・未来に至るプロセスを時間軸で理解することも，全人的視点として大切である（図Ⅲ-7-5）。

3 スピリチュアルな側面への視点

エンドオブライフケアには，スピリチュアルな側面への視点は欠かせない。むしろ療養者を形成する基盤となる側面ともいえる。療養者が今まで自己の価値観や信念に基づ

図Ⅲ-7-5　過去・現在・未来という時間軸の理解

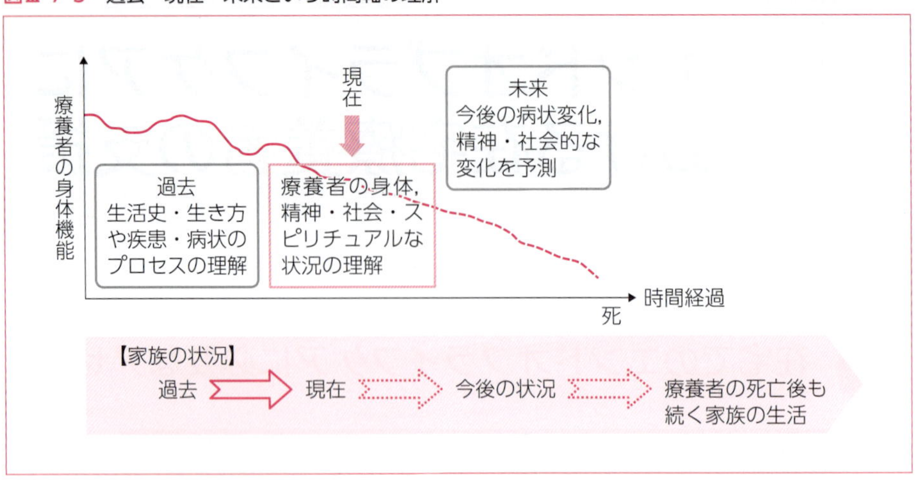

き，どのように自分の人生の物語を紡いできたかを理解し，今後，最期まで自分の人生をどのような希望や価値をもって生きていこうとしているのかを考慮する。療養者自身が希望や価値が見出せなくなっている場合には，希望や価値を見出し，尊厳をもって最期まで生きるために必要なことは何かを，療養者，家族，ケア提供チームのメンバーとともに考え，問う姿勢で療養者の「いのち」に向き合うことが必要である。

2　在宅での疼痛コントロール

1　全人的苦痛

ここでは死が避けられない状態にある終末期および，死が目前に迫った臨死期を合わせてエンドオブライフ期とする。エンドオブライフ期にある人の苦痛は，身体的苦痛だけではない。疼痛や苦しさが増強し，死が近づいていることを認識することによる不安や怒りなどの精神的苦痛，身体機能の低下に伴い仕事や家庭での役割が担えず，一方で医療費や介護費用などによる経済支出は増加するなどの社会的側面の変化と，そのことによって家族に負担をかけていると認識することで苦痛を感じる。そして自分の人生の意味への問いや生きがいの喪失などスピリチュアルな苦痛が生じる。これら，「身体的」「精神的」「社会的」「スピリチュアル」な苦痛は，それぞれ個別に存在するわけではない。

この4つの領域の苦痛は相互に密接に関連し，影響をし合いながら複雑化した状況で形成され「全人的苦痛」[16]として認識される（図Ⅲ-7-6）。身体的疼痛も不安が強い状態では，より強い痛みとして感じやすくなる。また，それまでに担ってきた家族や社会の中での役割を果たせなくなり社会的な苦痛が生じることで，孤独感や自己の存在への無価値感や無意味感などのスピリチュアルな苦痛を感じるなど，相互の関連性は強い。スピリチュアルな苦痛は，死に直面した危機的な状況や尊厳が傷つく経験をして，自分の生や存在の意味や目的を見失ってしまうことで認識され，身体的苦痛，精神的苦痛，社会的苦痛のいずれにも共通する根源的なものといえる。

図Ⅲ-7-6　全人的苦痛 (total pain)

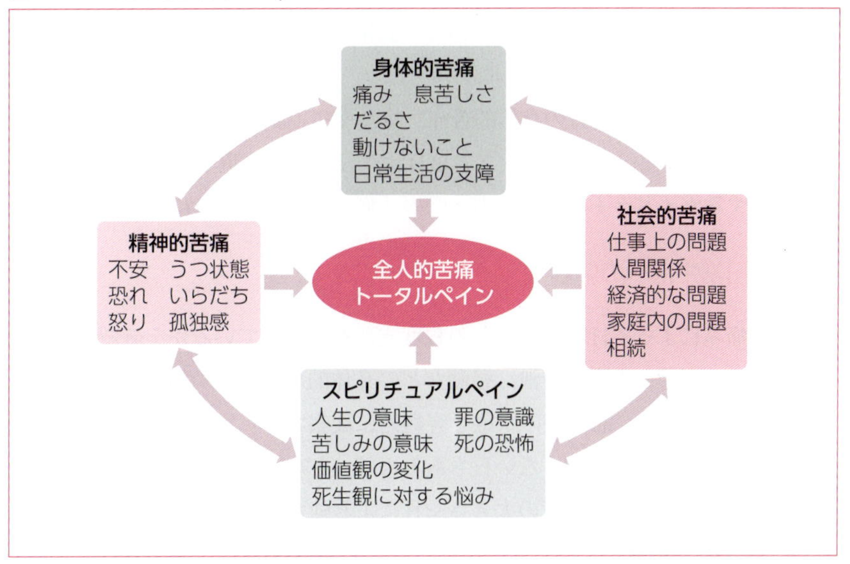

[淀川キリスト教病院ホスピス編 (2007)：緩和ケアマニュアル 第5版，p.39，最新医学社を一部改変]

身体的苦痛をはじめ，すべての苦痛は非常に主観的なものである。その実体は客観的に観察できず，その複雑さから他者が理解することは非常に難しい。したがって，医療者は本人が体験している苦痛をそのまま受容し，共感，傾聴する姿勢が必要であり，その姿勢が適切な対応につながる。そのためにも療養者の全人的苦痛を理解し，緩和するための信頼関係の構築は基盤である。また，苦痛を経験するのは療養者のみではないことも認識する必要がある。エンドオブライフの時期にある療養者の家族も，療養者と同様に，死に直面した療養者の家族としてさまざまな苦痛を経験する。その苦痛が緩和されるよう家族を対象としたケアをする必要がある。

2　疼痛アセスメントの方法

エンドオブライフ期に生じる身体症状は，全身倦怠感，食欲不振，嘔気・嘔吐，疼痛，便秘，呼吸困難，不眠などさまざまである。がんの場合は，死亡までの生存期間に出現した主要な身体症状は，全身倦怠感，疼痛，便秘，不眠が上位を占め，生存期間が1カ月以上の場合は，疼痛の出現頻度が最も高かった[17]。がんの場合は，長い経過の中で正常臓器へのがんの浸潤による強い疼痛が生じることが多い。非がんの場合は疾患によって機能が低下する部位・臓器はさまざまであり，疾患ごとに経過や疾病軌道は異なるが，その多くは身体機能の衰退により，呼吸困難や嚥下障害，感染に伴う発熱などの苦痛が生じる。このようにがんのみでなく，非がんの場合も苦痛が生じることは明らかで，特にエンドオブライフ期では疼痛をはじめ多様な症状が出現することを理解し，包括的に対象をアセスメントし，総合的に症状を緩和することが重要である。

疼痛をはじめ身体的症状はきわめて個人的で主観的な体験であるが，療養者の行動や表情，バイタルサインや症状の観察を通して客観的に把握することが可能である。しかしながら，その程度や感じ方は個別性が高いため，症状の表現方法も多様であることを念頭に，療養者の訴えに耳を傾け，表情や言動を見るなど，注意深く観察し，真摯に受け止め対応しなければならない。

ここでは，療養者の身体的苦痛，特に疼痛（痛み）について，そのアセスメントのポイントを述べる。アセスメントの項目は，日本緩和医療学会編集『がん疼痛の薬物療法に関するガイドライン 2014 年版』[18] の「痛みの評価」項目に基づいた。

a 日常生活への影響

痛みによって日常生活がどの程度支障をきたしているかを確認する。日中の活動・動作への影響，食事や排泄，移動などの具体的な状況について，療養者と家族に直接確認するとともに，訪問時の状態を客観的に観察する。また，日常生活への影響は，強い日もあればそれほど強くない日もあるので，どのような影響があるのかという内容とともに，日常生活への支障の大きさや日による強さも評価する。特に，睡眠への影響は大切であり，「痛みによって目が覚めてしまうことはないか，眠りが浅くなっていないか」などを重要視する。

b 痛みのパターン

痛みの出現パターンとして，1 日の大半を占める持続痛か，一過性に発生する突出痛かを確認する。また，突出痛が 1 日に何回強く出現するかも確認する。その突出痛の中にも体動や排泄などに伴う痛みなど，予測できる突出痛もあれば，予測できないものもあることに留意する。

c 痛みの強さ

痛みの強さ（程度）は，初回訪問のときから継時的に確認しておく。1 日の中で一番強いときと弱いときの痛み，1 日の平均の痛みに分ける。また安静時，体動時に分けた確認も行い，療養者・家族・医療者が共通理解できるように記録しておく。痛みを訴えることが困難で，自己評価が難しい場合は，表情や声のトーン，身体の動きや様子，精神状態の変化などを観察し推定する。また，介護している家族は些細な変化もとらえていることが多いため，家族からの情報は有用な判断材料になる。同様に，介護サービスを提供している介護職などからの情報も重要である。確認する方法は図Ⅲ-7-7[3]のようなツールを活用できるが，療養者が表現しやすい評価尺度を選ぶ。Numerical Rating Scale (NRS) は，痛みを「0（全く痛みがない）」～「10（考えられるなかで最悪の痛み）」の数値を選択する尺度で，Visual Analogue Scale (VAS) は 100 mm の線の左端を「痛みなし」，右端を「最悪の痛み」として，痛みの程度を表す場所に印をつけてもらう。Verbal Rating Scale (VRS) は痛みの強さを表す言葉を，Faces Pain Scale (FPS) は痛みの強さに合う顔を選択してもらう方法である。

d 痛みの部位

療養者にその部位を伝えてもらったり，直接指し示してもらう。ボディーチャート（人

図Ⅲ-7-7　疼痛（痛み）の強さの評価

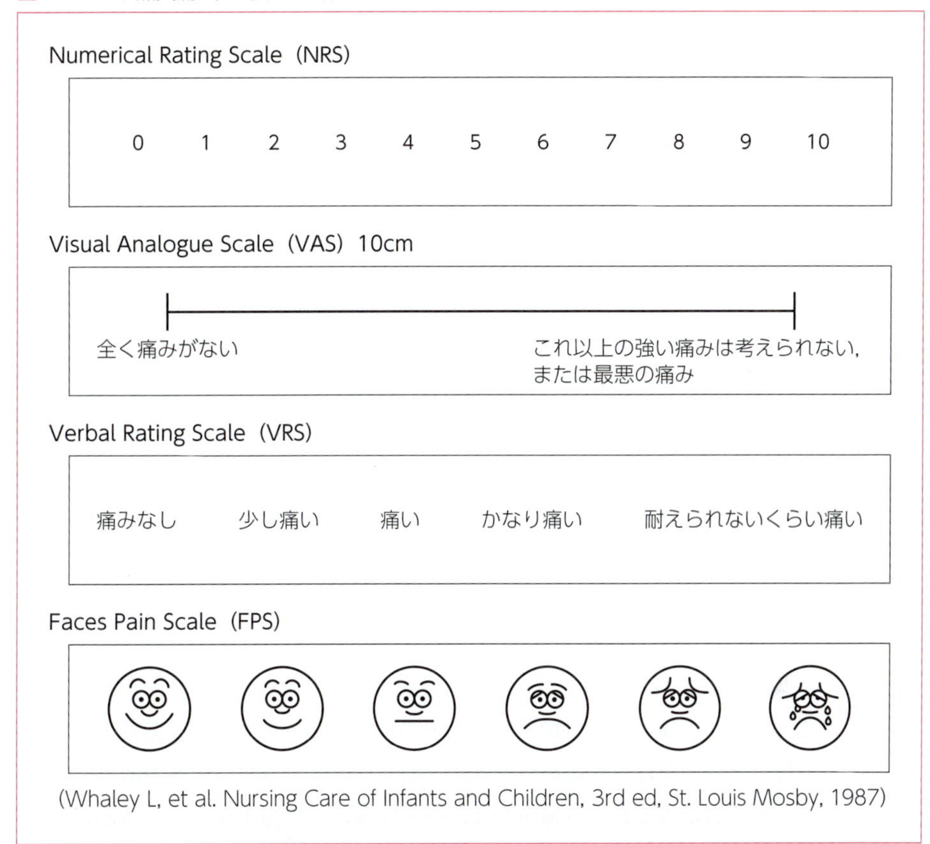

［Numerical Rating Scale（NRS），Visual Analogue Scale（VAS）10cm，Verbal Rating Scale（VRS）は日本緩和医療学会緩和医療ガイドライン委員会（編）　がん疼痛の薬物療法に関するガイドライン 2014 年版　金原出版
Faces Pain Scale（FPS）は Whaley L, et al. Nursing Care of Infants and Children, 3rd ed, St. Louis Mosby, 1897.］

体図）などに記録する。

e 痛みの経過

いつから出現したのか，どのように変化してきたかを確認する。

f 痛みの性状

痛みの性状は鈍い，鋭い，刺されるような，重苦しいなどで表現される。痛みの性状により，体性痛（性状：局在のはっきりした明確な痛み，ズキッとする痛み）か，内臓痛（性状：局在があいまいな鈍い痛み，ズーンとした重い痛み）か，神経障害性疼痛（性状：ピリピリ電気が走るような，しびれるようなジンジンする痛み）かを判断できる。

g 痛みの増強因子と軽快因子

痛みの増強または緩和，軽快する要因を確認する。1 日の生活の中で，どのような時間帯，状況で痛みの強さが変化するかを確認する。療養者本人が生活動作と痛みの関係を認識していない場合もあるため，療養者とともに生活の様子と痛みの状況を合わせながら一緒に考える。

ⓗ 現在行っている治療の反応

現在行っている治療に対する反応を確認する。薬剤の種類や量とともに，指示どおりに服用しているか，副作用の有無についても併せて確認する。

これら痛みのアセスメントは，療養者本人，家族，訪問看護師のみならずケアチームの多職種メンバーから情報を収集しアセスメントすることが重要であり，これらチームメンバーは「療養者の痛みに対するコントロールの目標や痛みに対する認識」を理解し共有する必要がある。このように疼痛コントロールにチーム医療は欠かせず，在宅においては医師，訪問看護師，薬剤師など医療専門職と介護職やリハビリテーション担当者，そして療養者，家族もチームメンバーであると認識しチームアプローチによって対応していく。

3　薬物による疼痛緩和

薬物療法はWHO方式がん疼痛治療法が広く用いられており，在宅においても同様である。がん疼痛治療の目標と疼痛治療の原則は以下のとおりである[19]。疼痛治療の第一目標は痛みに妨げられない夜間睡眠，第二目標は安静時の痛みの消失，第三目標は体動時の痛みの消失である。鎮痛薬使用の5原則は，①経口的に（by mouth），②時刻を決めて規則正しく（by the clock），③除痛ラダーに沿って効力の順に（by the ladder），④療養者ごとの個別的な量で（for the individual），⑤そのうえで細かい配慮を（with attention to detail）である。

薬物療法は，WHOの3段階除痛ラダー[20]に沿った治療を原則的に実施しており，オピオイド・非オピオイド鎮痛薬，鎮痛補助薬を主体として用いる。オピオイドの副作用の中で多いのは，悪心・嘔吐，便秘，眠気であり，薬剤の使用は副作用に注意して対策を行う。特に高齢者や全身状態が不良の療養者には注意が必要である。オピオイドによる鎮痛効果が不十分な場合や，副作用によって鎮痛効果を得るだけのオピオイドを投与できない場合にはオピオイドの変更（オピオイドスイッチング）を行う。薬物療法において訪問看護師は，療養者の状態を理解し，臨床判断を基盤に主治医との連携のもと，十分な鎮痛効果が得られるよう支援する。また，在宅において安全で，かつ療養者が自分らしい生活を営めるような生活状況に応じたオピオイドの投与経路を考慮し主治医と検討することは，生活と医療を統合する看護師の役割である。

4　薬物療法以外の疼痛緩和方法

疼痛の緩和は薬物療法以外に，神経ブロック，放射線療法，緩和的化学療法，理学療法などの方法がある。近年は，地域のペインクリニックも増加し，在宅においても神経ブロックを受けることが可能となっている。また，緩和的理学療法としてホットパックなどの温熱療法や，アイスパックなどを用いた寒冷療法，マッサージなどが挙げられ，それぞれの適応を判断して用いる。さらに，在宅での生活の仕方を見ながら，リハビリテーション担当者から身体の動かし方や安楽な体位の工夫などの助言を受けることも効果がある。以下，環境調整，音楽療法，アロマセラピーについて述べる。

a 環境調整

住み慣れた家で家族や友人に囲まれて，穏やかな時間を過ごすことが疼痛を緩和する場合がある。好きな音楽を聴いたり，大切に育ててきた田畑を眺めたり，昔から使用している生活用品を傍において過ごすことができる環境は，気持ちをリラックスさせてくれる。「家族がいれてくれる１杯の紅茶が何よりの鎮痛薬」と言う療養者もいる。穏やかな気持ちをもたらすものは，人それぞれである。一人ひとりの価値観や生活史を理解し，療養者自身が，心から寛げるような環境を整えることは痛みなどの苦痛を緩和することにつながる。

b 音楽療法

自分の好きな音楽を聴くことも有効である。音楽療法は好きな音楽を聴くことで穏やかな気持ちになったり，懐かしい歌を聴くことで懐かしい思い出を家族と共有できたりする。在宅では音楽療法士やボランティアの活用は難しいが，家族や訪問看護師がマッサージをしながら一緒に音楽を聴き，歌を歌うことも有効である。

c アロマセラピー

アロマセラピーに用いるエッセンシャルオイルにはリラックス効果や，心身のストレスを和げる効果があり，部屋で使用したり，入浴のお湯に入れて，その芳香を楽しむことができる。また，エッセンシャルオイルを用いたマッサージは緊張をほぐし，タッチング効果によって安心感をもたらす。エッセンシャルオイルは，その種類によってもたらされる効果が異なるため，好みの香りと併せて，心身の状態に応じて選択する。

そのほか，大切な動物を介したアニマル・アシステッド・セラピーや，手紙を書きメッセージを送る，読書をする，絵画や趣味の活動を少しの時間でも行うなども，気持ちを安定させ生活の質（QOL）を向上させることにつながる。

5　在宅疼痛コントロールの家族指導

疼痛を緩和してほしいが，オピオイドの使用には不安があり躊躇する家族も多い。療養者の心配として，麻薬中毒になる，徐々に効果がなくなる，副作用が強い，などがあるといわれるが[21]，家族の不安も同様である。これらの不安からオピオイドが処方されても適切に服用（使用）しない場合があるため，オピオイドは疼痛目的に使用する場合には依存性は出現せず安全であること，痛みの状態を確認しながら鎮痛と副作用のバランスをとりながら使用することが可能であることを説明する。そのためにも副作用についてはあらかじめ伝えておき，適切に対応できることが必要である。療養者の痛みを緩和するための効果的な薬物療法には，信頼関係のもとで医療者から療養者・家族へ，また療養者・家族から医療者への双方向の正確な情報のやりとりが必要である。薬剤を適切に使用することの重要性とその実施には正確な情報を共有することが大切であると療養者，家族に理解してもらう。

在宅においてはフェンタニル貼付剤を用いる場合も多いが，発熱や貼付部分の熱源への接触により，吸収量が増大し過量投与になる危険性や，入浴する際には熱い湯での長時間入浴を避けるなど，生活の様子をみながら想定される注意点を伝えておく。また，在宅においては，ときどき起こる強い痛み（突出痛）に対するレスキュー薬も療養者と家族が主体的に管理し使用することになる。療養者と家族にレスキュー薬の意義や使用方法を説明し，十分に鎮痛効果が得られるよう積極的な使用を促し，その使用状況を医療者に伝えてもらうことが必要である。突出痛への適切な対処が可能となると，療養者と家族の自己効力感の向上につながる[21]。オピオイドは保管，残薬の処理，注射器などの用いた機器について，主治医や訪問看護師，薬剤師と連携し厳密に管理する必要があり，それらの方法について説明し，わからない場合はいつでも尋ねるように伝えておく。

3 在宅での看取り

1 臨死期の症状

死が近づくと身体各部の機能が低下し，臓器不全の状態となりさまざまな身体的変化が出現する。死が近づいた数日～数時間前の身体的変化を表Ⅲ-7-2に示した。不規則な呼吸が増大し，痰の量が増加するが喀出は困難になり，咽頭や喉頭でゴロゴロと音が聞こえ，吸引しても引ききれない状態となる。死前喘鳴の出現率は35％であるが，下顎呼吸，チアノーゼ，脈の触知不可は高頻度にみられる[22]。水分摂取や内服も不可能になる。目の焦点が合わないことが多いが，耳は聞こえ，家族の声などは識別しているといわれる。意識は傾眠傾向が強く，せん妄が出現する。その後，反応はなくなり昏睡状態に至る。死が直前になると，すべての反応はなくなり，呼吸の間隔が長くなり呼吸は停止，その後心停止を迎える。

2 在宅療養者の臨死期に起こりやすい課題と支援

臨死期には親戚や近所の人など多くの人が療養者に面会に来ることがある。その対応

表Ⅲ-7-2　死の数日から数時間前の身体的変化

呼　吸	浅く不規則，チェーン・ストークス呼吸，下顎呼吸，痰が増加，死前喘鳴
循　環	血圧低下，脈拍微弱，頻脈，不整脈，浮腫，体温低下，四肢冷感，チアノーゼ
経口摂取	水分摂取も不可能，嚥下困難
意識・情動	精神不安定，傾眠，せん妄，昏睡，落ち着きのなさ，身の置き所のなさ
排　泄	尿量減少，無尿，尿・便失禁

に療養者自身が疲労してしまう場合もあれば，親族の中には身体変化を見て在宅で看取ることを否定し入院をすすめる人もいる。在宅で看取ることを支えている家族が周囲の声で傷つき揺れないように，医療者は家族を支え必要時には親族などに対しても状況を説明する。そして療養者が穏やかに過ごせるように，人的・物的に環境を整備する。

医療者にとっては予測可能である身体変化も，療養者と家族にとってはすべてが初体験で，予期せぬ出来事との直面となることは多い。また，身体変化や予後については医師や訪問看護師から説明を受けていても理解していない場合があり，その身体の変化が予想以上に速く進行する場合は大きな戸惑いと心理的混乱を生じることがある。臨死期では経口摂取ができなくなり脱水が進行すると，次第に血圧が低下し，尿量は減少，次第に眠る時間が多くなる。この状態のほうが，がん性疼痛があっても感じにくく，苦痛は減る[23]。家族の中には，この状態を受け入れられず，輸液の増量や実施を希望する場合がある。しかしこの時期の過剰な輸液や高カロリー輸液などはQOLを低下させるため，死までのプロセスを家族が受け入れられるように家族の理解度に合わせて説明するとともに，心理的に支えることが重要である。また，身体の変化の速さに療養者自身も家族の気持ちも伴っていない場合は，予期せぬ死となり，会いたい人にも会えないままの別れとなり後悔につながることもある。

療養者が穏やかな死を迎え，家族が悔いのない看取りをするためには，身体変化を予測しタイミングを逃さない説明と対応が必要で，看取りのパンフレットなどを用いて繰り返し説明することも有効である。また，臨死期においては突然の出血や呼吸困難の増強などを起こすこともあるため，臨死期の療養者を支援するには24時間連絡がとれ，医師と訪問看護師が連携し迅速に対応できる体制の整備が不可欠である。急変時にどのような対応をとるか事前に相談しておいたうえで，家族の誰もがすぐにわかる場所に主治医や訪問看護事業所の電話番号を掲示しておく。

3　在宅での死亡確認および死後のケア

a 主治医による死亡診断書の交付（医師法第20条運用の理解）

医師法第20条ただし書きの適切な運用について，2012（平成24）年8月に厚生労働省から各都道府県宛に通知[24]が出され，診察中の療養者が診察後24時間以内に死亡した場合は，医師があらためて診察しなくても死亡診断書の交付は可能であること，また，診察後24時間以降の死亡であっても，あらためて医師が診察を行い診療していた疾患に関連して死亡したと判定できる場合の死亡診断書の交付は可能である（医師法第20条但し書き）ことを提示した。

また，2017（平成29）年9月には，在宅での穏やかな看取りが困難である現状に対応するための方策として，情報通信機器（ICT）を用いた死亡診断等の取扱いについて[25]が通知され，法医学などに関する一定の教育を受けた看護師からのICTを用いた情報の報告など定められた要件を満たす場合において医師が対面での死後診察によらず死亡診断書を交付できるための規制の見直しや体制整備がなされることとなった。

b 遺体の継時的変化を理解した死後のケアと尊厳を守るケア

死後のケア（死後の処置，エンゼルケアともいう）は，死によって起こる外観の変化を目立たないようにし，その人らしい姿に整えることである。死後のケアは死後硬直や死後の変化を考慮して実施する。死後硬直は，顎硬直（1～3時間）から始まり，全身硬直（3～6時間，上肢から下肢へ）の後，死後2～3日程度で弛緩状態となる。療養者の尊厳を守り，家族の心のケアとなるために，死後のケアを実施する前には，①誰が死後のケアを行うか（家族か葬儀社か看護師か），②家族・親戚がお別れを済ませたかどうか（済ませていない人がいる場合は，その人が来るのを待たずに死後のケアを始めてよいか），③湯灌の予定があるかどうか（地域や葬儀社によっては，遺体を湯で拭き清めたり，お風呂に入れたりすることがある），④死後のケアに必要な物品，⑤亡くなったときに着せる衣服があるかを確認する[26]。在宅の場合は本人や家族が望む，その人なりの着衣を考える。その他，宗教・信仰によって考慮すべき事項がないかも確認する。

死後の身体変化は個人差があるため一様には言えないが，一般的な死後のケアの留意点は以下のとおりである[27,28]。死亡確認後，酸素など使用していた医療機器・点滴やチューブなどをできるだけ外し，家族だけで過ごす別れの時間をつくる。点滴やチューブを抜去する場合，止血しづらく皮下出血を招く場合があるので，圧迫しガーゼなどで固定する。気管切開をしていた場合は，気管切開部は肺と直結しており，腐敗が進みやすくなるため，皮膚接合用テープなどで閉鎖し透明フィルムで保護したうえで肌と同色のテープで止める。褥瘡や創傷がある場合は新しいガーゼなどに交換する。死後1時間ほどで死後硬直により顎関節が固くなり，開口が困難になるため，口腔ケアを最初に行い，義歯の装着については家族に相談する。清拭時は皮下出血しやすいことを考慮し，ごしごし擦るのではなく丁寧に実施することや，皮膚は弾力性がなく脆弱になっているため髭剃り時にはシェービングクリームなどを使用するなどして表皮を傷つけないよう注意する。死後は乾燥が進みやすく，特に目や唇が乾燥しやすいため，目が閉じない場合はカット綿を湿らせ目の上に置き，唇にはリップクリームやワセリンなどで油分を補う。エンゼルメイクは，クレンジング・マッサージ後に蒸しタオルと乳液で肌を整えてからメイクする。メイクは生前の元気な姿を思い出せるよう家族と相談しながら実施するか，実施を家族にお願いする。排泄物の漏れを予防するため，尿便の排出の可能性がある場合は紙おむつなどを当てておくが，腟・肛門部のつめ物は基本的に不要である。綿つめは排出物の漏れ予防にはならず，腹部冷却が有効で，鼻腔や口腔への綿つめも不要である。

c 葬儀業者との連携

療養者が亡くなり，家族は困惑しパニックになっていることもある。家族がよりよい別れができるよう，家族を労わりながら葬儀の段取りを相談し決めていけるように，葬儀社に家族の状況を伝え連携する。葬儀社が死後のケアを行うときは，事前に意向や希望を確認していた場合はその内容を葬儀社に伝える。ペースメーカが挿入されている場合は連絡事項として，家族または葬儀社から火葬場に伝えてもらう。

3 家族への支援

1 在宅で療養者のエンドオブライフケアを支える家族の理解

在宅で最期を迎える療養者の家族は，その多くが，療養者の在宅で過ごしたいという願いを受け入れるとともに，かけがいのない時間をともに過ごしたいという状況であると考えられる。しかし，これまで全く介護経験がなく，食事や排泄の援助に大きな不安を感じている家族もいる。加えて，看取りについては，ある程度覚悟を決めていたとしても多くの不安や苦悩を感じている家族がほとんどである。さらに，療養者の余命について，主治医から告知されている家族でも，あまりよく理解していない場合がある。したがって支援する看護師は，療養者の病状や余命について家族がどのようにとらえているのかをよく把握しておく必要がある。それは，家族と医療者の認識にずれがあると，その後の支援において誤解を生じたり，希望に反する救急搬送となったり，悔いの残る看取りになりかねないからである。

家族の認識がつかみにくい原因の一つとして，療養者の余命について告知がなされている家族は，すでに予期悲嘆の状況にあることが大きく影響している。予期悲嘆とは，「死別の前に現れる潜在的な死への悲嘆反応」である[29]。予期悲嘆は人によって程度の差はあるが，愛する人を失いつつある誰にでも起こる反応であり，複雑で外からは見えにくい無意識のプロセスである。日本人は苦悩をあまり表出しない傾向があるため，療養者や医療者の前では気丈に振る舞っていても，すでに抑うつ状態に近い場合もある。また療養者の病状の進行や予後についての話題を避け，理解していないように見える言動は，否認の反応であることが考えられる。つまり家族は，予期悲嘆の感情をもちながら毎日の介護をする状況にある。

伊藤は，がん患者の配偶者は，予期悲嘆の段階では「死に臨んでいるという現実の否認」と「死の不可避性」の相反する心的反応が交互に現れている[30]と述べている。在宅で介護する家族は，病院や施設にいる療養者を介護するよりも直接的に，この「死の現実性否認」と「死の不可避性」に向き合う状態である。そのため看護師は，家族が，療養者の病状進行や家族自身の心理的状態によって大きく揺れ動くことをよく理解することが重要である。

2 家族への支援に必要なアセスメントのポイント

家族を1つのシステムとしてとらえ，主に介護する人（主介護者）だけでなく，家族全体をアセスメントする。エンドオブライフケアに特に必要なアセスメントのポイントは，以下のとおりである。

1 家族構成と家族成員の社会生活状況，経済状況

家族構成は，現在は非常に多様性があり，子どものいない夫婦や親の再婚によって構成された家族，内縁関係など形態はさまざまである。また，家族成員の社会（職業）生活状況については，特に介護によって生じた変化の有無をとらえておく必要がある。さらに，経済状況の把握は，さまざまな療養上のケアの選択に影響するために必要である。

2 家族の介護力

主介護者の理解力，判断力，介護の知識・技術と健康状態，介護できる時間，意欲などを把握し，主介護者をサポートする同居家族・同居していない家族の有無をアセスメントする。

3 家族の関係性と家族内コミュニケーション

家族の関係性は，短期間のかかわりで把握することが難しい場合もあるが，家族内の役割と力関係は，さまざまな場面での意思決定に影響する。病状の経過とともに，在宅酸素療法や静脈内点滴の実施の有無といった在宅医療の開始や日常的ケア内容の選択に至るまで，数多くの意思決定場面が次々に発生する。特に，病状進行により療養者本人が決められなくなった場合，誰が家族内で決定権をもっているのかを把握しておくことも重要である。決定権が主介護者ではない場合や家族内の話し合いが必要な場合もある。家族内コミュニケーションが円滑かどうかは，これらの意思決定場面でアセスメントすることが可能である。

4 家族の価値観，近隣社会とのつながり，社会との境界の強弱

これまで家族が大事にしてきた考えや信仰など，死生観にかかわる価値感をとらえるようにする。療養者が残された時間をどのように過ごしたいかという意向が最も大切ではあるが，家族にとっても，何をしてあげたいのか，療養者との残された時間をどのように過ごしたいのかも大切であり，双方の意向を尊重して支援する。近隣社会とのつながりは，最近では薄れてきている傾向があるが，緊急時などに近隣からのサポートが期待できるかなども大切な情報となる。また，在宅介護サービスなどの利用は，経済的側面だけでなく家族が社会に対して適度に開放的か，あるいは閉塞的かにも影響される。

3 家族への支援

1 支援の基本

エンドオブライフケアでは，家族も支援の対象である。したがって，家族が無事に療養者を在宅で看取れるように支援する。実際に在宅での看取りを経験した家族に聞いてみると，「もっと何かできたのでは」という思いをもつ一方で，「やるだけやったので悔いはない」「ここまでやれてよかった」と満足感をもつ人も少なくない。家族は，安らかに逝く姿を自ら見届け，療養者の願いを全うしたと感じ，亡くなっていく大切な人との関係性をより深めるのである。ここで留意しなければならないことは，あくまでも主役は療養者と家族であり，療養者が最善の生を生きることを家族が支援するのをサポートする姿勢を忘れないようにすることである。知らず知らずのうちに看護師の価値観による看取りを押しつけることのないようにしなければならない。看護師は，多様な価値観をもつ家族のニーズを汲み取り，ペースをつかみ，一つひとつ丁寧に対応することが求められる。

また，在宅で最期を迎える療養者の家族は，介護に追われた閉鎖された生活になり，自分だけが別世界に生きているような孤立感や疎外感を抱く状況に陥りやすい。そのため，可能な限り家族の通常の社会生活が維持できるように支援することも重要である。家族には，療養者の死別後に別世界ではない日常の生活が待っているのであり，社会生活の喪失感を和らげるよう支援する。具体的には，可能な限り仕事を辞めることなく介護休暇などを利用することをすすめ，これまで行ってきた趣味や活動をなるべく続けられるように助言し，利用できる社会資源を上手に活用できるように支援する。

2 家族がエンドオブライフケアを理解し，協力し合うことができるための支援

療養者との近い将来の死別は，家族にとって大きな危機である。家族システムが機能的に働くことで，この危機を乗り越えられるよう支援する。家族成員は，療養者との関係性が一人ひとり異なり，感情や受け止め方も異なっている。支援者が家族成員それぞれの思いを聞くことも大切ではあるが，家族が互いに話し合うことを促すなどして，家族間で助け合い，家族機能がうまく働くように調整する。特に多いのは，同居家族と同居していない家族との意識のずれが起こることである。例えば，同居していない家族から在宅療養を否定されることなどである。その場合，同居していない家族に対して，療養者の在宅療養中の状況や今後どのような経過をたどるかなどの情報を提供する支援を行う。また，同居していない家族が在宅療養に否定的でない場合でも，主介護者は他の家族成員の責任を背負っている重圧感が生じていることなどを理解し，必要に応じた家族調整を行う。

3 介護に必要な知識・技術を習得できるための支援

家族は療養者のために，何でもしてあげたいと思う反面，これまでに介護経験がない場合や，初めて在宅医療機器を使用する場合もあるため，一つひとつ理解できるように支援する。

療養者の食事量が減ってきた場合は，食べたい時に食べたい物を摂取できるように準備してもらい，無理にすすめないように伝える。食事をとらなくなると口腔内が汚れやすくなるため，歯磨き介助や口腔スポンジの使用などの口腔ケアの方法を指導し，最初は看護師とともに実施して習得してもらう。

呼吸状態が悪化し，痰のからみや喘鳴などが出現してきた場合は，在宅酸素療法の検討や，痰の除去方法，安楽な体位の指導を行う。吸引器の使用は，家族の意向や技術の習得度合いによって，看護師が訪問時のみ実施する場合と，家族も実施する場合がある。家族が実施する場合は，安全にできるよう十分に援助する。その他の医療機器を使用する場合も取り扱いを家族とともに確認し，家族が病院で指導を受けた場合でも，在宅での取り扱いや予測されるトラブルへの対応を再度確認しておく。

4 介護負担を軽減するための支援

療養者の病状が進行すると，食事や排泄，清潔への援助などの実質的な介護の量も増えてくる。介護者が高齢者の場合，持病があることが多いため，健康状態を把握し，定期受診は欠かさないよう調整を行う。家族は，介護による疲労があっても無理をしてしまうことが多いが，身体的負担が大きいと看取り後に健康障害を残すことが少なくない。したがって，介護者の疲労の程度や睡眠時間を把握し，適切な介護サービスの利用をすすめるとともに，主介護者だけに負担がかからないように家族内で役割分担できるよう支援する。

5 介護者や家族への精神的・心理的支援

在宅で最期を迎える療養者の家族は，直接看取ることにより，精神的・心理的負担は大きい。看取りに対する不安も大きいが，死別を想像した悲しみ，死別後の将来の孤独感といった予期悲嘆に苦しむ状態である。また，療養者の変わりゆく姿への戸惑いや苦悩を経験する。さらに，療養者が衰弱し依存が増加することでの役割や関係性の変化も起き，目の前の経過を見守るとともに，これから先に起こることが常に気になる状態となる。このような家族の精神的・心理的状態の具体例を表Ⅲ-7-3に示す。看護師は，家族の不安，苦悩，葛藤といった気持ちに寄り添いながら，現実に起こってくる一つひとつの問題や心配事に対し支援を行う。

表Ⅲ-7-3　在宅で看取りを行う家族の精神的・心理的状態の例

家族の背景	具体例
60歳代の筋萎縮性側索硬化症の夫を看取った60歳代の妻	夫の病名が自分に知らされたときは，夫が死んでいなくなる心配が先行していました。もともと何をやるのにも自信過剰だった私が，介護に自信がない状態になっていました。また，自分一人残されることになる暮らしに恐れを感じていました。とにかくいつも一緒にいる人がいなくなるかもしれないことや，一人残されることが怖いという気持ちでした
60歳代の肺癌の母を看取った30歳代の娘	母の命があと半年と言われたときも，あと4，5日と言われたときも，静かに亡くなったときも，そのままそうなのだと冷静に受け止めていました。最後に母とべったり一緒にいられたことに感心さえしていたのですが，妙に冷静に淡々と段取りを踏んでこなしている感じでした。しかし，何が何だかわからないような感情が溢れ出て，涙が止まらないことが何度もありました。体重も減るほど目に見えない負担があって，思考回路が止まっていました
80歳代の肺癌の義母を看取った50歳代の長男の妻	義母がだんだんと衰弱してトイレにも歩いて行けなくなって，他界した義父のところに行きたいと言い出したときは，ただ手を握っているのが精いっぱいでした。精神的に追い詰められていく義母を間近に見て，どう支えてよいか，そばにいることがとてもつらかった 家での看取りの選択は，本人の気持ちを尊重してのことでしたが，私は義母に対する気持ちが半分と，家族皆の責任を背負っているという重圧のような気持ちが半分あったのが率直な気持ちでした

6　死に至る予測される変化，経過の共有，緊急時の対応

療養者は，臨死期になると，食事がとれなくなり，トイレに歩いて行けなくなり，衰弱が著しくなってくる。このような経過を見て，医療者がとらえている余命は，家族にも常に伝え共有しておくことが重要である。家族が，最期のお別れがまだ先であってほしいと願うのは当然のことであるため，避けられない現実を伝え，徐々に準備できるように支援する。また，在宅での看取りを決めていた場合でも，家族の気持ちが変化することも少なくないため，再度，看取り場所を確認する必要がある。

緊急時の連絡先は，目立つところに大きく明記して貼っておく。看護師は臨終時における医師との連携方法をあらかじめ調整しておき，いよいよ近づく時期に再度確認しておく。療養者が傾眠となり，呼吸状態が悪化して死前喘鳴が出現するようになると，家族の動揺も著しくなるため，訪問回数や時間を増やすなどサポート体制を強化して，救急車を呼ばないで落ち着いて看取りができるよう支援する。聴覚は最期まで保たれるので，本人の手を握って声をかけるとよいことを伝えておく。

7　グリーフケア

a グリーフケアとは

グリーフとは悲嘆のことであり，喪失に対するさまざまな心理的・身体的症状を含む情緒的（感情的）反応をいう[31]。悲嘆は，死別という喪失だけを指すわけではないが，死別という喪失に対する悲嘆へのケアをグリーフケアという。一方，死別を経験した人への援助は，グリーフケア（grief care）と遺族ケア（bereavement care）という言い方をするが，日本では双方をあまり区別せず，グリーフケアと呼ぶことが多い。

b 予期悲嘆への援助

予期悲嘆は，前述したとおり，死別の前に誰にも起こる悲嘆反応であるため，在宅で最期を迎える療養者の家族の場合，落ち着いているように見えても，予期悲嘆が強い場合は不安や恐怖が強く，看取りの準備を阻害する。そこで表面化しにくい予期悲嘆の程度を測定する尺度[32]を活用する方法もある。予期悲嘆が強い家族は，混乱していて物事に集中できず，抑うつ状態になったり，逆に，他者に怒りや敵対心を向けたりすることもある。その背景の一つは，療養者との絆がとても深いけれども，愛憎のアンビバレントな感情が強い場合である。その場合，お別れの覚悟ができていると他者に強調したかと思えば，悲しみに暮れていたりつかみどころのない様子が見られる。もう一つは，療養者との間に過去に起きた未解決な問題を残している場合である。この場合，亡くなる前に解決しておかないと一生未解決のままとなるため，可能な限りその気がかりを残さないように助言する。このような予期悲嘆が強い家族には，療養者へのケア場面と離れたところで，その家族への個別のケアが必要となる。看護師だけでは支援できない深刻な場合もあり得るが，家族の感情や思いを個別に傾聴する機会をつくったり，気がかりなことは残さないように声をかけて，家族自身が解決しようとするきっかけをつくったりすることは可能な支援である。

c 遺族へのグリーフケア

遺族へのグリーフケアとしては，弔問，カード・花束の送付，遺族会の開催などがあり，遺族を含めたデスカンファレンスを実施しているところもある。訪問看護ステーションにおけるグリーフケアに関する全国調査によれば[33]，約８割の事業所が行っており，グリーフケアの内容としては９割以上が自宅訪問を実施していた。また，効果的な遺族訪問方法を検討した調査では[34]，１カ月以内の早い時期では，遺族にとって安堵感となるが，忙しい時期であることを考慮して短時間の訪問にする配慮が必要であり，四十九日以降の訪問では，遺族にとって一段落する頃なのでゆっくりとした会話が癒しとなることを明らかにしている。また，遺族訪問は，死別後の家族の身体的・心理的状態の確認になり，特に一人になった高齢者の健康状態の確認を行う機会となる。しかし，遺族の生活状況を関係機関に引き継ぐサポート体制は必ずしも整っているわけではないため，フォーマルなサポート体制の整備が待たれるところである。

4 チームアプローチ

1 エンドオブライフケアにおける チームアプローチの特徴および必要性

人生の終焉を迎えるにあたり療養者と家族にはさまざまな症状が出現するとともに，多様で複雑なニーズが発生する。そのため，療養者が地域で最期まで自分らしく暮らし，家族や周囲の人が納得する看取りを可能にするためには，多角的な視点でアセスメントし，包括的なケアが提供できるチームアプローチが推奨される。もちろんチームアプローチにおいては多職種の連携・協働は不可欠である。そして，療養者・家族を含めた関係者すべてがチームメンバーであり，メンバーそれぞれがメンバーシップを発揮することが重要となる。ケアチームのメンバーは時期によって変化するが，適切なチームビルディングが成功の鍵となる。これまでの訪問看護活動によってつくられているネットワークを基盤に，関係機関や専門家個別の得手・不得手，諸事情などの得られた情報を活用し，効果的に機能するチームをつくっていくことが重要である。

エンドオブライフケアの主軸は療養者と家族の意向であり，揺れ動く思いの中で，最期まで自分らしく生きるための意思決定についても支援する必要がある。チームメンバーは療養者と家族の意思を継続的に確認し，今後の見通しを予測したうえで，長期的・短期的な目標を決定し共有すること，それぞれの役割を明確にすることが重要である。専門職はそれぞれの専門性を踏まえた役割を担うが，療養者との関係やこれまでの経緯によって柔軟に対応する必要がある。時には専門職の範囲を超え，横断的に役割を共有するチームアプローチであるトランスディシプリナリーアプローチ[35]も必要となるため，効果的な話し合いやカンファレンスを開催し，相互理解に努める。また，チームアプローチでは少なからずコンフリクト（対立，葛藤）が生じる可能性があるが，療養者と家族の意思という原点に立ち返り，何にこだわっているのかを明確にすることで合意形成につながる。特に医療ニーズが増してくる時期には訪問看護師のイニシアティブを必要とされる場合もあるが，調停者としての役割も担うべきであろう。なお，倫理的課題に直面した場合は，療養者や家族の同意を得て個人情報に十分に留意したうえで第三者の専門家に意見を求めたり，数は少ないが臨床倫理コンサルテーションを活用することも検討すべきである。療養者の亡くなった後は訪問看護師だけでなく関係者とともにデスカンファレンスを行い，振り返りや評価を行うことで，多職種連携の強化や今後の実践への足がかりとなることが期待できる。

2 医療機関や関係機関，関係職種の専門性と役割

1 主治医，各分野の専門医

在宅死を可能にするには，24時間体制をとる在宅療養支援診療所・病院をはじめとする往診可能な医師が在宅主治医であることが重要である。また，入院中の療養者が自宅へ退院する場合は，その後の治療方針などによって医療機関の選定が必要になるため，住まい近くの医療機関に通院するのか往診を利用するのかを検討する必要がある。病院主治医，専門医，在宅主治医など複数の医師がかかわる場合は，緊急時や急性増悪時の対応を含め役割を確認し連携調整する。オピオイドなどの麻薬，薬価の高い薬剤や多剤複数回服用が必要な薬剤を使用している療養者の場合は，薬剤の取り扱いも含めて主治医との相談が必要である。

2 看護師

終末期においては症状マネジメントや疼痛マネジメントなどの身体的苦痛をはじめとし，全人的苦痛に対する緩和ケアとともに家族看護も訪問看護師の重要な役割となる。療養者や家族は複雑で多様な問題を抱えることも少なくなく，訪問看護師も適切なケア提供に悩むことも多い。その際，認定看護師や専門看護師からのコンサルテーションを受けることが有効である。特に，緩和ケア等に係る専門の研修を受けた看護師（皮膚・排泄ケア，緩和ケア，がん性疼痛看護，がん化学療法，乳がん看護，がん放射線療法看護の認定看護師，がん看護専門看護師）と協同した訪問看護は，訪問看護基本療養費を算定することが可能である。現在，認定看護分野には，訪問看護の他にも前述分野を含め21分野がある。また，専門看護師には，在宅看護，がん看護などの13分野の専門看護分野がある。これらの看護師は高度実践能力をもち，看護職に対して指導・相談支援の役割を担っている。所属する認定看護師や専門看護師が外部へのコンサルテーションに対応している医療機関もあるので，コンサルテーションを希望する際は，まずは最寄りの医療機関や連絡協議会等のネットワークから検索することを勧める。また，日本看護協会ホームページからは分野別都道府県別登録者を検索することもできる。

エンドオブライフケアにおいては，療養者や家族は，医師から病気や治療方針，予後について説明を受けても理解が難しく共通認識されていないこともある。看護師は，医師と療養者の相互理解を助ける橋わたし役や仲介者を務めることも重要である。また，療養者・家族はあらゆる時期にさまざまな意思決定を求められるため，意思決定支援も看護師の行う重要な役割の1つである。療養者の望みに近い医療やケアが受けられるよう，訪問看護師がアドバンス・ケア・プランニングをチームとともに行っていくことは重要なアプローチである。加えて在宅療養者の場合は，外来看護師や診療所看護師との連携協働も必要であるが，施設入所者への訪問看護を行う場合は，施設が終の住処となる可能性も高いため，施設スタッフとの詳細な情報共有も重要である。

3　保健師

地域で生活している難病患者や困難事例に，市町村・保健所の保健師が介入している。地域の医療保健福祉職の連携の要となり，個別事例の地域ケア会議の開催から社会資源を把握し，地域づくりにつなげていく役割がある。

4　介護福祉士，介護職

ADL が低下してくると生活ニーズも増大する。療養者への身体介護はもちろん，在宅看取りを希望する家族介護者にとっては訪問介護によるレスパイトも重要である。療養者と家族に身近で頻回に接する介護スタッフは多くの情報を収集しており，ニーズや状況の変化に早く気づくことができる。医療処置が必要な場合は喀痰吸引等行為登録をしている介護福祉士と連携し，医学的知識の提供や急変時の対応の確認を綿密に行い協働することで迅速な対応が可能になる。

5　薬剤師（保険薬局）

処方された薬剤の薬効，副作用を踏まえ，療養者の症状，嚥下状態，消化吸収機能などの身体機能や，介護状況を含む療養状態に合った薬剤・剤形・用法・用量の選択について相談，検討を行う。また，重くてかさばる輸液剤や栄養剤の配達，麻薬などを使用している場合は薬剤師が詳細な管理を担うことで，適切な薬剤管理が可能になり，療養者・家族の負担も軽減できる。

6　理学療法士，作業療法士，言語聴覚士

エンドオブライフケアでは最期まで自立して尊厳のある生活が送れるように支援することが重要である。疼痛や機能低下に伴う ADL の低下防止，除痛や褥瘡を予防するためのポジショニング，転倒・骨折予防，廃用性の機能低下の予防のため，日常生活動作における動き方の工夫を療養者・家族へ助言し，福祉用具や自助具の活用などで生活環境の工夫や整備を行う。

7　臨床心理士，カウンセラー

在宅における臨床心理士などの実践は少数であるが，療養者・家族のもつスピリチュアルペインに対し心理的支援を行う役割を担う。

8　管理栄養士

病院・施設などでは管理栄養士による栄養食事支援が可能であるが，在宅では支援を

得ることが難しい。現在，日本栄養士会と日本在宅栄養管理学会は療養者の疾患・病状・栄養状態に適した栄養食事支援ができる管理栄養士の育成を始めており，在宅訪問管理栄養士[36]として認定している。

9 医療ソーシャルワーカー

特に病院からの退院において療養の場の選択で大きな役割を果たす。近年一人暮らしで近親者から援助を受けられない療養者も少なくない。最期まで自分らしく暮らすための医療・生活費の確保は重要であり，経済的な問題，死後の対応への相談支援は重要である。

10 ケアマネジャー

療養者・家族の意向に基づき最期まで自立した生活を送れるようケアマネジメントする役割がある。チームメンバーを招集しサービス担当者会議を開催し，適切なケアやサービスが提供されているかモニタリング・評価し，ケアプランの速やかな変更を行う。ケアマネジャーは多職種連携の要となる職種であるため，医師や看護師などと医療面での情報共有を行い，時期に合った適切な目標設定が重要となる。療養者の亡くなった後は家族へのグリーフケアも重要な役割となるが，福祉用具の返却についても家族の意向を踏まえて対応していく。特に身寄りのない療養者については身辺整理への支援も必要となるため，療養者と事前に話をしておくことが重要である。

11 地域のボランティアなど

友人や近隣住民による日常的な付き合いは社会的な交流を生み，孤独感の軽減などの精神的なサポートになる。また，マッサージ，アロマセラピー，傾聴ボランティアなどの研修会を受講して福祉活動をしているボランティアグループも地域には増えている。通訳や手話などのボランティアも含め，インフォーマルなサービスを有効的に利用することは療養者の支えとなり，リラクセーションなどにもつながる。ボランティア情報は社会福祉協議会から得ることもできる。看護職はこれらのボランティア育成にも積極的にかかわり，社会資源の創造に貢献することも必要である。

12 その他

生前に互助会や共済に加入し，湯灌の義などの死後の処置を葬儀社と契約している療養者や家族も少なくない。その場合，死後の処置を訪問看護師が行う必要はなくなる。訪問看護師が行う処置については，家族や葬儀社と事前に確認しておく必要がある。また，療養者のスピリチュアルペインや家族の悲嘆に対しては，チャプレンや臨床宗教師などの宗教者の協力も検討すべきである。

引用文献

1）内閣府（2017）：平成28年度 高齢化の状況及び高齢社会対策の実施状況，平成29年版高齢社会白書（全体版），p.2-6.
2）厚生労働統計協会編（2017）：死亡率，国民衛生の動向 2017/2018 厚生の指標，Vol.64，No.9，p.398-410.
3）Lunney JR, et al（2003）：Patterns of functional decline at the end of life, JAMA, Vol.289, No.18, p.2387-2392.
4）Izumi S, et al（2012）：Defining end-of-life care from perspectives of nursing ethics, Nurs Ethics, Vol.19, No.5, p.608-618.
5）European Association for Palliative Care（2009）：White Paper on standards and norms for hospice and palliative care in Europe：Part1, European J Palliat Care, Vol.16, No.6, p.278-289.
6）厚生労働省：厚生統計要覧（平成29年度），第1-25表 死亡数・構成割合，死亡場所×年次別. http://www.mhlw.go.jp/toukei/youran/indexyk_1_2.html
7）長寿科学振興財団：健康長寿ネット．http://www.tyojyu.or.jp/hp/page000003900/hpg000003846.html
8）藤腹明子（2004）：看取りの心得と作法17か条，p.47-54，青海社.
9）全日本病院協会（2016）：終末期医療のガイドライン．https://www.ajha.or.jp/voice/pdf/161122_1.pdf
10）日本老年医学会（2012）：「高齢者の終末期の医療およびケア」に関する日本老年医学会の「立場表明」2012．http://www.jpn-geriat-soc.or.jp/tachiba/jgs-tachiba2012.pdf
11）厚生労働省（2014）：平成26年度人生の最終段階における医療体制整備事業. http://www.mhlw.go.jp/file/06-Seisakujouhou-10800000-Iseikyoku/0000095388.pdf
12）厚生労働省（2018）：人生の最終段階における意思決定プロセスガイドライン. http://www.mhlw.go.jp/file/04-Houdouhappyou-10802000-Iseikyoku-Shidouka/0000197701.pdf
13）Damon KM（2001）：Advance Care Planning：A Practical Guide for Physicians.
14）National Health Service：Advance Care Planning：A Guide for Health and Social Care Staff. National End of Life Care Programme. http://www.ncpc.org.uk/sites/default/files/AdvanceCarePlanning.pdf
15）長江弘子（2013）：看護実践に生かすエンド・オブ・ライフケア―その構成要素と課題―，ナーシング・トゥディ，Vol.28，No.3，p.8-15.
16）淀川キリスト教病院ホスピス編／柏木哲夫，恒藤暁監（2007）：緩和ケアマニュアル 第5版，p.39，最新医学社.
17）前掲16），p.2.
18）日本緩和医療学会緩和医療ガイドライン委員会編（2014）：がん疼痛の薬物療法に関するガイドライン2014年版，p.31-35，金原出版.
19）前掲18），p.37-41.
20）有賀悦子編（2017）：症例を時間で切って深く知る！ がん緩和医療，p.14-18，日本医事新報社.
21）前掲18），p.89-96.
22）森田達也，白土明美（2015）：死亡直前と看取りのエビデンス，p.8，医学書院.
23）小早川晶（2012）：緩和ケア・コンサルテーション，p.134-136，南江堂.
24）厚生労働省（2012）：医師法第20条ただし書の適切な運用について（通知：医政医発0831第1号，平成24年8月31日）. https://www.mhlw.go.jp/file/05-Shingikai-12404000-Hokenkyoku-Iryouka/0000156006.pdf
25）厚生労働省（2017）：情報通信機器（ICT）を用いた死亡診断等の取扱いについて（通知：医政発第0912第1号，平成29年9月12日）. http://www.kansensho.or.jp/news/shouchou/pdf/1709_ICT_death-diagnosis_170912.pdf
26）宮崎和加子，他（2016）：在宅・施設での看取りのケア 自宅，看多機，ホームホスピス，グループホーム，特養で最期まで本人・家族を支えるために，p.97-99，日本看護協会出版会.
27）小林光恵（2011）：看護ワンテーマBOOK 説明できるエンゼルケア，p.28-46，医学書院.
28）小林光恵（2016）：エンゼルケアの基礎知識，ナースプレス powered by ナース専科. https://nursepress.jp/category/knowledge_angelcare
29）Lindemann E（1944）：Symptomatology and management of acute grief, Am J Psychiatry, Vol.101, p.141-148.
30）伊藤美也子（1997）：がん患者の療養における配偶者の情緒体験と悲嘆作業，日本赤十字看護大学紀要，No.11，p.68-74.
31）坂口幸弘（2010）：悲嘆学入門，p.4，昭和堂.

32) 小林裕美，他（2012）：在宅で終末期を迎える人を介護する家族の予期悲嘆尺度の開発，日本看護科学会誌，Vol.32，No.4，p.41-51.
33) 工藤朋子，古瀬みどり（2016）：訪問看護ステーションにおける遺族ケアに関する全国調査，Palliative Care Research，Vol.11，No.2，p.128-136.
34) 平賀睦（2017）：遺族の心の整理を促すための訪問看護師による効果的な遺族訪問方法の検討—実施時期に焦点をあてて，日本赤十字広島看護大学紀要，Vol.17，p.29-35.
35) 菊地和則（1999）：多職種チームの３つのモデル—チーム研究のための基本的概念整理，社会福祉学，Vol.39，No.2，p.273-290.
36) 日本在宅栄養管理学会：在宅訪問管理栄養師．http://www.gakusai.co.jp/houeiken/nintei.htm

参考文献

- 長江弘子編（2018）：看護実践にいかす エンド・オブ・ライフケア 第２版，日本看護協会出版会.

索引

A to Z

あ

い

う

え

お

か

き

く

け

こ

さ

し

す

せ

そ

た

ち

つ

て

と

な

に

ね

の

は

ひ

ふ

へ

ほ

ま

み

む

め

も

や

ゆ

よ

ら

り

れ

ろ

わ

執筆者一覧

監修

公益財団法人 日本訪問看護財団

編集

柏木　聖代	東京医科歯科大学大学院 保健衛生学研究科 教授
沼田　美幸	公益社団法人 日本看護協会 医療政策部長
清崎由美子	一般社団法人 全国訪問看護事業協会 事務局長
廣岡　幹子	一般社団法人 東京都訪問看護ステーション協会 事務局長
佐藤美穂子	公益財団法人 日本訪問看護財団 常務理事
安藤眞知子	前 公益財団法人 日本訪問看護財団立在宅ケアセンターひなたぼっこ 統括所長
平原　優美	公益財団法人 日本訪問看護財団立あすか山訪問看護ステーション 統括所長
小沼　絵理	公益財団法人 日本訪問看護財団 事業部

執筆（執筆順）

氏名	所属	担当
草場美千子	公益社団法人 神奈川県看護協会 地域看護課 統括課長	Ⅰ-1-1 Ⅰ-1-2-3～4
柴田三奈子	株式会社ラピオン 山の上ナースステーション 代表取締役・統括所長	Ⅰ-1-2-1 Ⅰ-1-2-7
中島　朋子	株式会社ケアーズ 東久留米白十字訪問看護ステーション 所長	Ⅰ-1-2-2-1～3 Ⅰ-1-2-5
清野　美砂	一般社団法人清風の会 けやき通り訪問看護ステーション／皮膚・排泄ケア認定看護師	Ⅰ-1-2-2-4～5 Ⅱ-4-1～2
宮田　乃有	医療法人社団恵仁会 なごみ訪問看護ステーション 副所長	Ⅰ-1-2-6
清水　準一	東京医療保健大学 千葉看護学部看護学科 教授	Ⅰ-2-1～2
島田　　恵	首都大学東京 健康福祉学部看護学科 准教授	Ⅰ-2-3
島田　珠美	川崎大師訪問看護ステーション 療養通所介護まこと 所長	Ⅰ-3-1 Ⅰ-3-3-1
飯野　雅子	日本医科大学 武蔵小杉病院	Ⅰ-3-2-1 Ⅰ-3-4-3
福永ヒトミ	日本医科大学 武蔵小杉病院 看護部長	Ⅰ-3-3-2～5
伊波　早乃	日本医科大学 武蔵小杉病院	Ⅰ-3-4-1
仁藤　紀子	川崎市立井田病院	Ⅰ-3-4-2
篠崎　真弓	東京医療保健大学 東が丘・立川看護学部看護学科 助教	Ⅰ-3-5
今田由美子	いしいさん家の訪問看護 管理者／脳卒中リハビリテーション看護認定看護師	Ⅰ-4-1
宮田　昌司	医療法人社団輝生会本部 理事 教育研修局部長	Ⅰ-4-2-1
小山　珠美	NPO 法人 口から食べる幸せを守る会	Ⅰ-4-2-2

氏名	所属	担当
片岡　妙子	訪問看護ステーションあすか	Ⅰ-4-3
倉田なおみ	昭和大学 薬学部社会健康薬学講座地域医療薬学部門 教授	Ⅰ-5-1-❶
熊木　良太	昭和大学 薬学部社会健康薬学講座地域医療薬学部門 助教	Ⅰ-5-1-❷
山口　俊司	株式会社アインホールディングス 地域連携部 次長	Ⅰ-5-2
高橋　洋子	公益財団法人 日本訪問看護財団立おもて参道訪問看護ステーション 所長	Ⅰ-5-3
小沼　絵理	公益財団法人 日本訪問看護財団 事業部	Ⅱ-1-1～3 Ⅱ-4-3～4
瀧井　　望	公益財団法人 日本訪問看護財団立あすか山訪問看護ステーション／皮膚・排泄ケア認定看護師	Ⅱ-2-1～3
福田　夏香	ソフィアメディ株式会社 クオリティ・マネジメント部／皮膚・排泄ケア認定看護師	Ⅱ-2-4 Ⅱ-3-1-1～2
佐藤志保子	社会医療法人河北医療財団河北家庭医療学センター 河北訪問看護・リハビリステーション阿佐ヶ谷／皮膚・排泄ケア認定看護師	Ⅱ-3-1-3 Ⅱ-3-2
長濱あかし	公益財団法人 日本訪問看護財団立刀根山訪問看護ステーション 統括所長	Ⅱ-5-1～3
中田　隆文	医療法人杉の子会 マリオス小林内科クリニック リハビリテーション科科長／理学療法士	Ⅱ-5-4～5
山岡　栄里	公益財団法人 日本訪問看護財団 事業部	Ⅲ-1-1
田中　由美	公益財団法人 日本訪問看護財団立あすか山訪問看護ステーション	Ⅲ-1-2-❶
出水　順子	公益財団法人 日本訪問看護財団立あすか山訪問看護ステーション	Ⅲ-1-2-❷
小川　裕美	公益財団法人 日本訪問看護財団立あすか山訪問看護ステーション	Ⅲ-1-2-❸
大橋　美和	公益財団法人 日本訪問看護財団立あすか山訪問看護ステーション	Ⅲ-1-2-❹
新村　恵子	公益財団法人 日本訪問看護財団立あすか山訪問看護ステーション	Ⅲ-1-2-❺
河西真理子	公益財団法人 日本訪問看護財団立あすか山訪問看護ステーション	Ⅲ-1-2-❻
松山千華子	公益財団法人 日本訪問看護財団立刀根山訪問看護ステーション 所長／がん性疼痛看護認定看護師	Ⅲ-2-1 Ⅲ-2-2-❶～❷ Ⅲ-2-3～4
長尾　充子	ユニバーサルケア株式会社 あるふぁ訪問看護ステーション 所長／がん看護専門看護師	Ⅲ-2-2-❸～❺
角　　徳文	香川大学 医学部医学科精神神経医学講座 准教授	Ⅲ-3-1
諏訪さゆり	千葉大学大学院 看護学研究科訪問看護学領域 教授	Ⅲ-3-2
山下　由香	千葉大学大学院 看護学研究科訪問看護学領域 博士後期課程／老人看護専門看護師	Ⅲ-3-3
春日　広美	東京医科大学 医学部看護学科 准教授	Ⅲ-3-4
福島　　鏡	聖路加国際大学大学院 看護学研究科 助教	Ⅲ-4-1-❶ Ⅲ-4-3
青木　裕見	聖路加国際大学大学院 看護学研究科 助教	Ⅲ-4-1-❷～❹

萱間　真美　聖路加国際大学大学院 看護学研究科 教授　Ⅲ-4-2

中嶋　秀明　聖路加国際大学大学院 看護学研究科 助教　Ⅲ-4-4

小倉　朗子　公益財団法人 東京都医学総合研究所 運動・感覚システム研究分野難病ケア看護プロジェクト 主席研究員　Ⅲ-5-1

中山　優季　公益財団法人 東京都医学総合研究所 運動・感覚システム研究分野難病ケア看護プロジェクト 副参事研究員　Ⅲ-5-2-❶～❷-1

松田　千春　公益財団法人 東京都医学総合研究所 運動・感覚システム研究分野難病ケア看護プロジェクト 主任研究員　Ⅲ-5-2-❷-2～6

板垣　ゆみ　公益財団法人 東京都医学総合研究所 運動・感覚システム研究分野難病ケア看護プロジェクト 非常勤研究員　Ⅲ-5-3-❶

長沢つるよ　公益財団法人 東京都医学総合研究所 運動・感覚システム研究分野難病ケア看護プロジェクト　Ⅲ-5-3-❷

原口　道子　公益財団法人 東京都医学総合研究所 運動・感覚システム研究分野難病ケア看護プロジェクト 主席研究員　Ⅲ-5-4

佐藤　朝美　横浜市立大学大学院 医学研究科看護学専攻 准教授　Ⅲ-6-1

豊田ゆかり　愛媛県立医療技術大学 保健科学部看護学科 教授　Ⅲ-6-2

田中　道子　公益財団法人 日本訪問看護財団立あすか山訪問看護ステーション 所長　Ⅲ-6-3～4

長江　弘子　東京女子医科大学 看護学部 教授　Ⅲ-7-1

片山　陽子　香川県立保健医療大学 保健医療学部看護学科在宅看護学 教授　Ⅲ-7-2

小林　裕美　日本赤十字九州国際看護大学 看護学部 教授　Ⅲ-7-3

乗越　千枝　日本赤十字九州国際看護大学 看護学部 教授　Ⅲ-7-4

訪問看護基本テキスト　各論編

2018年12月20日　第1版第1刷発行　〈検印省略〉

監　修 ■ 公益財団法人 日本訪問看護財団

編　集 ■ 柏木聖代・沼田美幸・清崎由美子・廣岡幹子
佐藤美穂子・安藤眞知子・平原優美・小沼絵理

発　行 ■ 株式会社 日本看護協会出版会
〒150-0001 東京都渋谷区神宮前5-8-2　日本看護協会ビル4階
〈注文・問合せ／書店窓口〉TEL／0436-23-3271　FAX／0436-23-3272
〈編集〉TEL／03-5319-7171
http://www.jnapc.co.jp

編集協力 ■ 有限会社 エイド出版
デザイン・印刷 ■ 株式会社 教文堂
イラスト ■ 志賀 均
メディカルイラスト ■ 有限会社 彩考

ISBN 978-4-8180-2134-1